眼科疾病临床诊疗学

（上）

张红振等◎编著

吉林科学技术出版社

图书在版编目（CIP）数据

眼科疾病临床诊疗学 / 张红振等编著. -- 长春 ：吉林科学技术出版社，2017.6
ISBN 978-7-5578-2720-5

Ⅰ. ①眼… Ⅱ. ①张… Ⅲ. ①眼病－诊疗 Ⅳ. ①R771

中国版本图书馆CIP数据核字(2017)第161797号

眼科疾病临床诊疗学

YANKE JIBING LINCHUANG ZHENLIAO XUE

编　　著　张红振等
出 版 人　李　梁
责任编辑　刘建民　韩志刚
封面设计　长春创意广告图文制作有限责任公司
制　　版　长春创意广告图文制作有限责任公司
开　　本　889mm×1194mm　1/16
字　　数　550千字
印　　张　35.5
印　　数　1—1000册
版　　次　2017年6月第1版
印　　次　2018年3月第1版第2次印刷

出　　版　吉林科学技术出版社
发　　行　吉林科学技术出版社
地　　址　长春市人民大街4646号
邮　　编　130021
发行部电话/传真　0431-85635177　85651759　85651628
85652585　85635176
储运部电话　0431-86059116
编辑部电话　0431-86037565
网　　址　www.jlstp.net
印　　刷　永清县晔盛亚胶印有限公司

书　　号　ISBN 978-7-5578-2720-5
定　　价　140.00元（全二册）
如有印装质量问题　可寄出版社调换
因本书作者较多，联系未果，如作者看到此声明，请尽快来电或来函与编辑部联系，以便商洽相应稿酬支付事宜。

编委会

主　编

张红振　安道杰　周丽娟　陈世娟

刘邦强　张雅丽

副主编（按姓氏笔画排序）

马小飞　马英慧　王道彬　付金营

杨　洁　张莉红　岳章显　胡　艳

柳　园　谢家国　蔡　祎

编　委（按姓氏笔画排序）

丁　锐（山东省日照市莒县中医医院）

马小飞（湖北省松滋市人民医院）

马英慧（承德医学院附属医院）

王道彬（山东省济阳县人民医院）

石　晶（承德医学院附属医院）

付金营（中国水利水电第十三工程局医院）

刘邦强（莱芜钢铁集团有限公司医院）

安道杰（山东省巨野县中医院）

杨　洁（承德医学院附属医院）

张红振（新疆阿克苏地区第一人民医院）

张莉红（云南省第三人民医院）

张雅丽（兖矿集团有限公司总医院）

陈世娟（山东省莒县碁山卫生院）

岳章显（湖北省孝感市中心医院）

周丽娟（山东省成武县中医医院）

胡　艳（山东省威海市立医院）

柳　园（山东省日照市莒县中医医院）

谢家国（山东省日照市莒县中医医院）

蔡　祎（河北省眼科医院）

谭小波（承德医学院附属医院）

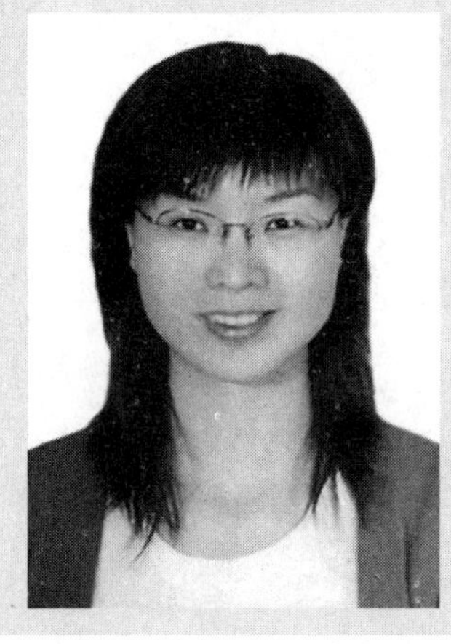

张红振

女，中共党员，大学本科，医学学士学位，副主任医师。现就职于新疆阿克苏地区第一人民医院眼科。从事临床工作近二十年，具有丰富的临床经验。长期致力于眼科疾病的研究和治疗。参与《精编临床眼科学》《五官科常见病防治》的编写工作。擅长各类复杂白内障超声乳化手术，各科眼外伤、玻璃体视网膜手术。完成和参与完成自治区级课题，发表论文十余篇。

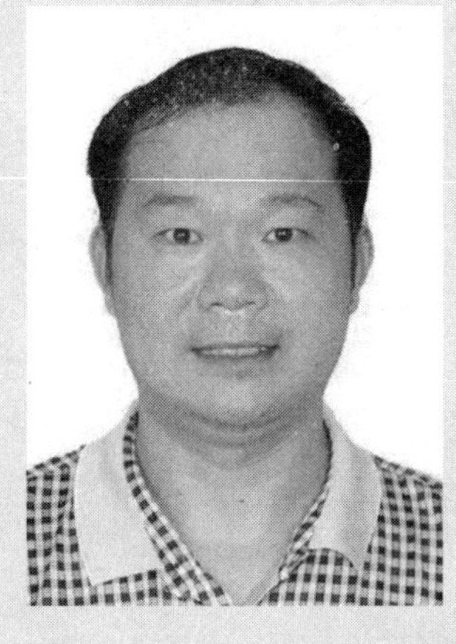

安道杰

男，副主任医师。巨野县中医院眼科主任，山东省医学会眼科分会会员，山东省防盲治盲协会会员；毕业于安徽理工大学，学士学位，1990年参加工作至今一直从事眼科临床工作；1997年及2005年分别在山东省齐鲁医院眼科、上海眼耳鼻喉医院进修学习。对眼科各种常见眼表疾病、眼底病变的中西医结合治疗具有较丰富临床经验，尤其擅长白内障、青光眼的手术治疗，主刀手术已超过5000余台；工作期间在国家级、省级刊物上发表论文十余篇，一部著作，参与科研三项：获山东省省级科技进步三等奖、菏泽市科技进步奖二等奖、获有实用新型专利一项。

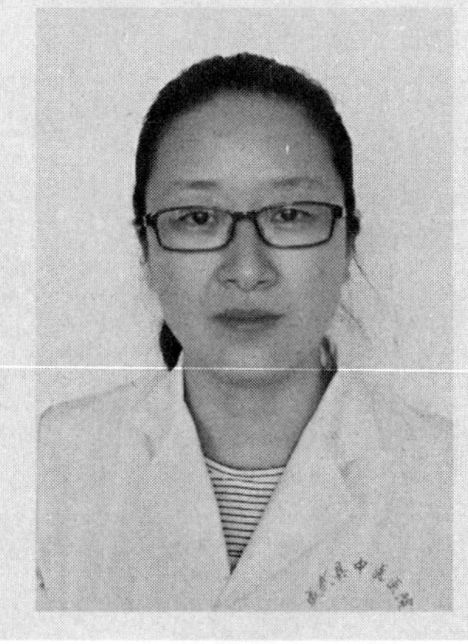

周丽娟

女，副主任医师，眼科主任，1993年毕业于菏泽医专，在山东省立医院进修一年，在国家级、省级专业杂志发表论文七篇，获市级科研成果奖两项，对眼科常见病、多发病及疑难病的诊治有丰富的临床经验，能独立完成各种外眼手术，擅长白内障、青光眼、眼底病等眼科疾病的治疗。

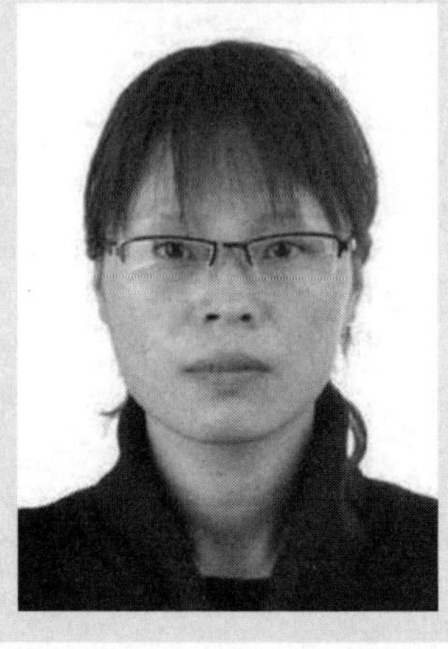

陈世娟

女，1979年11月出生，碁山中心卫生院主治医师，毕业于泰山医学院，从事眼科相关疾病的诊断与治疗，尤其擅长白内障、青光眼手术，曾去首都医科大学附属北京同仁医院进修学习，并发表国家级核心期刊论文六篇，完成市级科研项目两项。

前　言

眼睛虽是人体较小的器官，但却非常精致、特殊和复杂，既是生物器官，又是光学器官。近年来，随着我国经济和科学技术的快速发展，医学事业也有长足的进步，人们对眼病的诊断和治疗，特别是对视力的要求越来越高。针对眼科疾病的基础研究及临床应用越来越受到重视，新理论、新技术不断问世。医务人员必须熟练掌握这些新理论、新技术才能胜任临床工作，才能正确诊断和处理繁杂多变的眼科疾病。为此，我们在百忙之中查阅各类文献资料，特编撰了《眼科疾病临床诊疗学》一书。

本书是一部全面而系统的眼科学专著，是我们多年临床工作经验的总结。全书内容共三十章，前十二章为眼科学基础，重点介绍了绪论、眼的发育生物学、组织解剖学、生理学、常见症状与体征及各种眼科常用检查；后十八章详细阐述了眼科常见病、多发病的临床诊断方法与治疗方案。本书的主要特点在于内容丰富新颖、资料可靠、科学实用、可操作性强，读者阅读后，能在短时间内获得有关疾病的重要信息。可供临床眼科医师及在校医学生参考阅读。

限于我们的编写经验及学识水平，本书尚有很多不完善及不妥之处，敬请广大读者批评指正。

《眼科疾病临床诊疗学》编委会

2017 年 3 月

目　录

第一章

绪 论

21 世纪的第一个十年被称为“生命科学年代”。随着人类基因组测序计划与人类基因组物理图谱的完成，蛋白质组学及功能基因组学的发展，以及基于纳米孔(nanopore)单分子读取技术的第三代 DNA 测序技术与家族式基因组测序技术的兴起，生命科学、临床科学、社会科学、经济学的“四驱”进程令传统的医学模式进化为“生物—心理—社会医学模式”。人们的生存质量明显提高，寿命延长，对视觉的质量要求呼声日高，社会对作为承载“使人们生活得更美好”的光明事业重任的眼科医生的需求日益增长，对眼科医生素质的要求日益严格。

世界卫生组织(WHO)资料提出，眼病应包括屈光不正，据此概念，眼科疾病已成为继肿瘤、心血管疾病之后的第三位危害及影响人们生存质量的疾病。资料显示：全球约有 1.6 亿视力障碍者，4000 万盲目者因此丧失劳动和工作能力，其中 60%生活在广大发展中国家，包括中国、印度等人口大国。1.6 亿视力障碍者中，50%因白内障致盲，其余因青光眼、年龄相关性黄斑病变(老年性黄斑病变)、角膜病、糖尿病性视网膜病变、眼外伤、青光眼等致盲。有些地区，因沙眼致盲者不在少数。所幸者 1.6 亿视力障碍者或法定盲人中约有 60%可经由有效防治而复明，如白内障、角膜病、眼外伤等，但必须投入巨大的财力、物力。根据来自美国的最近资料计算，全美约有 3800 万视力障碍者，年耗医疗费用达 600 亿美元之巨。估计到 2020 年，年龄超过 40 岁者视力障碍或者盲目者数量会增加 40%，达 5300 万人，造成的直接损失及间接损失不可估量，对于社会、家庭、个人均是严重损害。中国虽无准确数字，但中国人口是美国的 6 倍左右，因眼病造成的损失与伤害亦无法估量。信息时代 80%～90%的外界信息经由视觉通道而获得，达·芬奇曾说：“眼睛是心灵的窗户，通过眼睛人们得以拥抱和欣赏世界的无限美妙，灵魂才得以安居于体内”。另外，WHO 提出“视觉 2020”行动，旨在使人人享有看得见的权利，中国政府也庄严承诺实施“视觉 2020”计划。因此，对视觉器官重要性的估计怎么都不过分，对防治致盲性眼病重要性的估计怎么也不为过。

一、眼科学发展简史与动力

史料记载，中国古代眼科学曾经辉煌过，领先欧美数百年乃至千年，对眼疾的认识、诊治均有系统描述，曾经多有专著传世，择其精要者有《黄帝内经》《千金方》《龙树眼论》《圣济总录》《银海精微》《原机启微》《审视瑶函》《目经大传》《眼科心法》，更有针拨白内障、烧灼法治疗角膜溃疡等眼病治疗手段。Joseph Danhauser(1805—1845)的油画《眼科医生》传神地再现了 19 世纪中叶欧洲眼科诊病状况，其时尚未窥得领先之境。

然而步入现代，欧美眼科初兴日盛，1834 年美国 Peter Parker 医生赴广州开设“广东眼科医院”，后更名为“博济医院”；1866 年在此院内设医校，即中山医科大学前身；1903 年美籍医生贺庆在北京开办同仁医院。嗣后，相继于四川成都、河北邢台、浙江宁波、上海、湖北汉口均有国外医生开办眼科诊所。此时恰逢李清茂、林文秉、陈耀真、罗余贤、毕华德、周诚浒、刘亦华、郭秉宽、刘以祥、石增荣、张锡祺等老一辈眼科学家相继从国外学成归来，随之带来先进设备和理念，于中国不少城市开办眼科专科，此为中国现代眼科学的滥觞。社会的需求及先进技术的发展是现代眼科学不竭的前进动力，每一次革命性的技术发展与先进理论知识的更替都极大地促进了作为一门独立学科——眼科学的进展。现代眼科学发展的轨迹给了我们另外一个鲜明的启迪：每一个划时代的眼科学进展都伴随着一位伟大的眼科学家与科学家的降临。文献记载，欧洲眼科学最早起源于法国，知名者有 La Chambre（1594—1669）、La Charriére（？—1690）、La Hire（1640—1718）等，他们对于结膜炎、虹膜炎、眼科解剖有详细描述。其中尤以 La Hire 贡献颇多，对角膜的自然光学性质与视网膜成像描述最为著名，主要得益于他受过良好的教育，他父亲是画家，他本人集数学家、物理学家与天文学家于一身，推动了现代眼科学的发展。至今仍令眼科学界感到骄傲的是瑞典的眼科学家 Gullstrand Allvar（1862—1930）他对眼科学做出了划时代的贡献，他因发明裂隙灯显微镜、直接检眼镜、双目间接检眼镜以及简约眼相关参数而获得迄今眼科学界唯一的诺贝尔生理学或医学奖，现代眼科学因他而发展，他开启了现代眼科学的百年辉煌史。1910 年，H.Smith 施行首例白内障摘除术；1927 年 J.Gonin 首创外路法视网膜脱离复位术；1949 年 Ridley Harold 施行首例白内障摘除加人工晶状体植入术；1958 年 Scheie 率先施行巩膜灼瘘术；1968 年 Carins 发展出标准小梁切除术；1967 年 Kelman 率先施行超声乳化白内障吸出术，开创白内障手术新时代；1971 年，Machemar 首创玻璃体切割技术，突破了玻璃体手术禁区。20 世纪 80 年代激光技术的迅猛发展使医用激光技术使用领域日益广泛，最具代表性的例子首推准分子激光技术角膜切削术治疗屈光不正，一时风靡全球眼科及视光学界，诸如 PRK、LASIK、LASEK 等，最近更推出个体化切削理念与飞秒激光（femtosecond laser）技术，欲将激光制瓣与切削磨镶融合于一体同时矫治屈光不正，追求完美的疗效。其代表人物计有 Trikel（1983）、Seiler（1985）、Mc Donald（1988）、Pallikaris（1990）、Gamellin（1999）。该领域的发展与前景在中国眼科与视光学市场呈现独特的轨迹与独特的启示作用，没有哪一项眼科学技术革命普及得如此广泛，没有哪一项眼科学技术发展使市场需求、技术准入、收益回报、多元投资结合得如此完美。粗略估计全国各大城市装机容量动辄数十台，全国总和估计会达数千台之巨，年接受治疗者至少 100 万例。从经济学观点看，若以每机配套价值 400 万人民币计，年装机 1000 台即耗资 40 亿，即使以 100 万例/年手术量的低值计算，人均耗资 5000 元计，则几达 50 亿。因其超常与超理性发展，市场高达每年近百亿人民币。唯独考虑甚少或弃之不顾的是患者的利益。不仅不权衡患者的负担，而且遗留诸多患者今后漫漫数十年人生路上的视觉质量问题。

眼科学诊疗技术的革命性进展催生了眼科诊疗仪器设备的更新换代，反之又极大地促进和改观了眼病，尤其是复杂性眼病的诊治疗效。同时也催生了一些新兴专业的出现，如眼科影像学、整合图像技术，则可涵盖眼用超声波、CT、NMR、彩色多普勒超声、超声生物显微镜、视网膜血管造影仪、HRT、GDX、OCT、RTA、角膜内皮镜、角膜地形图、角膜共聚焦显微镜、全角膜地形图以及眼前段 OCT（AC-OCT），眼科检查将向无创、简便、快捷、精细、定量的方向发展。

新技术、新设备层出不穷，更新周期很短。眼科视觉功能学则应包括各种计算机视野（含对比敏感度视野、黄绿视野、高通分辨率视野、黄斑视野等）；各种视觉电生理功能检测、各种眼电生理仪，特别是包括多焦点视网膜电图与多导视觉诱发电位，运动觉与色觉仪，各种门类的激光治疗仪，诸如准分子激光、半导体激光、多波长激光、内镜激光、选择性小梁激光、二氧化碳激光等相互间的匹配，理论上可以替代手术治疗；各种新型及改进型的超声乳化仪面世，推动了冷超声、短脉冲高真空、深前房技术发展，使白内障超声乳化技术更快、更好、更方便、更安全；新型玻璃体切割仪及新型视网膜玻璃体手术器械面世，极大地改善与提升了视网膜玻璃体手术水准，并使“膜手术”与“黄斑手术”操作变得便利，且疗效提高。

广义上讲，作为外科范畴的眼科学，应学科发展及社会要求，以手术治疗、激光治疗为主导的临床治疗专业分野业已初露端倪：白内障以 Phaco 手术为主，追求生理性视觉恢复；屈光不正激光治疗以 LASIK 为代表，提倡个体化切削；视网膜玻璃体手术以“膜手术”与“黄斑手术”为核心，辅以激光，突破禁忌；眼科激光治疗以内镜激光、视网膜黄斑病变的新生血管光动力治疗、多波长选择性视网膜与选择性小梁成形术为代表，沿着“联合、微创、选择、匹配、个体化”方向发展；眼科移植以角膜移植及其免疫排斥调控、干细胞诱导分化及视网膜与羊膜移植为方向，既为眼科器官移植提供了更好的技术平台，又为探索眼科新生血管形成机制及其调控提供极佳的模式。

二、我国现代眼科学发展的历程与现状

新中国成立以后，1950年成立中华医学会眼科学分会，创办《中华眼科杂志》，历经50余年发展，目前全国眼科医生据称已达到28 000多人。中华医学会眼科学分会已成立11个专业学组：防盲治盲、白内障、青光眼、角膜病、眼底病、眼肌病、眼屈光、眼外伤整形与眼眶病、眼免疫、眼病理、视觉生理。全国28个省会城市均已成立省市级眼科学会，眼科专刊如雨后春笋，择其要者有《中国实用眼科杂志》《中华眼底病杂志》《眼外伤与职业病杂志》《眼科学报》《眼科》《眼科研究》《眼科新进展》《国外医学：眼科学分册》等，中华眼科学界呈现一片繁荣之势。我国眼科界对国际眼科界有两个标志性的贡献：1956年，汤非凡与张晓楼教授在世界上首次成功分离出沙眼衣原体；2002年，复旦大学附属眼耳鼻喉科医院褚仁远教授及其弟子与他人合作研究先天性白内障家系，明确热休克蛋白转录因子4(HSF4)可能是该家系Marner白内障发生机制之一，论文发表在Nature Genetics杂志上，此为中国眼科学界又一标志性成果。

中国步入改革开放30多年以来，眼科学已成为发展最快的临床专业之一。在临床方面，中国眼科医生已掌握所有国际眼科界主流技能，且患者数量数倍于国外，在国际眼科界应已取得“话语权”。在临床基础及基础研究方面，也已取得长足进展，有些领域已达到或接近国际先进水平，其中一个标志性成就是近年来刊登在SCI收录期刊的文章数量迅速增加，估计全国每年发表近300篇。另一个标志是国际眼科研究学会(International Society for Eye Research，ISER)2008年国际眼科研究大会(International Conference for Eye Research，ICER)在中国北京召开，国际眼科大会(International Conference of Ophthalmology，ICO)在中国香港召开。另外，继中华医学会眼科学分会前任主任委员赵家良教授被选为国际眼科科学院(Academia Ophthalmologica Internationalis，AOI)院士(全球仅60人)，中华医学会眼科学分会候任主任委员赵堪兴教授又被选为该院院士。

如前所述，根据WHO的资料，如将未经矫正的屈光不正计算在内，则常见致盲性眼病顺序：近视眼、白内障、青光眼、角膜病、视网膜黄斑病变、沙眼或河盲症。沙眼和河盲症目前不足以成为中国常见致盲性眼病。国内眼科界围绕常见致盲性眼病开展基础研究取得了进展，引起了国际同行关注，择其扼要者简述如下。

近视眼方面：已建立灵长类恒河猴近视眼动物模型，已探讨MMP、TIMP、Egr-1、Pax6、c-fos、slit、GAD-65等基因调控网络，将视觉刺激玻璃体腔长、视网膜视皮层相互联结，首次提出光学离焦性近视反馈调节理论，为解释与阐明青少年近视提供新的理论依据。目前正在进行恒河猴行为训练、视觉刺激及环境干扰，旨在建立模拟青少年近视眼发生发展的自然动物模型，并进行药物干预研究。

白内障致病基因筛选与功能研究与功能性晶状体再生研究不仅促进和深化对白内障成因的认识，而且更深刻理解机体器官老化(aging process)进程。晶状体上皮细胞增殖功能调控机制研究依然是白内障基础研究的热点。RNA干扰技术、蛋白质组筛选作用靶蛋白、细胞周期调控因子等研究则有望提供一种崭新的解释与阐明白内障发病机制，从而干预之。另外，与澳大利亚、美国方面合作的恒河猴晶状体摘除、定量新材料注入囊袋、光固化形成人工晶状体的实验研究正在国内开展，如获突破，则有望成为新一代囊袋内人工晶状体。

免疫与炎症性眼病、角膜移植排斥机制与调控一直是眼科临床关注的热点。尤其是现代，抗生素与激素的滥用，既引起耐药菌株迅速产生，又导致不少药源性眼病，如激素性青光眼等。针对耐药菌株及其有效抗生素的开发、免疫调节及体内免疫耐受(如前房相关免疫偏离，ACAID)的调控，角膜移植和羊膜移植治疗眼表疾病时的免疫排斥及其干预研究，局部应用的新型免疫抑制剂(如他克莫司)机制研究，则对葡萄膜炎、眼表过敏性病变、角膜移植排斥反应均有显著抑制作用。

眼部新生血管形成机制及其干预研究是眼部众多致盲疾病，如早产儿视网膜病变、糖尿病性视网膜病变、老年性黄斑变性、眼化学伤与眼外伤后眼表病变、增殖性玻璃体视网膜病变、新生血管性青光眼的基本共同课题及致盲的共同通路。RNAi、VEGF与VEGFR、TGF-β及TGF-βR与蛋白激酶、众多的细胞因子，凋亡与失巢凋亡、氧含量与细胞增殖等构成异常复杂的环路。一旦跳出单纯抑制增殖的理念，寻求平

衡调控，则可能成为眼部新生血管形成机制与防治的新起点。

干细胞与组织工程学在眼科领域取得了长足进展，已成“再生眼科学”雏形。近年来，干细胞研究风起云涌。以干细胞为核心的组织工程学研究标志着一场深远的医学革命，即再生医学时代的到来。应用组织工程学技术，理论上可以将具有自我更新、高度增殖和多向分化潜能特点的干细胞诱导、分化和培养为任何一种人体细胞、组织或器官。将培养成功的组织器官进行体内移植，则可以实现修复或替代缺损的组织器官。由于眼球解剖结构的特殊性与直观性的特征，干细胞技术在眼科学领域的应用具有独特的优势，而视网膜、视神经的发育与中枢神经系统同源，是中枢神经系统的外延，并能直接进行动态观察及功能研究；角膜和眼表也是容易进行干细胞操作的靶点。因此，眼科学是干细胞和组织工程学研究中最具前景、有望取得进展的领域之一。

目前，亚洲国家在干细胞领域逐渐显现出强劲的发展动力。2004 年 4 月 Science 杂志陆续报道了日本学者在世界上第一次完成了哺乳动物的单雌生殖(fatherless)，将两个不同卵细胞的遗传物质进行组合，培育出健康的小鼠，同时日本也是体细胞重编程分化为多潜能干细胞(ips)研究的先驱和主力军。干细胞相关研究在我国也处于快速发展阶段，已经取得了一些国际水平的研究成果，其在下述眼科领域中取得了长足进展。

1.利用干细胞构建三维人工生物角膜及眼表重建

构建人工生物角膜是解决角膜移植供体来源匮乏的有效途径，其中角膜缘干细胞(limbal stem cells，LSCs)是关键因素。自体角膜缘干细胞因取材受限实际临床应用指征较狭窄，应用其他干细胞诱导分化为角膜缘干细胞是主要研究方向。已经完成胚胎干细胞、骨髓间充质干细胞、皮肤干细胞和 iPS 等向角膜缘干细胞(表现干细胞增殖分化特征，且 AE5、p63 阳性)和角膜上皮细胞诱导分化的实验研究，并且尝试应用高分子材料(如壳聚糖-胶原、羊膜、纤维蛋白凝胶、脱细胞基质等)作为构建角膜的支架，其进一步的应用研究正在进行当中。如果可以通过组织工程学技术制造生物角膜，则可从根本上解决角膜材料供体不足的现状。

2.联合干细胞技术和基因打靶，构建自然眼病动物模型

眼病相关基因突变与其发病并非直接因果关联，需要在实验动物水平对这些相关基因突变进行功能研究，进而模拟疾病的自然发生过程。需要强调的是，目前已有眼病动物模型几乎都不是原发性疾病的自然模型，而且绝大多数建立于啮齿类动物模型基础之上。啮齿类动物细胞的基因调控、细胞生物学特性及功能学表现与灵长类动物明显不同，其研究结果无法直接应用于人类或可能导致理解的偏差和误导。最理想的动物模型是干细胞与基因打靶技术相结合构建的灵长类疾病自然发病模型，有可能模拟人类疾病的自然进程，并在此基础上对发病机制和治疗措施进行系列研究。

3.视网膜视神经变性性疾病的神经保护和再生研究

干细胞在视网膜视神经变性性疾病与青光眼中的应用取得了相当大的进展，主要研究包括：①建立了微创性视网膜下腔移植和绿色荧光蛋白(GFP)标记干细胞技术，可以对眼内移植干细胞的分化和迁移进行追踪和监测；②联合纯化的视网膜 Müller 细胞和视黄酸(RA)，对体外胚胎体(EB)阶段 GFP-ESCs 进行视网膜特异性定向诱导，通过神经干细胞(NSCs)无血清培养基的筛选富集获得视网膜干细胞；③实现了诱导 ESCs 向视网膜谱系定向分化，并在体外获得中间阶段的干细胞(即视网膜样干细胞)的实验技术；分化的视网膜神经细胞特异性表达 Nestin、S100、GFAP、GAP43、Synaptophysin、Thy1.1 和 MAP2 等抗原；④探索自体来源的成体干细胞诱导分化为神经干细胞和视网膜细胞，为眼科再生治疗提供了新的种子选择；⑤胚胎干细胞的 Rb 基因诱导分化及移植后获能。

4.体细胞重编程和基因治疗研究

在美国 Science 杂志近几年评选的年度十大科技进展中，体细胞重编程和基因治疗研究被视为生命科学领域的重大突破。2006 年，日本科学家 Yamanaka S 等通过转基因手段，将调控胚胎干细胞发育的几个关键基因，导入小鼠的成纤维细胞，使之重编程为诱导性多能干细胞(induced pluripotent stem cells，iPS 细胞)，由此掀开了体细胞重编程研究的序幕。iPS 细胞具有类似胚胎干细胞的全能性，可以分化为人

体内任何一种细胞，对解决干细胞组织工程中的种子细胞来源、免疫排斥反应及伦理学问题等，均有重大意义。基因治疗曾一度陷入困境，备受挫折，在2009年，基因治疗终于在对包括先天性黑矇在内的多种遗传性疾病的治疗中，展现了令人振奋的效果和前景。这些具有里程碑意义的研究成果，必将革新眼科疾病的治疗策略和治疗模式。临床研究方面：白内障超声乳化术逐渐普及，手术效果显著提高；提出用单纯白内障超声乳化术治疗闭角性青光眼和恶性青光眼的新见解；新型检查仪器，如OCT、HRT、UBM和自动视野计应用于临床，促进了青光眼的早期诊断；玻璃体视网膜手术的广泛开展，不仅可治疗复杂性视网膜脱离，如进行增殖性糖尿病性或外伤性视网膜病变手术，手术也从视网膜前发展到视网膜下，可以进行黄斑下新生血管取出；眼内填充物获得了相当大的发展，进行了人工玻璃体的研发工作，目前已经进入临床实验阶段；共焦显微镜和Orbscan角膜地形图等新型设备用于临床，对棘阿米巴角膜炎和感染性角膜病、移植排斥和眼干燥症的诊断进入了新的水平；对角膜移植材料的短期、中期和长期保存方法和现代眼库技术也进行研究，并应用于临床；角膜缘干细胞的临床研究，开发与发展了眼表重建术与手术方式，如后板层角膜移植术和双板层角膜移植术等；就准分子激光屈光性角膜手术而言，目前已进入个体化切削治疗时代，即眼前段图像处理＋波前相差仪＋激光切削，近期又开发出飞秒激光制瓣术(IntraLase)，即将步入全程激光切削时代；随着渐变多焦点镜片设计和应用成功，验配对象正从老视眼扩大到儿童近视；最新设计的同付矫正中央与周边视网膜离焦的镜片也正式面世角膜接触镜作为矫正屈光不正安全有效的方法，已被广泛接受，软镜的配戴方式向“日抛弃型”和“月长戴型”两个极端发展；Ortho K角膜塑形镜片应理性对待，有不少积极的正面报道；有关有晶状体眼前、后房型人工晶状体的植入(眼内隐形眼镜)问题，相关研究已有不少积极的报道；新的屈光手术——角膜基质环植入术也已进入临床研究阶段；此外，老视眼的矫正已开始从手术角度新辟途径，包括改变人工晶状体的光学特征，通过巩膜手术改善睫状肌的收缩环境，通过热及射频传导改变角膜屈光力。

防盲治盲工作方面：全国性大规模防盲治盲工作取得了巨大成绩。已有105个县获得了“全国防盲先进县”的称号，3个人口为数百万的城市达到了防盲先进县的标准。成立全国防盲指导小组，统筹全国防盲治盲工作，建立三级医疗预防保健网。积极开展防盲治盲领域中的国际交流与合作，顺利进行“视觉第一，中国行动”，2009年起卫生部与中国残疾人联合会联合启动“百万贫困白内障患者复明工程”，计划利用3年时间为100万例贫困白内障患者实施复明手术，2009年完成20万例手术。与美国NEI、海伦·凯勒基金会等国际防盲组织协作，采用以人群为基础的科学方法，开展多项流行病学调查，较客观地显示我国盲目的患病率为0.43%，低视力的患病率为0.58%，广州地区15岁组别近视眼发生率高达73.5%，原发性青光眼患病率高达2.12%，部分结果已发表在IOVS上。白内障、角膜病、青光眼、眼外伤、视网膜玻璃体病变等眼科疾病仍是主要的致盲原因，筛查和手术治疗白内障、青光眼、早产儿视网膜病变(ROP)仍是防盲致盲的工作重点，也是实现“视觉2020，享有看见的权利”的关键之一。

三、问题、挑战与对策

中国独特的眼科临床现状是地区间眼科发展水平参差显著，地区间眼科医生素质及技能差别明显，地区间眼科资源配置差距更大。一些大中型城市已聚集了绝大部分的眼科资源，而边远地区、基层地区、广大农村地区的眼科资源极为匮乏。此外，按照中国人口基数与国内生产总值(GDP)计算，政府对医疗卫生事业的投入明显不足。有资料表明，国际经济合作与发展组织(OECD)的31个成员国中，多数为发达国家，政府负担主要部分的医疗开支，拒绝让市场力量支配医疗卫生领域。另据2001年的资料显示，中国该年度投入医疗卫生事业的资金占该年度GDP总数约5.4%(其中非政府投入占3.4%)，同年美国的资料表明，投入医疗卫生事业的资金占该年度GDP总数约13.9%(其中非政府投入占7.7%)。2004年政府拨款投入美国国立卫生研究院从事研究的资金高达280亿美元，其中美国国立眼科研究所约获款6亿美元。考虑到中国人口约为美国的5倍以上，而美国的GDP却为中国的数倍之多，两者间的差距不言自明。即便美国以如此高的数额的资金投入国民医疗卫生领域，依然受到批评，认为政府将太多的资金投入国防经费中。

政府宏观调控与投入力度尚待提高，市场经济过渡进入医疗卫生领域造成的一个直接后果是资源配置效率的提高，效益增益提高，但却无法解决资源配置的公平性与均等性问题。欧美发达国家医疗资源的基本配置趋于相同，无论是在大城市还是在边远地区，居民均能享受到合理的医疗服务保障。与之相应配套的医疗保险制度也相当完善、严密。眼科医生培养准入体制更为缜密、周全，保证社会对高层次、高素质眼科专业人才的需求。纵观美国眼科医生的教学培养及准入体制，对我们有不少启迪：首先，全美国每年只有 480 人左右有资格成为眼科医生。另外，全美国设置很多非营利性机构及合法网站协助医学生、通科住院医师申请位置，如 MCAT(Medical College Admission Test)、AMCAS(American Medical College Application Service)、CIM(Carriers In Medicine)、AAMC(Association of American Medical College)、Find A ResidentTM、www.residency.org 等，非常便利地为申请者提供多种服务，他们认为医生应是精英，医学教育应是精英教育。让我们计算一下成为一名合格的美国眼科医生需花费的年限：8 年医学院教育(前 4 年预科，若通过 MCAT，后 4 年入医科，如通不过 MCAT，则获理学学士学位)，毕业后经 AMCAS 或 CIM、AAMC 等组织推荐并申请，经 3 年住院医师培训成为全科医师(general doctor or family doctor)，如欲成为眼科专科医师，需经考试获准再花费 3～5 年做眼科住院医师。完成培训获得资格后，再经有关途径申请到医院、研究所、医学院附属医院做眼科医生，共需耗费 14～16 年时间。欧美国家视光学学生的培养与眼科医生的培养体系截然分开，其考试、考核、行医资格认定过程均不同。我国教育部和卫生部 2004 年文件将“眼科视光学”纳入“医学相关专业”进行管理，面向基层、面向社区、面向眼科保健乃是明智之举。另据估算，中国现有眼科医生总量约 28 000 人，中国每 10 万人口中眼科医生数量应不低于美国(美国每年提供大约 480 名眼科住院医生位置)，但综合素质及全面技能层面上的差距应该还是不小的。因此，卫生部医政司、科教司、医学考试中心联合启动专科住院医师规范化培训与认证制度，以缩小两者的差距。

更令眼科医生担忧的数字是：中国盲人已达 500 万之多，占全球盲人总数的 18%。每年新增 45 万盲人，其中 50%因白内障致盲，失明是可逆的、可复明的。而作为评价公共卫生重要指标之一的每 100 万人口白内障手术率(cataract surgery rate，CSR)，美国在 2006 年就达到 6500 人，中国仅为 700 人左右。中国现有 200 万急需白内障手术者，每年又新增 40 万白内障患者，绝非技术及设备原因造成上述状况！

另一个令人担忧的现状是对眼科疾病流行病学调研的重视与投入严重不足，即使是北京、上海、广州等主要城市，标准化、科学化、国际化、可行化的中国眼病流行病学调研资料亦严重不足。正因为缺乏中国人自己的客观、科学、公认的循证医学资料，影响了制定防盲治盲的策略及投入方向。仅举青光眼为例，国外学者以新加坡及蒙古国原发性闭角型青光眼调查为依据，外推中国应有 2800 万人具有浅前房或房角关闭倾向，其中，910 万人表现为原发性闭角型青光眼。另据中山大学中山眼科中心防盲治盲办公室与英美同道合作按照欧美标准抽样调查广州地区城镇 50 岁以上居民原发性青光眼的发病率。2313 名受检者中有 49 名原发性青光眼患者，发病率高达 2.12%，其中原发性开角型青光眼 27 名，原发性闭角型青光眼 22 名，在国内首次报道，原发性开角型青光眼发病率高于原发性闭角型青光眼，如确系真实，此结论相当重要，则可能改变中国青光眼医生对中国原发性闭角型青光眼的诊治策略，以及加倍重视原发性开角型青光眼的防治。另外，美国的 AGIS(Advanced Glaucoma International Study)、NTGS(Normal Tension Glaucoma Study)、OHTS(Ocular Hypertension Treatment Study)、EMGT(Early Manifest Glaucoma Treatment Trial)均进行了多中心、随机、前瞻性临床对照研究，观察指标亦非常简单标准(眼压、视野、中央角膜厚度)，但投入较大，仅 OHTS 就为 5 年追踪随访耗资 3300 多万美元。所得结论的重要性一点也不比发现、筛选出新基因逊色，甚至更为重要。结合 AGIS、NTGS、OHTS、EMGT 的结果可知什么是目标眼压(靶眼压)、中央角膜厚度与青光眼的关系、眼压与视功能损害量化关系，这些基本临床问题与治疗方案方便医患双方辩证地沟通和理解青光眼，提高了青光眼患者的依从性(compliance)和疗效。

纵观眼科学发展的过去、现在和未来，以及党中央倡导的“以人为本，和谐发展的科学发展观”，眼科学界需要一批学界精英，将目光更多地投入社区服务，唤起民众对眼病认识和防治的热情，重视眼病流行病学调查、眼科专业人才的培养，而不要只将目光专注于眼科的“GDP”，如门诊量、住院量、手术量、经济效益等。应该多一份责任感，多一份道义观。

作为有幸成为国内首批8年制长学制的医学生，当为学界精英，承载着学界与社会的双重希望与责任。不仅要学习和掌握"三基"、"四新"的内容，提高自身为人民服务的本领，而且也要了解和体察中国眼科界与国外的差距所在，更要增加一份责任和道义。你们会将光明和幸福的种子播撒在人们的心里，你们会成为"使人们生活得更美好"的光明天使。努力吧，生命相托，光明所系！

（安道杰）

第二章

眼的发育生物学

第一节 概 述

一、发育生物学的基本概念

发育生物学(Developmental biology)是研究有机体从胚胎发生、生长发育至衰老死亡的生命过程中所发生的变化和规律的科学,是传统胚胎学的延续。在过去的10年中,发育生物学获得了迅猛的发展,进入了一个“黄金时代”,成为研究的热点,这主要得益于胚胎学、细胞生物学、分子生物学与遗传学知识及技术的积累和发展。发育生物学成为整合上述生命科学亚科的交叉性前沿学科以及阐明机体发生发展与疾病发生机制的有效途径。目前,发育生物学的研究已经步入了系统与综合层面,可以对有机体整个生命过程中的各个环节所发生的变化和规律在分子水平上进行系统剖析。

从进化发育(Evo-Devo)的观点以及达尔文进化论来看,50亿年前开始的生物进化踏入其漫长的跋涉迄今,10^{15}次的日升与日落、昼夜交替则成为最主要、最本质的进化选择压力(Selective force)。依物种的差异,眼球不仅在个体的生长部位有很大不同,而且表观与发育也是形态各异大小不同,光学特征更是千差万别。就光学特征而言进化伟业已成就三类基本的眼球模式:脊柱动物的单晶状体、相机模式(camera-type eye);昆虫类的由光感受器与晶状体形成单眼,进而组合成复眼模式(compound & ommatidia-type)和扇贝类的镜像眼模式(mirror-eye),但就视觉信息捕捉和物体图像识别而言,它们都必须依赖于共同的物理光学因素:物体波长、波强(密度);并遵循共同的通路:物像经晶状体投射到光感受器,激活视紫质而触发视觉。传统形态学研究曾经受到不同眼球的多元起源(Polyphyletic origin)理论的挑战,最新的人类遗传学及基因组学研究结论也与经典的达尔文主义相悖:无论是哺乳动物,还是昆虫类生物,Pax6基因均是调控胚胎早期功能性外眼分化的主导基因。更近的RNA干扰技术也证明Pax6基因是普适的、调控各种生物发育的主导基因。纵观分子进化生物学、干细胞生物学、比较发育生物学等研究结果,也不断提示胚胎的发生发展、分化特征似乎遵循着简约原则;平行进化与特征抽提中隐含的“看不见的手”则可能是挑战达尔文进化学说的主导基因Pax6及其家族所构建的遗传网络。传统的眼发育生物学唯有与发育遗传学、功能基因组与蛋白质组学研究结合,才能提供一种深入和正确的视角去理解与把握眼发育进程及各种基因异常导致的遗传性、先天性和复合性混合机制眼病。

二、眼发育生物学对理解眼部正常组织结构、功能以及疾病的作用

通过对眼胚胎发育过程中,循环往复进行的胚胎诱导、细胞决定、转决定、细胞分化、转分化等发生机制的解析,理解胚眼发育中沿特定时间与空间顺序发展,环环相扣的过程,以及对发育过程中复杂而有序的基因、细胞因子、调控蛋白、激酶调控信号网络的分析,我们可以获得对眼的生理结构、功能及其相互关

系更深入的了解，并且可以更全面地诠释各种不同组织结构之间在胚胎发生、发育的过程中共同的起源和相互之间的内在联系，更易理解遗传性眼病和(或)发育性眼病的发生发展过程。

(一)眼发育的遗传与基因控制

1934 年，有现代遗传学之父之誉的 T.H.Morgan 首先提出了发育是由差别基因活性所控制的这一观念，但直至 1961 年 E.Hadorn 及其同道才清楚地证明了必需基因的变异会导致发育的中断甚至致死。回顾眼部发育的研究历史发现，早在 1915 年 Hoge 就分离出第一个引起果蝇眼发育变异的突变，她称这个突变为 Eyeless(Ey)，它可导致一系列的表现型：从眼结构部分缺少到整个复眼缺少，甚至双侧都缺少。在小鼠身上也发现一个类似的突变 Small eye(Sey)，纯合体 Sey 可以导致无眼、无鼻、缺少大部分的前脑结构，并在胎儿期死亡，而杂合体可以发育成小眼的成年小鼠。人类的无虹膜症也是一种类似的突变。Walther 和 Gruss 在 1991 年用果蝇的同源盒基因克隆出 Pax6 基因，同年 Hill 等也证实 Sey 突变影响到了这个基因。Ton 等在 1991 年的研究也提示人类无虹膜症可能是编码人类的 Pax6 突变所致。Rebecca Quiring 克隆出了果蝇的 Pax6 同系物，然后 Uwe Walldorf 发现它对应于 80 年前 Hoge 发现的导致无眼突变的基因，并将此果蝇同系物命名为 twin of eyeless(toy)。同时分离出 ey 和 toy 突变的部分缺失基因和无效等位基因。ey 突变引起的功能缺失主要导致复眼的部分或者完全缺失，对头部无影响；而 toy 突变在影响眼部发育的同时还可导致无头、无头鞘和触须等变异。另外，还有研究证明 ey 和 toy 有部分互补的作用。1995 年，Halder 等使用半乳糖系统定向表达了 ey，并成功地在苍蝇的触须上、翅上和腿上诱导出完整的复眼发育；同样 toy 也可以诱导出异位眼的形态发生。这些异位眼可表现出部分正常的形态和功能，在触须上的异位眼还表现有正常的视网膜电流图。更令人感兴趣的是，果蝇的 ey 和 toy 也成功地在非洲蟾蜍胚胎上诱导出了视网膜、视网膜色素上皮和晶状体结构。对脊椎动物的研究中也证实，小鼠的 Pax6 基因亦有同样的功能。

Sine oculis(so)是 ey 和 toy 直接或相互作用的靶基因，综合不同实验室的结果，兹将经典眼发育的基因控制过程做以表达(图 2-1)。

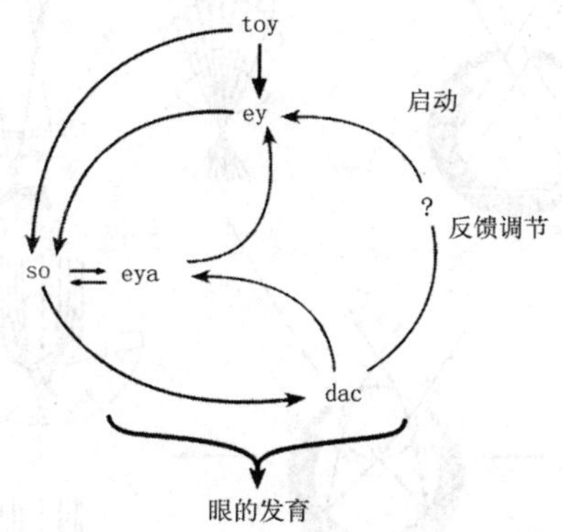

图 2-1　控制果蝇眼分化方向的基因调控网络

(二)眼发育进化的新观点

现代发育生物学家综合达尔文进化论与眼原型由一个单一的感光细胞和一个色素细胞组成的理论(图 2-2)，以及当前的一些研究进展提出了眼的进化程序假说(图 2-3～图 2-6)。

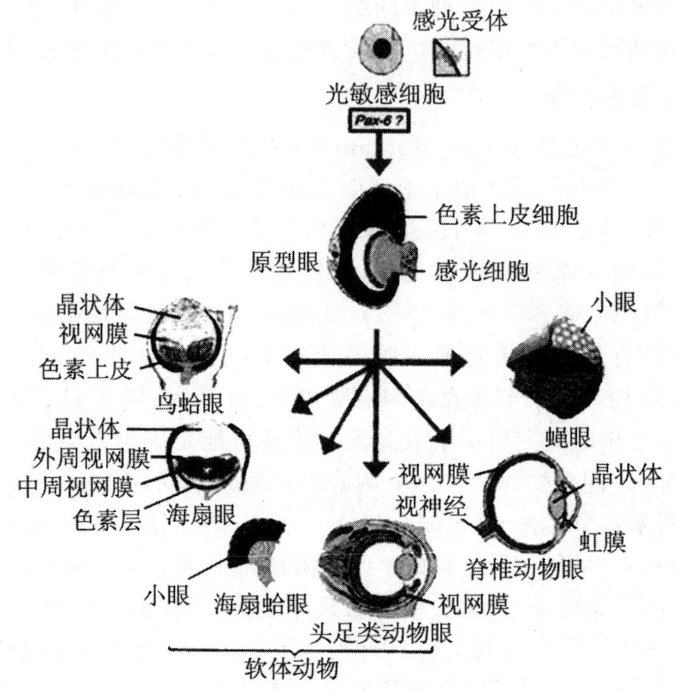

图 2-2　光敏感细胞进化假说

视紫红质作为感光受体的感光细胞的进化以及达尔文原型眼(由一个感光细胞和一个色素细胞在 Pax6 调控下聚集而成)向各种类型的眼的进化

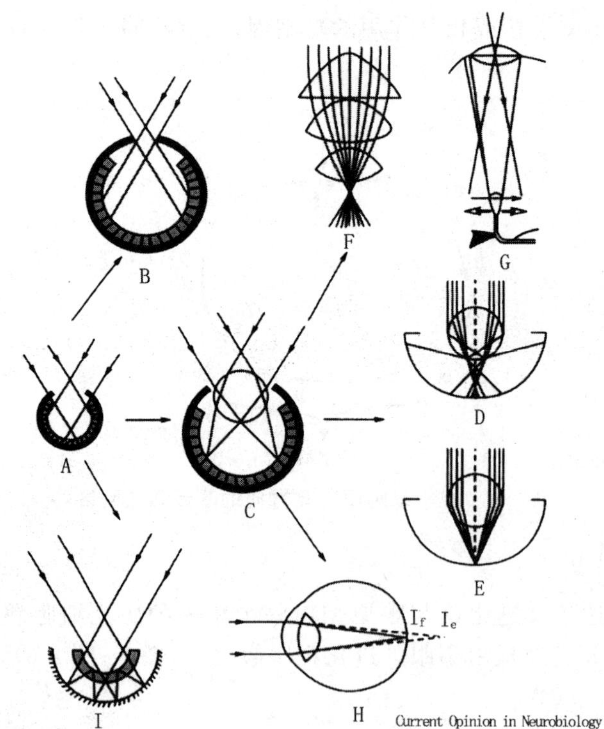

图 2-3　单房眼可能的进化历程，箭头所示为功能上的进化，而非某一特定进化通路

A.去核眼，为下面几个门所共有；B.针孔眼(鲍鱼或鹦鹉螺)；C.有晶状体眼；D.晶状体均一，平行光不能聚焦；E.晶状体有屈光梯度，平行光能聚焦；F.多晶状体眼(pontella)；G.双晶状体眼(copilia)，黑箭头示图像位置，白箭头示第二晶状体的活动；H.陆地上有角膜和晶状体的眼(人类)；I.镜像眼(扇贝)

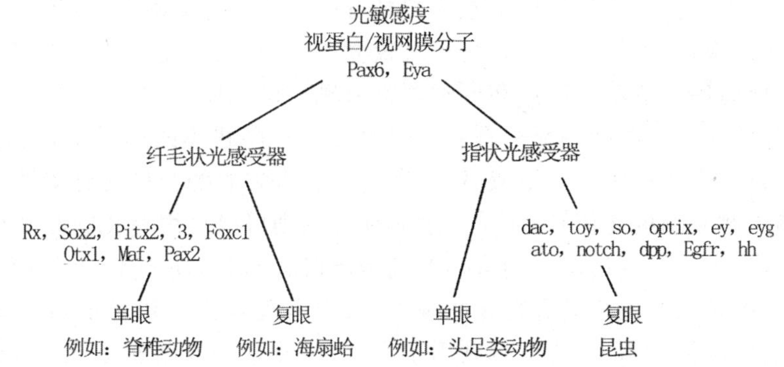

图 2-4 眼的进化示意图

各种眼都试图捕获光子(视蛋白),但是不同种类眼的演化,往往是不同基因表达的结果

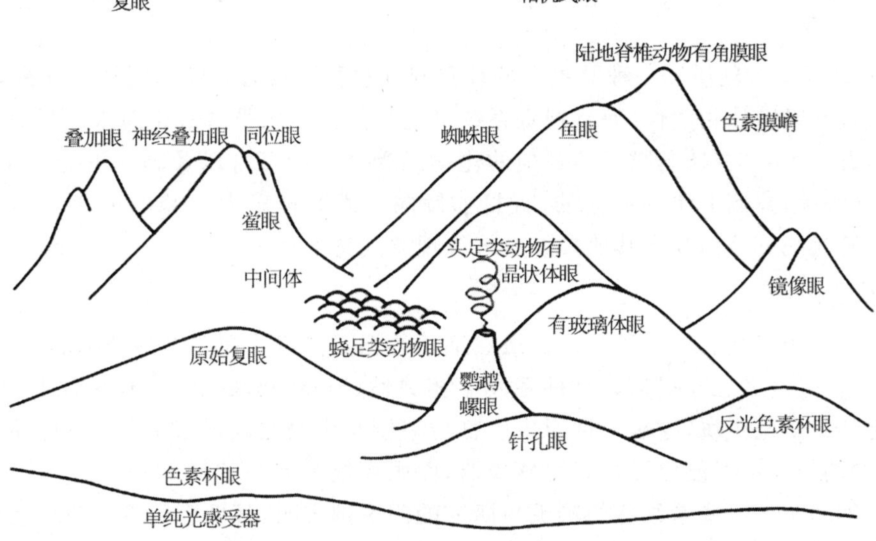

图 2-5 眼的一种进化历程——基于 Mike Land 的假想

高度代表成像质量和平地之间的进化距离与进化疆界;示不同动物门类的眼有不同的钟系起源且进化是独立进行的,但在胚胎早期功能性外眼分化则受控于同一主导基因 Pax6

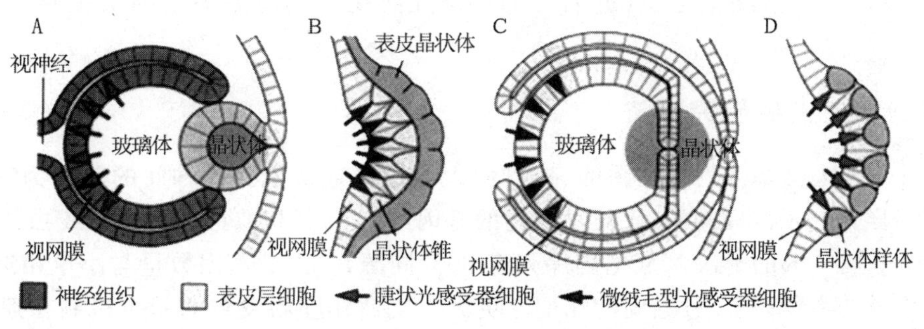

图 2-6 四种眼的形成

A.脊椎动物眼;B.节肢动物复眼;C.头足动物有晶状体眼;D.扇贝镜像眼

长期以来,科学家们致力于脊椎动物眼球发育的研究。自 100 年前 Warren Lewis 和 Hans Spemann 著名的晶状体诱导实验以来,眼球形成就成为发育研究的一个重要模型。从原生动物到哺乳动物,生物体

的眼睛多种多样，差异巨大。原生动物和单细胞藻类具有简单的细胞器眼点(退化的单眼)；水母和寄生虫的幼虫呈现高度单一化的眼睛；成年水母的眼睛相对较复杂，为含有纤毛样光感受器、有或无细胞样晶状体的单眼。古代扁形虫、海底环节动物蠕虫和原索动物海鞘的幼虫眼睛进一步进化，具有光感受器、色素细胞和未发育完全的晶状体。昆虫的一部分具有类似水母含有晶状体的单眼结构；另一部分出现了复杂的复眼结构，复眼由成百上千个小眼单元组成，每个单元都含有独立的视杆光感受器。复眼结构在部分虾类中也有出现，并能够检测到偏振光信号；而甲壳纲其他动物则可以运用特化的眼睛在海底深处捕捉到由排泄口热气产生的偏散光子。扇贝运用它们成排的镜像眼盯住目标，使用不同的光转化路径在视网膜成像以捕捉或逃避追杀。鲑鱼的视网膜具有特化的视锥，可以呈现短暂的几何排列模式。四眼鱼的眼睛两极则分化为腹、背侧，腹侧眼用于水下，背侧眼则用于水上，两侧视光通路使用同一个晶状体，而角膜和视网膜不同。老鼠能够看到灰色阴影和紫外线。鹰和蝴蝶可以看见鲜艳的色彩。高度特化的人类的眼睛虽然能够满足人类精神、工作、生活的需求，但却丧失了鹰眼的分辨率、猫头鹰的夜视力，以及老鼠和昆虫的外线能力，同时也丧失了视神经视网膜的再生能力。

(三)眼和脑的起源

1988 年，Klein 发现视紫红质和一种原虫上的环磷腺苷感受器具有高度的同源性序列，这一发现表明了嗅觉和视觉系统具有紧密的相关性，而且视觉系统可能是由化学感受器进化而来。另有研究证实 Pax6 基因不仅与眼的形态发生有关，还与鼻子等其他的化学感受器官的发育以及脑的形态发生有关，表明眼、鼻子和脑是在相同的基因控制下协同进化的，且目前倾向于眼和鼻子先于脑的进化。Tripedalia 的浮游幼体只具有单细胞感光细胞器而没有其他神经系统等现象支持上述观点。

(四)光感受器的进化

迄今感光细胞的起源仍然有不同的结论。虽然细菌的感觉视紫质和多细胞动物的视紫红质之间没有检测到序列同源性，但是两者之间仍然具有种系发生相关性(Spudich，2000)。视紫质与动物视蛋白有相关性的最原始的生物是团藻虫属，这是一种原生生物与多细胞生物之间的过渡性生物。从单细胞生物进化到多细胞生物，像团藻虫属可能已经具有光感受器，而眼可能就是从这样的一个最原始状态开始分化，进而进化器官的。然而基于一些单细胞的鞭毛虫研究的假说则表明，其拥有极度发达的光感受器，在单一的细胞里具有包括角膜样、晶状体样、色素样和视网膜样的结构，并形成一个感杆(Greuet，1965)。Greuet 提出眼细胞器可能从叶绿体衍生而来，且因腰鞭毛虫通常在刺胞动物上形成共生体。他提出如下假说：从腰鞭毛虫共生体上，刺胞动物获得了一些与光感受作用有关的基因，进而导致了蓝绿藻类原核生物的光感受作用被初级的真核生物宿主摄取，产生了原始的叶绿体包绕于蓝细菌病毒的双膜上，然后又被腰鞭毛虫吸收，产生被三层膜包绕的次级叶绿体。在某些腰鞭毛虫的种类上被进化发展成皮细胞器。长期的共栖生活，刺胞动物又摄取了这些腰鞭毛虫，进而使那些与光感受作用有关的基因又被转入刺胞动物细胞核内。

三、发育生物学的主要研究方法

人类基因组计划与人类基因物理框图的完成，使人们惊异地认识到人种间的基因为99.99％同源；人与猩猩、猴间的基因约为 98.77％同源；人与小鼠间的基因约有 99％相似；人与果蝇、线虫的基因亦有某些基因同源(如其 ey 基因与人的 Pax 家族基因序列有 90％同源)。人类基因数量与小鼠相近，为 3 万～3.5 万个。从发育生物学的视角来看，种族间的相似性更大。生命体胚胎发育的基本机制在遗传上具有高度保守性，因此可以通过研究模式动物的方式来发现或探讨影响发育的环节或因素。虽然目前已获得的关于生物体分化、发育和调控机制的资料多数源自果蝇、线虫等低等生物，但已如上述，这些生物的某些基因与人类有惊人的相似，便被称为“模式动物”，其中果蝇更是被称为发育生物学领域的“国王”。从“模式动物”的研究入手来探索高等生命体胚胎发育的过程与调控成为发育生物学最重要与有效的研究方法。对实验性嵌合体小鼠的研究为探索哺乳动物及人类眼球发育提供了独特的研究模型。嵌合体和镶嵌体小鼠具有两种或两种以上不同遗传基因的细胞群，为遗传学家提供了更加丰富的研究手段。嵌合体和镶嵌体现已常规用于研究细胞系、发育模型、基因功能等，为详细分析标准遗传学现象提供了良好的平台。嵌合体和镶嵌体还可用于研究那些基因突变后的功能，研究基因在不同组织中自主调控还是非自主调控表达，以及复杂系统中各组织之间的相互作用。嵌合体和镶嵌体技术是在细胞水平将遗传基因不同的细胞精确混合，与特异性的基因敲除有本质的不同。应用嵌合体和镶嵌体鼠以及体外组织重组技术将推动眼发育生物学的发展。

四、眼发育生物学的主要研究内容

(一)眼与机体发育的关系

眼的发育与机体的发育是一个局部与整体的关系。机体的发育由受精卵开始，经历卵裂、桑葚胚、囊胚、原肠胚、神经胚、胚胎、胎儿等阶段，直至出生为婴儿。机体各细胞、组织、器官均由囊胚发育而来，经细胞繁殖分化成的外、中、内三个胚层，在基因与基因外因素相互作用下，经过胚胎诱导、获得细胞决定、产生细胞分化这些循环反复并有精密的时间和空间顺序的过程，最终发育而成(图2-7)。眼的发育及其调控与整个机体的发育和调控有着不可分割的联系。眼特别是视网膜，是大脑的延伸部分，所以眼的发育与神经系统特别是中枢神经系统的发育密切相关。眼发育生物学的研究进展不仅对深入认识眼的发生及形成与调控机制，对眼病，尤其是先天性眼病发病机制有所裨益，更为重要的是能为研究中枢神经发育及调控提供一个理想的“平台”。

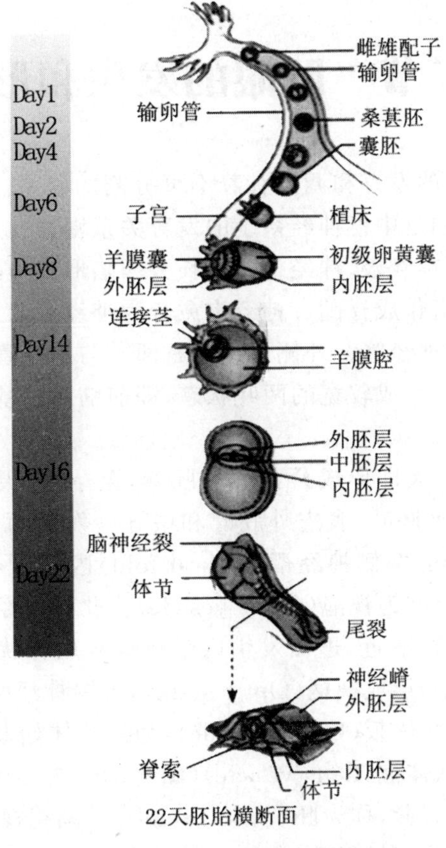

图 2-7　1～22 天胚胎发育示意图

(二)胚眼发生、发育的时空变化过程

胚眼的发生、发育经过神经外胚层受诱导形成神经板，神经板逐渐长大凹陷形成神经沟，神经沟闭合成神经管，到前脑始基形成，视沟形成，开始了胚眼的发育。再经视泡和视杯形成，诱导表皮外胚层增厚形

成晶状体板，形成晶状体泡以及视柄、视神经始基、胚裂等结构的发育，胚眼始具雏形。

(三)胚眼发生、发育过程的基因调控

近10年来，由于分子生物学与遗传学技术的发展，发育生物学进入了一个新的时期，其特点为以基因学研究为基础，对引导发育的复杂的细胞行为在分子水平进行剖析，使传统的胚胎发育诱导调控机制的研究得以进入分子和基因水平。研究胚眼的基因调控则是从基因水平探讨胚眼发生、发育过程中的内在机制。

(四)胚眼的发生、发育与干细胞相关研究

干细胞是一种未分化细胞，其基本特性有两点：自我复制能力和分化为一种或一种以上的功能细胞的能力。干细胞分为胚胎干细胞(embryonic stem cells,ES cells)和组织特异性干细胞(Tissue specific stem cells)两大类。成体组织特异性干细胞含骨髓干细胞、皮肤干细胞、视网膜干细胞及角膜缘干细胞等。2004年4月，Science报道日本学者在小鼠体内首次完成哺乳动物的单雌生殖(fatherless)，即将两个不同卵细胞组合培养出健康小鼠。2009年，韩国与日本学者在Cell、Science期刊率先报道小鼠成纤维细胞反演为诱导性多能干细胞(iPS细胞)，开辟了干细胞研究的新领域，连续两年被评为Science十大进展之一。中国科学家也报道利用"体细胞核转移"(SCNT)技术构建人胚胎干细胞成功，为通过人类干细胞研究发育生物学开辟了新途径。胚眼的发生和发育实际上正是干细胞分化潜力在严密的时空制约下，特化为一定结构和功能细胞的过程。

(周丽娟)

第二节　胚眼的发生和形成

眼的发育及其调控与整个机体的发育和调控有着不可分割的联系。眼特别是视网膜，是大脑的延伸部分，所以眼的发育与神经系统特别是中枢神经系统的发育关系密切。人胚第3周初，位于原条前方的神经外胚层受诱导增厚形成细长形的神经板，神经板逐渐长大凹陷形成神经沟，神经沟闭合成神经管。神经管前段膨大，衍化为脑，后段细小，衍化成脊髓。神经沟愈合为神经管的过程中，神经沟边缘与表皮外胚叶相延续的一部分神经外胚叶细胞在神经管背外侧形成左右两条与神经管平行的神经嵴。当神经褶融合成神经管时，神经褶头部在脊索前方发育成较宽的两叶状态，即前脑的始基。在宽大的神经褶内面各出现一浅沟，称为视沟，开始了胚眼的发育。

雌雄配体形成受精卵，孕6～8天即形成桑葚胚与胚囊，至孕16天，已具备三胚叶胚层(Trilaminar germ disk)分化能力。胚眼由神经外胚叶、表皮外胚叶和中胚叶发育而成。胚胎22天(第4周开始时)，由神经管发育而来的前脑(Forebrain)两侧神经褶(Neural fold)内陷，形成视沟(Optic sulci)。视沟继续深陷，向表皮外胚叶接近，形成腔室，称为视泡(Optic vesicle)。此时神经褶相互融合形成前脑泡。视泡远端不断膨大，继续向表皮外胚层生长、贴近，进而发生内陷形成双层杯状结构，称为视杯(Optic cup)。同时，视杯近端与前脑连接处缩窄变细，形成视柄(Optic stalk)，为视神经始基。视泡与表皮外胚层接触后，诱导该处的表皮外胚层增厚形成晶状体板(Lens placode)，为晶状体始基。随后晶状体板内陷入视杯内，且逐渐与表皮外胚层脱离，形成晶状体泡(Lens vesicle)(图2-8)。视杯逐渐深凹并包围晶状体，视杯前缘最后形成瞳孔。视杯早期下方为一裂缝，称为胚裂(Fetal cleft)。围绕视杯的中胚叶玻璃体动脉经胚裂进入视杯内，营养视杯内层、晶状体泡及视杯间质，玻璃体静脉由此回流。胚裂于胚胎第5周(12 mm)时开始闭合，由中部开始，向前后延展，当胚长达17 mm时，除沿视茎下面外，完全闭合。玻璃体动、静脉穿经玻璃体的一段退化，并遗留一残迹，称玻璃体管(Cloquet管)；其近段则分化为视网膜中央动、静脉。如果胚裂闭合不全，则会形成虹膜、睫状体、脉络膜或视盘的缺损。在视泡形成至胚裂闭合过程中，包绕视杯、视柄、晶状体泡的中胚叶逐渐分化成内侧的脉络膜始基及外侧的巩膜始基。此时，眼的各部组织已具雏形，即形成胚眼，眼球发育简单流程如下图（图 2-9）。

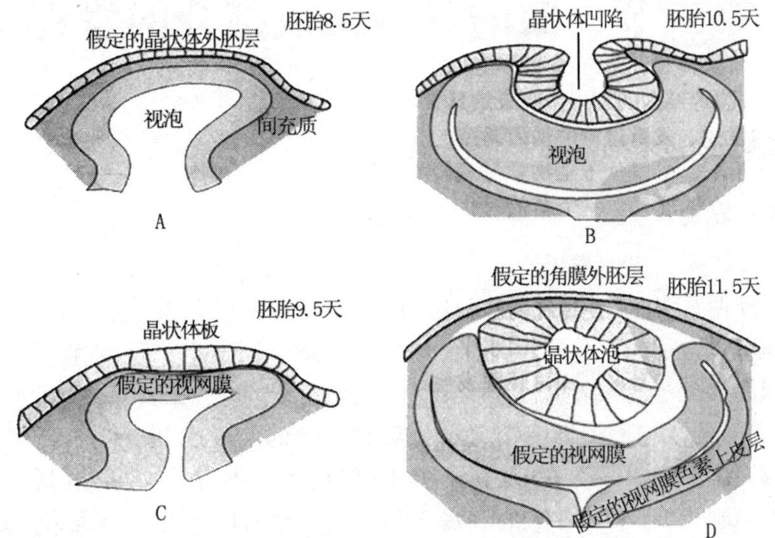

图 2-8　晶状体的形态发生

图示胚胎 8.5～11.5 天鼠的晶状体发育

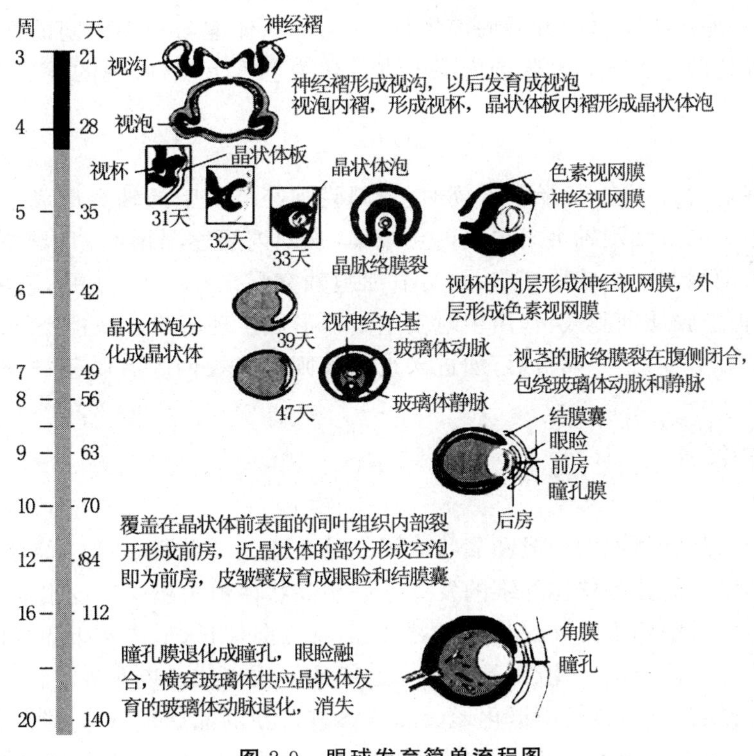

图 2-9　眼球发育简单流程图

（周丽娟）

第三节　眼的各种组成部分的发育

一、眼球各主要组成部分的发生

(一)神经外胚叶的发育

1.视网膜和睫状体、虹膜上皮的发生

视网膜由视杯内、外两层共同分化而成,视杯外层分化为视网膜色素上皮层(retinal pigment epithelium,RPE);视杯内层增厚,为视网膜神经感觉层(Neurosensory retina)。胚胎第6周起,视网膜色素上皮层开始生成色素,视网膜神经感觉层则依次分化出节细胞、视锥细胞、无长突细胞、水平细胞、视杆细胞和双极细胞。视杯两层之间的视泡腔逐渐变窄、消失,形成潜在的腔隙。到胚胎第2个月末,视网膜神经感觉层发育到赤道部附近;当胚胎第8个月时,视网膜10层结构基本形成,可以辨认。然而,视网膜的功能发育则相对缓慢,视锥细胞、视杆细胞外节的膜盘要到胚胎7个月时才开始出现,黄斑中心凹(Fovea centralis)也是在此时才开始形成。出生时视锥细胞尚未发育完全,所以初生后不久的婴儿尚不能固视,直至出生后4个月黄斑才发育完成。出生后眼的屈光间质混浊如先天性白内障,或眼被遮盖,剥夺了黄斑部接受正常光觉和形觉刺激的机会,则会影响黄斑功能的发育而造成弱视。

另外,视杯前缘在胚胎第3个月时开始向前生长,并向晶状体泡与角膜之间的间充质内延伸,最终发育为睫状体和虹膜内面的两层上皮。虹膜的内层上皮分化为色素上皮,虹膜的外层上皮还分化出瞳孔括约肌和瞳孔开大肌。

2.视神经的发生

视神经由胚胎的视柄发育而来,胚胎第6周时,视网膜神经节细胞的轴突形成,并随着视网膜的分化而进一步发育。逐渐增多的节细胞轴突向视柄内层聚集,视柄内层逐渐增厚,并与外层融合。视柄内、外层细胞演变为星形胶质细胞和少突胶质细胞,并与节细胞轴突混杂在一起,于是,视柄演变为视神经。此时,视盘中央尚有少量神经胶质细胞残留,出生时发生萎缩形成生理凹陷。视神经纤维的髓鞘是由脑部顺神经纤维向眼部生长的,出生时止于筛板后,如进入视网膜则形成视网膜有髓鞘神经纤维,在检眼镜下呈现羽毛样外观。

(二)表皮外胚叶的发育

1.晶状体的发生

晶状体的发育可分为晶状体泡的形成和晶状体纤维的产生两个阶段。关于晶状体泡形成已在“胚眼的发生和形成”中述及,以下简述晶状体纤维的发育。最初晶状体泡由单层上皮组成。泡的前壁细胞呈立方形,分化为晶状体上皮;后壁细胞呈高柱状,并逐渐向前壁方向伸长,形成初级晶状体纤维。泡腔逐渐缩小,直到消失,晶状体变为实体结构。此后,晶状体赤道部的上皮细胞不断增生、变长,形成次级晶状体纤维,原有的初级晶状体纤维及其胞核逐渐退化形成晶状体核。新的晶状体纤维逐层添加到晶状体核的周围,晶状体核及晶状体体积逐渐增大。此过程持续终身,但随年龄的增长而速度减慢。各层纤维末端变平,彼此联合成晶状体缝,核前的缝为“Y”形,核后的缝为“人”字形。若晶状体在发育过程中发生障碍,将形成先天异常,如各种类型的先天性白内障。

晶状体的发育解剖学研究显示:初级晶状体纤维是从外胚层细胞覆盖视泡到晶状体泡闭塞这段时期的晶状体细胞;次级晶状体纤维变长(由立方体细胞到长形纤维),向后极移行至中点到达赤道部,绕前后轴旋转至长轴与前后轴平行,各条纤维前后极的连接点组成了晶状体缝,同时完成一个生长层。晶状体缝(Lens sutures)是由晶状体中相邻生长层之间或者层内晶状体纤维末端连接的排列所形成;晶状体缝的异常与各种白内障的发生有关。

晶状体缝的解剖研究显示：哺乳动物的晶状体纤维分为“S”形的“曲线纤维”和位于赤道部的“直纤维”，每条曲线纤维与另外两条纤维配对并分别于前极、后极相接，组成前极“Y”字缝和后极倒“Y”字缝。

在人的胚胎期，只有当次级晶状体纤维出现时才开始出现规律的排列和极向生长，形成生长层，这标志着晶状体缝的形成，此时晶状体极点到赤道部的距离是 250～750 μm。绝大多数纤维是曲线纤维，每层细胞包括 6 条直纤维，其中 3 条位于前极，3 条位于后极。出生后，人晶状体缝趋向复杂化并出现星状缝。这种前后表面晶状体缝分支的形成是终身进行的，在圆柱投影图上，晶状体缝的每一条分支都会延伸到其近端达到纬度 60°以及远端达到极点。因而，在人的中年时期晶状体缝将会有 12 条分支。糖尿病患者的晶状体圆柱投影图上可以很明显地看到后表面晶状体缝的改变，可见慢性疾病对晶状体缝发育的影响。星状缝形成的意义在于，它较之线状缝和“Y”字缝对晶状体光学特性的影响要小得多。晶状体缝在调节中有不可忽视的作用，通过与鸟类比较，人的表面不连续的有缝的晶状体具有更强大的调节能力。很多主要的纤维蛋白参与晶状体缝的形成和生长。灵长类动物的晶状体不只调节范围大，晶状体缝的组成复杂，纤维间缝隙连接的密度低，而鸟类的不对称连接密度高。至于调节功能与主要纤维膜蛋白的密度和分布之间的关系以及它们在晶状体发生、发展和老龄化中的作用仍需要进一步研究。

综上所述，晶状体分化的最主要结构改变不仅仅是立方体细胞变长成为纤维，而是纤维的分化使晶状体纤维具有不同的形状和长度以及精确的空间位置排列。纤维精确的端端对接排列在晶状体生长层间和层内形成的晶状体缝在所有晶状体中都可发现，存在四种形态，复杂性不同对晶状体光学特性的负面影响也不同。这些不同的晶状体缝类型也可能是建立和维持调节范围的因素。总的来说，晶状体是很重要的一个根据功能发育分化的例子，发育不良不但将直接导致功能的缺陷，而且可以诱导眼部其他组织的异常发育分化。晶状体发育分化是眼球发育特化中的关键性中间环节。

2.角膜上皮的发生

晶状体泡从表皮外胚叶分离后，表皮外胚叶又重新融合为一层立方上皮，以后衍化成角膜上皮。人胚胎第 5 周时角膜开始发育，直到开睑，此发育过程速度较慢。其中 Pax6 基因在角膜发育过程中有重要作用，Pax6 基因可调控上皮细胞复层化，其他的调控因子还有 TGF-β_1、notch1、TGF-α、forkhead/winged helix 基因、IκB 激酶 α 等。有研究表明，表达 TGF-α 或去除 forkhead 基因会导致内皮细胞层缺失。除了调控因子外，环境因素可能也起到一定作用，如氧气和光线对角膜的发育都有一定的作用。

(三)玻璃体的发育

玻璃体的形成可分为三个阶段。

1.原始玻璃体(Primary vitreous)

原始玻璃体由原始视泡和晶状体泡间存在的细胞间质形成。此细胞间质可能由视杯上皮细胞和晶状体上皮细胞分泌而来。随视杯的加深，细胞间质拉长成细长的细纤维，且与来自中胚叶的原纤维混合，形成原始玻璃体基础，此时玻璃体腔内充满玻璃体血管。胚胎第 6 周时发育完成。

2.第二玻璃体(Secondary vitreous)

第 6～12 周玻璃体血管系统逐渐萎缩，同时由视杯内层细胞分泌出第二玻璃体，将原始玻璃体挤向眼球中央和晶状体后面，使其最后在晶状体后及玻璃体中央形成 Cloquet 管，其中通过玻璃体血管。

3.第三玻璃体(Tertiary vitreous)

在胎儿第 4 个月时，由睫状体的神经上皮细胞分泌出细小原纤维，逐渐发育成晶状体悬韧带，出生时完成。

(四)神经嵴细胞来源组织的发育

神经嵴细胞(Neural crest cells)来源于外胚层，但形态和功能与中胚层间充质相似，故称其为中外胚层或外间充质，以便与中胚层来源的间充质相区别。与眼球和眼附属器有关的多种结缔组织相应的组织结构则由神经嵴细胞分化发育而来。神经嵴细胞的特征是高度的迁徙能力和分化潜能，对其作用的几乎所有组织产生诱导影响。当视杯与晶状体泡形成后，包围在视杯周围的头部神经嵴细胞，一方面伸入晶状体泡前方，在角膜上皮下演变为角膜固有层和内皮；另一方面，就地分别分化为小梁网、Schlemm 管、疏松的葡萄膜基质、较致密的巩膜以及睫状肌和 Muller 肌等组织。

此外，由于神经嵴细胞的迁移、增殖和分化还参与颜面中部(Midface)(主要是上颌骨)、牙齿的形成和发育。实际上，神经嵴细胞还可分化形成所有的自主神经系统节后神经元、内脏神经系统、肾上腺髓质、黑色素细胞以及心脏传导束等组织。

如果神经嵴细胞在迁移和分化过程中出现异常，则会对眼前节组织结构产生广泛的影响，造成房角构型和小梁网的发育异常，导致各种先天性青光眼和青光眼综合征的发生。这些综合征往往还伴有眼外组织，特别是牙齿和颜面的发育缺陷，甚至皮肤、神经系统和心脏的先天异常。

(五)中胚叶来源组织的发育

1.眼部血管系统的发生

眼的血管系统由中胚叶发育而来，胚胎第 3 周始的眼动脉沿视杯腹侧生长，并分出玻璃体动脉经胚裂进入视杯内，并在晶状体后面形成晶状体血管膜包围晶状体。其他分支沿视杯表面前行至视杯缘吻合成环形血管，并向后与晶状体血管膜相吻合。同时，未来的脉络膜毛细血管亦出现于视杯外面。胚胎第 3 个月时，玻璃体动脉及晶状体血管膜开始萎缩，出生时此血管完全消失。若萎缩不全，则产生玻璃体动脉残留。在胚胎第 3 个月末，玻璃体动脉在视盘处分出血管，逐渐形成视网膜中央血管系统。

2.虹膜基质的发生

位于晶状体前面的视杯口边缘部的间充质形成虹膜基质，其周边部厚，中央部薄，封闭视杯口，称为瞳孔膜(Pupillary membrane)。胚胎第 7 个月时瞳孔膜开始萎缩形成瞳孔，前、后房经瞳孔相连通；若瞳孔膜萎缩不全则形成先天性瞳孔残膜。

3.葡萄膜的发生

除虹膜睫状体内面的两层上皮来源于神经外胚叶，其他部分均由中胚叶发育而来。在胚胎第 6 周末(22 mm)，表皮外胚叶和晶状体之间的中胚叶形成一裂隙，即前房始基。裂隙后壁形成虹膜的基质层，中央较薄称为瞳孔膜，胚胎第 7 个月瞳孔膜开始萎缩形成瞳孔。如萎缩不全则形成先天性瞳孔残膜。睫状体的睫状突和睫状肌在胚胎 3 个月逐渐生长发育。胚胎 6 mm 时，有毛细血管网包围视泡，并发育成脉络膜。第 3 个月开始形成脉络膜大血管层和中血管层，并引流入涡静脉。

4.角膜的发生

胚胎 6 周末，前房裂隙后，前半中胚叶组织形成角膜基质层和内皮细胞层。表皮外胚叶已形成角膜上皮层。胚胎 3 个月，基质层前部细纤维形成前弹力层，内皮细胞分泌形成后弹力层。

5.前房角的发生

角膜和前房发生后，于胚胎第 2 个月末期巩膜开始增厚。第 3 个月末形成角膜缘，并由视杯缘静脉丛衍变发生 Schlemm 管，并具有许多分支小管。随后其内侧中胚叶分化出小梁网。前房角是由前房内中胚叶组织逐渐萎缩而来，若不能正常萎缩，小梁网发育异常则导致先天性青光眼。

6.巩膜的发生

胚胎第 2 个月末由视杯周围的中胚叶开始形成，在胚胎第 5 个月发育完成。

二、眼附属器的发育

(一)眼睑、结膜、泪腺

胚胎在第 4 周前，胚眼表面为一层表皮外胚叶所遮盖。第 5 周开始，该处外胚叶形成睑褶，褶的外面形成眼睑皮肤，内面形成结膜，并和球结膜、角膜上皮相连续。中胚叶在此两层间发育，形成睑板和肌肉。在胚胎第 3 个月，上下睑缘相向生长致互相粘连。至第 6 个月，上下睑由鼻侧开始至完全分开。胚胎 3 个月初，眼表面内眦处半月皱襞形成。第 4 个月泪阜形成。第 9 周睑缘部发育毛囊，以后出现睫毛。第 6 周睑板腺形成，其周围中胚叶组织变致密形成睑板。

(二)泪器

泪器所有组织均由表皮外胚叶发育而来,副泪腺于胚胎 2 个月时出现。泪腺于第 3 个月由上穹隆部外侧结膜上皮分化而来。结膜各腺体均由表皮外胚叶内陷形成。泪道是在第 6 周时,表皮外胚叶在外侧鼻突和上颌突之间下陷成沟,以后此处上皮和表面上皮脱离,逐渐形成管道。第 7 个月上下泪点开放。第 8 个月鼻泪管下口开放。

(三)眼外肌

胚胎第 3 周时,视泡周围的头部神经嵴细胞增殖、凝集呈圆锥形,此即原始眼外肌。第四周时开始分化。第 5 周时已能分辨出直肌和斜肌。第 6 周时各眼外肌完全分开。第 10 周时上睑提肌由上直肌分化出来。

(四)眼眶

眼眶是由围绕视杯的神经嵴细胞增殖、分化、发育而成。眼眶的发育较眼球缓慢。胎儿 6 个月时眶缘仅在眼球的赤道部,一直生长到青春期。如在儿童时期摘出眼球,可影响眼眶正常发育。随着眼眶的发育,眶轴逐渐向前移动,视轴也随之变化。胚胎第 4 周时,两眼朝向外侧,两眼视轴成 160°角;胚胎 2 个月时视轴为 120°角;胎长第 9 周时,视轴为 72°角;最后成年两眼视轴成为 45°角。视轴的改变与双眼单视的发生有很大关系。

三、眼各种组织的发育来源及时空顺序

(一)眼各种组织的发育来源总结

1.神经外胚叶(Neuroectoderm)

视网膜、视神经(包括神经细胞、神经胶质细胞和软脑膜)、虹膜色素上皮、瞳孔括约肌和开大肌、睫状体上皮、玻璃体。

2.表皮外胚叶(Surface ectoderm)

晶状体、角膜上皮、结膜上皮、泪腺、眼睑皮肤及其衍生物(睫毛、睑板腺、Moll 腺和 Zeis 腺)、泪器上皮、玻璃体。

3.神经嵴细胞(Neural crest cells)

角膜基质及内皮、小梁网、睫状肌、葡萄膜基质、巩膜、眶骨、Muller 肌、结缔组织、黑色素细胞、神经。

4.中胚叶(Mesoderm)

血管(出生前消失的血管,如玻璃体血管、晶状体血管囊;永存性血管,如脉络膜血管、视网膜中央动脉、睫状血管以及其他血管)、眼外肌、部分巩膜、原始玻璃体。

(二)眼的发育的时空顺序

胚胎第 3 周:前脑两侧形成视泡,伸出视茎,表面外胚层出现晶状体始基。

胚胎第 4 周:晶状体泡形成,视泡凹陷成为视杯。在视杯和晶状体泡之间,中胚层组织分化,胚胎裂出现玻璃体动脉,视网膜呈现两层,初期视盘形成,角膜上皮层及眼外肌始基开始分化。

胚胎第 5 周:胚胎裂开始闭合,晶状体上皮分化纤维,晶状体泡外面形成囊膜并出现血管膜,出现脉络膜血管网,初期视细胞分化。

胚胎第 6 周:胚胎裂闭合,晶状体纤维充填其间空隙,瞳孔膜形成,原始玻璃体生成,视网膜各层分化,角膜基质和内皮细胞开始形成。

胚胎第 7 周:形成眼睑,眼外肌开始分化,睫状前动脉、睫状后动脉出现,视神经发育,虹膜基质产生,泪小管以细胞索形式出现。

胚胎第 8 周:巩膜生成,视茎被神经纤维充满,视交叉和视束发育,眼眶部形成泪腺,眉毛始基出现。

胚胎第 9 周:上下睑缘愈着,巩膜增厚,玻璃体血管开始萎缩,第二玻璃体出现。

胚胎第 10 周:视细胞进一步分化。

胚胎第 11 周:睫状肌和睫状突始基出现。

胚胎第 12 周:眼轮匝肌生成,晶状体悬韧带开始出现。

胚胎第 4 个月:视神经管形成;上睑提肌和眼球筋膜囊出现,视网膜中央动脉开始分支。

胚胎第 5 个月:泪道延伸至鼻腔。

胚胎第 6 个月:黄斑部发育。

胚胎第 7 个月:瞳孔膜消退,玻璃体动脉闭塞,上下眼睑分开。

胚胎第 8 个月:晶状体血管膜消退。

胚胎第 9 个月:视神经外包裹髓鞘、玻璃体血管萎缩。

(三)眼球发育示意流程图

眼球发育示意流程(图 2-9)。

(周丽娟)

第三章

眼的组织解剖学

眼为视觉器官，包括眼球、视路和附属器三部分。眼球和视路完成视觉功能。眼附属器则具有保护及运动等功能。

眼球(eye ball)近似球形，其前后径平均为 24 mm，垂直径为 23 mm，水平径为 23.5 mm。眼球位于眼眶内，其前面有眼睑保护。

眼球位于眼眶前部，借眶筋膜与眶壁联系，周围有眶脂肪垫衬，以减少眼球的震动。眼球前面有眼睑保护。正常眼球向前平视时，突出于外眶缘约 12～14 mm，由于眶外缘较上、下、内缘稍偏后，使眼球外侧部分暴露在眼眶之外，故易受外伤。

眼球由眼球壁与眼球内容物所组成。眼球壁分为三层，外层为纤维膜，中层为葡萄膜，内层为视网膜，视网膜神经节细胞发出的纤维，汇集形成视神经(图 3-1)。眼球内容物包括充满前房及后房内的房水，晶状体及玻璃体，三者均透明而又有一定屈光指数。通常与角膜一并构成眼的屈光系统。

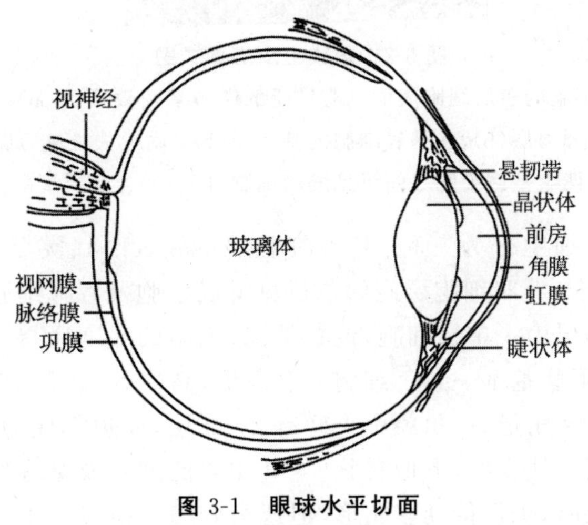

图 3-1 眼球水平切面

第一节 纤维膜的组织解剖

纤维膜(fibrous tunic)主要由纤维组织构成，是眼球的外膜，前 1/6 为角膜，后 5/6 为巩膜，二者之间的移行处为角膜缘。

一、角膜

角膜(cornea)完全透明，约占纤维膜的前 1/6，从后面看角膜为正圆形，从前面看为横椭圆形。成年男性角膜横径平均值为 11.04 mm，女性为 10.05 mm，竖径平均值男性为 10.13 mm，女性为 10.08 mm，3 岁以上儿童的角膜直径已接近成人。中央瞳孔区约 4 mm 直径的圆形区内近似球形，其各点的曲率半径基本相等，而中央区以外的中间区和边缘部角膜较为扁平，各点曲率半径也不相等。从角膜前面测量，水平方向曲率半径为 7.8 mm；垂直方向为 7.7 mm，后部表面的曲率半径为 6.22～6.8 mm，角膜厚度各部分不同，中央部最薄，平均为 0.5 mm，周边部约为 1 mm。

角膜分为五层，由前向后依次为：上皮细胞层（epi thelium）；前弹力层（lamina elastica anterior），又称 Bowman 膜；基质层（stroma）；后弹力层（lamina elastica posterior），又称 Descemet 膜；内皮细胞层（endothelium）。

1.上皮细胞层

上皮细胞层厚约 50 μm，占整个角膜厚度的 10%，由 5～6 层细胞所组成，角膜周边部上皮增厚，细胞增加到 8～10 层（图 3-2）。

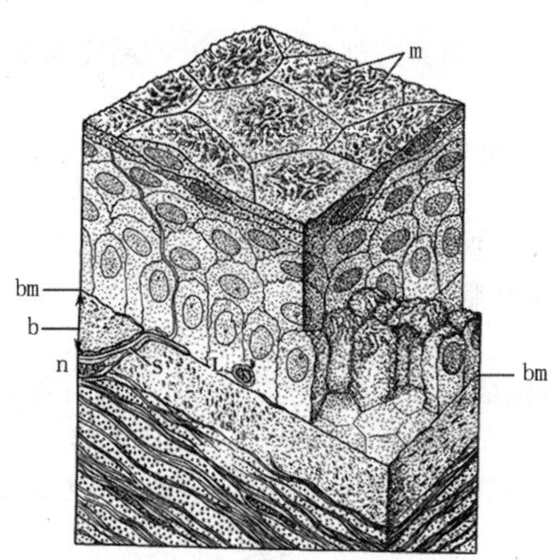

图 3-2　角膜上皮层模式图

角膜上皮细胞的表层细胞表面具有广泛的微皱褶及微绒毛（m），角膜神经（n）穿过前弹力层（b），在基底细胞的基底膜（bm）附近失去施万鞘（S）进入上皮层，在两个基底细胞之间可见淋巴细胞（L），（s）为基质层的浅层

上皮细胞层为复层上皮，细胞分为三种：基底细胞（basal cells）、翼状细胞（wing cells）、表层细胞（superficial cells），在基底细胞与翼状细胞层间偶尔可见淋巴细胞及吞噬细胞。

（1）基底细胞层：基底细胞层为一单层细胞，位置最深，细胞的底部紧接前弹力层，细胞的顶部与翼状细胞连接，每个细胞的大小及形状基本一致。细胞为多角形，高柱状，其高 18 μm，宽 10 μm。

（2）翼状细胞：翼状细胞为多角形，在角膜中央区有 2～3 层，周边部变为 4～5 层，翼状细胞的前面呈凸面，其后面呈凹面，它向侧面延伸变细，形似翼状，与其相邻的细胞及基底细胞相连接，当基底细胞进行有丝分裂向前移入翼状细胞层时，仍保持其多角形，但逐渐变细。细胞核变为扁平，且与角膜表面平行，细胞质致密。

（3）表面细胞：表面细胞分为两层，细胞长而细，细胞长约 45 μm，厚度约 4 μm，其细胞核扁平，长约 25 μm。

假若细胞的表面层保护完好，其前面的细胞膜显示出许多小的微皱褶（microplicae）及微绒毛（microvilli），微绒毛高 0.5～1.0 μm，粗约 0.5 μm，微皱褶高 0.5 μm，粗 0.5 μm，微绒毛及微皱褶是表面上皮细胞正常结构的一部分，对角膜前泪膜的滞留起着重要的作用。

2.前弹力层

过去认为前弹力层是一层特殊的膜，用电镜观察显示该膜主要由胶原纤维所构成。

前弹力层厚约 8～14 μm，由胶原及基质所构成。除了 Schwann 细胞延伸到该层以外，前弹力层没有细胞成分，Schwann 细胞的延伸部分沿着神经穿过的隧道到达角膜上皮层。前弹力层的前面是光滑的，与角膜上皮基底膜相毗邻，其后面与基质层融合在一起。角膜周边部，前弹力层变薄，可出现细胞，甚至毛细血管。

3.基质层

角膜基质层由胶原纤维所构成，厚约 500 μm，占整个角膜厚度的 9/10，基质层共包含有 200～250 个板层，板层相互重叠在一起。每个板层厚约 2 μm，宽 9～260 μm，其长度横跨整个角膜。板层与角膜表面平行，板层与板层之间也平行，角膜板层由胶原纤维组成，胶原纤维集合成扁平的纤维束，纤维束互相连合，形成规则的纤维板，纤维板层层紧密重叠，构成实质层。

在板层中，除其主要成分胶原纤维以外，尚有纤维细胞(fibrablasts，keratocytes)及基质，还可以看到 Schwann 细胞并偶见淋巴细胞，巨噬细胞及多形核白细胞。

4.后弹力层(又名 Descemet 膜)

后弹力层是角膜内皮细胞的基底膜。该膜很容易与相邻的基质层及内皮细胞分离，后弹力层坚固，对化学物质和病理损害的抵抗力强。当整个角膜基质层破溃化脓时，它仍能存留无损，故临床上可见后弹力层膨出。正常角膜后弹力层可以再生，如有损伤撕裂为裂隙，将为内皮细胞形成新的后弹力层所修复。假若后弹力层被撕裂为大的裂口，则裂口的边缘向后卷曲进入前房，这显示后弹力膜有一定的弹性。

在角膜周边部，后弹力层增厚，向前房突起，其表面为内皮细胞所遮盖。这些突起在 1851 年和 1866 年分别由 Hassall 和 Henle 所发现，故称为 Hassall-Henle 小体或疣，这种疣起始于青年时期，随着年龄的增长而逐渐增多。

5.内皮细胞层

角膜内皮为一单层细胞，约由 500 000 个六边形细胞所组成，细胞高 5 μm，宽 18～20 μm，细胞核位于细胞的中央部，为椭圆形，直径约 7 μm。在婴幼儿，内皮细胞进行有丝分裂，但在成年后不再进行有丝分裂，当内皮细胞损伤后，其缺损区由邻近的内皮细胞增大，扩展和移行滑动来覆盖。

6.角膜的血管

角膜之所以透明，其重要因素之一是角膜组织内没有血管，血管终止于角膜缘，形成血管网，营养成分由此扩散入角膜。角膜缘周围的血管网由睫状前血管构成，睫状前动脉自四条直肌肌腱穿出后，在巩膜表层组织中向前，行至距角膜约 4 mm 处发出分支穿入巩膜达睫状体，参与虹膜大环的组成。其本支不进巩膜，继续前行至角膜缘，构成角膜缘周围的血管网。本支在形成血管网之前发出小支至前部球结膜，是为结膜前动脉，与来自眼睑动脉弓的结膜后动脉相吻合。

7.角膜的神经

角膜的感觉神经丰富，主要由三叉神经的眼支经睫状神经到达角膜，睫状神经在角膜缘后不远处，自脉络膜上穿出眼球，发出细支向前伸延互相吻合，并与结膜的神经吻合，在巩膜不同深度形成角膜缘神经丛，自神经丛有 60～80 支有髓神经从角膜缘进入角膜，进入角膜后神经鞘消失，构成神经丛分布于角膜各层。浅层的神经丛发出垂直小支穿过前弹力层，并分成细纤维分布于上角膜上皮之间，所以角膜知觉特别敏感。

二、前房角

前房角(angle of anterior chamber)是前房的周边部分，其前壁为角巩膜交界处，后壁为虹膜，介于前壁与后壁之间为前房角的顶部，称为房角隐窝(angle recess)，房角隐窝即为睫状体的底部所构成，所谓前房角，主要由上述三者所组成。

前房角是房水排出的主要途径，前房内的房水通过前房角的小梁网及 Schlemm 管外流。

1.Schlemm 管

Schlemm 管是围绕着前房角的环形管状腔隙，位于内巩膜沟的基底部。管的外侧壁紧贴角巩膜缘的实质层，管的内侧壁与最深部的角巩膜小梁网毗邻；管的后界为深层巩膜组织，管的前面为角巩膜小梁网(图 3-3)。

环形的 Schlemm 管其周径约 36 mm,其横切面为圆形、椭圆形或三角形,管腔直径变化很大,大约在 350～500 μm 之间。Schlemm 管并非一条规则整齐的管道,经过中分出若干分支,如同河流,时而分支,时而合流,但最终汇合归一。

Schlemm 管由一层内皮细胞所衬覆,其周围包绕一薄层结缔组织。

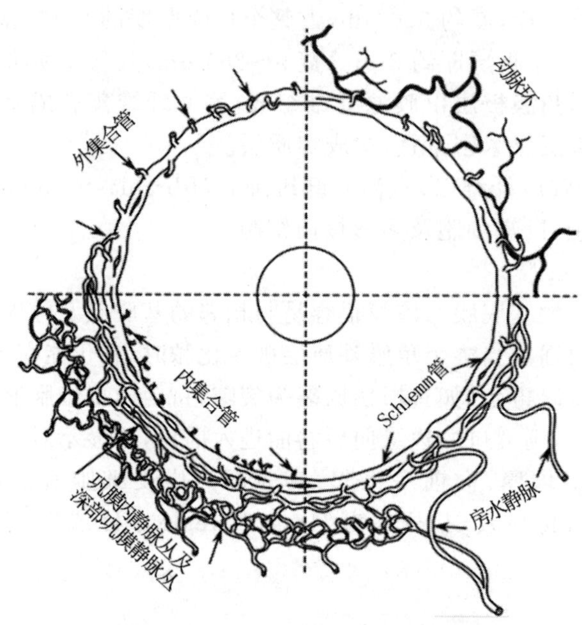

图 3-3 Schlemm 管及内外集合管

外集合管(external collecter channel)起始于 Schlemm 管的外侧壁,约 25～35 条,房水由外集合管排出,直接注入巩膜深层静脉丛,经巩膜内静脉丛,再注入上巩膜静脉丛,最后流入睫状前静脉。有少数外集合管穿过巩膜,出现于巩膜表面,管内为房水,直接注入睫状前静脉,是为房水静脉(aqueous vein)。外集合管相互连接,并且与巩膜深层静脉丛连接,但与邻近的巩膜内动脉没有连接。

外集合管的组织结构与 Schlemm 管相似,外集合管衬覆的内皮及其周围的结缔组织外膜均为 Schlemm 管外侧壁的延续,在外集合管与巩膜静脉丛连接处,结缔组织的外膜消失。

内集合管(internal collecter channels)也称 Sonder mann 管。Iwamoto(1967)及 Hogan(1971)等借助电镜观察发现,内集合管起始于 Schlemm 管后部,向前弯曲形成分支,终止于内层的小梁网。内集合管没有贯穿整个小梁网厚度把 Schlemm 管与前房连接起来,也不是 Schlemm 管与小梁内间隙的通道,实际上内集合管为 Schlemm 管的膨大,以增加 Schlemm 管内侧壁的面积。内集合管的结构与 Schlemm 管相似,管腔覆盖一层内皮,其周围包绕着结缔组织。

2.小梁网

小梁网(trabecular meshwork)位于 Schlemm 管以外的内巩膜沟中,介于 Schlemm 管与前房之间。子午线切面呈三角形,三角形的尖端向前,与角膜后弹力层纤维接近,基底部向后,与巩膜突相接,前部小梁网为 3～5 层,后部小梁网为 15～20 层。

小梁网分为角巩膜部分及色素膜部分,前者占小梁网的大部分,后者为一层疏松的网,覆盖于角巩膜小梁网的内表面(图 3-4)。

(1)角巩膜小梁网:角巩膜小梁网(corneoscleral meshwork)起始于角膜后弹力层终端及深部角膜的实质层,向巩膜、巩膜突及睫状体方向伸展,终止于巩膜突。有部分小梁穿过巩膜突与睫状体的基质及睫状肌的纵行纤维相连接。

角巩膜小梁网由许多扁平的小梁薄片(sheet)所构成。薄片上带有孔洞并有分支,薄片的分支不仅在同一层次相互连接,而且层与层之间也有连接,薄片与薄片之间形成小梁内间隙,薄片上的孔洞与其邻近的小梁内间隙相交通。一层层小梁网重叠着,但小梁薄片上的孔洞并不重叠,房水从前房经沟通小梁内间隙的孔洞流入 Schlemm 管。薄片上的孔洞大小不等，其直径为 12～20 μm，从小梁网的最内层至 Schlemm 管部孔洞逐渐变小，Schlemm 管的内侧壁没有孔洞。

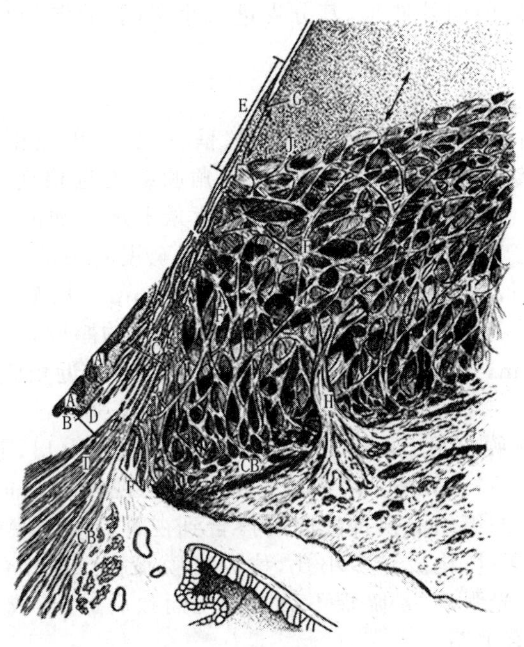

图 3-4　小梁网结构

A：Schlemm 管；B：内集合管开口进入 Schlemm 管的后部；C：角巩膜小梁网；D：巩膜突；E：角膜缘；F：葡萄膜小梁网；G：后弹力层终末端；H：虹膜突；CB：睫状体；I：纵形睫状肌 J：小梁的内皮细胞

光镜观察，每个小梁薄片包括 4 种成分：①中央核心部为结缔组织，其纤维呈环形排列；②核心部周围为致密的弹力组织；③在弹力组织外为来自角膜后弹力层的玻璃膜；④薄片表面覆盖着一层内皮，形成小梁内间隙。

(2)葡萄膜小梁网：葡萄膜小梁网(uveal trabecular meshwork)的小带(cord)起始于睫状体，向前伸延，附着于 Schlemm 环附近，小梁网小带从睫状体向前延伸发出分支，小带之间的分支相互连接形成网状，并与外侧的角巩膜小梁网连接。小带的直径约 4～6 μm，网眼的大小约 30～40 μm，葡萄膜小梁网最多不超过 2～3 层。

(3)虹膜突(或称梳状纤维)：有蹄动物的眼中，从虹膜至角巩膜交界处有跨越前房角的色素小梁，状如梳齿，故名为梳状纤维(pectinate fibers)或梳状韧带(pecti nate ligament)。在人类，上述组织仅存在于 6 个月以前的胎儿，此后大部分消失，但用前房角镜检查，大多数成人眼中仍可见到为数不多的梳状韧带残余。由于该组织起源于虹膜，故又名虹膜突(iris processes)。

虹膜突为较大的突起，起始于虹膜，跨越前房角，终止于巩膜突部位，也有一部分终止于小梁网的中部。

3.巩膜突

巩膜突(scleral spur)是眼球内面巩膜最前突出的部分，位于 Schlemm 管的后端，构成内巩膜沟的后凹面，由巩膜纤维所组成，是小梁网后界的标志。角巩膜小梁网附着在巩膜突上，睫状肌的纵行纤维也附着在巩膜突上，所以睫状肌的活动可以通过巩膜突影响小梁的功能，从而可能改变房水的流畅度。

4.Schwalbe 环

Schwalbe 环(Schwalbe ring)位于角膜后弹力层终端的外侧，相当于小梁网的最前端，故也称前界环(anterior border ring)，主要由胶原纤维构成，胶原纤维的方向呈环形排列。有些教科书描述 Schwalbe 环部位的组织增厚或者隆起突向前房，但组织学证实，这种增厚或隆起并非多见。Allen 等(1955)报道仅占 15%，Schwalbe 环这一名词主要用于前房角镜下描述小梁网前部的终末端。

5.神经

小梁网的神经包括感觉、交感及副交感神经纤维,来自巩膜突附近的睫状神经丛及睫状体上腔神经丛。从上述神经丛发出的轴突向前向外伸延,其分支进入小梁网,分布于小梁网的各个部分。

三、巩膜

巩膜(sclera)占纤维膜的后5/6,质地坚韧,不透明,呈瓷白色,由致密相互交错的纤维所组成。其外表面为眼球筋膜所包裹,前面又被球结膜所覆盖,三者于角膜缘附近相连接。巩膜内面邻接脉络膜上腔,内有色素细胞分布,故呈棕色。儿童因巩膜薄,在白色的背景上透出葡萄膜的颜色而呈蓝色。老年人的巩膜可因脂肪物质沉着略呈黄色。巩膜向前与角膜相连,向后至视乳头部。

巩膜的厚度各个部位不同,最厚部分在后极部,约 1 mm。从后极部向前逐渐变薄,赤道部约 0.4～0.6 mm;在四直肌附着部,巩膜最薄,仅为 0.3 mm,直肌腱的厚度,一般也为 0.3 mm,附着部之前的厚度是二者厚度之和,约 0.6 mm,过此前行,巩膜厚度又稍增加,接近角膜缘增厚为 0.8 mm,至角膜缘由于巩膜内、外沟,巩膜再度变薄。

在眼球后极部的鼻侧,有巩膜后孔,又称巩膜管,为视神经的出口,管为漏斗形,内口直径较小,约 1.5～2 mm,外口直径较大,约 3～3.5 mm。形成内口的边缘向视神经方向突出,嵌着视神经,并与脉络膜相连。在这个区域,巩膜外 2/3 的组织沿视神经向后掺合到视神经硬脑膜鞘中,内 1/3 向巩膜后孔的中央扩展,形成薄板,被视神经纤维穿过,构成许多小孔,称为巩膜筛板(lamina cribrosa),此外由于缺少巩膜,是眼球纤维层最薄弱的部分,青光眼病,若筛板不敌眼内压而致后退,形成病理凹陷,当然形成病理性凹陷的原因可能与筛板部位的缺血有关系。

在眼球前部,也有一个大孔,称为巩膜前孔,作为巩膜前孔,即角巩膜交界处,不规则的巩膜纤维掺和到角膜周边部的基质层,从后面看,巩膜前孔为圆形,其直径为 12 mm,从前面看,巩膜前孔为横椭圆形,是由于上下方巩膜纤维的伸展多于水平方向之故,孔径为 11～12 mm。

在角巩膜交界处,巩膜表面凹陷如沟状,称为外巩膜沟,与其相应的巩膜内侧面有相符的内巩膜沟,内沟的后唇向前突,称为巩膜突,为睫状肌的附着点。Schlemm 管位于内巩膜沟的基底部,在 Schlemm 管的内侧为前房角的小梁网结构。

巩膜被许多血管和神经穿过,但本身血管很少。在眼球后部视神经周围,有睫状后长和睫状后短动脉及睫状神经穿入眼内。睫状后短动脉和睫状短神经一部分直着穿入,另一部分斜着穿入;睫状后长动脉和睫状长神经斜着穿入,从后向前,向内把巩膜凿成小管,管中血管与神经之间有纤维组织分隔,在眼球赤道部之后约 4～6 mm 处,有 4～6 个涡静脉穿出眼球,上直肌两侧的一对静脉及下直肌两侧的一对静脉,自眼球内后斜着穿出眼球外壁,把巩膜凿成 3～4 mm 的小管。眼球前节与角膜缘相距约 2～4 mm,有睫状前动脉和静脉穿入及穿出眼球。

巩膜的组织结构从外往里分为三层:①巩膜上层;②巩膜实质层;③巩膜棕黑板。

1.巩膜上层(episclera)

前巩膜上层含有血管,是巩膜实质层表面的一部分,向外与球结膜下组织及眼球筋膜相连接,深部并入巩膜实质层。前巩膜上层由于眼球筋膜及直肌周围的血管组织参与而增厚,该层含有色素细胞,巨噬细胞及淋巴细胞。

巩膜上层的胶原纤维束较细,排列方向不规则,所含基质较丰富,纤维细胞较少见。巩膜上层中的血管,有睫状前动脉的主要分支、小动脉、毛细血管及小静脉,巩膜上层中含有无髓鞘神经纤维及有髓鞘神经,神经纤维末端不具有特殊结构。

2.巩膜实质层(scleral stroma)

巩膜实质层由胶原纤维束,纤维细胞及一定量的基质所组成。巩膜胶原纤维束的走行方向及其大小均不规则,眼球前部与后部,巩膜浅层与深层分布的纤维束也有差别,胶原纤维束向各个方向发出分支又相互融合,形成纤维束之间的交错。

3.巩膜棕黑板(lumina fusca)

巩膜棕黑板是三层巩膜组织中最内的一层,也是脉络膜上腔的外侧壁。组成该层的胶原纤维束较实质层更为细小,巩膜最内层的胶原纤维束分离为更细的纤维束,这些细微的纤维束具有分支,与脉络膜上腔及睫状体上腔的纤维束相连接，致使巩膜的内面与脉络膜及睫状体的外面之间的分界线不明显。该层胶原纤维束之间有较多的色素细胞及载有色素的巨噬细胞，使巩膜内面呈棕色外观，所以叫做棕黑板。

4.巩膜的血管

巩膜组织中血管很少，几乎全分布于巩膜上层，巩膜实质层基本上不含血管，前部近角膜缘的巩膜上层中有毛细血管网。直肌附着部的前后，巩膜上层也有血管网，后部视神经周围的巩膜中有视神经动脉环或称 Zinn 动脉环。

（张红振）

第二节 葡萄膜的组织解剖

葡萄膜(uvea)是眼球壁的第二层膜，位于巩膜与视网膜之间。前面有孔即瞳孔，后面为视神经穿过。因此膜具有许多色素，又称色素膜(tunica pigmentosa)。又因具有丰富的血管，所以也叫血管膜(vascular tunic)。由于该膜有丰富的血管及大量色素，使其颜色呈棕黑色，似紫色的葡萄，故称葡萄膜。葡萄膜自前向后分为虹膜、睫状体和脉络膜三个相连续部分。

一、虹膜

虹膜(iris)是葡萄膜的最前部，位于晶状体前面，为一圆盘形膜，中央有圆孔，称为瞳孔(pupil)。瞳孔直径为 2.5～4 mm。瞳孔周围虹膜的基质内，有环形排列的瞳孔括约肌，由副交感神经支配，使瞳孔收缩；虹膜基质层后面有放射状排列的肌纤维，称瞳孔开大肌，由交感神经支配，使瞳孔开大。

虹膜根部附着在睫状体前面的中央。根部较薄，所以眼部挫伤时易发生虹膜根部解离。虹膜小环为虹膜的最厚部分，再向内达瞳孔缘又变薄。瞳孔缘依附在晶状体前面，得到晶状体支持，当晶状体脱位或摘除后，虹膜因失去支持而产生震颤。

虹膜的颜色主要因基质中所含色素的多少而不同。白色人种，因缺乏色素，则虹膜呈浅黄色或浅蓝色；有色人种因色素多，虹膜色深，呈棕褐色(图 3-5)。

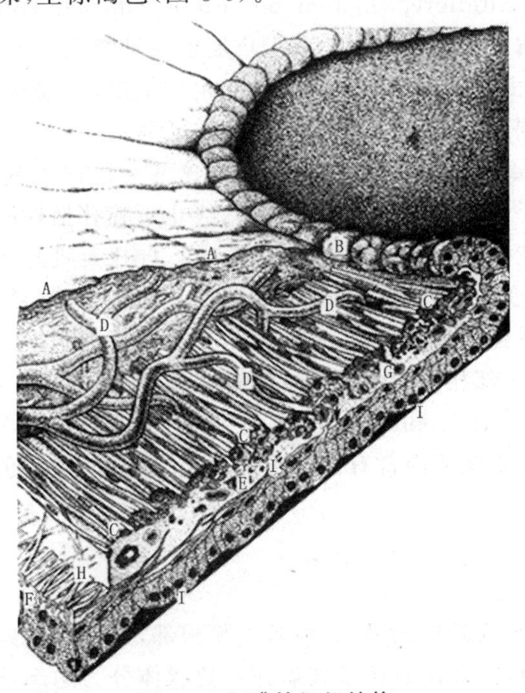

图 3-5 虹膜的组织结构

A：虹膜的前表面；B：瞳孔缘的后色素层；C：瞳孔括约肌；D：小动脉；E：块状细胞；F：瞳孔开大肌；G：前色素上皮；H：突状结构；I：后色素上皮

虹膜前面距瞳孔缘约 1.5 mm 处，有一隆起的环状条纹，即虹膜小环，或称为虹膜卷缩轮(iris frill)。虹膜小环将虹膜表面分为两个区域，小环外部分为睫状区，内部分为瞳孔区。虹膜小环附近，有许多穴状凹陷，叫虹膜小窝，在虹膜睫状区的周边部也有小窝。这些凹陷的所在部，房水可以直接与虹膜基质中的血管接触。在虹膜周边部有与角膜缘成同心排列的皱褶，系为瞳孔开大时形成的皱壁。瞳孔缘镶以窄的黑色环，呈花边状，系虹膜后面色素上皮的前缘，也代表视杯的前缘。

虹膜的组织结构由前向后可分为 4 层：①前表面层；②基质与瞳孔括约肌；③前上皮与瞳孔开大肌；④后色素上皮。

1.前表面层

前表面层(anterior border layer)由色素细胞及纤维细胞所组成，纤维细胞的突起分支构成致密的网。该层没有胶原纤维。在虹膜不同部位，前表面层的厚度不同，虹膜睫状区的周边部及瞳孔区的领部(collarette)，前表面层较厚；虹膜隐窝处很薄，甚至缺如。棕色虹膜较厚，蓝色虹膜较薄。

多年来认为虹膜前表面为一层内皮细胞所覆盖。vrabbe(1951—1952)指出，出生时，人的虹膜前表面确实有一层内皮细胞覆盖，但 1～2 岁以后内皮细胞消失，为纤维细胞所代替。电镜观察研究也证实了虹膜前表面没有真正的内皮细胞。

2.基质(stroma)

虹膜基质系胶原结缔组织构成的框架网(framework)，框架网组织排列疏松，网眼内包含有粘多糖基质及液体。这种框架网支撑着前表面层、括约肌及开大肌。在虹膜根部，框架网与睫状体的结缔组织相连续。当瞳孔开大与收缩时，虹膜基质向周边或中心部移动，则虹膜基质趋于折叠或展平。瞳孔括约肌、血管及神经位于框架网内。虹膜基质内包含有纤维细胞、色素细胞、块状细胞(clump cells)、肥大细胞(mast cells)、巨噬细胞及淋巴细胞，其中纤维细胞与色素细胞为基质中的主要细胞。虹膜基质中不含弹力组织。

瞳孔括约肌(sphincter muscle)位于虹膜瞳孔区的基质层。在瞳孔缘，胶原纤维将括约肌边缘与色素上皮相连接，括约肌的后面与结缔组织的致密层相连接，这些结缔组织与瞳孔开大肌相延续。

3.前上皮与瞳孔开大肌层(anteriorepitheliumand di lation muscle layer)

虹膜有两层上皮，即前上皮层与后上皮层。前上皮层也就是瞳孔开大肌层。

虹膜前上皮层的每个细胞由两部分组成：细胞顶部，也称上皮部；细胞基底部，也称肌肉部。上皮细胞的两部分，其形态结构截然不同。

前上皮的肌肉部由细胞顶部发出的舌状突起所构成，这些突起进入基质层，组成 3～5 层的瞳孔开大肌。瞳孔开大肌，从虹膜根部呈辐射状向瞳孔方向伸延，终止于瞳孔括约肌中部的后面，在此处，开大肌的终末端与括约肌融合，形成突状结构(spur-like structures)。自开大肌的终末端，到瞳孔缘，上皮细胞的肌肉部消失，仅保留上皮部，细胞变为立方形。瞳孔开大肌向周边部伸延，终止于虹膜根部，在此处，上皮细胞的肌肉部消失，上皮细胞向后延续到睫状突，成为睫状突的色素细胞层。

前上皮的顶部与后上皮的顶部相连接。前上皮的顶部包含有扁平的细胞核、细胞器及色素颗粒。

4.后色素上皮(posterior pigment epithelium)

后色素上皮细胞呈长方形，细胞质内含有许多圆形黑色素颗粒，这些色素颗粒比色素细胞内的颗粒大得多。

二、睫状体

睫状体(ciliary body)是葡萄膜的中间部分，前接虹膜根部，后端以锯齿缘为界移行于脉络膜。外侧与巩膜毗邻；内侧环绕晶状体赤道部，面向后房及玻璃体。睫状体分为两部，即睫状体冠(corona ciliaris)[或称绉部(pars plicata)]和平坦部(pars plana)。睫状冠长约 2 mm，其内侧表面有 40～80 个纵形放射状突起，指向晶状体赤道部，称睫状突(ciliary processes)，睫状突与晶状体赤道部相距 0.5 mm。平坦部长约 4 mm，形成一环，故又称睫状环(orbiculus ciliaris)。从睫状体至晶体赤道部有纤细的晶状体悬韧带与晶状体联接。

整个睫状体形成一带状环，其颞侧较宽，约 6.7 mm；鼻侧较窄，约 5.9 mm。前后切面，睫状体呈三角形，可分为前、内和外三边。前边最短，为三角形的基底，其中央部为虹膜根部附着；内边即睫状体的内面，为游离缘，朝向玻璃体；外边是睫状肌，与巩膜毗邻。睫状体上腔介于睫状肌和巩膜之间。

从内向外将睫状体分为五个部分：①无色素睫状上皮；②色素睫状上皮；③基质；④睫状肌；⑤睫状体上腔。

1.无色素睫状上皮(unpigmentedciliary epithelium)

无色素睫状上皮构成睫状体的最内层。该层从虹膜根部延伸而来，将睫状冠与平坦部的表面覆盖，然后向锯齿缘伸延，与视网膜的感觉部分(sensory retina)相连接。接近虹膜根部的无色素上皮往往也包含一些色素。

2.色素上皮细胞(pigmentedepithelium)

色素上皮细胞为单层细胞，起始于虹膜根部，向后延伸至锯齿缘。色素上皮细胞向前延续与虹膜开大肌上皮相延续，向后与视网膜色素上皮相延续。这层延续的上皮来源于视杯的外上皮，是神经外胚层，但没有分化为具有特殊神经感觉的组织。

色素上皮与无色素上皮的连接处相当平滑，没有细胞与细胞之间的交错对插。

3.基质(stroma)

睫状体的基质分为二部分：①内结缔组织层与血管；②Bruch 膜。

(1)内结缔组织层(inner connective tissue layer)：内结缔组织层由细胞、胶原、血管及神经所组成。在睫状冠部，该层较厚，且将上皮层与肌肉层分隔。在平坦部，该层变薄。在睫状突顶部该层最厚，在突间凹陷，该层最薄。青年人，结缔组织稀疏；老年人，一部分胶原纤维发生玻璃样变。

(2)Bruch 膜：脉络膜的 Bruch 膜是由视网膜色素上皮的基底膜、两层胶原及其间的弹力组织和脉络膜毛细血管的基底膜所组成，其主要成分为胶原及弹力组织。所谓脉络膜的 Bruch 膜表层部分(视网膜色素上皮的基底膜)继续向前延伸为睫状体色素上皮的基底膜。胶原与弹力组织也向前延伸，经过锯齿缘进入睫状体平坦部的基质内，在靠近睫状冠后部逐渐消失。

4.睫状肌

睫状肌(ciliary muscle)由平滑肌纤维束所组成，分为三部分：①外侧者为前后排列的子午纤维部分(meridional portion)，纵行纤维(longitudinal)；②内侧者为斜行排列的放射纤维部分(radial portion)；③前部者为环形排列的环形纤维部分(circular portion)。三部分纤维均起始于睫状肌的肌腱，所谓睫状肌腱即巩膜突及其周围的结缔组织。

(1)子午纤维(纵行纤维)：子午纤维位于最外侧，起始于巩膜突；沿子午线方向向后伸延，肌纤维相当致密。肌束相互交叉形成 V 字形，V 字形的开口朝前，尖部向后。肌纤维的终末呈三支或三支以上的放射状分支，即所谓肌星(muscle stars)，终止于脉络膜上腔的前部。

(2)放射纤维(斜行纤维)：放射纤维位于子午纤维内侧，起始于巩膜突，肌肉纤维不沿子午线纵行排列，而是朝着睫状突方向向内倾斜，呈放射状。肌纤维束相互交叉形成 V 字形，其开口向前，尖端向后，肌纤维的末端的肌腱，附着于前部及后部睫状突的结缔组织。放射纤维与子午纤维之间为丰富的胶原结缔组织所分隔。

(3)环状纤维：环状纤维位于睫状体的前内部，子午纤维的内侧。起始于巩膜突，肌肉纤维斜度几乎与赤道平行，呈环行排列。肌束结成 V 字形。肌纤维末端的肌腱附着于前部睫状突末端的结缔组织(图 3-6)。

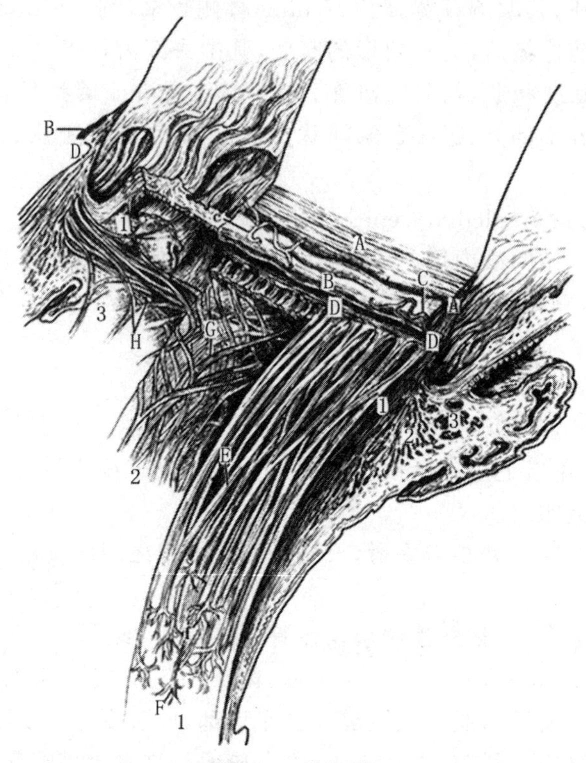

图 3-6 睫状肌

1.睫状肌的纵形纤维；2.睫状肌的放射状纤维；3.睫状肌的环形纤维；A:小梁网；B:Schlemm 管；C:外集合管；D:巩膜突；E:V 字形肌束；F:肌星；G:放射状肌肉纤维相交形成较宽的 V 字形肌束；h:环形肌肉纤维相交形成宽的 V 字形肌束

5.睫状体上腔

睫状体上腔(supraciliaris)由含有色素的结缔组织板层带所组成。板层带起始于睫状肌的纵行纤维，向外伸延，与巩膜相延续。当睫状体与巩膜分离时，结缔组织板层带仍附着在睫状体上，其残端保留在巩膜上。板层带由一般的胶原纤维所组成，胶原纤维中包含有纤维细胞及色素细胞，板层带的表面没有真正的上皮覆盖。板层带与睫状体相连处，板层带的胶原与细胞和睫状肌的结缔组织相延续；在巩膜下，与内巩膜的胶原相连接。在睫状体上腔常见神经节细胞，特别是平坦部更为常见。

三、脉络膜

脉络膜(choroid)为葡萄膜的最后部，在视网膜和巩膜之间，是一层富有血管的棕色薄膜，营养视网膜的外层。脉络膜由视网膜锯齿缘开始，后止于视神经周围，覆盖眼球后部。

脉络膜主要由血管组成，其血管来自眼动脉的睫状后短动脉与睫状后长动脉。睫状后短动脉有10～20 小支在眼球后极部视神经周围，穿过巩膜而形成脉络膜血管；睫状后长动脉有 2 支，在视神经内、外两侧穿过巩膜，向前到睫状体，以后又各分为 2 支，形成虹膜大动脉环(annulus iridis major)，其分支主要供给虹膜及睫状体，此外，睫状后长动脉还发出回返支供应前部脉络膜。静脉汇成 4～6 支涡静脉，在眼球赤道部后，上、下直肌旁穿出巩膜，注入眼静脉，最后流入海绵窦。脉络膜的血管由粗细可分为三层：接近巩膜的血管最大，为大血管层；靠近视网膜的最细，为毛细血管层；两层之间为中大血管层。

脉络膜的组织结构由内向外分为 4 层：①Bruch 膜；②毛细血管层；③基质；④脉络膜上腔。

1.Bruch 膜(Bruch membrane)

Bruch 膜起始于视乳头边缘，然后向四周延伸至锯齿缘。Bruch 膜由以下各层组成：①视网膜色素上皮的基底膜；②内胶原层；③弹力层；④外胶原层；⑤脉络膜毛细血管的基底膜(图 3-7)。

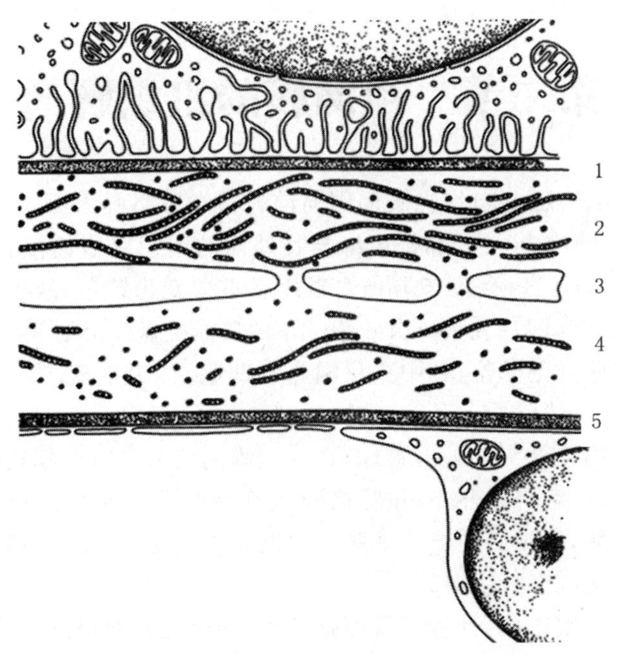

图 3-7　Bruch 膜

1.视网膜色素上皮基底膜；2.内胶原层；3.弹力层；4.外胶原层；5.毛细血管基底膜

(1)视网膜色素上皮的基底膜：视网膜色素上皮的基底膜是由微丝构成的一层薄膜。构成该膜的微丝向外延伸与胶原连接，向内延伸与色素上皮的细胞膜接近。

(2)内胶原层：内胶原层由排列疏松的胶原微丝构成。

(3)弹力层：弹力层是 Bruch 膜的支柱，由细长的直纤维构成，这些纤维交织成多层次的格子网。

(4)外胶原层：外胶原层比内胶原层薄，其结构与内胶原层类似。

(5)脉络膜毛细血管的基底膜：脉络膜毛细血管的基底膜为 Bruch 膜的最外层，是脉络膜毛细血管内皮的基底膜，它比色素上皮的基底膜薄。

2.脉络膜毛细血管(choriocapillaris)

脉络膜毛细血管位于脉络膜的内层。其动脉来源分为三个部分：①睫状后短动脉，为脉络膜毛细血管的主要来源；②睫状后长动脉的回返支，睫状后长动脉从锯齿缘向后延伸，发出分支，供给锯齿缘部及赤道部；③来自睫状前动脉的分支穿过睫状肌，进入脉络膜毛细血管网。睫状前动脉与睫状后动脉系统之间有广泛的吻合支。

脉络膜毛细血管静脉回流，首先进入毛细血管网外侧的小静脉，然后进入涡静脉系统。

脉络膜毛细血管的管腔直径较大，所以红血球通过脉络膜毛细血管的管腔时，可以 2～3 个同时并行。

脉络膜毛细血管的超微结构与肾小球及其他内脏器官的毛细血管相类似，其内皮细胞有许多环形窗孔，且窗孔有隔膜遮盖。在毛细血管的内壁，内皮细胞窗孔甚多。

3.基质(stroma)

脉络膜基质由疏松的胶原纤维组成框架，其中包含有血管、神经及细胞。作为基质的框架组织胶原纤维并不丰富，脉络膜大部分空间为血管、神经及细胞所占据。在脉络膜基质中包含有色素细胞、纤维细胞、巨噬细胞(macrophage)、肥大细胞(mast cells)、浆细胞(plasma cells)及淋巴细胞(lymphocytes)，其中主要为色素细胞与纤维细胞。

4.脉络膜上腔(suprachoroide)

脉络膜上腔位于脉络膜与巩膜之间，其组织结构主要为起源于脉络膜及巩膜的胶原纤维。胶原纤维形成的网，包含有纤维细胞、色素细胞、神经节细胞及神经丛，睫状后长、后短动脉及睫状神经均由该区穿过。

(张红振)

第三节　视网膜的组织解剖

视网膜(retina)为一透明薄膜,起自视乳头周围向前衬覆在脉络膜内面,其前缘呈锯齿状,故名锯齿缘(ora serrata)。视网膜仅在视神经穿过处和锯齿缘与其外面的组织紧紧连接。视网膜后极部有一浅漏斗状凹,称中央凹(fovea centralis),直径约 1.5 mm。当死后不久变为黄色,故称黄斑(macula lutea)。黄斑鼻侧约 3 mm 处有一淡红色圆盘即视乳头(optic papilla),又称视盘(optic disc),直径约 1.5 mm。视乳头是视网膜神经纤维汇聚穿出眼球的部位,其中央呈漏斗状凹陷,称为生理凹陷,是神经纤维汇合时填充不完善所致。

视网膜中央动脉与静脉由视乳头处进出眼球,在视网膜内层分支直到锯齿缘,彼此不相吻合。视网膜中央动脉除和 Zinn 动脉环分支有小吻合外,和脉络膜血管系统几乎完全分开。有时可见 Zinn 动脉环分支穿出视乳头颞侧到达视网膜,即视网膜睫状动脉。视网膜内五层(脑层)由视网膜中央动脉供血;外五层(感觉神经上皮层)由脉络膜毛细血管供血。

视网膜本部主要由三种细胞构成:光感受器细胞(第一神经元),双极细胞(第二神经元)和神经节细胞(第三神经元)。光感受器细胞又分为视杆细胞和视锥细胞,称为神经上皮层。双极细胞和神经节细胞为传导组织,称为脑层,在脑层中还有协调兴奋的所谓联合组织,即水平细胞和无长突细胞。此外,在视网膜本部还有神经胶质,起支架作用,如 Müller 细胞,星形胶质细胞和小神经胶质细胞。

视网膜的组织结构极为复杂,由外往内分为 10 层:①色素上皮层;②视杆细胞与视锥细胞层;③外界膜;④外核层;⑤外丛状层;⑥内核层;⑦内丛状层;⑧神经节细胞层;⑨神经纤维层;⑩内界膜(图 3-8)。

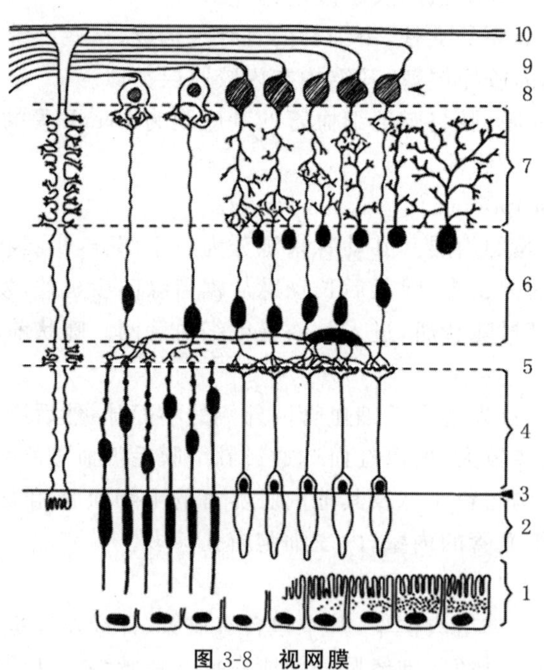

图 3-8　视网膜

1.视网膜色素上皮;2.视杆与视锥;3.外界膜;4.外核层;5.外丛状层;6.内核层;7.内丛状层;8.神经节细胞层;9.神经纤维层;10.内界膜

一、视网膜色素上皮

视网膜色素上皮(the retinal pigment epithelium)由单层色素上皮细胞所构成,排列十分规则。细胞呈多角形。细胞分为三部分,即顶部、体部和基底部。每只眼约有 $4.2\times10^{6}\sim6.1\times10^{6}$ 个视网膜色素上皮细胞。视网膜色素上皮细胞无再生能力，细胞死亡后不被替换，而是邻近的细胞向侧面滑动，以填补死亡细胞遗留下来的空间。

以下分述视网膜色素上皮细胞的细胞膜、细胞质与细胞核的结构。

1.细胞膜

视网膜色素上皮细胞的顶部与光感受器的视杆细胞和视锥细胞的外节紧密邻近，但这两种细胞之间并没有连接。细胞的基底部附着在Bruch膜之上。

视网膜色素上皮细胞顶部的细胞膜，朝着视杆细胞与视锥细胞的方向发出许多长度不同的微绒毛，微绒毛的细胞膜与细胞质实为细胞体的延续。微绒毛分为两类：一类细长，这些绒毛延伸到光感受器之间的间隙，另一类粗短，这类绒毛包绕在视杆细胞与视锥细胞的外节，形成光感受器外节的鞘膜。微绒毛与光感受器外节之间无细胞连接结构，仅充满粘多糖类细胞基质。

视网膜色素上皮细胞侧面与其毗邻细胞的细胞膜之间有不同宽度的细胞间隙，细胞间隙起始于基底部，向顶部延伸，在顶部，细胞间隙为zonula、adherens和紧密联接(zonula ocuiudent)所封闭，形成所谓视网膜的外屏障。

2.细胞质

在电子显微镜下，视网膜色素上皮细胞的胞质中除了可以看到一般常见的细胞器如线粒体、核糖体、内质网以外，还可以看到许多大的色素颗粒及板层结构包涵体。

细胞质中含有大量的色素颗粒，构成了色素上皮细胞的显著特征。色素颗粒长2～3 μm，直径1 μm。色素颗粒分布于细胞的顶部及中段，基底部几乎没有色素。色素颗粒有多种形态，在细胞顶部为针叶状，在细胞核周围为圆形或椭圆形。色素颗粒的主要作用为减少来自巩膜的反射光，捕捉光传导过程中未被光感受器吸收的光子，防止光的散射和反射，使得视网膜成像清楚。

在顶部细胞质内，可以看到板层包涵体，该包涵体实为被视网膜色素上皮细胞吞噬的视杆细胞外节的膜盘，膜盘结构比较完整。在细胞的基底部膜盘结构已遭破坏，膜盘与膜盘之间的界限模糊不清，膜盘组织浓缩。

视网膜色素上皮细胞的吞噬作用是其主要的功能之一，光感受器外节末端陈旧的膜盘不断脱落，被视网膜色素上皮细胞迅速吞噬，而新的膜盘不断地从光感受器外节基部形成，视网膜色素上皮细胞吞噬脱落膜盘的功能对视觉细胞外节的更新及维持正常视觉至关重要。

3.细胞核

视网膜色素上皮细胞的细胞核位于基底部，呈椭圆形，由于切片的方向，也可呈圆形。

视杆细胞与视锥细胞周围无血管区，其营养来源于脉络膜毛细血管。色素上皮细胞基底部的细胞膜向细胞质内陷，形成许多折叠，这就增加了与脉络膜毛细血管接触的面积。顶部的细胞膜发出微绒毛，形成致密的网状组织，光感受器外节插入其间，这就形成两层广泛的接触。视网膜色素上皮是光感受器进行新陈代谢所需的物质的重要传递途径。从脉络膜毛细血管向光感受器运送的液体、盐及代谢物质均经过色素上皮细胞。

二、视杆细胞与视锥细胞层

视杆细胞与视锥细胞(rod and cone)位于外界膜以外，由粗的内节与细的外节所构成。在视网膜色素上皮层与外界膜之间的1/2处，为内外节的移行部，该处为细长的收缩部将内外节连接，且两部分的细胞膜仍然是延续的。

全部视网膜有视杆细胞$110 \times 10^6 \sim 125 \times 10^6$个，视锥细胞$6.3 \times 10^6 \sim 6.8 \times 10^6$个。在黄斑中心凹处，视锥细胞密度最高，每平方毫米147 300个。距中心凹10°，视锥细胞迅速减少，在周边部，每平方毫米大约稳定在5000个。黄斑部没有视杆细胞，距中心凹130 μm处开始出现。距中心凹5～6 mm处，视杆细胞密度达到最高极限，每平方毫米为160 000个。向锯齿缘部，数目继续减少，每平方毫米为23 000～50 000个。

视杆细胞与视锥细胞的组织解剖分为外节、连接部及内节三部分。

视杆细胞外节(rod outer segments)由一系列的圆盘堆积起来所构成。一根视杆细胞由600～1000个圆盘重叠排列起来所组成。圆盘周围为视杆细胞的细胞膜所包绕,但圆盘与细胞膜不连接。圆盘与视杆细胞外节的长轴成直角。每一个圆盘由两个单位膜构成,两个单位膜在末端相连接。

视杆细胞的连接部将内节与外节连接起来。该连接部长约 1 μm,为视杆细胞最细的部分,其直径由 2.5 μm减少到 0.3 μm。连接部有连接纤毛(connecting cilium),纤毛周围为细胞质及细胞膜所构成。

视杆细胞内节(rod inner segment)为长圆筒形,由外部的椭圆体(ellipsoid)及内部的视肌样质(myoid)所组成。椭圆体由连接部与外节相连接,视肌样质与外核层内的细胞体相连接。椭圆体内有相当多的线粒体,一个横切面往往可以看到 30～50 个。

在视肌样质的细胞质内,有许多排列不规则的滑面内质网,也可看到粗面内质网。在靠近外界膜处,有许多高尔基体的空泡。游离核糖体往往形成多聚核糖体。也可以看到少量的线粒体。

视锥细胞外节(cone outer segment)的组织结构与视杆细胞基本相同,但视锥细胞的内侧段比其外侧段粗,所以形成特殊的锥体形。视锥细胞的连接纤毛(connecting cilium)结构及排列与视杆细胞相同,但比视杆细胞纤毛短些。视锥细胞内节(cone inner segment)也是由椭圆体与视肌样质所组成。

三、外界膜

光镜下观察,传统观点认为外界膜(the outer limiting membrane)是一层具有网眼的薄膜,视杆细胞与视锥细胞的内节穿过其网眼。外界膜从视乳头边缘起,延伸至锯齿缘。

Arey(1932)首先提出,外界膜并非一般概念的膜,而是由视杆细胞与视锥细胞与 Müller 细胞相连接的终末带(terminal bars)。Coher(1965)及 Spitznas(1970)在电镜下观察灵长目动物及人眼视网膜,了解清楚外界膜并不是一层膜,而是由细胞与细胞之间的连接结构粘连小带所构成。这些粘连小带为光感受器(视杆细胞与视锥细胞内节)和 Müller 细胞、Müller 细胞与 Müller 细胞及光感受器与光感受器之间的连接结构。

四、外核层

外核层(outer nuclear layer)包括视杆细胞与视锥细胞的细胞体,其细胞体具有细胞核及细胞质,从细胞体发出的轴突(axons)伸向外网状层,与双极细胞及水平细胞相突触(synapse)。

靠近视乳头鼻侧,有 8～9 层细胞核,越向周边部,外核层变薄,细胞核层次减少,在视乳头颞侧旁,外核层较薄,只有 4 层细胞核。在黄斑中心凹部,有 10 层细胞核,均为视锥细胞核。除锯齿缘外,视网膜的其他部位,有 5 层细胞核,其中,靠近外界膜的一层为视锥细胞核。

视杆细胞与视锥细胞体的胞质结构基本相同。向外界膜延伸的部分,称为视杆细胞外纤维(outer rod fiber)或视锥细胞外纤维(outer cone fiber)。细胞核周围排列着许多神经管,神经管占据细胞体的大部分,神经管延伸进入轴突。

五、外丛状层

外丛状层(outer plexiform layer)为疏松的网状结构,是光感受器视杆细胞与视锥细胞的终末和双极细胞树突及水平细胞突起相连接的突触部位。该突触部位是视觉信息处理与传递的基本结构。此外,还包含有 Müller 细胞的突起。

黄斑部的外丛状层最厚,约 51 μm,这是由于黄斑部的视杆细胞与视锥细胞发出的轴突最长,且走行方向倾斜,在中心凹者轴突走向几乎与外界膜平行,失去网状结构,而呈纤维样外观,所以黄斑部的外网状层称为 Henle 纤维层。黄斑部以外,外网状层变薄,约 2 μm 厚。由于光感受器数目的减少,赤道部以外的网状层变得更薄。

外丛状层分为三部分:①外区:包括起始于视杆细胞与视锥细胞体发出的轴突,称为视杆细胞内纤维

(internal rod fiber)及视锥细胞内纤维(internal cone fiber)。此外,还有 Müller 细胞的突起。②中区:包括视杆细胞与视锥细胞轴突的末端。视杆细胞轴突的末端呈梨形小球,称为视杆细胞小球(rod sphenole)。视锥细胞轴突的末端呈扁平的棱锥形,称为视锥细胞小足(cone pedide)。③内区:为双极细胞树突,水平细胞突起及 Müller 细胞突起所占有。

视杆细胞小球位于外网状层的中部,小球内面的细胞膜向细胞质内陷,形成凹陷区。从内核层细胞发出的双极细胞的树突及水平细胞突起进入凹陷区,构成突触结构,其功能为传递光感器所产生的神经冲动。

六、内核层

内核层(inner nuclear layer)有四种细胞:水平细胞、双极细胞、Müller 细胞及无长突细胞(amacrine)。无长突细胞及水平细胞有长的分支与其他细胞相突触,可使视网膜的功能协调一致。双极细胞组成了传导系统第一神经元。Müller 细胞对视网膜起支持及营养作用。

内核层细胞按层次排列,最外层为水平细胞的胞体,与外网状层相毗邻。外中间层为双极细胞,内中间层为 Müller 细胞体,最内层为无长突细胞,与内网状层相毗邻。

1.水平细胞(horizontalcells)

水平细胞有 1～2 层,这些细胞从核周发出许多短突及一个长突。长突长达 1 mm 以上。

水平细胞分为 A、B 两种类型,A 型水平细胞为视锥细胞水平细胞,B 型水平细胞可能为视杆细胞水平细胞。每个 A 型细胞发出七组短突,与七个视锥细胞小足相连接,参与七个三联体。每一个视锥细胞小足与 2～4 个水平细胞相连接。B 型水平细胞发出 10～12 组短突。目前尚不清楚一个 B 型细胞与几个视杆细胞相接触。

2.双极细胞(bipolar cells)

双极细胞主要位于外中间层。光学显微镜下双极细胞分为三大类:拖布型双极细胞;小型双极细胞;扁平型双极细胞。

(1)拖布型双极细胞(Mop bipolar cells)也叫视杆细胞双极细胞,仅与视杆细胞相连接。

(2)小型双极细胞(midget)紧贴外网状层分布,这种细胞相当小,为视锥细胞双极细胞,其树突在外网状丛中只与一个视锥小足相连接,它的轴突末端在内网状层也只与一个小型神经节细胞相连接。所以,在视网膜中,视锥细胞、小型双极细胞和小型节细胞的数目相等,使之从视锥到视神经纤维形成一对一的排列。

(3)扁平型双极细胞(plat bipolar cells)也叫毛刷型双极细胞(brush bipolar cells),向外网状层延伸的树突主要与视锥细胞相接触,向内网状层延伸的轴突末端,与各种类型的神经节细胞的树突相突触(synapses)。

3.Müller 细胞(Müllercells)

Müller 细胞是巨大的细胞,细胞体位于内核层,但细胞突起却占据从内界膜到外界膜的整个视网膜厚度,甚至越过外界膜形成绒毛纤维,即所谓纤维栏。

就功能而言,Müller 细胞是重要的细胞,Müller 细胞是视网膜的支架,并提供营养物质。它给神经细胞提供了葡萄糖,且含有大量的乳酸脱氢酶,具有合成糖原以及储备糖原的能力。

Müller 细胞突起分支包绕着大部分神经细胞;使其神经纤维隔离。Müller 细胞也是填充间隙的细胞(space-occupying cells),它的突起分支占据视网膜各层中神经细胞所没有占据的空隙。

Müller 细胞的细胞体位于内核层的内中间区,其细胞突起分布于视网膜各层,分述如下:

(1)放射状突起(radial processes):在内核层的中间区,从 Müller 细胞的胞体发出放射状突起,这些坚韧的主干突起纵贯视网膜全层。在神经纤维层,放射状突起的终末端呈圆锥形膨大,参与内界膜的结构。

(2)蜂窝状网(honey comh meshwork):在外核层、内核层及神经节细胞层,从 Müller 细胞放射状突起的侧壁发出带状分支,这些分支突起形成网状,包绕着神经细胞的胞体。

(3)水平纤维(horizontal fibers):在外丛状层、内丛状层及神经纤维层,从 Müller 细胞放射状突起的侧壁向水平方向发出微细的分支,这些水平分支包绕着神经细胞的树突、轴突及突触,并向血管表面发出小的分支。

(4)纤维栏(fiber baskets):Müller 细胞放射状突起向外延伸,越过外界膜,形成微细的绒毛纤维,称为纤维栏。这些绒毛纤维包绕着光感受器的内节。

4.无长突细胞(amacrine cells)

Cejal 把这类细胞叫无长突细胞,是因为该类细胞没有轴突。

无长突细胞的胞体位于内核层的内下层,从细胞体各个方向发出突起,沿着内核层,进入内网状层,与双极细胞、神经节细胞相突触。

七、内丛状层

内丛状层(internal plexfform layer)主要是视网膜脑神经第一神经元与第二神经元的连接处,由内核层与神经节细胞层的许多突起所构成,是双极细胞、无长突细胞与神经节细胞相突触的部位。

八、神经节细胞层

神经节细胞层(ganglion cell layer)主要由神经节细胞的细胞体组成,此外还有 Müller 细胞及神经胶质细胞和视网膜血管分支。神经节细胞为视网膜(脑)的第二神经元。在视网膜大部分区域,神经节细胞仅为一层,但在视乳头颞侧变为两层,至黄斑部增加到 8～10 层。向中心凹方向,神经节细胞又逐渐减少,中心凹部神经节细胞完全消失。

神经节细胞的树突进入内网状层,其轴突不分支,向内延伸,其走行方向与视网膜平行,形成神经纤维层,最后形成视神经纤维。轴突的大小不等,大的轴突发自大的神经节细胞,小的轴突发自小的神经节细胞,Müller 细胞及神经胶质细胞潜入神经节细胞之间。

九、神经纤维层

神经纤维层(nerve fiber layer)主要由神经节细胞的轴突所组成,此外还有传出纤维、Müller 细胞、神经胶质细胞和视网膜血管。神经纤维层含有丰富的血管系统为该层的显著特点。

神经节细胞的轴突从视网膜各方向延伸到视乳头形成视神经。围绕视神经周围,神经纤维层最厚,其厚度约 20～30 μm,向视网膜周边部逐渐变薄,至锯齿缘附近,散在的神经节细胞与神经纤维合并为一层。视网膜鼻侧的神经纤维直接到达视乳头,颞侧的神经纤维不穿过黄斑,而呈弧形绕过黄斑达视乳头。在水平子午线上的神经纤维,从黄斑上方绕过;在水平子午线下的则绕过黄斑的下方。从而在黄斑部颞侧形成一条横缝,神经纤维由此缝呈羽毛状起始。黄斑本身的纤维自鼻侧直接到视乳头的颞侧,组成重要的黄斑乳头束。

神经纤维层的神经单位由两种类型的原始纤维组成:传入(centripelal)纤维,把冲动从视网膜神经节细胞传入大脑;传出纤维(centrifugal),把大脑发出的冲动传到视网膜。传出纤维可能具有调节血管的功能。

视网膜神经胶质(retinal glia)分为四类:星形细胞;血管周围的神经胶质细胞;Müller 细胞;网状内皮组织的微小胶质细胞。视网膜神经胶质对视网膜组织起支持及营养作用,并使不同的神经轴突彼此隔离。

十、内界膜

1968 年 Wolff 借助电子显微镜观察研究,他正确揭示了内界膜(inner limiting membrane)的组织结构:Müller 细胞的基底膜与胶质细胞组成内界膜的主要部分,其余部分由玻璃状体纤维及粘多糖类所组成,两者与基底膜相连接。

十一、视网膜特殊部位的结构

1.视神经乳头

视神经乳头处仅有神经纤维，视网膜其他各层包括 Müller 纤维和内界膜均不存在，光线落到视乳头上不能引起视觉，故称为生理盲点。

2.黄斑

视网膜正对视轴处为黄斑(macula lutea)，直径约 1～3 mm，该区中央有一小凹称中心凹，是视力最敏锐处。

黄斑中心凹处视网膜最薄，其厚度约为 0.37 mm，而其中央的中心小凹仅 0.13 mm 厚。该处色素上皮细胞变厚，排列紧密，仅有视锥细胞而无视杆细胞，视锥细胞变为细长，形似视杆细胞。外核层较厚，但在中心小凹处变薄，只有一单层细胞核。外丛状层变厚，纤维走向平行于视网膜表面，称为 Henle 纤维。由周围向中央，内核层、内丛状层、神经节细胞层和神经纤维层逐渐变薄乃至消失。这些层次在中心凹周边部增厚，形成稍隆起的边缘。

由于黄斑中心凹视网膜很薄，只有视锥细胞，其他层次缺如，在中心凹的四周倾斜排列呈坡状。光线到达中心凹时，无其他各层细胞的阻碍，使射入的光线直接落在视锥细胞的感光部分。而且三级神经元在此处为单线联系，因此，黄斑视觉最敏感而精确。

3.锯齿缘

锯齿缘(ora serrata)是视网膜本部终止的锯齿形边缘。视网膜锯齿缘紧密粘连在脉络膜的内面，玻璃体也紧密与锯齿缘内面粘连。

视网膜锯齿缘部色素上皮细胞变大，形状不规则。视杆细胞与视锥细胞变短，数目减少，距锯齿缘 1～2 mm两者消失。内、外核层变薄，最后融合为一层。神经节细胞稀疏，与神经纤维层混合为一层，距锯齿缘 0.5～1 mm 两者终止。神经胶质大量增多，外界膜向前延伸于睫状体两层上皮之间。内界膜变薄向前连续于睫状体内界膜。视网膜所有的重要组织均终止于锯齿缘，视觉功能消失。实际上，视网膜色素上皮向前延续于睫状体色素上皮，视网膜本部向前延续于睫状体无色素上皮，两者称为视网膜睫状体部；同样，两者于虹膜后面的延续部称为视网膜虹膜部。

老年人锯齿缘部常有囊样变性。囊状空隙开始于外丛状层，后渐增大，直到填充于内、外界膜之间的全部组织。

(张红振)

第四节　视神经的组织解剖

视网膜神经节细胞发出的纤维汇集成视乳头，直径 1.5 mm。其纤维穿过巩膜筛板出眼球，形成视神经(optic nerve)。视神经是指自视乳头起至视交叉前角止，全长约 42～47 mm。按其部位可划分为四段：球内段，在巩膜内；眶内段，自眼球至视神经孔；视神经管内段，在视神经管内；颅内段，出视神经管直到视交叉。

①球内段：包括视乳头和筛板部分，长约 1 mm。视神经穿过脉络膜和巩膜而离开眼球，脉络膜和巩膜被穿过处称为巩膜脉络膜管。在此处，巩膜组织外 2/3 层向后伸展，构成视神经鞘的硬膜，巩膜内 1/3 层横过巩膜管，作为视神经的支架。这一部分由前面看作筛状，故名筛板，筛板的孔为视神经纤维所穿过。视神经在筛板以前的部分，也就是用检眼镜能看见的部分，叫视神经乳头(optic papilla)或视盘(optic disc)，由无髓神经纤维构成；②眶内段：长 25～30 mm。此段视神经呈 S 形，因为其长度大于眼球到视神经孔的距离，所以眼球可随意转动，不受牵制；③视神经管段：长 4～10 mm，位于骨性视神经管内，还有眼动脉在视神经下面一起穿过视神经管；④颅内段：长约 10 mm，横切面为椭圆形，和视交叉前角

相连。

视网膜神经节细胞发出的神经纤维，汇集成视神经，入颅后在蝶鞍处形成视交叉。来自双眼视网膜鼻侧半的纤维在此处相互交叉到对侧，与同侧未交叉的视网膜颞侧半的纤维合并成视束。

黄斑乳头束纤维数量甚多，排列也密，占视网膜纤维总数的 65%，但所占面积仅为视网膜面积的 1/20，由视乳头颞侧进入视神经，在视神经的切面上占 1/3 的面积，呈楔形，尖端朝向轴心，上下纤维间有明显的水平缝分开。

视网膜的周围性纤维根据来自不同的象限可分为以下几方面。①上弓状纤维：系视网膜颞上象限发出的纤维，由视乳头颞上区进入视神经；②下弓状纤维：系视网膜颞下象限发出的纤维，由视乳头颞下区进入视神经；③上辐射状纤维：系视网膜鼻上象限发出的纤维，由视乳头鼻上区进入视神经；④下辐射状纤维：系视网膜鼻下象限发出的纤维，由视乳头鼻下区进入视神经。自视网膜最周边部发出的纤维行于视网膜神经纤维层的最深层（接近脉络膜），进入视神经时则处于最边缘部；自视网膜中央区发出的周围纤维则行于视网膜神经纤维层的最浅层（接近玻璃体），进入视神经时则处于轴心部（图 3-9）。

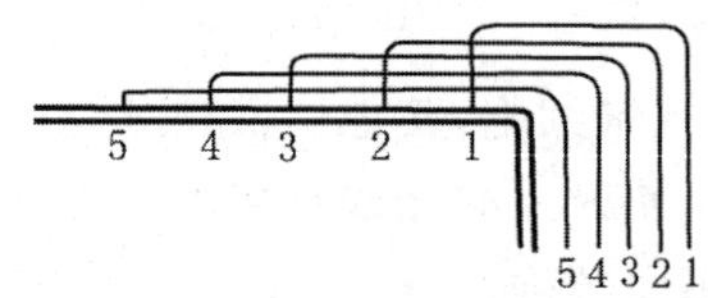

图 3-9 视神经纤维在视网膜及视乳头内排列

来自视网膜周边部的纤维在视网膜神经纤维层的深层中行走（5，4），排在视乳头的周边；来自近乳头部的纤维在神经纤维层的浅层，进入视乳头的中央（2，1）

由视网膜各象限发出的周围纤维在视神经内基本上保持着视网膜的排列关系，例如来自颞上象限者位于颞上方；来自鼻下象限者位于鼻下方。但由于黄斑乳头束的纤维在视乳头与视神经球后段占居颞侧部位，故颞侧上下周围纤维被推向上下方而不能相遇于水平线。在球后 10～15 mm 处，黄斑乳头束转向轴心部位，使得颞侧上下周围纤维相遇于颞方水平线上。在接近视交叉处，视神经有内旋 45°的现象，因此各象限纤维束的地位稍有改变：颞上象限的纤维改居正上方；鼻下者改居正下方；颞下者居正外侧；鼻上者居正内侧（图 3-10、图 3-11）。

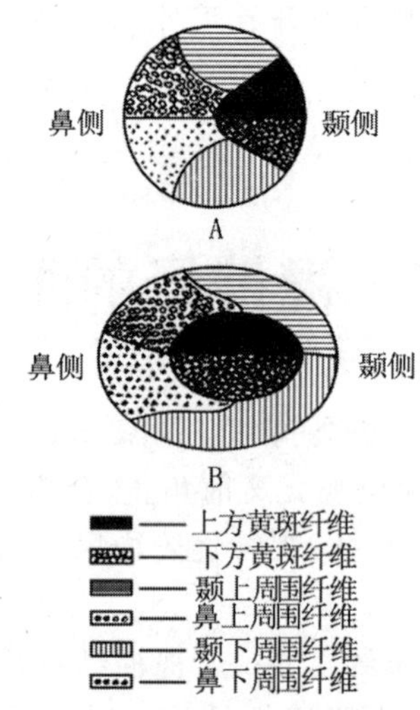

图 3-10 视神经内的纤维排列

A.远端（靠近眼球后极 1.5 cm 以内）视神经；B.近端（距眼球后极 1.5 cm 以外）视神经

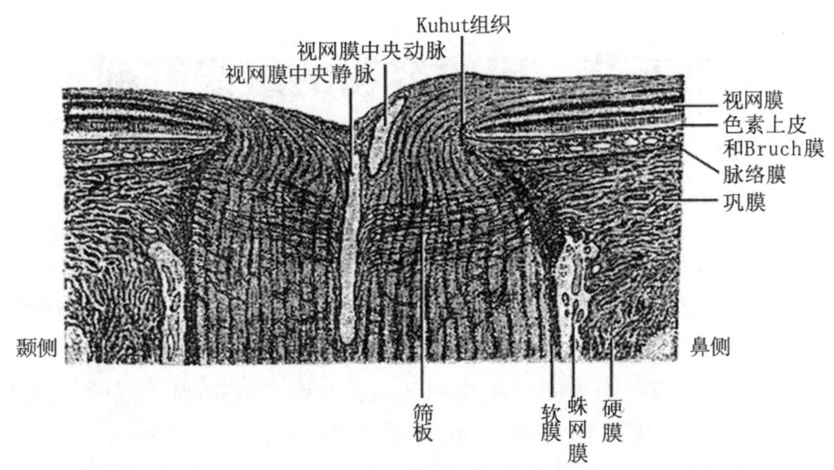

图 3-11　视神经乳头水平切面

视神经外面被视神经鞘膜所包裹，是由三层脑膜延续而来，即硬脑膜、蛛网膜和软脑膜。最内层为软脑膜，围绕视神经并分出间隔连同血管深入视神经内，把视神经分成束。这些血管来自眼动脉及其分支，在软脑膜吻合成软脑膜血管网并随间隔分布。硬脑膜在最外层，较厚。硬脑膜和软脑膜之间有一细致的薄膜，即蛛网膜，此膜藉结缔组织小带将硬脑膜和软脑膜在多处连接在一起。三层鞘膜间的鞘间隙分别叫做硬脑膜下间隙和蛛网膜下间隙，前为盲端止于眼球后，向后通向大脑的同名间隙，间隙内充满脑脊液。临床上颅内压增高时，可引起视乳头水肿，另一方面，当眼眶深部感染时，也能累及神经周围的脑膜间隙而扩散到颅内。

筛板前视神经纤维无髓鞘，质透明，筛板以后开始有髓鞘，故较球内段为粗。如筛板前有髓鞘时，在视网膜上可见有髓神经纤维。视神经在球后的直径为 3 mm，在视乳头为 1.5 mm。

视神经纤维没有 Schwann 神经膜，故与一般周围神经不同，损伤后不能再生。

视乳头由视网膜中央动脉和视神经动脉环的分支供给营养。在视神经周围的巩膜内，有睫状后短动脉分支吻合而成的动脉环，称 Zinn 环。脉络膜血管、Zinn 动脉环和软脑膜血管分支营养球内段视神经。

视神经眶内段由眼动脉及其分支供养。主要包括两类分支：①视网膜中央动脉进入视神经前（即进入点的后方），从眼动脉及其分支（包括视网膜中央动脉）发出 6～12 支小血管，自视神经的周围（主要是上方和两侧）穿入硬脑膜、蛛网膜，血管四周被一部分硬脑膜和蛛网膜覆盖而达软脑膜血管网；②视网膜中央动脉穿入硬脑膜时发出的一支或更多的血管立即进入软脑膜，并向前、向后和环着发出分支与软脑膜血管网吻合，再发出分支进入视神经；此外，视网膜中央动脉穿入硬脑膜时发出的分支，有的与视网膜中央动脉平行着进入视神经，这种血管曾被称为视网膜中央副动脉（或称视神经中央动脉），向前达筛板，向后朝视神经孔方向延伸，这支血管不断发出分支。

视神经管内段由颈内动脉直接发出的软脑膜动脉供养。颅内段则由颈内、大脑前及前交通动脉分别发出的分支供养。

视神经外面包裹的脑膜富有感觉神经纤维，发生球后视神经炎时，若眼球转动，患者感到球后疼痛。

（张红振）

第五节　眼内容物的组织解剖

一、前房

前房(anterior chamber)的前界为角膜内皮,后界为虹膜前面及晶状体的瞳孔区。前房周边部的界限为小梁网,睫状体及虹膜周边部。内皮细胞覆盖着角膜及小梁网,纤维细胞及一些色素细胞覆盖着虹膜及睫状体的前表面。

从角膜顶点平面至虹膜根部平面之间的距离约为 4.2 mm,至虹膜瞳孔区的平面距离为 3.6 mm,两者相差 0.6 mm,前者大于后者,其原因在于晶状体使虹膜瞳孔区向前移位。正常成人前房轴深约 3.0～3.5 mm,近视眼前房较深,远视眼前房可能较浅。

前房内充满房水(aqueous humor)。房水由睫状突产生,进入后房,经瞳孔流入前房,然后由前房角经小梁网及 Schlemm 管排出眼外。少部分房水经虹膜表面的隐窝被虹膜吸收,也有经过悬韧带间隙到晶状体后间隙,通过玻璃体管进入视神经周围的淋巴。此外尚有小部分房水经脉络膜上腔而吸收,房水的产生率与排出率保持平衡。

二、后房

后房(posterior chamber)间隙较小,形状不规则,从睫状体分泌的房水充满后房,经瞳孔流入前房。后房间隙的大小,与眼的调节(accommodation)有关。在调节状态下,晶状体向前凸,后房变窄,在无调节状态下,后房变宽。

后房的前界为虹膜后面的色素上皮,前侧界为虹膜与睫状体的连接部,前中间界为与晶状体接触的虹膜,真正的后界为玻璃体的前表面,侧界为具有睫状突及突间凹的睫状冠。

按照传统,后房分为以下几个部分:

1.后房的固有部(theposterior chamber proper)

后房的固有部位于虹膜的后面,晶体悬韧带-玻璃体系统的前面,该区间隙充满房水。

2.韧带部分(thezonular porteric)

韧带部分位于前韧带与后韧带之间。

3.悬韧带后间隙(the retrozonular space)

悬韧带后间隙位于后部悬韧带与玻璃体之间,该间隙称为 Petit 管。

房水是透明的液体,房水含量为 0.25～0.3 mL(前房约 0.18 mL,后房约 0.06 mL)。主要成分为水,约占总量的 98.75%。因房水来源于血浆,所以房水的化学成分与血浆相似,但蛋白质含量较血浆者明显减少。而房水中维生素 C、钠离子、氯离子等比血浆中的含量高。房水的比重为 1.006,屈光指数为 1.3336。房水的生理功能为角膜及晶状体提供营养并维持正常的眼内压。

三、晶状体

晶状体(lens)为富有弹性的透明体,形似双凸透镜,位于虹膜之后,玻璃体之前。晶状体分为前后两面,两面相接的边缘为赤道(equater)。前面的曲度较小,弯曲半径约为 9 mm,前曲面的顶点或前面的中心点称为前极。后面的曲度较大,弯曲半径为 5.5 mm,弯曲面的顶点或后面的中心点称为后极。前后极间的直线叫做晶状体轴,轴的长度也即晶状体厚度为 4～5 mm。晶状体直径约 9～10 mm。晶状体借助韧带(晶状体悬韧带)与睫状体连接以固定其位置。晶状体赤道为圆环形,与睫状突相距约 0.5 mm。

晶状体的组织结构为:①包围整个晶状体的囊;②位于前囊下的上皮细胞;③晶状体细胞(晶状体纤维);④晶状体悬韧带(图 3-12)。

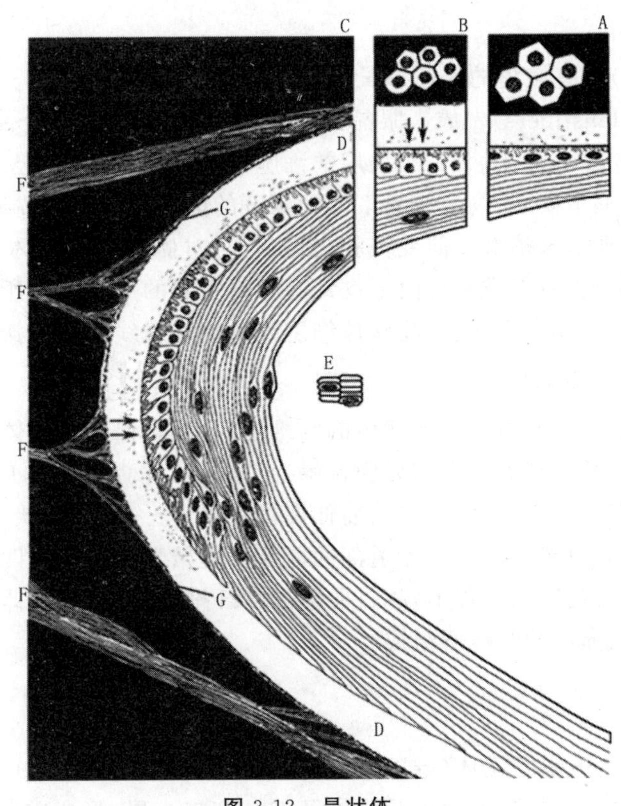

图 3-12　晶状体

A:中央部晶状体上皮细胞;B:中间区上皮细胞;C:赤道部上皮细胞;
D:晶状体囊;E:晶状体细胞;F:悬韧带;G:悬韧带板层

(一)晶状体囊

晶状体囊(lens capsule)是一层透明的厚的基底膜,具有弹性,它包绕着晶状体上皮及晶状体细胞。靠近赤道部的前囊与后囊的表面为悬韧带的附着处,致使囊的表面不平,呈齿状隆起。

根据晶状体部位不同及年龄变化,晶状体囊的厚度有所不同,前囊较后囊为厚。相当于悬韧带附着部的赤道以前及以后,较前极及后极为厚。成年人的前囊较婴幼儿者为厚。Young(1966)证明晶状体囊是晶状体上皮细胞的分泌产物,为上皮细胞的基底膜,囊与上皮紧密相连,两者之间没有任何间隙。上皮细胞代谢旺盛区(生发区)即赤道部的前囊及赤道部囊最厚,后囊为胚胎上皮细胞的产物,出生以后,后囊下已无上皮细胞,后囊不再增厚,所以后囊最薄。

(二)晶状体上皮

晶状体上皮(lens epithelium)位于前囊及赤道部囊下,新生晶状体细胞的表面,为单层上皮细胞。后囊下没有上皮,因为后部上皮在胚胎发育过程中已形成原始晶状体细胞。晶状体上皮分为中央部(前极部),赤道部及介于中央部与赤道部之间的中间部。中央部为静止区,中间及赤道部为生发区。

中央部的上皮细胞见于前极部,细胞呈立方形,该区的上皮细胞一般看不到有丝分裂。

中间部的上皮细胞呈柱状,该区上皮细胞常见有丝分裂。

赤道部的上皮细胞不断增生形成新的晶状体细胞。在赤道部,上皮细胞的基底部伸长及细胞核变为扁平,伸长的细胞基底部突起沿着囊的内面向后极延伸,与此同时,上皮细胞的顶部突起在邻近的上皮细胞内面向前极延伸。上皮细胞转变为带状晶状体细胞的过程发生在整个晶体赤道部的周围,因此,晶状体细胞的突起从各个方向延伸到前极及后极。由于新的晶状体细胞不断的形成,老的晶状体细胞越来越多的并入晶状体皮质,而这些晶状体细胞的细胞核,在赤道部以前排列为新月形的弯曲带,称为晶状体弓(lens bow)。最后,深部的晶状体细胞并入晶状体核而细胞核消失。

(三)晶状体细胞

晶状体细胞(lens cells)为有棱角的六边形长带,细胞的横切面为六边形。由于细胞较长,传统上把晶状体细胞称为晶状体纤维(lensfibers)。成人眼晶状体大约有2100～2300个晶状体细胞。皮质部的晶状体细胞长约8～12 mm,宽7 μm,厚4～6 μm,表层的细胞比深层者长,最年轻的细胞位于囊下。晶状体细胞有规则的排列成行,纵贯整个皮质,终止于囊下不同深度的前皮质缝与后皮质缝。当晶状体细胞向前后缝伸延时,细胞变薄、变宽,到达末梢端以前变得相当弯曲,与对侧来的晶状体细胞末梢端相会,形成复杂的交错对插(interdigitations)。前皮质缝是由上皮细胞顶部突起的交错对插所形成,交错对插出现在同一层(同一代)晶状体细胞之间。在皮质深层,晶状体细胞终末端在缝线相会连接的方式更为复杂。

(四)晶状体悬韧带(zonules)

晶状体悬韧带是连接晶状体赤道部和睫状体的纤维组织,用以保持晶状体的位置。

起始于锯齿缘的悬韧带纤维与玻璃体前界膜接触,止于晶状体赤道部的后囊。起始于睫状体平坦部的悬韧带纤维,是最粗,最坚固的韧带纤维,在向前伸展过程中,与一部分睫状突相接触,然后轻度转弯,与起自睫状突的纤维相交叉,而附着于晶状体赤道部的前囊。起始于睫状突间凹的悬韧带纤维,是悬韧带纤维中数目最多的一种,在向后延伸的过程中,越过向前走的纤维,附着到晶状体赤道部的后囊。

悬韧带由透明、坚硬、无弹性的纤维所组成。

四、玻璃体

玻璃体(vitreous)为无色透明胶质体(gellike),其主要成分为水,约占99%。玻璃体充满眼球后4/5的空腔内,其形状符合于所在的空腔,前面以晶状体及其悬韧带为界,形成前面扁平的球形。玻璃体前面有蝶形凹面,称为玻璃体凹,也叫髌状窝(fossa patel laris),以容纳晶状体。玻璃体的其他部分与睫状体及视网膜相毗邻。

玻璃体包括玻璃体皮质、中央玻璃体及中央管三部分。

1.玻璃体皮质

玻璃体皮质(vitreous cortex)是玻璃体外周贴近睫状体及视网膜的部分,玻璃体致密,锯齿缘以后称为玻璃体后皮质,锯齿缘以前称为玻璃体前皮质。

玻璃体后皮质较厚,约2～3 mm,紧贴视网膜,前方止于锯齿缘,玻璃体前皮质较薄,在晶状体后面,是玻璃体的前界,玻璃体皮质经过晶状体边缘向睫状体伸展,在平坦部的后部附于睫状体上皮。

2.中央玻璃体

中央玻璃体(central vitreous)为玻璃体的中央部分,从视乳头边缘开始向前伸展,与睫状体和玻璃体前膜相接触。

3.中央管

中央管(central canal)为玻璃体中央的空管,亦称透明管,系Cloquet管退化而残留的组织,前界为玻璃体前膜的晶状体髌状窝,向后伸延至视乳头,管壁是玻璃体的浓缩,不是真正的薄膜,为胚胎发育中的原始玻璃体所在部位,有时有透明样动脉残留。

玻璃体表面与其周围组织的关系:玻璃体最前部与晶状体悬韧带的后部纤维紧密相连,Petit曾把空气注入两者之间使其间隙扩大,而后把玻璃体前表面与悬韧带之间的间隙称为Petit管。玻璃体和睫状体平坦部及睫状突之间均有悬韧带分隔,故该处玻璃体有被韧带压迫所致的放射状小沟。

玻璃体前表面亦作为后房的后界,玻璃体前表面与晶状体后囊之间有约9 mm直径的圆环形粘连,称为玻璃体囊膜韧带,亦称Wilger韧带。在青少年此粘连比较紧密,随着年龄的增长逐渐变得松弛,所以老年人做白内障手术晶状体与玻璃体容易分离。在圆环形Wilger韧带中央部为髌状窝,玻璃体与晶状体后囊附着比较松弛,甚至两者分离形成间隙,称为Berger晶状体后间隙。在光学切面上表现为晶状体后的光学间隙区。此间隙向后形成Cloquet管圆锥形的前端部分,这种胚胎玻璃体的残留,在晶状体后囊可以看到。

除了在视乳头周围及黄斑部以外，玻璃体很少与视网膜的内界膜粘连，即便有些粘连也是细小而易分离的。

玻璃体与视乳头周围的视网膜内界膜有较紧密的粘连。玻璃体后膜在视乳头前转向前，形成 Cloquet 管的壁，而在视乳头处 Cloquet 管的底部称为 Martegiani 区，由此向玻璃体内伸延是为连续的 Cloquet 管。

玻璃体与黄斑部中心凹周围的视网膜内界膜有稍紧密的粘连，这种粘连形成 2～3 mm 的小环，见于青少年，成人后消失。

玻璃体与锯齿缘附近的睫状体上皮及视网膜内界膜有着最紧密的粘连，其范围从锯齿缘向前 2 mm，向后 4 mm，该部位是玻璃体与眼球壁最牢固的附着处，即使病理改变或标本受到固定，该处玻璃体仍保持粘连，即使受到严重外伤，也不脱离，如果撕下玻璃体，该处的睫状体上皮随同而下；并且所有玻璃体胶原纤维可以追查到这个区域，故该处称为玻璃体基底(vitreous base)，亦称玻璃体的起始部(图 3-13)。

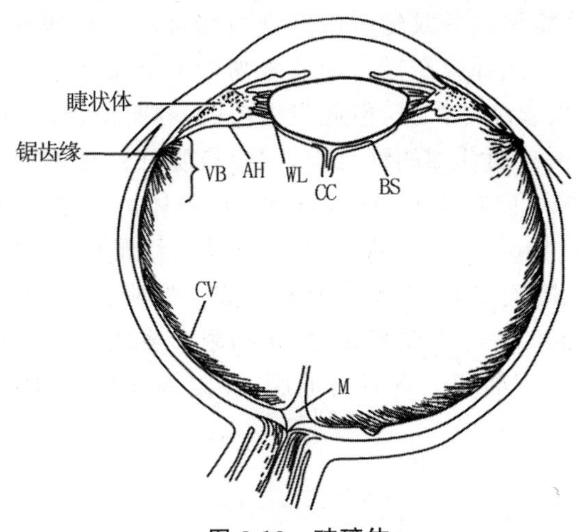

图 3-13　玻璃体

VB：玻璃体基底；CV：玻璃体皮质；AH：前界膜；WL：Wieger 韧带；
BS：Berger 间隙；CC：Cloquet 管；M：Martegiani 区(Cloquet 管的底部)

(张红振)

第六节　眼附属器的组织解剖

眼附属器包括眼睑、结膜、泪器、眼外肌和眼眶。

一、眼睑

眼睑(eye lids)分上睑和下睑，覆盖眼球前面，上睑较下睑大而宽。上睑上界为眉，下睑下界与颊部皮肤相连续，无明显分界。眼睑游离缘名为睑缘。上、下睑缘间的缝隙名为睑裂(palpebral fissue)，在成人其长度平均为 27.88 mm，其宽度平均为 7.54 mm。睑裂在颞侧联合处名为外眦(external canthus)，呈锐角；在鼻侧联合处名为内眦(internal canthus)，呈马蹄铁状，其间有一小湾叫泪湖，湖内有泪阜(caruncle)。上、下睑缘近内眦处，各有一稍突起的小孔，称为泪点。睑缘宽约2 mm，分前后两唇。前唇钝圆，后唇呈锐角，两唇间皮肤与黏膜交界处形成浅灰色线，称为灰线，将睑缘分为前后两部。前唇有睫毛 2～3 行，上睑有睫毛 100～150 根，下睑有 50～70 根。毛根深居结缔组织和肌肉内，此处有变态的汗腺和皮脂腺(即 Moll 腺和 Zeiss 腺)，其导管开口于睫毛囊。后唇有多数小孔排列成一行，这些小孔是睑板腺(即 Meibom 腺)导管开口，腺本身位于睑板内。上睑皮肤有一沟，称上睑沟，有此沟者为双重睑。

眼睑组织分为5层，由前向后顺序为：皮肤、皮下疏松结缔组织、肌层、纤维层和睑结膜。

1.皮肤层

皮肤层是人体最柔薄的皮肤之一，容易形成皱褶。

2.皮下组织层

皮下组织层为疏松结缔组织所构成，故易引起水肿。

3.肌层

肌层包括眼轮匝肌、上睑提肌及 Müller 肌。眼轮匝肌(orbicularis muscle)由面神经支配，司眼睑闭合。位于皮下结缔组织和睑板之间，形似一扁环，以睑裂为中心环绕上、下眼睑。眼轮匝肌分为近眶缘的眶部和近睑缘的睑部。前者的纤维位于眶骨内缘，由上颌骨的额突开始，纤维走行呈环形，止点仍固定在额突处；后者的纤维起自眼睑内眦韧带，转向外侧呈半圆形，终于眼睑外眦韧带。

眼轮匝肌除以上两部外，尚有泪囊部，也叫泪囊肌或 Horner 肌。此部虽小，功能颇大。此肌的深部纤维，起始于泪后嵴后方的骨面，经泪囊后方达睑板前面，加入眼轮匝肌睑部的纤维中。泪囊肌这样附着，可使睑接触眼球前面。起于泪后嵴深部的眼轮匝肌纤维与起自泪前嵴浅部的纤维，共同包绕泪囊。泪囊部肌纤维还紧紧包绕泪小管。这些肌纤维在排出泪液之功能上有重要意义。日常闭眼与睁眼时，眼轮匝肌的收缩与弛缓，可使泪囊规律地收缩与扩张，借此吸入泪液，并驱使泪液由结膜囊流入鼻腔。

在眼轮匝肌纤维中，尚有一单独而纤细的纤维束，向睑板腺开口处的后方行走，这是眼轮匝肌的睫毛部，亦名 Riolan 肌。此肌收缩时，可向眼球方面压迫睑缘，使腺体的分泌物排出至睑缘。

上睑提肌(levator palpebrae superiors)由视神经孔周围的纤维环上方附近开始，沿眶上壁向前呈扇状展开，最后附着在上睑板上缘、眼睑皮肤、眼轮匝肌和结膜上穹隆部。此肌受动眼神经支配。由于上睑提肌纤维分布的特点，收缩时可同时提起上睑各部分，包括眼睑皮肤、睑板和睑结膜。

Müller 肌，分别起自上睑提肌下面和下直肌的筋膜，并附着在上、下睑板的上、下缘。此肌受交感神经支配，使睑裂开大。

4.纤维层

纤维层由睑板和眶隔两部分组成。

睑板(tarsal plate)为致密的结缔组织所构成，质硬如软骨，是眼睑的支架。上睑板较下睑板宽而厚，呈半月形，两端移行于内外眦韧带上。睑板内有垂直排列的皮脂腺，称睑板腺(Meibom 腺)，上睑约有30个，下睑约有20个。每个腺体中央有一导管，各中央导管彼此平行，垂直排列并开口于睑缘，分泌油脂，有防止泪液外流作用。

眶隔(septum orbitale)：或称睑筋膜(palpebral fas cia)，为一弹性结缔组织膜，围绕眶缘，与眶骨膜连接，向前则附着于睑板前面，因此睑板与眶隔互相融合，犹如一体，在上睑，眶隔与上睑提肌的鞘膜掺杂，且随之前行，直连皮肤；在下睑眶隔完整，与睑板融合。眶隔形成睑与眶的隔障，在渗出性病变时，可制止双方渗出物相互渗透。

5.睑结膜层

睑结膜层紧贴于睑板后面(见结膜)。

(1)眼睑的血管：眼睑的血液供应来自颈外动脉的面动脉支(包括面动脉、颞浅动脉和眶下动脉)及颈内动脉的眼动脉分支(包括鼻梁动脉、眶上动脉和泪腺动脉)。

眼睑的浅部组织由上述血管分支形成丰富的动脉网所供应。深部组织由睑内外侧动脉形成的睑动脉弓供应。

来自鼻梁动脉的睑内侧动脉有上下两支，分布到上睑的称为上睑内侧动脉，下睑的称为下睑内侧动脉，分别与来自泪腺动脉的上睑外侧动脉及下睑外侧动脉相互吻合，形成睑缘动脉弓及周边动脉弓。睑缘动脉弓较大，位于靠近睑缘的睑板与眼轮匝肌之间。周边动脉弓较小，位于睑板上缘，提上睑肌与眼轮匝肌之间。从睑缘动脉弓发出分支向前分布于眼轮匝肌，向后至睑板腺与结膜。静脉则汇入眼、颞及面静脉中，这些静脉皆无静脉瓣，因此化脓性炎症有可能蔓延到海绵窦而导致严重后果。

(2)眼睑的淋巴管:分为内外两组引流,下睑内侧 2/3 和上睑内侧 1/3 由内侧淋巴组引流至下颌下淋巴结;上下睑的其余部分则分浅深二组分别由外侧淋巴组引流至耳前淋巴结和腮腺淋巴结。

(3)眼睑的感觉:由第Ⅴ脑神经第Ⅰ、Ⅱ支支配(图 3-14～图 3-15)。

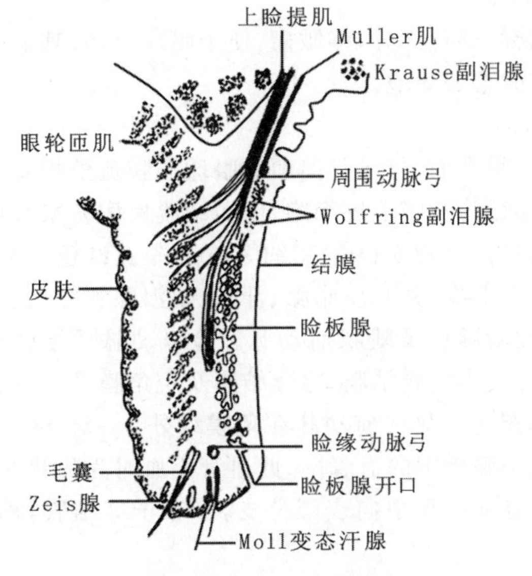

图 3-14　眼睑矢状切面

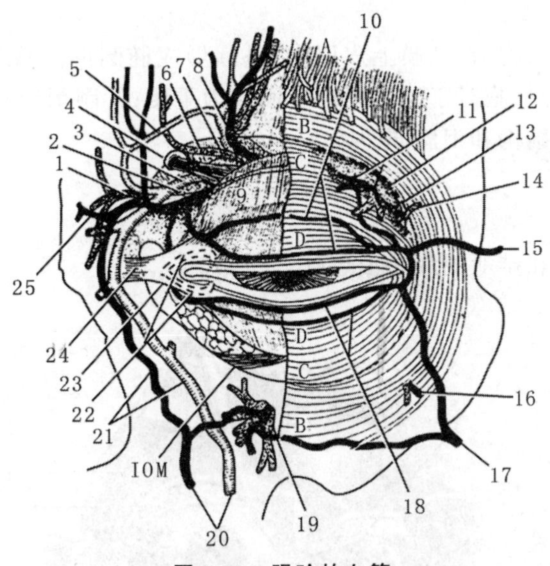

图 3-15　眼睑的血管

A.额肌;B.眶部眼轮匝肌;C.眼隔前眼轮匝肌;D.睑板前眼轮匝肌;IOM.下斜肌;1.滑车下神经;2.眼动脉;3.鼻睫神经;4.滑车;5.上斜肌;6.滑车上神经;7.眶上静脉;8.眶上动脉、静脉、神经;9.提上睑肌腱膜;10.上睑周边和睑缘动脉弓;11.泪腺动脉、神经;12.泪腺眶部;13.泪腺睑部;14.颧颞神经;15.颞动脉前支;16.颧面动脉神经;17.面横动脉颧支;18.下睑周边和睑缘动脉弓;19.眶下动脉、神经;20.面动脉静脉;21.内眦动脉静脉;22.泪小管;23.泪囊;24.内眦韧带;25.鼻背动脉

二、结膜

结膜(conjunctiva)是一层薄而透明的黏膜,覆盖在眼睑后面和眼球前面。按其不同的解剖部位可分为睑结膜、球结膜及穹隆结膜三部分。由结膜形成的囊状间隙称为结膜囊(conjunctivalsac)。在内眦泪阜外侧有半月形结膜皱襞,称为半月皱襞(plica semilunaris),相当于低等动物第三眼睑的遗迹。

1.睑结膜(palpebralconjunctiva)

睑结膜与睑板紧密连接,不能推动。正常者薄而透明,表面平滑,可见垂直走行的小血管,并隐约可见睑板腺。在上睑离睑缘后唇约 2 mm 处,有一与睑缘平行的浅沟,称睑板下沟,常为异物存留之处。

2.穹隆结膜(fornicalconjunctiva)

穹隆结膜为球结膜和睑结膜的移行部分,多皱褶,便于眼球活动,其上皮细胞为复层柱状上皮细胞,上皮细胞下含有多量淋巴细胞,有时形成滤泡。

3.球结膜(bulber conjunctiva)

球结膜覆盖于眼球前面的巩膜表面,与巩膜前面的眼球筋膜疏松相连,易推动。易因水肿或出血而隆起。在角膜缘处结膜上皮细胞移行为角膜上皮细胞,因而结膜疾病易累及角膜。

在泪湖内有一小隆起,叫泪阜。高约 5 mm、宽约 3 mm,呈黄红色。泪阜为介于皮肤和黏膜之间的变态皮肤组织,表面为不角化的复层上皮,并有皮脂腺、汗腺、副泪腺和细毛。

(1)结膜的血管:来自眼睑的动脉弓及睫状前动脉。睑缘动脉弓于睑板下沟处穿过睑板分布于睑结膜。周围动脉弓发出下行及上行支供给睑结膜、穹隆结膜及距角膜缘 4 mm 以外的球结膜,此动脉称为结膜后动脉,此血管充血称为结膜充血。睫状前动脉在角膜缘外 3～5mm 处穿入巩膜,其末梢细小的巩膜上支不进入巩膜,继续前进组成角膜周围的血管网,此血管充血时为睫状充血。两种不同的充血对疾病诊断极为重要。睫状前动脉继续前进过程中向表层分支,分布于球结膜,称为结膜前动脉,与结膜后动脉吻合。

(2)结膜淋巴管丰富,有时可见球结膜上有类似串珠的透明物,即淋巴管潴留所致。

(3)结膜受三叉神经分支所支配。

(4)结膜的腺组织:①杯状细胞:在结膜上皮层内,呈圆形或椭圆形。核靠近基底部,分泌黏液。多见于球结膜,而睑缘部缺如。这种细胞对于湿润眼球表面甚为重要;②副泪腺:即 Krause 腺和 Wolfring 腺,位于穹隆部结膜下面。其组织结构和泪腺同。

三、泪器

泪器包括分泌泪液的泪腺和排泄泪液的泪道(图 3-16)。

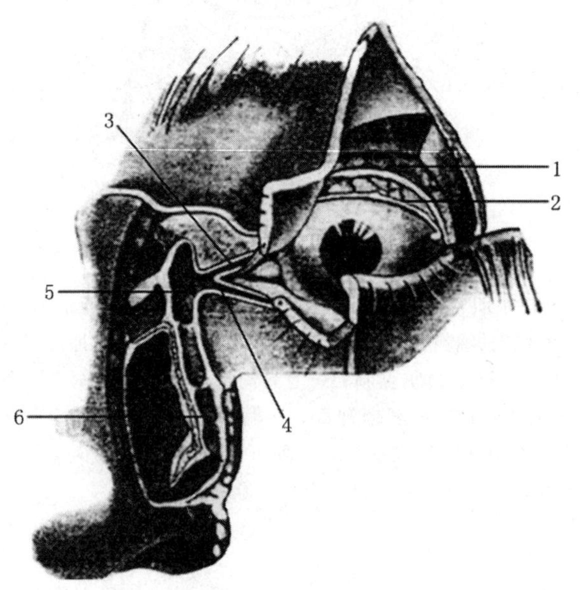

图 3-16 泪器

1.眶部泪腺;2.睑部泪腺;3.上泪小管;4.下泪小管;5.泪囊;6.鼻泪管

1.泪腺(lacrimalgland)

由细管状腺和导管组成,是分泌泪液的器官,位于眼眶外上方的泪腺窝内,被上睑提肌腱板分隔为较大的眶部和较小的睑部泪腺。排泄管约 10～20 根,开口于外上穹隆结膜。此外,尚有副泪腺。血液供应来自眼动脉的泪腺支。泪腺神经为混合性神经,包括来自第Ⅴ脑神经眼支的感觉纤维和起源于颈内动脉丛的交感纤维,以及来自桥脑泪腺核的分泌纤维,司泪液的分泌(副交感神经)。

2.泪道(lacrimal passages)

泪道包括泪点、泪小管、泪囊和鼻泪管。

(1)泪点(lacrimal puncta):是两个微突起的圆形小孔,环绕以致密的结缔组织,位于上、下睑缘内侧部分,距内眦约 6 mm 处。泪点开口面向泪湖。

(2)泪小管(lacrimal canaliculi):起自泪点,上下睑各一小管,向内侧进行至泪囊,管长约 10 mm。管的开始部分垂直,长约 2 mm,继则成直角向内弯转,单独或连成一短干(称泪总管)通入泪囊。

(3)泪囊(lacrimal sac):位于泪骨的泪囊窝内,在内眦韧带的后面。泪囊的顶端闭合成一盲端。下端与鼻泪管相连续,该处较狭窄。长约 12 mm,宽约 4～7 mm。

(4)鼻泪管(nasolacrimal duct):上接泪囊,位于骨性鼻泪管内,向下开口于鼻腔的下鼻道。

泪液排到结膜囊后,依靠瞬目运动和泪小管虹吸作用,向内眦汇集于泪湖,经泪点、泪小管、泪囊、鼻泪管而排入下鼻道。

泪液为弱碱性透明液体,除含有少量蛋白和无机盐外,尚含有溶菌酶(lysozyme)和免疫球蛋白 A(IgA)补体系统、β 溶素及乳铁蛋白,故泪液除有湿润眼球的作用外,还有清洁和杀菌作用。在正常状态下,16 h 内分泌泪液约 0.5～0.6 mL。

泪器的组织结构主要包括以下几部分。①泪腺:为管状、葡萄状浆液腺,含有多数小叶。每一腺泡有两层细胞,内层为圆柱状的分泌细胞,外层为扁平的肌上皮细胞,位于基底膜上。导管衬以双层上皮,内层立方、外层扁平,大导管外有纤维组织围绕。叶间有结缔组织、弹力纤维、淋巴细胞和浆细胞等;②泪点和泪小管:泪点为泪小管外口,由含有丰富的弹力纤维的结缔组织环绕。泪小管为复层上皮所衬覆,上皮下面富有弹力组织,因此可用探针将泪小管扩大。管外有眼轮匝肌部分纤维围绕,可使泪小管垂直部分收缩;③泪囊与鼻泪管:二者的构造相同,在基底膜上有两层上皮,浅层为柱状,深层为扁平上皮,其间也有杯状细胞。间质分两层:上皮下面为腺样层,内有淋巴细胞,有时形成淋巴滤泡;再下为纤维结缔组织。鼻泪管段周围的静脉丛很丰富;④泪器的血管:泪腺动脉来自眼动脉,沿外直肌上缘向前分布到泪腺。当动脉穿过泪腺或从泪腺的外侧绕到其前方后,分布到结膜和眼睑。

泪道的血液供应,来源有以下几部分。①来自眼动脉者:睑内侧上动脉供应泪囊;睑内侧下动脉供应鼻泪管;②来自面动脉者:为内眦动脉,供应泪囊与鼻泪管;③来自颌内动脉者:眶下动脉供应泪囊的下部与鼻泪管的上部;蝶腭动脉的鼻支供应鼻泪管的下部。

四、眼外肌

眼肌分内外两组。眼内肌在眼球内,包括瞳孔括约肌、瞳孔开大肌和睫状肌。眼外肌共有 6 条:4 条直肌和 2 条斜肌。

4 条直肌是内直肌(medial rectus)、外直肌(lateral rectus)、上直肌(superior rectus)、下直肌(inferior rectus)。这 4 条直肌都从眶尖部围绕视神经孔的纤维环(总腱环)开始,各成一束,向前向外展开,穿过眼球筋膜止于巩膜。4 条直肌围成锥体形,以视神经孔为顶点,眼球为底部,视神经位于其内,故又称肌锥。内、外直肌附着在角膜内、外两侧,上、下直肌附着在角膜上、下两侧。附着处的肌腱作扇状展开并和巩膜融合,因此巩膜最前部增厚。内、外直肌附着处规则而整齐,与角膜缘平行。当内、外直肌收缩时,眼球向内或外转动,不发生偏斜。上、下直肌附着处不与角膜缘平行而微斜,其颞侧附着处较鼻侧距离角膜缘为远。当上、下直肌收缩时,主要分别使眼球上转和下转,同时还使眼球内转。4 条直肌附着处和角膜缘的距离为:内直肌 5.5 mm,下直肌 6.5 mm,外直肌 6.9mm,上直肌 7.7mm。

2条斜肌是上斜肌(superior oblique)和下斜肌(infe rior oblique)。它们走行方向较直肌复杂。上斜肌从视神经孔周围的总腱环开始,沿眶内上壁向前通过滑车。滑车(trochlea)为一坚固的纤维环,位于眶内上缘稍后处,肌腱可在其中来回滑动。上斜肌腱穿过滑车后又移行为肌纤维,并转向后、外侧,穿过眼球筋膜,经上直肌下面,作扇状展开,在赤道部后方止于眼球外上部。下斜肌由眶壁内下缘稍后方的骨壁开始,经过下直肌下面向外上方延展,在赤道部后方到达眼球外侧,穿过眼球筋膜止于眼球后外侧下方。上斜肌主要使眼球内旋,同时还使眼球下转和外转,下斜肌主要使眼球外旋,同时还使眼球上转和外转。

眼外肌的神经支配:除上斜肌为滑车神经支配、外直肌为外展神经支配外,其他眼外肌均由动眼神经支配。

血液供给:由眼动脉的肌支供给。肌支常为内外二主支以及不同数目的一些小支。这些小支发自眼动脉,也可发自泪腺动脉和眶上动脉。二主支中,外支分布到外直肌、上直肌、上睑提肌和上斜肌;内支较大,分布到下直肌、内直肌和下斜肌。分布到四条直肌的肌支向前穿过肌腱形成睫状前动脉。

五、眼眶

眼眶(orbit)是由额骨、蝶骨、筛骨、腭骨、泪骨、上颌骨和颧骨7块颅骨构成,为四棱锥状骨腔,左右各一,底向前、尖向后。眼眶有上、下、内、外4壁,两眶内壁几乎平行,外壁则由后向前外侧展开。眶内壁由上颌骨额突、泪骨、筛骨纸板和蝶骨体小部分构成,其前面有泪囊窝,泪囊位于其内。眶外壁由颧骨和蝶骨大翼构成。眶上壁由额骨和蝶骨小翼构成。眶下壁由上颌骨、颧骨和腭骨眶突构成。

眼眶外侧壁较坚硬,其他三壁骨质菲薄,且与额窦、筛窦、上颌窦、蝶窦相邻,故这些鼻窦有病变时,可累及眶内组织(图3-17)。眼眶的孔、裂、窝:①视神经孔(optic foramen)在眶尖部,此孔经蝶骨小翼的根部进入颅中窝,此骨道称为视神经管,长4～9 mm,宽4～6 mm,内有视神经和眼动脉穿过;②眶上裂位于视神经孔外侧,在眶上壁与眶外壁的分界处,与颅中窝相通。该裂有第Ⅲ、Ⅳ、Ⅵ脑神经及第Ⅴ脑神经第Ⅰ支、眼神经、眼上静脉及脑膜中动脉的眶支和交感神经纤维等穿过。此处受损则出现眶上裂综合征;③眶下裂在眶外壁与眶下壁之间,有第Ⅴ脑神经第Ⅱ支分支、眶下神经和眶下动脉及眼下静脉一支等通过;④眶上切迹(或孔)及眶下孔,均有同名的神经和血管通过;⑤眼眶外上角有泪腺窝,内上有滑车窝,内侧壁有泪囊窝。泪囊窝前缘为泪前嵴,后缘为泪后嵴,平均长16.10 mm,宽7.68 mm,下接鼻泪管,前后泪嵴为泪囊手术的重要解剖标志。

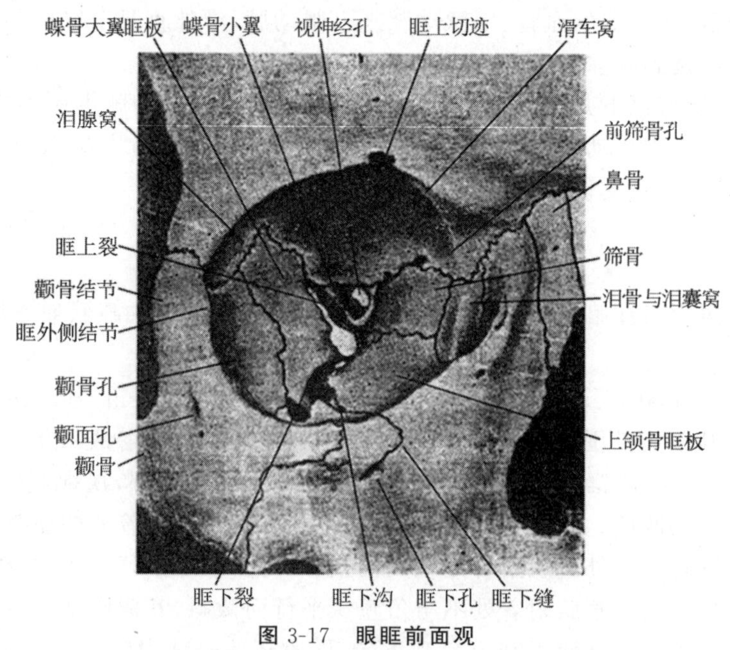

图3-17 眼眶前面观

眼眶骨膜:即眼眶筋膜,该膜疏松地附于眶壁,但在眶缘、眶尖、骨缝、骨孔和眶上、下裂处和眶骨愈着。

眼眶筋膜在视神经孔处和硬脑膜及视神经硬膜相移行，向前和眶缘骨膜相连并和眶隔相延续。

眼球筋膜(fascca bulbi)为一薄层纤维组织膜，覆盖在眼球表面，自视神经周围向前直到角膜缘附近，形成一囊，名为 Tenon 囊。囊内面光滑，与巩膜间有细的纤维束相连，其和巩膜间的间隙叫巩膜上腔。眼球筋膜向后和视神经硬膜移行，向前在角膜缘处和巩膜紧密愈着。筋膜后部为睫状血管和神经穿过；其赤道部被涡静脉穿过；前部有 6 条眼肌腱穿过，筋膜由此反折向后包围肌腱成为肌鞘，如同手指套戴在手指上一样。由肌鞘发出纤维薄膜和薄束，扩展到其他部位起支持和固定作用。上直肌和上睑提肌间有纤维束相连，使二者协同动作；下直肌、下斜肌鞘有纤维束相连并止于下睑板和睑结膜下穹隆部，协助开大睑裂；内、外直肌鞘扩展部呈三角形且较强大，分别止于泪骨和颧骨结节，可限制内、外直肌过度运动，故又名外侧遏制韧带(check liga ment)。眼球筋膜下部增厚形成吊床状悬韧带(lock wood 韧带)，起支持眼球的作用。

眶内除眼球、眼外肌、血管、神经、泪腺和筋膜外，各组织之间充满脂肪，起软垫作用。眶内无淋巴管及淋巴结。

(胡　艳)

第七节　眼的血液循环

眼球的血液供给来自颈内动脉的眼动脉(ophthal mic artery)，眼附属器的血液供给除眼动脉外，还有一部分来自颈外动脉的面部动脉系统(面动脉、颞浅动脉及眶下动脉)。

一、动脉系统

眼球的血液供应：眼球的血液供给为来自眼动脉的视网膜中央血管系统及睫状血管系统。眼动脉起自颈内动脉，当颈内动脉穿过硬脑膜离开海绵窦处分出眼动脉。眼动脉在视神经硬脑膜鞘内随视神经穿过视神经管，在接近视神经管的眶端处穿出硬脑膜鞘进入眼眶后部(图 3-18，图 3-19)。

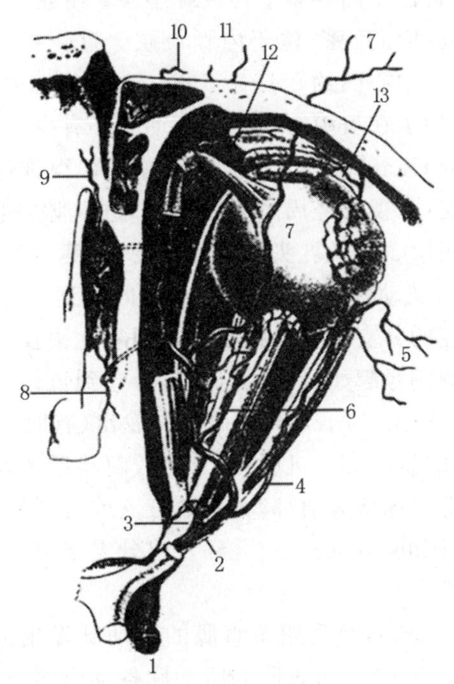

图 3-18　眼动脉及其分支

1.颈内动脉；2.眼动脉；3.视网膜中央动脉；4.泪腺动脉；5.泪腺动脉颧支；6.睫状动脉；7.眶上动脉；8.筛后动脉；9.筛前动脉；10.鼻梁动脉；11.额动脉；12.睑内侧动脉；13.睑外侧动脉

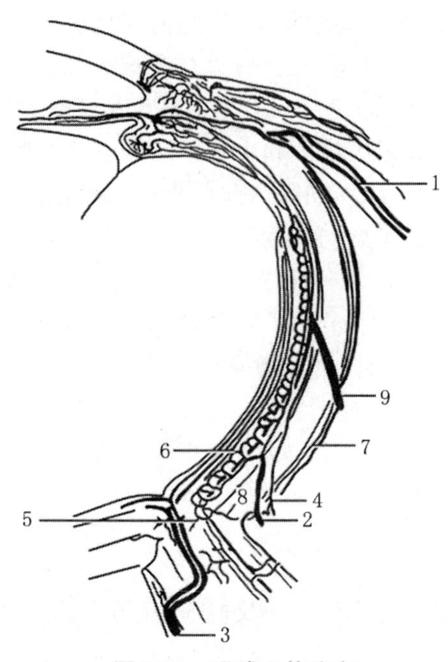

图 3-19　眼球血管分布

1.睫状前动脉；2.睫状后动脉；3.视网膜中央动脉；4.睫状后长动脉；5.视神经周围脉络膜血管网；6.脉络膜；7.巩膜表面动脉；8.睫状后短动脉向视神经发出的分支；9.涡静脉

视网膜中央动脉(central retinal artery)：在视神经孔前方附近，由眼动脉发出。在视神经下面，紧贴硬脑膜，前行到达球后 6.4～14 mm(平均 9.34 mm)处穿入视神经硬脑膜及蛛网膜，到达蛛网膜下腔，在蛛网膜下腔内继续前进，经过一个短距离，成直角穿过软脑膜，到达视神经中央，且披上软脑膜的外衣，陪随视网膜中央静脉向前延伸，穿越筛板，进入眼球内，出现在视乳头的表面，再分为鼻上、鼻下、颞上、颞下四支，分布于视网膜内。较粗大的血管位于内界膜下神经纤维层。毛细血管网分为浅层与深层，浅层稍粗而较稀，分布于神经纤维层内；深层较细而致密，位于内颗粒层。近锯齿缘处则形成单层而稀疏的血管网。在黄斑区愈近中心凹血管愈稀少，在中心凹约 0.4～0.5 mm 区域为无血管区。

视网膜中央动脉为终末动脉，除了在巩膜管与视神经动脉环有少数几支吻合外，其他无吻合支。

睫状后短动脉(short posterior ciliary artery)：当眼动脉还在视神经下方时，发出鼻侧及颞侧两个主干，然后每个主干各分出 2～5 小支，在视神经周围穿过巩膜，进入脉络膜内逐级分支，直至毛细血管。睫状后短动脉主要供应视网膜的外四层。在视乳头周围的巩膜内，睫状后短动脉的小分支吻合形成视神经动脉环(又称 Zinn 环或 Haller 环)，从动脉环发出许多分支，向内到视神经，向前到脉络膜，并向后到视神经的软脑膜血管网。分布到视神经的分支又发出细小分支至视乳头及其邻近的视网膜。有时有较大的分支，即视网膜睫状动脉，自视乳头颞侧缘起始，向颞侧伸延，分布到黄斑。

睫状后长动脉(long posterior ciliary artery)：自眼动脉发出(有时可与睫状后短动脉一同起始于眼动脉)，共两支，于视神经的鼻侧和颞侧斜行穿入巩膜(穿入点较睫状后短动脉靠前)，经脉络膜上腔直达睫状体后部，开始发出分支，少数分支返回脉络膜前部，大多数分支前行到睫状体前部，与睫状前动脉吻合形成虹膜动脉大环(circulus arteriosus iridis major)，由此环发出分支至睫状肌、睫状突及虹膜。虹膜动脉大环并不在虹膜内，而在睫状体内。

睫状前动脉(anterior ciliary artery)：是由四条直肌的肌动脉发出的分支。在眼眶深部，眼动脉发出肌动脉，向前行进至四条直肌。上、下、内三条直肌的肌动脉各发出两条睫状前动脉，外直肌的肌动脉发出一支睫状前动脉。

睫状前动脉自四条直肌肌腱发出后，在巩膜表层组织中向前，行至角膜缘后 4 mm 处发出分支穿入巩膜，与睫状后长动脉吻合，构成虹膜动脉大环。未穿入巩膜的睫状前动脉本支继续向前，形成结膜前动脉。

二、静脉系统

静脉系统有三个回流途径：

1.视网膜中央静脉(centralretinal vein)

视网膜中央静脉在视神经内与视网膜中央动脉伴行，常在视网膜中央动脉入视神经处的眼球侧离开视神经，经眼上静脉或直接回流到海绵窦。

2.涡静脉(vortexvein)

涡静脉共 4 条，收集部分虹膜、睫状体和全部脉络膜的血液，约在眼球赤道之后 6 mm 斜着穿出巩膜，上直肌的两侧有一对，下直肌两侧有一对。涡静脉斜着穿出巩膜的巩膜小管长约 4 mm，从眼球外面能看到静脉在巩膜管内经过所形成的黑线。上直肌旁的两支静脉经眼上静脉，下直肌旁的两支静脉经眼下静脉进入海绵窦。有时涡静脉的数目较多。

3.睫状前静脉(anterior ciliary vein)

收集虹膜、睫状体和巩膜的血液，于角膜缘附近穿出巩膜，经眼上及眼下静脉入海绵窦。

(1)眼上静脉(superior ophthalmic vein)：为眶内最大的静脉，在眶缘上内角鼻根附近，由面的眶上静脉与内眦静脉合成。此静脉沿眼动脉的路径向后行走，常在总腱环的上方，向后通过眶上裂，进入海绵窦。

(2)眼下静脉(inferior ophthalmic vein)：起始于眶下壁前方，呈一静脉丛样向后行走，或先与眼上静脉汇合，再进入海绵窦，或单独进入海绵窦。眼下静脉经过眶下裂与翼静脉丛相交通，在眶下缘处与面前静脉相交通。

(3)海绵窦(cavernous sinuses)：为一大静脉腔，位于颅腔内蝶骨体两侧。窦中有许多纤维样小梁，切片下呈海绵状，因此而得名。

(胡　艳)

第四章

眼的生理学

人眼感受可见光线,形成视觉。眼屈光间质良好的透明度保证了影像的清楚。晶状体在调节中改变形状保证了不同距离视物清晰。视网膜视锥细胞、视杆细胞分别感受明暗视觉,人的主观感受的光强范围可达 10^{10}(10 个 log 单位)。视网膜视锥细胞三种不同色素形成人眼广阔的色觉。眼球在头面部的位置和鼻侧视网膜神经纤维交叉提供视网膜对应点,产生双眼单视,使视物增加了深度感和立体感。视网膜产生的光信号到达视神经之前,一亿多视锥、杆细胞和三层神经元至少每秒钟进行百亿次的计算。光信号通过视神经、视路的传导到达大脑皮层,分别在不同的视觉中心加工这些信息并与其他中枢联合形成视觉。

第一节　眼各部组织的生理

一、角膜

角膜位于眼球的最前极,是屈光间质的主要组成部分,角膜屈光系统(包括角膜和房水)的屈光力约为 43 D。它以高度的透明性、敏感性和特殊的代谢形式完成正常的生理功能。

(一)角膜的透明度

透过角膜的电磁波范围从 365 nm 到 2500 nm。透射性在电磁波长 400 nm 时为 80%,500～1200 nm 时为 100%。超过 1200 nm 时的透射性也是较高的。1000 nm 以上的电磁波不刺激视网膜的视感受器,而是以热的形式消散。低于 365 nm 的紫外波主要被角膜吸收。

角膜的透明性是下列因素的结果:

(1)解剖结构:角膜无血管、无色素。角膜上皮细胞和内皮细胞规则排列,实质层纤维板排列规则,直径<30 nm,之间距离<30 nm,因而减少了光线的散射,上皮不角化,角膜表面的泪液形成规则的屈光面,角膜不同层的细胞具有相同的屈光指数,使光线顺利通过角膜。

(2)内皮细胞间的紧密连接形成角膜房水屏障功能,使房水不能向角膜渗透。

(3)角膜内皮具有泵的功能,它不断地将实质层内的水分泵入房水,维持实质层内离子与水的平衡,控制角膜脱水。角膜实质层相对的脱水对维持角膜透明度是必要的。角膜的每一板层含水 75%,就能保证贴紧。如果实质层暴露,即使范围很小,也会引起明显的水肿,使角膜变成半透明。角膜上皮或内皮的疾病、损伤都可以引起角膜水肿。

(二)角膜的渗透性

周边部角膜的代谢主要依靠角巩膜缘血管网,而中央部角膜的营养物质是通过角膜上皮细胞或内皮细胞进入到角膜内。由于角膜上皮表面覆盖泪液膜,通过上皮渗入的物质必须是水溶性的。上皮层构成了角膜对离子渗入的首要屏障。角膜上皮对脂溶性物质易于渗透,因为细胞膜由脂蛋白组成。透过实质层和内皮细胞的化合物必须是水溶性的。因此,眼局部药物要穿过正常角膜既要水溶又要脂溶。

(三)角膜的代谢

角膜的代谢需要能量。能量是以三磷酸腺苷(ATP)的形式由葡萄糖代谢提供。中央部角膜从房水中摄取葡萄糖,从泪液膜中获得大气中的氧,周边部角膜从角巩膜缘血管网获得这些代谢物质。葡萄糖被细胞利用时要先磷酸化成6-磷酸葡萄糖。这一步需要己糖磷酸激酶的参与。角膜内大约65%的6-磷酸葡萄糖是通过糖酵解代谢的,其余通过磷酸戊糖途径。

(四)角膜的修复

角膜上皮损伤可以自身修复。缺损大时,一个小时之内邻近未损伤的上皮细胞扩大变平,伸出伪足,移行到角膜上皮的裸露区,发生有丝分裂。6周后上皮细胞与基底膜完全贴紧。麻醉药、抗生素抑制上皮细胞修复过程中的有丝分裂,而上皮生长因子可促进其修复。

损伤前弹力层(Bowman layer)和角膜实质层将导致瘢痕形成。前弹力层是实质层缩聚成的,因此损伤的修复过程也是相似的,由未损伤的角膜细胞和血液中的成纤维细胞增生修复。修复时先合成氨基葡萄糖聚糖,然后以硫酸软骨素为主,愈合后期角膜实质由角蛋白取代,直至上皮覆盖损伤面,完成这一修复。

角膜内皮损伤后不能再生,靠邻近细胞增长覆盖缺损区。角膜内皮具有角膜-房水屏障功能,损伤后角膜实质层和上皮发生水肿,如大泡状角膜病变。

二、泪液和泪液膜

眼球表面主要由Kraus副泪腺(67%)和Wolfring副泪腺(33%)分泌的泪液来湿润。当精神受到刺激(哭泣)或三叉神经受到刺激(反射性流泪)时,大量泪液由泪腺分泌。主要的泪流在睑缘和结膜穹隆部。周期性不自主的瞬目动作使泪液分布到眼球表面,并对泪液引流系统起到泵的作用。正常情况下,结膜囊容纳3~7 μL泪液,超过25 μL时发生泪溢。泪流速度约为每分钟1 μL。

泪液略碱性(pH 7.6),渗透压相当于0.9%的氯化钠水溶液。泪液中葡萄糖浓度低,电解质含量与血浆相近,但蛋白质含量稍高,平均为7 μg/mL。蛋白质浓度随年龄增长而下降,其中泪蛋白是泪液系统的缓冲物。此外泪液中还存在免疫球蛋白、溶菌酶、补体系统和抗炎性因子等。泪液中的免疫球蛋白主要是IgA,其次是IgG。IgA使病毒失活,抑制细菌在结膜囊表面的附着;IgG诱导吞噬作用和补体介导的溶菌作用。结膜炎时,这两种免疫球蛋白在泪液中的含量增加,过敏性炎症时,泪液中免疫球蛋白E(IgE)含量增加。

在角膜和结膜的表面,有一层相对不流动的泪液层,称为泪液膜。泪液膜厚7~10 μm,分为三层:表层为脂层,厚度0.2~0.9 μm,由睑板腺、Zeis腺和Moll腺分泌;中层为水层,厚度6.5~7.5 μm,由副泪腺分泌;深层为黏液层,较薄,由结膜的杯状细胞分泌,极少部分来自泪腺。泪液膜的脂层可以延缓水层的蒸发,形成光滑、规则的角膜前光学面。水层的功能是保持角膜、结膜湿润,提供上皮正常代谢的营养物质。黏液层填补角膜上皮细胞间的缝隙,减少散光,提高角膜的光学性能。维生素A缺乏或结膜瘢痕可造成黏液层缺损。甲状腺功能亢进和反射性流泪时,黏液层增多。绝经期前后的妇女、红斑狼疮、Sjögren综合征等全身性疾患时,常发生干燥性角膜炎,泪液膜表现为水层不足、黏液层相对过多。某些药物,如抗组胺药和抗胆碱药,可引起泪液分泌减少。正常人50岁以后,泪液分泌减少,泪液膜发生变化。各种原因的干眼症都可出现眼部烧灼、干燥等不适的感觉。

三、房水

房水是充满前后房的透明液体。它协助维持眼压,提供角膜后、晶状体和小梁网代谢所需要的物质。房水还是屈光间质的组成部分,屈光指数与泪液近似。

房水由睫状体的无色素上皮(nonpigmented epitheli um of the ciliary body)以主动分泌的形式生成。房水生成后流入后房,经瞳孔进入前房,然后主要通过小梁网,经 Schlemm 管入深部的巩膜静脉丛离开眼球。在人眼,约 20%的房水排出是通过虹膜根部的睫状肌腔和脉络膜上腔。

在新形成的后房水中碳酸氢盐过量,但它很快代谢并弥散到周围组织,因而前房水中碳酸氢盐量减少。睫状体无色素上皮的细胞膜和细胞浆内存在Ⅱ型碳酸酐酶。碳酸酐酶抑制剂可减少碳酸氢盐进入房水,减少房水生成,从而降低眼压。

睫状体无色素上皮的紧密连接、虹膜组织的连接和虹膜血管构成血一房水屏障。脂溶性物质,如氧、二氧化碳可以高速率透过屏障。而钠离子、大的水溶性离子、蛋白质及其他大的或中等的分子则受到限制,不易透过这一屏障。血一房水屏障的存在使得房水的化学成分与血液不同。房水中蛋白质少,抗体少,而维生素 C、乳酸等有机酸含量则高于血液。血液中缺乏透明质酸,而房水中却存在透明质酸。睫状体无色素上皮和虹膜受创伤时,血一房水屏障受到破坏,房水成分与血浆类似。

房水中的抗坏血酸浓度高于血浆 10～15 倍,谷胱甘肽浓度高于血浆,但低于血液,因为谷胱甘肽都存在于红细胞中。维生素 C 和谷胱甘肽可阻止光辐射造成的自由基氧化反应和过氧化反应增强所致的损害。

人眼正常房水流率为 2～3 μL/min。许多药物可以影响房水流率,β-肾上腺素能拮抗剂可降低房水流率 17%至 47%。碳酸酐酶抑制剂可减少大约 40%的房水生成,并且降低房水中碳酸氢盐的含量。全身使用喹巴因(一种 Na^+-K^+-ATP 酶抑制剂),可使房水生成减少。镇静剂和麻醉剂也可以抑制房水的生成。

四、眼内压

眼球内容物作用于眼球壁的压力称为眼内压(惯称眼压)。

(一)正常眼压

维持正常视功能的眼压称正常眼压。要维持眼球轮廓,眼压必须要超过大气压。正常眼压高于环境大气压 1.33～2.793 kPa(10～21 mmHg)。心动周期所引起的眼内血管容积变化可能造成眼压小的波动,一般为 0.133～0.4 kPa(1～3 mmHg)。昼夜眼压波动为 0.267～0.667 kPa(2～5 mmHg)。大多数人双眼眼压相等,一般双眼压差不超过 0.667 kPa(5 mmHg)。正常情况下,维持眼压的三个主要因素是房水生成率、房水流出易度和上巩膜静脉压。

(二)影响眼压的因素

1.房水排出障碍

房水流入前房,经小梁网和 Schlemm 管排出。小梁网像一个单向阀门,只允许液体流出。房水流出的主要阻力部位尚有争议,许多研究提示流出阻力的主要部位是 Schlemm 管内皮细胞的紧密连接,也有研究认为小梁网硬化、变性造成房水流出阻力的增加。

2.上巩膜静脉压

上巩膜静脉压和 Schlemm 管相接的上巩膜静脉压接近 1.33 kPa(10 mmHg)。当眼压下降或上巩膜静脉压增加时,血液返流入 Schlemm 管,使眼内液排出阻力增大。眼内动、静脉压和动脉容积一般是恒定的。当静脉压增高,如闭住口鼻作深呼气,以行咽鼓管充气时,眼内静脉扩张,眼压升高。

3.血液渗透压

增加血液渗透压,如口服甘油、静脉点滴甘露醇、尿素等均可以降低眼压。而降低血液的渗透压,如快速点滴生理盐水或空胃时大量饮水,可造成一定程度的一过性眼压升高。

4.神经系统的影响

眼球广泛地受到交感和副交感神经系统的支配。交感及副交感神经系统都参与眼内压的调控。睫状突、房水排出系统和色素膜血管上的交感与副交感神经纤维同时影响房水的形成和排出,它们协同作用,维持眼内压的平衡。

交感神经纤维分布在瞳孔开大肌、睫状突、前房角和葡萄膜血管。这提示交感神经系统主要影响房水的内引流和外引流。肾上腺素是非选择性的肾上腺素能神经纤维的神经递质，它作用于α-受体和β-受体，影响房水的内、外引流。它的兴奋作用是通过β-受体，抑制作用则通过α_2-受体。β-受体激动剂对房水引流不产生影响，而β-受体阻滞剂噻吗心安（timolol）则可减少日间房水的生成。夜间的房水生成只维持在基础水平，而日间房水生成增加则是由于交感神经兴奋致β-受体活动增加造成。

眼球副交感神经纤维来自动眼神经和面神经。动眼神经对房水排出有明显的作用，面神经节后纤维来自翼状腭，含有乙酰胆碱和肠血管活性多肽（vasoactive intestinal polypeptide，VIP）。刺激动物面神经可增高眼压，阻滞翼状腭可降低青光眼患者的眼压。

五、晶状体

晶状体是屈光间质的重要组成部分。晶状体前面的曲率半径约 10 mm，后面约 6 mm，屈光力为16～19 D。

（一）晶状体的透明性

80％的 400～1400 nm 的电磁波能量可以透过晶状体。晶状体纤维的整齐排列、恒定的水分含量、无血管及复杂的代谢，保证了晶状体的透明性。位于前囊及赤道部囊下的晶状体上皮细胞为单层细胞，其细胞核较薄，不足以影响晶状体的透明度。随着年龄的增长，晶状体的透明度逐渐减低，趋于硬化。

（二）晶状体的代谢

晶状体生长缓慢。人过中年以后，晶状体的颜色逐渐变黄，降低了蓝色光和紫色光到达视网膜的量。

晶状体作为透明组织，不可能有高浓度的含有色素的呼吸酶，能量制造必然受到限制，由于其内部没有血管，所有的营养物质和代谢产物均通过周围的房水进行交换。晶状体只需要很少的能量来维持其透明度和细胞的生长。

成年人晶状体的氧消耗很低。其中晶状体上皮相对耗氧量最大，晶状体皮质次之，晶状体囊和核不消耗氧。

葡萄糖是产生能量的原始物质。当氧受限制时，葡萄糖代谢大多通过厌氧糖酵解，终产物为丙酮酸，然后进一步转变为乳酸，弥散到房水中。糖酵解在氧缺乏，能量不足时能够维持晶状体的透明度。晶状体代谢可以不要氧，但必须有恒定的葡萄糖供应。晶状体内 85％的葡萄糖代谢通过糖酵解途径。1-磷酸葡萄糖氧化是晶状体葡萄糖代谢的第二条途径，约占 14％。第三条途径是山梨糖醇通道。

晶状体像红细胞一样含有较高的钾，而房水和玻璃体中钠含量较高。晶状体前囊上皮细胞维持着这一梯度，通过 Na^+-K^+-ATP 酶泵将钠主动转运出晶状体。糖酵解提供能量物质 ATP。晶状体运输并积蓄钾、氨基酸和维生素 C，肌醇和谷胱甘肽则在晶状体内合成。当晶状体代谢受损伤时，钠和水蓄积在晶状体内，使晶状体失去了钾、谷胱甘肽、氨基酸和肌醇。

（三）晶状体的功能

晶状体具有屈光成像和调节焦距的功能。当眼球处于松弛状态时，晶状体的弯曲度下降，使远距物体的平行光聚焦在视网膜的光感受器上；视近物时，晶状体的弯曲度增加，使眼的屈光力增加，近距物体才能清晰地成像在视网膜上。晶状体通过变化弯曲度改变屈光力称作晶状体调节。人眼经过最大调节能够看清的最近距离称为近点，近点用以表示最大调节力，青少年眼的调节力大，青年人正视眼的近点在6～7 cm，10 岁时有 14 D 的调节力，随年龄增加，晶状体弹性下降。睫状肌肌力减弱，因而老年人眼的调节力下降，50 岁时仅有 2 D 的调节力，发生老视。

六、玻璃体

玻璃体呈凝胶状态，约 3.9 mL，占眼球大半的容积，对视网膜有支撑作用。玻璃体本身无血管，99％

的组成为水，固体成分占1%，虽然是无规则排列，但不造成光的散射，因而保持了玻璃体具有较好的透明度。玻璃体是眼内最大部分的屈光间质，其屈光指数为1.3349，与房水(1.3336)接近。

(一)玻璃体的成分

玻璃体所含的三种大分子成分为胶原、透明质酸和可溶性蛋白。胶原是一种不溶性蛋白，其纤维呈绕射状。在靠近视网膜的玻璃体皮质部、玻璃体基底部、睫状体附近，胶原纤维网致密。透明质酸是一种黏多糖，它是玻璃体内惟一的在出生以后浓度不断增加的成分，可以维持玻璃体的黏滞状态。透明质酸还有维持胶原纤维不塌陷的作用，它的水化作用和带有负电荷的特性可以使胶原纤维呈双螺旋排列，这种排列方式使凝胶和液体聚合在一起。玻璃体内主要的可溶性蛋白是糖蛋白和白蛋白，它们的功能尚不清楚。

玻璃体内的小分子成分有水、葡萄糖、自由氨基酸和电解质。葡萄糖含量为房水或血浆中含量的一半，它是维持组织代谢的必需物质；玻璃体99%的成分是水，水使玻璃体保持良好的透光性，可以穿透玻璃体的光线波长为300～1200 nm。

(二)玻璃体屏障

血液-玻璃体屏障(blood-vitreous barrier)或玻璃体视网膜屏障(vitreoretinal barrier)的存在用以解释玻璃体成分与血液及周围组织液成分不同的原因。这一屏障机制包括：①视网膜血管内皮间、视网膜色素上皮间、睫状体无色素上皮间的紧密连接复合体，抑制高分子成分通道；②玻璃体视网膜连接的基底层物理性地阻滞了大分子的通过；③玻璃体内胶原-透明质酸网有效地阻滞或延缓细胞、大分子和阳离子的运动。当视网膜血管内皮、色素上皮及睫状体无色素上皮的紧密连接的完整性丧失时，这种屏障将受到破坏。

(三)玻璃体的代谢

玻璃体无血管，本身代谢很低，没有葡萄糖代谢的活动。玻璃体的营养来自脉络膜和房水。玻璃体无再生能力。玻璃体流失所造成的空隙只能由房水填充。

七、视网膜

视网膜是完成视功能的重要组织，其结构复杂、细致且脆弱。它包含三个神经单元(光感受器、双极细胞和神经节细胞)，其中光感受器直接接受光刺激，并把光刺激信号在视网膜上加工成大脑可接受的信号，通过视路传至视觉中枢。视网膜通过视网膜中央血管系统和脉络膜供应营养物质，凭借巩膜与角膜构成的坚韧外壳而得到保护。眼球透明的屈光间质和色素膜的存在为视网膜提供了光学条件。所有这些因素保证了视网膜完成其生理功能。

视网膜由视杯演化而成。视杯的外层演化成色素上皮层，视杯内层高度分化，形成视网膜神经上皮层，这两层之间存在着潜在的间隙。色素上皮层细胞间的紧密连接构成血一视网膜屏障(blood-retinal barrier)的外屏障，视网膜血管内皮之间的紧密连接构成血一视网膜屏障的内屏障。视网膜色素上皮基底部有转运维生素A结合蛋白的结合位点。

(一)视杆细胞和视锥细胞

视杆细胞和视锥细胞是感觉视网膜的感光部分。视杆细胞感受暗光(暗视觉)，视锥细胞感受中等或明亮光线(明视觉)和色觉。视网膜约有1.2亿视杆细胞和800万视锥细胞。中心凹部只有视锥细胞，其密度约为15万/mm^2，亦有大量的视锥细胞位于中心凹旁，超过中心凹旁5°，视锥细胞数量下降。从中心凹向周围，视杆细胞逐渐增多。在中心凹旁10°～15°，视杆细胞可达15万/mm^2，再向周边部视杆细胞密度下降。中心凹的视锥细胞以1∶1比例和神经节细胞发生联系，保证了中心视力的高度辨别性。周边部约1万视杆细胞交织成束地连接一个神经节细胞，使一个亮点可以立即引起几束视杆细胞反应，以适应暗视觉功能。视锥杆细胞两个系统的活动，使人眼感光范围越过亿万倍的变化。

(二)感光色素的光化学

视网膜光感受器膜盘吸收电磁波(400～700 nm)激发了电位，这个电位在视网膜内层放大调整，然后经视路传送到大脑视皮层区。光感受器膜盘(图 4-1)不断地复原以接受持续的光刺激。当刺激停止时，神经冲动中断同时伴随因神经冲动而诱发的化学反应的结束。

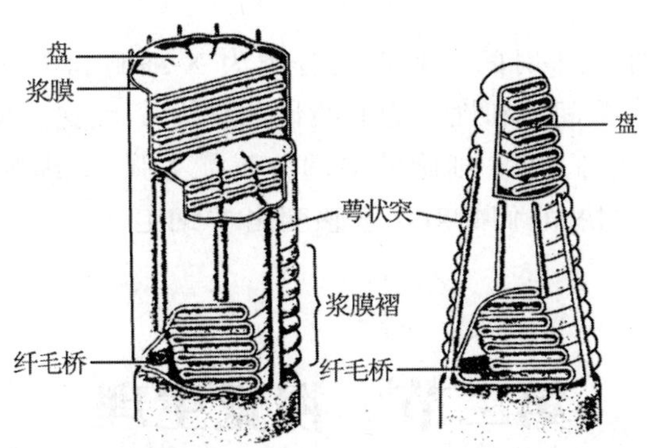

图 4-1　视杆细胞(左)和视锥细胞(右)的光感受盘

人视网膜光感受器膜盘至少含四种光吸收性共轭蛋白(视蛋白)，每种都和 11-顺-视黄醛(维生素 A_1 醛)紧密结合。视杆细胞的视色素为视紫红质，其最大吸收光谱约在 507 nm，与视网膜在弱光时的光敏感曲线类似。视锥细胞光感受膜盘含三种不同的光色素，最大吸收光谱分别为 440 nm(称短波敏感视锥细胞或蓝视锥细胞)、535 nm(称中波敏感视锥细胞或绿视锥细胞)和 570 nm(称长波敏感视锥细胞或红视锥细胞)。它们的弥补基都是 11-顺-视黄醛。

在视色素的光化学过程的研究中，视杆细胞的视紫红质研究得比较清楚。如图 4-2 所示，当视紫红质吸收光时，光感受器外段 11-顺-视黄醛异构化为全反-视黄醛，并和视蛋白分离。全反-视黄醛在视黄醛还原酶及辅酶 NADP 催化下还原为全反-视黄醇(维生素 A)，通过血液贮存于色素上皮内。全反视黄醇在视黄醇异构酶作用下转变为 11-顺-视黄醇，并进一步氧化为 11-顺-视黄醛，而 11-顺-视黄醛很容易在黑暗中被游离的视蛋白捕获，形成视紫红质，使反应不断地从视黄醇氧化成视黄醛的方向进行。

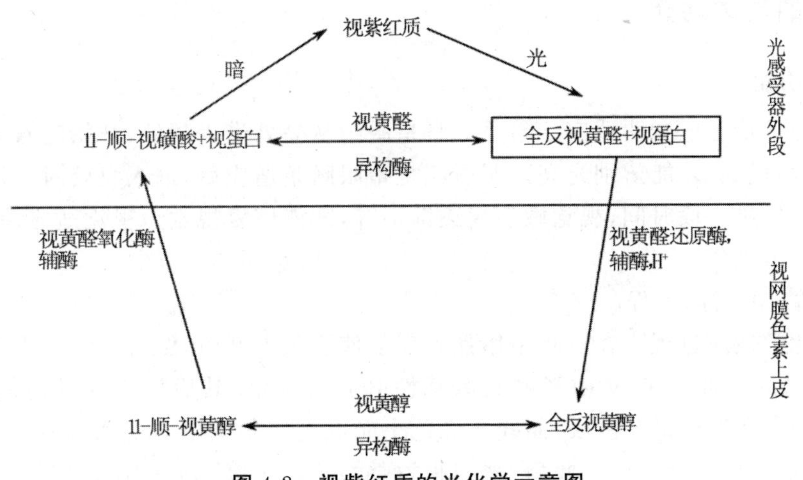

图 4-2　视紫红质的光化学示意图

(三)神经活动

视觉可分为周围视觉和中心视觉。由黄斑中心凹部调节的视觉称为中心视觉，中心凹周围视网膜调节的视觉称做周围视觉。中心视觉具有高度的辨别性，包括明视觉和色觉。周围视觉提供空间定位信息。

经视网膜处理的信息全部通过神经节细胞的轴突传出。神经节细胞的数量相当于光感受器总数的 1%，每个神经节细胞都要综合来自光感受器的信息，完成空间、时间视觉信息加工任务。

神经节细胞对光刺激的感受野在反应敏感性的空间分布呈同心圆拮抗形式，即感受野一般由中心的兴奋区和周围抑制区组成的同心圆结构，它们在功能上相互拮抗。感受野可分为 on-中心和 off-中心。

on-中心是指用小光点刺激其中心区时，细胞放电频率增加，刺激周围区时放电频率变低；off-中心与on-中心相反，刺激中心区时细胞放电频率变低，刺激周围区时得到on-反应。这种空间拮抗感受野提供了空间对比度分辨的神经生理基础。

神经节细胞可以按其反应的空间-时间总和性质分类为X细胞和Y细胞。感受野的兴奋和抑制作用，可以线性相加的称为X细胞，空间总和性质为非线性的称为Y细胞。X细胞多分布在中心区，细胞轴突较细，动作电位传导速度较慢，它们比Y细胞的空间分辨能力强；Y细胞分布在中心凹以外的部位，细胞轴突较粗，动作电位传导速度较快，它们的对比敏感度比X细胞高。

（蔡　祎）

第二节　视觉生理

一、可见光概念

电磁场及其能量以波的形式在空间传播称为电磁辐射。电磁辐射具有波的一般特性，包括反射、折射、衍射等。电磁辐射能是量子化的，电磁辐射能的量子称为光子。电磁辐射按其波长和频率的顺序形成电磁波谱，其光子能量构成能谱。

可见光是电磁辐射的一部分。当视网膜外段光感受器膜盘的色素吸收可见光（400～770 nm）后，色素分子立体结构改变激发神经冲动，冲动经视通路传送到大脑，引起主观感觉。超过770 nm或低于380 nm的电磁波，或被角膜吸收，或者进入眼内而不被眼组织吸收。宇宙射线可以刺激宇航员的光感受器，产生闪电感。X射线可在暗适应的眼刺激视杆细胞。从紫外端100 nm到红外端1000 nm的激光产生的能量可以刺激视网膜。

二、视觉系统的基本功能

(一)视觉适应功能

视觉适应功能包括暗适应和明适应。暗适应是指眼睛从亮处进入暗处，开始时看不清物体，经过一段时间，视觉敏感度逐渐提高，才能辨别光亮。明适应是指眼睛暗适应后，进入亮处时，最初感到一片耀眼的光亮，不能看清物体，经过一段时间，视觉敏感度逐渐下降，才能恢复视觉。视觉适应使视网膜能在10^{10}以上的巨大光强范围以内工作。

1.暗适应和明适应的时间进程

(1)慢适应（光化学适应过程）：在黑暗中用强光照射使视色素漂白，然后用弱闪光测定视觉阈值变化，得到暗适应曲线（图4-3）。暗适应初期视网膜敏感性升高100倍，其后敏感性随时间呈指数曲线改变，5～9 min时达到平稳。在这个最初阶段，曲线与红色小光点直接刺激中心凹所得的视觉阈值变化曲线一致，所以归结为锥体的光敏色素再生。此后，视网膜敏感性逐渐增高10^3～10^5，敏感性时间曲线仍呈指数型，在30～40 min时达到平稳。第二阶段与视杆细胞单色觉者的暗适应曲线11～12 min以后部分一致，所以归结为视杆细胞视紫红质再生。完全暗适应后，视网膜敏感性比光漂白时增高10万倍。

暗适应后的眼睛暴露在明亮的光线下，视网膜敏感性明显下降。此时视黄醛异构化并与视蛋白分离。这一明适应过程约1 min。

(2)快适应（神经适应过程）：近代视网膜电图的研究提示在视觉适应中，除光化学作用外，还存在非光化学的因素。将眼暴露在明亮的背景光下，使用不同强度的光刺激，测量视网膜电图，可以立即记录到增强的阈值（或称视网膜敏感性下降）。这种明适应状态下阈值的变化发生在0.1 s以内，称为明适应的快适应或神经适应。亮光下瞳孔缩小也反映视觉适应的神经适应。此时背景光强度高于视网膜电图阈值

6log,但尚未引起视色素漂白。随着时间的延长或背景光进一步增强,则可以测量到漂白的视色素。背景光弱时,测量不到视色素的变化,但视网膜敏感性恢复很快,可以在几秒钟内测量到 ERG 的 b 波,说明了神经作用的存在。暗光下瞳孔开大也可说明暗适应的神经作用。

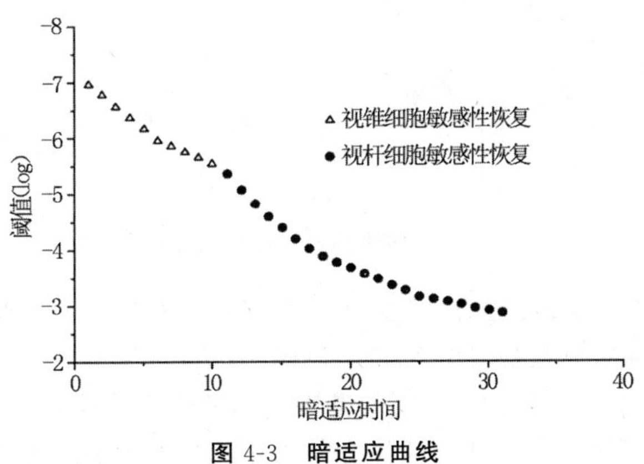

图 4-3 暗适应曲线

2.暗视觉和明视觉的光谱敏感性

暗视系统和明视系统有不同的光谱敏感性(图 4-4)。分别对两个系统使用不同波长的光刺激,可记录到不同的敏感度曲线。明视的(photopic)或视锥细胞的亮度函数曲线中,最大敏感性在 555 nm;暗视的(scotopic)或杆体的亮度函数曲线中,最大敏感性在 505 nm。两条曲线的最大值相差约三个对数单位(1000 倍)。此曲线可以解释白天人眼对红光敏感,而夜晚对绿光敏感。不同波长的光,即使辐射量相同也不会产生相同的视觉。在弱光下视物时,有颜色的物体显得失去颜色,随着光照增强,物体显现出颜色。这种从无色视到有色视的变化反映了暗视觉到明视觉的改变。以上这种亮度函数的变化称作 Purkinje 移动。

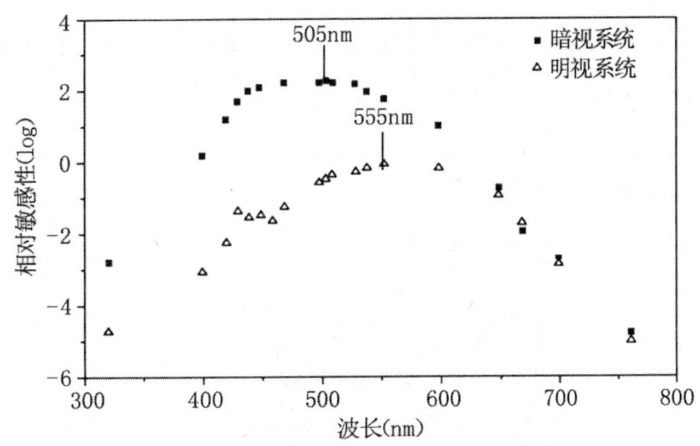

图 4-4 暗视系统和明视系统的光谱敏感性

(二)颜色视觉

1.色觉的形成

色觉是一种涉及物理、生物和心理机制的复杂课题。视锥细胞感受器外段的视色素吸收 400～700 nm范围内的电磁波,色觉则是对这一特定的物理刺激的反应。

杆体视色素、视紫红质不能分辨颜色。执行色觉功能的是三种类型的视锥细胞。视锥细胞色素都含有 11-顺-视黄醛和不同的视蛋白,这些不同的视蛋白不断排列视黄醛的电子以改变其俘获不同波长的光子的能力。

红色吸收视锥细胞(R 视锥细胞)含红敏色素(eryth-rolabe),吸收长波的光子,最大敏感性在570 nm。绿色吸收视锥细胞(G 视锥细胞)含绿敏色素(chlorolabe),吸收中波的光子,最大敏感性在 540 nm。蓝色吸收视锥细胞(B 视锥细胞)含蓝敏色素(cyanolabe),吸收短波的光子,最大敏感性在 440 nm(图 4-5)。

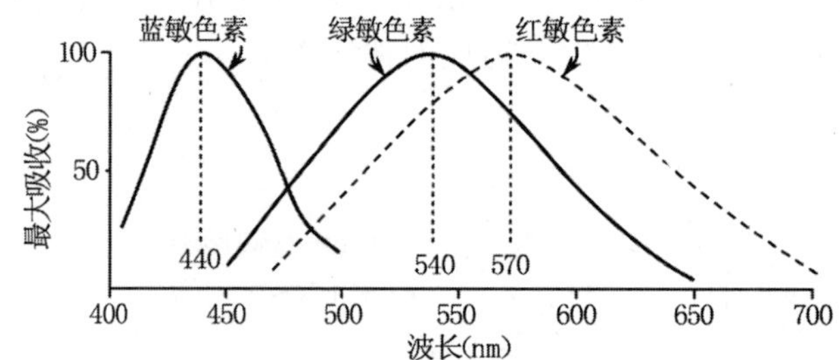

图 4-5　视网膜视锥细胞的光谱吸收

分子遗传学技术已经证实人类的三原色感受由确切的视锥细胞光感受细胞决定。已知蓝敏色素基因位于第 7 对染色体上,红敏、绿敏色素基因位于 X 染色体上。有研究认为红－绿色盲是由于红、绿敏色素的基因编码发生变化所致,色弱或部分色盲可能与基因编码混杂或重复有关。

色觉感受野同亮度、图形等感受野一样,被认为是由中心的兴奋区和周边的抑制区组成的同心圆结构,只是感受野的兴奋区和抑制区具有波长依赖性,即产生一种颜色－拮抗单位。中心和周边各自为色拮抗。色觉感受野存在于视网膜、中脑、视皮层等视路的每一部分。例如,红(中心)、绿(周围)色感受野的信号来自红视锥细胞和绿视锥细胞,当红光刺激时,感受野的电活动增强,而绿光刺激时,电活动减弱。

各种色觉的产生与颜色的三个特性有关,这三个特性为色调、饱和度和亮度。

色调是指颜色的感受特性,取决于人眼和大脑所感受到的光的波长,例如几种波长的光进入眼内,其中多数光的波长在 540 nm,这时人眼感受到的是绿色。光源的色调取决于该光源辐射的光谱组成对人眼所产生的感觉。物体的色调取决于光源的光谱组成和物体表面所反射(或透射)的各波长辐射的比例对人眼所产生的感觉。例如在日光下,一个物体反射 480～560 nm 波段的辐射,人眼吸收这一段波长的辐射,该物体呈绿色。

国际照明委员会(congress internationalede I'eclairage,CIE)于 1931 年规定了标准色度图(图 4-6)。该色度图准确地表示了颜色视觉的基本规律以及颜色混合的一般规律。这个色度图也可以叫做混色图。

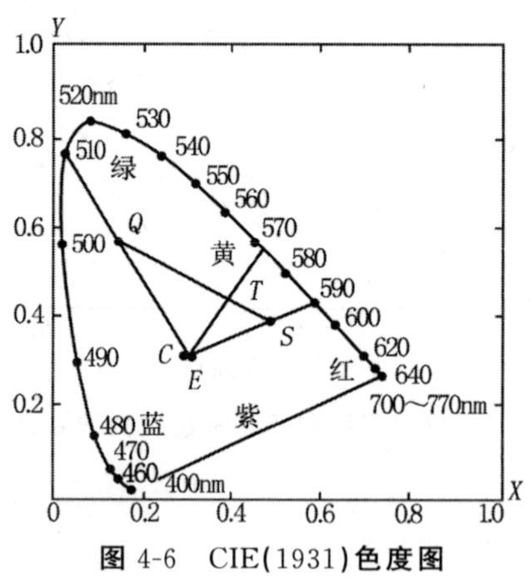

图 4-6　CIE(1931)色度图

混合光的组成有两个规律:①每一种颜色都有一个相应的互补色,它们以适当的比例混合,便产生白色或灰色。全部可见光波长等量混合时,产生白色;②非互补色混合时,结果色位于两个起源色之间,其色调取决于两颜色的相对数量。例如,等量的红、绿色混合产生黄色,红多绿少则产生橘黄色。人眼和脑能够感受颜色,却不能判断组成该颜色的几种波长。将三原色按不同比例混合,能产生任何一种颜色。三种视锥细胞的敏感性曲线彼此重叠(图 4-5),重叠部分的颜色被认为相对刺激了不同的视锥细胞产生。当 540 nm 波长光进入视网膜时,刺激了红－绿感受野,此时绿视锥细胞的电活动增强,颜色中枢感受到绿色。如果 590 nm 光线进入视网膜,红视锥细胞的电活动多于绿视锥细胞,感受到的是黄色。蓝锥细胞的信息进入蓝一黄感受野，而黄色信息并不来自"黄视锥细胞"，而是来自红视锥细胞和绿视锥细胞。

饱和度是指彩色的纯度或浓厚度。当人眼看到的光线波长单一时(单色光)，这时的颜色是完全饱和的。当光谱色中掺入较多波长的光或白光时，眼睛仍感受到相当突出的色谱，但颜色较浅。如粉色就是不饱和的红色。

明亮度涉及进入眼内的光量，是人主观上对物体发光(或反射光)度的解释。如果在幻灯镜头前加一个滤过片，它的光强被减弱，明亮度下降。

2.色觉缺陷

色觉缺陷可分为先天性和后天获得性两大类，以先天性色觉缺陷为主。遗传性先天性色觉缺损往往由于视蛋白编码基因异常，并且几乎都是红一绿色觉缺陷，西方人报道累及8%的男性和0.5%的女性。人眼红一敏色素和绿-敏色素的视蛋白基因位于X染色体的长臂上，蓝一敏色素的视蛋白基因位于第7对染色体上。正常色觉者的三种光敏色素比例正常，称三色视者(trichromat)，如果仅有两种光敏色素正常，则被称为双色视者(dichromat)，仅存在一种光敏色素的为单色视者(monochromat)。后天获得性色觉缺陷多为蓝一黄色觉缺陷，男女性发病率相同。

异常三色视(anomalous trichromats)在色觉缺陷人中占多数。它们虽然也用三原色比配光谱的各种颜色，但同正常三色视比较，它们是以异常的数量进行比配。通常称异常三色视为色弱。红色弱(protanomal)需要用更多的红色进行颜色比配，绿色弱(deuteranomal)需要用更多的绿色，蓝色弱(tritanomal)则需要用更多的蓝色。

二色视者为一种锥体视色素缺失，它们只能用两种原色进行颜色比配。红敏色素缺失者为红色盲(protan ope)，绿敏色素缺失者为绿色盲(deuternope)，蓝敏色素缺失者为蓝色盲(tritanope)。二色视者不合并视力丧失。

单色视又称全色盲，患者只能用三原色中的一种进行颜色比配。全色盲包括两型:视杆细胞单色视和视锥细胞单色视。两型患者均不能辨认颜色。视杆细胞单色视还合并有低视力、畏光、眼球震颤、黄斑色素异常和明视ERG异常，属于常染色体隐性遗传。视锥细胞单色视表现全色盲但不合并其他症状，视力正常。蓝色视锥细胞单色视为性连锁隐性遗传，其临床症状类似视杆细胞单色视。

绝大多数先天性色觉缺陷为性连锁隐性遗传，患者在红、棕、橄榄及金黄色之间相互混淆。区分不出淡粉、橘红、黄和绿色。这类患者为红一绿色觉缺陷。后天获得性色觉障碍绝大部分为蓝一黄色觉缺陷，近期内有色觉变化，常常有相应的眼部病变。

各种色觉障碍要通过色觉检测确定。色觉检测的手段较多，表4-1列举了各种色觉检测方法的作用方式、检测对象等。

表4-1 色觉检测方法

检测方法	作用方式	检测对象	敏感性/定量性	难易程度
Fransworth-Munsell 100 hue	色调分辨	红一绿，蓝一黄，正常人不敏感	非常敏感/根据失分分型	繁琐
Ishihara	颜色混淆	红一绿	非常敏感/不定量	学龄前儿童检查困难
Fransworth Panel D-15	颜色混淆	红一绿，蓝一黄	只能检出严重异常的三色视和二色视/分型好	容易
Nagel 色盲镜	亮度比较	红一绿	很敏感/用异常商数值分型	容易
Sloan 全色盲检测	色调明亮度比配	全色盲	敏感性较差/不完全性全色盲不能检出	容易

三、视觉电生理

(一)视网膜电图

视网膜电图(electroretinography,ERG)是由短暂闪光刺激从角膜上记录到的视网膜的综合电位反应。

1877 年 Dewar 首次记录到人眼视网膜电图。以后逐渐发现在黑暗中容易记录到 ERG,通过改进测试方法,记录到负相的 a 波,正相的 b 波,迟发的正相反应——c 波和撤效应,即 d 波。Granit 将 ERG 分为三个导程,即 PⅠ、PⅡ和 PⅢ,分别代表 ERG 的 c 波、b 波和 a 波,这一理论被普遍接受(图 4-7)。

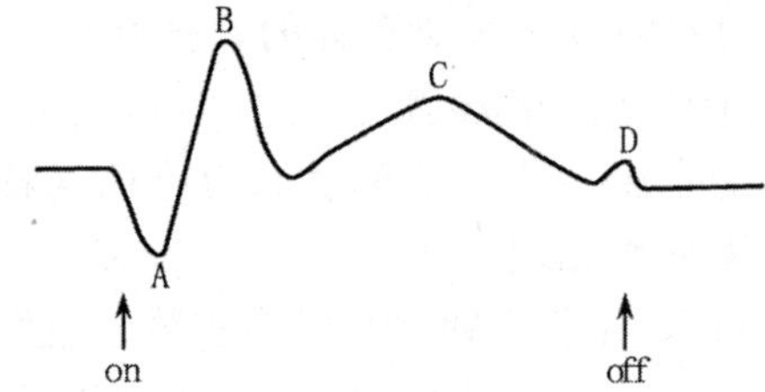

图 4-7　ERG **的** A、B、C **和** D **波箭头提示给光**(on)**和撤光**(off)

1.ERG 检查的可变因素

(1)刺激:光刺激可选择不同强度,不同刺激时限,不同颜色和频率。

(2)电极:电极安放部位及电极种类影响眼电图的振幅。

(3)记录仪:信号接收、放大器等影响反应的敏感性。

(4)测试状态:瞳孔是否开大、眼球运动、受检者的配合都将影响记录结果。屈光状态中,高度近视使 ERG 振幅变小,高度远视者 ERG 振幅较大。

2.视网膜视锥、杆细胞对 ERG 的意义

ERG 是研究视锥、杆细胞功能的一种方法,ERG 视锥细胞反应和视杆细胞反应有明显的差异(表 4-2)。

表 4-2　ERG **视锥、视杆细胞反应的差异**

	视杆细胞反应	视锥细胞反应
敏感性	对弱光敏感	对强光敏感
空间分辨力	轮廓视觉	精细视觉
时间变换	仅对慢闪烁(<10/s)	追踪快闪烁
最大敏感广谱	500 nm(蓝绿)	560 nm(绿黄)
暗适应率	慢	快
色觉	缺失	存在

表 4-2 显示了视网膜视锥、视杆细胞的功能特点。视杆细胞主要探察弱光刺激,而视锥细胞接收中等和高强度的光刺激。视杆细胞色素——视紫红质是单一的蓝绿敏感色素,而视锥细胞包含蓝、绿、红三种色素。利用视锥细胞和视杆细胞的这些不同生理功能作为 ERG 区分视锥、杆细胞反应的条件,在暗环境中用弱的或蓝色刺激光可记录到视杆细胞反应;在亮环境中用强光、长波长光(如红光)或快闪烁光(一般用 30 次/秒闪烁光)可以分离出视锥细胞体反应。

视锥细胞的最大密集区在中心凹部,从中心凹向周围 15°(4.5 mm),密度逐渐下降,15°以外至周边部视锥细胞数极少但保持稳定。视杆细胞从中心凹(中央部 1°~3°)周围向周边逐渐增多,到中心凹旁 15°时密度最高,从 15°再往周边,视杆细胞数量稍减但保持恒定。视网膜视锥细胞总量约 800 万。中心小凹部视锥细胞约有 9000 个,仅占视锥细胞总数的 0.11%,当中心小凹病变时,ERG 可完全正常。如果 ERG 的视锥细胞反应下降,病变影响部位往往超出 5°范围。

3.ERG 的成分

ERG 各种成分的出现依赖于不同的刺激条件，在完全暗适应的条件下，给予一个极弱的刺激光，ERG 仅出现一个 b 波。刺激光逐渐增强到 2～3log 单位时，出现 a 波。随着刺激光进一步增强，a 波振幅逐渐增大(图 4-8)。

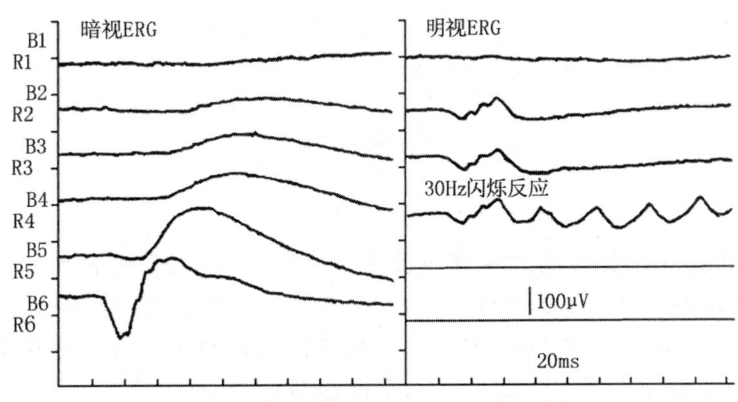

图 4-8　**人眼暗视** ERG **和明视** ERG

从上至下刺激光强度逐渐递增，暗视 ERG 最大反应(左侧最下方)光刺激强度 3.7 cd/m^2，明视 ERG 的背景光为 8.7 cd/m^2

振荡电位(oscillatory potentials，OPs)是用较高强度光刺激时得出的一组叠加在 b 波上的频率较快的低小波。ERG 的 c、d 波和早期感受器电位均不能使用通常的临床 ERG 记录条件获得。c 波是在 b 波之后缓慢升起的一个正向波，起源于视网膜色素上皮，通常是使用强光较长时间刺激暗适应的视网膜，并通过直流放大器得到。d 波是关闭光刺激时，锥体系统产生的正相撤反应(图 4-8)。使用比常规高约 10^6 倍的光刺激强度，可在 a 波之前引出早期感受器电位(early recepte potentials，ERP)，ERP 的潜伏期极短，是光刺激视网膜后最早产生的电反应(图 4-9)，反映视色素的漂白。

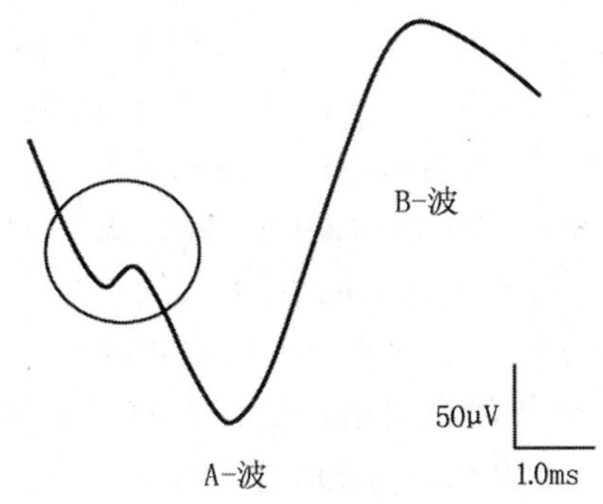

图 4-9　**早期感受器电位**

4.ERG 成分的起源

了解 ERG 各种成分的起源，是为了理解它们在疾病状态下改变的临床意义。

临床检查中常根据不同的光刺激形式将 ERG 分为闪光 ERG(Flash-ERG)和图形 ERG(Pattern-ERG)。

闪光 ERG 由一个负相的 a 波和正相的 b 波以及叠加在 b 波上的 OPs 组成。大量的基础研究提示，a 波表达了光感受器的超极化活动，b 波产生于视网膜内层 Müller 细胞和双极细胞的共同电活动。视锥细胞体产生的 a 波振幅较视杆细胞大。关于 OPs 的起源，多数研究认为与视网膜内层无长突细胞发出的抑制性反馈回路有关。OPs 各小波反映了不同化学突触的活动。

使用光栅、棋盘方格或其他图形刺激而引出后极部视网膜的综合电反应称做图形视网膜电图(图形 ERG)。图形 ERG 的波形类似闪光 ERG，正常时由三个波组成：第一个波较小、呈负相，发生在 35 ms，称为 N35 波，第二个波较大、呈正相，大约在 50 ms，称为 P50 波，其后是第三个波，呈负相，波谷在 95 ms，称为 N95 波(图 4-10)。图形 ERG 起源于视网膜内层的神经节细胞。

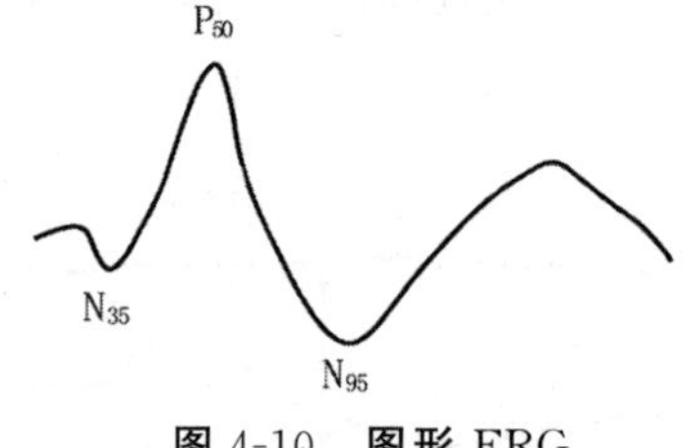

图 4-10　**图形** ERG

(二)眼电图

眼电图(electro-oculogram，EOG)是判断视网膜色素上皮(RPE)功能最常用的临床电生理检查方法。

RPE 的静息电位平均为 1.75 μV，是 EOG 产生的基础。这一静息电位依赖于 RPE 的代谢活动，但独立于视网膜的诱发电位或 ERG。当光照不变时，这一电位的起伏很小。改变照明条件，将使这一电位的起伏增大。暗适应时，这一电位下降，8～12 min 时下降至最低点，称之为暗谷电位，继续再暗适应，则此电位又逐渐升高，当暗适应 15 min 后给予照明，这一电位将明显增大。明适应 8～10 min 上升至最大值，称之为光峰电位。EOG 可以归结为在标准化的暗和亮条件下，视网膜色素上皮静息电位的改变。

EOG 检查中有价值的信息是比较明适应状态和暗适应状态的振幅。记录这些振幅是通过令患者在一定范围内交替向左、右注视产生。常用的测量参数是光峰∶暗谷。多数实验室的测定值是大于 2.0 为正常，小于 1.75 为异常。

EOG 和 ERG 有协同诊断的意义。ERG 正常的患者 EOG 可以异常，如卵黄样黄斑营养不良症(vitelliferm macular dystrophy)，又称 Best 病。EOG 完全正常不能表明视网膜没有疾患，因为 EOG 是大部视网膜的综合电反应。

(三)视诱发皮层电位

视诱发皮层电位(visual evoked cortical potential，VECP)又称视诱发电位(VEP)或视诱发反应(VER)，是指视网膜受闪光或图形刺激后，在枕叶视皮层诱发出的电活动。由于枕叶皮质对线条轮廓及其变化非常敏感，对闪光刺激相对不敏感，因而选用棋盘格刺激更符合枕叶皮层的生理特性。黄斑纤维终止于视皮层的后极部，因而 VECP 也是检测黄斑功能的一种方法。VECP 不是一种特异性检查。从视网膜到视皮层任何部位神经纤维病变，都可产生异常的 VEP。

广泛用于临床诊断的是瞬态图形 VEP，它有两个负相波和两个正相波(图见 VECP 检查法)。振幅的大小及潜伏期长短受刺激条件影响。较小的棋盘格产生较大的振幅和较短的潜伏期。刺激的平均亮度和对比度增加时，产生较大的振幅和较短的潜伏期，因此记录时应选用合适的刺激条件。由于正常人 VECP 振幅变异较大，因此振幅难以作为诊断参数，而潜伏期的变异小，是比较可靠的诊断参数。

随着科学研究的深入和检测手段的进步，视觉电生理检查越来越多地用于眼底病、视神经或视路疾患的诊断和研究，提高了对一些疾病的认识，推动了视觉研究的进展。

(王道彬)

第五章

眼科疾病的症状与体征

第一节 视力障碍

视力障碍为眼科就诊患者的常见主诉，多表现为视力减退、视物变形、视疲劳和先天性视力不良等。

视力分为中心视力和周围视力。视网膜黄斑部注视点的视力称为中心视力；视网膜黄斑部注视点以外的视力称为周围视力。平时所说的视力通常指中心视力，而视野检查是测量周围视力。

一、视力检查

1.中心视力检查

中心视力检查包括远视力检查及近视力检查。

2.远视力检查方法

(1)被检者立于距视力表 5 m 处，或视力表对面 2.5 m 处悬挂一平面镜，患者坐于视力表下，面向镜面进行检查。视力表悬挂高度应使第 5.0 行与被检眼在同一水平线上。

(2)检查时应遮盖一眼，一般应先查右眼，后查左眼。

(3)视力低于 0.1 者，患者向前移动 1 m 距离，视力为 $4/5\times0.1=0.08$，依此类推。

(4)被检眼距离视力表 1 m 处仍不能辨认最大视标，则视力低于 0.02，应让患者背光而坐，检查者展开手指置于被检眼前，检查能辨认手指的距离，如于 50 cm 处，则记录为数指/50 cm，若不能辨认手指则查手动，如在 30 cm 处能辨认，则记录为手动/30 cm，若不见手动则查光感和光定位。

(5)光感和光定位检查应在暗室内进行，一般测量由近及远直到 6 m 为止。然后再测 1 m 远的光定位，将灯光距被检眼前 1 m 处，向上、下、左、右、左上、左下、右上、右下及中央九个方向移动，被检眼视正前方，测定能否辨认光源方向。

3.近视力检查方法

多采用标准近视力表，有 12 行视标。检查在良好照明下进行，先查右眼后查左眼，正常眼应在 30 cm 处看清第 10 行，近视力为 1.0，不能看清最上一行，则视力为 0.1 或 0.1 不见。检查距离可由患者自己调整，应注明近点距离。如记录为近视力 1.0/30 cm。

二、临床症状

1.急性视力减退

指视力可在数小时或数日内急剧较大幅度减退，严重者达眼前指数或光感，单眼者常为眼局部疾病引起，双眼者多为全身疾病引起。常见于：

(1)视网膜中央动脉栓塞。

(2)视神经疾病:缺血性视盘(视乳头)病变、视盘(视神经乳头)炎、急性球后视神经炎、视神经外伤、视神经脊髓炎等。

(3)玻璃体与视网膜出血:如视网膜静脉周围炎、视网膜中央静脉血栓形成、眼外伤等。

(4)视网膜脱离。

(5)视中枢病变与功能障碍:如癔症、皮质盲。

(6)全身疾病:高血压、贫血、烟草中毒、头外伤、脑肿瘤等。

(7)急性闭角型青光眼及急性葡萄膜炎等。

(8)角膜炎、角膜溃疡等。

2.渐进性视力减退

渐进性视力减退呈慢性过程,患者多记不清发病的具体时间和原因。常见于屈光不正、斜视、弱视、慢性眼内炎症、屈光间质浑浊(角膜云翳、斑翳、虹膜炎后遗症、白内障、玻璃体浑浊)视网膜病变、视神经及视路疾病等。

3.远视力减退,近视力正常

(1)近视性屈光不正:加镜片可矫正。

(2)调节过度或睫状肌痉挛,引起一时性视力减退,经休息或使用睫状肌麻痹药(如阿托品眼液)后即可改善。

(3)药物性关系:如眼局部滴用毛果芸香碱或全身应用磺胺类药物等,一般停药后即恢复正常视力。

(4)全身性疾病:如部分糖尿病患者、妊娠中毒、马方(Marfan)综合征等,可通过全身检查证实。

4.眼底正常,近视力差

(1)轻度远视或老视者验光配镜即可矫正。

(2)扁平角膜:多为先天性眼病。

(3)药物影响:如局部滴用睫状肌麻痹药。

(4)全身因素:包括无晶状体、Adie 瞳孔等。

5.先天性视力不良

先天性视力不良多为眼发育不全,包括遗传性眼病。其共同特点为眼结构异常,视力低下。

(1)角膜畸形:如圆锥角膜、扁平角膜、先天性小眼球小角膜、大角膜及先天性青光眼等。

(2)虹膜及晶状体异常:包括多瞳症、永存瞳孔残膜、无虹膜及虹膜脉络膜缺损,球形晶状体及无晶状体等。

(3)眼底病变:如原发性视网膜色素变性、视网膜劈裂症、遗传性黄斑变性、视盘缺如、视神经萎缩等。

(4)全身病及综合征:如白化病、马方综合征、Leber 综合征等。

(柳　园)

第二节　视觉异常

一、形觉异常

(一)视物变形症

视物变形症,即所见物体的形状发生改变。病因有散光、无晶状体眼配戴高度凸球镜片;视细胞排列扭曲,如中心性浆液性脉络膜视网膜病变、黄斑囊样水肿、视网膜与脉络膜肿瘤、视网膜脱离、后极部玻璃体牵引视网膜前膜及视网膜脱离术后等。

(二)大视症和小视症

1.大视症

即所见物体比实际大,病因有以下两方面。

(1)屈光不正配戴凸球镜片。

(2)单位面积视细胞增多,如中心性浆液性脉络膜视网膜病变、黄斑囊样水肿、黄斑外伤及出血的后期引起视网膜萎缩。

2.小视症

即所见物体比实际小,病因有以下三方面。

(1)近视眼配戴凹球镜片。

(2)单位面积视细胞减少,如中心性浆液性脉络膜视网膜病变、黄斑囊样水肿引起的视网膜水肿。

(3)颞叶皮质病变也有一过性视物变小。

(三)幻视

幻视,即眼前出现虚幻的形象。病因有颞叶肿瘤或精神病。

(四)飞蚊症

飞蚊症,指眼前有飘动的小黑影,尤其看白色明亮的背景时症状更明显。病因有:生理性;玻璃体液化和后脱离;玻璃体变性、炎症和积血;视网膜裂孔。

(五)闪光感

闪光感是一种“内视现象”,指在外界无光刺激的情况下看到闪电样亮光。病因有:①玻璃体对视网膜的牵拉,如玻璃体后脱离、视网膜脱离前驱期或视网膜下猪囊尾蚴病。②视反质病变引起中枢视觉异常。

二、光觉障碍

(一)夜盲

夜盲指视力在暗处下降,常见于视杆细胞严重受损。

1.先天性夜盲

见于视网膜色素变性、白点状视网膜变性、静止型白点状眼底、先天性静止性夜盲、无脉络膜等。

2.后天性夜盲

常见病因有以下几方面:

(1)维生素 A 缺乏。

(2)青光眼。

(3)屈光间质混浊,如周边部角膜病变、晶状体混浊。

(4)视神经或眼底病变,如视神经萎缩、视神经炎、视网膜脉络膜炎、视网膜脱离、高度近视、视网膜铁质沉着症。

(5)与夜盲有关的综合征。

(二)昼盲

昼盲指视力在亮处下降,常见于视锥细胞严重受损。

1.先天性昼盲

其病因为视锥细胞营养不良、黄斑中心凹发育不良。

2.获得性昼盲

其病因为角膜、晶状体中央混浊;黄斑区病变,如老年黄斑变性、黄斑出血;眼内异物存留;药物中毒,如氯喹视网膜病变。

三、色觉异常

色觉是视锥细胞对各种颜色的分辨功能。在明亮处，视网膜黄斑中心凹和黄斑部的色觉敏感度最高，离黄斑越远，色觉敏感度越低，与视锥细胞在视网膜的分布一致。物体的颜色决定于物体反射光或投射光的波长。

色调(色彩)指光谱中一定颜色的名称。亮度指某一色彩与白色接近的程度，越近白色越明亮。

解释色觉的学说，目前主要是 Young－Helmholtz 提出的三原色学说。由于视锥细胞的感光色素异常或不全而出现的色觉紊乱称为色觉异常。

(一)分类

色觉异常按病因分为先天性色觉异常和获得性色觉异常。

1.先天性色觉异常

先天性色觉异常是性连锁隐性遗传性疾病，视力多良好。可进一步分为一色性色觉(全色盲)、二色性色觉(红色盲、绿色盲和青黄色盲)和异常三色性色觉(红色弱、绿色弱和青黄色弱)。

2.后天性色觉异常

后天性色觉异常是由于视网膜、脉络膜和视路的任一部分病变或损伤引起的。常伴视力障碍。也可分为红绿色盲和青黄色盲或色弱。一般视神经疾病为红绿色盲或色弱，视网膜和脉络膜疾病为青黄色盲或色弱，严重者可为全色盲。凡从事交通运输、美术、化学、医药专业的工作者必须具备正常的色觉。色觉检查是服兵役、升学、就业前体检的常规项目。白内障患者术前色觉检查可以测定视锥细胞功能，估计术后效果。

(二)检查方法

1.假同色图

假同色图也称色盲本。在同一幅色彩图中，既有相同亮度不同颜色的斑点组成的图形或数字，也有不同亮度相同颜色的斑点组成的图形或数字。正常人以颜色来辨认，色觉异常者只能以亮度来辨认。检查在自然光线下进行，检查距离为 0.5 m，一般双眼同时检查，被检查者应在 5 s 内读出图形或数字，按册内规定判断患者为正常或异常，如为异常，可进一步分辨其为全色盲、绿色盲、红色盲、红绿色盲或色弱。

2.FM-100 色彩试验

其由 93 个不同波长的色盘(波长为 455～633 m/μm)固定在 4 个木盒里，可用作色觉异常的分型和定量分析。检查时，嘱被检查者按颜色变化规律，顺序排列色盘，每盒限定 2 min，记录编号并记分、作图。正常眼的图形为接近内圈的圆环形图，色觉异常者在辨色困难的部分图形向外移位呈齿轮状。

3.法恩斯沃思色相配列试验

法恩斯沃思色相配列试验检查方法基本同上，可测定色觉异常的类型和程度。

4.Nagel 色觉镜

Nagel 色觉镜利用红光与绿光适当混合形成黄光的原理。正常眼，红与绿有一定的匹配关系，红色觉异常者，红多于绿，绿色觉异常者，绿多于红。根据被检查者调配红与绿的比例，可判断各类色觉异常。

(三)治疗

先天性色觉异常无治疗方法。获得性色觉异常主要治疗原发疾病。

(柳　园)

第三节 流泪及泪溢

流泪是泪腺反应性分泌增加以致泪液流到眼外，见于内翻倒睫、结膜炎、角膜炎、虹膜睫状体炎，也见于角结膜异物或眼球各种损伤，甲亢、先天性青光眼和屈光不正者也常有流泪。泪溢是泪液的排出通路引流不畅以致泪液流到眼外，见于泪小点异常，包括泪小点外翻、狭窄、闭塞或缺如；泪小管至鼻泪管狭窄或阻塞，包括先天性闭锁、炎症、肿瘤、外伤和异物；其他原因，如鼻阻塞等。

（柳 园）

第四节 复视及视疲劳

一、复视

复视是将一个物体看成分开的两个物体的现象。复视可分为单眼复视和双眼复视。

（一）单眼复视

1.病因

其常见原因为外伤性晶状体半脱位和各种原因所致的双瞳。

2.临床表现

(1)晶状体半脱位：眼球挫伤使晶状体悬韧带部分断裂，致晶状体半脱位，出现单眼复视，在瞳孔区可清晰看到部分晶状体赤道部，虹膜震颤。

(2)双瞳：虹膜根部切除时过多地切除虹膜，或外伤引起大范围的虹膜根部离断等均可引起双瞳而致单眼复视。

（二）双眼复视

1.病因

炎症性、中毒性、代谢性、血管性、外伤性及肿瘤压迫等因素使一条或多条眼外肌部分或完全麻痹引起麻痹性斜视，从而导致双眼视物成双即复视。

2.临床表现

(1)复视：因受累眼肌不同可产生同侧复视和交叉性复视，前者为外转肌(外直肌、上、下斜肌)麻痹时，眼位向鼻侧偏斜，后者为内转肌(内直肌、上、下直肌)麻痹时，眼位向颞侧偏斜。

(2)眼球运动受限：眼球向麻痹肌作用方向运动时明显受限。

(3)代偿性头位：头向麻痹肌作用方向偏斜，以减小复像间距离。遮盖一眼则代偿性头位消失。

(4)眼性眩晕与步态不稳：因复视所致。遮盖一眼时症状消失。

(5)斜视角不同：第二斜视角大于第一斜视角。

二、视疲劳

（一）概述

视疲劳是常见眼部症状，并非独立的眼病，是由于眼或全身器质性和功能性因素以及精神因素交织的，错综复杂的以自觉症状为主的综合征。

视疲劳是指近距离工作或阅读容易发生眼睛疲劳现象。持久的用眼在正常人不发生疲劳的程度，而有疲劳者常出现有眼疲劳、视朦、复视、眼困倦、头痛的症状，甚至发生恶心、呕吐。通常眼睛视觉活动是下意识的功能，如果视觉器官功能正常和身体精神状态良好，人们可以在无意识控制下完成近距离工作。但是视觉器官或身体有些缺陷，为了能完成近距离的工作，有意识地控制或克服眼睛出现前述的症状，导致眼疲劳、精神紧张被迫停止工作。

(二)病因

1.眼部因素

(1)调节性视疲劳：常见于中度以上的远视眼，也常发生在各种屈光不正的散光眼、调节衰弱和紧张者。

(2)肌性眼疲劳：由于眼外肌不平衡所致的眼疲劳，常见于隐斜视、斜视、眼外肌不全麻痹。

(3)集合性视疲劳：集合功能不足或过强都会发生。

(4)症状性视疲劳：是某些眼病或全身性疾病引起的视疲劳。

2.全身性因素

多数学者认为：视疲劳的发生和发展与个人体质及精神心理因素有密切关系。如甲亢、贫血、高血压、低血压、更年期、病后或手术后恢复期、过劳睡眠不足、营养不良等有明显视疲劳症状出现。

3.环境因素

(1)照明光线：照明光线引起的视疲劳与光线强度、分布、稳定性、颜色有关系。

(2)工作物或阅读文字的大小、对比度、稳定性、排列的密度等与视疲劳有密切关系。

(3)电脑终端操作者易发生视疲劳。

(三)症状

1.视觉症状

视力下降、复视、调节功能异常。

2.感觉症状

眼胀痛，头痛或偏头痛，怕光，眩晕，注意力不易集中，记忆力减退，多汗，心烦，失眠，胃肠功能欠佳。

(四)诊断

(1)问诊：耐心听取视疲劳的发生和发展及诊疗经过。

(2)常规眼部检查及验光。

(3)调节功能检查：近点距离，持续时间，调节时间。

(4)眼外肌功能检查。

(5)体格检查：有无全身性器质性或功能性变化。

(6)环境调查：详细了解工作和生活环境。

(五)治疗

(1)矫正眼屈光不正：包括验光以及对原眼镜定性、定量、定轴。

(2)视轴矫正：眼外肌训练，增强融合力，扩大融合范围。

(3)治疗眼病或全身性疾病。

(4)药物治疗：维生素 B、维生素 E、ATP 等。

(5)加强营养，增强体质，参加文体活动，增强体力，消除神经紧张和忧郁。

(6)心理辅导，增强抗病信心与合作，消除恐惧感。

(7)改善不良的工作环境和生活节奏。

(柳　园)

第五节 眼 痛

眼部疼痛包括眼睑疼痛、眼球疼痛、眼球后部疼痛及眼眶疼痛。

一、眼睑疼痛

眼睑疼痛为浅在性，疼痛部位明确，患者主诉确切，较易诊断。

(一)病因

眼睑的急性炎症、理化性、机械性损伤、蚊虫叮咬等。

(二)临床表现

1.炎症性疼痛

如眼睑单纯疱疹、带状疱疹和睑腺炎均可表现为眼睑疼痛，炎症消退则疼痛缓解。

2. 理化性、机械性损伤性疼痛

其包括眼睑皮肤擦伤、裂伤、酸碱烧伤和热灼伤等，疼痛局限且剧烈，并伴有相应皮肤损害。

3.眼睑皮肤蚊虫叮咬

眼睑皮肤局部疼痛伴肿胀，有蚊虫叮咬史，可查见蚊虫叮咬痕迹。

二、眼球疼痛

眼球疼痛可表现为磨痛、刺痛、胀痛等多种形式，常合并有头痛。

(一)病因

1.急性炎症引起眼球疼痛

如角膜炎、巩膜炎、急性虹膜睫状体炎和眼内炎等。

2.急性眼压升高引起眼球疼痛

如急性闭角型青光眼。

3.眼外伤引起眼球疼痛

如角膜异物伤、角膜擦伤、眼球穿孔伤及角、结膜热灼伤与化学烧伤等。

(二)临床表现

1.炎症性眼痛

起病急，表现为磨痛、刺痛或胀痛，同时伴有畏光、流泪和眼睑痉挛等症状。

(1)角膜炎：主要表现为刺痛或磨痛，疼痛的程度因感染性质不同而不同。如铜绿假单胞菌性角膜溃疡，疼痛剧烈；真菌性角膜炎则疼痛相对较轻；而病毒性角膜炎因病变区感觉神经不同程度麻痹，疼痛也相应较轻。

(2)球筋膜炎：为磨痛，局限于眼球的一侧，随眼球转动而疼痛加重。

(3)表层巩膜炎：疼痛局限于病变区，有明显压痛及轻度刺激症状。

(4)巩膜炎：包括前巩膜炎、后巩膜炎和坏死性巩膜炎。前巩膜炎时眼部疼痛剧烈，有刺激症状，因病变位于直肌附着处，疼痛随眼球转动而加剧。后巩膜炎时眼痛剧烈，伴有球结膜水肿、眼球突出、眼球运动受限及复视。

(5)急性虹膜睫状体炎：眼球胀痛，触之疼痛加剧，伴同侧头痛，视力剧降，睫状充血，房水混浊，角膜后沉着物及瞳孔缩小、不规则、闭锁或膜闭。

(6)眼内炎：剧烈眼痛、头痛，视力剧降或失明。角膜水肿、前房闪辉强阳性及前房积脓。眼压升高，虹膜膨隆，玻璃体混浊。玻璃体积脓时瞳孔区呈黄光反射。炎症继续发展可发生全眼球炎及急性化脓性眶蜂窝组织炎。

2.高眼压性眼痛

原发性急性闭角型青光眼、睫状环阻塞性青光眼和某些继发性青光眼均可引起剧烈眼痛，伴头痛、恶心、呕吐，严重疼痛时，患者有眼球欲脱出之感。视力骤降，睫状充血，角膜雾状混浊，前房浅，眼压常在5.33 kPa以上。

3.外伤性眼痛

(1)角膜上皮损伤：角膜擦伤、异物伤，紫外线及各种化学物质均可致角膜上皮损伤，引起磨痛或刺痛，且随眼球转动而加剧，同时伴有畏光、流泪、眼睑痉挛等症状。

(2)眼球挫伤：挫伤引起的外伤性虹膜睫状体炎可致眼球胀痛；挫伤引起的前房积血、房角后退、晶状体脱位与外伤性白内障均可因继发性青光眼而致眼球胀痛；严重的挫伤引起的眼球破裂伤，因破裂部位多位于角巩膜缘，损伤角膜、虹膜和睫状体而致眼球刺痛。

(3)眼球穿孔伤：伤口多位于眼前部的角膜与巩膜，角膜、虹膜，睫状体受损而致眼球刺痛，同时伴有眼内容物脱出、出血及视力障碍。早期因伤口而痛，晚期则多因继发性炎症而痛。

(4)屈光性疼痛：未矫正的远视、散光、双眼屈光参差太大均可引起眼球、眼眶及眉弓部胀痛。这种因视疲劳引起的疼痛可通过合理矫正屈光不正、适当休息而缓解。

三、眼球后疼痛

眼的感觉神经睫状神经节受损可引起眼球后部的刺痛和牵拉痛。

(一)病因

常见原因为急性球后炎症、出血、外伤及某些全身性疾病。

(二)临床表现

1.急性炎症性疼痛

其包括急性球后视神经炎、眶尖部邻近组织炎症性病灶，如鼻旁窦炎、眼带状疱疹。

(1)急性球后视神经炎：眶内段视神经急性水肿可引起眼眶深部牵引痛和压迫感，尤其是眼球运动时疼痛加剧，同时伴有视力显著下降。

(2)蝶窦炎：因蝶窦位于眶尖部，急性炎症时可出现球后疼痛，此种疼痛多与眼球运动无关，而压迫眼球时疼痛加剧。

(3)眶尖骨膜炎：本病多继发于鼻旁窦炎，眼球后部胀痛，压迫眼球疼痛加剧，眼睑、球结膜水肿，伴有眶上裂综合征，引起动眼神经、滑车神经和外展神经麻痹，眼神经分布区感觉减退或丧失。若视神经受压或炎症浸润可引起眶尖综合征，而导致不同程度的视力减退。

(4)眼带状疱疹：带状疱疹累及睫状神经节时引起球后疼痛，皮肤出现疱疹前数日即可发生。尤其是老年人可因带状疱疹而致难以忍受的球后剧痛。

2.外伤性球后疼痛

眶部及颅脑外伤均可致眶尖部组织出血、水肿而出现球后疼痛，甚至可致眼球前突、运动障碍及视力减退。

(柳　园)

第六节　畏　光

畏光是眼球对光线照射不能耐受的一种现象。包括生理性保护反应和病理性反应，这里仅介绍病理状态下的畏光。

一、病因

常见原因有眼前部急性炎症，包括机械性、物理性和化学性等因素所致的眼外伤以及各种原因引起的瞳孔散大。

二、临床表现

1.炎症性畏光

其因细菌、病毒或真菌等病原体引起角膜、虹膜与睫状体的炎症，均有明显的畏光症状。角膜炎时除畏光外还有疼痛、流泪、睫状充血、角膜混浊或溃疡形成等。虹膜睫状体炎时除畏光外，还有疼痛、流泪、房水混浊、角膜后沉着物、虹膜后粘连和晶状体前囊色素沉着等，并伴有视力下降。

2.眼外伤

眼外伤主要是角膜、虹膜睫状体的外伤。角膜上皮擦伤、破裂伤、异物伤、热灼伤、电光性眼炎和刺激性毒气伤，除有明显畏光外，尚有角膜损害表现；外伤性虹膜睫状体炎、外伤性无虹膜、外伤性瞳孔散大等除明显畏光外，还有虹膜睫状体损害表现。

3.瞳孔散大

瞳孔散大包括药物性、外伤性和青光眼性瞳孔散大。除具有畏光外，还有视力减退，调节减弱或麻痹，青光眼者还表现为剧烈头痛、眼痛、流泪、视力障碍以及恶心、呕吐等症状。

（柳　园）

第七节　分泌物

细菌性结膜炎的分泌物呈浆液性、黏液性和脓性。病毒性结膜炎的分泌物呈水样或浆液性。过敏性结膜炎或干眼症分泌物常呈黏稠丝状。黏丝状分泌物合并眼角糜烂见于眦部睑缘炎。白色泡沫样分泌物则是由于干燥杆菌感染引起。

（柳　园）

第八节　红眼症

常见于急性炎症，可为结膜充血、睫状充血或混合充血，应鉴别结膜炎、角膜炎、巩膜炎、虹睫炎和青光眼。结膜下出血可由外伤引起或由于老年人毛细血管脆性增加所致。

（柳　园）

第六章

眼科疾病的常规检查

第一节　一般检查

眼部的一般检查应在良好的照明下，系统地按顺序进行。最好采用自然光线，配合聚光灯和放大镜。应注意以下几点：①养成先右后左，从外到里的检查习惯，以免记录左右混淆或遗漏；②如患者有严重的刺激症状，可先滴1%丁卡因1～2次后再做检查。③患儿哭闹不合作，应固定头部，必要时用拉钩拉开眼睑进行检查。④检查时操作要轻，不要压迫眼球，尤其对眼外伤、角膜溃疡等患者更须小心，以免眼球穿破，眼内容物脱出。⑤遇有化学伤时，应先立即做结膜囊冲洗，并去除结膜囊内存留的异物，然后再进行系统检查。⑥每次检查后要消毒双手，尤其在检查感染性眼病后，应严格消毒双手，以防止交叉感染。

一、眼眶及眼球

眼眶检查应注意有无炎症、肿瘤和外伤等。眼眶急性炎症常有明显疼痛、体温升高和全身不适等症状，并有眼睑红肿、结膜水肿。水肿的球结膜可遮盖整个角膜，或脱出于睑裂外，眼球可以突出，活动受限或完全固定，局部可有压痛。应进一步鉴别是眼眶浅在性炎症，还是眶深部炎症。对于有外伤史的患者要注意检查眼眶及其周围组织有无伤口和异物。

眼球检查应注意眼球大小、眼球突出度和眼位等。

眼球增大见于水眼（先天性青光眼）、牛眼（后天性婴儿青光眼）、角膜或巩膜葡萄肿等。眼球缩小见于眼球萎缩、先天性小眼球。

眼球突出是眼眶肿瘤和眶血管异常的主要症状。首先应观察眼球突出的方向，检查眼球的运动，并进一步用手指沿眶缘向眶深部触诊；若扪及肿块，则应注意有无压痛，是实质性还是囊性，以及表面是否光滑。还要观察眼球突出是否为搏动性，或是间歇性，局部按压或头位改变是否影响突出度。动静脉瘘（颈内动脉和海绵窦沟通）常导致搏动性突眼，而眶静脉曲张则常与间歇性突眼有关。

眼球突出度的测定方法是先粗略对照两眼相互位置，推测眼球是否突出，然后进一步用Hertel突眼计，以测定眼球突出度。医生和患者相对而坐，取突眼计平放于患者眼前，将两内侧端凹面分别支撑在两眼眶外侧壁前缘上，患者向前平视，医生从第一反射镜中观察角膜顶端与第二反射镜中所示的毫米数的相当位置，作为眼球的突出度数记录下来，同时还应记下眶距的毫米数。以便用同一眶距标准进行复查。我国人群正常眼球突出度是男性为13.76 mm，女性为13.51 mm，平均值为13.64 mm。眶距男性为99.3 mm，女性为96.7 mm，平均为98.0 mm，两眼突出度一般相差不超过2 mm。

眼球内陷少见，多由眶骨骨折或交感神经损伤所致，前者有明确的外伤史，可通过X线眼眶摄片明确诊断；后者则是Horner综合征的一部分。

对有斜视的患者要检查是内斜还是外斜，斜度多少，是共同性还是麻痹性。注意有无眼球震颤，震颤的方向(水平性、垂直性、旋转性)、振幅和速度(快相、慢相)。

二、眼睑

检查眼睑应注意有无先天异常,眼睑位置和睑缘的改变,同时观察睑皮肤、睫毛和眉部的情况。

检查眼睑位置时,应注意两侧是否对称,睑裂大小如何,有无睑裂闭合不全,睑球粘连,眼睑退缩或痉挛;上睑是否下垂,有无上、下睑内翻、外翻,有无倒睫、睫毛乱生、秃睫,并了解其发生原因;睫毛根部有无充血、鳞屑、溃疡,还应注意睫毛和眉毛的色泽有无改变。

正常睑裂宽度在两眼平视时,约为 7.5 mm,遮盖角膜上缘约 2 mm;上、下睑应平服地附贴于眼球表面。对上睑下垂的患者,应观察瞳孔被上睑遮盖的程度,并用如下方法测定提上睑肌的功能情况:用两拇指紧压双侧眉弓部,阻止额肌帮助睁眼的动作,然后在睁眼的尝试下,观察睁眼的程度。如完全不能睁眼则为完全性上睑下垂;如仍能不同程度地睁眼,则为部分性上睑下垂。先天性上睑下垂与重症肌无力引起的上睑下垂,亦要很好地鉴别。

最后尚应观察眼睑皮肤有无红肿、溃疡、瘘管、皮疹、瘢痕、脓肿、肿块,以及有无水肿、皮下出血、皮下气肿等情况。

三、泪器

泪器包括分泌泪液的泪腺和排出泪液的泪道两部分。

泪腺位于眶外上方,分为较大的眶部泪腺和较小的睑部泪腺。正常时泪腺不能触及,只有在炎症、肿瘤或脱垂时,方可用手指由眶外上方向后向上触及;将上睑近外眦部尽可能向外上方牵引时,亦可暴露肿大的睑部泪腺,炎症时尚可有压痛。

泪腺的功能为分泌泪液,泪液分泌减少或者组成成分异常可引起干眼症。诊断干眼症常采用 Schirmer 试验和检查泪膜破裂时间。

泪道检查应注意有无炎症、肿瘤,以及是否通畅。

检查泪囊部应注意有无红肿、压痛、瘘管,有无囊性或实质性肿快。指压泪囊部时,如有泪水、黏液或脓液从泪小点反流出来,则说明存在慢性泪囊炎和鼻泪管阻塞情况。根据黏、脓液反流的多少,可粗略地估计泪囊囊腔的大小。

鼻泪管开口于下鼻道,可由于鼻腔病变而被阻塞,引起溢泪,因此对溢泪患者,应了解鼻腔情况。眼部方面,应注意下睑和泪小点位置是否正常。如泪小点位置正常,可用下述方法检测泪道是否通畅:滴有色液体于结膜囊内(如 1%～2%荧光素或 25%弱蛋白银),同时塞棉片于同侧鼻腔内,1～2 min 后,嘱患者作擤鼻动作,如鼻腔内棉片染色,则说明泪道通畅;如不染色,则应进一步冲洗泪道,以确定后者的阻塞部位。

四、结膜

结膜按解剖部位分成睑结膜、球结膜和穹隆结膜三部分。

为了对结膜各部位进行详尽检查,必须学会并熟练掌握上睑翻转法。翻转上睑可用单手或双手操作。

(一)单手法

先嘱患者向下看,医生将示指放在睑板上缘,拇指放在睑缘中央稍上方,两指轻轻挟提上睑皮肤,在示指向下压的同时,拇指向前上方翻卷,就可使上睑翻转,然后把睑皮肤固定于眶骨上缘,注意不要压迫眼球。

(二)双手法

先嘱患者向下看,检查者在用一手的示指和拇指挟提上睑缘中央部皮肤往上翻卷的同时,用另一手示指或棉棒,对准睑板上缘,将其向下压迫,即可将上睑翻转过来。

在大多数情况下，只有单手法遇到困难时（如患者欠合作，上穹隆过短，上睑板肥厚，眼球内陷等），才采用双手法。

为了暴露下睑结膜和下穹隆部结膜，只需将下睑向下牵引，同时嘱患者向上看即可。但如果要暴露上穹隆部结膜，则需要在用一手翻转上睑后，嘱患者向下注视，用另一手的拇指，由下睑中央把眼球轻轻往上推压，同时将上睑稍向上牵引，使上穹隆部结膜向前突出。

检查球结膜时，只要用拇指和食指把上下睑分开，然后嘱患者向上、下、左、右各方向注视，各部分球结膜就能完全暴露。

小儿常因眼睑紧闭，检查时，需要家长协助，即医生与家长面对面坐着，将患儿两腿分开，仰卧于家长双膝上，家长一面用两肘压住患儿双腿，一面用手握住患儿两手，医生则用双膝固定患儿头部，以两手拇指，分别在上、下睑板的近眶侧处，轻轻向后施加压力，就可使上、下睑翻转，暴露睑结膜，以至穹隆部结膜。

检查结膜时应注意其颜色、透明度、光滑性，有无分泌物、肿块和异物等情况。

睑结膜在正常情况下可透见部分垂直走行的小血管和睑板腺管，后者开口于近睑缘处。上睑结膜在距睑缘后唇约 2 mm 处，有一与睑缘平行的浅沟为睑板沟，此处较易存留异物。正常儿童睑结膜上可以看到透明的小泡状隆起为滤泡，成人很少看到。

检查穹隆结膜时还应注意有无结膜囊变浅、睑球粘连等。

临床上常见的球结膜充血需作鉴别，见表 6-1。

表 6-1　常见的三种球结膜充血鉴别

鉴别要点	结膜充血	睫状充血	混合充血
部位	愈近穹隆部愈明显	愈近角膜缘愈明显	波及全部球结膜
颜色	鲜艳	紫红	深红
形状	血管清楚，随球结膜而移动	血管模糊不清，不能被推动	血管模糊不清
临床意义	结膜炎症	角膜及眼球深部组织炎症	比较严重的角膜及眼球深部组织炎症或青光眼急症发作

五、角膜

角膜病变常以示意图来表示部位，分为周边部和中央部，前者可进一步以钟点位置加以表达。另外，亦可将部位分为内上、内下、外上、外下四个象限以记录之。病变的深度可按角膜上皮层，前弹力层，基质浅层、中层和深层，后弹力层以及内皮层描述之。

检查角膜应注意其大小、弯曲度，有无角膜混浊，是水肿、浸润、溃疡，还是瘢痕，后者进一步分成云翳、斑翳和白斑。

正常角膜光亮透明。角膜的大小平均横径为 11 mm，垂直径为 10 mm。上角膜缘为 1 mm。一般以横径来表示其大小，小于 10 mm 者为小角膜，大于 12 mm 则为大角膜。

用聚光灯配合放大镜检查，角膜病变观察得更清楚，同时可发现细小的病变和细小异物。其操作方法是：一手用聚光灯照在角膜病变处，另一手拇指和食指拿一个 10 倍的放大镜，中指分开上睑，无名指分开下睑，开大睑裂，放大镜随意调节距离，以使焦点落在角膜病变处，这时角膜病变就显得大而清楚。这种检查方法简便有效，常被采用，亦常用此法来检查结膜、巩膜、前房、虹膜、晶状体等。

用裂隙灯显微镜检查，病变处可看得更清楚，并能确切了解病变的深浅和范围。

（一）角膜染色法

本方法用以了解角膜有无上皮缺损。在结膜囊内滴一滴 2% 消毒荧光素钠溶液，然后用无菌生理盐水或抗生素滴眼液冲洗，正常时角膜透明光亮，如角膜上皮有缺损，病损处就被染成绿色。亦可用无菌荧光素钠试纸，涂于下睑结膜，不需冲洗。

（二）角膜瘘管试验

如怀疑有角膜瘘管时，可在滴 2% 消毒荧光素钠溶液后，不加冲洗稀释，即用一手拇指和食指分开睑裂，同时轻轻压迫眼球，观察角膜表面，如发现有一绿色流水线条不断溢流，则说明有瘘管存在（角膜瘘管试验阳性），瘘管就在流水线条的顶端。

(三)角膜知觉试验

角膜感觉神经来自三叉神经（第Ⅴ对脑神经）的眼支，角膜知觉的降低或丧失，常是感觉神经受损的表现。检查角膜知觉的方法是：取消毒棉棒抽成细丝，将其尖端从侧面轻触角膜，避免被患者觉察或触及睫毛和眼睑，引起防御性瞬目而影响检查结果。如角膜知觉正常，则当棉絮触及其表面时，立即发生瞬目反应。如反应迟钝或消失，则可对角膜知觉的受损程度做出判断。如将双眼检查结果进行比较，更有助于得出正确结论。

Placido圆盘检查法，是根据映照在角膜表面的影像来检查角膜弯曲度是否正常，有无混浊等情况。该盘直径为20 cm，表面绘有黑白相间的同心圆环。中央有一小圆孔，有的孔内装上一块6个屈光度的凸透镜，盘侧装有手持把柄。检查时，患者背光而坐，检查者坐在患者对面约0.5 m距离，一手拿圆盘放在自己眼前，另一手的拇指示指撑开患者的上、下睑，通过圆盘中央的小孔观察角膜上所映照的同心环影像。

1.同心环形态规则

表示角膜表面完整透明，弯曲度正常，为正常角膜。

2.同心环为椭圆形

表示有规则性散光。

3.同心环出现扭曲

表示不规则形散光。

4.同心环呈梨形

表示圆锥角膜。

5.同心环线条出现中断

表示角膜有混浊或异物。

检查小儿角膜需家长或医护人员协助，方法同小儿结膜检查。亦可置患儿于治疗台上，助手用两手固定患儿头部，两肘压住患儿两臂，检查者用眼睑拉钩拉开上、下眼睑，已暴露角膜（对角膜溃疡、角膜软化症或角膜外伤穿孔患者，在暴露角膜时，切忌对眼球施加压力，以免造成人为的角膜穿孔或眼内容物脱出）。如怀疑有角膜溃疡或角膜上皮缺损，可先用荧光素染色，然后暴露角膜。亦可不用拉钩，用一手的拇指和食指或两手的拇指将上下睑缘轻轻分开，但不可使眼睑翻转，否则结膜可遮盖角膜，影响角膜的完全暴露。尤不可使用暴力，以防导致角膜穿孔。

六、巩膜

检查巩膜最好采用明亮的自然光线，检查者用手指分开被检眼的眼睑，令患眼向各方向转动，同时检查各部分的巩膜。

正常巩膜外观呈白色，在前部睫状血管穿过巩膜处，可呈青黑色斑点。小儿巩膜较薄，可透露葡萄膜色调而稍呈蓝色；老年人的巩膜色稍发黄。

检查巩膜应注意有无充血、黄染、结节、葡萄肿及压痛等。

七、前房

检查前房应注意其深浅度及其内容，必要时还须检查前房角。

正常前房的深度约为2.5～3 mm，又称前房轴深，系指角膜中央后面到虹膜或晶状体表面的距离。前房的深度可随着年龄的增长而变浅。在闭角型青光眼、白内障晶状体膨胀期、扁平角膜、虹膜前粘连或膨隆以及远视状态，前房一般较浅；而在先天性青光眼，开角型青光眼、无晶状体状态、圆锥角膜以及近视状态等，前房一般较深。

正常房水无色透明，当眼内发生炎症或外伤时，房水可变为混浊，透明度下降。轻度混浊，需用裂隙灯显微镜检查才能发现。混浊严重时,房水内出现棉絮状纤维素性渗出物或胶冻样渗出物,以及脓样积液或积血。

用裂隙灯显微镜检查,前房改变能看得更清楚。

八、虹膜

检查虹膜时,应双侧进行比较。注意其颜色、位置、纹理,有无色素脱落、萎缩、前粘连(与角膜粘连)、后粘连(与晶状体粘连),有无虹膜缺损、瞳孔残膜、根部断离、虹膜震颤,以及囊肿、肿瘤、异物、新生血管等。虹膜震颤检查:在裂隙灯显微镜下令患者上下或左右迅速转动眼球后向前注视,观察虹膜有无震颤现象。晶状体脱位或无晶状体眼常有虹膜震颤。

黄种人正常虹膜表面的颜色呈均匀的棕褐色,可因色素的多寡而有深浅差异。虹膜局限性的色素增殖可形成色素痣。正常的虹膜纹理清晰可见,但可因炎症充血肿胀而变为模糊。虹膜异色症和萎缩时色泽变淡,组织疏松,纹理不清。

九、瞳孔

检查瞳孔要注意其大小、位置、数目、形状,两侧是否对称,以及直接、间接对光反应等,并应双侧对照。

正常瞳孔呈圆形,直径一般在2.5～4 mm之间,两侧对称,边缘整齐。瞳孔的大小与照明光线的强弱、年龄、调节、辐辏等情况有关。老年人和婴幼儿的瞳孔较小。当眼在弥漫光线照射下,注视远距离目标时,瞳孔直径小于2 mm,称为小瞳孔,可为先天性、药物性或病理性。

瞳孔的扩大,亦可以是药物性、外伤性或因眼内异物或交感神经兴奋、动眼神经麻痹、青光眼或视神经、中枢神经疾患所致。

瞳孔反应检查在临床上具有重要意义。眼部疾病、视神经疾病以及中枢神经系统疾病均可能出现瞳孔反应的改变。常用的瞳孔反应检查有以下四种。

(一)直接光反应检查

令患者双眼向前注视,检查者用灯光对着瞳孔照射,注意瞳孔的反应,同时进行双侧比较,注意其对光反应的速度和程度。正常瞳孔在强光刺激下立即缩小,并能保持片刻,再稍放大些,两侧反应的速度和程度应是完全相同的,如反应迟钝或反应消失,则属于病态。

(二)间接光反应检查

令患者双眼向前注视,检查者用灯光照射一侧瞳孔,而注意对侧瞳孔的变化。在正常情况下,当光照射一侧瞳孔时,对侧瞳孔应同时缩小。如一眼失明,另一眼正常,失明眼瞳孔的直接光反应消失,而间接光反应则仍然存在;在正常眼,则瞳孔的直接光反应存在,而间接光反应消失。

(三)调节反应(或称辐辏反应)检查

检查者伸出一手指于患者的前正方,注意患者在注视由远而近移至其眼前的手指时所发生的瞳孔变化。在正常情况下,当手指移近至眼前时,患者双眼向内移动,同时两侧瞳孔也随之缩小。

(四)相对性传入性瞳孔障碍

相对性传入性瞳孔障碍亦称Marcus-Gunn瞳孔。一眼传入性瞳孔障碍时,用手电筒照射健眼,双眼瞳孔缩小,随即迅速移动手电筒照射患眼,见患眼瞳孔不但不缩小,反而扩大。

十、晶状体

检查晶状体时,最好充分散大瞳孔,注意晶状体表面有无色素,质地是否透明,位置是否正常(脱位或半脱位)以及晶状体是否存在等。

晶状体表面色素附着,如伴有虹膜后粘连或机化膜组织,是为虹膜、睫状体炎症的后果。晶状体囊膜下的棕黄色色素颗粒沉着,为眼内铁锈症的表现;前后囊下皮质及后囊表面呈现黄色细点状沉着物,则为眼内铜锈症的表现。在晶状体中央区出现的细小孤立的色素沉着，不伴有机化组织及虹膜后粘连，一般属于先天性色素沉着的范畴。

晶状体失去其透明性而出现混浊时，称为白内障，瞳孔区域呈灰白色调。临床上，根据混浊的形态和部位、发病原因、发展过程，可将白内障分为各种类型和各种时期。

晶状体是否完全混浊，可通过虹膜投影检查法以确定之。用聚光电筒以45°角斜射于瞳孔缘上，如晶状体尚未全部混浊而有部分透明皮质，则可在瞳孔区内见到由虹膜投射的半月形阴影；如晶状体已全部混浊，则投影检查为阴性。

晶状体是由悬韧带与睫状体发生联系而被固定在正常的位置上。正常位置发生改变时，称为晶状体脱位。

晶状体缺如称为无晶状体状态，可以是先天性或外伤性（由于囊膜破裂，导致晶状体的吸收），或为手术摘除的结果。

无晶状体的眼球，可见前房变深、虹膜震颤、眼底结构比正常显得缩小（因晶状体的放大作用已不存在）。

通过裂隙灯显微镜检查，可更精确和细致地观察晶状体的病变。

十一、玻璃体

正常玻璃是透明的，当积脓或有肿瘤侵入时，可引以起黄光反射；当有炎症、积血时可见玻璃体混浊，有时呈大片絮状，或机化组织。通过直接检眼镜转盘上的＋8～＋20屈光度的透镜，常可在玻璃体内发现各种形状的混浊物，或闪辉性结晶体。混浊物可随眼球的转动而摆动。较精确的玻璃体检查，需用裂隙灯显微镜来进行。后部的玻璃体，需用前置镜或三面棱镜进行检查。

十二、眼底

眼底检查在眼科中占有极其重要的地位。它的意义不仅限于对眼底病的诊断，还在于对全身疾病提供有价值的线索。临床上采用的检眼镜可分为直接和间接两种。

检查眼底的顺序通常是先查视神经乳头，然后查黄斑和其他部位。先让患者朝正前略偏内上方注视，以便先查视盘，然后将检眼镜光源稍向颞侧移动（约2个多乳头距离），或嘱患者正对光注视，以便窥视黄斑，最后将光源向眼各个不同部位移动，逐一检查，同时让患者眼球亦朝各相应方向转动，以事配合。

眼底病变的描述和记录：通常将眼底分为后极部和周边部；后者又可分为外（颞）上、外（颞）、外（颞）下、内（鼻）上、内（鼻）、内（鼻）下六个不同方位。或用时钟方位表达之。此外，亦可将病变部位与视神经乳头、黄斑或血管的位置和方向的关系记录下来。病变的大小和距离视盘的远近，通常是以视盘的直径（PD）为衡量单位。对于病变的隆起或凹陷程度，一般以屈光度数（D）表示之（3个屈光度约等于1 mm）。比较简便明了的记录方法是将病变描绘在眼底示意图上。

（一）视神经乳头

视神经乳头要注意其大小、颜色、形状，边缘是否清晰、是否凹陷或隆起。正常视盘边缘整齐，颜色淡橘红色（颞侧常较鼻侧淡些）。视盘呈圆形或椭圆形，直径约1.5 mm（也称为盘，用D表示），中央有一漏斗状凹陷，颜色较淡，是为生理性凹陷（也称为杯，用C表示），视盘杯盘的比值（C/D），是估测生理凹陷是否增大的常用指标，在青光眼的诊治中尤为重要。在凹陷底部有时可见灰暗斑点，代表视神经纤维通过巩膜筛板的小筛值（C/D），是估测生理凹陷是否增大的常用指标，在青光眼的诊治中尤为重要。在凹陷底部有时可见灰暗斑点，代表视神经纤维通过巩膜筛板的小筛孔。生理凹陷的大小与深度，各人不一；在正常情况下，凹陷范围一般不超过1/2视盘直径（C/D＝0.5），且两侧相似（两侧差异一般在0.2以内），否则为病理性凹陷。凹陷的扩大与加深常与眼压增高（青光眼）有关。在视盘颞侧边界有时可见色素或巩膜弧形斑。有时尚可在视盘附近的视网膜上见有羽毛状或火焰状的白色不透明组织，将部分视网膜血管遮盖，为有髓鞘神经纤维束（在一般情况下，眼底上视神经纤维是无髓鞘的，因此是透明的），为先天异常，常不影响视力。若视盘边界模糊、隆起,应考虑颅内压增高所致的视盘水肿或视盘炎、缺血性视盘病变,如色泽苍白,为视神经萎缩。

检查视网膜中央血管时,应注意血管的粗细、弯曲度、动静脉管径的比例、动脉管壁的反光程度,以及视盘处的动脉有否搏动现象。视网膜中央动脉从视盘进入眼底时,分为上下两主支,然后又分成颞上、颞下、鼻上、鼻下四大分支,最后分成很多小支,分布于视网膜各部位,但所有动脉分支间均无吻合,属于终末动脉结构。中央静脉与动脉伴行,命名亦同。有时在视盘黄斑区之间,可见一小支视网膜睫状动脉,形如手杖,由视盘颞侧缘穿出,系来自睫状血管系统,不与视网膜中央血管发生联系。在视网膜中央动脉阻塞的情况下,视网膜睫状动脉供血区可不受血流中断的影响。

正常动静脉比例约为 2∶3,动脉管径略细,色鲜红;静脉稍粗,色暗红。动脉管壁表面可呈现条状反光。近视盘处有时可见到静脉搏动,一般属生理现象,如有动脉搏动,必然是病理性的,可以是高眼压(青光眼)的表现。

(二)黄斑区

黄斑区应注意有无水肿、渗出、出血、色素改变及瘢痕等情况。黄斑区是一个圆形区域,约一个视盘大小,位于视盘颞侧略偏下,距离视盘约 2～2.5 PD(3～3.5 mm),具有敏锐的中心视力。该处无血管,颜色较其他部位略暗,周围可有一不很明显的反光晕轮(小儿较为明显)。黄斑区中心可见一亮点,为中心凹反光。

(三)视网膜

视网膜应注意有无出血、渗出、隆起等。正常视网膜呈弥漫性橘红色,是脉络膜毛细血管内血流透过色素层和透明的视网膜反射所致。色素上皮层色素的多寡与眼底所显示出的色调有密切的关系。色素多者,眼底反光较暗;色素少者,眼底反光比较明亮。所谓豹纹状眼底,是由于脉络膜色素较多,充实于血管间隙内,使红色脉络膜血管受反衬而更清晰可辨,状似豹皮样花纹,故得其名。白化病患者由于缺乏色素,眼底反光呈红色。儿童的眼底,光反射较强,形态上易与视网膜水肿相混淆,应注意鉴别。

(张莉红)

第二节 视功能检查

一、视力

视力即视觉敏锐度,又称中心视力,是指黄斑部中心凹的视功能,是人眼对外界相邻两点的分辨能力。视力检查,分远视力与近视力检查,前者是辨别远距离最小视标的能力,后者是辨别近距离视标的能力,反映了眼的调节功能。远、近视力检查,对于了解眼的功能和大致的屈光状态具有重要的临床意义。

(一)视力表的种类及视力的表示方法

常用的视力表有国际标准视力表、对数视力表。国际标准视力表常用小数记录法、分数记录法表示视力,这种视力表存在着视标增进率不均,以及视力统计不科学的特点。对数视力表是我国缪天荣设计,以 3 画等长的 E 字作为标准视标,视标阶梯按倍数递增,视力计算按数字级数递减,相邻 2 行视标大小之比恒比为 1.26 倍,这种对数视力表采用的 5 分记录法。视力值分别为 4.0、4.1、4.9、5.0、5.1、5.2、5.3。

(二)视力检查法

1.远视力检查

(1)注意事项:将视力表挂在日光灯照明或自然光线充足的墙壁上,检查距离为 5 m,表上第1.0行视标与被检眼向前平视时高度大致相等。检查时两眼分别进行,先查右眼后查左眼;检查一侧眼时,以遮眼板将另一侧眼遮住。但注意勿压迫眼球。如戴镜者先查裸眼视力，再查戴镜视力。

(2)检查方法：嘱被检查者辨别视标的缺口方向，自视标 0.1 顺序而下，至患者不能辨认为止，记录其能看清最下一行的视力结果。正常视力为 1.0 以上，不足 1.0 者为非正常视力。

若被检查者在 5 m 处不能辨明 0.1 视标时，则嘱被检查者逐渐向视力表移近，至恰能辨清为止，按公式：视力＝被检查者与视力表距离(m)/5 m×0.1 计算。如被检查者在 4 m 处看清 0.1，则视力为4/5×0.1＝0.08。

若在 0.5 m 处不能辨别 0.1 时，则嘱被检查者背窗而坐，检查者置手指于被检眼前，由近至远，嘱患者辨认手指的数目，记录其能够辨认指数的最远距离，如数指/30 cm。若在最近处仍无法辨别指数，则改为检查眼前手动，记录其眼前手动的最远距离。若手动也不能辨别，则在眼前以灯光照射，检查被检眼有无光感，如无光感则记录视力为无光感。

有光感者，为进一步了解视网膜功能，尚须检查光定位，方法是嘱被检者注视正前方，在眼前 1 m 远处，分别将烛光置于正前上、中、下，颞侧上、中、下，鼻侧上、中、下共 9 个方向，嘱被检者指出烛光的方向，并记录之，能辨明者记"＋"，不能辨出者记"－"。

(3)标准对数视力表：对数视力表检查方法与国际视力表相同。如在 5 m 处仅能辨认第 1 行视标者，记为 4.0；辨认第 2 行者，记为 4.1……辨认第 11 行者，记为 5.0；5.0 及 5.0 以上为正常视力，表中共 14 行视标，最佳视力为 5.3。记录时，将被检眼所看到的最小一行视标的视力按 5 分记录法记录。

2.近视力检查

常用的为标准近视力表。检查时需在自然光线充足或灯光下进行。将标准近视力表置受检眼前，距离 30 cm，两眼分别进行检查，由上而下，若能辨别 1.0 以上，则该眼近视力正常；若不能辨别者，可以调整其距离，至看清为止，然后将视力与距离分别记录，如0.8/25 cm、0.2/35 cm 等。

二、视野

当一眼向前方固视一目标时，除了看清这个注视目标处，同时还能看到周围一定范围内的物体，这个空间范围叫做视野。视野分中心视野及周边视野两种，黄斑中央周围 30°以内的范围称为中心视野，30°以外的范围称为周边视野。它反映黄斑部以外整个视网膜的功能。临床上视野检查对于许多眼病及某些视觉传导通路疾病的诊断有重要意义。

正常单眼视野的范围：颞侧约 90°以上，下方约 70°，鼻侧约 65°，上方约 55°。各种颜色视野范围并不一致，白、蓝、红、绿依次递减 10°。两眼同时注视时，大部分视野是互相重叠的。在中心视野里有一生理盲点，是视盘投射在视野上所表现的一个暗点，位于注视点颞侧 15°处，呈竖椭圆形，垂直径 7.5°，横径5.5°。除生理盲点外出现任何其他暗点均为病理性暗点。

检查方法：分动态与静态检查。一般视野检查属动态，是利用运动着的视标测定相等灵敏度的各点，所连之线称等视线，记录视野的周边轮廓。静态检查则是测定一子午线上各点的光灵敏度阈值，连成曲线以得出视野缺损的深度概念。

(一)对比视野检查法

本方法简单易行，但准确性较差。受检者与检查者相对而坐，距离约 1 m，双方眼睛维持在同一高度；如检查右眼，则遮盖被检查者左眼和检查者右眼，另一眼互相注视，固定不动；检查者伸出手指于两人之间假定的平面上，从上下左右各方位的周边逐渐向中心移动，嘱受检者觉察到手指时即告知，比较受检者与检查者的视野：如双方同时察觉，则受检者视野大致正常，如检查者已察觉到而受检者没有察觉，则受检者视野缩小。以同样方法检查左眼。

(二)周边视野计检查法

1.弧形视野计检查法

属动态检查。检查者嘱受检者下颌搁在下颌架上，调节下颌托，使受检眼与视野计中央在同一水平上，并固视固定点不动，另一眼严密遮盖。视野计为180°的弧形，半径为330 mm，选用适宜的视标，检查者将视标由周边向中央慢慢移动，当患者初见视标时即将弧度数记于视野图纸上；旋转弧板，以同样方法检查（正常每隔30°查1次，共12次）；如需结合做颜色视野，方法同上，以正确辨别视标颜色为准。将视野图纸上所记录的各点以线连接，即得出受检眼的视野范围，同时记录视标的大小、颜色及光线的强弱。一般常检查白色及红色视野。

2.Goldmann视野计

背景为半径330 mm的半球，用6个可随意选用的不同大小光点作视标，光点的亮度可以调节，可用来做动态与静态检查。

(三)中心视野检查

1.平面视野计检查

用平面视野计可检查中心视野。

2.小方格表法

小方格发表用以检查中心视野，特别是检查黄斑部早期病变的一种精确方法。检查距离为30 cm，检查前不应扩瞳或做眼底检查。检查时应询问被检者，能否看清整个表，有些小方格是否感到似有纱幕遮盖，线条是否变色、变形（弯曲或粗细不匀），小方格是否正方形，是否变大变小。并让被检者直接在小格上用铅笔描出弯曲变形的形态，借以判断视网膜黄斑部有无病变及其大致的范围。

(四)自动化视野计检查法

电脑控制的静态定量视野计，有针对青光眼、黄斑疾病、神经疾病的特殊检查程序，能自动监控受试者固视的情况，能对多次随诊的视野进行统计学分析，提示视野缺损是改善还是恶化。

三、色觉

凡不能准确辨别各种颜色者为色觉障碍。表明视锥细胞功能有缺陷。色觉障碍是一种性连锁遗传的先天异常；也有发生于某些神经、视网膜疾病者，后者称获得性色觉障碍。

临床上按色觉障碍的程度不同，可分为色盲与色弱。颜色完全丧失辨别能力的，称色盲；对颜色辨别能力减弱的，称色弱。色盲中以红绿色盲较为多见，蓝色盲及全色盲较少见。

检查色觉最常用的方法是用假同色图检查。

四、光觉

光觉是视器辨别各种不同光亮度的能力。明适应是当人眼从暗处进入明处时，极为短暂的适应过程。当人眼从明处进入暗处，最初一无所见，等待片刻后才能看到周围的一些物体，这个适应过程是视杆细胞内的感光色素视紫红质复原的过程，称为暗适应。暗适应的快慢主要反应视网膜视杆细胞的功能。视紫红质复原的过程需要维生素A才能合成，当维生素A缺乏时，视杆细胞的作用减弱，至暗处看不见物体，称为夜盲。

暗适应与夜间或黄昏时的弱光下视力直接有关。暗适应能力减退或障碍的人，弱光下视力极差，行动困难，使得夜间工作受到影响甚至无法进行。因此暗适应检查，在临床上具有重要的意义。

五、立体视觉

立体视觉又称深径觉，是用眼来辨别物体的空间方位、深度、凸凹等相对位置的能力。立体视觉一般须以双眼单视为基础。对于高空作业等许多工作，尤其对飞行员来讲，深度觉是重要的项目之一。

检查用同视机、哈一多深度计检查或立体视图法。

（张莉红）

第三节　眼球运动检查

眼球运动检查对斜视的诊断和治疗均有重要意义，通过望诊可查到眼球运动是否受限，眼睑有无下垂，瞳孔的改变以及有无代偿头位等；通过两眼在第一、第二、第三眼位辐辏和开散运动，可判断斜视的类型和性质，用眼电生理检查能较准确地查到每条肌肉的功能状态及查找弱视的原因等。

一、随意运动检查法

(一)眼球运动范围检查法

检查者与被检者面对面端坐，检查者用手电光源作视标，向正面、向左、右、上、下、右上、右下、左上、左下 9 个方向移动。被检者注视光源并做各方向的眼球随意运动，此时观察眼球运动正常与否。两眼运动正常范围：眼球外转时角膜外缘达到外眦角；眼球内转时瞳孔内缘达到小泪点；上转时角膜下缘达到内外眦角连线(或瞳孔上缘达到上睑缘)；下转时角膜上缘达到内外眦角连线(或者瞳孔下缘达到下睑缘)；辐辏时角膜内缘达到上下泪点连线上。

这种检查方法可粗略判定眼球运动正常与否，适合于幼儿或者不合作的儿童。

(二)注视野检查法

本法是用周边视野计较精确地测得眼球运动范围。首先使患者固定头位，令患者用一眼注视检查者手中 1 cm 直径的白色视标，视标中间写有“注”字(或者用手电筒的灯泡做光源)，然后检查者在视野计弧上按 8 个方向移动视标，被检者眼可随视标移动至看不清视标上的字迹，按 8 个方向记录视野弓上的度数。正常者各方向约 50°，然后再检查另一眼。如某一方向度数超过 50°，该作用方向肌肉功能亢进，如某一方向度数小于 50°，该作用方向的肌肉功能减退。一般地说某一方向的度数大于或小于 5°以上有参考价值。

如果将眼球运动用 mm 数表示，平均外转运动距离是 9.3 mm，内转运动距离平均10.4 mm，1 mm 按 5°计算，易计算出其度数。

(三)牵引试验

由于各种原因眼球运动发生障碍时，眼球运动范围缩小。比如：外直肌纤维化时，眼球内转功能明显减弱，外直肌麻痹时，眼球外转功能不同程度的减弱。用此方法可较好地区别眼球运动障碍属于功能性还是器质性。

牵引试验方法：用 1%丁卡因或者 2%利多卡因行表面麻醉，也可用 2%普鲁卡因行结膜下麻醉。此后用固定镊子挟住近角膜缘处的球结膜，然后令患者注视各方向的目标。检查者可通过牵引时感觉判断眼球运动障碍的程度和性质。有人用牵引试验企图证明斜视术后能否发生复视的主要手段，是不合适的。

牵引试验可做如下疾病的鉴别诊断：

1.下直肌外伤性不全麻痹和眼眶骨骨折

下直肌外伤性不全麻痹时，无眼球上转受限，眼眶骨骨折时有眼球上转受限。

2.上斜肌腱鞘综合征和下斜肌不全麻痹

上斜肌腱鞘综合征时，眼球呈内转位，眼球上转运动受限。下斜肌不全麻痹时，眼球呈内转位，但无眼球上转运动受限。

3.Duanes 眼球后退综合征

Duanes 眼球后退综合征时，用本法检查可发现眼球内转功能明显受限，推测外直肌纤维化改变。

4.下直肌甲状腺病与上转肌不全麻痹

下直肌的甲状腺病时有眼球上转受限，上转肌不全麻痹时，无眼球上转受限。

二、两眼共同运动检查法

本检查是在两眼开放的状况下，比较两眼协调运动。本法是以两眼转动到极限时两眼球回转眼位之差来确定每条肌肉功能过强或不足。回转眼位检查，可合并使用遮盖法，并要检查第一眼位和两眼各方向的眼球运动有无异常。

(一)共同性和非共同性斜视

当两眼做回转眼位时，不论哪只眼作固视眼和向任何方向注视，其斜视角不发生变化的称共同性。当两眼做回转眼位时，其向各方向注视眼位，只要变更固视眼，斜视角发生变化的称非共同性。共同性者并不是绝对所在回转眼位时其斜视角完全一致，微小的变化应当看做是正常的。

(二)第一斜视角和第二斜视角

无论是共同性斜视或非共同性斜视，遮盖固视眼(健眼)时，斜视眼的偏斜度为第一斜视角，偏斜眼(麻痹眼)固视时，健眼的偏斜度称为第二斜视角。在非共同性斜视时，根据 Hering 法则(即在两眼运动时，两眼协同肌所接受的神经冲动和所发生的效果是一致的)，麻痹眼固视时，健眼的协同肌所接受的神经冲动明显大于患眼的协同肌，故其功能过强引起第二斜视角大于第一斜视角。比如左眼的外展神经麻痹时，左眼外直肌所接受的神经冲动很弱，左眼外直肌的协同肌一右眼内直肌所接受的神经冲动强于左眼外直肌，故右眼内斜度大于左眼(患眼)内斜度。

(三)功能过强与减弱

当检查两眼回转眼位时，如果发现其斜视角有改变，说明向某一方向作用的肌肉有功能过强或减弱。功能过强常由于其固视眼的拮抗肌作用减弱及另一眼的协同肌作用减弱所引起的继发性改变。明确功能过强或减弱对斜视手术时选择肌肉及手术量是很重要的。

检查时首先用遮盖法观察向哪一个方向注视时垂直偏斜。比如注视右上方或左上方时垂直偏斜最大，是上转肌群(上直肌或下斜肌)的异常。在注视右下方或左下方时，垂直偏斜最大，则是下直肌或上斜肌等下转肌群的异常。

在上、下肌群中要区别直肌和斜肌，看其垂直偏斜度在内转位时大或在外转位时大。若在内转位时垂直偏斜大则上、下斜肌异常，若在外转位时垂直偏斜大则上、下直肌异常(图 6-1)。

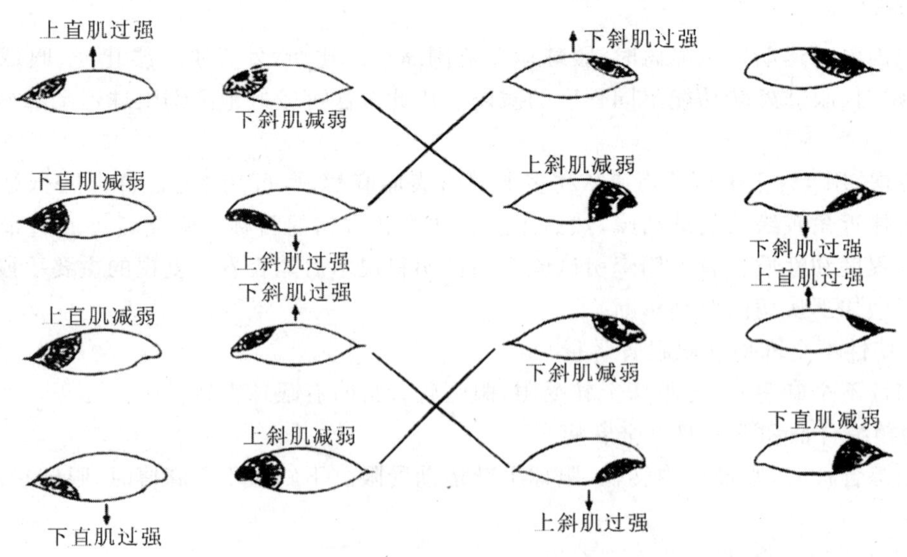

图 6-1 斜肌功能过强或减弱与直肌功能过强或减弱的鉴别

在第一眼位遮盖右眼，左眼固视，移去遮盖时发现右眼处于上斜状态，若偏斜角小不易发现，再遮盖左眼，此时上斜视的右眼固视注视点从上转位向下移位，可证明右眼上斜，左眼处于下偏斜。

当交替性上隐斜时，两眼被遮盖都出现上转眼位（上斜），不遮盖可控制眼位不出现眼位偏斜。

垂直偏斜与垂直肌肉功能过强，可参考下列几种情况鉴别：①水平共同性斜视（内斜视或外斜视）合并垂直偏斜的，多为垂直肌肉功能过强，小部分属于交替性内斜视或交替性外斜视。②突然发生垂直性复视的垂直性偏斜多为垂直肌肉麻痹或者不全麻痹。

当有垂直肌肉麻痹，眼球向麻痹肌肉作用方向转动时，出现功能减弱：①下斜肌麻痹时，眼球运动方向内上不能或明显减退。②下斜肌麻痹时，眼球运动方向内下不能或者减退。

垂直肌肉功能过强：①上斜肌功能过强时，眼球向内下转，其下转功能过强。②上直肌功能过强时，眼球向外上转，其上转功能过强。③下直肌功能过强时，眼球向外下转，其下转功能过强；④下斜肌功能过强时，眼球向内上转，其上转功能过强。

三、异向运动检查法

异向运动有辐辏、开散、上下分离、异向旋转运动等，两眼各向相反方向运动的称为异向运动。

（一）辐辏运动检查

辐辏运动包括如下 4 个因素：①调节性辐辏。②融像性辐辏。③接近性辐辏。④紧张性辐辏。

上述 4 种辐辏因素可单独发生或联合发生，唯有紧张性辐辏是在睡醒后就经常发生。由内直肌紧张而发生，临床上很难测定。

相对性辐辏和调节性辐辏的测定：一般用同视机测量，在同视机两个画片夹中放置融像功能画片，然后令患者向辐辏位移动镜筒至物像变成模糊，此点为相对辐辏近点。此时再借用调节力使物像变清楚。再将镜筒向辐辏位移动至融像画片变为两个，此为调节性辐辏近点，此两种辐辏近点很难分清。

（二）开散运动检查

检查开散运动前，为了消除调节的影响，有屈光异常者戴矫正眼镜。然后距离 5 m 远处放置一目标将基底向内的三棱镜置于一眼前，逐渐增加其度数至 5 m 远处的目标变为两个时的三棱镜度数为视远时开散，再用同样的方法测定近处时（眼前 50 cm 距离）的开散，即融像性开散的终末点。

（三）上下方分离运动检查

其检查方法与辐辏、开散法相同，只是三棱镜的基底方向不同罢了。若检查向上分离运动，三棱镜的基底向下，检查向下分离运动，则三棱镜的基底向上。

（四）异向旋转运动检查

完全矫正被检查者屈光异常后，用同视机检查，用水平线画片，会被检查者将两镜筒调整到消除融像眼位，使其在此位置上使两线发生融像，然后将融像后的水平线外端向下至不能维持融像，此点为外旋转度数，正常者一般 3.5°，然后恢复融像后使内端向下至不能维持融像，此处为内旋度，正常者一般 7°。

四、眼外肌麻痹与代偿头位

正常情况下，头位倾斜时出现姿势反射，眼球发生旋转，两眼的角度垂直于子午线维持平行，使两眼位于正常垂直体位方向相同。此功能是在眼球上方的上直肌和上斜肌的内旋作用和在眼球下方的下直肌和下斜肌的外旋作用相互调整完成的。比如：头向左侧方向倾斜时，两眼角膜垂直线向左旋转，出现右眼上直肌与上斜肌的内旋作用，和左眼下直肌与下斜肌的外旋作用，以此矫正头向右肩倾斜所致的眼位异常，以维持两眼角膜垂直线的平行。

当眼外肌麻痹时，为了避免复视，可出现一种适应性精神反射现象，从而引起头位异常，称为代偿头位。代偿头位可出现头位倾斜、面部回转、下颌上抬或下收等三种异常现象。

（一）头位偏斜

当右眼的内旋肌群上直肌和上斜肌麻痹时，为了避免复视，出现头向左肩倾斜，左眼上直肌和上斜肌麻痹时，头向右肩倾斜，即内旋肌群麻痹时，头位向对侧（健侧）方向倾斜。当右眼的外旋肌群下直肌和下斜肌麻痹时，头位向右肩倾斜，左眼外旋肌群麻痹时，头位向左肩倾斜（患侧）。

(二)面部回转

右眼外直肌麻痹时，为了避免复视，面向右侧(同侧)回转，两眼向左侧方向转动(对侧)，左眼外直肌麻痹时，面向左侧回转，两眼向右侧方向转动，即外转肌群麻痹时，面部向同侧(患侧)回转，两眼向对侧(健侧)转动。当右眼内直肌麻痹时，面部向左侧回转，两眼向右侧转动，左眼内直肌麻痹时，则相反面向右回转，两眼向右侧转动，即内转肌群麻痹时，面部向对侧(健侧)回转，两眼球向同侧(患侧)移动。

(三)下颌上抬或下收

当两眼的上转肌群，即上直肌和下斜肌麻痹时，下颌上抬，两眼的下转肌群麻痹时，下颌下收。

(四)Bielschowsky 头位倾斜试验

在一眼上斜肌麻痹时，头位向健侧方向倾斜，以维持两眼角膜垂直子午线平行，避免复视，不出现患眼的垂直偏斜。当检者将患者的头位突然向健侧倾斜时，患眼出现垂直偏斜和复视，此现象称为 bielschowsky 头位倾斜实验阳性。比如：右眼上斜肌麻痹时，头位向左肩倾斜，此时两眼球向右旋转(右眼外旋与左眼内旋)，使两眼球向右旋转是由右眼下直肌和下斜肌、左眼上直肌和上斜肌完成，不必动用右眼麻痹的上斜肌内旋作用，故可保持两眼角膜垂直子午线保持平行，从而避免了复视。

(张莉红)

第四节　眼压检查

眼压即眼内压(IOP)，是指眼内容物作用于眼球壁的压力。

一、眼压常用的检查方法

(一)指测法

指测法简便易行，但不够精确。检查时嘱患者向下看(图 6-2)，检查者用两手食指尖置于上睑，在眼球上方，睫状体部触压，凭指尖触动眼球的弹性，估计眼压。正常者用 Tn 表示。眼压轻度、中度、极度增高时，分别用 T+1、T+2、T+3 表示，反之分别以 T-1、T-2、T-3 表示眼压偏低。

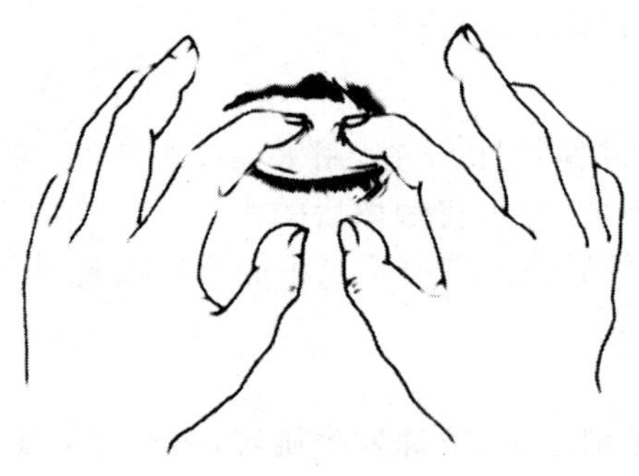

图 6-2　指测法

(二)眼压计测量法

眼压计有压陷式眼压计、压平式眼压计和非接触式眼压计。

1.压陷式眼压计

压陷式眼压计常用的是 Schiotz 眼压计(图 6-3)，应用一定重量砝码以压陷角膜，根据压陷的深度或加压重量推算出眼压。因在测量眼压时造成眼球容积的改变较大，眼球壁(主要是巩膜)硬度(E 值)可以影响测量值的准确性。所以对 E 值异常者需做矫正眼压测量(用轻重不等的砝码 5.5 g 与 10 g 或7.5 g与 15 g 测量查表求出)。

检查方法：①患者平卧，0.5%丁卡因眼部表面麻醉。②眼压计底盘用 75%酒精消毒后备用。③嘱患者伸出食指作为注视目标。检查者用手指分开被检查者上下睑，在不压迫眼球情况下，另一手持眼压计，将眼压计底盘轻轻置于角膜中央，依靠眼压计自身的重量压陷眼球。④读出刻度数值，如读数小于3，应增加砝码重量，记录使用的砝码重量和测出的读数，如5.5/3，7.5/5等，查表换算出眼压数值。

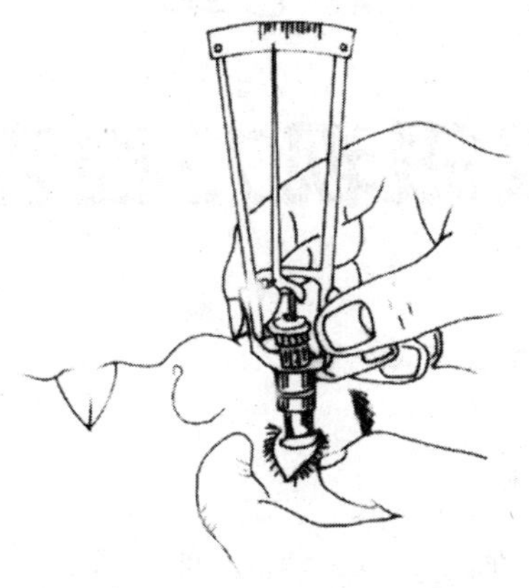

图6-3 眼压计测量法

2.压平式（Goldman）眼压计

压平式眼压计是用可变重量将角膜压平一定的面积（直径3.06 mm），根据所需重量来测知眼压。

压平式眼压计（图6-4）是安装在裂隙灯显微镜上，检查时当所加压力恰好使角膜的压平面积直径为3.06 mm时，可以在裂隙灯显微镜下借助荧光素和钴蓝光片照射，看到两个绿色水平半环的内缘互相交接，从而读出压力的数值。由于这种眼压计使角膜压平面积小，所以引起眼内容积量的改变也很小（仅增加0.56 mm^3），受眼球壁硬度（E值）影响也较小，较Schiotz眼压计测出的数值更为精确。

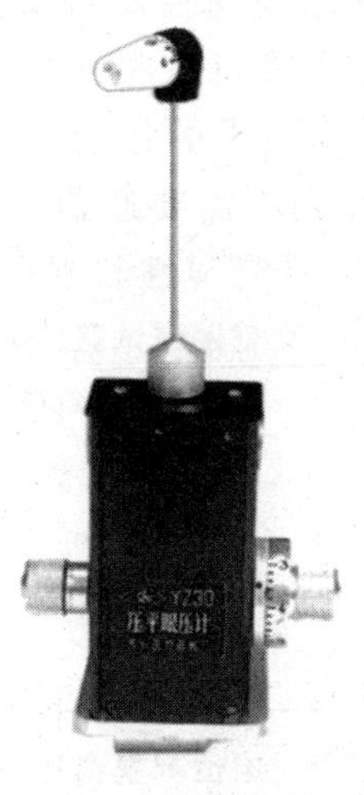

图6-4 压平眼压计

3.非接触眼压计

非接触眼压计测量眼压时不接触角膜，仪器内气流脉冲使角膜压平一定的面积（3.06 mm直径）根据压平所需的时间，经过计算机换算，得出眼压数值。不需要局部麻醉，不损伤角膜，但注视困难者测量不出。

二、眼压描记

正常眼压的情况下，房水的分泌和从Schlemm管排出的量基本相同，维持着一种相对稳定的平衡状态，如果房水的排出受阻，就会引起眼压异常。正常状态下用Schiotz眼压计放在角膜上4 min，在反复持续的眼压计重量压迫下，房水逐渐排出，眼压下降。但在青光眼病理情况下，房水通道障碍，外力重量压迫下，眼压下降也不明显。

（张莉红）

第七章

双眼视力检查

一、眼位检查

(一)遮盖试验

包括遮盖试验、交替遮盖试验、遮盖一去遮盖试验。

1.遮盖试验

检查目的:判断被检者有无隐斜、斜视,并对其进行定量测量。

检查设备:视力表、遮盖板(可用手代替)、笔灯、棱镜排或块状三棱镜。

2.交替遮盖试验

检查步骤:①对有屈光不正的被检者进行屈光矫正。②远距眼位检查让被检者注视差眼最好视力上一行视标,近距眼位检查可也注视笔灯也可用注视控制调节的单个视标。③将遮盖板遮盖被检者右眼2～3秒,迅速移动遮盖板至左眼,观察去遮盖瞬间右眼的移动方向。④将遮盖板遮盖被检者左眼2～3秒,迅速移动遮盖板至右眼,观察去遮盖瞬间左眼的移动方向。⑤结果分析见表7-1。⑥定位测量斜视方向见表7-2。⑦如果交替遮盖眼球无运动,则不需要遮盖一去遮盖试验;若交替遮盖试验有眼球运动,则需要进行遮盖一去遮盖试验,确诊被检者斜视是显性斜视和隐性斜视。

表7-1 交替遮盖试验结果分析

去遮盖眼眼球运动方向	眼球斜视方向
眼球由外向内运动	外斜
眼球由内向外运动	内斜
眼球由上向下运动	上斜
眼球右下向上运动	下斜

表7-2 定位测量斜视方向

眼球斜视方向	检测棱镜的方向
外斜	底朝内棱镜
内斜	底朝外棱镜
上斜	底朝下棱镜
下斜	底朝上棱镜

3.遮盖一去遮盖试验

检查步骤:①检查左眼,遮盖右眼,在遮盖右眼瞬间观察左眼是否运动;如果左眼动了,则说明被检者具有显性斜视。②检查右眼,遮盖左眼,在遮盖左眼瞬间观察右眼是否运动;如果左眼动了,则说明被检者具有显性斜视。③如果①、②步检查双眼均无运动,则被检者无隐斜。④如果第①步检查时,遮盖右眼时,左眼动,去遮盖右眼时,右眼不动,则被检者为交替性斜视。如果右眼动转变为注视眼,则被检者为右眼固定性斜视。⑤如果第②步检查时，遮盖左眼时，右眼动，去遮盖左眼时，左眼不动，则被检者为交替性斜视。如果左眼动转变为注视眼，则被检者为左眼固定性斜视。

(二)Von Graefe 测试

1.检查目的

使用棱镜破坏被检者的双眼融像后测量双眼视轴远距或近距的水平相当位置和垂直相对位置。

2.检查设备

综合验光仪、远视力表、近视力表。

3.检查步骤

①在综合验光仪上矫正被检者屈光不正。②选择最好视力的上一行的单个视标(远距)。③嘱被检者闭上双眼，右眼加 BI12 棱镜，左眼加 BU6 棱镜(图 7-1)。④嘱被检者睁开双眼，询问被检者看见几个视标，并且用手比划其位置关系：被检者报告只看见一个视标，检查是否有一眼被遮盖；被检者报告看见两个视标，但是一个在左上，一个在右下(图 7-2)，应该增加右眼的棱镜度，直到出现视标一个在右上，一个在左下(图 7-3)。⑤嘱被检者注视下方的视标并且告知被检者将移动上方视标，当其在垂直线对齐时(图 7-4)，告知视光师。⑥以 2 棱镜度/秒得速度减少右眼棱镜度，并且配合交替遮盖尽可能破坏被检者的融像。⑦记录右眼的棱镜度和基底方向。⑧在第 5 步时，嘱被检者注视上方的视标并且告知被检者将移动上方视标，当其在水平线对齐时(图 7-5)，告知视光师。⑨记录左眼的棱镜度和基底方向。

4.正常值(Morgan 临床成人值)

①远距平均值：$1^{\triangle}$外隐斜；正常范围：0～$2^{\triangle}$外隐斜(诊断时应根据被检者的 PRC/NRC)。②近距平均值：$3^{\triangle}$外隐斜；正常范围：0～$6^{\triangle}$外隐斜(诊断时应根据被检者的PRC/NRC)。

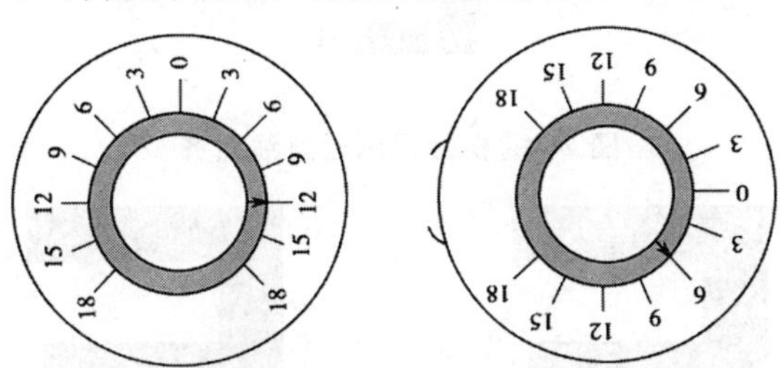

图 7-1　右眼加 BI12 棱镜，左眼加 BU6 棱镜

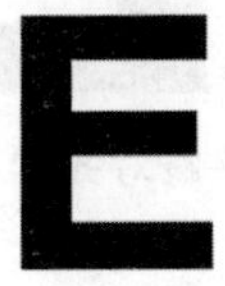

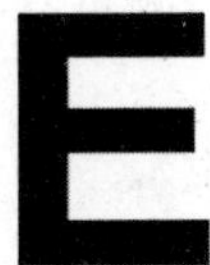

图 7-2　视标显示左上、右下

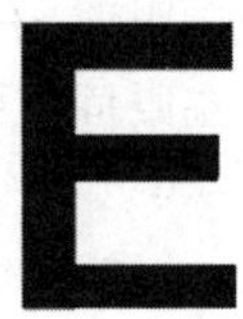

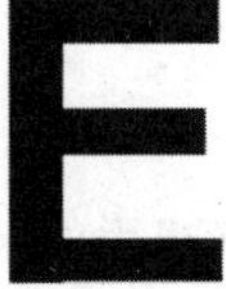

图 7-3 视标显示右上、左下

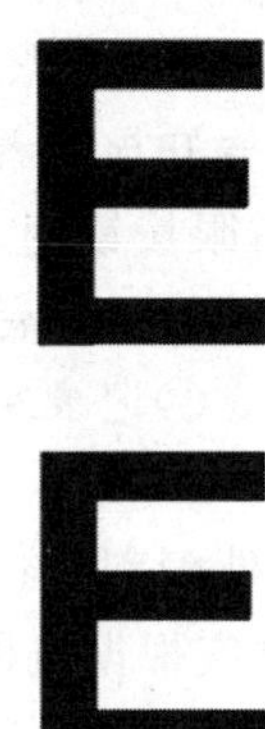

图 7-4 视标显示垂直线对齐

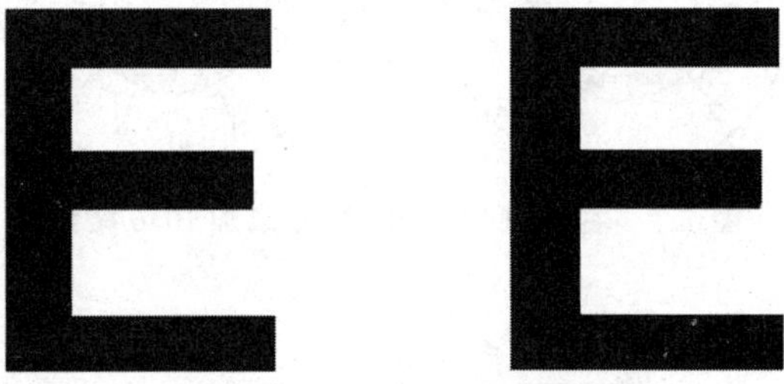

图 7-5 视标显示水平线对齐

(三)马氏杆镜片测试

1.检查目的

使用棱镜破坏被检者的双眼融像后,测量双眼视轴远距或近距的水平相当位置和垂直相对位置。

2.检查设备

综合验光仪、马氏杆视标、笔灯(近距)。

3.检查步骤

①在综合验光仪上矫正被检者屈光不正。②投放马氏杆视标(远距)。③嘱被检者闭上双眼,右眼加红色水平马氏杆 RMH(测量水平隐斜)。④嘱被检者睁开双眼,询问被检者是否看见一条红色的垂直线和一个点并且用手比出其位置关系。⑤如果被检者报告只看见一个点没看见线,那医师应该遮盖被检者左眼,帮助被检者找红色的垂直线后才打开双眼。⑥询问被检者点和线的关系:线在点的右边还是左边。⑦根据线交叉眼不交叉原则判断被检者内、外、上、下隐斜(图 7-6)。⑧根据不同隐斜添加相应的棱镜。

4.正常值(Morgan 临床成人值)

①远距平均值:$1^{\triangle}$外隐斜;正常范围:$0\sim2^{\triangle}$外隐斜(诊断时应根据被检者的 PRC/NRC)。②近距平

均值：3△外隐斜；正常范围：0～6△外隐斜（诊断时应根据被检者的 PRC/NRC）。

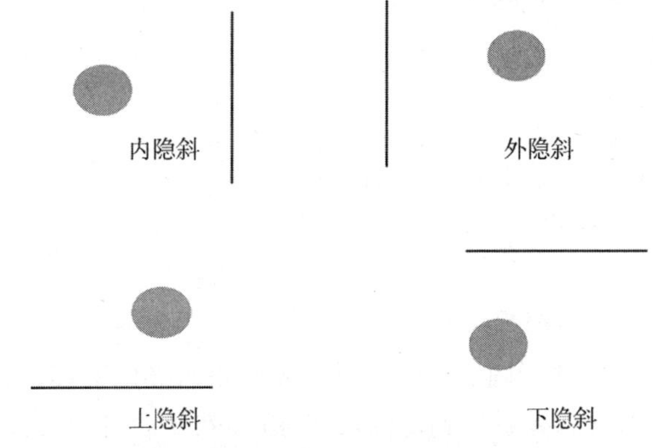

图 7-6　内、外、上、下隐斜视

二、调节幅度检查

调节幅度检查方法主要包括移近法、负镜片法、公式法三种。

(一)移近法

1.检查目的

检查被检者调节系统功能是否正常，老视调节幅度检查。

2.检查设备

近视力表、综合验光仪。

3.检查步骤

①在综合验光仪上矫正被检者屈光不正。②先检查被检者右眼，同时遮盖左眼。③嘱被检者注视最好视力的上一行视标。④告知被检者医师将移动近视力表，当视标出现模糊时告知视光师。⑤逐渐向被检者移动视力表，当被检者告知视标模糊时停下，此时再次嘱被检者看视标是否模糊，如果被检者告知模糊，那此位置就是其模糊点，如果被检者看视标还清楚，那还要继续移动视力表。⑥测量视标到被检者镜片平面的距离，再折算成屈光度，即为被检者调节幅度（AMP）。⑦根据线交叉眼不交叉原则判断被检者存在哪种隐斜。⑧同样步骤测量左眼。

(二)负镜片法

1.检查目的

检查被检者调节系统功能是否正常，老视调节幅度检查。

2.检查设备

近视力表、综合验光仪。

3.检查步骤

①在综合验光仪上矫正被检者屈光不正。②近视力表放在 40 cm。③嘱被检者注视近视力表最好视力的上一行视标。④告知被检者视标出现模糊时告知视光师。⑤逐渐在被检者双眼前加负镜片。⑥当被检者告知视标模糊时，嘱其再看视标，如果被检者还是报告模糊，那么记下此时所加负镜片度数。⑦所加度数再加 2.50 DS 即被检者的调节幅度（AMP）。

(三)公式法

(1)最小调节幅度＝15－0.25×年龄。

(2)平均调节幅度＝18.5－0.30×年龄。

(3)最大调节幅度＝25－0.40×年龄。

三、集合近点及远、近距水平聚散度检查

(一)集合近点检查

1.检查目的

检查被检查者在保持双眼融像下其最大辐辏能力。

2.检查设备

近调节视标、笔灯。

3.检查步骤

①矫正被检者屈光不正。②笔灯或近调节视标从 40 cm 开始向被检者移近。③嘱被检者当看见两个视标或出现两个灯时告知医师。④部分被检者看不到复像,此时医师就要通过观察被检者的眼位来判断集合近点,被检者眼位向外偏时,此位置到被检者角膜前表面的距离即被检者的集合近点(NPC)。⑤当被检者告知医师出现复像时,此位置到被检者角膜前表面的距离即被检者的集合近点(NPC)。⑥记录结果:NPC/距离。

(二)远距水平聚散度检查

1.检查目的

使用棱镜使被检者水平视网膜移开,使被检者动用其运动性聚散、感觉性聚散、调节性聚散补偿移开的视网膜保持双眼单视,从而测量被检者远距水平聚散度。

2.检查设备

综合验光仪、视力表。

3.检查步骤

①在综合验光仪上矫正被检者屈光不正。②嘱被检者注视远视力表最好视力的上一行单个视标。③在视孔前加上 Risley 棱镜,棱镜度刻度初始设置为 0,并位于垂直位上(图 7-7)。④嘱被检者注视 5 m 处视标,同时以每秒 $1^{\triangle}$ 的速度匀速增加基底向内的棱镜度数。⑤嘱被检者出现模糊点时告知医师,记录此时双眼棱镜总量,例如:出现模糊点时右眼 $5^{\triangle}$,左眼 $4^{\triangle}$,则模糊点为 $9^{\triangle}$;继续增加棱镜度数;被检者告知视光师破裂点时,记录此时双眼棱镜总量。⑥把双眼旋转棱镜刻度调回 0 点,嘱被检者仍然注视 5 m 处视标,同时以每秒 $1^{\triangle}$ 的速度匀速增加基底向外的棱镜度数,如上所述,令被检者报告模糊点、破裂点和恢复点并记录棱镜总量。⑦结果记录。远距聚散力:BI.模糊点/破裂点/恢复点。BO.模糊点/破裂点/恢复点(无模糊点时的记录标记为 X)。

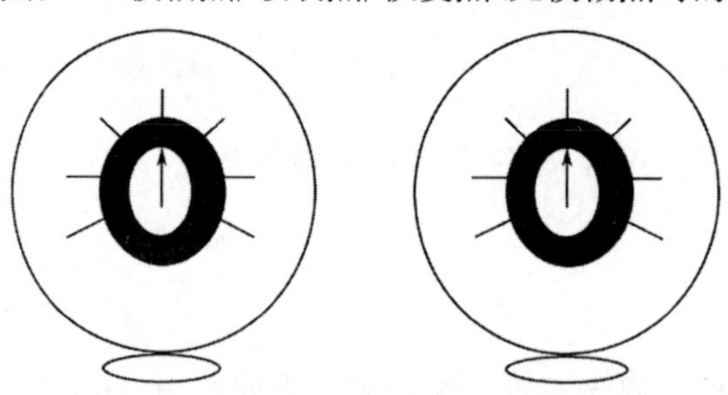

图 7-7　棱镜度刻度初始设置在垂直位

4.正常值(Morgan 临床成人值)

基底向外(远)	正常值	标准差
模糊点	9	±4
破裂点	19	±8
恢复点	10	±4
基底向外(远)		
模糊点	0	0
破裂点	7	±3
恢复点	4	±2

(三)近距水平聚散度检查

1.检查目的

使用棱镜使被检者水平视网膜移开，使被检者动用其运动性聚散、感觉性聚散、调节性聚散补偿移开的视网膜保持双眼单视，从而测量被检者近距水平聚散度。

2.检查设备

综合验光仪、视力表。

3.检查步骤

①在综合验光仪上矫正被检者屈光不正。②嘱被检者注视远视力表最好视力的上一行单个视标。③在视孔前加上 Risley 棱镜，棱镜度刻度初始设置为 0，并位于水平位上。④嘱被检者注视40 m处视标，同时以每秒 $1^{\triangle}$ 的速度匀速增加基底向内的棱镜度数。⑤令被检者出现模糊点时报告，记录此时双眼棱镜总量，例如出现模糊点时右眼 $4^{\triangle}$，左眼 $3^{\triangle}$，则模糊点为 $7^{\triangle}$；继续增加棱镜度数；被检者报告破裂点时，记录此时双眼棱镜总量。⑥把双眼旋转棱镜刻度调回 0 点，嘱被检者仍然注视 40 m 处视标，同时以每秒 $1^{\triangle}$ 的速度匀速增加基底向外的棱镜度数，如上所述，令被检者报告模糊点、破裂点和恢复点并记录棱镜总量。⑦结果记录。近距聚散力：BI.模糊点/破裂点/恢复点；BO.模糊点/破裂点/恢复点(无模糊点时的记录标记为 X)。

4.正常值(Morgan 临床成人值)

基底向外(近)	正常值	标准差
模糊点	17	±5
破裂点	21	±6
恢复点	11	±7
基底向外(近)		
模糊点	13	±4
破裂点	21	±4
恢复点	13	±5

四、AC/A、PRA/NRA、调节灵活度检查

(一)AC/A 检查

1.检查目的

检测被检者的调节性集合与调节之间的关系。

2.检查设备

综合验光仪、近视力表、远视力表。

3.隐斜法检查步骤

①完全矫正屈光不正。②测量的看远(6 m)的隐/显斜记做△远。③测量看近距离(40 cm)的隐/显斜记做△近。④用公式 AC/A＝PD＋△近－△远/D，D 代表看近时所需的调节量(40 cm 时为 1/0.4＝2.5 D)，内斜用＋号表示，外斜用－号表示，PD 代表瞳距，单位为 cm。

4.梯度法检查步骤

①完全矫正屈光不正。②测量，注视一固定距离处目标，测定隐斜度记做△1。③然后在双眼前加相等度数的镜片，测定隐斜度记做△2。④用公式 AC/A＝△2－△1/D2－D1，D1 为此时动用的调节量，D2 为附加镜片时所动用的调节量。

5.正常值(Morgan 临床成人值)

梯度性 AC/A：3～5。

(二)PRA/NRA 检查

1.检查目的

检测被检者的调节功能是否异常。

2.检查设备

综合验光仪、近视力表。

3.检查步骤

①完全矫正屈光不正,对老视被检者附加试验性近用处方。②拉下近用视力杆并固定近用视力表于40 cm,打开近用灯,保证良好的照度。③调整为近用瞳距旋钮并确保双眼无遮盖。④先测量 NRA,于双眼前增加正镜片,每次增加+0.25 D,直至被检者报告视标持续模糊(因为负相对调节为放松实验而正相对调节为刺激实验)。⑤记录增加的正镜片总量,即为负相对调节(NRA)的量。⑥撤掉所加的正镜片,恢复到 NRA 检查前的双眼基础状态。⑦再一次确保被检者所见视标清晰。⑧测量 PRA,于双眼前增加负镜片,每次增加-0.25 D,直至被检者报告视标持续模糊。⑨记录增加的负镜片总量,即为被检者的正相对调节(PRA)的量。

(三)调节灵活度检查

1.检查目的

评估调节的灵敏度。

2.检查设备

近调节视标、笔灯。

3.检查步骤

①矫正被检者屈光不正。②确定双眼未被遮盖,令被检者通过+2.00 的镜片,开始计时,一旦清楚即翻转至-2.00,记录 60 秒内翻转的环数和有困难的镜片,一环包括+2.00 DS和-2.00 DS。

4.标准值

年龄	双眼	单眼
6 岁	3.0 cpm	5.5 cpm
7 岁	3.5 cpm	6.5 cpm
8～12 岁	5.0 cpm	7.0 cpm
13～30 岁	8.0 cpm	11.0 cpm
30～40 岁	9.0 cpm	

(张莉红)

第八章

屈光状态检查

第一节　客观检查法

一、检影验光

(一)检影验光的概述

检影是一种客观测定屈光(如正视、近视、远视、散光)的方法。不论年龄、屈光状态,只要能安静下来,保持向前注视,即可完成其屈光的检查。

(二)检影镜发展史

(1)1859 年 S.W.Bowman 用 Helmohotz 检眼镜观察散光眼底:带状反光。

(2)1873 年 F.Cuignet 用镜面检眼镜,其认为该反射由角膜所致。

(3)1878 年 M.Mengin 确定反射来自视网膜。

(4)1880 年 H.Parent 开始了定量测量。

(5)1920 年 Jackson Copeland 对检影镜的发展作出巨大贡献。在使用点状光检影镜练习时,不小心将检影镜掉在地上,损坏的灯丝形成了条状反光,由此发明了带状光检影镜。1927 年申请专利并在美国广泛应用。

(三)检影镜分类

根据检影镜投射光斑块的不同可分为以下类型:

1.点状光检影镜

投射的光影为点状斑块(图 8-1)。此种检影镜在找散光轴位难度较大,需要具备多年临床经验,目前,还有部分老一辈验光师或眼科医师使用,大部分使用此种检影镜的检查者都是使用球柱检影法。

2.带状光检影镜

投射的光影为带状斑块(图 8-2)。此种检影镜在找散光轴位比较容易,是目前普遍验光师常用的一种检影镜,在其临床上使用比较广泛应用的一种检影镜类型,但是为便于交流合作,我们验光师必须学会使用点状和带状两种检影镜,这也是对一个验光师的最基本要求。

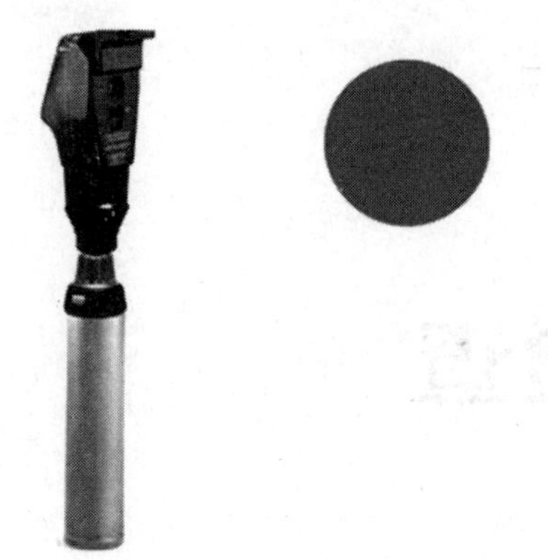

图 8-1　点状光检影镜及投射的斑块

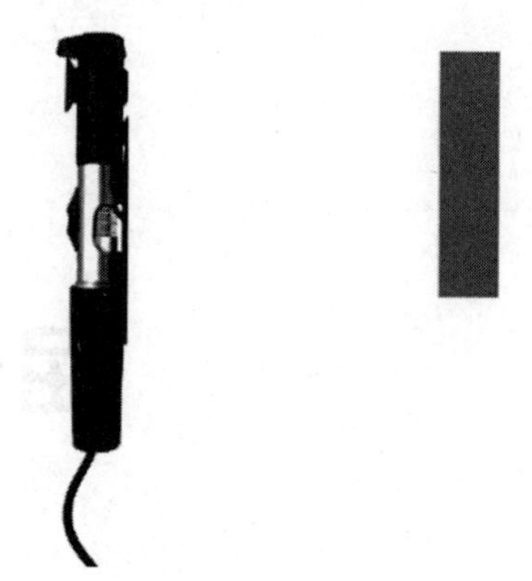

图 8-2　带状光检影镜及投射的带状斑块

(四)检影镜光学系统(图 8-3)

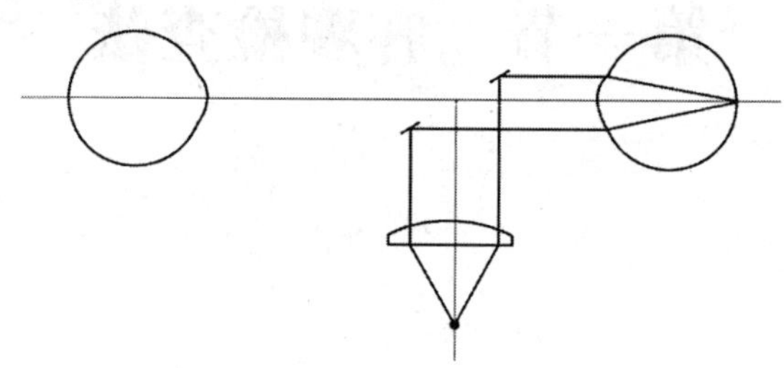

图 8-3　检影镜光学系统

1.照明系统

(1)光源:分点状和带状。

(2)聚光镜:汇聚光源强度。

(3)反光镜:使光线转 90 度传播。

(4)聚焦套管:改变灯泡与聚焦镜之间距离,从而使投射光源变为平行、发散、汇聚光线。

2.观察系统

(1)窥孔。

(2)矫正镜窥孔。

(3)照亮的眼底。

(五)带状光检影镜结构功能

(1)带状光检影镜的散光轴位控制钮,可使光带 360 度旋转,检查不同子午线的反光光带特征,判断轴位方向(图 8-4)。

(2)带状检影镜光带的活动推板钮:下拉则可精确其散光轴位(图 8-5)。

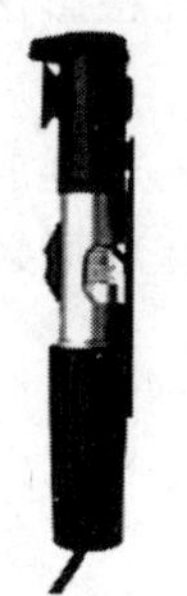

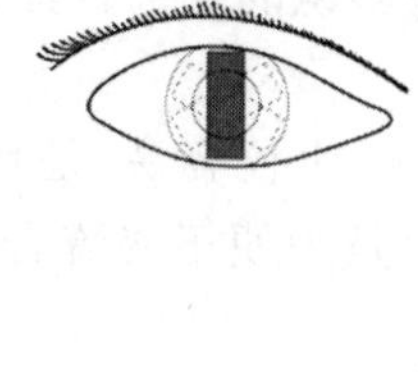

图 8-4　带状检影镜散光轴位控制装置

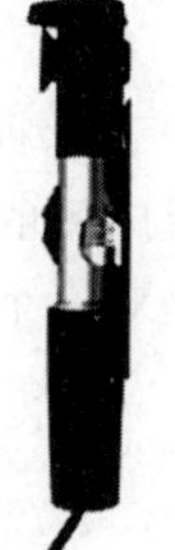

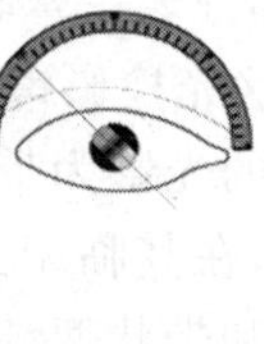

图 8-5　带状检影镜光带的活动推板

(六)检影验光原理

使用人工的方法,让被检查眼变成近视眼,寻找其远点的位置。并计算出该眼屈光不正的度数。

远点:在人眼无调节的情况下,远点与视网膜中心凹是共轭点。

1.近视眼远点

眼前某个距离,当检影镜光带由 A′向下运动到 A,其像由 F′向上远动到 F,运动方向相反,故大于检影工作距离镜的近视在检影时出现逆动(图 8-6)。

2.远视眼远点

眼球后某处,当检影镜光带由 A 向下运动到 A′,其像由 F′向下远动到 F,运动方向相同,故小于检影工作距离镜的近视或远视屈光状态在检影时出现顺动(图 8-7)。

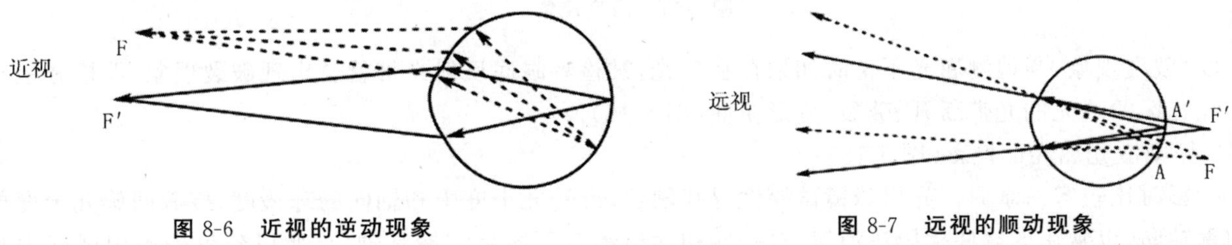

图 8-6 近视的逆动现象　　图 8-7 远视的顺动现象

(七)球性屈光不正的检影

1.正球镜性屈光状态检影

未加镜片时,看见每个方向眼底反射光和检影镜光带移动方向相同即顺动(图 8-8),且每个方向光带的亮度、宽度、速度三度相同,即各条子午线运动的映光相同。根据顺正逆负原则,顺动加正镜片中和,所加度数加上人工近视即为被检者的屈光不正度数的结果。

2.负球镜性屈光状态检影

未加镜片时,看见每个方向眼底反射光和检影镜光带移动方向相反即逆动(图 8-9)。且每个方向光带的亮度、宽度、速度三度相同,即各条子午线运动的映光相同。根据顺正逆负原则,逆动加负镜片中和,所加度数加上人工近视即为被检者的屈光不正度数的结果。

3.中和点

反射光填满整个瞳孔呈不动状,瞳孔满圆红(图 8-10)。临床检影很少能看到这种理想中的状态,所以中和点是理论性的中和点,其实是一块区域。只能在实践中慢慢感觉,形成一种印象,再应用到实践中去。

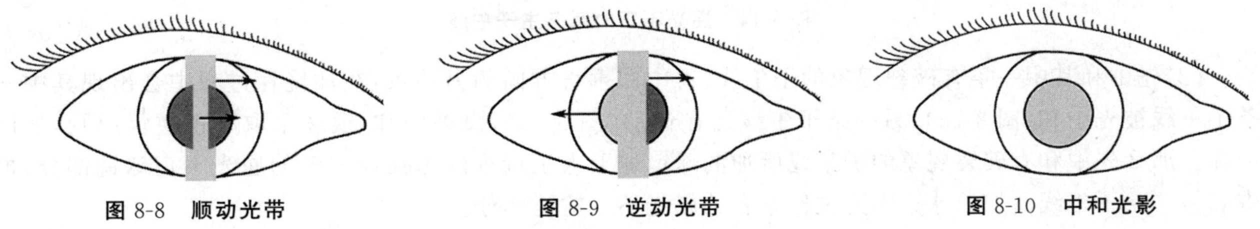

图 8-8 顺动光带　　图 8-9 逆动光带　　图 8-10 中和光影

(八)散光性屈光不正的检影

1.散光眼常见的两种映光现象

对于一些初学检影者来说比较难分辨其映光状态。必须加强映光现象练习,在实践中加以区别。

(1)厚度现象:球性屈光不正眼底反射光带各个方向大小厚度均匀一致。即各条子午线运动的映光相同(图 8-11)。散光性屈光不正眼底反射光带各个方向的厚度和亮度、移动度三度不同,说明各条子午线运动的映光是不均匀、不一致的。

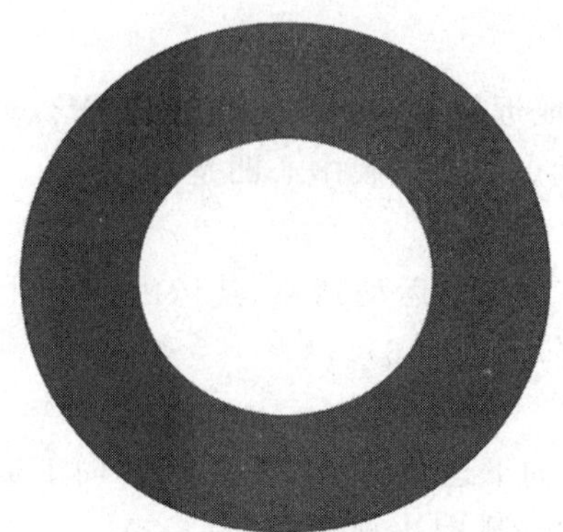

图 8-11 厚度现象

(2)破裂现象:当检测屈光不正时如果存在散光,被检者眼底反射光带就会出现破裂现象,即检影镜光带与瞳孔区的映光的光带断开、破裂、变形扭曲(图 8-12)。

2.规则散光屈光的检影(图 8-13)

检影时比较容易掌握。先以球镜试探性寻找轴位,反转九十度中和轴向的球镜度,接着回旋九十度再中和垂轴向,以常用的球柱检影法消解,对一些初学检影者不容易掌握其轴位,所以建议先使用球球中和法,然后熟练后,再转换成球柱消解法。

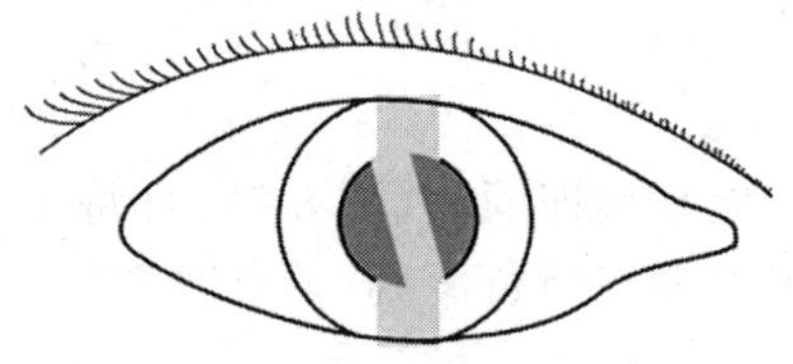

图 8-12 破裂现象

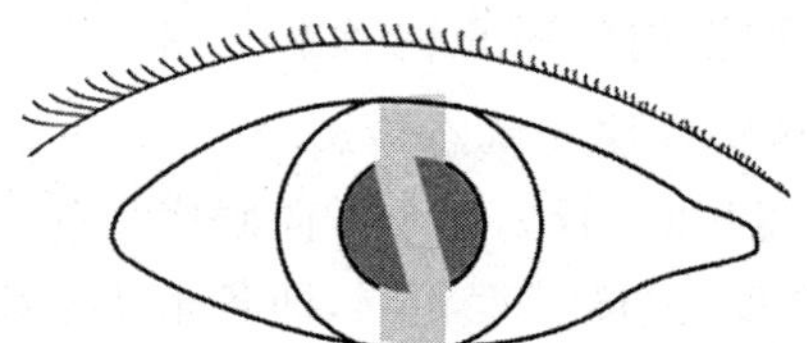

图 8-13 规则散光影动状态

(1)寻找两条主子午线:如果出现光带破裂现象说明被检者存在散光屈光不正,此时通过旋转散光控制钮寻找其屈光不正的两条主子午线(图 8-14)。

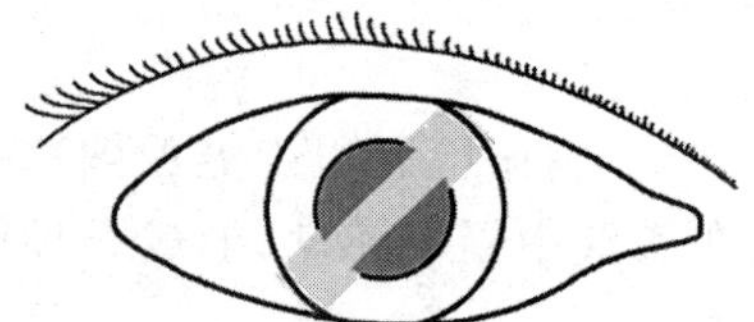

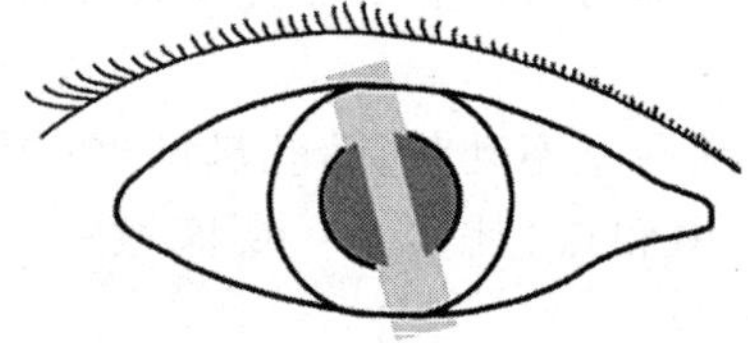

图 8-14 屈光不正的两条主子午线

(2)先中和其中一条有破裂现象的子午线,再中和垂直方向的另一条:在加镜片过程中会出现其中一条子午线被先中和(图 8-15),另一条子午线还在运动(图 8-16),没被中和,继续采取顺正逆负原则,加以中和。那么先中和有破裂现象的子午线所加的球镜加上人工近视即为被检查者的屈光不正球镜部分;再中和另一条子午线所加的球镜即为被检查者的屈光不正柱镜部分。

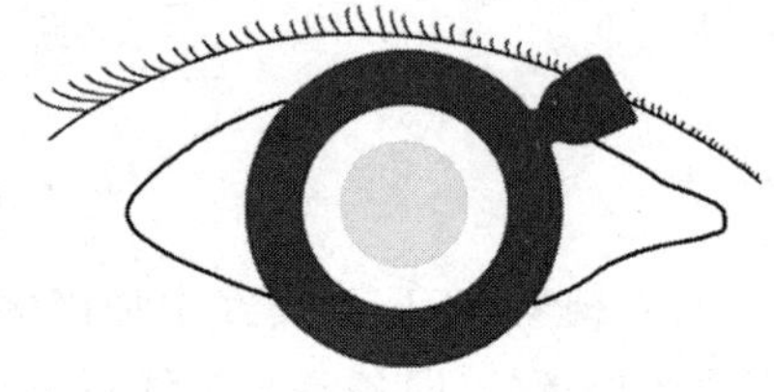

图 8-15 中和的子午线

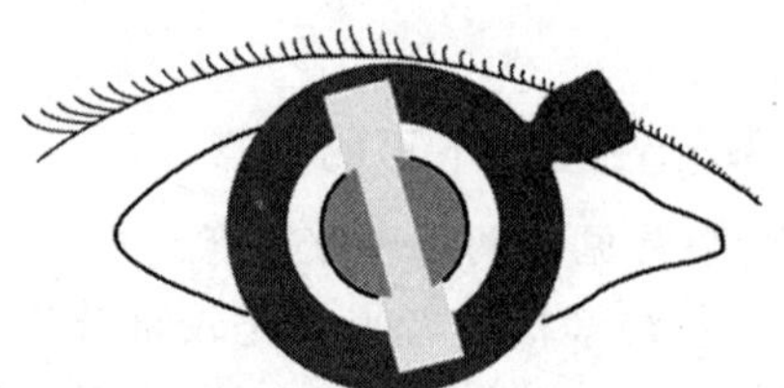

图 8-16 运动的子午线

(3)精确确认散光轴位(图 8-17),当确定散光的轴位的大致方向后,拉下活动推板确认散光轴位,一般以有破裂现象的顺动光带为轴位，按顺正逆负原则，先中和另一方向映光，散光轴位就是顺动的光带所指的方向。

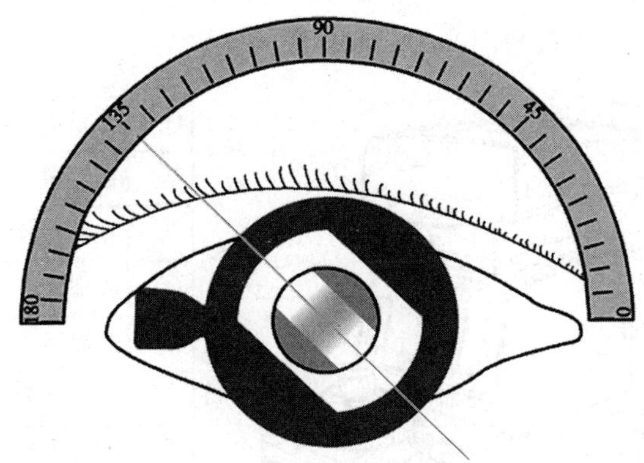

图 8-17　精确散光轴位

(4)记录检影结果：检影所测度数加上人工近视即被检者的屈光不正度数。

3.高难度散光屈光的检影

不规则散光眼等等几种复杂的光映现象，对于一些初学检影或不是一线验光工作者来说还是不懂看其变化的原理，但是对于一个验光师来说必须去掌握这几种特殊映光的检影工作。

(1)不规则散光型：检影时出现所谓的剪刀影动(图 8-18)，此影可见于未加镜片之前，亦可见于接近消解影动时，常常与主影同时存在，可先将主影消解。然后，对其较明显之剪刀影用低度柱镜消解。其柱镜应用屈光度，一般在 0.5 D 左右。例如白内障患者、圆锥角膜患者、角膜白斑患者等。

(2)高度散光眼(图 8-19)：一般高度散光，都能寻找到一条明显散光带，但初学者因不敢大胆使用柱镜，容易发生只矫正坐标一方，而忽略了另一方，从而出现错误结果。临床检影时，经常会出现两条光带的现象，中和的判断要点是：将其光带两边对等中和即可。

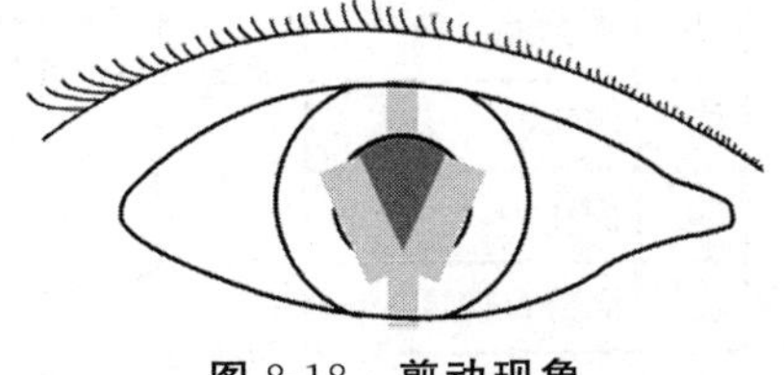

图 8-18　剪动现象

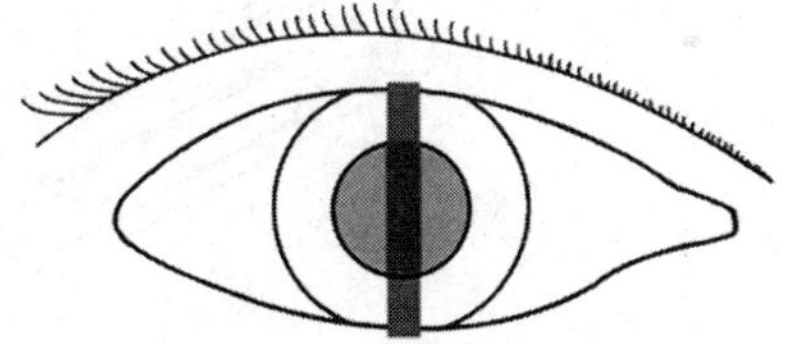

图 8-19　高度散光影动

(3)白内障型检影的影动(图 8-20)：白内障患者主要看其晶状体混浊在哪部分，如果患者瞳孔边缘混浊，在发现主影的同时，在视网膜反光的中部，呈现一个似动非动之影，消解时，只需对主影焦线中和。必要时，可以散瞳进行屈光检查，其影动只能看其不混浊部分。

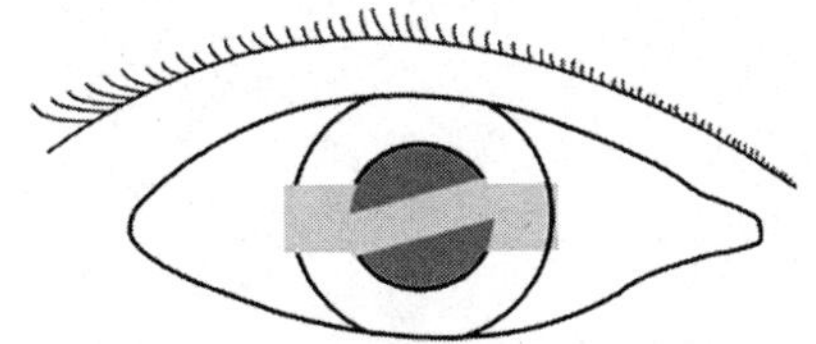

图 8-20　白内障型检影的影动

二、电脑验光仪检查

(一)电脑验光仪概况

又称电子验光机。结合现代光学、计算机技术研制而成的，用于客观检测眼睛屈光状态的一种自动化仪器，目前一些电脑验光仪在散瞳后检查的准确性可以高达 98%，小瞳下检查的散光度数和轴位可信度非常高，虽然目前一些仪器准确性高，但是还是不能省略人工检影验光和主觉验光对其进行验证和调整。

(二)常用电脑验光仪结构

1.电脑验光仪的测量头部装置(图 8-21)

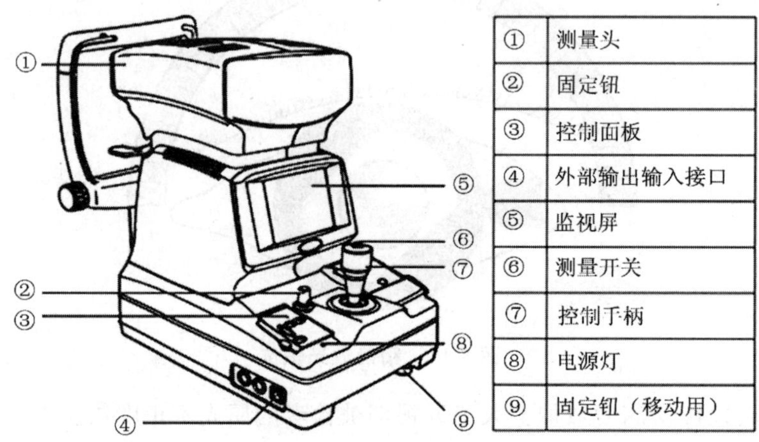

①	测量头
②	固定钮
③	控制面板
④	外部输出输入接口
⑤	监视屏
⑥	测量开关
⑦	控制手柄
⑧	电源灯
⑨	固定钮（移动用）

图 8-21　测量头部装置

2.电脑验光仪的颌托装置结构(图 8-22)

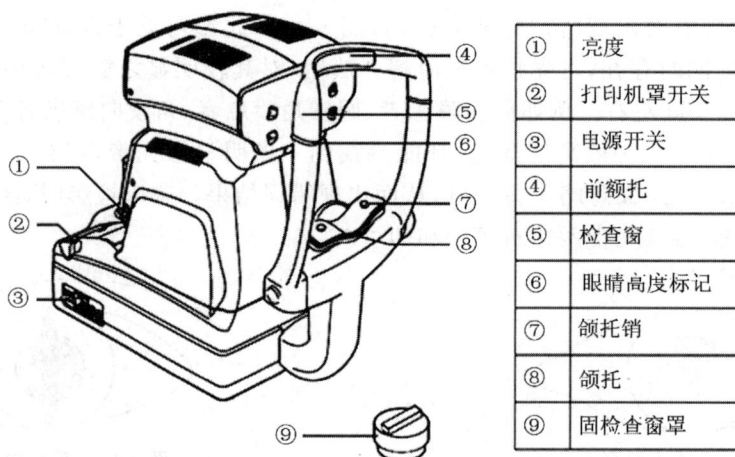

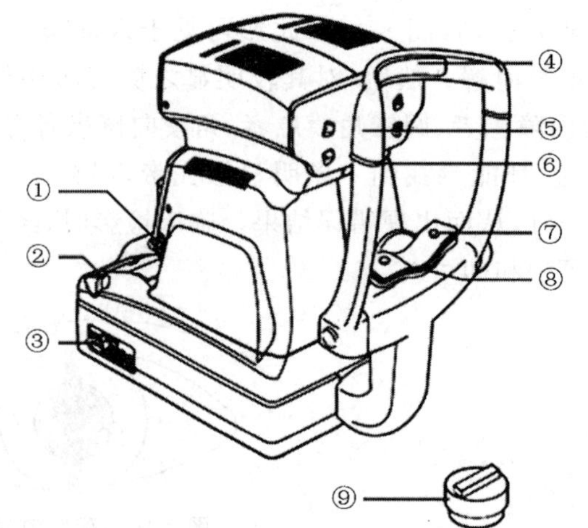

①	亮度
②	打印机罩开关
③	电源开关
④	前额托
⑤	检查窗
⑥	眼睛高度标记
⑦	颌托销
⑧	颌托
⑨	固检查窗罩

图 8-22　颌托装置

(三)电脑验光仪优点

(1)自动化程度较高。

(2)操作简单。

(3)测量迅速。

(四)电脑验光仪缺点

(1)测量精度低。

(2)儿童不合作。

(3)存在近感知性调节。

(五)电脑验光仪使用方法

(1)常规消毒。

(2)使患者坐好、舒适，固定好额、下颌。

(3)测量先右眼，后左眼。

(4)使患者注视视标(告之放松)。

(5)测量光圈对准患者瞳孔中央。

(6)测量数据分析:①球镜(SPH);②柱镜(CYL);③轴向(AX);④角膜曲率(K、r);⑤镜眼距(VD);⑥角膜直径。

(六)电脑验光仪的具体操作

(1)被检者坐在电脑验光仪的一方,由检查者协助,将颏、额固定,并使右眼对准窥孔。此时,仪器前部之显示字屏上,一方框中间出现一个小点,说明符合检查要求,该仪器已在准备工作状态。

(2)被检者从窥孔中见到一幅彩色风景图片,检查者则从机前右上之校对窥管,看到他的角膜全部以及三个大小不同的同心圆的十字线中心,是否对准瞳孔中心。

(3)检查者按机前手柄顶端,即可听到机中有一蜂鸣声,表示"一切就绪,可给数据"。于是,连续三次,检查者松开键盘,即可见打字机滴答有声,很快就打出一排眼镜处方公式样数字,同时,上面之显示屏上,也映出同样数字。如有怀疑时,还可按第四次(右眼查毕)。

(4)检查者,移开被检者右眼前之窥孔,即自动移至左眼前,图片不变。检查者如右眼之操作法,则得出左眼数据。此时,左右二眼的结果,均记录在纸带上(左眼查毕)。

(5)电子验光机对近视 18 D 以上患者,则可能会无法测量,显示屏上显示 000。对于有角膜混浊、晶状体混浊等,屏上显示 E 字,无法得出结果时,显示屏上可有其他字样。当几次测量结果差别过大时,还需作检影验光对照,有的还要作主观试镜,然后才能确定。

三、角膜曲率计检查

(一)角膜曲率的应用

角膜曲率计主要用于测量角膜的曲率半径、角膜前面散光、指导配戴角膜接触镜、眼科手术,同时,也可以用于诊断疾病,如:圆锥角膜、角膜扁平等等。是验光配镜过程中不可缺少的仪器。

(二)角膜曲率计结构(图 8-23)

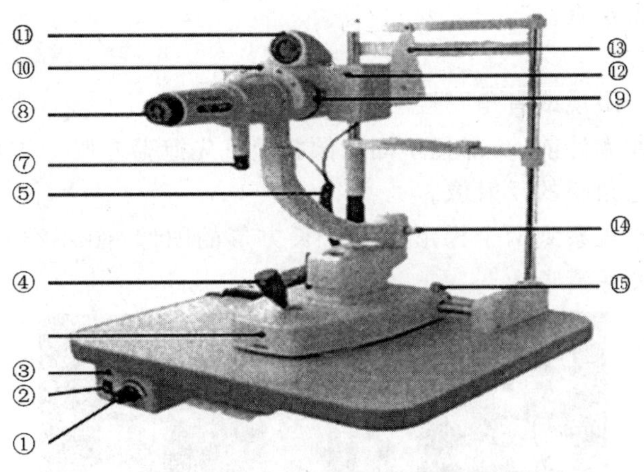

图 8-23 角膜曲率计结构

①照明亮度调整旋钮:一般顺时针方向旋转时,照明光变亮,应避免长时间高亮度状态,否则会缩短其寿命。②主电源开关:控制仪器的开和关。③电源指示灯:示仪器电源接通。④操纵手柄:可以调整仪器在水平和垂直方向位置。⑤支撑臂:仪器的主要支撑部分。⑥运动底座:仪器的主要支撑部分。⑦测量光标调整旋钮:调整测量子午线方向和光标像的距离。⑧目镜:属于观察系统。⑨像散补偿器推钮:减少检查者像差。⑩角膜轴位测量盘:用于测量散光轴位。⑪读数放大视窗:用于读数,上刻度为屈光度,一般一小格 0.125 D,下刻度为曲率半径,一般一小格 0.02 mm。⑫灯箱螺钉:拧松后,打开可以进行更换灯泡,仪器左右两边各一个。⑬遮眼板:用于遮盖非检查眼。⑭支撑臂锁紧螺钉:用于锁紧支撑臂。⑮运动底座锁紧螺钉:用于锁紧运动底座,一般仪器搬运或不使用时都要锁紧此螺钉。

(三)角膜曲率分类

1.可变双像法角膜计

又称一位(或一向)角膜曲率计,测试光标固定而改变双像距离的角膜曲率计,找出呈环曲面样角膜的一条主子午线,就不必再旋转仪器沿第二主子午线做半径测量,代表性角膜曲率计:Bausch & Lomb 角膜曲率计(图 8-24)。

2.固定双像法角膜计

又称二位(或二向)角膜曲率计,双像距离固定而改变光标大小的角膜曲率计,需要旋转 90 度测量第二主子午线,如 Javal Schiotz 角膜曲率计(图 8-25)。

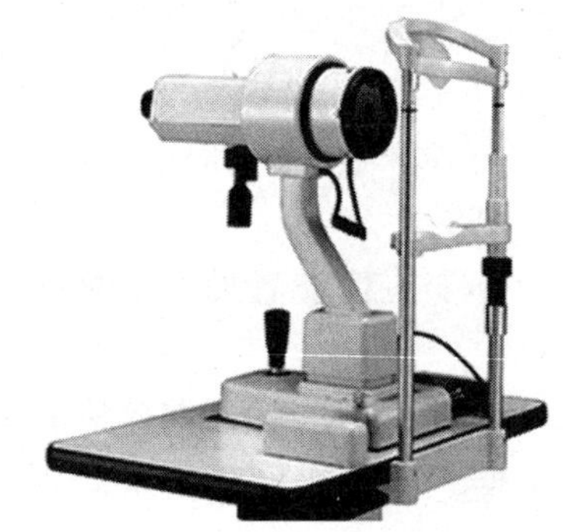

图 8-24　Bausch & Lomb 角膜曲率计

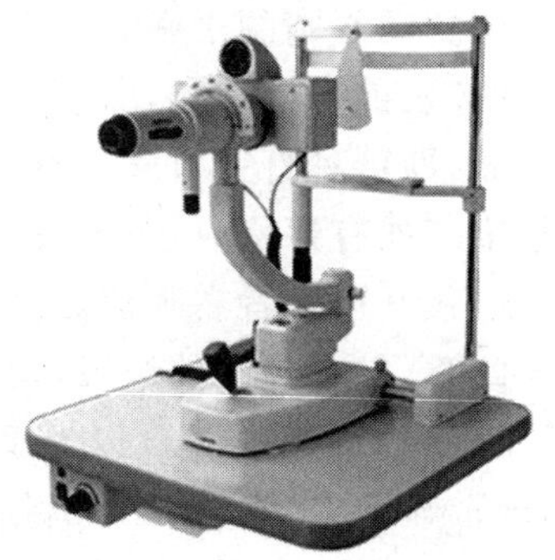

图 8-25　Javal Schiotz 角膜曲率计

(四)Javal Schiotz 角膜曲率计检查

1.操作准备

(1)整洁、干净、干燥的半暗室环境。

(2)Javal Schiotz 角膜曲率计。

(3)检查设备的连接和安全。

(4)检查者洗净双手准备检查。

2.操作步骤

(1)令被检查者摘掉框架眼镜或者角膜接触镜。

(2)被检查者坐于角膜曲率计前,头部置于固定颌托上。先遮盖左眼令被检查者右眼注视角膜曲率计前方的圆孔,并从中找到自己角膜的反射像。

(3)检查者从目镜中可以观察到两个梯形和两个长方形的图像(图 8-26),并注意观察中间的梯形和长方形的位置,调整焦距使图像清晰。

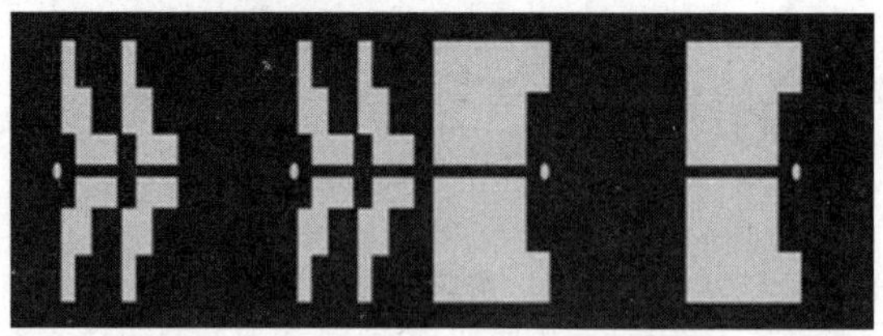

图 8-26　梯形和两个长方形的图像

(4)球性角膜:首先我们确定水平的主经线,一般当其为初始位置(图 8-27),根据中间的梯形和长方形的不同位置,使用调节手柄使其中间的梯形和长方形相切,从读数窗中记录下此时的角膜曲率或曲率半径,再将角膜曲率计的镜筒旋转到与水平主经线成 90 度的垂直位置上(图 8-28),测量光标的轮廓接触和黑线的重合状态,如果仍与水平初始位置保持一致,则说明被查者角膜为球形角膜。

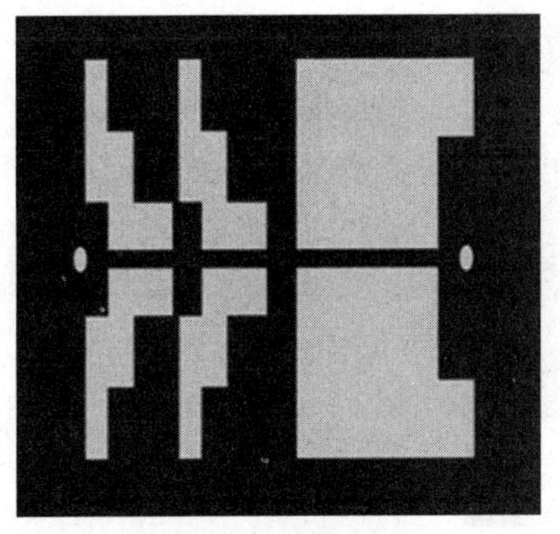

图 8-27　初始位置

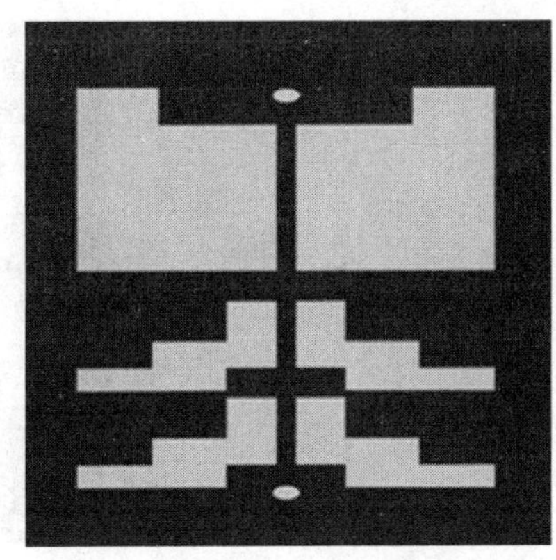

图 8-28　垂直位置

(5)顺规性角膜散光：首先我们确定水平的主经线，一般当其为初始位置，根据中间的梯形和长方形的不同位置，使用调节手柄使其中间的梯形和长方形相切，从读数窗中记录下此时的角膜曲率或曲率半径，再将角膜曲率计的镜筒旋转到与水平主经线成 90 度的垂直位上时，测量光标的轮廓接触和黑线不再像水平初始位置时的重合状态，而是一个光标的一部分将重叠到另一个光标的一部分上，则说明被查者角膜散光为顺规性(图 8-29)。

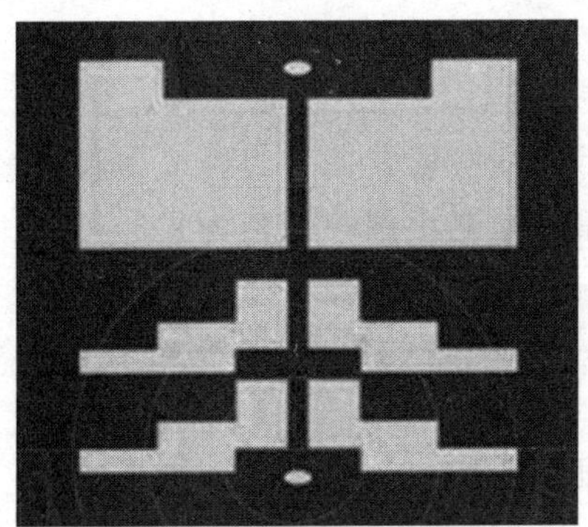

图 8-29　顺规光标垂直重叠

(6)逆规性角膜散光：首先我们确定水平的主经线，一般当其为初始位置，根据中间的梯形和长方形的不同位置，使用调节手柄使其中间的梯形和长方形相切，从读数窗中记录下此时的角膜曲率或曲率半径，再将角膜曲率计的镜筒旋转到与水平主经线成 90 度的垂直位上时，测量光标的轮廓接触和黑线不再像水平初始位置时的重合状态，而是两个光标互相分开(图 8-30)，则说明被查者角膜散光为逆规性。

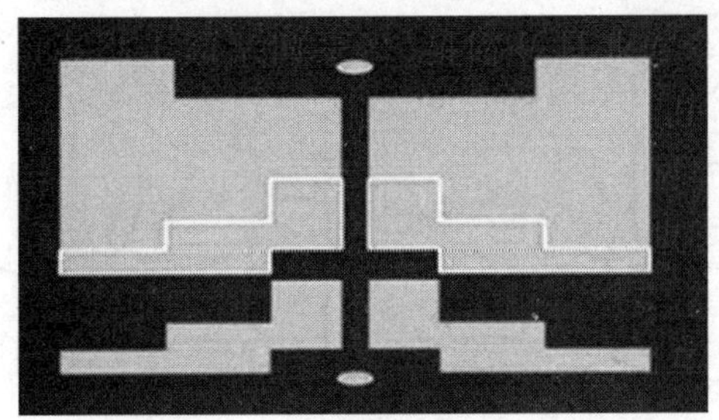

图 8-30　逆规光标互相分开

(7)斜轴角膜散光：当光标在水平位置时，观察到横穿两个光标的两根黑线的高度不在一条直线上，则说明被检查者角膜散光为斜轴(图 8-31)，通过旋转镜筒使横穿两个光标的两根黑线的高度在一条直线上并且相切，即可读出其中一个方向的曲率和曲率半径，再旋转 90 度测量与其像垂直的子午线方向的曲率和曲率半径。

(8)测完右眼再按以上的方法测量左眼。

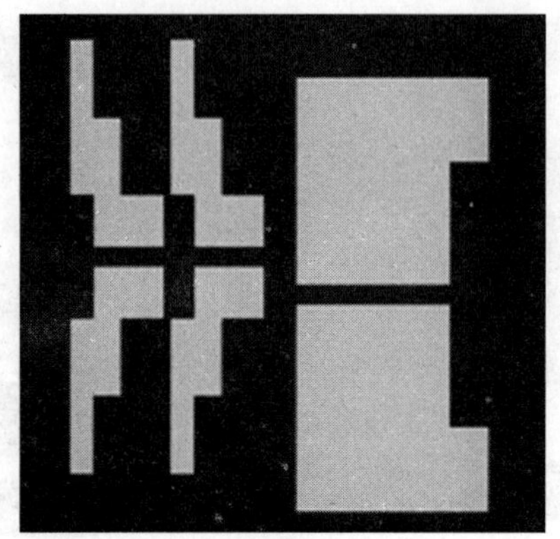

图 8-31　角膜斜轴散光

(五)Bausch & Lomb 角膜曲率计的检查

1.操作准备

(1)整洁、干净、干燥的半暗室环境。

(2)Bausch & Lomb 角膜曲率计。

(3)检查设备的连接和安全。

(4)检查者洗净双手准备检查。

2.操作步骤

(1)消毒曲率计的下巴托和前额托,让被检者摘下眼镜或角膜接触镜。

(2)调节曲率计的目镜,直到观察野中的小圆圈清晰为止。

(3)调整仪器高度使患者坐得舒适,上升或下降下颌托,直到检查者的外眦角与仪器的标记相一致。

(4)打开仪器嘱患者主诉物镜里自己眼睛的反射像,检查者调焦在被检查者角膜表面找到清晰光标像,并使小圈在右下方大圈中心。

(5)调整仪器的 H 和 V 调整旋钮,使两个"+"号重合和两个"−"重合即可读数(图 8-32),如果两个"+"和两个"−"不在一条直线上(图 8-33),要先旋转仪器镜筒,使两个"+"和两个"−"在一条直线上。

(6)记录 H 和 V 方向曲率和曲率半径和屈光力方向(图 8-34)。

(7)测完右眼再按相同方法测左眼。

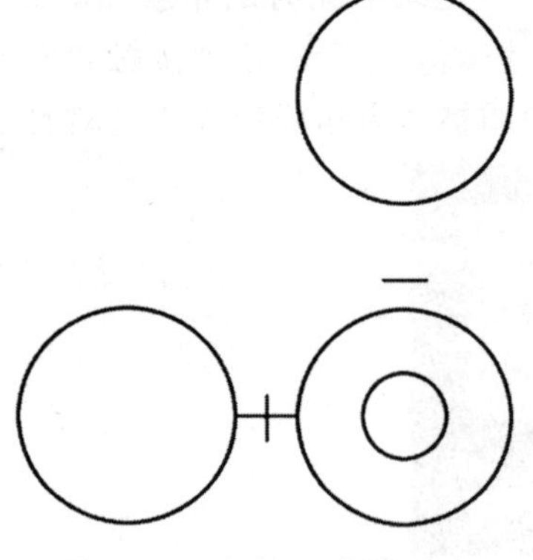

图 8-32　两个正、负号重合

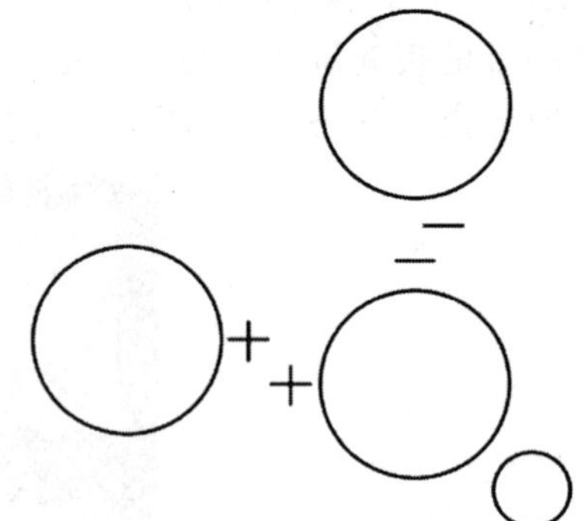

图 8-33　两个正、负号不在一条直线

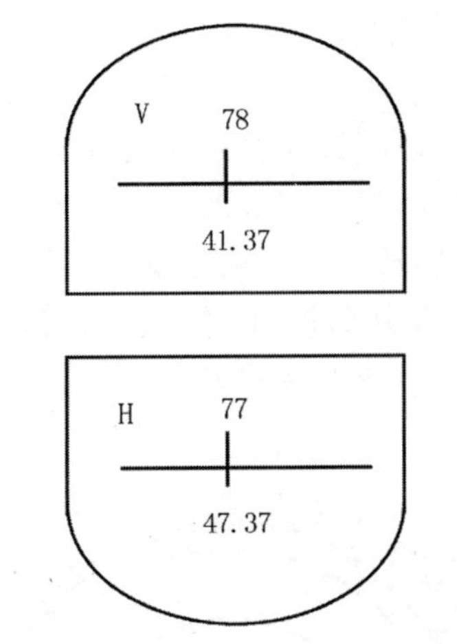

图 8-34　H 和 V 方向曲率和曲率半径

四、焦度计测量

(一)手动焦度计

1.手动焦度计的结构及其功能(如图 8-35)

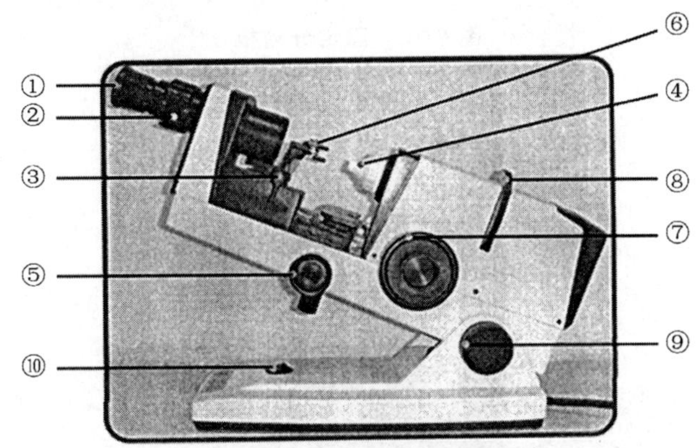

图 8-35　手动焦度计的结构

①屈光度补偿调整圈:补偿球性屈光不正范围为±5.00 D,调整使固定分划板清晰。②分划板旋转手轮:旋转目镜可移动分划板。③镜片固定机构:用于固定待测镜片。④镜片支撑圈:支撑待测镜片。⑤镜片升降手轮:用于调整待测镜片高度,使可调光标和固定分划板中心对齐。⑥镜片打印机构:用于标志镜片中心,主要用于加工和眼镜质检。⑦屈光度度数手轮:用于屈光度读数,范围±20 D。⑧散光轴位调整手轮:用于散光轴位度数(一般是粗定位,细定位要直接从固定分划板读出)。⑨仪器锁紧手柄:用于锁紧仪器。⑩仪器电源开关:应用开关仪器。

2.手动焦度记常用的技术规格

(1)补偿目镜调焦范围:－5～＋5 D。

(2)镜片测量范围:－20～＋20 D。

(3)球面屈光度测量规格:0.125 D(－5.00～＋5.00 D);0.25 D(超过±5 D)。

(4)散光轴角度读数:①读数范围:0～180。②读数刻度:1(固定分划板)。

(5)棱镜度:1～5 棱镜度。

(6)棱镜轴角度读数:①读数范围:0～360。②读数刻度:1(固定分划板)。

3.手动焦度计的用途

(1)测定球面镜度数和定光学中心。

(2)测定散光镜屈光度及定光学中心点、散光轴。

(3)测定棱镜度数及决定基底方向等功能。

(4)测定角膜接触镜的度数。

(5)单球镜的测量:①使用前的准备(被测镜片置入前):调整屈光度补偿调整圈,目的是为了补偿测量者屈光异常的程度和使检查者看清固定分划板(图 8-36),使被测量镜片度数的误差减少到最小。②手动焦度计屈光度误差检查:打开电源开关,旋转屈光度测量旋钮(图 8-37),使模糊状态的绿色可移动准直分划板(图 8-38)变成最清晰的绿色移动准直分划板,检查屈光度手轮刻度是否对准零刻度,如果不是仪器出现屈光度误差;将绿色准直分划板的各个线条与固定分划板上的黑线条对正,检查轴位指针是否对准零刻度,否则轴位出现误差。

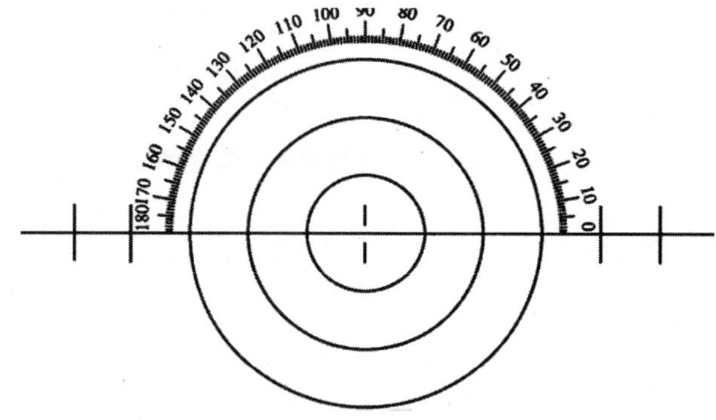

图 8-36 固定分划板

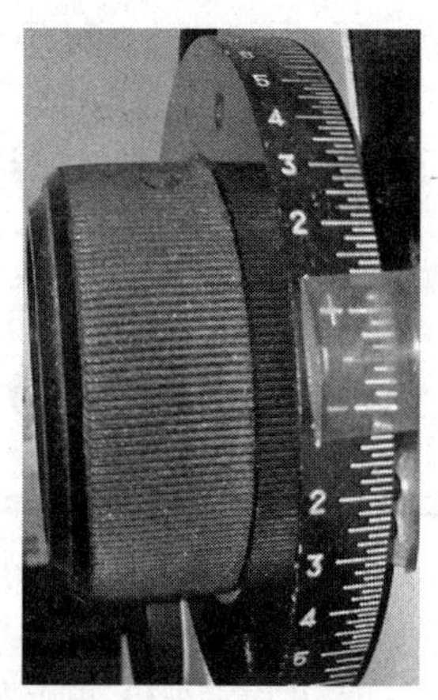

图 8-37 屈光度测量旋钮

4.球镜片的测量

测前仪器误差检测和校正后进行待测镜片检测。

(1)将待测球面透镜凸面朝上置于镜片平台上。

(2)调整镜片位置,使目镜中看到发光十字(可能较模糊)中心与分划十字中心重合(如图 8-39)。

(3)转动屈光度手轮,直至光标十字达到最清晰。

(4)此时,屈光度手轮所指刻度,即为待测球面透镜的屈光度。

(5)固定好镜片。

(6)按下打印手柄,在镜片表面打印三个印点,其中间的印点即为镜片的光学中心,三点连线即毛边镜片的加工基准线。

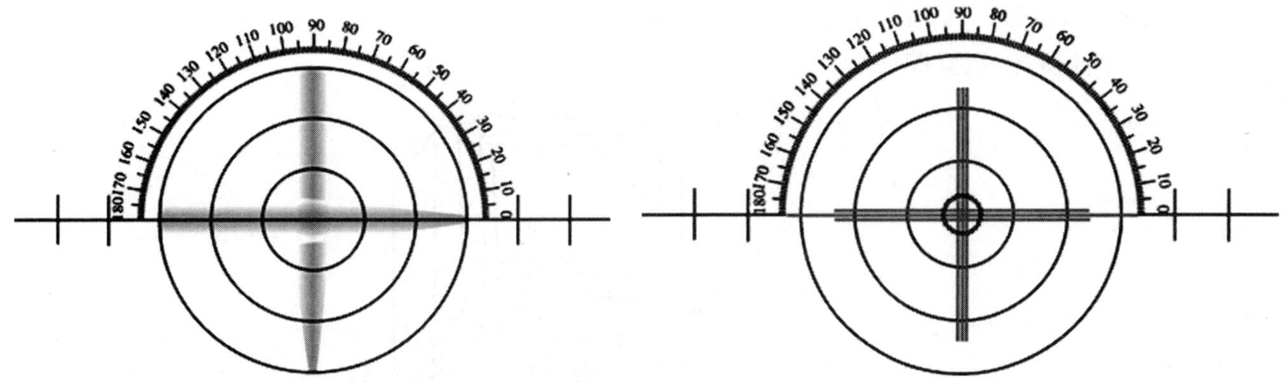

图 8-38　模糊的绿色移动准直分划板　　　图 8-39　发光十字中心与分划十字中心重合

5.散光镜片测量

测量散光镜片与测量球镜有明显的区别:①待测镜片如果是单球镜时旋转屈光度调节手轮可使两条相互垂直的移动绿色准直视标一样清晰(图 8-40)。②待测镜片如果有散光,旋转屈光度调节手轮两条相互垂直的移动绿色准直视标出现清晰度不一样,视标中的点也会拉长出直线(图 8-41)。

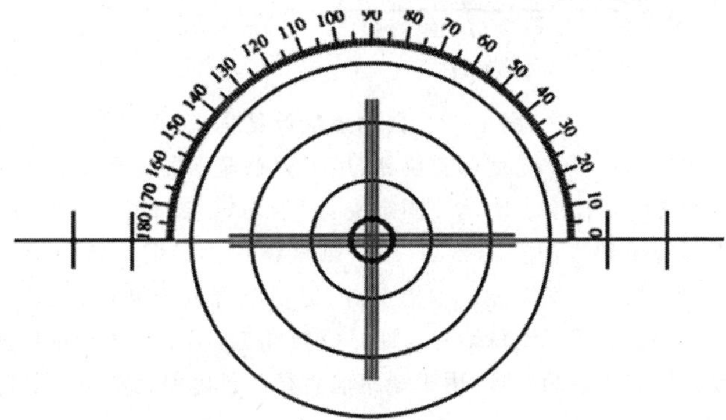

图 8-40　球镜两条相互垂直准直视标

6.散光镜片测量步骤

(1)把待测镜片放在测量台上时,就会出现一个绿色的模糊像,调整散光轴位手轮和屈光手轮,使点拉成小短线,其中一个方向长线变清晰。

(2)清晰的中心线所对的方向即散光轴位。所测子午线屈光度方向的屈光度,即为散光度,假设清晰线所对方向为－3.00 D。

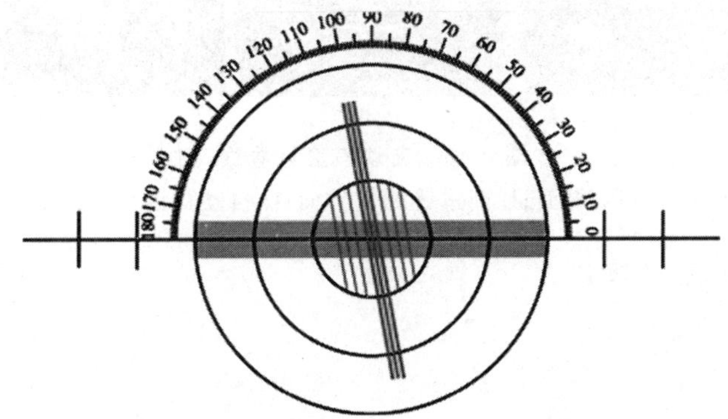

图 8-41　柱镜两条相互垂直准直视标

(3)旋转屈光度手轮测量与其垂直方向屈光度:假设屈光度手轮指向－2.00,与其相互垂直的清晰线所对的方向为 10。

(4)记录镜片度数:结果应记录为:-2.00/~1.00×10。

(二)自动焦度计结构(图 8-42)

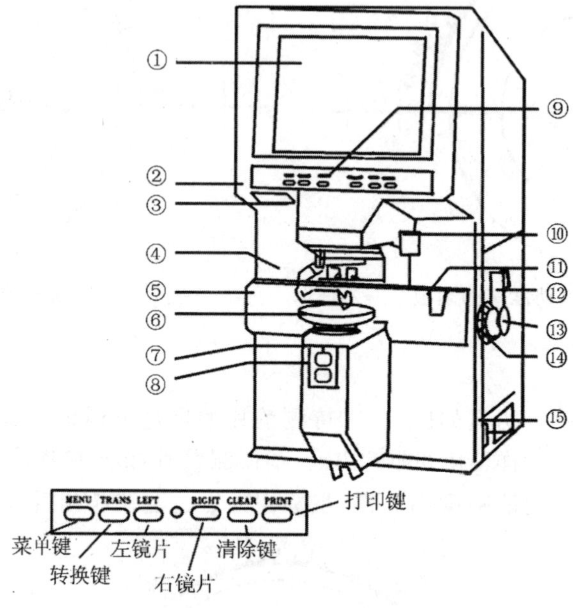

图 8-42 自动焦度计结构

①显示屏:显示测量结果。②亮度调整旋钮:用于调整显示屏的亮度。③对比度调整旋钮:用于调整显示屏的对比度。④镜片固定夹:用于固定待加工毛边镜片或成镜检测。⑤镜片台:用于固定镜架方向。⑥测帽:用于测量镜片。⑦记忆按钮:用于保存数据。⑧下加光按钮:用于测量下加光度。⑨指示灯:提示电源处于开机状态。⑩打点器:用于标记镜片。⑪鼻托架:用于测量镜片瞳距。⑫打印键:用于打印测量数据。⑬镜片台移动柄:用于锁紧仪器。⑭刻度环:用于观察前后径。⑮电源开关:应用开关仪器。

(三)自动焦度计界面

(1)球镜和柱镜测量界面(图 8-43A)。

(2)渐进镜测量界面(图 8-43B)。

(3)自动焦度计的界面设置(图 8-43C)。

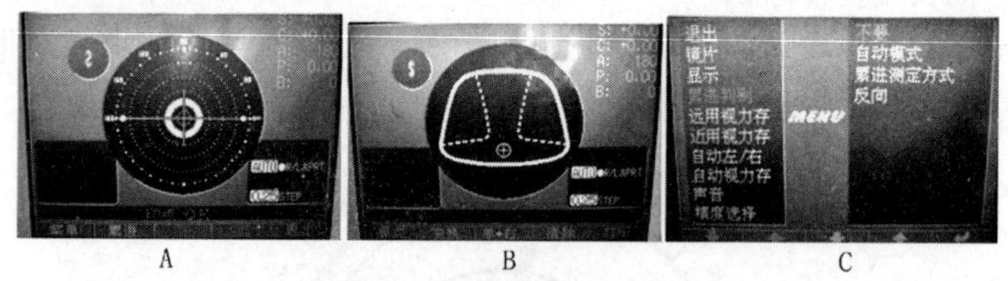

图 8-43 自动焦度计界面

A.球、柱镜测量界面;B.渐进镜测量界面;C.自动焦度计的界面设置

(四)自动焦度计测量单焦点镜片

1.准备工作

(1)安装打印机纸。

(2)检查打点机构。

(3)连接好电源,并打开电源。

2.单焦点镜片的测量

(1)待加工毛边镜片或待测成镜(图 8-44)凹面朝下放置在测帽上,并夹紧镜片。

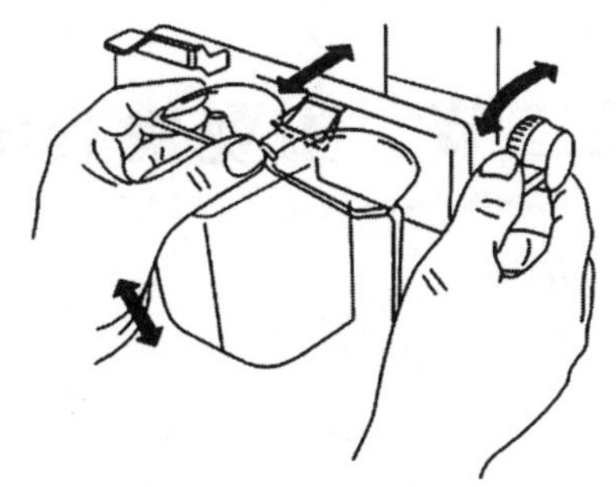

图 8-44　待测成镜

(2)调整镜片位置(在水平面上移动),可在显示屏上看到一个小十字。使屏幕十字刚好位于最小环中心时,这时十字水平线拉至最长,镜片的光心和轴位已定好,屏幕显示球镜度、棱镜度、基底方向的数值,下方一长方形框内显示"MAKING",使用打点器在待测毛边镜片的光学中心和加工轴向留下记号(图 8-45),或待测成镜进行记号后来质检是否符合国家眼镜加工标准。

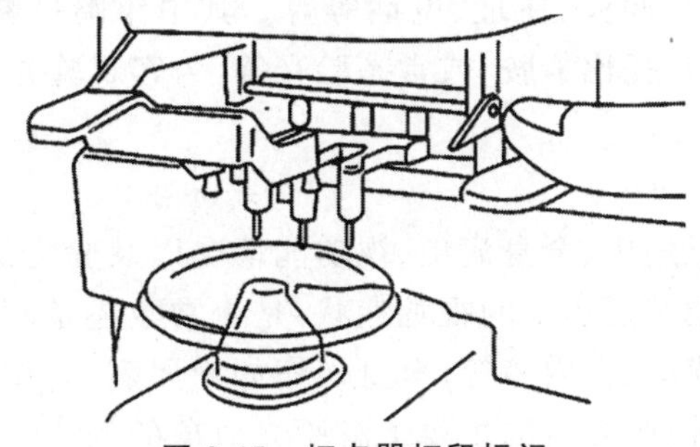

图 8-45　打点器打印标记

(3)需打印时,按下 PRINT 键。

(五)自动焦度计测量渐进多焦点镜片

(1)选择渐进镜片测量模式,一般机器都设置成自动识别模式,能够自动辨认渐进镜(图 8-46)。

(2)线测量测量渐进镜的远用光度,将十字图移动到圈圈内,仪器显示远用读数后按下 Add 按键(图 8-47)。

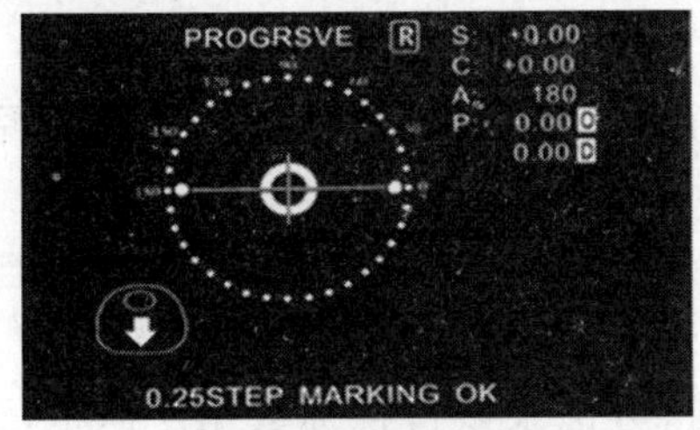

图 8-46　识别渐进片

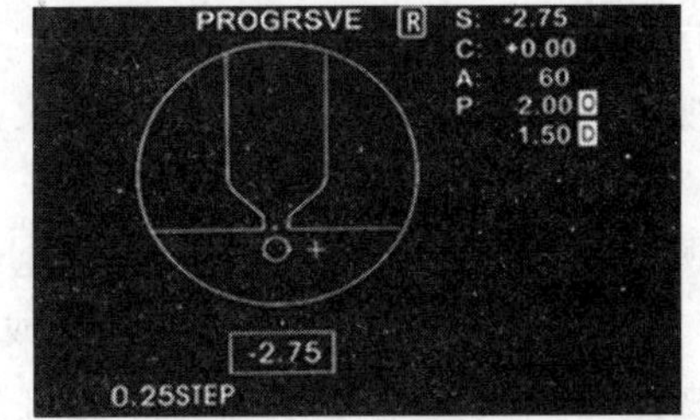

图 8-47　显示远用读数

(3)根据仪器显示屏箭头方向移动镜片,当 Add 值出现最大时,按下 EMORY 键,即可显示 Add 值(图 8-48)。

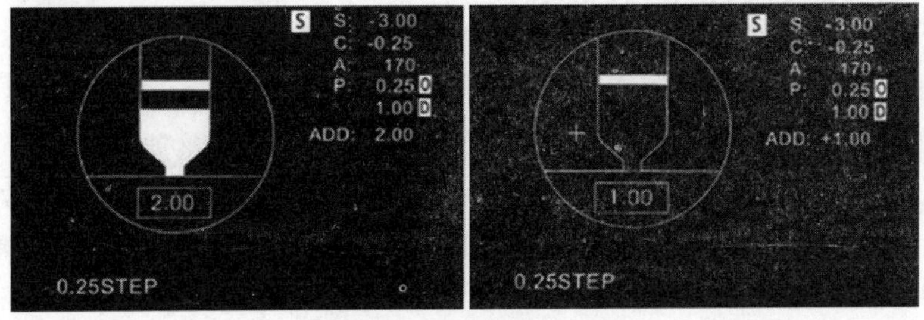

图 8-48　可显示 Add 值

(蔡　祎)

第二节　主观检查法

一、插片验光

(一)验光前的问诊

验光前的问诊是一项综合能力很强的技术,它涉及所学眼科学、眼镜光学、眼屈光学等多门学科知识的理解与应用。通过对顾客的询问,可以了解顾客的戴镜或未戴镜的主观感觉和客观感受,以及戴镜史、视功能状况等等。从而发现与验光配镜所需要的必要信息,对下一步检查、诊断、处方提供参考。更进一步满足其需求。

1.一般询问

一般询问主要包括姓名、年龄、职业、住址、电话等等。其中年龄推断其调节力,选择散瞳验光[阿托品、赛飞杰(盐酸环喷托酯滴眼液)、托比卡胺]或常态验光等,为客观验光与主观验光提供参考。职业可在开具处方与选配眼镜时提供依据。

2.特殊询问

特殊询问主要包括戴镜史、眼病史、全身病史、视功能情况以及验光的目的等。其中戴镜史主要了解是否初诊,上次验光配镜时间及配戴过程中的视觉症状,是否常戴还是间歇配镜等;眼病史和全身病史主要了解是否患有眼部疾病,如角膜炎、白内障等;全身疾病如糖尿病、高血压等;视功能情况主要了解视力变化的时间和程度,是否有复视等;验光目的主要了解验光对象的的屈光状态,根据年龄、职业、眼部健康情况、视力需求等,为其提供清晰、舒适、持久的个性化处方。

(二)验光前眼部检查

1.视力检查

首先进行裸眼(sc)和戴镜(cc)远、近视力检查和(原镜度数光心距,光心水平互差,光心垂直互差)的测定。视力检查时应自上而下顺序逐行检查辨清每个视标,要在3秒钟内说出缺口方向,直到不能辨认的最后一行为止。裸眼视力的参考标准如下:

(1)视力在0.1～0.4时,在检查中要求每行视标均能正确辨认,才能记录该行视标数据。否则,只能记录上一行的视力。

(2)视力在0.5～0.6之间,在检查中允许每一行视标有一个认错,可记录该行视标数据。但是,要在视力数值右上角标"－1"。如果认错两个或者两个以上,只能记录上一行的视力。

(3)视力在0.7～1.0时,在检查中允许每行视标有两个认错,可记录该行视标数据。但是,要在视力数值右上角标"－2"。如果认错三个或者三个以上,只能记录上一行的视力。在视力大于1.0均可以每行读错两个,仍然可记录该行视标数据。

(4)视力在1 m看不见0.01视标,改查指数(CF)。

(5)视力在5 cm看不见指数改查手动(HM)。

(6)视力在无手动情况下改查光感和光定位和红、绿镜片光定位。

(7)视力检查举例:①被检者看0.5行视标读错一个:记录:0.5^{-1}。②被检者看1.0行视标读对两个:1.0^{+2}。③被检者1 m时看不清0.01,25 cm读对指数,记录:指数/25 cm(国内处方要求中文书写)CF/25 cm(国外处方记录形式)。⑤被检者5 cm不能辨认指数,改查手动,在30 cm能辨认手动,红、绿光定位准确,记录:手动/30 cm HM/30 cm 红(＋)绿(＋)。⑥被检者不能看见手动,改查光感LP和光定位(红、绿光定位),记录如下:无光感:LP(－);有光感:LP(＋)。

2.眼部常规检查

(1)裂隙灯眼前段检查:外眼、结膜、角膜、前房、虹膜、晶状体、部分玻璃体。

(2)直接检眼镜检查:眼底检查、注视性质检查(弱视被检者)。

(3)眼压的初步测试:以指测法即用双食指尖交替轻压眼球,以其感觉的眼球紧张度来估计被检者眼压的高低。

3.主视眼检查

即穿孔方位试验:睁开眼睛,伸出双手用手掌组成个三角形,将稍远处目标物放入其中。闭左眼,该目标物如仍在三角形内,而闭右眼时,该目标已移动,则表明右眼为主视眼,反之,则左眼为主视眼。

4.双眼协同运动试验及检查眼位协和运动试验

即令被检者两眼看右、右上、左上、左、左下、右下六个主要方向,检查双眼眼球运动是否是同时、等量、等速地共同运动。

5.眼位检查

(1)交替遮盖试验(有无斜视、水平或垂直斜视):令被检者注视远距视标,交替遮盖被测者双眼,观察被测者眼位是否转动,水平或垂直方向转动。

(2)遮盖去遮盖试验(隐斜还是斜视的判断):令被测者注视远距视标,遮其一眼,然后迅速去除遮盖,观察两眼是否转动及转动方向,然后以同样方法检查另眼。一般可分为三种情况:①隐斜(未遮盖眼始终注视视标,被遮盖眼偏斜,除去遮盖后又回复正位,被遮盖眼为隐斜);②恒定性斜视(一眼偏斜,另眼正位,如遮盖斜位眼,两眼均不转动,说明未遮盖眼为经常注视眼。如换遮经常注视眼,斜位眼被迫注视视标,除去遮盖,经常注视眼又注视视标,而斜位眼又回复其偏斜眼位,斜位眼为恒定性斜视);③交替性斜视(遮盖前一眼偏斜,另眼正位,无论遮盖任一眼,迫使未遮盖眼充当注视眼,除去遮盖时,两眼均不转动,为交替性斜视)。

(3)斜量检查:角膜映光法(图 8-49)。

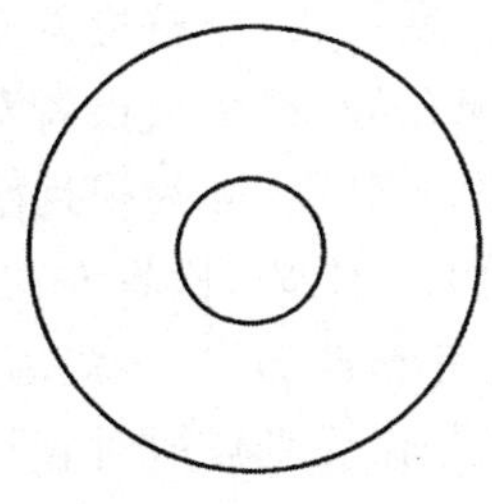

图 8-49 角膜映光法

6.色觉检查

一般常规用色盲检查图检查被检者的辨色能力(图 8-50)。

7.立体视觉检查

一般常规用立体图+偏光镜,检查被检者的立体功能(图 8-51)。

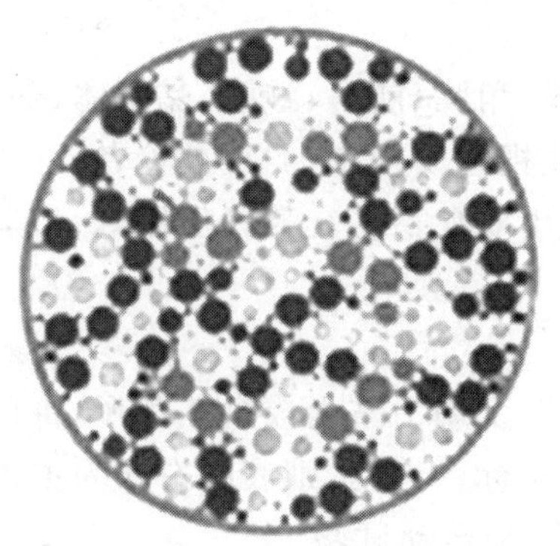

图 8-50 色觉检查

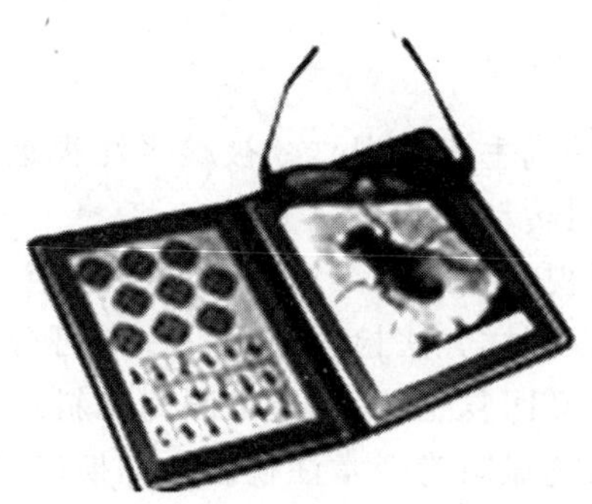

图 8-51 立体视觉检查

(三)主观验光的操作

1.测量瞳距

(1)远用瞳距测量(必要时需测量单眼瞳距)。直尺法:令被检查者双眼注视检查者左眼,检者闭右眼,以左眼注视被检查者右眼瞳孔,将直尺零刻度对准右瞳孔缘,再令被检查者双眼注视检查者右眼,检者闭左眼,以右眼注视被检查者左眼瞳孔,记下其左瞳外缘所对直尺上刻度,即为视远瞳距。

(2)近用瞳距测量。直尺法:与被检查者处于近工作距离,检者左眼灯筒应正对被检查者双眼中间。被检者双眼都注视检者左眼。直尺水平向贴靠于被检查者鼻根部,与眼镜离眼距离相似。检者闭右眼,以左眼注视,将直尺零刻度对准其右瞳反光点,再看被检查者左瞳反光点所对直尺上刻度即为视近时瞳距。

2.置入客观验光结果

因目前多数电脑验光的结果可能略有偏高,故若使用电脑验光进行客观检查,可将所得验光结果的数值减低－0.50 D左右球镜再置入。

3.雾视

初步 MPMVA 最大正镜度的最佳矫正视力。

(1)雾视法的原理:通过添加适量的正球镜的方法让进入被检眼内光线的焦点会聚在视网膜的近前方,使其处于人工近视状态,达到放松调节的目的。雾视的状态下,被检者如果再使用调节,焦点便会更远离视网膜,物像会变得更加模糊,故其不会再使用调节。而若其想看清远处视标,会迫使自己放松调节,因只有在放松调节的情况下焦点才会离视网膜更近,使物像变得更清晰。人眼有将物体看清晰的倾向,故在此情况下被检者会放松调节使物像更清晰,从而达到雾视的目的。

(2)雾视的步骤:①遮盖被检查者左眼,在右眼前加＋1.00～＋0.75 DS球镜进行雾视,一般雾视到0.3～0.5之间。②在视力稍觉清楚后,逐渐减少右眼正球镜片度数。初时可递减＋0.50 DS,而后递减＋0.25 DS。换片时一定是先加正球镜片,后撤去原片,使睫状肌持续缓解,测右眼视力,直至达到最好视力为止。

4.第一次红绿测试

(1)红绿测试主要是用于检查被检者的球镜度是否适量。

(2)红绿测试主要是利用色像差的原理。白色光是由红、橙、黄、绿、青、蓝、紫七种颜色的光混合而成的复合光,各种颜色光的波长、折射率不同,故白色光经过较密介质后会发生色散。在可见光中,红色光波长最长,折射率最小、速度最快,而紫光的波长最短、折射率最大、速度最慢。

(3)若被检者处于近视状态时(即近视欠矫或远视过矫时),黄光的焦点会落在视网膜前,红光的焦点在黄光之后,因而更靠近视网膜,而绿光的焦点比黄光更靠前,因而更远离视网膜,故红光在视网膜上形成弥散圆的直径要比绿光小,所以被检者会感到红色背景里的视标更清晰。因而红绿测试时,被检者若诉红色视标更清晰,需要增加近视度或减少远视度,使红绿视标同样清晰。

(4)操作步骤:①雾视之后视力已通过调整球镜达到最佳视力。②投放红绿视标,先看绿再看红最后看绿,嘱被测者比较红绿背景下视标清晰度。③如被检者说红绿背景里视标同样清晰,说明此时球镜度刚好,不需调整。④如被检者说红色背景里视标更清楚,则说明被检者处于近视欠矫或远视过矫状态,则需增加−0.25 DS或减少+0.25 DS。⑤如被检者说绿色背景里视标更清楚,则说明被检者处于近视过矫或远视欠矫状态,则需减少−0.25 DS或增加+0.25 DS。

5.散光表检查遗漏散光

(1)让被检者注视散光表,比较各个方向上线条的清晰度是否一样。若一样,则无散光;若不一样,则有散光。

(2)轴位的确定:最清晰线条上的较少数字乘以30,散光表仅用于规则散光。

6.交叉柱镜检查(JCC检查)

(1)交叉柱镜结构:是由两个度数相等、符号相反、轴位互相垂直的柱镜叠加磨制而成。常用的规格有±0.25和±0.50。手持式交叉柱镜中红色刻度线表示负散光的轴向,黑色刻度线表示正散光的轴向,二轴互相垂直,在正负轴之正中有一手柄。交叉柱镜主要用于精确调整散光的轴向和度数。

(2)交叉柱镜操作步骤:①精确调整散光的轴向(以近视散光矫正为例)。②将交叉柱镜放在右眼前,并使手柄与散光试片的轴向重合。③让被检者注视远处斑点状视标(也可让其注视此时最佳视力的上一行视标)。翻转交叉柱镜并将两面分别命名为1和2,嘱被检者比较两面的清晰度。④如两面清晰度相同,说明轴向正确,可进行下一步的散光度数调整。⑤如两面清晰度不同,则说明原散光试片轴向有误,则在较清楚的一面将散光试片的轴向朝着红点方向调整,即追红法则。调整量按进十度退五度进行。⑥精确调整散光的度数。⑦将交叉柱镜的一个轴与散光试片的轴相重叠。⑧翻转交叉柱镜并将两面分别命名为1和2,嘱被检者比较两面的清晰度,如两面清晰度相同,说明散光度数准确,检查结束。如两面清晰度不同,说明原散光度数有误,则需要进行调整。⑨若红点与散光试片轴向重合时更清晰,说明原散光度数欠矫,则增加−0.25 DC,然后继续翻转比较,直至调整到两面清晰度相同,柱镜增加−0.50 DC时,球镜应先减少−0.25 DS。若白点与散光试片轴向重合时更清晰,说明原散光度数过矫,则减少−0.25 DC,然后继续翻转比较,直至调整到两面清晰度相同,柱镜减小−0.50 DC时,球镜应增加−0.25 DS。

7.二次红绿测试

交叉柱镜检查结束后,可将球镜降低−0.50 DS(近视为例),后进行二次红绿测试,并通过球镜的调整达到红绿平衡。调整方法与一次红绿相同。

8.确认最佳视力

二次红绿平衡后,投放视力表视标,检查被检者此时所能看到的视力(即其最佳视力)并在此基础上作0.25 D的镜片调整(即近视降低−0.25 DS或远视增加+0.25 DS),看其视力有无变化:若视力降低一行,则插回原来的球镜度,若视力保持不变,则再作0.25 DS调整(即近视降低−0.25 DS或远视增加+0.25 DS)。至此,右眼的单眼验光结束,将右眼遮盖,左眼打开,对左眼进行检查,步骤同右眼,直至找到左眼的最佳视力最大正镜化。

9.双眼平衡测试

(1)双眼平衡测试的意义:单眼验光结束后,两眼达到同样的最佳矫正视力只能说明两眼的视力达到平衡,但要保证在双眼调节量均衡的基础上达到视力平衡才是双眼平衡的最终目的。因为如果双眼调节力不平衡时容易引起视疲劳，也易引起被检者单眼屈光不正度增加速度较快，故在单眼验光结束后进行双眼平衡测试是很有必要的。

(2)双眼平衡测试中使用交替遮盖平衡法：①打开双眼，双眼同时雾视+0.75 DS，使视力降至0.5～0.6左右。②交替遮盖双眼，让被检者注视0.5行视标，比较两眼的清晰度是否相同，若两眼清晰度相同，说明双眼已经平衡；若两眼清晰度不一样，则在较清晰眼前加+0.25 DS雾视镜，使其与较模糊眼的模糊程度相同。反复调整，直到两眼达到同样模糊，说明此时双眼已平衡。③双眼同步等量地逐渐增加−0.25 DS，并观察视力的变化，每增加−0.25 DS视力至少提高一行，直至加到双眼的最佳视力最大正镜化结束。

(四)主观验光的注意事项

(1)双眼平衡测试时，必须始终是在雾视状态下在眼前调整球镜(减少近视度或增加远视度)，使其能保持双眼调节的平衡，减少戴镜时产生的视疲劳现象。

(2)双眼平衡检查时，应记住始终是在较清晰的眼前调整球镜(减少近视度或增加远视度)，使其与模糊眼所看到的物像达到同样模糊。

(3)双眼平衡时，若通过球镜调整始终不能达到两眼清晰度相同，可让主导眼略清晰些。

(五)近用镜的主观验光

(1)近用镜度数＝远用度数＋试验性附加(Add)。

(2)计算法，试验性附加(Add)＝1/阅读距离(m)－1/2×平均调节力。

(3)平均调节力＝15－0.25×年龄。

(4)利用Hoffstetter公式可以推知老视出现的时间和矫正所需的附加度数的一般规律。①45岁：约需+1.00～+1.25 D附加。②50岁：约需+1.00～+1.25 D附加。③55岁：约需+1.50～+1.75 D附加。④60岁：约需+2.00～+2.50 D附加。⑤65岁以上：约需+2.75～+3.00 D附加。

(六)近用镜的试戴眼镜

(1)评估顾客的视觉感受，舒适感包括看远看近。

(2)必要时对试戴度数进行适当的调整。

(3)调整时必须同度、同类、同视力进行调整。

(七)近用镜的确定眼镜处方

(1)需要感觉顾客的年龄、职业、工作需要等客观因素才能确定处方。

(2)满足顾客的期望值、视觉需求及舒适、持久的需求。

(3)确定处方时，对顾客作必要的解释与说明。①顾客的处方度数及矫正视力情况。②针对顾客的个体情况，提出合理的建议。

(八)近用镜的配镜注意事项

(1)初次验光者，需经过正规视光中心检查，确认是否须戴镜矫治者方可配镜。

(2)老视的验配必须在个人的基本屈光状态下，再按照年龄和工作性质，选用适合的光度。

(3)矫正视力达不到正常视力或戴镜后出现不明原因视力下降者、眼部不适，无法缓解者。或伴有眼疾未愈者；应及时转诊眼科医生。

二、综合验光仪检查

(一)综合验光仪概述

1.综合验光仪结构(图8-52)

图8-52A中各序号代表部位结构如下：①顶架：用于悬吊验光盘。②固定手轮：用于调节并固定验光盘位置。③旋转调节手轮：用于调整验光盘平面与被检者面部的相对位置。④水平手轮：用于调节视孔与被测双眼水平相位置。⑤水平标记：显示验光盘水平倾斜状态。⑥瞳距刻度：测定瞳孔间距，以mm为单

位。⑦瞳距手轮：用于调节视孔与被测双眼瞳孔的相对位置。⑧旋转棱镜：用于测定被检眼隐斜及双眼视觉平衡。⑨旋转棱镜手轮：用于调节旋转棱镜的底向和棱镜。⑩辅片手轮：用于转换不同的辅助检查镜片，完成多种视功能检查。⑪球镜焦度读窗：显示球面镜片顶焦度。⑫细焦度轮盘：用于增减 0.25D 球面焦度。⑬粗焦度手轮：用于增减3.00D球面焦度。⑭柱镜焦度读窗：显示圆柱透镜焦度。⑮柱镜手轮：用于增减－0.25D 圆柱透镜焦度。⑯柱镜轴位手轮：用于调整圆柱透镜轴位。⑰柱镜轴位刻度：显示圆柱透镜的轴方位角度。⑱交叉圆柱透镜：用于精调散光的轴位和焦度。⑲翻转手轮：用于变换交叉圆柱透镜的轴方位。⑳柱镜轴位对照刻度：用于与交叉柱镜的轴位进行对照。㉑视孔：放置矫正镜片或辅助检查镜片。㉒额托手轮：用于调节验光盘与被测眼的相对位置。㉓额托：利于被测者额部紧靠并固定。㉔角膜位置读窗：用于测定被测眼角膜顶点距矫正试片后顶点的距离。㉕护颊片夹：用于夹持护颊片。㉖集合手挚：用于调节两验光盘面的集合程度。㉗近观标刻度杆旋钮：用于固定近观标刻度杆。㉘近观标刻度杆槽口：用于夹持近观标刻度杆头端。

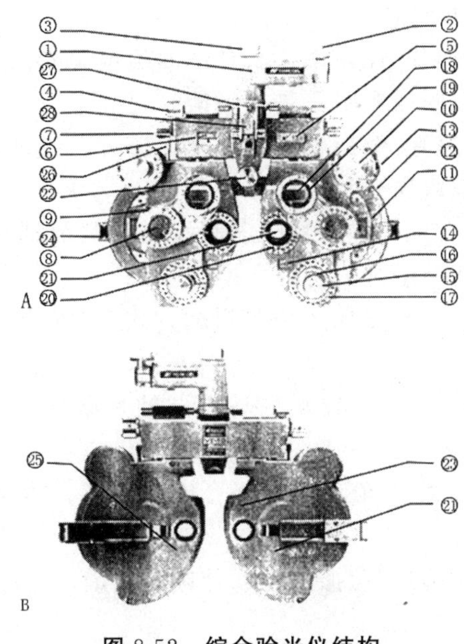

图 8-52　综合验光仪结构

A.验光盘正面观；B.验光盘背面观

2.辅助镜片

旋动辅片手轮，根据需要使辅片对准视孔。

3.视标

1）视标投影仪：采用光投照的方式将验光视标显示在视标面板上，其照度、亮度、对比度、清晰度和单色光的波长均要求可靠规范。

2）视标遥控器：可根据屈光检查的需要揿动不同的功能键，从而选用不同的视标，主要的功能键如下。

（1）发射极：采用红外线技术将指令信息传递到视标投影仪。

（2）视标键：通常在视标键上方均标有该键所显示的视标类别，有关内容将在下文详述。

（3）开关键（Light）：用于开启遥控器电源，通常在接通后显示 0.1 的视力表视标。

（4）复原键（Reset）：若视标遥控器已程序化处理，揿复原键可使检查步骤恢复显示初始视标。

（5）进帧键（Program△）：依次向前显示程序化检查步骤。

（6）退帧键（Program ▽）：依次后退显示程序化检查步骤。

（7）选择键：根据需要选择性的显示整张投影上的部分视标，如选择显示一行、一排或单一的视力表视标。

（8）替换键：依照键位所在的方向依次替换显示紧邻视标。如替换显示紧邻的一行、一排或单一的视力表视标。

(9)红绿键:在整帧投影视标的后方显示左右等大的红绿双色背景。

3)常用视标。

(1)对数E视标视力表和对数环形视标视力表视标:①配合镜片:球面透镜和圆柱透镜验光试片。②测试方式:常单眼测试,偶采用双眼测试。③测试目的:测定裸眼视力,评估被测眼戴矫正试片后的屈光矫正情况。

(2)放射状散光试验视标:①配合镜片:圆柱透镜验光试片。②测试方式:单眼测试。③测试目的:评估被测眼戴矫正试片后是否仍有未矫正的散光。

(3)斑点状散光试验视标:①配合镜片:交叉圆柱透镜。②测试方式:单眼测试。③测试目的:评估被测眼戴矫正试片后是否仍有未矫正的散光。

(4)红绿试验视标:①配合镜片:球面透镜验光试片。②测试方式:单眼测试。③测试目的:评估被测眼戴矫正试片后的球面屈光矫正程度。

(5)偏振红绿试验视标:①配合镜片:偏振镜片联合球面透镜验光试片。②测试方式:双眼测试。③测试目的:评估被测眼戴验光试片后双眼屈光状态是否平衡。

(6)双眼平衡试验视标:①配合镜片:偏振辅片联合球面透镜验光试片。②测试方式:双眼测试。③测试目的:评估被测眼戴验光试片后双眼屈光状态是否平衡。

(7)Worth四点试验视标:①配合镜片:右眼戴红辅片,左眼戴绿辅片。②测试方式:双眼测试。③测试目的:评估被测眼双眼同时视功能及融合力。

(8)立体视试验视标:①配合镜片:偏振辅片。②测试方式:双眼测试。③测试目的:评估被测眼融合力、立体视功能,并诊断隐斜。

(9)马氏杆试验视标:①配合镜片:垂直或水平马氏杆辅片联合旋转棱镜。②测试方式:双眼测试。③测试目的:测定隐斜。

(10)十字环形试验视标:①配合镜片:红绿辅片联合旋转棱镜。②测试方式:双眼测试。③测试目的:评估被测眼同时视功能,测定隐斜。

(11)偏振十字试验视标:①配合镜片:偏振辅片联合旋转棱镜。②测试方式:双眼测试。③测试目的:评估被测眼同时视功能,测定隐斜。

(12)偏振十字固视点试验视标:①配合镜片:偏振辅片联合旋转棱镜。②测试方式:双眼测试。③测试目的:评估被测眼同时视功能,诊断隐斜伴周边融合者。

(13)垂直对齐试验视标:①配合镜片:偏振辅片联合旋转棱镜。②测试方式:双眼测试。③测试目的:评估被测眼同时视功能,定量测定双眼影像不等及垂直隐斜。

(14)水平对齐试验视标:①配合镜片:偏振附镜联合旋转棱镜。②测试方式:双眼测试。③测试目的:评估被测眼同时视功能,定量测定双眼影像不等及水平隐斜。

(二)综合验光仪的操作

1.准备工作

(1)开启电源,检查投影仪、近读灯、座椅制动开关是否接电。

(2)视孔试片回"0":检查验光盘视孔试片的球面透镜和圆柱透镜的读窗,并小心将球面透镜试片和圆柱透镜试片小心回"0"。盖因若使近视被测眼误用过矫的负透镜观察远近视标,则会诱发调节,从而影响测定结果。故于每次验光结束后应及时将视孔试片回"0"。

(3)调整被测眼位置:嘱被测者取舒适姿态坐上检测座椅,升降座椅高度,通常大致使被测双眼的中点与对侧墙面上悬挂的偏振视标板的坐标中点相对。

(4)调整顶杆长度:旋松固定螺栓,少量调整顶杆(1)长度,调量视被检测座椅所在位置而定,调整完毕后即旋紧固定螺栓,通常只要检测座椅的位置固定不变,调试完成后则不经常修改。

(5)调整水平轴向手轮：旋松水平轴向手轮(2)，则顶杆可沿水平轴向旋转。通常调整后使验光盘与地平面垂直，调整完毕后旋紧水平轴向手轮，若在验光过程中需要被测眼看上方或下方视标时，则可随时进行调整。

(6)调整垂直轴向手轮：旋松垂直轴向手轮(3)，则验光盘可沿垂直轴旋转，通常用于调整验光盘与被测眼冠状平面的相对位置，调整完毕后旋紧垂直轴向手轮。

(7)调整平衡手轮：旋动平衡手轮(4)，从视孔中观察被测双眼，调整视孔中心与被测眼瞳孔的垂直向相对位置。通常使平衡标管中的气泡居中。若遇垂直性眼位偏斜并发强迫头位或原发性头位偏斜时，可适当调整验光盘的水平倾斜程度，以被测眼感到舒适为度。

(8)调整瞳距手轮：旋动瞳距手轮(7)，从视孔中观察被测双眼，调整视孔中心与被测眼瞳孔的水平向相对位置。通常看远视标时使双视孔镜片的光学中心距离等于被测双眼瞳孔中心的距离。调整完毕后，可于瞳距读窗(6)直读被测眼瞳孔间距读数，单位为 mm。

(9)调整镜眼距：当被测双眼从视孔中央观察视标的同时，被测者的额部恰与额托稳定接触，检测者可从镜眼距读窗观察被测眼角膜顶点的位置，观察距离约为 20 mm。观察时可试着变换观察角度，务使读窗内的长线恰好落在读窗外框中央的突角连线上。若被测眼角膜前顶点与读窗的中央长线刻度相切，则提示镜眼距为 13.75 mm(图 8-53)。长线刻度的眼侧有三条短线刻度，每刻度的间隔为 2 mm。若角膜前顶点与第一短线相切，则镜眼距为 15.75 mm，依此类推。

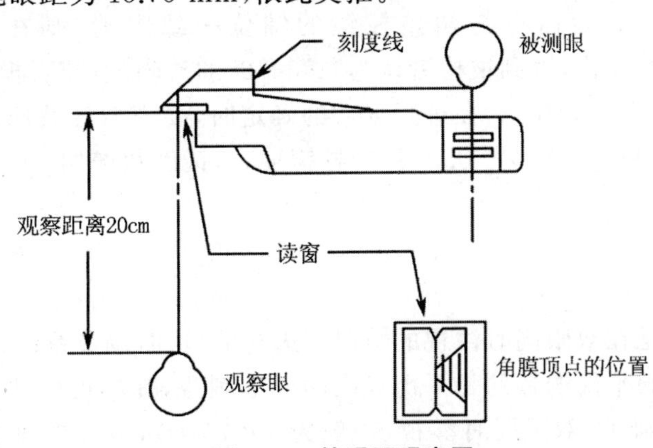

图 8-53　镜眼距观察图

2.综合验光仪规范验光程序

(1)初次 MPMVA：最高度数的正镜片或最低度数的负镜片取得最好的视力。

初次 MPMVA 步骤：①雾视：以客观验光的结果为基础加正镜片，一般＋1.00～＋0.75 D，检查视力是否在 0.3～0.5，如＞0.5，则继续加正镜片，直到视力为 0.3～0.5，并达到模糊但是能分辨视标的效果，如果视标模糊到完全看不清，那患者就会放弃放松。②逐步减少雾视(每次减＋0.25 D)。③视力逐步提高到最好，直到继续减＋0.25 D 视力没有提高，或视标变小而黑，即达到最好视力的球镜度数。

(2)初次红绿测试：①双色实验原理：正视眼的状态下，黄色光的焦点正好落在视网膜上，绿色光聚焦在视网膜前，红色光聚焦在视网膜后。近视眼眼轴长，红光焦点较绿光焦点更靠近视网膜；远视眼眼轴短，绿光焦点较红光焦点更靠近视网膜(图 8-54)。②双色法检查步骤：先看绿，再看红，再看绿。③双色试验注意事项：绿色相对于红色聚焦在前，类似于雾视的情况，为了看清绿色背景上的视标，就要放松调节，青少年由于调节不稳定，要慎重使用某些被检者对此检查不敏感，总是倾向于红色或绿色部分，可放弃检查。

(3)交叉柱镜精确散光：常用的精确散光轴位和度数的方法，准确、有效、简单，但是需要被检查者较好合作，英文缩写为 JCC。

交叉圆柱镜的结构：两条主径线上分别标有红点和白点，红点表示负柱镜的轴位，白点表示正柱镜的轴位。常用规格为±0.25 D 和±0.50 D(综合验光仪上为±0.25 D)。无论多少度的 JCC，其等效球镜度为 0。

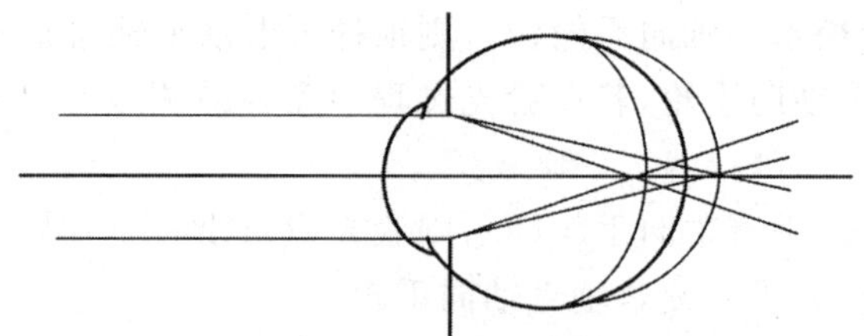

图 8-54　双色实验原理

操作步骤：①先进行散光轴位的确定，将JCC加在被检眼前，其手轮位置与柱镜的轴位相一致，告诉患者"将有两面观察视标，请比较两面看到的视标的清晰度，哪一面比较清楚。为了确保患者视标清晰，告知："这是1"，3～5秒后翻转JCC"这是2"，让被检者比较"1"和"2"哪种情况下视标更清晰；若两面一样清晰，说明柱镜轴向正确，可以进行散光度数确定。若两面清晰度不一样，将JCC停留在较清晰的情况下，将初始柱镜的轴位向着JCC中红点（负柱镜轴位）的方向旋转5°～15°JCC的手柄的位置跟着初始柱镜轴位一起旋转，保持方向一致再重复"1"和"2"的比较，根据结果继续调整初始柱镜的轴位，直到被检者认为"1"和"2"的清晰度（或者模糊度）一样，这时初始柱镜所在轴位即为被检眼散光的轴位，记录下来。②再进行散光度数的确定，调整JCC的位置，使其红点或白点与初始柱镜的轴位相一致，这是"1"，翻转JCC，这是"2"让被检者比较"1"和"2"哪种情况下视标更清晰。如为红点与初始柱镜的轴位一致时清，则在初始柱镜的度数上增加－0.25 DC，如为白点与初始柱镜的轴位一致时清，则在初始柱镜的度数上减少－0.25 DC，再重复进行上述的操作，直到被检者认为"1"和"2"的清晰度（或者模糊度）一样，柱镜的度数即为被检眼的散光度数，记录下来。③注意：在进行度数的确定时，要遵循等效球镜法则每增加－0.50 D的柱镜度，球镜度数减少－0.25 D。每减少－0.50 D的柱镜度，球镜度数增加－0.25 D。

(4)再次MPMVA。

(5)再次红绿测试。

(6)再次红绿测试。

(7)双眼平衡：双眼平衡是在双眼同时注视的情况下进行的，这时调节系统比较容易放松，与雾视法相结合，能更好地控制调节，双眼平衡的目的是平衡双眼的调节刺激，并尽可能地使调节降为零。①在单眼MPMVA及散光验证后的基础上，双眼同时雾视（一般为＋0.75 D），检查视力是否在0.5～0.8选择单行视标，刚好高于上述步骤的一行。②使用Risley棱镜，在右眼放上3ΔBU，在左眼放上3ΔBD，患者看到上下两行相同视标。比较两行的清晰度，在较清晰的一眼前加＋0.25 D，直至双眼同样模糊（左眼看到的是上行）。③双眼平衡的终点：双眼有同样的清晰度。此时调节为零。到达终点后将棱镜移去。进行双眼MPMVA，即同时减少两眼的雾视量，每次＋0.25 DS，直到获得双眼最佳矫正视力的最高正镜度或最低度数负镜，这就是所要的主观验光结果。④试镜架测试试戴调整、确定处方，内隐斜或内斜的近视患者，处方验光度低，远视患者处方验光度高，外隐斜或外斜的近视患者，处方验光度高，远视患者处方验光度低，测定双眼单视功能时，需判断出主视眼为右眼，还是左眼，应使配戴矫正镜片前后的主视眼一致。

3.综合验光仪规范验光简要步骤

(1)客观检查（电脑验光/检影验光/原镜度数）。

(2)输入客观数据（近视、远视、散光的度数及轴位）。

(3)双眼同步雾视（雾视的视力要求在0.5以下）。

(4)右眼去雾视（遮盖左眼，每次减少＋0.25，直至视力达到0.8或以上）。

(5)右眼双色试验（先绿后红再绿，直至红绿一样清晰）。

(6)右眼交叉柱镜（先精确调整柱镜轴向，再调整柱镜度数）。

(7)右眼再次双色试验。

(8)左眼同右眼的检查方法。

(9)双眼平衡检测（先双眼雾视＋0.75 DS，再作双眼调节平衡）。

(10)双眼去雾视(双眼每次减少+0.25,直至视力达到1.0或以上)。

(11)双眼双色试验(先绿后红再绿,直至红绿一样清晰)。

(蔡　祎)

第三节　散瞳验光

一、概述

(一)散瞳验光目的

通过散瞳检查,不仅是让眼睛看清物体,更重要的是眼睛和眼镜的协调使用,达到医疗保健目的。它是根据配镜者的不同情况,将传统验光与眼部检查密切结合,更注重眼部视觉功能的发展,按照综合的检查结果来正确评估其视觉功能和屈光状态,然后给予合理的屈光矫正处方及视觉功能训练方案,并将有眼部疾病者及时转诊眼科医生。

(二)散瞳验光的应用

使用药物将眼睛的睫状肌完全麻痹,让其失去调节作用的情况下进行验光。这主要是因为被检者眼睛的调节力较强,验光时如果不散大瞳孔,睫状肌的调节作用可使晶状体变凸,屈光力增强,不能把调节性近视即所谓假性近视成分除去,而影响结果的准确性。所以对于调节力较强的被检者,散瞳验光是很有必要的。

二、适应证

幼儿和智力发育不全者,不能用主观法进行镜片测验,而必须用客观检影方法决定其屈光状态。

(1)15岁以下小孩,由于其眼调节作用很强,而且年龄越小调节越强,如果不将调节麻痹,验光结果误差极大,所以必须散瞳。一般用强效的散瞳剂——阿托品。

(2)16~30岁的近视、16~40岁的远视,第一次验光都需要散瞳,但可以使用中效散瞳剂——后马托品。第二次及以后配镜时,可根据情况散瞳或不散瞳。

(3)对比较复杂的屈光不正,如度数比较高的近视散光、混合性散光、高度近视、高度散光等,散瞳验光比较准确,如不散瞳误差比较大。

(4)某些诊断性验光,眼底及屈光间质均正常,而视力较差,需要用验光手段来判断有无屈光不正时,需散瞳验光。

(5)小瞳孔验光后,视力矫正不好或者有屈光间质混浊,应进行散瞳验光。

(6)青少年视力减退或视力不稳定(视力时好时坏),应当散瞳验光。

三、禁忌证

(1)诊断为原发性闭角型青光眼或疑似者,或者检查发现前房浅、眼压偏高,禁用散瞳剂。因为散瞳可以诱发闭角性青光眼发作、眼压升高,后果比较严重。散瞳剂必须在医生指导下使用。

(2)40岁以上患者调节力已弱,一般对验光影响较小,可以不散瞳。

(3)严重屈光间质混浊,如白内障、重度玻璃体混浊,无法验光,不必散瞳。

(4)瞳孔严重粘连,不能散大者。

四、散瞳验光后注意事项

(1)涂到眼外皮肤上的眼膏要擦拭干净。

(2)由于阿托品可使瞳孔散大,患者自觉畏光、视近困难均属正常现象。

(3)散瞳期间应避免强光刺激,尤其避免强的太阳光刺激,户外应戴遮阳帽或太阳镜。

(4)散瞳期间由于视近模糊,对小儿要注意看护以免碰伤。

(5)由于散瞳是为了放松睫状肌的调节,故散瞳期间不要近距离用眼,例如看书、看电视及使用电脑。

(6)如孩子患有严重心脏病及原诊断有青光眼的,请家长声明,遵医嘱慎用。有发热、急性结膜炎等疾患时,暂缓使用。

(7)患儿散瞳后如出现颜面潮红、口渴现象,一般无需特别处理,可饮水,休息片刻,多数可很快恢复。极少数出现发热、头痛、恶心、呕吐、便秘、幻视、痉挛、兴奋、眼睑水肿等症状考虑为阿托品不良反应,应立即停药或咨询眼科医生。

(8)散瞳停药后,大约三周瞳孔才能恢复正常,但因个体差异,瞳孔恢复时间也会有所不同,均属正常。

五、常见散瞳验光剂

1.阿托品散瞳

(1)用法:①每天早、中、晚各一次,双眼用药,连用三天(内斜视连用五天)。②第四天(内斜视第六天)不用眼药,直接到医院复诊检影验光。③特殊被检者使用方法遵医嘱。④涂阿托品凝胶时让孩子坐下(头部后仰)或躺下,轻轻拉开下眼睑,让孩子的眼球向上看,将米粒大小阿托品凝胶涂于眼内(注意:千万不能涂入过量)。⑤涂完眼药立刻按压住双眼内眼角的鼻根部3分钟,以减少阿托品的全身吸收,避免不良反应发生造成孩子不适。

(2)复查时间:3周后。

2.赛飞杰散瞳

(1)用法:散瞳前每10分钟一次,共点3次,1小时后验光。大多数孩子1天后即可恢复,部分对药物比较敏感的孩子可能需要2~3天。

(2)复查时间:1天或2天。

3.托吡卡胺散瞳

(1)用法:每5分钟1次,共3次,半小时后验光。

(2)复查时间:隔天复查。

(蔡　祎)

第九章

裂隙灯显微镜检查

裂隙灯显微镜检查是利用强而集中的光源，配合可以变倍的双目显微镜，尤其是特有的裂隙光带及其他附件装置，可以详细检查屈光间质的不同层次及其微小病变。裂隙光的长短可任意调节，显微镜放大倍通常是 10～25 倍，检查最好在暗室内进行。

一、裂隙灯显微镜基本检查

裂隙灯显微镜基本检查有六种方法(图 9-1)。

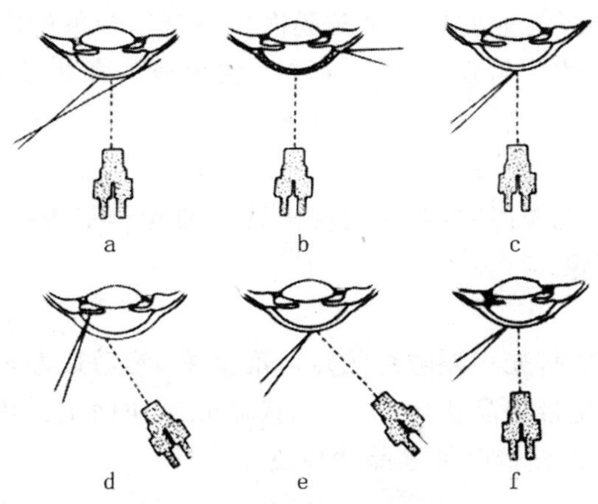

图 9-1　裂隙灯显微镜检查

1.弥散光线照明法

用宽光非焦点部分，投射在较大面积上，用低倍放大镜观察结膜、角膜、虹膜、瞳孔，了解一般情况。

2.直接焦点照明法

直接焦点照明法是最基本、最常用检查法。照明光焦点与显微镜焦点完全一致，目的是要在焦点内观察眼部组织变化，位于光学切面中的不同组织，由于折光指数不同而形成界面反光，从而显示出清晰的层次关系。用宽广带照射角膜形成与其对应的光学六面体，利用这立体形象，可分辨前后左右上下面，照射时一般可用1 mm宽的裂隙光，镜与灯的角度 45°左右。若将照明光调成小光斑，可以检查房水是否清晰，有无房水闪辉。

3.后部反光照射法

后部反光照射法是借助于后部组织反射的光线来检查眼前部组织。主要用于透明组织的检查。基本方法是将光线投照在被查组织后方的不透明组织上或反光面上，而将显微镜的焦点调整在被观察的组织上。利用本法易于查出角膜上皮水肿、水泡、角膜后壁细小沉着物以及晶状体的细小空泡等。

4.镜面反光照射法

利用光线照射在角膜或晶状体表面上形成的镜面反光区，借该区亮度的增强而检查该处的组织。用此方法可查角膜表面泪液膜上的脱落细胞、角膜内皮细胞和晶状体前后囊等。

5.角膜缘分光照射法

将光线的焦点照射在角膜缘上，由于光线通过角膜时被分散和屈折，在全部角巩膜缘上形成一环形光晕，而以对侧的角膜缘处最明显，角膜本身无所见，但角膜上如有斑翳、角膜后壁沉着物、角膜异物等，可清晰看见。

6.间接照射法

将光线照射到不透明组织上，而观察其邻近同一组织的另一部分。主要用于辨别病变轮廓及与周围组织间的关系。利于观察瞳孔括约肌、虹膜血管及角膜中水泡等。

临床上述各种检查方法常是互相连续合并应用，初学者不易分割开来应用，熟练以后自然会融会贯通。

二、裂隙灯显微镜下眼部检查

裂隙灯在检查眼部各组织时，对透明组织做一光学切面，使各层次间的结构能清楚显露出来。

1.角膜

角膜的最表面是泪液膜，可用荧光素染成鲜艳的绿色；下面是明亮整齐的上皮层反光带，上皮层后一条白线为前弹力层；呈均匀一致的淡灰色的透明组织，是占角膜大部分的基质层；后弹力层和角膜内皮层在光学切面上不能分开。用镜面反光照射法可见角膜内皮细胞呈金黄色六角形的镶嵌花纹。正常角膜光学切面，前后弯曲度、厚度是一致的。角膜上皮和前弹力层形成的条带要比后弹力层和内皮层形成的条带亮。

2.前房

检查时用极窄的裂隙光或点光源照明，此时前房呈透明的光学空虚区，病理情况下房水闪辉混浊，可见到微颗粒运动，称“Tyadall”现象。

3.晶状体

晶状体主要采用直接焦点照明，先将裂隙灯焦点对准前囊，然后逐渐向后移动到后囊，逐步检查晶状体各层次，晶状体最表面发亮的光带为晶状体前囊，晶状体光学切面上最内部的黑暗区是胚胎核，在前Y缝与后Y缝之间的是胎儿核，成人核带以外是晶状体皮质。

4.玻璃体

用裂隙灯检查玻璃体时，只能看到前1/3部分，后2/3情况需借助前置镜或三面镜。在玻璃体的光学切面中可分辨出玻璃体的支架组织呈网状结构，当眼球转动时可随之飘动。

三、三面镜检查

在裂隙灯上配备三面镜可看到周边部眼底及前房角。该镜有三个不同倾斜度反射面，各为75°、67°和59°。中央为一凹陷的角膜接触镜，可检查中央30°以内的眼底情况；75°反射镜可检查30°至赤道部；67°反射镜可检查锯齿缘部；59°反射镜可看到睫状体平坦部和前房角。三个反光镜中看到的眼底是对侧的倒像。例如，镜面在上方看到的是下方眼底，但左右关系不变；如镜面在右侧看到的是左侧眼底，但上下关系不变。三面镜检查是观察周边眼底最好的方法，可以观察眼底周边部的出血、囊样变性和视网膜裂孔。

（马英慧）

第十章

角膜内皮细胞检查

角膜内皮是维持角膜透明最为重要的结构，角膜内皮的失代偿将导致角膜不可逆性水肿，因此是否能最大限度地保护好内皮已成为评价各种内眼手术质量的一个重要指标，因而术前、术后内皮细胞的检查对了解角膜内皮细胞的功能显得十分重要。裂隙灯显微镜中的镜面反光照射法可粗略地检查角膜内皮细胞的形态，然而，要全面了解角膜细胞的形态和密度等则需通过角膜内皮反射显微镜（简称角膜内皮镜）检查。角膜内皮镜利用镜面反射原理观察角膜内皮的细胞形态和密度，通过连接计算机，还可计算出内皮细胞的大小、变异度等指标。

一、内皮镜检查方法

角膜内皮镜一般分为接触式和非接触式，二者各有其优点，临床上均有应用，所检查的均为角膜中央内皮。

（一）非接触式角膜内皮镜

此仪器包括照明装置和显微检查光学系统。检查时患者取坐位，注视仪器上的固视目标，检查者将光线照射在角膜中央，调节焦点，可看见一圆形较亮的反光区（角膜上皮面反射）及其下的大小相同的较暗的圆形反光区（角膜内皮面反射），在此暗反光区内即可见呈蜂窝状排列的角膜内皮细胞。拍摄照片后，底片冲洗，照片放大 100 倍，在指定的面积框内计算角膜内皮数。此方法不接触角膜，因此对于儿童、老人、角膜手术后不久的患者及角膜有感染灶的患者特别适合。尽管放大倍数较低，图像分辨率较差，但基本满足临床需要。

（二）接触式角膜内皮镜

其照明装置和显微检查光学系统与非接触式角膜内皮镜基本相同，不同之处是在物镜前面再加一个与压平眼压计的压平镜类似的锥形玻璃压平角膜。检查时对被检眼表麻，被检的中央角膜被压平，因此焦点不易移动，所得图像较清晰，分辨率高，而且视野较大，观察的范围较广。

（三）共焦显微镜

共焦显微镜也可用于检查角膜内皮，所获取的图像与接触式角膜内皮镜相似。

二、检查结果分析

角膜内皮镜检查主要是观察角膜中央的内皮，最基本的指标是内皮细胞密度，单位是个/mm^2。对角膜内皮镜所获得的照片，可通过人工计算一定面积内的细胞数，从而推断出细胞密度，此外还可以从照片上直接观察角膜内皮的形态、大小及是否存在暗区或其他异常结构。目前许多角膜内皮镜都连接计算机，通过相应的软件，可对所得角膜内皮图像进行进一步分析，除了内皮细胞密度以外，细胞面积变异系数、细胞平均面积、六边形细胞比例等也是了解内皮功能的重要指标。

(一)正常角膜内皮细胞

人的正常角膜内皮细胞为六边形,边界清晰、大小均等、排列整齐,呈蜂窝状紧密镶嵌排列。人的正常角膜内皮细胞密度随年龄增长逐渐下降,10 岁以前最高,20～50 岁相对稳定,60 岁以后明显下降。正常人在 30 岁以前,平均角膜内皮细胞密度为 3 000～4 000 个/mm^2,31～40 岁约为 3 000 个/mm^2 左右,40～50 岁为 2 800 个/mm^2 左右,51～60 岁为 2 600 个/mm^2 左右,61～80 岁为 2 160～2 400 个/mm^2。60 岁以后内皮细胞形态也可能发生一定改变,如细胞面积增大,出现多形性,细胞大小不等,六边形细胞比例下降等,有时还可出现暗区,即局部内皮细胞缺失,但并不严重。

(二)异常改变及常见原因

内皮细胞的"泵"功能对维持角膜相对脱水状态从而保持透明起着至关重要的作用。婴幼儿的角膜内皮细胞能进行有丝分裂,成年后不再进行有丝分裂,损伤后只能靠周围的内皮细胞代偿性移行过来补充,如损伤超过其代偿能力则发生角膜水肿、大泡性角膜病变。一般认为维持正常角膜内皮屏障功能所需的最低角膜内皮细胞密度为 700 个/mm^2,如术前检查角膜内皮细胞密度低于 800 个/mm^2,则内眼手术需十分谨慎。内皮功能异常,除了表现在细胞密度的降低以外,定量分析结果还可发现细胞的平均面积增大,细胞面积变异系数增大,六边形细胞所占比例降低,形态学上可发现大小不等的多形性细胞增多,细胞之间出现暗区(即内皮细胞缺失),大的可成片,有时可发现滴状角膜,虹膜角膜内皮细胞综合征可发现内皮细胞呈银沫样改变。发生内皮细胞失代偿后内皮细胞照相常模糊一片,难以分辨细胞结构。内皮细胞十分娇嫩,许多因素都可导致内皮细胞受损减少。常见的因素有以下几种。

1.炎症

眼内炎性物质的作用可使内皮细胞受损,一些严重的化脓性眼内炎的患者常出现角膜的水肿。研究发现眼内炎症越严重,持续时间越长,对内皮细胞的损害就越严重。

2.外伤

不论是挫伤还是穿孔伤,均可引起内皮细胞的损伤,尤以钝挫伤最为严重。

3.手术

手术对内皮细胞的损伤包括手术器械、灌注液冲洗、超声能量等引起的机械性损伤,热损伤,各种灌注液的毒性作用也不容忽视。

4.高眼压

长期高眼压可导致内皮细胞受损,如内皮细胞丢失过多失代偿,即使眼压降至正常,角膜也可能难以恢复透明。

5.角膜接触镜

长期佩带角膜接触镜可导致组织慢性缺氧、酸中毒,导致内皮细胞损伤。因此在对此类患者进行内眼手术前需加以注意。

(杨　洁)

第十一章

视觉电生理检查

视觉形成是视细胞接受光刺激转变为视信息，经神经通路传递，然后在大脑皮层完成分析和贮存。这些活动过程主要表现为生物电活动。视觉电生理测定，一方面有助于探索视觉过程的电活动，另一方面对眼病的诊断、预后估计、疗效鉴定均有重要作用。

视觉电生理检查包括眼电图(EOG)、视网膜电图(ERG)以及视觉诱发电位(VEP)。视觉电生理是一种无创性客观视功能测定。对于检查不合作幼儿、智力低下及诈盲者的视功能测定及视网膜病变的诊断有重要的临床意义。

一、眼电图

眼电图(EOG)是一种从眼睑皮肤面测定视网膜色素上皮和视细胞之间存在的视网膜静息电位的变化，从而反映视网膜的光化学反应和视网膜外层的功能状况，还可适用于测定眼球位置及眼球运动的生理变化。

EOG 电位产生于视网膜色素上皮，它的改变取决于视网膜周围的照明状态。暗适应后眼的静息电位下降，此时的最低值称暗谷，转入明适应后，眼的静态电位上升，达最大值，称峰电位值。

1.眼电图的检查方法

被检查者取坐位。在内外眦部分别安置氯化银电极，前额置无效电极，被检查者眼前相隔一定的距离，有两注视光点，光点间距与眼呈 34.5°夹角，让患者眼球自一个注视光点到另一注视光点做水平运动，记录眼球运动时电极传递的正方阶形波的电位置，先在暗室内记录 12 min，然后在光刺激下亦做类似眼球运动 12 min 并记录，取其电位值(或平均值)描绘成曲线，定量分析。

2.眼电图临床测量指标

眼电图临床测量指标主要有电位值，平均为 16.03 μV；峰电位值平均为 40.63 μV，暗谷时间平均为 9.66 min，谷电位置的比值平均为 2.52(Arden 比值)。

3.EOG 的临床应用

(1)视网膜色素变性：早期病例 EOG 比 ERG 更为敏感，EOG 光峰电位下降，Arden 比值低于正常，中晚期 EOG D-T 曲线呈平坦型改变。但光峰时间和暗谷时间延长不明显。

(2)先天性夜盲显性遗传者：视锥细胞功能正常，视杆细胞功能记录不到，EOG 谷峰电位明显下降。

(3)后部葡萄膜炎时：EOG 的改变出现在 ERG 改变之前。各种原因的脉络膜脱离患者 EOG 亦有明显改变，治疗复位后，可恢复正常。

(4)其他老年黄斑变性：中毒性视网膜病变、视网膜脱离等都有相应的 EOG 改变，为疾病诊断提供线索。

二、视网膜电图

1.视网膜电图(ERG)的概念

视网膜的前后表面之间在静止状态下或黑暗中都存在电位差,也能产生电流,在闪光刺激视网膜后,于视网膜节细胞冲动之前能发生电位差的变化,把这种变化记录下来加以放大,描绘成一簇电反应的曲线,即为ERG,是视网膜对光的综合电反应,反映了整个视网膜活动。

2.视网膜电图的分类

ERG是一种动作电位,利用接触镜式的电极放在结膜囊内,另一个电极安放在同侧颊部。根据刺激的类型,可分为两种ERG:①闪光ERG(F-ERG):是由闪光诱发的视网膜电活动,为瞬态反应,反映视网膜第一、二神经元功能。②图形ERG(P-ERG):是由图形刺激记录的视网膜电活动,反映视网膜的第三神经元活动。

3.临床指标

(1)F-ERG:主要有负相的a波,正相的b波和Ops波,测量参数为各波的潜伏值及振幅。潜伏值以Ms计,振幅以μV计。

(2)P-ERG:主要有a、b波,各波的潜伏值及振幅。a波起源于光感受器,b波起源于Muller细胞,刺激光的强度、波长不同,在明适应和暗适应条件下记录的ERG波形也不同。

4.临床应用

(1)对屈光间质混浊的白内障、玻璃体混浊者,可以了解视网膜功能,确定手术指征及预后。

(2)对遗传性视网膜色素变性的诊断,以及视神经炎症、外伤、黄斑变性、交感性眼炎、弱视等疾病诊断提供客观依据。

(3)也可用于伪盲的客观检测。

三、视觉诱发电位

1.视觉诱发电位(VEP)的概念

VEP是视网膜受闪光或图形刺激后在视皮层枕叶视觉中枢诱发出来的生物电,反映视网膜、视路、视觉中枢(第三神经元即节细胞以上视信息)功能状态。

2.视觉诱发电位的分类

视觉诱发电位根据刺激方式的不同分为闪光VEP(F-VEP)和图形VEP(P-VEP)。

(1)F-VEP反映整体视网膜的光敏感性。

(2)P-VEP反映黄斑中心凹神经元的功能状态。P-VEP是比较常用的检查方法,因为视皮层对图形刺激较敏感。

3.VEP的作用

VEP可以客观检查节细胞以上的神经功能。

(1)P-VEP:主要为中心视功能的反映,检查时必须矫正屈光不正。

(2)F-VEP:主要测定视网膜到视皮层的传导功能,代表视路传导的总体状况。如果VEP不正常而EOG、ERG正常,则病变属于节细胞以上视皮层传导径路上。

(岳章显)

第十二章

眼科影像学检查

第一节　血管造影检查

眼底血管荧光造影(FFA)最重要的一点是将眼底病的诊断方法从主观观察方面转变为客观的科学鉴定,这是一种新颖的具有较高临床价值的方法。但不能单独地、孤立地依靠它,而应该根据完整的病史和各种必要的眼科检查,比如视力、视野、眼压、眼底、裂隙灯等方面的综合检查,再结合血管荧光造影的情况,进行分析判断,尔后予以正确的诊断结果。

一、眼底血管荧光造影的概念

眼底血管荧光造影是利用荧光素做造影剂注入血管,随血流进入脉络膜和视网膜血管,在蓝色波的激发下,荧光素即发出黄绿色荧光,通过光学系统可以观察视网膜、脉络膜血管性疾病,视网膜微循环以及其他眼底病变的特征(图 12-1)。在临床应用时,可将 10%荧光素钠 5 mL 或 20%荧光素钠 3 mL 在肘前静脉注入,用 8 号针头,以很快速度,在 2～4 s 内注完。同时还要求患者手臂向外转,抬至水平位,避免流经锁骨下静脉时的机械阻滞作用,这样使荧光素在循环中不被稀释过多,保持较高浓度,形成前峰明显的染料团,比较集中地到达眼底(通常在 8 s 左右即可达到眼底)。这种方法简便易行,没有危险,且能使视网膜中央动脉内浓度达到 50%～100%,保证造影效果。

眼底血管荧光造影能清晰地显示出微循环的细微结构,直到毛细血管丛,这样就能完整地、系统地从动态方面观察活体循环的正常或异常状态。

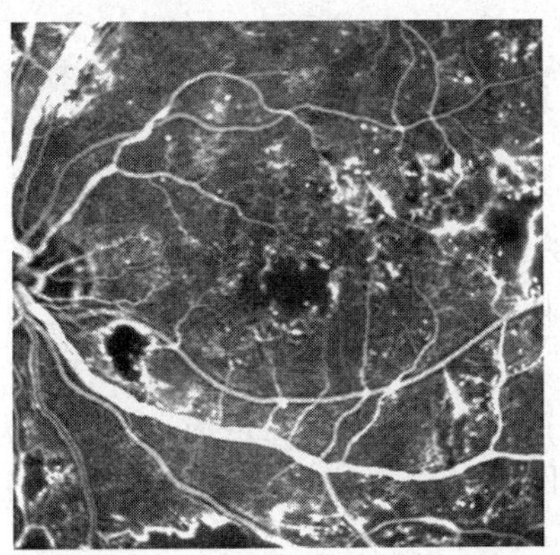

图 12-1　眼底荧光造影

二、正常眼底荧光像

从注射荧光素钠后 10～15 s 至 35 s 止,这段时间内,要每秒钟拍摄一张照片。这期间是视盘显示荧光到视网膜静脉完全充盈，是可以拍摄到近似全过程的重要关键时刻。

荧光显影分期，一般分为 5 期。

1.动脉前期

动脉前期或称脉络膜期。荧光素注入后，首先出现脉络膜充盈，此时是视网膜中央动脉尚未充盈前的一段时间，其特征是脉络膜呈地图状斑块，视盘表现淡淡的朦胧荧光，即所谓背景荧光。

2.动脉期

注射后 15 s，荧光素进入视盘上的视网膜中央动脉，此时，动脉完全充满荧光素，并很快充满于黄斑部的细动脉。本期从动脉开始充盈到动脉全部充盈，这段时间约 1～1.5 s。本期内静脉不显荧光。荧光片上静脉血管呈黑色。

3.动静脉期

当荧光素完全充盈动脉和静脉时，称为动静脉期。荧光素开始由后极部小静脉进入静脉，约 2～4 s，为静脉早期。此后约 2～4 s 后视网膜动脉荧光素基本排空，静脉血管荧光显示清晰。

4.静脉期

小动脉中荧光素基本变浅或排空，直至消失。荧光素在静脉内全部充盈，这时荧光素浓度最高，血管荧光均匀一致。

5.后期

视网膜及脉络膜静脉内的荧光逐渐变淡，消失。荧光素在静脉消退时和充盈时相反，是沿着静脉管壁的荧光首先消失。

荧光素不能通过视网膜毛细血管管壁。因此，荧光素在毛细血管内清晰可见，而荧光素能通过脉络膜毛细血管内皮细胞之间的空隙，并能渗透到血管管壁外形成淡的“背景荧光”，即脉络膜荧光。

在生理状态下，荧光素不能穿过视网膜色素上皮层。因此，上述背景荧光是透过视网膜色素上皮层面显示的脉络膜荧光。视网膜和脉络膜这两个系统的荧光显影可能重叠，但并不相互混淆。

三、异常眼底荧光像

1.循环动态的异常

(1)充盈迟缓。A-RCT 时间延长，多见于中央动脉阻塞、灌注压下降。静脉回流缓慢，多见于静脉阻塞。

(2)逆行充盈。

(3)充盈倒置。

(4)荧光遮蔽：当眼内有出血、机化物、增生组织存在时，都可形成遮蔽背景荧光。

2.血管屏障功能的损害

血管屏障功能的损害主要表现为强荧光区：视网膜血管壁受损，屏障功能破坏，荧光素向血管壁外渗漏，使组织着色，形成一片强荧光区。

3.视网膜血管的结构异常

(1)荧光渗漏：多见于毛细血管扩张，荧光素渗入周围组织中。

(2)荧光缺损：毛细血管阻塞的部位，呈现暗弱的无灌注区。此与荧光蔽遮不同，无灌注区内有新生血管芽的存在。

(3)新生血管：当视网膜出现大片毛细血管无灌注区时，多在静脉侧或扩张的毛细血管上出现新生血管芽。荧光充盈时形成一个强荧光小斑，边缘模糊，新生血管芽成为新生血管叶，最后形成新生血管膜，而出现花边状荧光斑。

(4)血管瘤：血管瘤为血管壁局限性膨胀呈壶腹状，发生在毛细血管壁的叫微动脉瘤，在造影时，微动脉瘤为点状高。荧光小出血点呈遮盖荧光，两者不要混淆。动脉瘤的另一种类型为大动脉瘤，形态较微动脉瘤大。荧光造影呈现圆点状强荧光。大动脉瘤常有渗漏，附近反应性扩张的毛细血管也有渗漏。

（杨　洁）

第二节　眼部超声检查

超声波在组织内传播时，遇到声阻不同的界面会产生回波，此回波被探头接受并转换为电子讯号，再在示波屏上显示为波形或图像，超声检查就是根据这些波形和图像来观察体内解剖结构和病理变化的一种诊断手段。眼球和眼眶组织结构不同声学性质各不相同，适宜做超声探查。与X线检查相比，超声波对软组织的分辨力好，另外对屈光间质不透明的眼底病变，眼眶占位病变以及眼轴长短测定都有一定的价值。根据回波的方式，超声诊断仪有A型、B型及A型与B型同时显示的三维重建和彩色超声多普勒等，探测方法有直接法和间接法。

A型超声扫描是将所探测组织每个声学界面的回声波峰形式按回声返回探头的时间顺序依次排列在基线上构成与探测方向一致的一维图像，波峰高低代表回声强弱，根据波峰高低、数量、形式来鉴别组织特性并进行超声诊断。

一、正常眼部的超声图像

(一)A型超声波图像

此型显示角膜表面为一单高波，房水玻璃体为平段(图12-2)，晶状体前后表面为单高波，晶状体本身为平段，眼球壁为束状复合高波，球后壁至眶骨壁之间为高低不一的脂肪组织回波。正视眼平均眼轴长23.34 mm，晶状体厚度为4.44 mm。晶状体后壁至玻璃体后面为16 mm，近视眼眼轴大于24 mm，远视眼眼轴小于24 mm。

(二)B型超声扫描声像图

本型通过扇形或线阵扫描将界面反射回声转为大小不等、亮度不同的光点形式，显示光点明暗代表回声强弱，回声形成的许多光点构成一幅局部组织二维声学切面图。

B型超声轴位扫描声像图，声束由前至后通过眼轴，声像图始波区呈现不整齐的宽光带，始波区下方的碟形光斑代表晶状体，之后暗区为玻璃体腔，紧连玻璃体腔的圆滑弧形光面是眼球后壁前界面回声，眼球后的强反射体为球后脂肪垫和视神经共同构成视神经声像图(图12-3)。眼球壁、球后脂肪垫和视神经共同构成一个“W”形光区。另外还可对视神经、眼肌扫描声像图进行多方位、多切面探查。

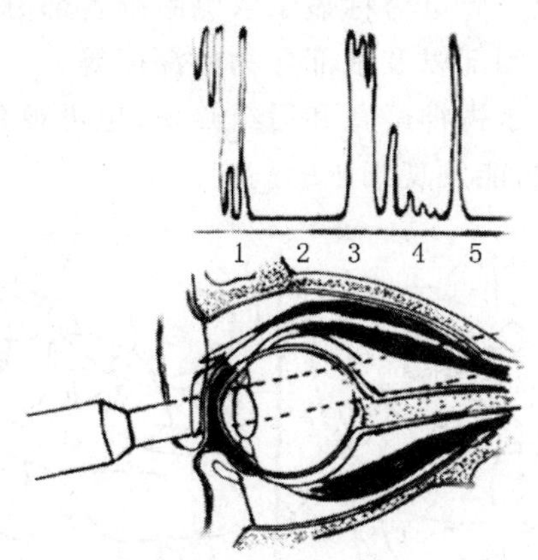

图12-2　A型超声波

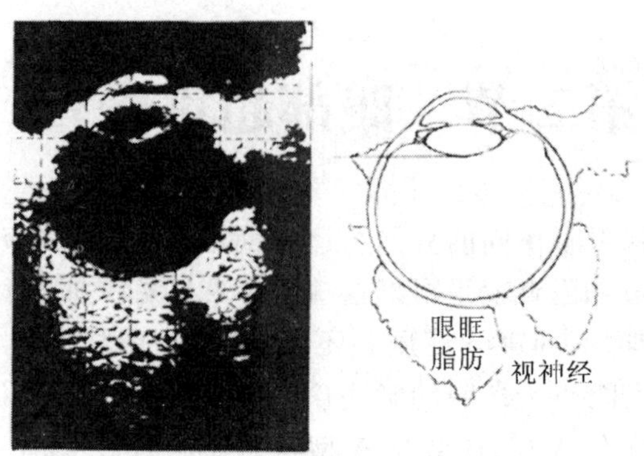

图 12-3 B 型超声波

二、眼部异常超声图像

原发性或继发性视网膜脱离，表现为球内壁异常分离的膜性回声带；视网膜母细胞瘤、脉络膜黑色素瘤表现为实性隆起回声区突向玻璃体腔，或呈现分布不均匀、大小不等的稀疏或较密的散在光点或光团。

（杨　洁）

第三节　眼科普通影像检查

一、X 线检查

X 线是一种穿透力较强，波长很短的电磁波。通过人体器官和各种组织时，能在 X 线片和荧光屏上显示内部结构，达到协助诊断的目的。眼部 X 线检查主要是探测眼球突出的病因及鉴别诊断，眶内肿瘤的范围、性质以及眼外伤金属异物的定位。

1.眼科常用的 X 线检查方法

眼科常用的 X 线检查方法有 X 线平片、体层摄影和泪囊造影。可根据具体情况选择或结合应用。X 线平片常用以下几种方法：

(1)眼眶正位：即柯氏位或鼻颏位。此可对称显示双侧眼眶各部分结构及额筛窦。

(2)眼眶侧位：观察蝶鞍、蝶窦、鼻咽部以及眼部异物的深度等。

(3)视神经孔位(眼眶斜位)：可显示视神经孔和后组筛窦，也可观察眶内壁、眶顶及额窦(图 12-4)。

(4)体层摄影：避免颅骨重叠现象，能发现细小的病变。

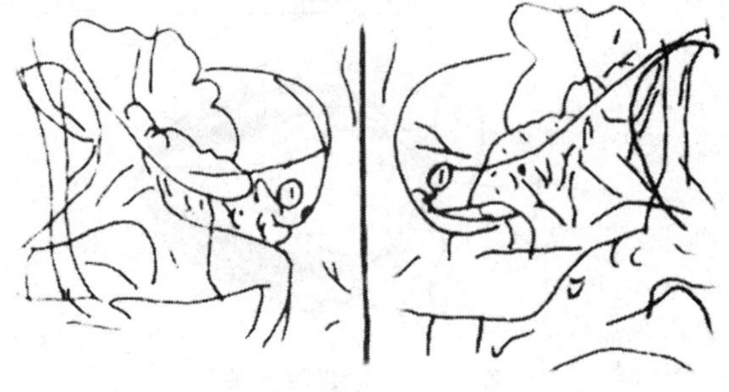

图 12-4　视盘孔 X 线图像

(5)泪囊造影：泪小管注入碘油等造影剂，摄取正侧位片显示泪道畅通情况，为选择治疗方法提供依据。

2.眼部异物定位

对有眼球穿通伤患者，做眼眶正侧位平片检查，金属异物可直接显影，非金属异物一般不能显影。在平片发现显影的异物时，估计在眼球内，可在角膜缘加金属标记，进行X线眼内异物直接定位(或其他生理定位、几何定位等)。测出异物在眼球内的钟点方位和距离角膜缘的距离，为手术提供依据。

3.眼眶异常的X线表现

与正常的X线相比，眶内肿瘤、炎症、水肿及占位性病变，可以引起眶腔增大、骨密度增高，还可以导致骨壁骨质增生或破坏吸收，眶内孔或裂的扩大及眶周结构的改变。

二、电子计算机体层扫描

电子计算机体层扫描(CT)是利用X线环绕人体某一层面进行扫描，透过该层面不同密度组织的X线由高度灵敏的探测仪所接受，同时由检测器记录衰减信息，再转换成数字量，输入电子计算机，然后由图像显示器将这些数据用不同的灰度等级显示出来，使该层面内密度差别的结构清晰在显示器上显示出来，即CT图像。该检查除进行形态观察外还能做定量分析。

1.正常眼的CT图像

眼眶组织密度差异较大，特别是球后眶锥内有大量低密度的脂肪组织。所以，CT能清晰显示出眶骨及其裂孔形态，球后视神经的粗细及形态，眼外肌索的形态及功能状况。在CT图像上(图12-5、图12-6)，视神经呈中等密度条索状组织影。眼球壁CT上称眼环，玻璃体位于眼环之内，呈现低密度阴影。晶状体位于玻璃体前方中央，呈双凸状高密度阴影。眼外肌在平扫时呈带状软组织阴影；冠状扫描时，显示各直肌断面。泪腺呈中等密度，在冠状扫描时位于眼眶前外侧。眼部CT扫描，有轴位、水平位、冠状位，必要时还可用碘油造影剂增强扫描。

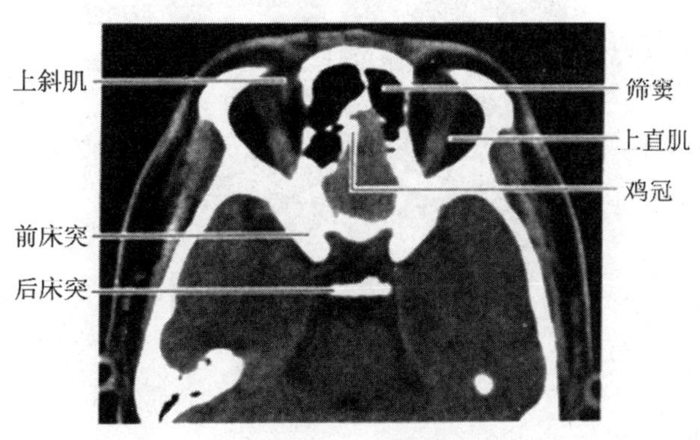

图 12-5　CT **图像**

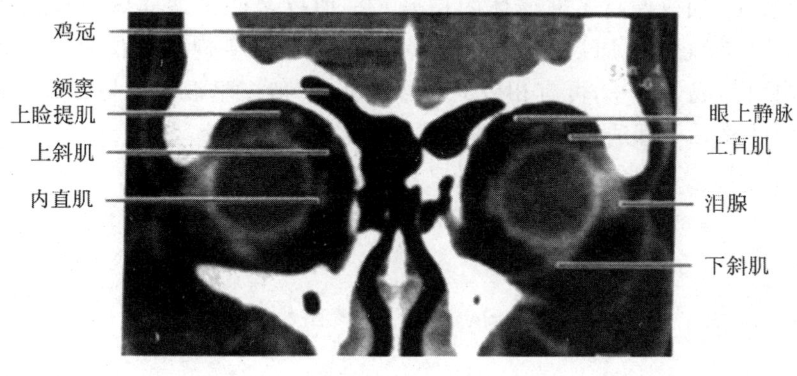

图 12-6　CT **图像**

2.眼部异常的CT

眼眶骨折,可见骨折线与骨碎片。眼眶内占位性病变,可以显示肿瘤大小、范围以及与周围组织的关系,如海绵状血管瘤、囊肿。恶性肿瘤还可以造成眶壁的虫蚀骨质破坏。此外,CT还可显示异常的视神经影像,如视神经肿瘤、炎症、甲状腺相关的眼病,表现为视神经及眼外肌增粗等。

三、磁共振成像

磁共振成像(MRI)在强磁场内,体内原子核的质子和中子有规律排列成平衡状态,选择某些原子核(氢核)并施加于相适应的射频脉冲,氢核中的质子被激动,吸收能量发生共振,射频脉冲终止后,核子又回到低能级位放出能量。能量释放与组织中氢核子状态相关,不同组织间存在差别,将氢核子能量释放过程中产生的磁共振信号接收放大,经过计算机运算排列,形成图像。信号的强度不等,在灰阶上的位置不同,高信号形成白亮图像,低信号为灰暗图像。信号强度取决于氢核密度,纵向弛豫时间 T_1(脉冲能量释放到核子间的时值),横向弛豫时间 T_2(同样核子间相位从一致变到分散的时值)。人体结构和组织病变时,含氢核的量不等,吸收射频和释放信号强度也有不同,T_1、T_2 值有很大差别,MRI的作用,就是利用这种差别来达到诊断的目的。

1.正常眼部的MRI表现

致密骨质含质子极少,所以眼眶四壁 T_1、T_2 加权像成低信号,眼外肌 T_1、T_2 加权像呈现中等信号,眶内脂肪的 T_1、T_2 加权像呈现高信号。MRI几乎可以显示视神经全长在 T_1、T_2 加权像呈现中等信号,眼球部的角膜和巩膜呈低信号,房水和玻璃体信号一致,在 T_1 加权像上表现为低信号,在 T_2 加权像上表现为高信号(图12-7)。

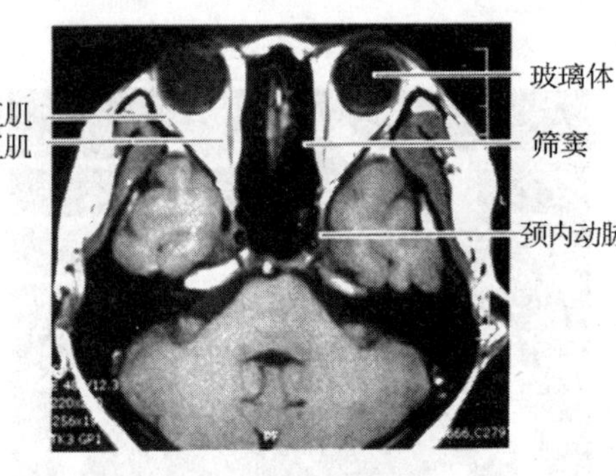

图12-7　磁共振图像

2.眼部异常的MRI表现

黑色素瘤的 T_1 加权像信号偏高而 T_2 加权像信号偏低,肿瘤较大时可突入玻璃体腔呈现“蘑菇云”征象。视网膜母细胞瘤的 T_1 加权像高于玻璃体的信号,T_2 加权像低于玻璃体信号,有钙化时出现极低信号。眶内异常如海绵状血管瘤,T_1 加权像为中低信号,T_2 加权像呈现中高信号。皮样囊肿,T_1、T_2 加权像多呈低信号,而囊内因其成分不一,可有相应的信号改变,一般多呈混杂信号。其他像视神经损伤、眶尖部肿瘤、眶内肿瘤向颅内蔓延等都适应于MRI检查。

(杨　洁)

第四节　眼科特殊影像检查

一、光学相干断层成像

光学相干断层成像(OCT)是一种全新无损伤的医学影像诊断技术。光波投射到组织后出现吸收、反射和散射等现象,在不同层次光的运行时间不同,据此可获得不同层次的截面图。OCT 系统根据光学相干的原理,通过内设定的 Michelson 干涉仪,选择性接受和强化探测组织特定层次结构的反射光,从中获取不同强度和不同时间的反射信息,经计算机处理,以伪色形式显示视网膜的断面结构,可对眼透光组织做断层成像,具有分辨率高、成像速度快的特点。

1.正常眼 OCT 表现

OCT 适应于眼所有透明屈光间质的检查,可显示视网膜组织的细微结构变化。眼前段可显示角膜各层,前房为无反射暗区。虹膜表层、晶状体囊膜均为强反射色彩。眼后段玻璃体为无反射暗区,视网膜前部的红色高反射层为神经纤维层,后部的红色高反射层反映视网膜色素上皮和脉络膜毛细血管层,其前暗色层为锥杆细胞层。视锥杆细胞之前的绿色为视网膜中层组织,黄斑中心凹为绿色,视盘为黄绿色。

2.异常眼 OCT 表现

OCT 可以显示玻璃体界面粘连牵引、膜形成、视网膜囊样变性、裂孔、渗出及色素上皮脱离,脱离区表现隆起为无反射暗区等。

二、激光扫描偏振仪

激光扫描偏振仪(SLP)又称神经纤维分析仪(NFA),是专门对神经纤维层厚度进行自动化定量检测的仪器。根据光学偏振理论利用神经纤维层的双反射特性,于共焦激光扫描检眼镜加一偏振器,当偏振光照射到视网膜后,从眼底反射出来的不同方向的偏振光间出现时间延迟即偏振位移,称“延迟”,延迟量大小与神经纤维层的厚度紧密相关。因此根据延迟量大小可以得出神经纤维层的厚度。

三、超声生物显微镜检查

超声生物显微镜(UBM)利用高频超声技术,其探头频率高达 40～100 MHz,探测深度为4～5 mm,分辨率高达 20～60 μm。探头进行扫描时同时收集反射信号,放大加工后,在视屏上显出图像。用于眼前节角膜、房角、前后房和睫状体检查。

正常的 UBM 表现,角膜的前表面与后表面反射光带较强,前两条带代表角膜上皮层和前弹力层,后一带代表内皮层,中间低反射带代表实质层。角巩膜缘及巩膜反射强,角膜界线清楚,前房为暗区,无反射,虹膜前后表面反射强,基质较弱,睫状体的表面反射强。

UBM 检查可以评估青光眼患者前房容积、前房开放程度,并观察局部组织结构状况。对角膜水肿、混浊、巩膜葡萄肿、睫状体异物、损伤等均有特征性表现。

四、角膜地形图检查

角膜是眼最重要的屈光间质,它提供了＋40 D～＋45 D 的屈光力,占眼球总屈光力的 70%。角膜表面细微的变化就可能影响到视力。近年来由于角膜病研究的深入和角膜屈光手术的广泛开展,对角膜表面形态的研究和临床应用,也有了质的飞跃。

角膜前表面为不对称的非球面,也就是说,角膜的弯曲度从角膜中心至周边是不相同的,而这种曲率变化在角膜各子午线上也是不一样的,大多数正常角膜的中央区陡峭,向周边逐渐过渡而变得平坦。通常把角膜划分为 4 个共心解剖区域:直径 4 mm 的中央区(光学区);旁中央区是位于角膜中央区外 4～7 mm

直径处的环形区；周边区是位于角膜 7～11 mm，直径处的环形区，该区变得平坦；角膜缘区为宽约0.5 mm的环形区。

计算机辅助角膜地形分析系统自 20 世纪 80 年代问世以来，由于其对角膜获取的信息量大(整个角膜约 7 000～8 000 个数据点进入分析系统)、精确度高、易建立数字模型、直观性强(不同曲率采用不同颜色)等特点，成为现代角膜屈光手术不可缺少的客观评价的依据。是研究角膜表面形态一种系统而全面的定量分析方法。

1.角膜地形图系统的基本构成

(1)placido 盘投射系统：由 16～34 个同心圆环均匀地投射到从中心到周边角膜表面上。

(2)实时图像监测摄像系统：对投射到角膜上的圆环图像，进行实时监测、调整，用数字视频相机进行摄影，并储存于计算机内供计算分析。

(3)计算机图像处理系统：将储存的图像数字化，应用已设定的计算程序分析、综合，再将分析的结果用数据表示和用不同颜色的彩色图像显示在荧光屏上。

(4)打印系统将荧光屏上显示的彩色图案、数据等彩色打印输出。

2.角膜地形图上颜色的含义

角膜地形图以彩色图案来表述角膜表面地形。这种直观的方法以冷色(深蓝、浅蓝)代表弱屈光力的平坦角膜部分，暖色(红、橙、黄)代表强屈光力的陡峭角膜部分，中间色为绿色。每一个角膜地形图从屈光力最强的暖色(红色)至屈光力最弱的冷色(深蓝)之间又被分为 15 个级阶，每个级阶代表一定的屈光度，每个相邻级阶的屈光度差值是 1/2 D。在实际运用中也可根据需要来调整色彩级阶的差值，如缩小色彩级阶差值就增加了敏感度和分辨力，以发现微小的角膜曲率改变。这个色彩级阶条形图一般在每一张地形图旁显示。

3.正常角膜地形图

正常角膜的角膜中央一般较陡，向周边则逐渐变扁平，对于同一个体，其角膜地形图是相似的，但也受年龄、时间、睡眠、生理周期的影响。对于不同个体角膜地形图是不相同的。常见的类型有：

(1)圆形：占 20%～25%，屈光度分布均匀，自中央到周边逐渐递减。

(2)椭圆形：占 20.8%，中央屈光度分布较均匀，周边部呈对称性不均匀，近似椭圆。

(3)对称领结形：占 17.5%，有对称性角膜散光，领结所在子午线上屈光力最强。

(4)非对称领结形：占 32.1%，屈光度分布呈不对称领结，提示存在非对称角膜散光。

(5)不规则形：占 7.5%，屈光度分布不规则，提示角膜表面形状欠佳。

4.角膜地形图的临床应用

(1)筛选早期圆锥角膜：圆锥角膜表现为角膜中央部非炎症性进行性变薄并向前呈圆锥状突起。多在青春期发病，缓慢发展，早期仅表现为近视和散光，诊断较为困难，是角膜屈光手术的禁忌证。早期圆锥角膜的角膜地形图的主要特征是：①角膜中央屈光力大于 47 D；下方尤其是颞下方角膜变陡，曲率增加。②角膜中心下方3 mm处屈光力与角膜中心上方 3 mm 处屈光力大于 3 D。③角膜中央区和周边区的曲率变异明显增加，最大一环和最小一环平均屈光力的差值不小于 4.5 D。④同一患者两眼角膜中央屈光力的差值不小于 2.5 D。两项或以上发现异常，应视为可疑，要定期随访。

(2)角膜疾病的诊断：①角膜边缘透明变性：其特点为下方周边部角膜变薄，中央区角膜呈平顶改变。角膜地形图显示，沿角膜中央的垂直径线的屈光力最低，在其较下方最周边之间，屈光力向着角膜中央逐渐增加。②干眼症：角膜前表面的泪膜对形成光滑的光学表面是十分重要的。当角膜上皮缺损或泪液分泌减少，就不能构成完整的角膜表面，导致角膜地形图异常。因泪膜很快干燥破裂，使映像环变粗，相邻环融合，反光增强。

(3)眼科手术前后提供准确记录：翼状胬肉切除术、斜视手术、视网膜脱离手术、角膜移植术和白内障手术等，这些手术都可以改变角膜曲率，引起屈光度的变化。角膜地形图的价值在于它能够发现常规仪器不能检测出来的非对称性角膜屈光力分布(非对称散光)，以及一些特殊的不规则的角膜地形。为定量分析角膜表面各部分形状的研究,提供客观条件及依据,从而指导手术的评估和设计等。

5.角膜地形图在角膜屈光手术中的意义

(1)术前手术方案的设计:术前角膜地形图检查对于手术方案的设计与确定、手术结果的预测具有重要的参考价值。术前检查可以排除早期圆锥角膜病变。角膜地形图检查可使圆锥角膜的诊断率高达90%左右。术前进行筛选可以避免对亚临床期圆锥角膜或异常角膜实施角膜屈光手术,提高手术成功率。

了解角膜的屈光能力,有助于手术区域及手术量的确定。对于特殊情况的角膜表面形态,可以在术前设计好切削的中心位置及切削量等。角膜散光及其轴位的确定。角膜地形图可对整个角膜表面的屈光状态及角膜的散光量和轴位提供详细准确的信息,并能反映角膜散光的规则与否等问题,是矫治散光的重要依据。

(2)术后手术效果评价及动态观察:角膜屈光手术后,角膜形态发生了一定的改变,在角膜愈合修复的过程中,进行动态观察具有重要的临床意义。同时通过检查还可以评价切削的均匀性,切削区是否呈中心平坦的同心圆状,有无偏心切削、中央岛出现等,以指导手术后并发症的处理。

(杨　洁)

第十三章

眼表疾病

第一节 概　述

眼表是指由上下睑缘皮肤为界的整个黏膜上皮组织，包括睑缘黏膜上皮、睑结膜、穹隆结膜、球结膜、角膜缘及角膜等上皮组织。组织学上主要包括两个部分——角膜和结膜。角膜和结膜及副泪腺、眼睑、主泪腺及它们之间的神经连接组成的泪腺功能单位(Lacrimal functional unit)，共同参与泪液分泌和泪膜形成的调控，维持眼表及其下基质微环境的健康。泪腺功能单位任何一个环节的损害均可导致泪膜完整与功能的破坏以及角结膜的损伤，从而出现眼表泪液疾病(Ocular surface and tear diseases)。包括所有的浅层角膜病、结膜病、外眼疾病、泪腺和泪道疾病。

泪膜的构成：泪液量、成分以及眼睑结构、功能的正常保证了泪膜的稳定，结膜杯状细胞分泌的黏蛋白、非杯状细胞、角膜上皮细胞表达的跨膜蛋白参与泪膜构成。泪膜由外向内由三部分组成：①脂质层；厚约 0.5 μm，由睑板腺分泌，可减少泪液蒸发，维持闭眼时水密状态。②水液层：约 7 μm，由主、副泪腺分泌，含盐类和蛋白质，涂于眼表维持湿润环境。③黏蛋白层：约 20～50 μm，由结膜杯状细胞、结膜和角膜上皮细胞共同分泌。其基底嵌入角、结膜上皮细胞微绒毛间，使疏水上皮细胞变为亲水。水液层位于脂质层和黏蛋白层之间。在 30%相对湿度的情况下，泪膜蒸发量约 3 μl/h。湿度越大泪膜蒸发量越少；湿度越小蒸发量越多，蒸发使泪膜的渗透压增加。

一、常见的眼表疾病类型

眼表疾病或称眼表泪液疾病可分为两部分：上皮病变和泪液病变。

(一)上皮病变

上皮病变分为鳞状化生及角膜缘干细胞缺乏：①鳞状化生：为非角化眼表上皮向病理性的角化上皮转化。各种导致瘢痕化的炎症、外伤、变性、坏死及各种引起泪膜不稳定的因素均可导致眼表鳞状化生，使眼表正常功能失调。②角膜缘干细胞缺乏(Limbal stem cells deficiency)：特征为正常的角膜上皮被结膜上皮侵占、替代。表现为角膜表面“结膜化”，新生血管形成，基底膜被破坏、纤维细胞侵入，慢性炎症乃至形成溃疡。

角膜缘干细胞缺乏有：①损伤性角膜缘干细胞缺乏：有明确的致病原因，如化学伤或热烧伤、Stevens-Johnson 综合征、中毒性表皮坏死溶解、角膜缘多次手术或冷凝、热凝、局部应用抗代谢药物毒性作用、角膜接触镜所致角膜病和严重微生物感染等。②基质微环境异常性角膜缘干细胞缺乏：如先天性无虹膜症、遗传性多种内分泌缺乏相关性角膜病、神经麻痹性角膜炎、放射线性角膜损伤、边缘性角膜炎、翼状胬肉等。

(二)泪液病变

见本章第二节干眼症。

二、眼表疾病的治疗原则

基本治疗原则:①恢复和维持泪腺功能单位各结构的正常与稳定。②提供有利于支持上皮生长的基质微环境。③保证足够数量具有存活、生长、扩增、分化能力的角膜缘干细胞。④保持功能良好的泪膜。

如角膜缘干细胞缺乏是局限性的,尽量避免用毒性强的眼药,要用不含防腐剂的糖皮质激素眼药、角膜润滑剂或戴绷带式接触镜,同时清除侵入角膜的结膜上皮及施行羊膜移植术。对弥漫性角膜缘干细胞缺乏,病变限于角膜浅层,可行羊膜移植联合异体角膜缘板层移植并应用环孢素 A 抑制排斥反应或行羊膜移植联合自体角膜缘移植。如果角膜缘干细胞严重缺乏,且病变较深,应行羊膜移植手术恢复角膜缘周围的基质环境,然后行异体角膜缘移植联合板层角膜移植。羊膜移植目的在于恢复角膜缘基质微环境,角膜缘干细胞移植目的在于提供足够的角膜缘干细胞数量。在进行眼表重建手术时,应首先切除坏死或炎症明显的病变组织,尽可能保留残存的正常上皮细胞。充分缝合固定羊膜于表层巩膜上是手术成功的关键。另外,患眼的干眼症及其严重程度也将影响手术的成功率。因此,术前、术后治疗干眼症和保持泪膜稳定是眼表手术成功的重要步骤。总之,眼表疾病的治疗是个复杂的综合治疗过程,要考虑将泪腺功能单位作为一个整体,各结构与功能的恢复是眼表疾病治疗成功的保证。

(谭小波)

第二节 干眼症

干眼症又名干眼病,是指由于泪液的质和量或动力学异常引起的泪膜不稳定和眼表损害,从而导致眼部不适症状的一类疾病。干眼不仅包括泪液缺乏引起的眼干燥,也包括泪液的量正常而其他因素不正常而致的泪膜不稳定引起的症状及体征。患者的主诉主要是眼部干燥感、异物感、畏光、视力模糊或波动等不适,严重干眼者可引起视力明显下降而影响工作和生活,甚至导致失明。

干眼分为五类:蒸发过强型干眼、水液缺乏型干眼、黏蛋白缺乏型干眼、泪液动力学异常型干眼、混合型干眼。

(1)蒸发过强型干眼:这种类型的干眼主要由于脂质层的异常(质和量的异常)而引起,如睑板腺功能障碍、睑炎、睑缘炎等,眼睑的缺损或异常引起蒸发增加等。

(2)水液缺乏型干眼:水液性泪液生成不足而引起,如 Sjogren 综合征,许多全身性因素引起此类干眼。水液性泪液的质的异常也导致泪膜不稳定,引起干眼。

(3)黏蛋白缺乏型干眼:主要为眼表上皮细胞受损而引起,包括眼表的化学伤、热烧伤,角膜缘功能障碍。在化学伤中,一些患者的泪液量正常,如 Schirmer 试验在 20mm 以上,但这些患者仍发生角膜上皮的问题,主要是由于黏蛋白缺乏引起。

(4)泪液动力学异常型干眼:由于泪液的动力学异常引起,包括瞬目异常,泪液排出延缓,结膜松弛引起的眼表炎症而导致动力学异常等。

(5)混合型干眼:以上两种或两种以上原因所引起的干眼。

一、病史

(1)询问患者眼部有无干涩、异物感,有无烧灼感、痒感、畏光、红痛、视物模糊、易视疲劳、黏丝状分泌物等。

(2)询问患者对烟雾、风、热、湿度低或长时间用眼是否敏感。

(3)询问患者有无相应病因，如有无流泪过多，有无匹罗卡品、甲基胆碱等刺激泪腺分泌的药物服用。是否有损伤史，如“化学伤、热烧伤、长期配戴角膜接触镜”。

(4)询问是否接受过头部放疗、颅脑手术(致神经麻痹性角膜炎)、慢性角膜缘炎等及患者的工作环境和工作质量。是否长期从事注意力集中的工作或活动。

二、体格检查

(一)裂隙灯检查

常规的裂隙灯检查可以发现引起干眼的原因，主要包括：

(1)泪河线宽度：在睑缘与眼表面交界的泪眼高度，正常不小于 0.3 mm。

(2)角膜改变：角化、水泡、溃疡、白斑、血管翳等，要特别注意角膜缘的改变，如角膜缘处是否有新生血管生成等。

(3)角膜表面及泪湖的碎屑。

(4)睑球粘连。

(5)结膜：充血、乳头增生，是否存在结膜囊结膜皱褶，结膜皱褶患者在瞬目时，结膜之间发生摩擦产生眼表面炎症。

(6)眼睑检查：强调对睑缘的检查，注意是否有睑缘充血、不规整、增厚、变钝、外翻，腺口为黄色黏稠分泌物阻塞，模糊不清等。压迫腺体内可发现无脂质分泌物排出，或者排出过量的形态异常的脂质。

(二)泪膜破裂时间

BUT 反应泪液稳定性，检查方法为：在被检查者结膜囊内滴一滴荧光素钠，嘱眨眼，从最后一次瞬目后睁眼至角膜出现第一个黑斑的时候为 BUT。非侵犯性泪膜破裂时间则是应用泪膜镜直接观察泪膜的破裂时间。一般认为 BUT＞10 秒为正常。

(三)眼表活体染色

角结膜荧光素染色及虎红或丽丝胺绿染色。荧光素染色阳性反应角膜上皮缺损，评分方法将角膜分为 4 个象限，规定无染色为 0，有染色则分轻、中、重 3 级，因此共 0～12 分，虎红及丽丝胺绿染色阳性反应干燥及坏死的角膜上皮细胞，虎红还染色未被黏蛋白覆盖的上皮细胞，二者评分方法相同。简单及常用的方法为将眼表分为鼻侧睑裂部球结膜、颞侧睑裂部球结膜及角膜 3 个区域，每个区域的染色程度分 0～3 级，0 级为无染色，3 级为片状染色，共 0～9 分。

(四)泪液清除率检查

目的在于了解泪液清除有无延迟。应用荧光光度测定法检测，称荧光素清除试验。检测时在被检眼结膜囊内滴入 5 μl 2%荧光素钠，15 min 后取下泪液应用荧光光度计进行分析。此外，简单方法可通过 ST 试验检测 TCR，在被检测者结膜囊内滴一滴 0.5%丙氧苯卡因，再滴入 5 μl 0.25%的荧光素钠，每 10 分钟测试一次 SⅠt 试验，每次滤纸放置 1 min，共 3 次。泪液清除功能正常者在 1 条滤纸以后染色即开始消退。

(五)Schirmer Ⅰ及Ⅱ试验

SchirmerⅠ试验(SⅠt)反应泪液的基础分泌。检查方法为：取一 5 mm×35 mm 的滤纸，一端反折 5 mm，轻轻置于被检者下睑结膜囊中外 1/3 交界处，另一端自然下垂，嘱患者向下看或轻轻地闭眼，5 min 后去下滤纸，测量湿长。一般认为＞10 mm/5 min 为正常。SchirmerⅡ试验(SⅡt)反应泪液的反射性分泌，检查方法为：先行 SⅠt 试验，再用一棉棒(长 8 mm，顶端宽3.5 mm)，沿鼻腔颞侧壁平行向上轻轻插入鼻腔，刺激鼻黏膜，然后放置滤纸(方法同 SⅠt 试验)，5 min 后取出滤纸记录湿长。一般也认为＞10 mm/5 min为正常。

(六)其他检查

1.泪液乳铁蛋白(LF)含量测定

本试验反应泪液分泌功能,对诊断干眼有十分重要的帮助,LF泪液含量的正常值为(1.46+0.32或1.46−0.32)mg/mL,40岁以后开始下降。

2.泪液蕨样变试验(TFT)

本试验了解泪液电解质和糖蛋白含量的比例。无表麻情况下取下泪湖泪液,滴于玻片上,室温干燥5～10 min后,在相差显微镜40～100倍下观察。当泪液蒸发增强时,泪液渗透压升高,电解质与糖蛋白的平衡打破,不能形成良好的蕨样变现象。

3.干眼仪或泪膜干涉成像仪检查

本方法可了解泪膜脂质层。Yokoi将干眼患者泪膜脂质层干涉图分为5个等级,1、2级为正常,4、5级为干眼患者,而3级为可疑患者,需做进一步检查。

4.结膜印迹细胞学检查

本检查的目的在于了解眼表上皮细胞的病理及病理生理变化。干眼患者眼表上皮细胞HE及PAS染色的异常表现为:结膜杯状细胞密度降低、细胞核浆比(N/C)增大、上皮细胞形态改变(鳞状化生)等,角膜上皮结膜化(发现杯状细胞)。

5.角膜地形图检查

角膜地形图检查在于了解泪膜分布的规律性。干眼患者其TMS-1角膜地形图系统中反映角膜规则性的两个参数——表面规则性指数(SRI)和表面不规则性指数(SAI)较正常人明显增高,且增高程度与干眼的严重程度呈正相关。

6.血清学检查

血清学检查在于了解自身抗体的存在,对SS的诊断较为重要。SS患者血清抗核抗体、抗DNA抗体、抗ENA抗体(SSA、SSB、RNP、FR)、类风湿因子等阳性。

三、辅助检查

泪液渗透压测定和乳铁蛋白测定有较高的早期诊断价值。为证实干燥综合征,需进行与自身免疫相关的实验室检查,如血清学检查SSA、SSB、类风湿因子、抗核抗体等。泪液分泌试验测试的是主泪腺的分泌功能。活检及印迹细胞学检查可间接评估疾病严重程度。荧光素染色及虎红染色可见角膜上皮缺损情况,还可以观察泪河的高度。泪液溶菌酶含量测定可提示干眼症。泪液清除率检查目的在于了解泪液清除有无延迟。干眼仪或泪膜干涉成像仪可见泪膜脂质层情况,可推测干眼严重程度。角膜地形图检查,通过了解角膜表面规则参数情况可反应干眼严重程度。怀疑眼类天疱疮、Stevens-Johnson综合征者可进行泪液蕨类试验。

四、诊断

(一)诊断要点

1.慢性症状

①视疲劳。②分泌物。③异物感。④眼睑沉重感。⑤干涩。⑥不适。⑦疼痛。⑧流泪。⑨视物模糊。⑩痒。⑪畏光。⑫眼红。有1项以上阳性。

2.活体染色

虎红染色评分≥3或荧光素染色评分≥1。

3.泪液功能试验

BUT≤5 s;表麻SⅠt≤5 mm;棉丝试验≤10 mm。

(二)鉴别诊断

本病注意与睑缘炎及暴露性角膜炎相鉴别。

1.睑缘炎

(1)鳞屑性睑缘炎:睫毛根部和睑缘表面附有头皮样鳞屑,局部无溃疡面。

(2)溃疡性睑缘炎:睫毛根部有出血的溃疡面和小脓疱,溃疡愈合后形成瘢痕,泪小点闭塞。

(3)眦角性睑缘炎:内、外眦部皮肤发红、糜烂、湿润,有黏稠性分泌物。

2.暴露性角膜炎

角膜上皮干燥模糊,坏死,脱落,溃疡或角膜上皮角质变性,伴有基质浸润混浊,有可能继发细菌或真菌性角膜炎。

五、治疗

(一)水样液缺乏性干眼症

1.减少或避免诱因

如不要长时间使用电脑,少接触空调及烟尘环境等。

2.泪液成分替代治疗

处方:人工泪液,如泪然、怡然、爱丽滴眼液等,点眼,每日两次。

说明:对于严重患者,应使用不含防腐剂的人工泪液。

3.保留泪液

配戴硅胶眼罩及湿房镜、泪小点栓子及泪小点封闭、绷带角膜接触镜等。

4.促进泪液分泌

处方一:必嗽平 8 mg 口服,每日三次。

新斯的明 15 mg 口服,每日三次。

说明:可促进部分患者的泪液分泌,但疗效尚不肯定。

处方二:泼尼松 10~20 mg 口服,每日 2~3 次。

说明:全身用糖皮质激素,可以抑制免疫介导的 Sjogren 综合征,增强泪腺分泌功能。

5.手术

采用自体游离颌下腺移植,其分泌液成分与泪液相近,而且分泌量适中。

(二)视频终端性眼病的干眼症

(1)保持正确的操作姿势,屏幕到眼的距离为 40~70 cm,使用电脑 1~2h 后,休息10~15 min,眺望远方,休息眼睛。

(2)出现干眼症状,可使用人工泪液。

六、注意事项

(1)应积极治疗全身性及眼局部相关疾病,如睑缘炎、暴露性角膜病变、结缔组织病等。在此基础上进行人工泪液替代治疗。

(2)最好使用不含防腐剂的人工泪液,以避免防腐剂的毒性。

(3)明显的眼干燥症患者应嘱其避免配戴角膜接触镜、行屈光性角膜手术或行角膜移植术。

(4)注意发现并积极治疗眼干燥症的并发症(无菌性角膜基质溃疡、睑缘炎和结膜炎、带状角膜变性、角膜上皮角化)。对眼干燥症及其并发症进行相应的治疗时,应注意排解患者精神压力,建立治疗信心。

(谭小波)

第三节 眼表手术

一、羊膜的应用概述

羊膜移植术属于改良基底性手术，早在1940年DoRotth就曾应用新鲜的胎膜（包括了绒毛膜和羊膜）修复结膜损伤，但由于术后出现胎膜的溶解和收缩，最终手术失败。一直到20世纪90年代，随着显微手术的发展和羊膜基础研究的深入，羊膜移植才真正受到重视，多采用联合羊膜元移植来重建角膜表面。

羊膜是人体中最厚的基底膜，含有高浓度的碱性成纤维细胞生长因子（bFGF）和肝细胞生长因子（HGF），有利于上皮细胞的分化、移行，并能加强基底上皮细胞的附着和防治上皮细胞凋亡，羊膜还具有抗纤维化、抗新生血管（减少血管生长）、抗炎的作用。Kim等报道，用甘油保存的人ATM治疗兔眼严重破坏眼表面。羊膜主要用于烧伤早期的创面，取健康母体产后12 h内的胎盘，将其洗净后去除绒毛膜即为羊膜，用0.1%苯扎溴铵溶液或0.5%氯已定（洗必泰）溶液浸15～30 min后，用等渗盐水洗净，置于抗生素溶液中，在4℃冰箱中储存备用。

近年来，人们不断改进对羊膜的处理保存方法，保存后的羊膜失去了具有抗原性的上皮层，吸水膨胀的纤维母细胞层和海绵层，仅含有厚度相对稳定的基底膜和致密层而应用于临床各科，尤其在眼表疾病的治疗上起到非常重要的作用。

二、羊膜移植术

（一）羊膜移植的作用机制

羊膜是胎盘上胎膜的最里层，由厚厚的基底膜和无血管的基质组成。羊膜移植重建眼表的机制非常复杂，其中最为重要的是羊膜可以作为基底膜，使眼表面上皮细胞在其上健康生长。羊膜中还含有各种蛋白成分，如层粘连蛋白、纤维联结蛋白、Ⅳ型胶原纤维等，能促进上皮的分化、增生，增强上皮细胞的黏附性。羊膜也可刺激结膜上皮的非杯状细胞的分化，在羊膜的基底膜面和结膜的成纤维细胞共同培养时更可刺激结膜杯状细胞的分化，因此在活体内羊膜移植术后结膜杯状细胞密度增多。另外，羊膜中含有各种蛋白酶抑制因子，通过抑制相应的蛋白酶而发挥抗炎作用；同时羊膜中含有抑制细胞因子表达和调节角膜细胞凋亡的成分，可以避免炎性细胞和细胞因子诱导的角膜基质细胞和胶原纤维的过度增生，故而它用于眼表重建时可以抑制炎症，促进表面愈合，减少瘢痕形成。

（二）羊膜的处理与保存

1.羊膜的组织学及抗原性

羊膜为胎盘的最内层，上皮面向羊水：羊膜的厚度为0.02～0.05 mm，透明，有韧性，无血管、神经和淋巴管；羊膜可分为上皮层、基底膜层、致密层、纤维母细胞层和海绵层共5层，不含有HLA—A、B或DR抗原，故移植后几乎不发生免疫排斥反应。

2.羊膜的取材

产妇（即供体）必须无传染病（术前检查排除乙肝、丙肝、梅毒及HIV），其产道无淋球菌、衣原体感染。从剖宫产或顺产无菌接生获得胎盘后即在无菌下操作：①无菌生理盐水冲洗干净胎盘表面的血迹。②将羊膜组织整层自胎盘揭离，无菌生理盐水冲洗附着其上的血块。③在净化工作台内用含抗生素的无菌生理盐水（2.5 μg/mL二性霉素B，1∶1 000妥布霉素）浸泡羊膜30 min。④将羊膜上皮面向上黏附于硝酸纤维素膜（或眼科手术贴膜上的专用纸）。然后将有羊膜的纸片剪成1.5 cm×1.5 cm或6 cm×2.5 cm大小；或直接在生理盐水中将羊膜剪成上述大小。

3.羊膜的保存

(1)新鲜羊膜组织保存方法：将羊膜片置于 DMEM 培养液中 4 ℃冰箱保存，12 h 内用于移植。新鲜羊膜移植后眼表可迅速上皮化，且新鲜羊膜中含有多种活性因子，较保存羊膜具有更好的治疗效果。

(2)羊膜的低温保存方法：将羊膜片置于纯甘油中，脱水 24 h，再转入另一甘油瓶中，－20 ℃冰箱保存，3～6 月内用于移植。

(3)羊膜的深低温长期保存方法：将羊膜片置于含 50%甘油的 DMEM 保存液中，－80 ℃冰箱长期保存，手术时取出，让其自然解冻。

上述方法保存羊膜用于手术时，均应用生理盐水充分冲洗，然后置于含 1∶1 000 妥布霉素的生理盐水中复水 30 min 后使用。使用未贴纸片的羊膜时用无齿镊或棉签在羊膜两面蘸取，有黏液丝状物面为基底膜和基质面，光滑面为上皮面。

(三)羊膜移植的适应证及手术方法

1.羊膜移植的适应证

(1)眼部热烧伤、化学伤，急性期角膜及结膜创面的修复，可控制眼表炎症，减少新生血管，并提供一个含基底膜和基质成分的胶原支架，使受体的结、角膜上皮细胞移行其上，从而重建眼表。

(2)睑球粘连分离后，替代结膜修复睑球结膜缺损面。

(3)结膜大面积肿物切除后创面的修复。

(4)翼状胬肉切除后，用于巩膜创面的修复。复发率较自体干细胞移植稍高，适合合并干细胞缺乏、睑球粘连或需行白内障、青光眼手术者。

(5)修补青光眼滤过泡，可减少滤泡瘢痕形成。

(6)病毒性角膜炎长期不愈合且药物治疗效果不佳者。

(7)大疱性角膜病变早期，可明显减轻疼痛、促使角膜上皮愈合。

(8)角膜缘免疫性疾病病变范围小者，如蚕食性角膜溃疡，可促使溃疡愈合，减少复发。

(9)角膜非感染因素引起的溃疡长期不愈合，如神经营养不良、暴露性、角膜软化、干眼症或外伤等因素。

(10)减轻准分子激光角膜切削术后的 Haze 形成。

2.手术方法

1)结膜重建：羊膜可替代结膜修复结膜缺损区，移植成功的前提条件是结膜缺损区有血供，有残存的正常结膜组织的上皮细胞与植入的羊膜连接，且患眼有基本正常或一定程度的泪液分泌功能。

主要用于翼状胬肉切除术后、结膜肿物切除术后、严重睑球粘连及无眼球结膜囊缩窄。

翼状胬肉切除联合羊膜移植的手术步骤见前，严重睑球粘连分离联合羊膜移植手术步骤如下。

(1)术前准备与麻醉：采用表面麻醉加球后麻醉。

(2)手术步骤：①缝线开睑。②切除和分离结膜和角膜表面的瘢痕粘连组织，恢复眼球向各方位转动功能。③用 6－0 可吸收缝线分别在 12,6,3,9 点钟方位的角膜缘后 2 mm 处的浅层巩膜分别做 4 针牵引缝线，以牵引眼球充分暴露需羊膜移植的巩膜表面。④将羊膜片放置于缺损区创面上(上皮面向上)，用 8－0可吸收缝线先将羊膜固定于角膜缘，再在距角膜缘后 8～9 mm 处缝合固定，边缝合边修剪羊膜片。⑤羊膜片的远端以间断缝合方式与睑结膜相接。睑结膜或穹隆结膜均缺损者，可用羊膜重建睑结膜及穹隆结膜。注意必须留有足够宽度羊膜形成穹隆部结膜，并在穹隆部作两针提吊缝线，从近眉弓部皮肤面出针。⑥角膜表面根据病变程度采取裸露或羊膜覆盖，待结膜囊重建成功后根据泪液及角膜情况决定角膜手术方式。

(3)术后处理：①术眼涂抗生素眼膏，绷带轻加压 7～10 d，然后滴用不含防腐剂的人工泪液和低浓度糖皮质激素。②采用穹隆成形术者，术后 2 周拆除提吊缝线。

2)角膜表面重建：羊膜可用于重建角膜表面及治疗某些角膜疾病，包括羊膜覆盖术及羊膜移植术两种，羊膜覆盖术用于临时覆盖角膜表面，以促进角膜上皮的生长。羊膜移植术用于长时间修复角膜溃疡及角膜创面。如应用羊膜覆盖术可减轻 PRK 或 PTK 术后的角膜混浊。应用羊膜移植术能加速神经营养性角膜病等不同病因导致的持续性角膜溃疡的愈合。这种方法在美观上优于结膜瓣遮盖或睑缘缝合术。羊膜移植还能用于治疗无晶状体、人工晶体或角膜移植失败导致的大泡性角膜病变，使眼痛、复发糜烂减轻及预防角膜感染。值得注意的是，眼表防卫相关性的措施，应该在羊膜移植（或联合角膜缘干细胞移植）重建角膜表面的同时或之后实施。这些措施包括泪点封闭，泪液严重缺乏时的自身血清滴眼，睑缘整形和倒睫的处理等。可缝合眼睑治疗顽固的眼球暴露。但严重的干眼、弥漫性角化和角膜缘基质缺血仍难以克服。

(1)用于治疗烧伤（热灼伤、酸碱化学伤）导致的角膜急性溃烂溶解。①羊膜覆盖术：适应证为角膜缘未出现严重坏死溶解者。手术要点：在角膜缘外选择有血供的部位，全周（全厚）剪开球结膜，灼伤创面止血后，用一块适当大小的新鲜羊膜移植片覆盖角结膜创面，并用 8－0 可吸收缝线经过巩膜浅层做间断缝合，使羊膜移植片边缘与球结膜移植片切口边缘紧密对合。②羊膜移植术：其适应证为极严重角膜烧伤（热或酸碱伤），角膜缘全周坏死，角膜迅速坏死、溶解变薄或行将穿破。手术要点：将角膜、角膜缘和邻近的坏死组织清除。灼伤制止出血点。按其角膜、结膜缺损面积，修剪一块等大的新鲜羊膜组织平铺于角结膜创面上，用 8－0 号可吸收缝线经过浅层巩膜，将羊膜移植片边缘与结膜创缘紧密对合。如角膜太薄、即将穿孔，宜行带有活性角膜缘的全板层角膜移植联合羊膜移植。

(2)用于治疗三叉神经麻痹性角膜溃疡。参照羊膜覆盖术的手术方式，但球结膜切口可做在仅靠角膜缘的部位。

(3)用于治疗蚕食性角膜溃疡。①蚕食性角膜溃疡位于周边部且溃疡灶较浅时，可徒手划界，切除坏死的角膜表层病变组织，形成边界清楚的角膜移植床，同时做临近病灶区的球结膜切除，烧灼止血后用羊膜覆盖角结膜创面，并将之修剪成与角结膜创面同形大小的羊膜移植片，并用 10－0 尼龙缝线间断缝合，并将羊膜移植片分别固定于角膜移植床边缘及结膜创缘上。结膜创缘必须经过浅层巩膜组织，使能充分固定。②蚕食性角膜溃疡病灶很深、有穿破危险时，则角膜病灶区按常规做带角膜缘的板层角膜移植，邻近的结膜切除区作羊膜移植。

据我们初步的临床观察显示羊膜移植治疗蚕食性角膜溃疡可明显降低其复发率，推测其原因可能为：羊膜移植后具有促进炎症细胞凋亡、减轻炎症和抑制新生血管形成的作用，减少了免疫细胞的浸润；另外，亦可能是与羊膜移植后改变了免疫反应的靶组织性质有关。

(四)角膜缘上皮细胞功能障碍性疾病的羊膜移植

角膜缘上皮细胞功能性障碍的治疗策略包括羊膜移植和角膜缘干细胞移植。前者的目的在于修复受损的角膜缘基质微环境，后者是为了提供角膜缘上皮细胞。近来的临床研究表明，联合手术对治疗不同种类的角膜缘上皮细胞功能障碍是有效的。临床应用和手术治疗的方案应按照角膜缘缺乏的范围、角膜中央部有无暂时扩充细胞（TAC）和中央角膜病变的深度而制定。

膜作为基底膜和基质的替代物，移植后可改善眼表微环境，利于眼表角膜重建。联合自体或异体角膜缘移植，可提供干细胞来源，促使角膜正常表型形成。应注意对同时存在眼睑、泪液异常者，应在术中或术后及时处理，如泪点封闭，自身血清点眼，睑缘整形、缝合及倒睫的处理等。

(1)术前准备与麻醉：采用表面麻醉加球后麻醉。

(2)手术步骤：①清除角膜表面坏死变性组织，对严重眼烧伤者将角膜缘、结膜坏死组织一并清除，对蚕食性角膜溃疡，应做病灶区邻近的球结膜切除。②将羊膜上皮面向上覆盖于角膜表面，覆盖全角膜者可在角膜缘浅层角膜 10－0 尼龙线做连续缝合固定一周，并于外围球结膜作间断缝合固定一周；对角膜病灶形状不规则者，可采用徒手划界，将羊膜修剪成与角膜创面等大的植片，10－0 尼龙线将羊膜固定于角膜植床边缘及结膜创缘上；对溃疡病灶深者，可采用多层羊膜填塞术或板层角膜移植术。③对角膜缘干细胞广泛缺乏者，可采用羊膜移植联合异体干细胞移植，羊膜移植可改善角膜缘基质的微环境，利于干细胞生长，降低排斥反应，手术方法见角膜手术章。术后处理：术眼涂抗生素眼膏，绷带轻加压 2～3 d，视病情开放点眼。羊膜缝线可于术后7～10 d拆除。

三、睑球粘连分离术

(一)Z形结膜成形术

1.手术适应证

该术适于条索状睑球粘连者及扇形睑球粘连影响眼球转动者。

2.禁忌证

烧伤后睑球粘连不足半年,近期有过敏现象发生的不宜手术。

3.手术步骤

(1)结膜囊表面麻醉和结膜下浸润麻醉。

(2)沿粘连条索两侧做平行中轴切口,除去条索状瘢痕。

(3)在中轴切口的两端各向一侧做一条横行切口,两条横行切口方向相反,长度相等,与中轴夹角相同。

(4)游离两个三角形结膜瓣。

(5)交换两个三角形结膜瓣,用8－0可吸收缝线进行缝合。

(6)涂抗生素眼膏,轻度加压包扎,7 d左右拆除缝线。

(二)Von Arlt睑球粘连分离术

1.手术适应证

该术适于轻度睑球粘连者。

2.手术步骤

(1)结膜囊表面麻醉和结膜下浸润麻醉。

(2)用眼科镊提起粘连组织头部,用眼科剪将粘连组织与眼球进行分离。

(3)让粘连组织后退,以使穹隆部和眼睑完全复位。肥厚的瘢痕组织应予以切除,但表层结膜组织应完好地保留。

(4)在已游离的粘连组织头部安置1～2对褥式缝线。褥式缝线的每一个头均从结膜面进针,经穹隆的最深处通过眼睑全层,在距眶缘附近的皮肤面出针。两线头间距离约5 mm左右。最后在小棉枕上结扎。

(5)分离球结膜的两个创缘,两侧对拢,予以结节缝合。涂抗生素眼膏,轻度加压包扎,7 d左右拆除缝线。

(三)带蒂结膜瓣转位术

1.手术适应证

结膜缺损面积较大,不能直接缝合的患者。

2.手术步骤

(1)结膜囊表面麻醉和结膜下浸润麻醉。

(2)分离睑球粘连。

(3)依据结膜缺损大小,从侧方做同样带蒂结膜瓣转位来覆盖结膜缺损区。然后将创缘予以结节缝合。供区做带蒂结膜瓣时,应勿伤及其下的Tenon氏囊,带蒂结膜瓣转位后,供区可让其裸露,侧方结膜可向缺损处生长而覆盖。对于大面积球结膜缺损则不适合上述方法,而应联合唇黏膜移植,8－0可吸收缝线进行缝合。

(4)涂抗生素眼膏,轻度加压包扎,7 d左右打开点眼。

(四)游离结膜移植术

睑裂部分的球结膜缺损最好用结膜组织来覆盖。

(1)结膜囊表面麻醉和结膜下浸润麻醉。

(2)分离睑球粘连,测量结膜缺损区。

(3)于同侧眼或对侧眼取与缺损区等大的结膜移植片,此时应勿伤及其下的 Tenon 氏囊,这样供区可让其裸露,侧方结膜可向裸露处生长而覆盖。

(4)在缺损区铺平结膜移植片,两创缘予以结节缝合。注意结膜移植片的正反面,预防的方法是:①游离前先以缝线结扎法做好标记。②游离后结膜可自边缘卷曲,卷在里面即为正面。

(5)涂抗生素眼膏,轻度加压包扎,7 d 左右拆除缝线。

(五)游离黏膜移植术

游离黏膜移植术适于较广泛睑球粘连病例。如果眼睑遭破坏,应先用腭粘骨膜片重建眼睑,将游离黏膜移植作为第二期手术进行。睑裂部分的球结膜缺损无球结膜移植片可用时,应取下唇的分层黏膜移植片。

(1)结膜囊表面麻醉和结膜下浸润麻醉。

(2)分离睑球粘连,直至穹隆部和眼睑完全复位,眼球能自由转动为度。测量结膜缺损区,以其加倍面积作为所需黏膜的大小,并剪好印模纸。如果上下侧或左右侧均为缺损区,应分别测量,剪两张印模纸,以取两块黏膜移植片。

(3)按印模纸取中厚唇黏膜或颊黏膜。注意黏膜移植片的正反面,预防的方法是:①游离前先以缝线结扎法做好标记。②游离后结膜可自边缘卷曲,卷在里面即为正面。

(4)将黏膜一边缝于眼睑结膜创缘上,一边缝于眼球直肌附着处前。两侧缘创口边予以很好缝合。在眼球赤道部亦需将黏膜与浅层巩膜做间断固定缝合。近角膜缘的 4 mm 宽巩膜则可让其裸露,待结膜上皮生长自行覆盖。

(5)在已用黏膜重建后的穹隆部安置 2 对以上褥式缝线,褥式缝线包绕一根硅胶管,从结膜面进针,通过眼睑全层,在距眶缘附近的皮肤面出针,最后在小棉枕上结扎,让硅胶管留置在穹隆部。涂抗生素眼膏,轻度加压包扎,穹隆一皮肤间褥式缝线则 2 周左右拆除。

(六)用异质材料作为结膜替代物

游离黏膜移植有易收缩、取材有限、供区黏膜收缩及黏膜下瘢痕形成妨碍功能等弊端,当两个创面接触时又有重新粘连的危险。有的学者试用聚四氟乙烯异质手术膜替代自体黏膜,用于睑球粘连和眼窝手术和眼窝狭窄的矫正,有促进结膜上皮生长覆盖创面,保持两个暴露面分离,防止粘连形成和黏膜收缩的作用,且不引起任何并发症。适于由瘢痕性疾病所造成的结膜丧失的替代中。

(1)结膜囊表面麻醉和结膜下浸润麻醉。

(2)分离睑球粘连,尽量除去结膜下纤维组织增生,但勿伤及提上睑肌腱膜与上直肌组织。以使穹隆部和眼睑完全复位,眼球能自由转动。

(3)取已消毒的聚四氟乙烯异质手术膜覆盖缺损区。该膜柔软,无孔,约 0.1 mm 厚。异质手术膜应大于缺损边缘 1～2 mm。

(4)用 6/0 polyglactin910(vicryl)缝线或 5－0 可吸收缝线将异质手术膜周边与浅层巩膜及眼睑予以缝合,缝合时异质手术膜应遮盖残留结膜缘 1～2 mm,让结膜缘在手术膜的下面,便于生长。在上下穹隆处,可利用手术膜－眼睑皮肤间褥式缝线在皮肤面垫小棉垫结扎,进行固定。

(5)涂抗生素眼膏,轻度加压包扎。隔日换药一次,缝线在 2～3 周时被吸收,如未被吸收,可以拆除。此时结膜上皮已生长覆盖了缺损面,如未全部覆盖,异质手术膜可再保留一周。

四、结膜遮盖手术

(一)适应证

(1)保守治疗无效,而且接近穿孔的周边部无菌性角膜溃疡或角膜瘘,可行部分球结膜遮盖术。

(2)角膜缘伤口裂开,虹膜脱出,又无法直接缝合关闭伤口时,可行部分球结膜遮盖术。

(3)对于中央区较浅层真菌性角膜溃疡治疗无效者,可行一期球结膜遮盖术,二期手术于病情稳定三个月后可行板层角膜移植。

(4)眼球萎缩或大泡性角膜病变不愿意行角膜移植或眼球摘除,可考虑全球结膜遮盖术。

(二)禁忌证

(1)角膜已经穿孔,并有组织缺损者。

(2)眼球无萎缩,仍有光感者;或角膜伤口小,其他手术仍有修复可能者,不宜行全球结膜遮盖术。

(三)术前准备

(1)应做必要的细菌、真菌刮片及培养,或活组织检查,尽可能明确病因诊断。

(2)滴用抗生素滴眼液。

(3)冲洗泪道。

(4)结膜囊冲洗。

(四)麻醉

(1)表面麻醉。

(2)球后神经阻滞麻醉。

(3)球结膜下浸润麻醉。麻醉药液中可加入少许1∶1 000肾上腺素,以减少出血。

(4)必要时行眼轮匝肌阻滞麻醉。

(五)操作方法及程序

(1)于角膜病变相邻角膜缘剪开球结膜,并在球结膜和球筋膜之间钝性分离。分离范围决定于覆盖角膜面的大小。要求结膜瓣比覆盖面积大30%。

(2)清除创面残留的角膜上皮或病变。

(3)边缘病损采用头巾式遮盖,中央病损采用桥式遮盖。结膜瓣边缘要大于病损2 mm,以10－0缝线固定。缝合结束时,应将球结膜瓣平整覆盖于创面。

(4)缝合固定后要于结膜穹隆部减张。

(5)术眼涂抗生素眼膏,双眼遮盖。

(六)术后处理

(1)术后第2日起每日换药。

(2)换药后涂抗生素眼膏,双眼绷带包扎7日。术后15日拆除结膜瓣缝线。

(3)如术眼为角膜细菌或真菌感染病变,则全身应用抗生素5～7日。

(七)注意事项

(1)分离并用于遮盖的球结膜应不带球筋膜组织且应该充分减张。

(2)如球结膜明显水肿时,则要求覆盖的结膜面比创面大50%。

(3)术后密切观察,注意有无分泌物增多,如有应注意有无感染发生,或原有感染是否未能控制。

五、翼状胬肉手术

翼状胬肉为常见病、多发病,由于结膜受到慢性刺激形成,此病具有很强的加重和复发倾向,由致密胶原纤维所构成的胬肉头部,常累及角膜直至瞳孔区,病变在上皮与前弹力层进展,前弹力膜受损,角膜基质浅层也受到影响而变薄。胬肉组织充血、明显肥厚、血管怒张、丰富、头部呈胶样变性、进展迅速者,为进行性,反之则为静止性。进行性的常采用手术治疗,将胬肉范围内的结膜下组织全部尽量切除干净,以避免复发。在角膜缘以及附近的巩膜表面,最好留出3～4 mm宽的暴露区,以利于角膜缘附近的上皮组织迅速将其覆盖,以阻止从结膜上面的上皮或肉芽组织向角膜缘增生的机会。静止性的可不必手术。

(一)适应证

(1)进行性翼状胬肉,其头部已侵入角膜 2 mm 以上。

(2)翼状胬肉遮盖部分或全瞳孔,影响视力者。

(3)翼状胬肉妨碍眼球运动时。

(4)翼状胬肉妨碍角膜移植或白内障等内眼手术时。

(5)翼状胬肉有碍美观。

(二)禁忌证

(1)慢性结膜炎有黏液分泌物、活动性沙眼病变、慢性泪囊炎。

(2)明显睑内翻者。

(3)急、慢性泪囊炎患者。

(4)眼前节活动性炎症者。

(三)术前准备

(1)术前眼部滴抗生素眼药水 1～3 日。

(2)检查凝血功能。

(3)向患者充分解释术后翼状胬肉复发及发生散光的可能。

(4)洗脸清洁脸部。

(四)麻醉

(1)表面麻醉。

(2)结膜下浸润麻醉。

(五)操作方法及程序

(1)术眼常规消毒,铺无菌巾。

(2)根据胬肉情况选择手术类型:埋藏术、单纯切除术、联合手术等。

(3)埋藏术将胬肉头颈分离,头部用 7－0 丝线做褥式缝合,并转移致上或下穹隆结膜下缝合固定。

(4)单纯切除术将胬肉分离,剪除头颈部及体部结膜下增生组织。

(5)联合手术是对于反复发作的,在胬肉分离的基础上联合结膜移植、黏膜移植、角结膜干细胞移植、羊膜移植或角膜移植,以此处理术中暴露的巩膜或混浊的角膜,防止结膜再度增生。

(6)如有条件,手术最好在手术显微镜下进行。切除翼状胬肉的深度要适宜,清除病灶应彻底,切除胬肉的角膜表面尽量保持光滑,以便减少术后角膜散光及翼状胬肉复发。

(7)术毕滴用抗生素滴眼液,以无菌纱布遮盖。

(六)术后处理

(1)术后第 2 日起每日换药。如有组织移植片,则隔日换药一次。

(2)眼部点抗生素和糖皮质激素滴眼液,每日 3 次,持续 1～3 周。

(3)术后 5 日拆除结膜缝线。

(七)注意事项

(1)术毕时和术后 1 周、2 周时应用 β 射线照射手术区,可降低术后翼状胬肉复发率。

(2)翼状胬肉有明显充血,应暂缓手术,以防复发。

(3)翼状胬肉合并活动性沙眼者,应充分治疗沙眼后再进行手术,以防复发。

(4)术后翼状胬肉复发,不宜在短期内施行二次手术,以免加速胬肉发展。

(谭小波)

第十四章

眼眶疾病

第一节 概 述

眼眶主要是由上颌骨、颧骨、蝶骨、额骨、腭骨、泪骨和筛骨 7 块骨骼组成的骨性结构，其内容纳有眼球、视神经、眼附属器以及血管、神经、筋膜和脂肪组织，是维持视觉器官正常生理功能的重要组织。

眼眶疾病种类繁多，诊断及治疗复杂，目前临床上将眼眶病分为眼眶炎症、肿瘤、外伤、先天异常以及血管畸形、全身病所致眼眶疾病等几大类。

一、眼眶炎症

(1)急性炎症：包括蜂窝组织炎及脓肿、栓塞性静脉炎、筋膜炎、骨与骨膜炎。

(2)慢性炎症：包括炎性假瘤眼眶结核、梅毒、霉菌性炎症、猪囊虫病等。

(3)海绵窦炎症：包括急性海绵窦栓塞性静脉炎、痛性眼肌麻痹。

二、眼眶肿瘤

1.眼眶囊肿

眼眶囊肿(因其也为占位性病变有的作者放入肿瘤一并讨论)：如皮样囊肿、畸胎瘤、单纯性囊肿、寄生虫囊肿、黏液囊肿、血囊肿等。

2.眼眶原发性肿瘤

来源于血管和淋巴管组织的肿瘤如毛细血管瘤、海绵状血管瘤、静脉性血管瘤、血管平滑肌瘤血管内皮或外皮瘤、淋巴管瘤；来源于神经组织的肿瘤如神经纤维瘤、神经鞘瘤、脑膜瘤、神经胶质瘤、恶性黑色素瘤等；来源于肌组织的肿瘤如横纹肌瘤和肉瘤、平滑肌瘤和肉瘤；来源于造血组织的肿瘤如何杰金淋巴瘤、非何杰金淋巴瘤、网状细胞瘤、浆细胞瘤、Burkitt 淋巴瘤、白血病绿色瘤等；来源于脂肪及结缔组织的肿瘤如脂肪瘤、脂肪肉瘤、纤维瘤、纤维肉瘤、恶性纤维组织细胞瘤、黏液瘤、间叶瘤等；来源于骨组织的肿瘤如骨瘤、骨肉瘤、软骨瘤、软骨肉瘤、骨纤维异常增殖症。

3.眼眶继发肿瘤

继发于眼球的肿瘤如视网膜母细胞瘤、恶性黑色素瘤；继发于眼睑的肿瘤如睑板腺癌、基底细胞癌、鳞状细胞癌；继发于颅内的肿瘤(又称眶颅沟通肿瘤)如脑膜瘤、神经胶质瘤等；继发于副鼻窦的肿瘤(又称为眶与副鼻窦沟通肿瘤)如鼻咽癌。

4.眼眶转移性肿瘤

三、眼眶先天和发育异常

可分为：①颅面畸形；②先天性小眼球合并眼眶囊肿；③脑膜脑膨出；④神经纤维瘤病等。

四、眼眶血管畸形

动、静脉瘤，静脉曲张，颈动脉海绵窦瘘。

五、全身病所致眼眶疾病

甲状腺相关性眼病、组织细胞增殖症、结节性动脉炎等。

六、眼眶外伤

眶壁骨折、眶内血肿、创伤性视神经病变等。

眼眶病在发病早期病变大多隐匿，等就诊时患者往往已出现明显外观畸形、眼球突出或凹陷、眼球偏斜、睑裂闭合不全，并且同时伴有不同程度视功能损害。其诊断大都需要 CT、MRI、B 超、DSA 等大型设备。治疗的并发症也较多，一旦操作不慎往往留下永久性视力丧失和明显的外观畸形。近几年来，随着科学技术的迅速发展以及对眼眶疾病较深入的研究与经验积累，目前对眼眶疾病的诊断和治疗有了长足的进步和发展。

（岳章显）

第二节　眼眶血管畸形

一、眼眶静脉曲张

眼眶静脉曲张是常见的眶内血管畸形。其畸形血管由大小不等的静脉构成，输入和输出血管均为静脉。畸形血管间缺乏或很少有增生的纤维组织联系。临床以体位性眼球突出为特征。分为原发和继发两种。原发者缺乏明显的前驱因素，静脉畸形扩张；继发者因静脉内压力增高，驱使静脉增粗、迂曲。一般眼眶静脉曲张系指原发者，其发生原因尚不明了，可能与胚胎时期血管发育异常有关，异常静脉呈囊状、蜂窝状或迂曲扩张，临床上比较多见。

（一）临床表现及分型

（1）典型体征是一侧性体位性眼球突出，常在低头、弯腰、咳嗽和憋气等颈内静脉压增高时发生眼球突出。多为轴性突出。眼球突出后出现眶内压增高的症状，如眶区胀痛、恶心、呕吐、眼睑遮盖眼球，一时性视力减退、复视、眼球运动障碍等。抬头直立后这些症状消失。

（2）由于长期眶内静脉充血，压迫脂肪组织，使之吸收体积减小，直立时发生眼球内陷。

（3）婴幼儿时期发生的体位性眼球突出，扩张的眼上静脉压迫眶上裂，使之扩大，颅腔与眶腔沟通，引起眼球搏动。

（4）曲张的静脉偶可破裂出血，突发眼球突出，与体位无关。持续存在不能缓解，同时视力丧失、眼球固定、眼睑不能上举、恶心呕吐，出血可弥散至结膜下或皮下。

（5）眶尖部出血或血栓形成可导致视力丧失和视神经萎缩。

（二）诊断

（1）临床表现：典型的体位性眼球突出。

（2）超声检查：头高位时探查显示正常。在颈部加压后，眼球向前突出的同时，球后脂肪内出现圆形、管状或形状不规则，大小不等之透声区，去除加压，眼球复位的同时，声腔消失。

（3）CT 扫描：头高位时，可为正常表现或有静脉石，压迫颈内静脉，眶区出现软组织密度块影。

（4）眼静脉造影：显示眶内造影剂斑块。

(三)鉴别诊断

与眼球突出的其他情况相鉴别。

(四)治疗原则

(1)症状轻者,不必进行损伤性治疗。注意避免低头用力、咳嗽、便秘等一切引起眼球突出的诱因。

(2)对于进展较快、症状明显、影响正常生活和工作时,则应予以处理。眶前部病灶,适用于硬化剂注射治疗或手术切除。眶后部特别是肌锥内静脉曲张应慎重考虑手术治疗。手术进路采用外侧开眶,切除紫红色病变,栓塞与海绵窦的通路。

二、颈动脉—海绵窦瘘

颈动脉—海绵窦瘘为颈动脉与海绵窦之间发生异常交通。常见原因有:①外伤:可因颅底骨折或头部轻微外伤所致;②自发性:颈内动脉及其分支或颈外动脉的动脉硬化,及动脉瘤或其他动脉壁病变,自发形成裂隙或破裂,主干或分支血液直接流入海绵窦;③先天性:颈内动脉分支与海绵窦间存在着胚胎动脉或动、静脉交通畸形,或先天性动脉壁薄而后破裂等所引起。如果形成的瘘口大,血液流量大,称为高流量瘘。如果形成的瘘口小,血液流量小,称为低流量瘘。

(一)临床表现

(1)症状和体征:虽然颈动脉—海绵窦瘘的原发部位在颅内,但其症状和体征多表现在眼部。

(2)不同程度的眼球突出:高流量瘘且伴有与心跳同步的搏动,眶前区闻及吹风样杂音。眼球突出方向为轴性或稍向下移位。压迫同侧颈动脉,搏动与杂音均消失。低流量瘘时搏动性眼球突出与血管性杂音均不明显。

(3)巩膜表面静脉扩张:高流量瘘形成后,即刻出现明显结膜水肿和静脉扩张,低流量瘘则逐渐缓慢产生。巩膜表面静脉高度迂曲扩张,从角膜缘到穹隆部,放射状排列,深红色。

(4)复视及眼球运动障碍:动眼、滑车、外展神经不全麻痹,其中外展神经不全麻痹最多见。

(5)眼压增高:巩膜静脉窦充血和轻度或中度眼压增高。

(6)眼底改变:视盘水肿,视网膜中央静脉扩张,压迫眼球可见静脉搏动。视网膜常有小量出血。

(7)视力下降:不多见。可由视网膜出血、眼压升高或脉络膜脱离而引起。在高流量瘘时,眼动脉中血流可逆流,长期缺血缺氧,可导致视神经萎缩、白内障和角膜变性、视力丧失。

(8)头痛:约有半数患者主诉患侧头痛及眼眶痛。

(二)诊断

(1)临床表现:根据头部外伤史、搏动性眼球突出和血管杂音、眼球表面静脉扩张和视网膜中央静脉压增高等临床表现可以诊断。

(2)超声检查:可显示眼上静脉扩张与搏动、静脉血逆流、脉络膜脱离和眶内软组织结构肿胀四种特征。

(3)CT 扫描:可见眼上静脉扩张,海绵窦扩大。

(4)数字减影血管造影(DSA):可显示颅内血管畸形,可清晰显示各级血管及其相互联系,可以确诊。

(三)鉴别诊断

(1)眶内动—静脉畸形:虽然症状和体征相似,但血管造影无颈动脉和海绵窦之间的交通。

(2)眶内静脉扩张。

(3)海绵窦血栓性静脉炎。

(四)治疗

(1)低流量瘘:可自发痊愈,可反复压迫颈内动脉,促进痊愈过程。因此对病情轻微者只需随诊观察。

(2)高流量瘘:可通过股动脉或眼上静脉介入性栓塞治疗。

(3)继发青光眼的治疗:以药物降低眼压,必要时行眼外滤过手术。

三、动静脉血管瘤

动静脉血管瘤是胚胎时期血管形成缺陷造成的先天性动、静脉血管畸形。由动脉和静脉两种成分构成,两种血管之间有异常的小动脉、小静脉和动、静脉直接交通而成的血管团。

(一)临床表现

(1)畸形血管发生于眼眶前部或波及眼睑时,眼睑可呈不规则隆起,可扪及搏动性或震颤性肿物,皮下静脉迂曲扩张,压迫后肿物体积缩小。

(2)畸形血管位于球后者,引起搏动性眼球突出和血管杂音。开始时眼球突出程度较轻,逐渐进展,严重时眼球脱出于睑裂之外。

(3)多数患者眼底正常。可发生视盘水肿或萎缩。如伴有视网膜动静脉血管畸形的,可见血管高度迂曲扩张和异常吻合,视网膜水肿、渗出和出血。

(4)伴有颅内动静脉血管瘤者可引起脑出血、癫痫、头痛以及进行性神经功能障碍。大量出血颅内压急剧增高,可突然头痛、恶心、呕吐、意识丧失引起脑疝死亡。也有后遗偏瘫、半身感觉障碍、失语等神经缺失。

(二)诊断

(1)临床表现:根据搏动性眼球突出,血管杂音,紫红色肿物,结膜血管怒张、水肿,眼底可见畸形血管,且常伴有脑症状即可诊断。

(2)超声检查:显示眶内形状不规则,边界不清的占位病变,肿物明显搏动,压迫变形。彩色多普勒可示眶内动脉血流入静脉内。

(3)CT 扫描:显示眶内可见形状不规则的高密度块影,强化后血管显示为粗大的高密度条影,之间有不强化的间隔影。

(4)血管造影:可显示颈内、颈外动脉系统的血管畸形。

(三)鉴别诊断

(1)眶内动静脉瘘:搏动性眼球突出,眼球可还纳。超声检查见搏动的眼上静脉扩张。血管造影动脉期显示海绵窦及眼上静脉。

(2)眼内供血丰富的肿瘤:搏动性眼球突出,眼球不能还纳。血管造影动脉期显示粗大眼动脉,动静脉期显示肿瘤,静脉期显示肿瘤及眼上静脉。

(四)治疗

(1)治疗困难,药物治疗无效。

(2)需手术治疗,分两步进行。先结扎或栓塞供血血管,然后切除肿物。一般血管栓塞后 2 周内进行第二次手术为宜。

四、眼眶动脉瘤

眼眶动脉瘤分为原发和继发两种。发生于眼眶的动脉瘤非常罕见。常见原因:①先天因素,局部血管壁薄弱,甚至缺乏肌层,可形成动脉瘤;②血管病,高血压和动脉硬化管壁发生病变,形成动脉瘤;③外伤、细菌感染、损伤血管壁也可引起动脉瘤,但甚为少见。眼眶动脉瘤多为颅内动脉瘤经眶上裂扩展到眶内。

(一)临床表现

(1)原发于视神经管和眶尖部的动脉瘤:主要症状为视力减退,眶深部痛和头痛,视神经萎缩和眼球运动障碍。眼球突出常不明显,动脉瘤破裂可引起眶内大出血,急性眶内压升高,视力丧失,眼球突出,眼球固定,眼睑肿胀以及皮下出血。

(2)继发于颅内的动脉瘤:多发生于颈动脉的海绵窦前段和前床突下段,向眶上裂方向发展,延伸入眶尖部。常引起眼球轻度突出及眼球表面充血,眼球运动障碍。也可压迫视神经导致视力丧失。

(二)诊断

(1)临床表现:临床甚为少见,其临床表现有近似于占位病变或动静脉血管畸形,诊断比较困难。

(2)X线片及CT扫描:显示视神经管扩张或眶上裂扩大。可见高密度肿物,强化非常显著。并可见骨压迫症。

(3)超声检查:可见眶尖囊性搏动性肿物。

(4)数字减影血管造影(DSA):可以特异性地显示血管瘤的动、静脉属性,供血情况及受累范围。

(三)鉴别诊断

应与引起眼球突出的其他情况相鉴别。

(四)治疗

(1)动脉瘤蒂结扎:数字减影血管造影(DSA)发现动脉瘤的蒂,并予以结扎。

(2)手术切除:适于颅内动脉瘤。

(3)介入治疗:安全性相对较高,选择性强,微创,但价格较贵。

五、眶内动一静脉瘘

眶内动一静脉瘘极为罕见,多因锐器自前方刺入眶尖部,损伤眼动脉和眼上、下静脉,形成动静脉异常交通。也可能是头颈部动静脉畸形的一部分。

(一)临床表现

与颈动脉—海绵窦瘘相同,但较轻缓。

(二)诊断

(1)根据外伤史、临床表现可以诊断。

(2)影像学特征:超声检查和CT可显示眼上静脉扩张、眼外肌肥大等继发性改变。数字减影血管造影术(DSA)可显示动静脉之间瘘孔。根据动脉造影结果可以确诊。

(三)鉴别诊断

(1)眶内静脉扩张。

(2)海绵窦血栓性静脉炎。

(3)与颈动脉一海绵窦瘘症状和体征相同,但较重。血管造影会发现在动脉与海绵窦之间发生异常交通。

(四)治疗

(1)多数病例无严重后果,不需要手术治疗。

(2)如体征明显,可利用脱离性球囊堵塞眼动脉。

(岳章显)

第三节 眼眶炎症

一、眶蜂窝组织炎

眶蜂窝组织炎为眶内软组织的急性化脓性炎症,重症可导致视力丧失、颅内蔓延或败血症而危及生命。本病是由化脓性细菌感染引起,致病菌以金黄色葡萄球菌和溶血性链球菌多见,其他细菌尚有流感杆菌、类白喉杆菌、大肠杆菌和厌氧菌等。多由邻近组织的化脓性病灶引起,如鼻窦、眼睑、颜面、牙槽或海绵窦炎症,或脓性栓子血行感染,也可通过眼眶穿通伤直接感染或植物性异物滞留所致。

(一)临床表现

(1)起病急骤,常伴有全身症状,如发热、寒战、周身不适、食欲不振。外周血嗜中性粒血细胞增多。

(2)眶区疼痛,眼球触痛或眼球转动痛。

(3)眼睑红肿、血管扩张。球结膜高度充血、水肿。

(4)眼球突出和眼球运动障碍,严重者眼球突出固定。

(5)视力减退。眼底视盘水肿、视网膜出血和静脉扩张以及视神经萎缩均可引起视力减退,甚至视力完全丧失。

(6)眼眶炎症沿血行或直接向周围组织结构蔓延的临床表现:海绵窦血栓形成、脑膜炎、眼内炎、坏死性巩膜炎、败血症等。

(7) 眶内脓肿。炎症局限可形成眶内脓肿,需要手术切开引流治疗。

(二)诊断

(1)典型的临床表现。

(2)超声探查见眶内脂肪密度增高,眼外肌肿大,眼球筋膜水肿,脓肿显示呈边界清楚的低回声区。

(3)CT 扫描可发现:脂肪密度增高、眼睑水肿、眼环增厚、眼外肌肥大、副鼻窦的炎症、骨膜炎等。可对眶内脓肿进行定位。

(4)血常规检查见白细胞增多,中性粒细胞比例增加。

(三)鉴别诊断

1.脓毒性海绵窦栓塞

脓毒性海绵窦栓塞又称急性海绵窦栓塞性静脉炎,本病起病急骤,发展迅速,头痛寒热,周身不适。眼部症状与全身症状同时出现。双眼先后发病,表现为眼睑和球结膜的高度水肿及静脉扩张、眼突出、眼球运动障碍或眼球固定,角膜、眼睑、眶上区痛觉丧失、眼底静脉扩张,视盘水肿和视力减退。海绵窦段颈内动脉交感神经丛受侵犯,发生 Horner 综合征,甚至瞳孔缩小。而眶蜂窝组织炎一般限于单侧,对侧的瞳孔反射及视神经盘均为正常。

2.眶骨炎与骨膜炎

眶缘骨炎与骨膜炎时局部红肿、疼痛、烧灼感,眼球向病变对侧移位,转动时轻度受限。脓肿形成时可见充血性肿物,有波动感。破溃后形成瘘道,经久不愈。眶中部骨炎与骨膜炎时有眼球后深部疼痛及压痛。眼球突出,并向病变对侧移位,眼球运动障碍明显。眶尖骨炎与骨膜炎时眼球后部疼痛及压迫眼球时疼痛加剧。可伴有眶上裂综合征。早期视盘水肿,晚期视神经萎缩。但与眶蜂窝组织炎有时鉴别困难。

3.眼球筋膜炎

浆液性眶筋膜炎多发生于双眼,突然发生,发展较快。可有疼痛,球结膜水肿、充血,眼球运动障碍。化脓性眶筋膜炎时眼球疼痛、水肿、眼球突出、眼球运动障碍,均比浆液性眶筋膜炎严重。但有时与眼球筋膜炎鉴别困难。

(四)治疗原则

(1)应作细菌培养,包括血、鼻、喉腔和鼻旁窦的培养。如有脑膜刺激症状及双侧眼睑肿胀应培养脑脊液。

(2)在未查明病原体之前,应尽早使用大剂量广谱抗生素静脉点滴,全身抗生素应持续应用 2 周。

(3)待细菌培养有结果后根据药敏试验选择有效药物。

(4)脓肿形成后切开引流,必要时行脓腔内抗生素灌洗。

二、急性眶骨炎与眶骨膜炎

急性眶骨炎与眶骨膜炎发生于眼眶骨和骨膜的炎症，可单独发生，也可同时发生。原发性骨膜炎最多见，多由鼻旁窦的炎症，通过血管周围间隙，或较薄的眶壁直接蔓延而来。也可见于猩红热、百日咳及远处脓毒栓子患者。

(一)临床表现

根据病变所在位置的不同可有不同的临床表现。

1.眶缘骨炎与骨膜炎

(1)局部红、肿、触疼痛。

(2)眼球向病变对侧移位。

(3)脓肿形成时可扪及有波动性肿物，破溃后形成瘘道，经久不愈。

2.眶中部骨炎与骨膜炎

(1)病灶位于眶缘与眶尖之间，有深部疼痛及压痛。

(2)眼球突出，眼球运动障碍。

3.眶尖部骨炎与骨膜炎

(1)视力减退。

(2)眼球后部疼痛及压迫眼球压迫痛。

(3)可伴有眶上裂综合征、眶尖综合征及视神经受压症状。

(二)诊断

(1)主要根据病史和临床表现诊断。

(2)X线片检查多显示正常，或有鼻旁窦密度增高。CT扫描显示病灶区骨膜下积液、骨膜肥厚和骨破坏征象。

(三)鉴别诊断

1.眶结核性骨膜骨髓炎

病程缓慢，多见儿童、体弱及有结核病史或结核病家族史者。表现为眶缘局部隆起的边缘不清的软性肿物，有波动感。肿物破溃，可见米汤样液体及干酪样沉淀物溢出，溢液中可查见结核杆菌。形成的瘘道经久不愈。皮肤结核菌素试验阳性。X线及CT检查可见眶骨破坏或骨硬化。组织病理检查发现干酪坏死性肉芽肿。

2.泪腺瘘管

常开口在上眼睑外上方，瘘孔周围皮肤受瘘孔流出液的刺激而发生糜烂。如有继发感染可形成脓瘘，无骨质破坏。

(四)治疗原则

(1)应用广谱抗生素治疗。

(2)对脓肿及骨膜下积液行切开引流。

(3)清除坏死骨组织、切除瘘道。

三、眼球筋膜炎

眼球筋膜后起自视神经周围，向前至角膜缘附近。筋膜炎是发生在这层膜上及其囊内的炎症。眼外肌穿过筋膜，附着于巩膜表面，所以筋膜炎可有眼肌症状。临床上比较少见。一般分为浆液性和化脓性两种。前者多伴有风湿性关节炎、结节性动脉炎、红斑狼疮、复发性多发性软骨炎等全身免疫性疾病。后者多因眼球或邻近组织的化脓性炎症，或因局部外伤感染而引起，可伴有流行性感冒、肺炎或白喉等疾病。

(一)临床表现

1.浆液性

(1)多发生于双眼。

(2)发病急,进展较快。

(3)眼部疼痛,球结膜水肿、充血。

(4)如累及眼外肌,可有眼球运动障碍,且疼痛加剧。

(5)如发生于眼球后部,可有眼睑和结膜水肿,压痛较轻,轻度眼球突出,明显的眼球运动障碍。

(6)视力一般不受影响。

(7)超声扫描可发现眼球壁外弧形暗区。CT 扫描可见眼球壁增厚。

2.化脓性

(1)眼部疼痛、水肿、眼球突出及眼球运动障碍,均比浆液性眼球筋膜炎严重。

(2)多能查到原发化脓灶。

(3)可有视力下降。

(4)有时脓液积存于结膜下,可在眼前部结膜下看到黄白色脓点。

(5)可引起眶内脓肿或眼内炎症。

(二)诊断要点

(1)浆液性筋膜炎多为双侧,化脓性筋膜炎为单侧。

(2)发病急,进展快,眼部疼痛,结膜水肿、充血,眼球运动受限。

(3)眼部超声检查可发现眼球壁外弧形暗区。

(4)CT 扫描可显示眼环增厚。

(三)鉴别诊断

眶蜂窝组织炎:为眶内软组织的急性化脓性炎症。起病急骤,出现发热、寒战、周身不适等全身症状,眶区疼痛,压迫眼球或眼球转动时疼痛加重。眼睑红肿、发硬、血管扩张。球结膜高度水肿,眼球突出,眼球运动障碍,严重者眼球固定。眼底视盘水肿、视网膜出血和静脉扩张。如累及视神经可发生视力减退及视神经萎缩。

(四)治疗

1.浆液性

全身及眼部应用糖皮质激素治疗,局部应用抗生素。

2.化脓性

以广谱抗生素治疗为主。局部可行热敷及其他对症治疗,脓肿形成及时切开引流。

四、眼眶结核

眼眶结核指结核杆菌感染眶缘骨膜或眶内其他组织,分原发和继发两种。原发者结核杆菌经血运至眼眶,继发者由鼻旁窦、眼球、泪腺或泪囊的结核直接蔓延而来。本病好发于儿童和青年人,外伤常为诱因。多发生在眼眶外上和外下部位,呈慢性过程,最终由皮肤破溃,形成瘘道,久治不愈。患者一般无活动性肺结核。

(一)临床表现

(1)结核性骨膜炎多发生于儿童的眶外上缘或外下缘。局部红肿,如波及眼睑可引起上睑下垂。

(2)病程进展缓慢,可达数周或数月。

(3)扪诊可发现骨膜肥厚、压痛。眶缘不整齐,可扪及边界不清楚的软性肿物,有波动感,可形成寒性脓肿,缺乏明显的充血水肿。

(4)肿物可破溃,溢出米汤样液体及干酪样坏死物。溢液中可发现结核杆菌。破口可形成瘘道,屡愈屡破,增长大量瘢痕组织,愈合后皮肤与骨膜粘连,可引起睑外翻。

(5)成年人则可在眶内形成结核瘤,病变进展缓慢,初起有疼痛、溢泪,数月后出现眼球突出。位于眶前部的可扪及肿物,眶深部的可被误认为炎性假瘤。可伴有眼球运动受限。常需要活检,以明确诊断。

(6)继发于眼球周围结构的结核,其原发病变更为明显,如泪腺肿大、泪囊炎或副鼻窦炎。

(7)X 线片或 CT 检查可见眶骨破坏或骨硬化。

(二)诊断

(1)主要根据眶部改变,骨膜增厚,寒性脓肿。

(2)有瘘道形成,溢出米汤样液体,内有结核杆菌。

(3)结核杆菌素试验阳性。

(4)CT 显示眶骨破坏。

(三)鉴别诊断

1.眼眶部的其他感染

一般有红、肿、热、痛等急性炎症的表现。

2.泪腺瘘管

常开口在上眼睑外上方,瘘孔周围皮肤受瘘孔排出液的刺激而发生糜烂。如有继发感染可形成脓瘘。无骨质破坏。

(四)治疗原则

(1)抗结核药物治疗。

(2)手术切除腐骨及瘘管。

五、眶真菌性炎症

眶真菌性感染指在人体抵抗力降低时,真菌引起眼眶感染。多种真菌均可侵犯眼眶,但较常见的是毛霉菌和曲霉菌。此类感染源于腭、鼻和鼻旁窦。毛霉菌感染常见于糖尿病、癌症及其他免疫功能低下的患者,病理改变为组织坏死,对眼眶组织破坏性很大;曲霉菌感染常见于健康个体,病理改变为炎性肉芽肿,病程较慢。但偶可见发生于免疫受损患者的暴发型,病理改变出现组织坏死表现。

(一)临床表现

1.可因病变的位置不同而异

眼眶前部感染时,眼球向对侧移位,并可扪及肿物,肿物与皮肤粘连。病变发生于眶后部的,出现眶尖综合征,视力减退,眼球轴性突出,眼内外肌麻痹,上睑下垂,结膜水肿,面部疼痛。

2.眼眶毛霉菌感染

常表现为眶尖综合征,引起眼外肌麻痹,眼球突出和视力下降。还可有视神经炎、视网膜炎、视网膜中央动脉和睫状动脉阻塞。患者还可能有鼻甲、鼻中隔、眼睑和面部皮肤坏死和结痂。

3.眼眶曲霉菌感染

早期无明显表现,眼球突出常为其第一特征,病变发生于眶前部者,眼睑肿胀、充血、隆起,皮下硬性肿物,不能推动,渐进性、非轴性眼球突出,眼球移位,向病变方向运动受限。累及视神经时引起视盘水肿、萎缩,视网膜静脉扩张,视力下降。少数免疫功能受损患者可引起组织坏死及眶组织脓肿。

(二)诊断

(1)临床诊断困难,炎性肉芽肿内或脓液中发现真菌菌丝及真菌培养阳性明确诊断。

(2)CT 扫描显示与鼻旁窦病变相连接的高密度块型,伴有骨破坏。

(三)鉴别诊断

(1)与其他原因引起的眶尖综合征相鉴别:本病的病理检查可发现真菌菌丝。

(2)与其他原因引起眼球突出相鉴别。

(四)治疗

(1)抗真菌药物长期治疗:如两性霉素 B、氟康唑、斯皮仁诺等抗真菌药物合理应用,疗程一般在1～3 个月以上。

(2)手术切除较大的肉芽肿组织。

六、眶梅毒

眶梅毒由梅毒螺旋体侵犯眼眶,发生眶骨、骨膜炎或树胶肿,均见于梅毒的第三期。本病已很少见。

(一)临床表现

(1)发生于眶缘的梅毒性骨膜炎多位于眶上缘,局部肥厚肿胀。疼痛和压痛,有时有三叉神经痛。

(2)眶后部骨、骨膜炎发生于眶顶,可有疼痛,夜间加重,有压痛。

(3)伴有树胶肿性浸润的可引起眼睑及球结膜水肿,眼球突出和眼球运动障碍。角膜感觉迟钝,常伴发虹膜炎、巩膜炎和视神经炎等。

(4)如病变累及视神经,会导致视力减退,视盘水肿、萎缩。

(5)病变侵犯眼外肌,则发生眼球转动受限及复视。

(二)诊断

(1)根据有不洁性病史和全身其他部位梅毒的临床表现,如下疳、皮疹等。

(2)梅毒血清学检查阳性。

(3)眶部疼痛,视力减退,眼球突出,眼球运动受限等。

(4)CT 示骨膜肥厚,骨破坏,眶内软组织块影。

(三)鉴别诊断

眼眶结核:有结核接触或结核病史。如为眶结核,眶内软组织受累后引起无痛性、进行性眼球突出。如为眶结核性骨膜炎,则肿物可破溃,溢出米汤样液体及干酪样坏死物。

(四)治疗原则

驱梅治疗,青霉素及广谱抗生素均有效。

(岳章显)

第四节　特发性眼眶炎症综合征

一、眼眶炎性假瘤

本病为原发于眶内的慢性非特异性增殖性炎症。因其临床表现类似肿瘤,组织病理学改变属于特殊炎症,因此称为炎性假瘤。它可累及眶内各种软组织,但主要发生于某一特定部位如眼外肌、泪腺、巩膜、球筋膜、视神经鞘及其周围的结缔组织。目前多数学者认为本病是一种免疫反应性疾病。但发病机制不甚明确。

(一)临床表现

(1)因炎症侵犯的部位和组织类型不同,其临床表现也不同。

(2)多见于中、老年,多侵犯单眼,约 1/4 发生于双侧。急性起病,但发展缓慢,可反复发作。

(3)典型表现为眼球突出和移位,眼眶疼痛,眼睑和结膜肿胀、水肿,视力下降和复视。眼部肿块及眼球运动障碍,视盘水肿和萎缩。

(4)根据炎性假瘤侵犯的眼眶部位不同,临床病理学上可分为眶蜂窝组织炎性假瘤、泪腺炎性假瘤及肌炎性假瘤,组织学上可分为弥漫性淋巴细胞浸润型、纤维增生型和中间型。三种类型病变的临床表现及对治疗的反应均不相同。影像学检查则根据病变部位和形态分为泪腺型、肿块型、肌炎型等。

(5)淋巴细胞浸润型和中间型的病程进展较快,由于多发生于眼眶前、中段,半数患者从眶缘可扪及圆形或椭圆形肿物,边界清楚,可推动。病变较大时表面呈结节状。累及眼外肌时,肌肉附着点处水肿充血明显。

(6)纤维增生型少有炎症现象,眼球突出较轻,正常甚或内陷。眶部可扪及缺乏明显边界的硬性肿物,眼球各方向活动受限。可发生视神经萎缩,最后视力丧失,眼球固定。

(7)泪腺炎型表现为上睑水肿、充血,睑缘呈"S"形,泪腺区扪及肿大较硬的泪腺,一般光滑可以推动,有触痛。眼球向对侧移位。

(8)肌炎型表现为一条或多条眼外肌受累,患侧结膜充血水肿,眼球突出,眼球运动时疼痛加剧。

(二)诊断

(1)单侧或双侧发生,眼眶可扪及肿物。超声检查可探及低或无回声肿物,CT 发现高密度块影,形状不规则,边界不清楚。泪腺、眼外肌可肿大和眼环增厚。

(2)必要时需活体组织病理学检查确诊。

(三)鉴别诊断

(1)眼眶淋巴瘤:绝大多数发生于淋巴腺,偶见于眶内。眶内发现之前或同时,几乎均有全身其他部位的侵犯。

(2)其他:应与眼球突出的其他情况相鉴别。

(四)治疗原则

(1)全身或局部应用糖皮质激素治疗,如口服泼尼松,有效剂量有个体差异。因本病易复发,小剂量用药应延续 3 个月或更长。淋巴细胞浸润型对激素治疗效果甚佳,纤维增生型对各种治疗无明显反应。泪腺炎型和肌炎型对口服或局部注射糖皮质激素均很有效,但易复发。

(2)对于糖皮质激素治疗无效以及有全身疾病禁忌使用糖皮质激素的患者,可用环磷酰胺等免疫抑制剂。

(3)当不能使用糖皮质激素时,可进行放射治疗。

(4)手术切除:对较大的、占位明显、对周围组织压迫、眼球突出明显而非手术治疗效果不理想的炎性假瘤可以采取手术摘除治疗。

二、痛性眼肌麻痹

痛性眼肌麻痹是发生在海绵窦和眶上裂的一种非特异性、肉芽肿性炎症,为一种免疫性疾病,又称 Tolosa-Hunt 综合征(THS)。

(一)临床表现

(1)多见于 40～60 岁。

(2)头痛及眼眶部疼痛、眼球运动障碍及复视。

(3)眶上裂综合征表现:常侵犯动眼神经,外展神经及滑车神经也可被累及,约 1/5 患者瞳孔扩大,对光反射迟钝,三叉神经的眼神经支受到侵犯,角膜及眶上神经分布区的感觉减退。

(4)向眶内发展者可引起眼球突出,视盘水肿、萎缩,视力减退或丧失。

(5)本病呈亚急性发作,病程可持续数日、数周或数年,症状和体征可自行缓解或治愈,也可复发。

(二)诊断

(1)典型的症状和体征。

(2)实验室检查可有免疫指标改变。

(3)CT、MRI、DSA 检查可发现海绵窦及或眶上裂部位肉芽肿性占位病变,海绵窦增大且通向眶上裂。

(4)对糖皮质激素治疗敏感。

(三)鉴别诊断

本病需与眼眶淋巴瘤、颈内动脉瘤、颈动脉海绵窦瘘、糖尿病性眼肌麻痹、眼肌麻痹性偏头痛、颞动脉炎及鼻咽腔肿瘤相鉴别。

(四)治疗

糖皮质激素冲击疗法,小剂量持续数周,一旦复发,重复治疗。

(岳章显)

第五节　眼球及眼眶手术

一、眼球摘除术

(一)适应证

(1)外伤所致眼球损伤应尽量避免急诊进行眼球摘除,主要是为了给患者留有二期处理,保住眼球及恢复视功能的可能。但对严重眼球破裂伤,有大量眼内容物脱失,眼球塌陷,光感消失且无恢复眼球形态可能者可急诊行眼球摘除术。对眼球穿通伤合并葡萄组织嵌顿,虽经治疗,但炎症严重,持续不退,或反复发作,视力不可能恢复,且对侧眼很可能发生或者已经发生交感性眼炎者也可行眼球摘除术。严重眼球萎缩、较大的角膜或巩膜葡萄肿,且无光感者,为求美容也可行眼球摘除。

(2)眼内恶性肿瘤不宜应用放射治疗、冷冻治疗、光凝或化学等治疗措施者。

(二)禁忌证

(1)严重的眼球炎症及眼眶蜂窝织炎;双眼视网膜母细胞瘤,若一眼眼球已摘除,另一眼虽有肿瘤,但较小,采用放射治疗、光凝或其他方法有可能治愈者;交感性眼炎患者的被交感眼视力基本丧失,受伤眼仍有低视力者;眼球萎缩,有可能直接安装义眼者。

(2)伴有颅脑等全身损伤时,应先抢救生命。

(3)全身凝血机制障碍,或长期服用阿司匹林者。

(三)术前准备

(1)术前必须详细检查患眼及健眼情况,核实拟摘除的眼球。

(2)向患者及家属讲明手术的必要性,经患者或其监护人签字同意,并经医院有关部门批准后方可进行手术。

(四)麻醉

(1)球结膜下浸润麻醉和球后阻滞麻醉。

(2)儿童或不合作的成人可采用基础麻醉联合局部麻醉,或采用全身麻醉。

(五)手术方法

(1)开睑器或缝线开睑。

(2)沿角膜缘全周剪开球结膜,并向后分离达眼球赤道部,暴露 4 条直肌止端。

(3)用斜视钩钩出内、外、上、下四条直肌,以血管钳在其附着点后 3~4 mm 夹住直肌,5－0 丝线分别缝合直肌并剪断。

(4)用血管钳夹住内直肌残端，游离眼球并使眼球脱臼，右手持视神经剪，尽可能向后剪断视神经和周围相连组织，取出眼球。用准备好的温热盐水纱布填入眶内，压迫止血 5～10 min，检查无新鲜出血。

(5)如在眶内放置球形植入物，将植入物置于 4 条直肌之间并分别缝合固定于植入物前方。如眶内不放置植入物，则将内外直肌和上下直肌缝线相对接扎。以 9－0 尼龙线或 4－0 铬肠线缝合眼球筋膜，以 5－0 丝线连续或间断水平缝合球结膜伤口。结膜囊内放置碘仿纱条填充。垫上厚眼垫，单线包扎。

(6)摘除的眼球送病理检查。

(六)术后处理

(1)患者术后静卧，隔日换药，疼痛难忍着可服用止痛药。

(2)术后合理应用抗生素预防感染。

(3)术后 4～5 日取出结膜囊内纱布团，安装临时义眼，术后一周拆除结膜缝线，12 d 可安装永久义眼。

(七)注意事项

(1)角膜缘剪开球结膜时，应尽量贴近角膜缘，以便保留更多的球结膜。

(2)摘出眼球后，应检查摘除的眼球壁是否完整。如果不完整需要在止血后将残留巩膜和葡萄膜剪除干净。

(3)如因恶性肿瘤摘除眼球时，应对摘除的眼球仔细视察，确定眼球壁是否被肿瘤破坏。如发现球壁被破坏的征象，如球壁局部粗糙、视神经粗大或有异常的色素等，应做进一步处理，包括眶内容摘出术。而且不宜在眶内放置植入物。

(4)如眶裂过小或眼球过大，摘除眼球困难时，可行外眦切开，扩大睑裂。

(5)剪断视神经后发现过多出血时，应用热湿纱布填塞眶内，并加压数分钟。如仍不能止血，用 1%肾上腺素浸湿的纱布或止血海绵加压填塞。

(6)术中牵拉眼球时，可因眼心反射而使脉搏减慢和细弱，或恶心呕吐。此时应松开牵拉的肌膜，一般数分钟后可缓解。如不缓解，可用阿托品肌肉注射。

(7)术后应对术眼适当加压包扎，否则会出现眶内软组织肿胀。

(8)术后眼部出现红、肿、热、痛及脓性分泌物时，表示术眼伤口急性感染。应及时局部或全身应用抗生素。如眶内有植入物，应拆开伤口，将其取出，以利分泌物引流。但结膜囊内宜放置较大的义眼模，以防结膜囊缩窄。

(9)术后如发现球结膜伤口有较大裂开时，应在局麻下修剪创缘后重新缝合。

(10)剪除视神经时，防止损伤提上睑肌或其支配神经，以免术后出现上睑下垂。

二、眼球内容物剜除术

(一)适应证

(1)化脓性眼内炎，失去玻璃体切割机会，视功能恢复无望，而患者又疼痛难忍着或有全身蔓延、海绵窦、颅内感染转移倾向者。

(2)因角膜葡萄肿，为改善美容拟在巩膜腔中安放义眼台者。

(3)拟行眼球摘除而有出血倾向疾病时。

(二)禁忌证

(1)眼内恶性肿瘤者。

(2)眼球萎缩者。

(3)眼球破裂伤，特别是累及睫状体或眼球后壁者。

(三)术前准备

同眼球摘除术。

(四)麻醉

(1)球结膜下浸润麻醉和球后阻滞麻醉。

(2)必要时行全身麻醉。

(五)手术方法

(1)常规消毒,置开睑器或缝线开睑。

(2)沿角巩膜缘环形剪开球结膜并同巩膜分离。

(3)沿角巩膜缘完整剪除角膜组织。

(4)剜出眼球内容物:用虹膜恢复器紧贴巩膜内壁伸入巩膜下,环形走行将巩膜同睫状体分离。用大刮匙伸入到脉络膜和巩膜之间,剥离整个脉络膜,把眼球内容物完整剜除,将巩膜内壁残余色素组织清理干净。必要时可用2.5%碘酒涂抹巩膜内面烧灼可能残余色素细胞,再用酒精脱碘。最后用大量生理盐水和0.3%庆大霉素溶液冲洗。

(5)剪断视神经。

(6)计划植入义眼台者,此时将义眼台植入巩膜腔,将巩膜和结膜分别缝合。

(7)结膜囊内放入大量抗生素眼膏,填入凡士林油纱垫。单眼加压包扎。

(六)术后处理

术后单眼加压包扎24~48 h换药。合理应用抗生素预防和治疗感染。1周后拆除结膜缝线,3~4周可装义眼。

(七)注意事项

(1)术中操作要轻柔以免感染向眶内、颅内扩散。

(2)术中彻底消除干净色素膜组织,以防止发生交感性眼炎。

(3)视情况选择Ⅰ期或Ⅱ期义眼台植入。

三、义眼台植入术

(一)适应证

(1)适用于眼球摘除或眼内容物剜除者。

(2)已安装义眼,但因活动差、植入体脱落或移位等原因感到不满意者。

(二)禁忌证

(1)眼部恶性肿瘤者。

(2)局部严重感染者。

(3)局部血循环差,伤口愈合困难者,如放疗术后。

(三)术前准备

患眼滴用抗生素眼药水3日。

(四)麻醉

(1)球结膜下浸润麻醉和球后阻滞麻醉。

(2)儿童或不合作的成人可采用基础麻醉联合局部麻醉,或采用全身麻醉。

(五)手术方法

1.Ⅰ期义眼台植入

(1)按常规行眼球摘除及球内容剜除手术操作。

(2)Ⅰ期植入义眼台(详见眼球摘除及球内容剜除术章节)。

2.Ⅱ期义眼台植入

(1)常规消毒铺巾。

(2)麻醉:结膜下注射2%利多卡因麻醉。

(3)水平剪开结膜囊及筋膜囊,并分离至上下穹隆部。

(4)寻找出四条直肌或十字扩开筋膜囊底部。

(5)义眼台植入,将眼台上的四条缝线与眼肌缝扎相连并打结。

(7)分别缝合筋膜及结膜伤口。加压包扎。

(六)术后处理

(1)术后10 d拆线,术后2～3周安装义眼片。

(2)如要打孔固定义眼片,一般在术后半年左右进行。

(七)注意事项

(1)眼外肌尽量靠前与植入物相连。

(3)筋膜和结膜缝合要严密。

(4)义眼台最好植入巩膜腔内或巩膜后,减少术后义眼台排除。

(八)并发症

1.义眼台暴露或脱出

原因:材料不良、感染、义眼台过大、结膜筋膜丢失过多、结膜囊畸形、巩膜包裹义眼台不当、眼外肌缝合点太过往后。

处理:手术行结膜筋膜覆盖或重新置入新的义眼台。

2.眼睑畸形

上睑凹陷、睑下垂、下睑松弛。

四、眼眶手术

(一)概述

眼眶手术包括眶肿瘤摘除术、眶内容切除术、眼眶减压术、眼眶成形术、眶壁骨折修复术及视神经相关手术。通常所指眼眶手术是指眼眶肿瘤摘除术。眼眶包括骨性眼眶和眶内容两部分,其内有眼球、神经、血管、肌肉等重要组织,邻近中枢神经系统、咽耳鼻、口腔系统,解剖结构十分复杂,手术野暴露困难,操作容易损伤上述结构与组织,导致失明、眼球运动障碍、畸形等严重并发症发生,甚至可危及生命。加之眼眶疾病种类繁多,诊断困难。因此,眼眶手术应该实行准手术制度,术者要经过严格的训练。怎样才能做好眼眶手术呢？部分学者认为以下几点非常重要。

(1)对眼眶病要有明确的定位诊断、明确病变与周围邻近组织结构的关系,对眼眶肿瘤的性质甚至组织学诊断有明确的倾向性,眼眶疾病尽管十分复杂,但通过B超、CT、MRI、DSA等检查,术前可以对大多数眼眶疾病做出较为明确的定位诊断,并对肿瘤与其周围邻近组织结构的关系有一个较为明晰的判定,对肿瘤的性质和组织学特征做出临床诊断。

(2)熟悉的眼眶手术解剖:眼眶手术解剖,较为重要的包括眶骨与骨膜;眶内重要的骨性结构及神经、血管、肌肉的位置、走形、邻近关系、所司功能;眼眶与中枢系统、副鼻窦关系;眶内各个间隙位置、内容组织等。

(3)正确的手术适应证:眼眶手术通常根据进入眼眶的入路不同可分为经皮肤的内侧开眶术、外侧开眶术、经颅开眶术、前部开眶术、腔镜显微手术、各种联合手术等。①内侧开眶术手术适应证:眶内侧、眶内上方、筛窦和泪囊的占位性病变;眶内侧减压、视神经内侧或内直肌内侧的占位病变、视神经管减压术等。②位于眶尖部视神经内侧的肿瘤等。③外侧开眶术手术适应证:眶外侧占位病变、球后肌锥内的肿瘤、眶外上部位置较深的肿瘤、眶尖部肿瘤、泪腺肿瘤等。④前路开眶术:位于眶前1/3的肿瘤、眼球赤道部之前的眼眶占位性病变、球后海绵状血管瘤、眶前可触及的肿瘤、眶底爆裂性骨折修复以及严重的甲状腺相关眼病眶减压术。⑤经颅开眶术:眶颅沟通肿瘤、眶尖部肿瘤、视神经管减压术等。⑥腔镜显微手术:视神经减压术、视神经管骨折、眶下壁骨折等。

(4)熟练的手术技巧。

(5)充分的术前准备:①知情同意原则。②术前 1 d,术区剃眉、剃发。③全麻患者术前 6 h 禁饮食。肌肉注射阿托品,成人用量 0.5 mg,儿童用量按 0.01 mg/kg 计算。④术前备血。⑤麻醉选择:局部麻醉:可用 2%利多卡因和 0.5%布比卡因等量混合后加 1/100 000 肾上腺素局部麻醉,麻醉范围包括上、下睑,眶外侧上至眉弓上,下至眶下缘,眶缘外深达骨膜,和球后麻醉;全身麻醉。⑥术前器械准备:切皮刀片、蚊式止血钳、各种剪刀(眼科剪、脑膜剪、外科剪)、电刀、吸引器、各种骨膜剥离子、各种拉钩、各种脑压板、斜视钩、眼睑拉钩、骨钳、骨凿、骨锤、线锯、组织钳、肿瘤匙、明胶海绵、针持、各种缝针、缝线、手术显微镜等。

(二)手术方法

1.外侧开眶术

(1)患者安静仰卧。头部位置升高一些,可减轻眶部静脉充血。

(2)全麻成功,眼部皮肤常规消毒。

(3)皮肤切口:沿眶外侧上下缘外 5 mm 外弧形切开皮肤,沿外眦角向外水平切开皮肤,长度尽量不超过 3 cm,分离皮下组织,暴露骨膜,止血。

(4)骨膜切开、分离:沿眶外缘后 3~5 mm 切开骨膜,切开范围分别至上下眶缘,沿上下眶缘水平切开骨膜,暴露眶外侧壁。用骨膜分离器向眶内分离骨膜达眶深部,一般为 1.5~2.0 cm。

(5)眶外侧壁骨瓣切除:上、下方分别沿骨膜切开处,取 65°角向眶底方向倾斜,用往复式锯锯开或骨凿凿开外侧壁眶骨,游离所切开的骨瓣。

(6)暴露、摘除肿瘤:从前向后垂直剪开眶外侧壁内侧骨膜,尽量在直视下进行肿瘤的分离、暴露,将肿瘤取出。注意保护肿瘤邻近组织,充分止血、尽量减少眶尖部操作、保护视神经、保护眶上裂组织。

(7)外侧壁骨瓣复位并固定。

(8)缝合:依次缝合骨膜、皮下组织和皮肤切口。必要时可放置眶内引流条或行负压引流。

(9)绷带适当加压包扎伤口。

(10)术后处理:术后给以合理的抗生素及糖皮质激素药物治疗;眶内引流条或行负压引流 24 h 去除;绷带加压包扎 4~5 d,6~7 d 拆除皮肤缝线。术后注意观察患者的视功能变化,及时做出组织病理诊断。

2.前路开眶术

(1)手术切口:根据肿瘤具体位置和病变性质选择合适的手术切口和手术入路,包括①外上方皮肤切口,沿外上眉弓下缘做弧形皮肤切开,达外眦部,切口长约 2~3 cm。②内上方皮肤入路,沿眶内上方眉弓下缘做弧形皮肤切开,达内眦部,切口长约 2~3 cm。③眶上部皮肤入路,沿眉弓下缘做一较大的弧形切口,达外眦部。根据手术需要,可扩大切口达内、外眦部。④眶下部皮肤入路,沿眶下缘皮肤做一较大的弧形切口,分离皮下组织及眼轮匝肌肉,达眶下缘。⑤睫毛下皮肤入路,自内眦部下方,沿下睑睫毛下 2 mm 皮肤做一弧形切口,至外眦部时,将切口向外下方延长 1 cm。⑥双重睑入路,自内眦部上方,沿上睑缘上方约 3 mm 处,相当于双重睑位置的皮肤做一弧形切口,主要适合无粘连或粘连轻微的眶上部肿瘤。⑦结膜入路,开睑器或缝线开睑。于肿瘤部位行结膜弧形或梯形切开,主要适合眶周围前部无明显粘连或结膜下肿瘤。⑧外眦切开联合下穹隆结膜入路,剪开外眦韧带达眶外缘,再剪断外眦韧带下支,游离下眼睑。

(2)眼部皮肤常规消毒。

(3)分离皮肤,暴露眶缘及眶隔。

(4)在近眶缘处打开眶隔,探查病变及其周围情况。

(5)仔细分离并摘除肿瘤,注意:外上方皮肤入路,若非泪腺肿瘤,勿伤及泪腺及泪腺导管;内上方及眶上部皮肤入路,勿伤及上斜肌、滑车以及提上睑肌止端等组织结构,万一损伤尽量予以修复;眶下部皮肤入路,勿损伤下斜肌和下直肌;双重睑入路,切开眶隔后勿伤及提上睑肌;结膜入路若手术中结膜组织切除过大时,可行结膜或嘴唇黏膜移植,或羊膜移植;外眦切开联合下穹隆结膜入路,勿损伤下斜肌或下直肌。

(6)依次分层缝合眶隔、皮下组织和皮肤。

(7)术毕时适当加压包扎伤口。

(8)术后处理:给以适当的抗生素及糖皮质激素,以预防感染和减轻炎症反应。绷带加压包扎 4～5 d,6～7 d 拆除皮肤缝线。手术后注意患者的视功能改变。及时做出组织病理诊断。

3.内侧开眶术

(1)患者安静仰卧,眼部皮肤常规消毒。

(2)皮肤切口:距离内眦 4 mm,眼眶内缘,上端达眶上切迹内侧,下端达眶内、下壁交界处的泪囊下端,长度约 20 cm;切口深达骨膜。

(3)切开骨膜:用骨膜分离器将泪囊、滑车等组织结构向外侧分离,暴露鼻骨、上颌骨额突及筛骨纸板,筛前、后动脉及神经结扎或电凝切断。

(4)肿瘤暴露、分离、取出:在骨膜外寻找肿瘤,水平切开骨膜,仔细分离并娩出肿瘤,较深部位的肿瘤或达眶尖部,可咬除上颌窦额突、后部筛骨纸板和部分气房,刮除筛窦内黏膜,到达肿瘤部位。咬除骨质的范围不要过高,以免损伤筛骨水平板导致脑部并发症。

(5)缝合:将脱出的眶脂肪复位,依次缝合眶内侧骨膜、皮下组织和皮肤。

(6)绷带适当加压包扎伤口,必要时留置引流条。

(7)术后处理:术后给以抗生素及糖皮质激素治疗,预防感染和减轻炎症反应。24 h 去除引流,绷带加压包扎 4～5 d,手术后 6～7 d 拆除皮肤缝线。术后注意观察患者的视功能变化,及时做出组织病理诊断。

4.内外侧联合开眶术

(1)患者仰卧位,麻醉成功,眼部皮肤常规消毒。

(2)切开、暴露:自外眦向外水平切开皮肤长约 2 cm,暴露眶外侧缘;沿着眶外侧缘外 5 mm 弧形切开骨膜,分离骨膜暴露骨壁,做骨膜瓣。内侧球结膜剪开 180°,暴露内直肌预置 3－0 套环缝线,剪断内直肌,沿眼球向后分离进入肌圆锥内。

(3)肿瘤摘除:根据肿瘤位置、范围及粘连程度,自外侧开眶术野,或内侧视野,分离娩出眶尖部、眶内侧、球后部及外侧肿瘤。术中不要过度牵拉眼球,以防眼球血供发生障碍,影响术后视功能。

(4)缝合:内直肌复位缝合,缝合球结膜,复位固定骨瓣,依次缝合骨膜、皮下组织和皮肤。

(5)绷带适当加压包扎伤口,手术结束。

(6)术后处理:手术后给以抗生素及糖皮质激素,预防感染和减轻炎症反应。绷带加压包扎 4～5 d,6～7 d拆除缝线。

5.眶内容切除术

眶内容切除术是将眼球和眶组织一并切除的手术,破坏性极大,多用于恶性肿瘤手术,对一些严重的复发性脑膜瘤、神经纤维瘤、极严重的眼眶外伤,有时也需要行眶内容切除术。根据切除的组织范围、多少不同,可分为部分眶内容切除、完全眶内容切除和联合切除部分眶骨壁的眶内容切除术。眶内容切除术后,需要行眼窝重建,包括眼睑重睑、眶骨壁重建、带肌肉皮瓣移植等。

(岳章显)

第十五章

眼睑疾病

第一节　眼睑炎症

一、眼睑湿疹

(一)定义及分型

眼睑湿疹有急性和慢性两种。局部皮肤涂抹滴眼液、眼膏或其他不能耐受的刺激性物质时,常呈急性湿疹,是一种过敏性皮肤病。溢泪、慢性泪囊炎、卡他性结膜炎等则可引起慢性湿疹。

(二)诊断

(1)病变部位痒感明显。

(2)急性者初起时,睑皮肤肿胀充血,继而出现疱疹、糜烂、结痂。如有继发感染,则可形成脓疱、溃疡。慢性者,局部皮肤肥厚、粗糙及色素沉着。少数可并发结膜炎和角膜浸润。血液中常有嗜酸粒细胞增多。

(三)治疗

停用有关药物,去除致病因素。局部糜烂、渗液时,采用3%硼酸溶液湿敷。局部丘疹而无渗出时,可外用炉甘石洗剂,已干燥的病变可外用氧化锌糊剂或四环素可的松眼膏。全身口服抗过敏药物,如苯海拉明、氯苯那敏(扑尔敏)、去氯羟嗪(克敏嗪),静脉推注葡萄糖酸钙。重症患者可加用口服皮质类固醇药物,并对症处理。

二、眼睑带状疱疹

(一)定义

眼睑带状疱疹,为带状疱疹病毒侵犯三叉神经的半月神经节或其第一、第二支,在其分布区域发生伴有炎性的成簇疱疹。各年龄及性别组均可出现,但多见于老人及体弱者。

(二)诊断

起病前常先有发热、疲倦、全身不适、神经痛、畏光、流泪等前驱症状。3天后,三叉神经分布区出现皮肤肿胀、潮红、群集性疱疹。水疱可变干结痂,痂皮脱落后常留下瘢痕及色素沉着。病变区域可留有长期的感觉消失或异常。皮损局限于神经支配区域,不超过鼻部中线为眼睑带状疱疹的最大特征。有时同侧眼的角膜与虹膜也可同时累及。继发感染者,相应部位淋巴结肿大。

(三)治疗

发病初期局部可涂1%甲紫(龙胆紫)液或氧化锌物剂。也可用0.1%～0.2%碘苷(疱疹净)液湿敷或

3%阿昔洛韦眼膏涂布。适当休息,给予镇静、止痛剂,以及维生素 B_1 及 B_2。重症患者,为增强抵抗力,可用丙种球蛋白及转移因子。预防继发感染,必要时全身使用抗生素。出现角膜炎、虹膜炎等并发症时,局部应用抗病毒药和散瞳药等。

三、单纯疱疹病毒性睑皮炎

(一)定义

单纯疱疹病毒性睑皮炎由单纯疱疹病毒所引起。这种病毒通常存在于人体内,当身体发热或抵抗力降低时,便趋活跃。因发热性疾病常常可以引起单纯疱疹发生,故又名热性疱疹。

(二)诊断

病变多发生于下睑部位,并与三叉神经眶下支分布范围符合。初发时睑部出现簇状半透明小疱组成的疱疹,约在1周内干涸,以后结痂脱落,不留下痕迹,但可复发。发病时有刺痒与烧灼感。如发生在近睑缘部位,亦有可能蔓延到角膜。病变基底刮片,常证实有多核巨细胞。

(三)治疗

(1)局部保持清洁,防止继发感染。涂1%煌绿乙醇后涂氧化锌糊剂或抗生素软膏,以加速干燥结痂过程。

(2)病变蔓延至角膜,见单纯性角膜疱疹的治疗。

四、眼睑丹毒

(一)定义

丹毒是由溶血性链球菌感染所致的皮肤和皮下组织的急性炎症。面部丹毒常易累及眼睑,累及眼睑时称为眼睑丹毒,上下眼睑均可发病,并向周围组织蔓延。

(二)诊断

眼睑丹毒典型症状为皮肤局部充血(鲜红色)、隆起、质硬,表面光滑,病变边缘与正常皮肤之间分界清楚,周围有小疱疹包围,这是临床诊断的重要特征。眼睑常高度水肿,不能睁开,患部剧烈疼痛和压痛。耳前和颌下淋巴结常肿大,全身伴有高热。在病变过程中,如发现深部组织硬结化,应视为睑脓肿的前驱症状。睑部丹毒除可由面部蔓延而来以外,还可因睑外伤或湿疹继发性感染所致。抵抗力较强的患者,病变可于几天之内自行消退,但大多数情况,不经彻底治疗则病变可迁延数周之久,愈后无免疫力,遇到寒冷或创伤时,在原发灶上易复发。多次复发的结果慢慢会变成睑象皮病。

坏疽性丹毒,是一种较严重的丹毒感染,一般都原发于眼睑部。这种丹毒可在几小时或几天之内引起眼睑深部组织坏死,表面覆盖一层黑色硬痂皮,几周后脱落。

睑部丹毒可通过面部静脉或淋巴组织向眶内或颅内蔓延扩散,造成严重后果。有的病例由于眼球和眼眶组织的破坏而导致视神经炎和视神经萎缩,以致失明。

(三)治疗

(1)局部紫外线照射,同时肌内或静脉注射大剂量青霉素。

(2)卧床休息。

五、睑缘炎

(一)概述

睑缘炎可根据解剖部位而分类:前部睑缘炎主要累及睫毛的基底部,而后部睑缘炎累及睑板腺开口处。传统上,临床将睑缘炎分为葡萄球菌性、脂溢性、睑板腺功能障碍(MGD)或多种因素共存型。葡萄球菌和脂溢性睑缘炎主要累及前部眼睑,可诊断为前部睑缘炎。而睑板腺功能障碍累及后部睑缘。本临床指南涉及了这三种类型的慢性睑缘炎。

各种类型的睑缘炎的症状有相当大的重叠。睑缘炎常导致与之相关的眼表炎症,如结膜炎、功能性泪液缺乏和角膜炎。睑缘炎也可使原有的眼表疾病如过敏和泪液水样层缺乏(干燥性角结膜炎,或 KCS)症状加重。睑缘炎慢性病程、病因不明及与眼表疾病共存的特点使其治疗较为困难。

葡萄球菌性睑缘炎特点为沿睫毛区有鳞屑和结痂形成。慢性炎症可间或发生急性恶化,导致溃疡性睑缘炎发生。还可能发生睫毛脱落并可累及角膜,出现点状角膜上皮缺损、新生血管形成和边缘性角膜浸润。

尽管在正常人群和睑缘炎的患者眼睑中分离出表皮葡萄球菌的阳性率都很高(89%~100%),但是在临床诊断为葡萄球菌性睑缘炎患者的眼睑分离出金黄色葡萄球菌的阳性率更高一些。表皮葡萄球菌和金黄色葡萄球菌均对葡萄球菌性睑缘炎的形成起到一定作用,但作用机制尚很不清楚。有报告说毒素的产生与睑结膜炎有关。然而,也有人发现金黄色葡萄球菌的毒素与疾病之间没有关系。也有免疫机制的相关报道。金黄色葡萄球菌细胞壁成分过敏可使发生睑缘炎。在 40%的慢性睑缘炎的患者中发现了对金黄色葡萄球菌的细胞介导的免疫功能增强,而正常人群则没有增强。在与葡萄球菌性睑缘炎相关的角膜炎发病中认为有细胞介导的免疫机制参与。葡萄球菌抗原自身可通过黏附于角膜上皮中的细菌抗原结合受体而产生炎症反应。

脂溢性睑缘炎的患者前部眼睑有脂性结痂,常在眼眉和头皮处也有脂溢性皮炎。

睑板腺功能失调的睑缘病变特征有皮下和黏膜交接处可见明显的血管,睑板腺口阻塞,睑板腺分泌少或浑浊,睑缘和睑板腺肥厚和粗糙以及睑板腺囊肿,这些改变可最终致睑板腺萎缩。睑板腺功能障碍的患者还经常同时患玫瑰痤疮或脂溢性皮炎。有文献报道睑板腺功能障碍的患者与正常人相比,其睑板腺分泌物的成分有改变。

(二)流行病学

尽管目前已认识到睑缘炎是最常见的眼部疾病,但其特定人群中的发病率和患病率的流行病学资料尚缺乏。单中心的一个 90 例慢性睑缘炎的研究表明,患者平均年龄为 50 岁。与其他类型的睑缘炎相比,葡萄球菌性睑缘炎患者相对年轻(42 岁),多为女性(80%)。

1.睑缘炎相关情况和病因

有报告称葡萄球菌性睑缘炎中 50%患者患有干燥性角结膜炎。反之,在一个对 66 名干燥性角结膜炎患者的研究中发现,75%的患者患有葡萄球菌性结膜炎或睑缘炎。泪液缺乏所致局部裂解酶和免疫球蛋白水平的下降可使局部对细菌的抵抗力下降,从而易患葡萄球菌性睑缘炎。

25%~40%的脂溢性睑缘炎和睑板腺功能障碍患者和 37%~52%累及眼部的玫瑰痤疮患者伴有泪液缺乏。这可能由于脂质层缺乏导致泪液蒸发过强及眼表知觉下降所致。慢性睑缘炎患者出现角结膜干燥与泪膜中磷脂水平下降有相关性。玫瑰痤疮与上皮基底膜异常和反复角膜上皮糜烂有关。

即使泪液分泌正常,睑板腺功能障碍的患者荧光素泪膜破裂时间也明显变短。这表明睑板腺分泌对维持泪膜的稳定性具有重要意义。各种类型的慢性睑缘炎临床特征之间的重叠,以及各种类型的睑缘炎均和泪液功能障碍有程度不同的联系,突出了睑缘炎和泪液功能障碍之间关系的复杂性,也表明了对有眼部刺激症状主诉的患者进行多种治疗的必要性。

脂溢性睑缘炎和睑板腺功能障碍患者的皮肤病变可能有共同的病因和易感因素。在一项研究中,95%的脂溢性睑缘炎患者同时患有脂溢性皮炎。在患有一种称为原发性(弥漫性)睑板腺炎的睑板腺功能障碍(MGD)的患者中,74%的患者患有脂溢性皮炎,51%的患者患有玫瑰痤疮(酒渣鼻痤疮)。

玫瑰痤疮是一种累及皮肤和眼部的疾病,常见于肤色较淡者。典型的面部皮肤表现为红斑、毛细血管扩张、丘疹、脓肿、皮脂腺突出和酒渣鼻。皮肤较黑的患者较难诊断玫瑰痤疮,是由于较难分辨出扩张的毛细血管和面部充血。玫瑰痤疮常被漏诊,部分原因是由于毛细血管扩张和面部充血等体征轻微。

异维 A 酸是一种治疗严重囊性痤疮的口服药,也可引起睑缘炎。据报告,23%的患者出现眼部不良反应,其中的 37%表现为睑缘炎、结膜炎或睑板腺炎。口服异维 A 酸剂量为 2 mg/(kg · d)的患者中

43%出现睑缘结膜炎，口服剂量 1 mg/(kg·d)的患者中 20%患睑缘结膜炎。停药后绝大多数的患者病情改善。

角膜接触镜相关的巨乳头性角结膜炎患者发生睑板腺功能障碍的比率明显增加。巨乳头性角结膜炎的严重程度可能与睑板腺功能障碍的严重程度具有相关性。

表 15-1 列出可能产生睑缘炎症导致睑缘炎的病种。

表 15-1　与睑缘炎症有关的其他情况

病因	疾病名称	病因	疾病名称
细菌感染	脓疱病	免疫性疾病	异位性皮炎
	丹毒		接触性皮炎
			多形红斑
病毒感染	单纯疱疹病毒		天疱疮
	传染性软疣		类天疱疮
	带状疱疹病毒		Steven-Johnson 综合征
	乳头瘤状病毒		结缔组织病
	牛痘苗		盘状狼疮
			皮肌炎
寄生虫感染	阴虱		供体一受体疾病
皮肤病	鳞屑病	恶性眼睑肿物	基底细胞癌
	鱼鳞癣		鳞状细胞癌
	剥脱症		皮脂腺癌
	红皮病		黑色素瘤
			卡波氏肉瘤
			杀真菌剂肌炎
良性眼睑肿物	假性上皮细胞瘤样增生	外伤	化学伤
	角化症		热损伤
	鳞状细胞乳头状瘤		放射伤
	皮脂腺增生		机械性损伤
	血管瘤		手术损伤
	化脓性肉芽肿	中毒	药物性中毒

2.自然病史

睑缘炎是一种慢性疾病，可于儿童期发病，间歇性加重和缓解。葡萄球菌性睑缘炎随时间延长可减轻。一项研究表明，葡萄球菌性睑缘炎的患者平均年龄为 42 岁，有短期的眼部症状病史(平均 1.8 年)。患有脂溢性睑缘炎和睑板腺功能障碍的患者总的来说年龄较大一些，眼部症状持续时间相对长一些(6.5～11.6年)。严重的葡萄球菌性睑缘炎可最终导致睫毛脱落、眼睑瘫痪形成伴有倒睫、角膜瘢痕和新生血管形成。严重的眼部玫瑰痤疮患者可发展成浅层点状上皮病变，角膜新生血管化和瘢痕化。睑缘毛细血管扩张和睑板腺开口狭窄可见于无症状的老年人。

(三)预防和早期发现

适当的治疗和处理可缓解睑缘炎的症状和体征，防止造成永久的组织损害和视力丧失。对于类似睑缘炎表现的癌症，早期诊断和适当治疗可以挽救生命。

(四)诊治过程

1.患者治疗效果评价标准

睑缘炎的治疗效果评价标准包括：

(1)防止视力丧失。

(2)尽量减少组织损伤。

(3)减轻睑缘炎的症状和体征。

2.诊断

所有的患者应定期对眼部情况作一个眼部综合的医疗评估。对有睑缘炎症状和体征患者的最初评估包括眼部综合医疗评估中的相关方面。睑缘炎的诊断常是基于患者的典型病史和特征性检查所见。辅助检查偶尔也有帮助。

1)患者病史:在了解患者病史时询问如下问题将有助于获得所需信息。

(1)症状和体征:如眼红,刺激症状、烧灼感、流泪、痒、睫毛根部结痂,睫毛脱落、睫毛黏附、不能耐受角膜接触镜、畏光、瞬目增多,这些症状在晨起时较重。

(2)症状持续时间。

(3)单眼或双眼发病。

(4)加重因素:如吸烟、过敏原、风、接触镜、湿度降低、视黄醛、饮食和饮酒等。

(5)与全身疾病相关的症状:如玫瑰痤疮、过敏。

(6)目前和既往全身和局部用药情况。

(7)最近与有感染的患者的接触:如虱病。

眼部病史应考虑既往眼睑和眼部手术史,以及放射和化学烧伤的局部外伤史。

全身病史应考虑皮肤病如皮疹、玫瑰痤疮、湿疹以及用药情况(如异维 A 酸)。

2)检查:体格检查包括视力测量、外眼检查和裂隙灯检查。

(1)外眼检查应在光线好的房间内进行,特别注意以下情况:①皮肤:包括与玫瑰痤疮有关的如酒渣鼻、红斑、毛细血管扩张、丘疹、脓疱、面部皮脂腺肥大、皮炎、皮疹。②眼睑:包括睑缘充血/红斑;睫毛脱落、断裂或乱生;睫毛根部异常堆积物;溃疡;囊泡;过度角化;鳞屑;霰粒肿/麦粒肿;瘢痕形成;眼睑外翻或内翻。

(2)裂隙灯活体显微镜检查应注意以下方面:①泪膜:黏液层和脂质层的质量、泡沫形成。②前部睑缘:充血、毛细血管扩张、瘢痕形成、色素变动、角化、溃疡、囊泡、血液渗出物、虱病和肿块。③睫毛:位置不正、方向不正、缺失或断裂、虱卵和化妆品积聚。④眼睑后缘:睑板腺开口异常,如赘生物、后退、增生、阻塞;睑板腺分泌物情况如能否排出、黏稠度、浑浊度、颜色等;新生血管;角化;结节;增厚;结痂。⑤睑结膜:翻开眼睑,睑板腺的外观和腺管如扩张和炎症,霰粒肿,充血,瘢痕,角化,乳头/滤泡反应,脂性渗出/浓缩物。⑥球结膜:充血,小泡,荧光素/孟加拉玫瑰红/丽丝胺绿点状着色。⑦角膜:荧光素/孟加拉玫瑰红/丽丝胺绿点状着色,浸润,溃疡和/或瘢痕,新生血管形成包括斑翳,囊泡。

3)诊断性试验:目前尚没有临床特异的睑缘炎的诊断性实验。然而,可对反复前部眼睑伴重度炎症的患者和对治疗反应不佳的患者进行睑缘细菌培养。

在症状明显不对称、治疗无效或睑板腺囊肿单一病灶反复发作且治疗不佳者应行眼睑活检,除外癌症的可能。在怀疑皮脂腺癌取病理前应咨询病理学家,讨论肿瘤可能播散的范围和做冰冻切片。新鲜的组织可能需用特殊的染色如油红－O 寻找脂质。

临床症状可帮助区别葡萄球菌、脂溢性和睑板腺功能不良性睑缘炎,总结于表 15-2。这些不同种类的睑缘炎的临床症状经常互相重叠,并与干眼症状相似。

4)治疗:尚无足够的证据可以明确推荐睑缘炎的治疗方案,患者必须明白在很多情况下是不能完全治愈的。下列治疗措施可有一定帮助:①热敷。②注意眼睑卫生。③抗生素。④局部应用糖皮质激素。

睑缘炎患者治疗的第一步是进行眼睑清洁,可有多种方法。一种方法是热敷几分钟来软化结痂粘连和/或加热睑板腺分泌物,然后轻轻按摩眼睑来促进睑板腺的分泌。仅有前部睑缘炎的患者和手灵活性较差的患者可能会忽略按摩。一般在患者方便的时候每日进行一次按摩即可。过多的眼睑按摩反而可能刺激眼睑。然而,有的患者发现每日反复进行热敷有效。有的患者在热敷后轻轻擦去眼睑的分泌物会更好。可使用稀释的婴儿香波或购买到的眼睑清洁棉签轻擦睫毛根部以进行眼睑清洁。有规律地每日或一周数日进行眼部清洁,经常可以缓解慢性睑缘炎的症状。要告知患者需终生注意眼部卫生,如果停止治疗的话,症状可能反复。

表 15-2　睑缘炎分类症状描述

特征	前部眼睑		后部眼睑
	葡萄球菌性	脂溢性	睑板腺功能障碍
睫毛缺损	经常	很少	(一)
睫毛方向不正	经常	很少	病程长时可有
眼睑聚积物	硬痂	油性或脂性	油脂过多,可能为泡沫状
眼睑溃疡*	很少出现严重发作	(一)	(一)
眼睑瘢痕	可能发生	(一)	长期病程也不少见
睑板腺囊肿	很少	很少	偶尔至经常,有时多发
睑腺炎	可能发生	(一)	(一)
结膜	轻至中度充血,可能有小泡	轻度充血	轻至中度充血,睑结膜乳头样反应
泪液缺乏	经常	经常	经常
角膜	下方角膜上皮点状缺损,周边/边缘浸润,瘢痕,新生血管和血管翳变薄,小泡(尤其 4～8 点钟)	下方角膜上皮点状缺损	下方角膜上皮点状缺损,浸润,瘢痕形成,新生血管化,斑翳,溃疡
皮肤疾病	异位,很少	脂溢性皮炎	玫瑰痤疮

注:* 也可考虑单纯疱疹病毒;表内(一)表示在该类型的睑缘炎不出现这种特征

对于有金黄色葡萄球菌感染的睑缘炎,局部滴用抗生素如杆菌肽或红霉素可每日一次至数次,或睡前应用一次,持续一周至数周。根据病情严重程度不同决定用药的时间和频率。如果睑板腺功能障碍患者的慢性症状经眼部清洁后不能很好控制,可口服四环素。每日强力霉素100 mg或四环素 1 000 mg,当临床症状减轻(通常需 2～4 周)时可减量至每日强力霉素 50 mg 或四环素 250～500 mg,可根据患者病情的严重程度和对药物的反应停药。用四环素的理由是一些小型的临床试验报告四环素对缓解眼部玫瑰痤疮患者的症状有效,并可提高眼部玫瑰痤疮和睑板腺功能障碍患者的泪膜破裂时间。实验室研究还表明它可以降低表皮葡萄球菌和金黄色葡萄球菌脂酶的产生。四环素及相关药物可引起光敏反应、胃肠不适、阴道炎,在极少的情况下还可引起氮质血症。在大脑假瘤病例中已提示这一点,同时它还可以降低口服避孕药的药效,增强华法令的药效。20 mg 缓释强力霉素每日 2 次可减少不良反应。这些药物对孕妇、哺乳期及对四环素有过敏史的人禁用。儿童不宜用四环素,因为可使牙齿着色。可用口服红霉素替代。已有报道四环素和米诺四环素可使巩膜着色并引起结膜囊肿的发生。

短期内局部滴用糖皮质激素可改善眼睑或眼表的炎症,如严重的结膜充血、边缘性角膜炎或滤泡性结膜炎。一般每日数次用于眼睑或眼球表面。一旦炎症得到控制,应停药或减量,然后间断应用以改善患者症状。糖皮质激素应用最小有效剂量,并避免长期应用。应告知患者糖皮质激素的不良反应,包括眼压增高和发生青光眼的可能性。应用部位特异性糖皮质激素,如氯替泼诺,以及眼部穿透性弱的糖皮质激素如氟米龙,可减少这些不良反应。对于维持治疗的方案还有待进一步讨论。由于许多睑缘炎的患者伴有泪液缺乏,在眼部清洁和用药的同时应用人工泪液(每天 2 次)可改善症状。

对于不典型的睑缘炎或者药物治疗效果不理想的睑缘炎,应重新进行考虑。有结节样肿块、溃疡、大的瘢痕、局限的痂和皮炎鳞屑或急性炎症中间伴黄色的结膜结节提示可能为眼睑肿瘤。基底细胞癌和鳞状细胞癌是最常见的累及眼睑的恶性肿瘤。黑色素瘤和皮脂腺癌是眼睑第二位的恶性肿瘤。皮脂腺癌可能有多发病灶,可由于变形性骨炎样播散表现为严重的结膜炎症而难以诊断。

(5)随诊:应告知有轻度睑缘炎的患者如果病情加重应及时复诊。随诊时间间隔应视病情严重程度、治疗方案和伴随疾病因素,如应用糖皮质激素治疗的青光眼患者等因素而定。随访时应注意随访间期的情况、视力测量、外眼检查和裂隙灯检查。如果应用了糖皮质激素治疗,应在数周内了解治疗的效果,测量眼压并了解患者用药的依从性。

(6)医疗提供者和环境:睑缘炎的诊断和治疗需要较多的医学技术和经验。非眼科医生检查的睑缘炎的患者若发生如下情况之一应立即转诊至眼科医师：①视力下降。②中或重度疼痛。③严重或慢性眼红。④角膜受累。⑤反复发作。⑥治疗无效。

睑缘炎患者可在门诊进行治疗。

(7)咨询/转诊：诊治睑缘炎患者的一个最重要的方面是教育他们认识到该病的慢性病程和反复发作的特性。应告知患者病情常可得到控制，但很少能根治。

六、睑腺炎

(一)定义及分类

睑腺炎，又称麦粒肿，系眼睑腺体及睫毛毛囊的急性化脓性炎症。多见于儿童及年轻人。根据发病部位不同，可分为外麦粒肿和内麦粒肿两种。化脓性细菌(以葡萄球菌多见)感染，引起睫毛毛囊皮脂腺或汗腺的急性化脓性炎症，称外麦粒肿；而引起睑板腺急性化脓性炎症的，则称内麦粒肿。

(二)诊断

1.外麦粒肿

睑缘部红、肿、热、痛，触痛明显。近外眦部者常伴有颞侧球结膜水肿。数日后，睫毛根部出现黄脓点，溃破排脓后痊愈。炎症严重者，常伴同侧耳前淋巴结肿大、压痛，或可伴有畏寒、发热等全身症状。

2.内麦粒肿

被局限于睑板腺内，眼睑红肿较轻，但疼痛较甚。眼睑红、肿、热、痛，睑结膜面局限充血、肿胀，2～3 d后其中心可见黄脓点。自行穿破，脓液排出后痊愈。

(三)治疗

脓肿形成前，应局部热敷，使用抗生素滴眼液及眼膏。反复发作及伴有全身反应者，可口服抗生素类药物。脓肿成熟时需切开排脓。应注意：外麦粒肿，其皮肤切口方向应与睑缘平行；内麦粒肿，其睑结膜面切口方向须与睑缘垂直。切忌挤压排脓，以免细菌随血流进入海绵窦引起脓性栓塞而危及生命。

七、睑板腺囊肿

(一)定义

睑板腺囊肿是睑板腺排出管阻塞、腺内分泌物滞留，刺激管壁引起的睑板腺无菌性慢性炎性肉芽肿。

(二)诊断

(1)多偶然发现，一般无显著症状。囊肿较大时，可有沉重不适感，部分则有异物感。

(2)单发或多发，上睑尤多。眼睑皮下可扪及圆形、边界清楚、与皮肤不粘连的肿块，无压痛。相应的睑结膜充血，呈紫红或紫蓝色。如有继发感染，则其表现类似睑腺炎。反复发作的老年患者，应警惕睑板腺癌和横纹肌肉瘤之可能。

(3)切开后可见黏稠的灰黄色胶样内容物：符合前两项条件即可诊断睑板腺囊肿，第三项可加强诊断。若切开后内容物不是黏稠的胶样物质，而是脆碎的组织，必须进行病理检查。

(三)治疗

囊肿小者，可不予处理，任其自行吸收或消散。也可局部热敷，或用2%黄氧化汞眼膏涂布并按摩，以促进囊肿吸收。囊肿大者，需手术刮除，睑结膜面的切口方向须与睑缘垂直，彻底清除囊肿内容物并向两侧分离囊膜壁逐渐剥离。

八、睑板腺阻塞

(一)病因

睑板腺阻塞是指睑缘炎、慢性结膜炎或其他原因造成睑板腺排泄管阻塞，分泌物积存日久而钙化。

(二)诊断

(1)患者可有干痒感,有时有异物感。

(2)透过睑结膜可见点状及线条状黄白色凝聚物,日久形成小结石。

(三)治疗

病因治疗的同时可局部应用抗生素眼膏,并按摩。小结石突出于睑结膜面时,可在1%丁卡因表面麻醉后,用尖锐小刀或注射针头剔除。

(安道杰)

第二节 眼睑位置与功能异常

一、倒睫

(一)定义

倒睫为睫毛倒向眼球的不正常状态。毛囊周围瘢痕收缩,以及各种原因引起的睑内翻(如睑缘炎、睑腺炎、眼睑外伤等)均能造成倒睫。多见于沙眼。

(二)诊断

(1)患者可有异物感、疼痛、畏光、流泪等不适感觉。多表现为眼睑痉挛,局部结膜充血,角膜浅层混浊,新生血管形成。甚至出现角膜溃疡。

(2)发生在两眦角者自觉症状较轻,而眼睑中部的倒睫可引起明显刺激症状。做荧光素染色常可见角膜上皮有点状损伤。

(三)治疗

首先予以病因治疗。倒睫少时,可用睫毛镊拔除,或行倒睫电解术,彻底破坏毛囊,以免再生。倒睫多时,则需手术矫治。

二、睑内翻

(一)定义及分类

睑缘向眼球方向内卷,睫毛部分或全部倒向眼球的反常状态,称为睑内翻。按病因分类,可有以下几种:

1.痉挛性睑内翻

系眼轮匝肌痉挛性收缩所致。好发于下睑。老年人多见。另外,结膜炎、角膜炎的刺激,长期包扎眼睛也可成为本病诱因。

2.瘢痕性睑内翻

系睑结膜及睑板瘢痕性收缩所致。常见于沙眼后,眼睑局部炎症或外伤也能发生。

3.先天性睑内翻

系内眦赘皮、鼻根部发育不良、肥胖所致。常见于婴幼儿下睑内侧。

4.机械性睑内翻

睑发育异常、无眼球、小眼球和眼球萎缩,因对眼睑失去支撑力量而出现睑内翻。

(二)诊断

(1)异物感、疼痛、流泪明显。

(2)睑缘内翻,部分或全部睫毛倒向眼球,直接摩擦角膜、结膜。结膜充血明显。可发生角膜炎,甚至角膜溃疡。视力亦可减退。

(三)治疗

病因治疗基础上,根据不同病情选择矫正方法。

(1)对先天性睑内翻,轻度者可随年龄增长趋向自愈,不急于手术。也可用短小橡皮胶布粘贴于下睑内侧皮肤,以起牵拉作用。重症者可用眼睑皮肤穹隆部穿线法矫正。

(2)轻度痉挛性睑内翻和睑板不甚肥厚者,可做631法矫正。睑板肥厚者,则选何兹术式为宜。对老年人的痉挛性睑内翻可行下睑皮肤切除术。重症者可加眼轮匝肌部分切除术。

(3)瘢痕性睑内翻的矫正方法,常用的有睑板楔形切除术、睑板切断术、睑板切除术。

(4)机械性睑内翻,可试配义眼或经基磷灰石义眼联合义眼植入,改善外观,又同时治疗了睑内翻。

三、睑外翻

(一)定义及分类

睑缘向外翻转、离开眼球的反常状态,称为睑外翻。根据不同病因,可分为以下几种类型:

1.瘢痕性睑外翻

眼睑局部炎症或外伤尤其热烧伤、化学伤后形成瘢痕,收缩牵拉所致。

2.痉挛性睑外翻

多由眼轮匝肌痉挛所致,常见于眶脂丰满的幼儿或青年的下睑,结膜肥厚性变化、水肿或眼球高度突出时,也可发生本症。

3.老年性睑外翻

眼睑皮肤松弛所致,仅限于下睑。

4.麻痹性睑外翻

面神经麻痹所致,仅见于下睑。

(二)诊断

1.临床表现

轻重程度不一,溢泪为主要表现。轻者仅睑缘后部稍离开眼球,睑结膜并无外露(又名睑缘外旋)。重者可使泪点外翻,局部皮肤湿疹。更重者整个眼睑完全向外翻转,睑结膜完全暴露于外,结膜干燥、充血、肥厚,角膜上皮干燥、脱落,甚至引起暴露性角膜溃疡。

2.检查

常规检查视力,用放大镜或裂隙灯显微镜检查眼睑、结膜、角膜。

(三)治疗

在病因治疗基础上,要求溢泪患者向上轻拭泪液。有眼睑闭合不全角膜暴露者,应在结膜囊内涂以大量眼膏,保护眼球。保守治疗无效时,可做睑缘缝合术。对痉挛性睑外翻者可采用包扎疗法。对老年性睑外翻者可施行睑缘缩短术。对病程已久的麻痹性睑外翻者,可做外眦部睑缘缝合术。对轻度瘢痕性睑外翻者可选择"Z"形缝合术。重症患者则在彻底切除瘢痕组织后,用游离植皮或转移皮瓣矫治。

四、内眦赘皮

(一)定义

内眦赘皮是遮盖内眦部垂直的半月状皱褶,在所有种族3～6个月的胎儿是常见的。发生在胚胎三四个月,较为合理的学说归因于颅骨及鼻骨发育不良,使过多的皮肤形成皱褶。

(二)诊断

内眦赘皮经常是双侧的,皮肤皱褶起于上睑,呈新月状绕内眦部走行,至下睑消失。少数患者由下睑向上伸延。例外的可以是单侧的。皱褶亦可以很宽,有时遮蔽内眦部,偶有遮盖鼻侧眼球影响一部分视野者。亦可以很窄,仅留下一痕迹。患者两眼距离较远,鼻子低平,常被误认为是内斜视。有些无精打采的外貌。在鼻梁上皱褶中捏起皮肤内眦赘皮可暂时消失。

本症常合并上睑下垂、睑裂缩小、内斜视及向上运动障碍以及先天性睑缘内翻。少数病例泪阜发育不全。

(三)治疗

轻者不需治疗,为美观可行整形术。如合并其他先天异常,应酌情手术矫正。

五、眼睑闭合不全

(一)定义

睑裂闭合受限或完全不能闭合,导致眼球部分外露的反常状态,称为眼睑闭合不全,又称"兔眼"。严重睑外翻、先天性上睑或者下睑过短或缺损、眼球病变或眶内占位病变造成的眼球突出、面神经麻痹则可引起麻痹性睑裂闭合不全。

(二)诊断

1.临床表现

除原发病表现外,有不同程度的溢泪。除有碍美观外,暴露的角膜干燥、上皮脱落、混浊,甚至发生暴露性角膜溃疡。

2.检查

常规检查视力,用放大镜、裂隙灯显微镜检查眼前节情况。

(三)治疗

除病因治疗外,可采取局部保护措施,结膜囊内涂大量抗生素眼膏,以眼垫覆盖或做眼部"湿房"。亲水软性角膜接触镜对角膜也有很好的保护作用。必要时可做中央性睑缘缝合术。

六、上睑下垂

(一)定义及分类

提上睑肌功能不全或丧失,致上睑部分或全部下垂、睑裂变窄,称之为上睑下垂。其病因可分为:

1.先天性上睑下垂

系动眼神经核或提上睑肌发育异常所致,为常染色体显性或隐性遗传。

2.后天性上睑下垂

继发于眼睑本身疾病、神经系统或其他全身性疾病,主要有:

(1)麻痹性上睑下垂:动眼神经麻痹所致,多为单眼。

(2)交感性上睑下垂:米勒肌功能障碍或颈交感神经受损所致,后者常致霍纳综合征。

(3)肌源性上睑下垂:多见于重症肌无力。

(4)机械性上睑下垂:眼睑本身病变使眼睑重量增加所致。

(二)诊断

1.临床表现

(1)先天性上睑下垂者,双侧较多,可伴有眼睑其他先天异常或眼外肌麻痹;后天性上睑下垂者,则常有原发病的相应症状。

(2)自然睁眼向前平视时,双眼或单眼上睑遮盖角膜上缘超过 2 mm。若双眼瞳孔被遮,则患者视物呈仰头姿态或眉弓抬高,额部皮肤出现较深横皱纹。有时可伴有内眦赘皮、小睑裂等畸形。严重的先天性上睑下垂者可影响视功能发育,日久则发生弱视。重症肌无力所致者有晨轻暮重的特点,常伴其他眼外肌无力现象，眼球运动亦受到不同程度的障碍。

2.检查

常规检查视力，用放大镜、裂隙灯显微镜检查眼前节情况，必要时验光检查。对重症肌无力可疑患者，可做新斯的明试验，以明确诊断。肌内注射新斯的明 0.5 mg，15～30 min 后症状缓解者为阳性。

(三)治疗

(1)先天性上睑下垂未完全遮盖瞳孔者，可择期手术矫正；完全遮盖瞳孔者，应尽早手术矫正，以防产生弱视。提上睑肌肌力良好(8 mm 以上)或中等(4～7 mm)者，可考虑做提上睑肌缩短术；肌力弱(0～3 mm)者，可选择利用额肌力量的手术，如阔筋膜悬吊术、眼轮匝肌悬吊术等。

(2)后天性上睑下垂，应先做病因治疗，无效时再行手术。伴有其他眼肌麻痹或重症肌无力者，手术应慎重。

七、双行睫

(一)定义

双行睫为先天性睫毛发育异常。Begle 及 Szily 认为是远祖遗传征象之一。此种现象常在动物中发生。为显性遗传。

(二)诊断

1.临床表现

在正常睫毛后方另发生一行睫毛，此睫毛由睑板腺口内长出。数目少者 3～5 根，多者 20 余根。可在若干睑板腺口内无睫毛发生。常见于双眼上下，亦有只发生于双眼下睑或单眼者。此副睫毛细软短小、色素少。但亦有与正常睫毛相同者。排列规则，直立或向内倾斜。常引起角膜刺激症状。因副睫毛较细软，角膜上皮长期受刺激已能适应，所以有的儿童直到 5～6 岁因外观上有轻度“红眼”症状，才引起家长的重视。裂隙灯检查时角膜下半部可被染色。偶有合并睑缘外翻者。

2.病理检查

发现本病之睑板腺缺如，该处被睫毛囊所代替。

(三)治疗

如副睫毛少可行电解术。远期效果符合眼睑生理的功能与外观。

八、先天性睑裂狭小症

(一)定义

先天性睑裂狭小症的特征为睑裂较小。wardenberg 认为系胚胎 3 个月前后由于上颌突起发育抑制因子量的增加与外鼻突起发育促进因子间平衡失调，故两眼内眦间距离扩大、下泪点外方偏位。本病为常染色体显性遗传。

(二)诊断

1.临床表现

本症之睑裂横径及上下径皆较正常明显变小。有的横径仅 13 mm，上下径仅 1 mm。常伴有内眦角之异常。

2.本症合并的其他先天异常

合并鼻梁低鼻根部宽者较多。有合并内眦赘皮及上睑下垂者。亦有合并小眼球、小角膜、泪小管延长及泪小点向外偏位者。有的合并不同程度之智力缺陷。

(三)治疗

可行外眦切开内眦成形术，亦有行隆鼻术者。合并有上睑下垂者行睑下垂手术。

九、先天性眼睑缺损

(一)定义

先天性眼睑缺损为较少见之先天异常。文献报告中女性多于男性。

(二)诊断

单眼者较多见。上睑缺损较下睑者多见。亦有右上下睑缺损伴左下睑缺损或双眼上下睑对称的四个缺损者。眼睑缺损的部位以中央偏内侧者占绝大多数。缺损之形状多为三角形,基底在睑缘,亦有呈梯形或横椭圆形者。有报告内眦及外眦部缺如者,其缺损之幅度占睑裂之3/4,其宽度最大者为7 mm。

(三)治疗

我国宁金龙等曾利用睑缺损部本身的睑板及睑组织设计推移或滑行的带蒂组织瓣修复上睑缺损,取得了满意效果。

十、睑球粘连

(一)定义

睑球粘连是指睑结膜与球结膜间发生粘连,多由化学伤、灼伤所致。一些严重的眼病,如沙眼、溃疡性结膜病,以及复发性翼状胬肉也可发生本症。

(二)诊断

1.临床表现

睑、球结膜粘连程度轻重不一。轻者可无明显症状。粘连面积大者,常引起眼球运动障碍而出现复视。累及角膜瞳孔时,可影响视力和仪容。

2.检查

常规检查视力,用放大镜、裂隙灯显微镜检查眼前节情况。

(三)治疗

(1)在治疗原发病的同时,要采取预防睑球粘连的措施,结膜囊内涂大量眼膏,玻璃棒经常分离创面,或在结膜囊内放置硅橡胶薄膜等。

(2)形成睑球粘连后,较轻者常无明显症状,不需治疗。范围较小的,可分离粘连后做自体结膜移植。范围较大的,则选自体口腔黏膜移植。对严重的角膜粘连者,可同时做板层角膜移植术。

(安道杰)

第三节 眼睑肿瘤

眼睑肿瘤可分为良性和恶性肿瘤两大类。良性肿瘤有色素痣、黄色瘤、皮样囊肿、血管瘤、鳞状细胞乳头状瘤等;恶性肿瘤有基底细胞癌、鳞状细胞癌、睑板腺癌、眼睑恶性黑色素瘤等。

一、色素痣

(一)概述

出生时即有,婴儿期生长较快,

(二)诊断

成年期渐趋静止。少数在青春期出现。

1.临床表现

色素痣多见于外眦部睑缘，表面扁平或稍隆起，色泽及大小不一。表面平滑、不隆起、没有毛发生长者称斑痣；高出皮肤表面，其上有毛发生长者称毛痣；在睑缘上突起，呈乳头状，色较黑，呈米粒或豆大者称乳头状痣；分占上、下睑各半，闭眼时合二为一者称分裂痣。在外来刺激下也可恶变。

2.检查

仔细检查眼睑局部情况。必要时活组织病理检查以助确诊。

(三)治疗

一般不需治疗。一旦近期增长迅速，色素加重，表面粗糙，兼有出血倾向时，应警惕恶变可能，尽早手术切除，并做病理检查。切除范围应包括其周围部分的正常皮肤。

二、黄色瘤

(一)定义

黄色瘤是指发生于眼睑的黄色扁平斑瘤。原因不明，一般认为与脂肪代谢障碍有关。多见于原发性高脂血症及继发性高脂血症。

(二)诊断

1.临床表现

老年妇女上睑内侧多见，呈对称性分布。淡黄色、圆形或椭圆形、质软、扁平，稍隆起于皮肤面。生长缓慢，有的是静止性的，但并不自行吸收消失，无任何不适。

2.检查

仔细检查上、下睑内侧皮肤。

(三)治疗

无需治疗。为美观，可手术切除或用二氧化碳冷凝。

三、皮脂腺囊肿

(一)定义

皮脂腺囊肿又称粉瘤，是较多见的眼睑良性肿瘤，生在眼睑者其特征与身体其他部位者相同。

(二)诊断

皮脂腺囊肿为一隆起的硬结，黄豆至蚕豆大小，位于浅层皮下，与皮肤紧密粘连，囊肿内容物为一种如豆渣样皮脂变质物质。常可继发感染而成急性炎症表现。也可自发破溃排出内容物。

(三)治疗

手术完整切除囊肿，囊壁残留有时可复发。

四、皮样囊肿

(一)病因

皮样囊肿属先天发育异常，儿童多见。

(二)诊断

1.临床表现

多见于上睑外侧皮下，大小不一、圆形或椭圆形、表面光滑、边界清楚、质软的肿块。与皮肤无粘连，但可与骨膜黏附。内含软骨、毛发、牙齿、腺体及脱落上皮等，周围有囊膜。

2.检查

局部检查为主,生长于上睑内侧的囊肿,需与脑膜膨出相鉴别。

(三)治疗

手术切除。

五、血管瘤

(一)定义及分型

眼睑血管瘤系先天性血管组织发育畸形。可分为毛细血管瘤、葡萄状血管瘤和海绵状血管瘤三种类型。

(二)诊断

1.临床表现

(1)毛细血管瘤:最多见。出生时或生后不久发生,迅速生长,至7岁时常自行退缩。扁平或稍隆起,无痛,边界清楚。发生在浅表皮肤者,呈鲜红色,称为草莓痣。深部者为浅蓝色或暗紫色,有海绵质感,用玻璃片压之均可褪色。

(2)葡萄状血管瘤:又称火焰痣,为扁平、紫红色的血管病变,常见于单侧三叉神经第一或第二支的分布区域。先天性,与生俱有,无自发性退化,用玻璃片压之不褪色。常与Sturge-weber综合征有联系。此综合征具有以下特点:①单侧广泛的面部皮肤及黏膜毛细血管血管瘤,其范围常遍及三叉神经第一、第二支分布区域。②结膜及脉络膜也有血管瘤,视网膜静脉迂曲、扩张,同侧眼为青光眼。③同侧脑膜血管瘤。

(3)海绵状血管瘤:见于青年人,此种血管瘤是发育性的,而不是先天性的,不会自行退缩。位于皮下或真皮深层。境界清楚、球状突起、色蓝紫、质软、有包膜。头低位时,肿块增大,颜色加深。

2.检查

常规检查视力,仔细检查眼睑局部情况。必要时做裂隙灯显微镜、检眼镜及眼压检查,甚至CT摄片。

(三)治疗

(1)儿童毛细血管瘤有自行消退趋向,不急于处理。瘤体迅速增大,尤其遮盖瞳孔引起弱视或反复出血、感染者需进行治疗,首选为肿瘤内注射皮质类固醇、激光、放射线治疗。

(2)葡萄状血管瘤可选择激光治疗,如合并青光眼则需抗青光眼治疗。

(3)海绵状血管瘤连同包膜一并手术切除。

六、乳头状瘤

(一)定义

乳头状瘤系发生于睑缘黏膜、泪阜、结膜等处的眼睑良性肿瘤。

(二)诊断

乳头状瘤为眼睑最常见良性病变。常有蒂,颜色与相邻近的眼睑皮肤相同。往往是多发,好累及睑缘,表面常有角化蛋白痂,显微镜下,可见指状突起构成,血管化结缔组织,外有增殖性上皮覆盖,表皮常棘皮化,足钉延长,有角化过度和灶性角化不全区域。

(三)治疗

手术切除。

七、基底细胞癌

(一)定义

基底细胞癌是一种由表皮基底细胞不能以正常形式成熟及角化而引起的上皮癌。好发于下睑近睑缘处的内眦部。在眼睑恶性肿瘤中基底细胞癌的发病率占第一位。50～60岁多见,男性稍多于女性。

(二)诊断

1.临床表现

多见于老年人。常发生在内眦睑缘移行部,呈丘疹样结节或类似色素痣,质硬,表面有鳞屑及痂皮。中央部可出现溃疡,逐渐扩大,溃疡外有新的珠状硬结。基底坚硬而不平,边缘隆起并内卷,这是其最典型特征。此病进展缓慢,很少转移至远处,但可向周围及深部蔓延,出现相应症状及体征。

2.检查

常规检查视力,用放大镜、裂隙灯显微镜检查眼前节情况。活体组织病理检查可协助诊断。怀疑肿瘤细胞扩散时,应做X线检查及必要的特殊检查(如CT、脑部MRI等),以明确范围及程度。

3.鉴别诊断

本病与老年疣的鉴别在于后者成菜花状外观,有角化及鳞屑,周围皮肤无浸润硬结,无溃疡。但最终确诊须依据病理组织检查。

(三)治疗

基底细膜癌对X线及Ra、Co放射治疗敏感。瘤体小时,可行手术切除或冷冻。晚期病例,可做眶内容摘除术,并结合放射治疗。

八、鳞状细胞癌

(一)定义

鳞状细胞癌指起自皮肤或黏膜上皮层的恶性肿瘤。好发于皮肤与黏膜交界处的睑缘。

(二)诊断

1.临床表现

50岁以上男性多见。睑缘皮肤与结膜交界处先出现局限性隆起,渐成乳头状或菜花状。中央发展成溃疡,基底硬而不平,边缘坚实并隆起、外翻。进展缓慢,全身淋巴转移少见,但可向周围蔓延或向深部发展,甚至累及颅腔,出现相应症状及体征。患者死亡原因多为出血、继发脑膜炎或恶病质。

2.检查

常规检查视力,用放大镜、裂隙灯显微镜检查眼前节情况。活体组织病理检查可助诊断。怀疑肿瘤细胞扩散时,应做X线检查、全身检查及必要的特殊检查(如骨ECT、脑部MRI等),以明确范围及程度。

3.鉴别诊断

本病与基底细胞癌在临床上有时不易区分,鳞状细胞癌较少见,发展快,恶性度较高,对X线敏感度不及基底细胞癌。如果在眼睑皮肤上有一生长较快的肿块,在一年内即达蚕豆大者应怀疑为鳞状细胞癌。

(三)治疗

尽早局部手术切除并整复眼睑。晚期应做眶内容摘除术,术后辅以放射治疗和化学治疗。

九、眼睑恶性黑色素瘤

(一)定义

眼睑恶性黑色素瘤占眼睑所有恶性肿瘤的1%。虽然发病率相当低,但几乎所有皮肤癌死亡中,2/3是黑色素瘤所致。可起自原先存在的交界病、复合痣或罕见的起白细胞性蓝痣,也可自行发生。

(二)分型

(1)小痣恶性黑色素瘤。

(2)表浅扩散性黑色素瘤。

(3)结节性黑色素瘤。

(4)起自痣的黑色素瘤。

(三)诊断

1.临床表现

最初黑色素细胞增生是向水平方向伸延(非侵犯性水平性生长期),随之为侵犯(垂直方向生长)期。提示色素病恶性转变的一系列预兆性体征:①颜色的改变,特别是红、白和蓝的色调,以及突然变深暗;②大小改变。③表面特征的改变,如结痂、渗出、出血或溃疡。④质地改变,尤其是变软或脆。⑤症状改变,如痛、痒或压痛。⑥形状改变,如原先扁平病变迅速隆起。⑦四周皮肤的改变,如红、肿或出现卫星病变。

2.病理检查

病理检查可确诊。

(四)治疗

彻底切除。

十、睑板腺癌

(一)定义

原发于睑板腺的恶性肿瘤称之为睑板腺癌。

(二)诊断

1.临床表现

多见于60岁以上女性。上睑多于下睑,发展慢,自觉症状少见。

早期表现类似睑板腺囊肿,眼睑肥厚变形,皮肤和结膜完整不破。当肿瘤细胞突破睑板组织后,则呈现黄白色结节,并迅速形成溃疡,基底硬、易出血。可蔓延至邻近组织,也可发生淋巴转移。

2.检查

常规检查视力,用放大镜、裂隙灯显微镜检查眼前节情况。活组织病理检查可助诊断。怀疑肿瘤细胞扩散时,应做X线检查、全身检查,以及必要的特殊检查以明确范围及程度。

3.鉴别诊断

睑板腺癌与睑板腺囊肿的区别在于腺癌部位的睑结膜有些粗糙的乳头状瘤样肿物,手术切开时见到的内容物有助于鉴别诊断,癌肿切开后可见豆渣样质地硬而脆的淡黄色组织,而睑板腺囊肿内容物为胶冻样或液化物质。

(三)治疗

早期广泛手术切除,晚期应做眶内容摘除术。肿瘤细胞对放射治疗不敏感,只能做辅助治疗。

(安道杰)

第四节　眼睑皮肤及眼整形手术

一、上睑下垂矫正术

(一)手术适应证

双眼平视,上睑缘遮盖角膜上部2 mm以上即为上睑下垂,患者为摆脱下垂上睑对瞳孔的遮盖,常采用仰头及利用额肌过度收缩的动作来克服视物的干扰,为改善视物状态和美容目的,需要行上睑下垂手术矫正治疗。根据上提眼睑机理不同,手术方法可分为:①提上睑肌的手术,如提上睑肌缩短术。②借助额肌力量的手术，如额肌悬吊术。③借用上直肌力量的手术。目前临床上最常用的手术方法是提上睑肌缩短术和硅胶条额肌悬吊术。

提上睑肌缩短术：为生理性睑下垂矫正术，适用于提上睑肌肌力在 4 mm 以上的先天性上睑下垂、外伤性及老年性上睑下垂等，术前需要确定需要缩短的提上睑肌的量。一般来说每矫正 1 mm 下垂量，需缩短提上睑肌 4～6 mm。大都需要术者根据自己的经验和术中提上睑肌情况术中调整。

借助额肌的收缩以提高上睑的手术：适用于提上睑肌肌力小于 4 mm 的各种上睑下垂患者，尤其是其他矫正手术失败的睑下垂患者。需要使用特殊的组织或材料以方形、双圈形、倒 v 形、及 w 形连接上睑和额肌，常用的有阔筋膜、硅胶条、缝线等。因为是非生理性矫正，术前应检查患者 Bell 征阳性，术后避免暴露性角膜病变发生。

手术时机：先天性上睑下垂，原则上手术时间越早越好，视轴被完全遮盖者，为避免弱视发生，1 岁左右即可以手术。一般可待 3～5 岁，组织发育到了一定程度，可以耐受麻醉与手术操作，能合作完成术前检查时手术。后天性上睑下垂，一般要待原发病完全结束治疗后 6 个月可考虑手术矫正，最早也不建议早于 3 个月。

(二)术前检查与准备

1.病因诊断性检查

明确发病原因，正确选择手术方式。

2.眼局部检查

(1)睑下垂程度：阻断额肌力量，测量患者向前、向上及向下看时睑裂高度，两侧对比。正常睑裂高度(10 mm)与实际测量睑裂高度之差表示下垂程度。下垂 1～2 mm 为轻度睑下垂，下垂 3 mm 为中度下垂，下垂 4 mm 或以上为重度睑下垂。

(2)提上睑肌肌力测量：测量眼睑最大移动距离，我国正常人提上睑肌活动幅度平均为 13.37±2.55 mm，肌力良好者为 8 mm，弱者为 0～3 mm，肌力中等者为 4～7 mm。

(3)眼球运动检查：明确或排除眼球运动障碍。

(4)视功能检查：视力、屈光状态等。

(5)其他：如泪液分泌实验、Bell 现象、重睑皱襞等。

3.必要的全身检查

凝血机能、肝肾功能、血常规、心电图等检查。

4.术前准备

主要是患儿全麻术前准备及术前用药。

(三)手术操作

1.经皮肤和结膜的提上睑肌缩短术

(1)眼睑皮肤切口标记，尤其要与对侧眼眼睑皱襞对称。

(2)局部麻醉：2%利多卡因(可含 100 000：1 肾上腺素)上穹隆结膜下和上睑皮下浸润麻醉。

(3)按标记线切开皮肤、皮下组织和轮匝肌，分离轮匝肌，暴露睑板和眶膈。

(4)剪除睑板前 2～3 mm 宽的眼轮匝肌。

(5)打开眶膈，适当切除部分膨出的眶脂肪。

(6)通过皮肤和结膜内外联合方法分离暴露提上睑肌及其两侧的韧带，游离提上睑肌前后面，并剪断内外侧角。

(7)沿睑板上缘横行截断提上睑肌并下拉提上睑肌标记需要缩短的量，做 3 根预置褥式缝线。

(8)调整睑缘高度，减去多余提上睑肌，预置缝线与睑板缝合。先打活结，观察眼睑弧度，并进行调整致满意，分别结扎 3 针固定缝线。

(9)3/0 丝线穿经睑板间断缝合皮肤切口 3 针，以形成眼睑皮肤折痕，其余创口以 5/0 丝线予以结节缝合。

(10)手术完毕,涂抗生素眼膏加压包扎 2 d,7 d 后拆除皮肤缝线。

2.硅胶条悬吊术

(1)眼睑皮肤标记,尤其要与对侧眼眼睑皱襞对称。

(2)局部麻醉:2%利多卡因(可含 100 000∶1 肾上腺素)眼睑皮下,眉弓部皮下和眉与眼睑间皮下注射局麻药 1.5~2.0 mL 局部麻醉,结膜囊表面麻醉。

(3)皮肤切口:眼睑皮肤折痕处两个切口分别位于对着角膜的内缘和外缘,各长 5 mm,深达睑板。眉上皮肤切口选择额肌收缩有力处,内侧切口对着内眦与角膜内缘之间,中间切口对着瞳孔正中,外侧切口对着角膜外缘和外眦之间,各长 3 mm,深达骨膜。

(4)安置硅胶条:取专用硅胶条或已经高压蒸汽消毒的视网膜脱离手术用的环扎条(硅橡胶制品)一根,自眉上内侧切口开始致眼睑内侧切口、眉上中间切口、眼睑外侧切口、眉上外侧切口的途径,呈"W"形,将其安放于眉弓至眼睑间肌肉组织的下面,调整硅胶条,至上睑缘达角膜上缘,用 3/0 丝线在眼睑切口和眉上切口处结扎固定硅胶条。

(5)间断缝合眼睑及眉弓处皮肤切口。术后轻度加压包扎,7 d 左右拆除皮肤缝线。

(四)并发症与术后处理

1.睑下垂矫正不足

术后发生睑下垂矫正不足常见的原因有手术方式选择不当、手术操作失误和术后固定缝线脱落。例如提上睑肌功能极差的提上睑肌缩短,额肌萎缩者悬吊,术中提上睑肌暴露不充分、丢失或缩短不够等。对矫正不足者可予观察术后 3~6 个月后行二次手术矫正。

2.睑下垂矫正过度

主要因手术量过大所致,例如提上睑肌缩短过多,硅皮条悬吊张力过大。除畸形影响美观外,过度矫正的最大危害是暴露性角膜病变与干眼。一般来说,下垂矫正术后 4~6 周内会存在轻度眼睑闭合不全或矫正过度,随时间延长大都可恢复至正常。如矫正过度非常明显,观察一段时间无改善者,或有角膜暴露合并症者,应及时行二次手术矫正过矫。

3.外观畸形

常见的睑下垂矫正术后外观畸形有兔眼、眼睑内翻或外翻、上睑皱襞两侧不对称、睑缘角状畸形或弧度不佳、上睑局限性外形缺陷。可行再次手术予以矫正。

二、睑内翻矫正手术

(一)手术适应证

睑内翻即睑缘向内卷导致睫毛与角膜、结膜接触产生摩擦而不适,严重者可导致角膜浸润、溃疡、新生血管及角膜白斑。治疗方法主要是行内翻矫正手术治疗。根据睑内翻发生原因和程度不同手术方法也多种多样。先天性睑内翻可采用下睑外翻缝线矫正术和皮肤轮匝肌切除术;老年痉挛性睑内翻可采用轮匝肌切断术、轮匝肌增强术、皮肤松弛切除矫正手术;瘢痕性睑内翻采用睑板切断术、睑板部分切除术(Hotz)手术;Hotz 手术还特别适用于老年人皮肤松弛伴有睑板肥厚的严重睑内翻矫正。

(二)术前检查与准备

(1)病因诊断性检查:明确发病原因,正确选择手术方式。

(2)手术时机:先天性睑内翻因为随患儿生长常可自行消失,一般可等到 5 岁以后手术,老年性睑内翻应该在全身疾病得到较好的控制后再行手术治疗,瘢痕性睑内翻多因外伤所致,可在伤后 3 个月后行手术矫正。

(3)术前常规滴用抗生素滴眼液。

(4)对不能耐受局麻手术患者,做全麻准备。

(三)手术操作

1.下睑外翻缝线术

(1)麻醉:结膜囊表面麻醉,2%利多卡因(可含 100 000:1 肾上腺素)下穹隆结膜下及下睑皮下浸润麻醉。

(2)缝线:于下睑的内 1/3,中 1/3 和外 1/3 处,分用大三角针 0 号或 1 号丝线,自穹隆结膜面进针,经眶隔至下睑板下缘之下,至距睑缘 2～3 mm 处皮肤面出针,两针相距 3 mm,共安置 3 对褥式缝线,内侧的 1 对缝线应在泪小点外 2 mm 处。

(3)缝线下垫小纱布卷或橡皮筋结扎。

(4)若内翻矫正不满意,此时做睑板切断(潘作新法),以加强外翻程度,此法多用于老年人。

(5)术后涂抗生素眼膏包扎,第 7 天拆除缝线。

2.皮肤轮匝肌切除术

(1)切口设计:反复测量估计切除皮肤及轮匝肌量使之刚好矫正睑内翻,并做标记。

(2)麻醉:结膜囊表面麻醉,2%利多卡因(可含 1:100 000 肾上腺素)穹隆结膜下及睑皮下浸润麻醉。

(3)皮肤轮匝肌切除:沿标记线切开皮肤,去除切除的皮肤,在皮肤切口下,睑板前,除去2～3 mm宽的条形轮匝肌。

(4)用 5/0 丝线间断缝合皮肤切口。

(5)术后涂抗生素眼膏包扎,第 7 天拆除缝线。

3.下睑轮匝肌增强术

(1)麻醉:结膜囊表面麻醉,2%利多卡因(可含 100 000:1 肾上腺素)下穹隆结膜下及下睑皮下浸润麻醉。

(2)距下睑缘 2 mm 做与睑缘平行的皮肤切口。

(3)分离并游离出轮匝肌 5～8 mm 左右宽。

(4)于轮匝肌中部截断,将两断端重叠约 5 mm 左右,并用丝线予以缝合。将缝线穿经睑板下缘以后再予以结扎。

(5)用 5/0 丝线间断缝合皮肤口。

(6)术后涂抗生素眼膏包扎,第 7 天拆除缝线。

4.睑板部分切除术(Hotz 手术)

(1)皮肤切口设计:皮肤切口应双眼对称,需切除多于皮肤者,反复测量估计切除皮肤量并做标记。

(2)麻醉:结膜囊表面麻醉,2%利多卡因(可含 100 000:1 肾上腺素)穹隆结膜下及下睑皮下浸润麻醉。

(3)眼睑皮肤切开与切除:沿设计切口切开皮肤,切除多于皮肤。

(4)暴露、切除部分睑板组织:切除 2～3 mm 宽的一条轮匝肌暴露睑板,在距睑缘 3 mm 处,切除一条三角形 2/3 厚度的睑板组织。三角形的尖向结膜面,底向皮肤面。

(5)缝合:用 3/0 丝线作带睑板皮肤缝线 3～5 针,用 5/0 丝线间断缝合皮肤。

(6)涂抗生素眼膏,7 d 左右拆除缝线。

三、睑外翻矫正术

(一)手术适应证

睑缘离开眼球向外翻转即形成睑外翻。严重的眼睑外翻可导致角结膜暴露、泪点外翻、睑裂闭合不全、暴露性角膜炎、角膜溃疡等,必须行手术进行矫正。依据睑外翻发生原因和程度不同手术方法多种多样:瘢痕性睑外翻可采用 V-Y 矫正术、"Z"成形术、游离植皮矫正术、转移皮瓣矫正术等。老年性睑外翻可采用灰线劈开,水平眼睑缩短合并眼睑成形术。麻痹性睑外翻可采用筋膜悬吊、睑粘连术。

(二)手术操作

1.灰线劈开,水平眼睑缩短合并眼睑成形术

(1)麻醉:结膜囊表面麻醉,穹隆结膜下及眼睑皮下浸润麻醉。

(2)睑缘灰线劈开:将下睑外 2/3 从睑缘灰线劈开,分为前后叶,前叶为皮肤肌肉,后叶为睑板结膜。切口深度均为 1 cm。

(3)后叶三角形切除:三角基底位于睑缘,长度使睑缘紧贴眼球。

(4)皮肤切除:在灰线切口外侧端,沿上睑皮肤折痕弧度向外做 8 mm 长皮肤切口,潜行分离该皮瓣,牵拉皮瓣覆盖创面,截除超过创面基底朝上,尖端向下的多余三角形皮瓣。

(5) 5/0 丝线缝合皮瓣创缘。

(6)从睑缘下 2 mm 处结膜面进针,穿过后叶和前叶,在皮肤面垫小棉纱卷结扎,安置一对褥式缝线,以消除二叶间死腔。

(7)术后涂抗生素眼膏包扎,第 7 天拆除缝线。

2.“Z”成形术(“Z”plasty)

(1)完成“Z”字皮肤切口:首先距内眦约 1 mm 做向下平行睑缘切口至下睑长度的 3/5,其次自切口末端向内做水平向皮肤切口长约 15 mm,第三切口为平行睑缘 20 mm 长的皮肤切口,如此完成“Z”字皮肤切口。

(2)在“Z”字皮肤切口内分离皮下组织,形成两个三角形皮瓣。

(3)两个三角形皮瓣换位缝合,完成睑外翻矫正。

3.V-Y 成形术(“V-Y”plasty)

(1)在睑外翻皮肤上切除瘢痕组织,并使之形成 V 形切口。

(2)将 V 形皮肤切口缝合成 Y 形,则下睑组织上提,睑外翻矫正,此术适于下睑中央部轻度外翻而无广泛瘢痕的病例。

4.游离皮肤移植术

(1)麻醉:结膜囊表面麻醉,穹隆结膜下及手术区皮下浸润麻醉。

(2)切除瘢痕组织:距睑缘 3～4 mm,平行睑缘切开眼睑皮肤,切除和松解切口上下瘢痕组织使眼睑能完全闭合。

(3)游离取皮:以消毒纸铺于皮肤缺损创面上取样,将样纸周边放大 1/3,于已准备好的耳后或锁骨下皮肤处取中厚皮肤移植片。供区处创口周边皮肤潜行分离以后予以缝合包扎。

(4)植皮:除去移植片上残存的脂肪,皮脂腺等组织,用大头针刺许多小孔,然后移到眼睑皮肤缺损创面上,修整移植片,使与创面完全对合,间断缝合皮肤。

(5)盖 6～8 层干纱布,加压包扎。

(6)术后第 4 天第 1 次换药,术后 1 周拆除移植片及睑缘处缝线,术后 2 周拆除暂时性睑缘缝合处缝线。

四、重睑术

(一)适应证

重睑即指上睑皱襞,俗称双眼皮,可以是先天具有,也可以通过手术形成,即重睑术。上眼睑皱襞形成后,可以使睑裂增高 2～3 mm,增加眼的美感。但并不是所有人重睑术后都会得到满意的效果,所以重睑术应根据不同受术者的年龄、性别、个性、职业、心理以及自身条件,综合选择。常用的手术方法有埋线法、缝线法和皮肤切开法。埋线法,操作简便快捷,术后反映轻微,恢复快,适用于眼皮肤薄、无松弛、无瘢痕的年轻人,但部分人术后 2～3 年重睑消失。缝线法形成的重睑较持久,但术后需要较长时间的恢复。切开法,可形成持久的双重睑,适用于各个人群,尤其用于眼睑饱满、皮肤松弛者。手术操作繁琐,术后常需要

1～3 个月的恢复。国人上睑重睑高度平均 4～5 mm，术前重睑设计画线，要根据患者情况不同分别对待，一般来说，自内向外五等分点分别为 5、6、7、6、6 mm。

(二)手术方法

1.切开法

(1)画线：术前设计画标志线。

(2)麻醉：结膜表面麻醉，2%利多卡因(可含 100 000：1 肾上腺素)睑皮下浸润麻醉。

(3)切开：沿标志线切开皮肤及皮下组织，皮下潜行分离，切除一条宽 2～3 mm 眼轮匝肌，切开眶隔剪除自然涌出的部分脂肪组织。

(4)缝合：睑板皮肤缝合 5～6 针，拉紧观察重睑形态满意后打结。

(5)术后处理：涂抗生素眼膏，适当加压包扎，24 h 后拆除，术后 5～6 d 拆线。

2.埋线法

(1)画线、麻醉同切开法。

(2)埋线：沿画线带睑板皮下组织，将缝线埋于皮下。

(3)术后处理：涂抗生素眼膏，适当加压包扎，不拆线。

3.缝线法

(1)画线、麻醉同切开法。

(2)缝线：沿画线带睑板或上穹隆结膜下组织皮肤间断缝合，结扎于置于皮肤上的硅胶条上。

(3)术后处理：涂抗生素眼膏，适当加压包扎，7 d 拆线。

(三)并发症与术后处理

1.重睑术常见的并发症

感染、重睑过低或过高、睑缘畸形、睫毛乱生、睑内外翻、上睑凹陷、睑裂闭合不全、睑下垂、持续肿胀、线结囊肿、瘢痕、双眼不对称、三眼皮、三角眼、怒目圆睁和重睑消失。必要时应行补救手术，或二次整形手术处理。

2.基本护理

头高位、冷敷可减轻水肿；保持伤口清洁、合理应用抗生素预防感染；重睑切开术后一般5～7 d 拆线。

五、睑皮肤松弛矫正术

(一)手术适应证

眼睑皮肤松弛，多见于老人，表现为眼睑皮肤过多、松弛和悬垂。也可见于反复发作性睑皮肤血管神经性水肿、眼轮匝肌肥厚眶脂肪膨隆或脱出等。大都是为美容而要求手术，也有因引起假性睑下垂、倒睫而要求手术者。

(二)手术方法

(1)画线：标记上睑重睑高度、两眼对称，标记去除皮肤量。

(2)麻醉：结膜表面麻醉，2%利多卡因(可含 100 000：1 肾上腺素)睑皮下浸润麻醉。

(3)切除：沿画线切开皮肤并用剪刀进行皮下分离，剪除多余的眼轮匝肌，剪除多余皮肤，切开眶隔，切除脱出的眶脂肪，用 7－0 丝线缝合眶隔。

(4)缝合：用 5－0 丝线挂睑板间断缝合皮肤切口。

(5)术眼结膜囊涂抗生素眼膏，单眼加压包扎 24 h。

(三)术后处理

(1)全身应用抗生素。

(2)24 h 后换药，除去包扎，术眼用抗生素眼液。

(3)术后 7 d 拆线。

(四)并发症

常见的并发症有:感染、水肿、血肿、重睑过低或过高、睑缘畸形、睫毛乱生、睑内外翻、上睑凹陷、睑裂闭合不全、睑下垂、持续肿胀、线结囊肿、瘢痕、双眼不对称、三眼皮、三角眼、怒目圆睁等。

六、眼睑全层缺损重建

(一)概述

1.眼睑的主要功能

保护眼球、角膜免受外伤,防止刺眼强光进入眼内,瞬目作用:泪液湿润角膜、结膜囊清洁、美观。因此,眼睑一旦缺损必须重建。眼睑缺损常见原因:外伤、肿瘤切除和先天缺损。

2.眼睑解剖

眼睑在组织学上从外向内分五层:

(1)皮肤层:是人体最薄柔的皮肤之一,易形成皱褶。

(2)皮下组织层:为疏松结缔组织和少量脂肪。

(3)肌层:包括眼轮匝肌和提上睑肌。

(4)睑板层:由致密结缔组织形成的半月状结构,两端借内、外眦韧带固定于眼眶内外侧眶缘上。

(5)结膜层:为紧贴睑板后面的透明黏膜。

眼睑的血供:来自颈外动脉的面动脉分支和颈内动脉的眼动脉分支。离睑缘约 3 mm 处形成睑缘动脉弓。浅部静脉回流到颈内和颈外静脉,深部静脉最终汇入海绵窦。

3.眼睑重建分类

眼睑重睑包括:眼睑外层重建即皮肤重建;眼睑里层重建即睑板、结膜重建和眼睑全层重建即皮肤、睑板、结膜等重建。

(二)眼睑全层重建方法

根据眼睑全层缺损严重程度有以下三种方法:直接缝合术;联合外眦切开直接缝合术;睑板重建(硬腭黏膜移植)联合颞侧皮肤滑动皮瓣重建术。

1.直接缝合法

(1)适应证:缺损为≤25%,适用于青少年睑缘长度 1/4 以下缺损,或老年人小于睑缘长度 1/3 以下缺损的修复。

(2)手术方法:"懒 T 字"直接对位缝合即可,上下眼睑相同。

2.联合外眦切开直接缝合术

适应证:缺损 25%~50%。上睑缺损达 16 mm 或以上时,可用外眦切开术合并分离外眦韧带上支的外眦切开术加以缝合。这样可使上睑延长 5~6 mm,直接做逐层缝合。

3.硬腭黏膜移植联合颞侧皮肤滑动皮瓣重建术

适应证:缺损 50%~75%采用 Tenzel 术(半圆皮瓣术);眼睑巨大缺损,缺损 75%以上至完全缺损采用 Mustarde 旋转皮瓣。

(三)眼睑巨大(≥75%)缺损或完全缺损硬腭黏膜移植联合颞侧滑动皮瓣重建术

1.概述

眼睑全层巨大或完全缺损重建要求:一要获得具有良好功能的再造眼睑;二要满意的外观美容。硬腭黏膜移植联合颞侧滑动皮瓣重建术,皮肤重建采用颞侧滑动皮瓣。睑板、结膜重建采用硬腭黏膜。

颞侧滑动皮瓣皮肤重建优点:眼睑再造皮瓣设计与制作有多种多样,如游离植皮、带蒂皮瓣移植、动脉岛状移植等,均存在有操作麻烦、皮肤皱缩、坏死等并发症。采用颞侧滑动皮瓣则可最大限度防止这些并发症的发生。因为颞侧滑动皮瓣:①根部有较大蒂相连,皮肤坏死发生率极低。②皮瓣可根据需要随时扩大,能保证整个创面的覆盖。③手术设计方法简单,易于操作。④因为是颞侧滑动皮瓣,术中将内外眦部与骨膜固定,术后再造眼睑外形理想,睑裂大小容易控制,睑内外翻并发症发生较少。缺点:①完全的睑缺损,因滑动面积较大,颞侧颊部创面增大,为美容目的可将切口设计于发髻。②睑缘欠规整或不圆,多有于半圆形弧设计不理想所致,术中应根据睑缘弧度仔细设计与修整。

颞侧滑动皮瓣的设计与制作:巨大睑缺损与 Tenzel 旋转皮瓣相似;完全睑缺损与 Mustarde 旋转皮瓣相似。

硬腭黏膜移植睑板、结膜重建优点:眼睑板缺损修补材料有许多种:①自体组织:游离睑板移植、滑行睑板结膜瓣、旋转睑板结膜瓣、软骨组织、鼻中隔软骨+鼻黏膜复合移植片、耳郭软骨+口腔黏膜复合移植片等。所有这些方法均可造成患者第二处缺损,鼻梁塌陷,耳郭感染,术后异物感明显等。②同种异体组织代替缺损睑板:异体巩膜、硬脑膜、异体睑板等。这些组织在短期内也可起到支撑作用,但该类组织薄而切软,尤其是大范围缺损修补睑板时,容易收缩、被吸收或排异,令睑缘变形以至影响美观。另还存在伦理学规范问题。因此,常用的睑板替代物如:耳软骨、鼻中隔软骨与黏膜、唇黏膜、异体巩膜、自体睑板等,存在缺少黏膜组织、供区损伤过重、排异反应、睑裂缝和、再造眼睑皱缩与支撑力不足、术后美容效果差等缺点。而硬腭黏膜代替睑板有很多优点:①易于获取,选取面积限制性小,足以满足需要。②供给部位创面小,不需特殊处理,无功能影响,患者易接受。③硬度适中,具有与睑板相似的坚韧度。④具有完整的黏膜上皮组织,无需联合黏膜或结膜移植。⑤眼球耐受性好,必要时可联合羊膜移植,有利于术后组织的同化。⑥植片皱缩稳定。⑦术后无需睑裂闭合,对患者生活影响小,有利于预防小儿弱视发生。⑧病变切除范围不受影响。⑨术后愈合快、美容效果理想。⑩极少发生移植物坏死、无排异反应。

硬腭黏膜移植缺点:术后硬腭黏膜组织色白,容易错认为移植物坏死;再造眼睑缺少睫毛;术后皱缩、下垂、内外翻等并发症与术者经验与术中采取预防措施有关。

2.手术方法

(1)硬腭黏膜切取:自体硬腭黏膜供区选在硬腭大孔之前腺区内。0.5%碘伏消毒三遍。腭大孔、前牙孔及硬腭黏膜下注射 2%利多卡因(加 1∶1 000 000 肾上腺素)共 2 mL 局部麻醉。切取的硬腭黏膜组织较代替缺损睑板大 2~3 mm,切取的黏膜组织用 1∶5 000 庆大霉素冲洗 3 次,待用。供区创面行荷包加压缝合并止血。

(2)硬腭黏膜移植:修整硬腭黏膜,清除较软的组织和腺体,保留带有黏膜上皮具有一定硬度的硬腭黏膜,修整与缺损睑板相似且每边较之大 0.5~1.0 mm。上皮面朝向角膜,齿侧与睑缘平行,另一侧与提上睑肌及上穹隆结膜(上睑)或下穹隆部结膜及眼轮匝肌(下睑)间断缝合。最后将颞侧滑动皮瓣移植致其表面,调整松紧度避免内外翻,间断缝合,并固定于残留睑板断端及内外眦部的骨膜上。

(3)颞侧皮肤滑动皮瓣皮肤重建:缺损 50%~75%采用 Tenzel 术式(半圆皮瓣术);眼睑巨大缺损,缺损 75%以上至完全缺损采用 Mustarde 旋转皮瓣术式硬腭黏膜移植。

3.术后处理

术毕加压包扎 3~5 d,第二天换药,七天拆线,适当应用抗生素预防感染。

(安道杰)

第十六章

泪器疾病

第一节 泪腺病

一、急性泪腺炎

(一)病因

急性泪腺炎是由邻近组织炎症蔓延或远处的化脓性原发灶转移引起，也可为各种传染病的并发病。未能找到病因时，则称为原发性急性泪腺炎。致病菌以葡萄球菌、链球菌为主，较少见。

(二)诊断

1.临床表现

单侧急性起病，以泪腺部疼痛开始，有流泪或脓性分泌物。眼眶外上方充血肿胀，炎性上睑下垂。邻近结膜充血水肿。泪腺触痛明显。眼球运动常不受限。耳前淋巴结肿大、压痛，并可出现体温升高、头痛不适等全身表现。

2.检查

常规检查视力，仔细检查外眼情况，必要时做分泌物细菌培养及药物敏感试验、X 线检查、周围血象检查。

(三)治疗

局部热敷。局部和全身应用抗生素。脓肿形成后，应及时切开排脓，睑部泪腺脓肿从结膜切开，眶部泪腺脓肿从皮肤切开。

二、慢性泪腺炎

(一)病因

慢性泪腺炎是由急性泪腺炎症转变而成，可为结核感染引起。

(二)诊断

1.临床表现

双侧发病，进展缓慢。眼睑外上侧出现分叶状无痛性包块，质软。该处轻度睑下垂。肿胀的腺组织可限制眼球向外上方转动而产生复视，但眼球突出少见。多不伴有流泪。

2.检查

常规检查视力，仔细检查外眼情况。切除泪腺做活组织病理检查有助于诊断。必要时行 PPT 试验、周围血象检查、眼球突出度测定、X线检查等。

(三)治疗

从病因治疗着手。病因未明时,可试行放射治疗并结合全身应用抗生素或激素。

(王道彬)

第二节　泪道病

一、总论

(一)定义

泪道病系、泪道狭窄或(和)阻塞为先天异常、外伤、炎症或异物、肿瘤所致。可发生于三个部位:泪小点狭窄或(和)阻塞,泪小管狭窄或(和)阻塞,以及较常见的鼻泪管狭窄或(和)阻塞。

(二)诊断

1.临床表现

患者有不同程度的溢泪。长期拭泪可造成下泪点外翻、局部皮肤湿疹,有时有慢性泪囊炎的临床表现。泪小点狭窄或(和)阻塞者,可发现泪小点开口狭小或(和)阻塞。泪道冲洗或探通,可了解泪小管、鼻泪管狭窄或(和)阻塞部位。

2.检查

常规检查视力,仔细检查外眼局部情况。泪道冲洗或探通可明确狭窄或(和)阻塞部位。有条件的,可行泪道造影检查。儿童患者可将2%荧光素钠滴入结膜囊内,如泪道通畅,鼻腔分泌物被染成绿色。

(三)治疗

(1)泪小点狭窄或(和)阻塞者,可用泪小点扩张器扩张。有明确异物时,则取出异物后作泪道冲洗。

(2)泪小管狭窄或(和)阻塞者,可用不同粗细的泪道探针逐渐扩张、探通,切忌强行探通形成假道。也可采用穿线插管法。严重病例,可采用结膜泪囊吻合术、插管术。

(3)鼻泪管狭窄或(和)阻塞者,可行探通插管术,也可行鼻腔泪囊吻合术或泪囊摘出术。

二、急性泪囊炎

(一)定义

由慢性泪囊炎转变而来或因创伤和鼻黏膜感染而急性发生时,称之为急性泪囊炎。致病微生物有肺炎链球菌、金黄色葡萄球菌、L型溶血性链球菌、流感病毒等。

(二)诊断

1.临床表现

泪囊部(内眦韧带下方)红、肿、热、痛明显,常波及眼睑及颜面部。结膜充血、水肿,眼睑肿胀,颌下及耳前淋巴结肿大。全身可有发热、不适。白细胞显著增多。压迫泪囊区可见大量脓性分泌物自泪小点反流。有泪小管阻塞者,泪道冲洗不通。数日后局部形成脓肿,破溃排出脓液后炎症消退。易形成泪囊瘘管,并反复发作。

2.检查

常规检查视力,仔细检查外眼情况。排出物可做细菌培养及药物敏感试验。此外,应注意一般情况,体温,以及周围血象变化,并及时复查。

(三)治疗

早期局部湿热敷,全身应用广谱抗生素。脓肿成熟时,应及时切开排脓,放置橡皮引流条。炎症消退后，可施行泪囊摘除或鼻腔泪囊吻合术。

三、慢性泪囊炎

(一)病因

慢性泪囊炎的主要致病原因为鼻泪管阻塞，多由沙眼及慢性鼻腔疾患造成泪道阻塞引起。致病菌以肺炎链球菌、金黄色葡萄球菌及链球菌为主。

(二)诊断

1.临床表现

本病多见于中老年女性。泪溢使泪囊部皮肤潮红、糜烂，出现慢性湿疹表现。挤压泪囊区有黏液性或黏脓性分泌物自泪小点溢出。鼻侧球结膜充血。如泪囊区分泌物长期不排出，则泪囊可逐渐增大形成囊肿，突出于泪囊部。

2.检查

常规检查视力，仔细检查外眼情况，排出物可做细菌培养及药物敏感试验。

(三)治疗

经常挤压出泪囊内分泌物，频繁使用抗生素滴眼液。用抗生素溶液做泪道冲洗，及时探通及扩张泪道。数次无效者，可考虑施行鼻腔泪囊吻合术或泪囊摘除术。

四、新生儿泪囊炎

(一)病因

新生儿泪囊炎系先天性泪道发育障碍所致，多为鼻泪管下端管腔被先天性残存膜封闭。

(二)诊断

1.临床表现

其表现常为单侧。病情缓慢，症状较轻。患儿溢泪、分泌物增多。有时，泪囊区可略隆起，压迫泪囊有分泌物溢出。

2.检查

仔细检查外眼情况，必要时也可行分泌物细菌培养及药物敏感试验。

(三)治疗

每日数次按摩泪囊，局部使用抗生素滴眼液。以生理盐水高压冲洗泪道或仔细探通，可使鼻泪道通畅而痊愈。

(王道彬)

第三节　泪器手术

一、泪道冲洗

(一)适应证

(1)泪溢。

(2)慢性泪囊炎。

(3)内眼手术前、泪道探通术前、泪道激光治疗前的术前准备。

(4)泪囊鼻腔吻合术前、后检查。

(二)禁忌证

(1)急性泪小点炎症。

(2)急性泪囊炎。

(三)术前准备

无特殊准备。

(四)麻醉

局部表面麻醉:用消毒棉签蘸表面麻醉剂 0.5%地卡因,放于上下泪点之间,请患者闭眼夹持棉签1～3 min。

(五)操作方法及程序

(1)用装有生理盐水的泪道冲洗针管冲洗泪道,先将针头垂直插入下泪点中 1～2 mm,然后转向水平位进入泪小管 5～6 mm,将生理盐水慢慢注入泪道。

(2)若冲洗液全部顺利进入鼻咽部,则表示泪道畅通,否则可根据冲洗液从上下泪点反流时,及有无分泌物的情况,判断泪道阻塞的部位(见图 16-1)。

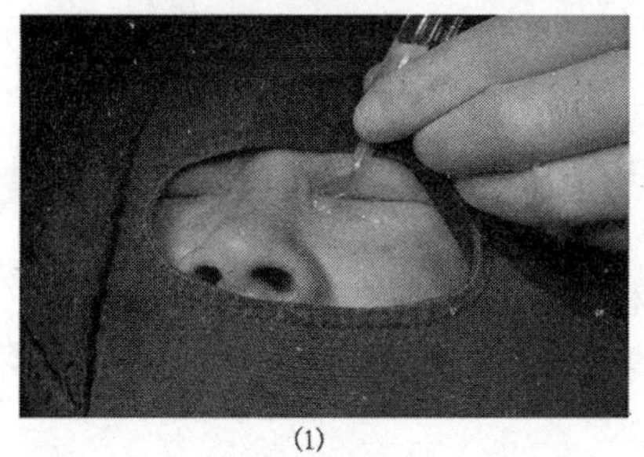
(1)

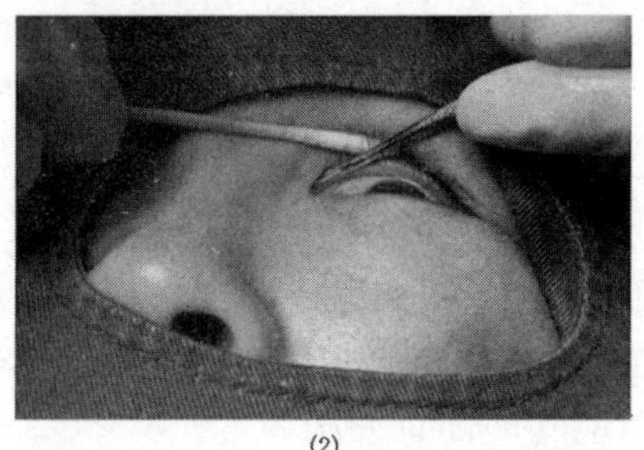
(2)

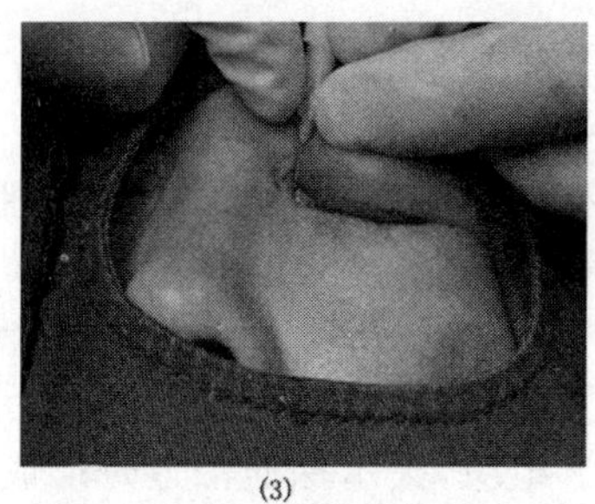
(3)

图 16-1 泪道冲洗

(六)术后处理

滴用抗生素滴眼液 1 次。

(七)注意事项

(1)冲洗泪道仅是判断泪道有无阻塞的定性检查。

(2)操作时要仔细稳准,切勿粗暴强通,以免造成假道。

(3)若泪点较小者,先用泪点扩张器将其扩大。

(4)对泪道阻塞者,可根据病情做进一步检查诊治。

二、泪道探通

(一)适应证

(1)泪溢,泪道冲洗不通,挤压泪囊区有或无黏液或脓性分泌物从泪点溢出。

(2)新生儿泪囊炎,挤压泪囊部有黏液或脓性分泌物从泪点溢出,泪道冲洗不通,经局部按摩和滴用抗生素治疗后无效者。

(二)禁忌证

(1)急性泪囊炎。

(2)慢性泪囊炎,泪囊中有大量脓性分泌物,且未经滴用抗生素治疗者。

(三)术前准备

冲洗泪道。

(四)麻醉

局部表面麻醉:用消毒棉签蘸表面麻醉剂 0.5%地卡因,于上下泪点之间,请患者闭眼夹持棉签1～3 min。

(五)操作方法及程序

(1)取坐位,充分冲洗泪道。

(2)用手指将下睑拉向颞下方,并固定于下眶缘处,使泪小管变直拉紧。

(3)将泪点扩张器垂直插入下泪点,再水平转向鼻侧,稍用力旋转扩张器,扩大泪点。

(4)根据病情选用不同型号泪道探针,先垂直插入泪点,再水平转向鼻侧,在泪小管内徐徐前行,推进约 12 mm 左右,探针碰到坚硬的眶骨抵抗,提示已进入泪囊内。

(5)探针进入泪囊后,将其轻抵骨壁,然后以针端为支点,将探针层做 90°旋转,由水平转向额际。探针旋转时应紧贴前额部,不要抬起。再将探针慢慢稍向后下推进,进入鼻泪管,探通后留置 15～30 min,再把探针拔出。

(六)术后处理

(1)拔出探针后立即以生理盐水冲洗泪道,然后再以抗生素冲洗。

(2)滴用抗生素滴眼液,每日 4～6 次。

(七)注意事项

(1)探通泪道时,固定好下眼睑,使泪小管始终处于拉紧变直状态,以利探通泪道,否则可能会损伤泪小管,造成假道。

(2)当探针层旋转时,一定紧贴前额际,作为转动支点的探针头不能移动。

(3)探针拔出后,用生理盐水及抗生素眼液冲洗泪道,以免发生感染。如冲洗时发现液体渗入内眦部皮下组织,提示探通泪道时形成假道,应立即停止冲洗。

(4)治疗后滴抗生素每日 4～6 次,滴药前应挤压泪囊区将分泌物排净。

(5)通常可隔 5～7 d 探通一次,使用的探针可逐渐加粗。

(6)若探通 2～3 次仍无改善者可改用其他治疗方法。

三、泪道 X 线造影

(一)适应证

(1)泪道阻塞、狭窄。

(2)泪小管肿瘤、泪囊肿瘤。

(3)怀疑小泪囊的慢性泪囊炎术前检查。

(4)外伤后泪道阻塞、狭窄、断裂等损伤的判定。

(5)了解泪道与周围软组织和骨骼病变的关系。

(二)禁忌证

(1)泪道的急性炎症。

(2)泪道急诊外伤时。

(三)术前准备

1.选择造影剂

传统的泪道造影剂为泛影葡胺,黏度大。低黏度的造影剂有乙碘油、30%碘苯酯,可在泪道插管造影时应用。

2.冲洗泪道

(四)麻醉

局部表面麻醉。

(五)操作方法及程序

(1)冲洗清洁泪道,患者取好拍片体位。

(2)将造影剂泛影葡胺 2 mL 置于注射器内,前端置好泪道冲洗针,针头入下泪点内,推注造影剂进入泪道,待造影剂自泪点反流时,可迅速拍照。

(3)一般拍正位和侧位片各一张(见图 16-2、图 16-3)。

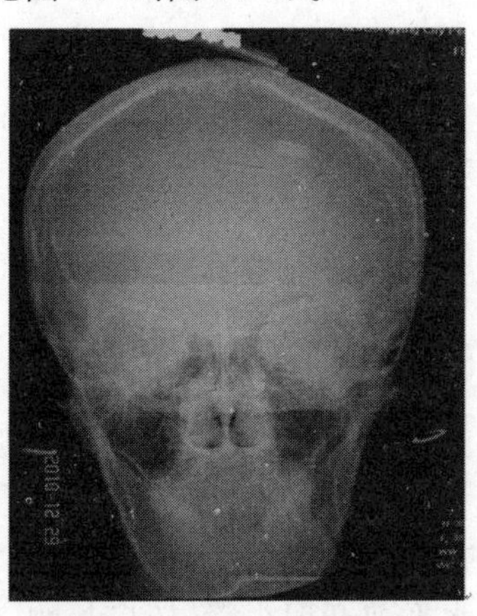

图 16-2 泪道 X 线造影(1)

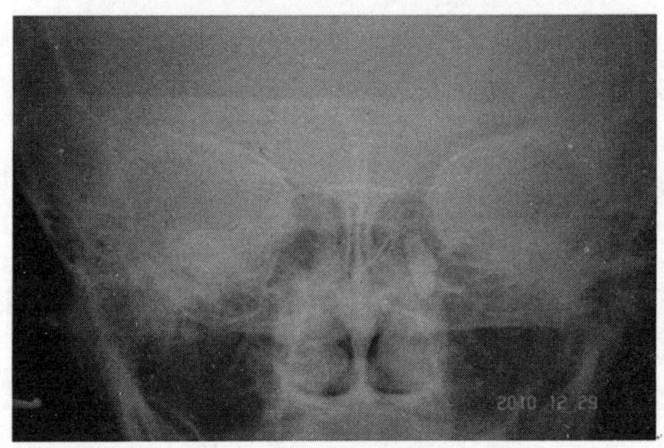

图 16-3 泪道 X 线造影(2)

(六)术后处理

滴用抗生素滴眼液。

(七)注意事项

(1)造影前将泪点处造影剂擦干净,减少外溢。

(2)向泪道内注入造影剂时,如无反流,可在注入 0.5 mL 后拍照。拍照时,应继续注入造影剂,以保证泪道始终处于充盈状态。

(3)为显像部位准确,嘱咐患者拍照时不要移动体位。

(4)拍照时患者应睁眼,以免上下泪小管显影重叠。

(5)若拍片后观察不满意,可根据病情进行其他影像学检查,如插管、造影、泪道定量化核素造影等。

四、泪小点成形手术

(一)适应证

(1)泪小点闭赘或闭塞。

(2)泪小点狭窄,经扩张治疗无效者。

(3)泪小管起始端阻塞。

(4)其他眼睑病变累及泪小点或泪小管起始端需手术切除者。

(二)禁忌证

(1)睑缘及内眦部皮肤炎症。

(2)结膜急性炎症。

(三)术前准备

(1)以生理盐水充分冲洗结膜囊。

(2)冲洗或探通泪道,证实泪道通畅。

(四)麻醉

泪点及其周围结膜皮下浸润麻醉。

(五)操作方法及程序

(1)用泪小点扩张器扩大泪点。如已闭塞,可找准部位如插管强力通过,注入生理盐水证实泪道通畅后再继续手术。

(2)将下睑向颞下方拉紧,用小直剪刀尖垂直插入泪小点内,将泪点垂直部剪开。

(3)用小直剪刀沿睑缘后唇向鼻侧水平剪开泪小管,切口长约 2～3 mm。

(4)用镊子夹起两个剪开切口,剪去一块三角形的组织。

(5)置一塑料管或橡皮条于泪小管内,一端露于切口外并固定,涂抗生素眼膏后术眼遮盖。

(六)术后处理

(1)次日换药,生理盐水冲洗泪道。

(2)术后 2～3 d 拔出塑料管或橡皮条,滴抗生素滴眼液 1 周,每日 4 次。

(七)注意事项

剪切组织的部位一定在睑缘的后唇,泪小管的睑结膜面,否则新形成的泪小点不能与眼球紧密接触。

五、泪囊摘除术

(一)适应证

(1)慢性泪囊炎,泪囊造影显示泪囊甚小,或有严重的萎缩性鼻炎,年老体弱,不宜施行泪囊鼻腔吻合术者。

(2)泪囊肿瘤。

(3)结核性泪囊炎。

(4)因病情需要,如严重角膜溃疡、眼球穿通伤以及需要做内眼手术者。

(二)禁忌证

(1)泪囊有急性炎症。

(2)适合做鼻腔泪囊吻合者。

(三)术前准备

(1)对鼻及鼻窦情况进行检查。

(2)挤压泪囊,如分泌物量少,应进行泪囊造影,以免误摘泪囊。

(3)术前滴用抗生素滴眼液。

(四)麻醉

(1)局部浸润兼神经阻滞麻醉:进针时先沿皮肤切开线注射麻醉剂,然后再在内眦韧带附近处注射,深达骨膜。

(2)做眶下、滑车下及筛前神经阻滞麻醉。

(五)操作方法及程序

(1)距内眦 3～5 mm 及内眦韧带上方 3～5 mm 开始,平行于眦前嵴做稍向颞侧的弧形皮肤切口,长约 15 mm。

(2)钝性分离皮下组织,暴露内眦韧带,识别和分离泪前嵴。自内眦韧带下沿泪前嵴颞侧,分开眼轮匝肌,暴露泪筋膜。

(3)用闭合剪刀纵形分开泪筋膜,即可见到泪囊。钝性分离泪囊颞侧,接着分离其鼻侧,上至泪总管,下至骨性鼻泪管上口。

(4)用血管钳提起泪囊向前内牵引,剪断泪总管。接着牵引泪囊向前下,从泪囊后面分离,至泪囊下端剪断鼻泪管。检查摘除的泪囊是否完整。如不完整应该清除残存的黏膜组织。

(5)用刮匙伸入骨性鼻泪管,将管内黏膜刮除干净,并用 3%碘酊棉签烧灼鼻泪管和泪囊窝空腔。

(6)破坏泪小管:切开泪小管,用碘酊或者刮匙将黏膜完全破坏,使泪小管完全闭锁。

(7)冲洗创面:用生理盐水及抗生素液充分冲洗创面。

(8)缝合切口:分别缝合内眦韧带和皮肤切口。结膜囊内涂抗生素眼药膏,创面加一小纱枕后用敷料后加压包扎。

(六)术后处理

(1)术后 24～48 h 常规换药,以后每日 1 次。保留纱枕至术后第 5 日。

(2)第 7 日可拆除皮肤缝线。

(3)可适当服用抗生素。

(七)注意事项

(1)术中勿穿破眶隔:在分离泪囊颞侧壁时,切勿过分向外分离和剪切,否则眶部脂肪会疝入泪囊窝。如已发生应该回纳脂肪组织缝合眶隔。

(2)勿残留泪囊组织、泪小管黏膜。否则出现黏液脓性分泌物,需再次手术清除。

(3)如为肿瘤应将尽量多切除鼻泪管,并做冰冻切片。如为恶性,必须清除干净。

六、泪囊鼻腔吻合术

(一)适应证

(1)慢性泪囊炎。

(2)泪囊黏液肿。

(3)鼻道术后导致的下泪道阻塞。

(二)禁忌证

(1)泪囊急性炎症。

(2)泪囊造影显示泪囊甚小。

(3)严重的萎缩性鼻炎。

(4)年老体弱,全身状况不允许施行泪囊鼻腔吻合术者。

(5)泪囊肿瘤。

(6)结核性泪囊炎。

(三)术前准备

(1)对鼻及鼻窦情况进行检查。

(2)挤压泪囊,观察分泌物的量。如过少,应做泪囊造影检查。

(3)术前滴用抗生素滴眼液。

(四)麻醉

(1)中鼻道和鼻甲放置以1%～2%地卡因、1∶1 000肾上腺素浸湿的棉片。并计棉片数目。

(2)局部浸润兼神经阻滞麻醉:进针时先沿皮肤切开线注射麻醉剂,然后再在内眦韧带附近处注射,深达骨膜。

(3)做眶下、滑车下及筛前神经阻滞麻醉。

(五)操作方法及程序

(1)皮肤切口:距内眦3～5 mm及内眦韧带上方3～5 mm开始,平行于眦前嵴做稍向颞侧的弧形皮肤切口,长约15～20 mm。分离皮下组织,直达泪前嵴鼻侧骨膜。于皮肤切口两侧缝牵拉缝线,牵开切口。

(2)于泪前嵴鼻侧0.5 mm沿泪前嵴切开并分离骨膜,范围上达内眦韧带,下达鼻泪管口,后达泪后嵴。

(3)将泪囊推向颞侧,用11号刀片或蚊式钳将薄的泪骨骨板捅破,造成一个小骨孔。用小咬骨钳将小骨孔的边缘咬掉,逐渐扩大骨孔。骨孔以泪嵴为中心,下达鼻泪管上端,上下约为15～20 mm,前后约12～15 mm。

(4)骨孔形成后,就可见鼻黏膜。从暴露的鼻黏膜中央稍偏鼻侧用刀片纵行切开鼻黏膜,上、下两端加横切口,使鼻黏膜的切口呈"工"字形,切开的鼻黏膜分成前、后唇。

(5)从泪囊内侧壁纵行剪开泪囊壁,下方至鼻泪管口,上方至泪囊顶部,并在上方加一横切口,使泪囊壁也分为前、后唇。将泪道探针从泪点插入泪囊,证实泪囊已全层剪开。

(6)将鼻黏膜和泪囊后唇相对间断缝合两针。

(7)以二针8字悬吊线缝合鼻黏膜、泪囊前唇和皮肤切口。进针方向:从鼻侧皮肤面进针,穿过泪囊前唇、鼻黏膜前唇和颞侧皮肤。

(8)加缝皮肤切口缝线。

(9)冲洗泪道,确定吻合口通畅。

(10)清洁伤口后以无菌纱布遮盖。

(六)术后处理

(1)术后隔日换药一次。

(2)皮肤线5 d拆除;悬吊线一周后拆除。

(3)新麻滴鼻液滴鼻,每日3～4次。

(七)注意事项

(1)皮肤切口最好一次性深达骨膜,有利于定位和获得整齐切口。分层切开时费时又增加出血的可能。

(2)内眦韧带的处理:大部分患者无需切断或者只需部分切断。如需切断最好用缝线做好标记。

(3)咬骨钳咬骨孔时要注意保护好鼻黏膜。将咬骨钳顺骨壁滑向开口处,可以达到推开鼻黏膜的作用。咬骨时要干脆,切忌拉撕。

(4)遇到筛泡过度向前发育,有时误认为到鼻腔,可用探针探查,确实已到达鼻黏膜。若为筛泡,用刮匙将黏膜刮出。

(5)术后鼻腔可有出血。如量少,无需特殊处理。如量大,应在鼻腔放置油纱条止血。

七、泪腺部分切除术

(一)适应证

(1)泪腺脱垂。

(2)泪腺分泌过多。

(3)泪道阻塞无法治愈泪溢严重者。

(二)禁忌证

(1)泪腺炎。

(2)眼干燥症。

(三)术前准备

(1)检查泪液分泌功能。

(2)剃除患者眉毛。

(四)麻醉

局部眶深部、眉弓及其周围组织皮下及眼轮匝肌浸润麻醉。

(五)操作方法及程序

(1)在眉弓下眶缘中部向颞侧做2～3 cm长、稍呈弧形的皮肤切口,分离皮下组织,切开轮匝肌至眶隔。

(2)暴露眶隔,并于泪腺脱垂最大处做一平行于眶缘、长度约1.5 cm的切口切开眶隔。

(3)切除脱垂的部分泪腺。切除多少泪腺依据脱垂程度而定,一般不超过泪腺的一半。

(4)加固眶隔:将切开的眶隔相互重叠,使上唇在上,做3～5针褥式缝合,固定于眶外缘的骨膜上。

(5)切除松弛的皮肤,逐层缝合皮下深层组织眼轮匝及皮肤。涂抗生素眼膏,遮盖术眼。

(六)术后处理

(1)次日换药,局部滴抗生素眼液每日3～4次,持续1～2周。

(2)术后一周拆除皮肤缝线。

(七)注意事项

(1)皮肤切口最好紧贴眉弓,使创口愈合后不影响外观。

(2)切开和分离眼轮匝肌时勿伤及提上睑肌,否则会出现下睑下垂。

(3)暴露眶隔后,可向眶内稍加压力,即可见脱垂的泪腺与脂肪组织疝出。

八、激光泪道疏通术

(一)适应证

(1)泪点、泪小管、泪总管及鼻泪管阻塞。

(2)慢性泪囊炎。

(3)泪囊鼻腔吻合术后泪道不通。

(4)外伤性泪小管离断术后。

(二)禁忌证

(1)陈旧性泪道外伤及眼眶骨鼻骨结构破坏者。

(2)泪道急性炎症。

(3)泪囊肿物。

(4)泪囊摘除术后。

(三)术前准备

(1)泪道冲洗,泪道探针检查(见图16-4)。

(2)必要时行泪道造影检查,了解眶骨结构。

(3)采用:功能脉冲Nd:YAG激光治疗机,光导纤维300 μm,脉冲频率1～100 Hz,输出能量100～350 mJ。

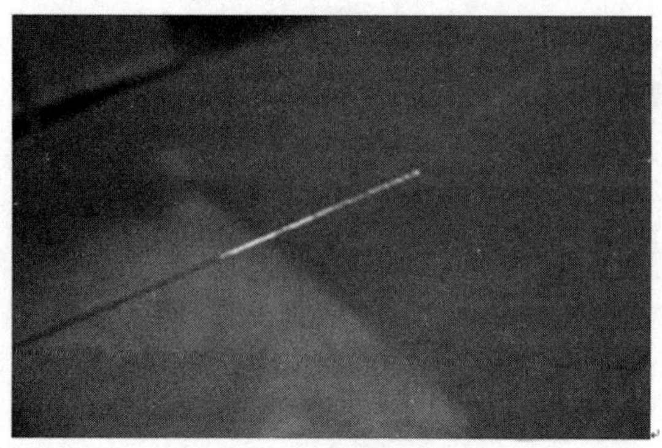

图 16-4　泪道探针

(四)麻醉

局部表面麻醉。

(五)操作方法及程序

(1)患者取仰卧位,扩张泪点,用套管针探通泪点至阻塞处。

(2)于套管针内插入激光光导纤维,启动激光,以拟定参数(180 mJ,20 Hz),发射激光边打边向前推进,直到阻塞处通畅(有落空感),取出激光纤维。

(3)用抗生素滴眼液冲洗泪道通畅,通过空心探针注入典必殊眼膏。

(六)术后处理

(1)术后每日以抗生素和糖皮质激素滴眼液交替点眼,慢性泪囊炎或慢性鼻炎患者加用1%呋麻液滴鼻2次/日。

(2)术后第3天开始冲洗泪道,再次注入典必殊眼膏,留置3 d后冲洗泪道。

(3)第2周始每3～5 d冲洗1次,一般治疗3～4周,冲洗液为生理盐水250 mL＋庆大霉素16万U＋地塞米松10 mg。

(4)若反复冲洗不通,2周以后可行第2次激光治疗。

(七)注意事项

(1)术前检查光纤与探针的配合情况,应使光纤在探针头段裸露1～4 mm,避免术中光纤芯核藏与探针内,发热时损伤周围组织。

(2) 术中激光能量的选择应遵循以下原则:以小剂量照射为原则,低能量,高频率,先小后大。

(3)术中以激光击射泪小管或泪总管时将眼睑固定好,使泪小管处于拉紧变直状态,以免形成假道。

(4)治疗鼻泪道阻塞时,应以泪道探通的方法进针。

九、激光泪道成形术联合鼻泪管支架植入术

(一)适应证

(1)鼻泪管阻塞。

(2)慢性泪囊炎。

(3)泪囊鼻腔吻合术后泪道不通(可试用)。

(4)泪囊黏液囊肿。

(二)禁忌证

(1)陈旧性泪道外伤及眼眶骨鼻骨结构破坏者。

(2)泪道急性炎症。

(3)泪囊肿物。

(4)泪囊摘除术后。

(5)鼻甲严重肥大。

(三)术前准备

(1)泪道冲洗,泪道探针检查。

(2)必要时行泪道造影检查,了解眶骨结构。

(3)设备:采用武汉产 HD-110 型多功能脉冲 Nd:YAG 激光治疗机,波长 1 064 nm,脉冲频率 1～100 Hz,输出能量 100～350 mJ,芯径 0.3～0.6 mm 光纤传输,He-Ne 激光与 Nd:YAG 激光同轴输出作指示光。

(4)器械:鼻泪管支架由聚氨基甲酸乙酯(polyurethane)制成,包括引流管和起固定作用的蘑菇头。蘑菇头长 5 mm,最大处直径 5 mm,有 4 个引流孔;引流管内径 1.5 mm,外径 2.0 mm,长度为 35 mm,并配备植入支架用的 21G 空心泪道探针、引导导丝、支架导入器及支架推送器(见图 16-5、图 16-6、图 16-7)。

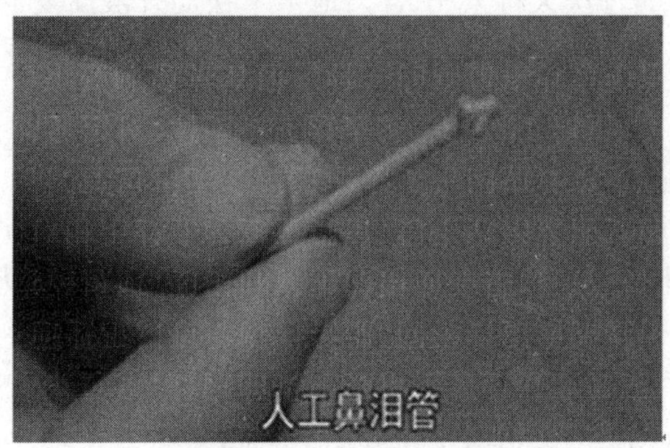

图 16-5　人工鼻泪管

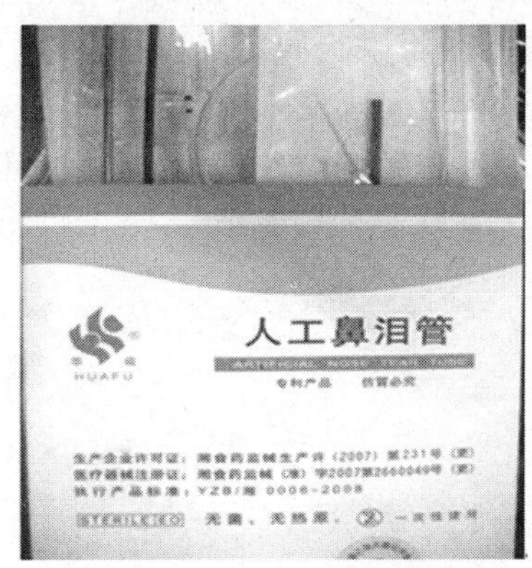

图 16-6　人工鼻泪管

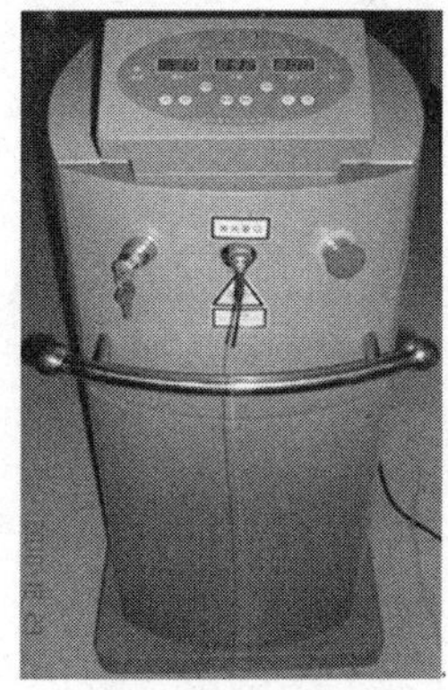

图 16-7　HD-110 型多功能脉冲 Nd:YAG 激光治疗机

(四)麻醉

局部表面麻醉。

(五)操作方法及程序

(1)患者取仰卧位,扩张泪点,用套管针探通泪点至阻塞处。

(2)于套管针内插入激光光导纤维,发射激光边打边向前推进,直到阻塞处通畅(有落空感),取出激光纤维。

(3)用抗生素滴眼液冲洗,确认泪道通畅,结束激光治疗。

(4)将直径0.018英寸的导丝经空心探针插入下鼻道,从前鼻孔取出导丝下部。沿导丝用泪道扩张器从下鼻道逆行扩张鼻泪管,直到扩张器跨越阻塞的鼻泪管到达泪囊,然后沿泪道扩张器逆行将支架送入泪囊。然后退出泪道扩张器及拔出导丝。用特制21G泪道探针在泪囊中调整支架的位置,尽量使支架位于泪囊的下端。支架安放后,用0.4%庆大霉素+0.1%地塞米松混合液反复冲洗泪道,结膜囊及鼻腔点滴抗生素药水。

(六)术后处理

(1)术后术眼点滴抗生素滴眼液,同侧鼻腔点滴新麻液滴鼻液。

(2)酌情全身使用抗生素预防感染。

(3)术后1周内每天冲洗泪道1次,1个月内每周冲洗泪道1～2次,以后每月冲洗泪道1～2次,半年后结束。

(七)注意事项

(1)术前最好做碘油泪道造影,了解泪囊大小和阻塞部位。

(2)术中防止损伤泪小点,动作应轻柔。

(3)术中以激光击射泪小管或泪总管时将眼睑固定好,使泪小管处于拉紧变直状态,以免形成假道。

(4)术中如无法植入义管,则根据患者情况改变术式。

(5)术中如出血(多为鼻腔出血)较多,需做相应处理,甚至终止手术。

(王道彬)

第十七章

角膜疾病

第一节 概 述

一、角膜的组织结构和生理

角膜(Cornea)和巩膜一起构成眼球最外层的纤维膜,同时角膜也是重要的屈光间质,是外界光线进入眼内在视网膜上成像的必经通路。从前到后角膜可分为上皮层、前弹力层、基质层、后弹力层和内皮层共五层结构。上皮层表面还覆盖有一层稀薄的泪膜。

上皮层厚度为 0.05 mm,占整个角膜厚度的 5%,由 4～6 层非角化鳞状上皮细胞组成。角膜缘部上皮基底层含有角膜缘干细胞,可逐渐分化为瞬间扩充细胞及终末分化上皮细胞,是角膜上皮增殖和修复的来源,角膜上皮细胞的生命周期为 7～14 d。浅表上皮细胞之间的紧密连接可阻止泪液中的水分进入基质层,角膜上皮大范围缺损时,角膜的厚度可比正常增加 2 倍。基底上皮细胞的持续分泌,在其下形成了由Ⅳ型胶原纤维、层粘连蛋白和其他蛋白组成的 50 nm 厚的基底膜。

角膜基质层约占角膜厚度的 9/10,由 200～250 层平行排列的纤维小板构成,在正常眼压的情况下纤维束仅可在原长度基础上延展 0.25%。这些纤维小板主要为Ⅰ型胶原,也有Ⅲ型、Ⅴ型胶原,胶原直径一致,排列规则,胶原纤维束间有稀疏的角膜基质细胞。

后弹力层是角膜内皮细胞的基底膜,由内皮细胞分泌形成,主要为Ⅳ型胶原,其厚度为 10～12 μm。内皮层由六角形细胞构成,这些细胞以镶嵌的形式相互交错,紧密地排列在一起。角膜内皮细胞层的机械屏障,以及特有的离子泵功能是维持角膜相对脱水状态的关键。人类角膜内皮细胞出生后在体内不能再生,靠邻近内皮细胞的扩大及移行来填补衰老与受损死亡的细胞留下的位置。损伤超过一定限度时,则导致角膜内皮细胞密度小于临界功能密度(500～800 个/mm^2),从而引起角膜内皮失代偿,导致角膜持续水肿失去透明性。

完整的角膜上皮细胞和泪膜、基质层胶原纤维束的规则排列、角膜无血管以及“脱水状态”共同维持角膜透明性。角膜代谢所需的营养物质主要来源于房水中的葡萄糖和通过泪膜弥散的氧,此外,周边角膜还接受来自角膜缘血管循环供应的氧。角膜是机体神经末梢分布密度最高的器官之一,感觉神经纤维从睫状长神经发出分支,穿过前弹力层在上皮下形成上皮下神经丛,角膜敏感度是结膜的 100 倍。任何深、浅角膜病变(角膜异物、角膜擦伤、间质性角膜炎)都导致疼痛和畏光,眼睑运动(特别是上睑)疼痛加剧。角膜的炎症大多伴有畏光、流泪、眼睑痉挛等症状。但单纯疱疹病毒性角膜炎除外,因为该病使角膜知觉减退。

角膜表面并非标准球面,前表面中央 1/3 区域称光学区,接近球面,周边部较扁平,鼻侧扁平较颞侧更明显。中央角膜的平均曲率半径是 7.8 mm(6.7～9.4 mm),角膜总屈光力约为 43.25 D,占正常人眼总屈光力(58.60 D)的74%,因此,通过角膜屈光手术改变角膜的屈光力可矫正眼的屈光状态。

二、角膜的病理生理

角膜病是我国的主要致盲眼病之一。角膜疾病主要有炎症、外伤、先天性异常、变性、营养不良和肿瘤等。其中,感染性角膜炎症占有重要地位。角膜缘血供丰富,角膜周边部和中央部之间在免疫相关的细胞和活性因子的分布上存在显著差异,角膜周边部或角膜缘的淋巴细胞以及补体成分含量高于角膜中央部。此外,角膜周边部和角巩缘含有抗原呈递细胞——树突状细胞(表达MHC-Ⅱ和共刺激分子,能有效地活化T细胞)。周边部上皮层和角膜前基质层,存在少量的淋巴细胞。血管黏附分子和细胞因子也可以把血管内不同类别的白细胞吸引到角膜缘。因此,临床上角膜周边部或角膜缘易发生免疫性角膜病(如蚕蚀性角膜溃疡、泡性角结膜炎和边缘性角膜溃疡等),而一些感染性角膜病则易发生于角膜中央区。

角膜上皮是抵御病原微生物侵袭角膜的第一道屏障,上皮遭受损伤后,极容易发生感染性炎症。上皮层损伤后可以再生,不留瘢痕。角膜前弹力层受损后不能再生,由上皮细胞或瘢痕组织填充。角膜基质层对维持角膜的透明性及抵抗眼压有重要作用,损伤后由瘢痕组织修复填补,使角膜失去透明性。角膜后弹力层受损后可以由内皮细胞分泌再生,修复速度为10 μm/mon。内皮细胞部分损伤丢失后,毗邻的内皮细胞向伤口区迁徙,通过细胞重组、增大和迁徙,重建完整的内皮单层结构。当完整的单层内皮细胞重新覆盖Descemet膜时,细胞间形成接触抑制和稳定的细胞连接。此时,参与创伤修复的细胞体积大于未参与修复区域的细胞体积,细胞的多形性增加。

角膜是重要的光学通路,角膜病尤其是位于角膜中央的病灶,严重影响视力,所以角膜病要给予积极的治疗。角膜各层对局部使用药物的渗透性不同,脂溶性物质可以迅速通过紧密连接的上皮层,水溶性物质易于通过基质层。因此,为了提高药物眼部使用的生物利用度,理想药物应具备双相溶解性方能穿透角膜进入眼内。角膜移植是重要的复明及治疗手段,角膜免疫学上处于相对的"赦免状态",角膜的免疫赦免包含了以下几种因素:①无血管,免疫效应因子无法输送。②无淋巴管,抗原和抗原呈递细胞无法进入局部淋巴结。③表达免疫抑制因子,包括TGF-β。④表达Fas配体,对活化的淋巴细胞可以诱导Fas介导的凋亡。虽然角膜移植是器官移植中成功率最高的一种。但在抗原刺激下,尤其当病变角膜出现新生血管时,角膜移植亦出现免疫排斥反应。

(陈世娟)

第二节　角膜营养不良

角膜营养不良(Corneal dystrophy)指与遗传有关的原发性病变,具有病理组织学特征的组织改变,与因食物摄入不足引起的营养不良无关。据受侵犯角膜层次而分为角膜前部、实质部及后部角膜营养不良三类。

一、上皮基底膜营养不良

(一)定义

上皮基底膜营养不良(地图-点状-指纹状营养不良,Mapdot-finger print dystrophy)是前部角膜营养不良类型中最常见的一种角膜病。常见于40～70岁,女性稍多。

(二)临床表现

患者可出现反复性上皮剥脱,眼部疼痛、刺激症状及暂时的视力模糊。

(三)诊断

(1)点状病变为上皮层内灰白色混浊点,即微小囊肿及细小线条。

(2)地图状条纹较粗,为淡混浊区。

(3)指纹状线条,为上皮层内半透明细条纹,呈同心弯曲排列,类似指纹。

(4)泡状小的透明圆疱,位于上皮内。

(5)角膜上皮糜烂时出现疼痛、畏光、流泪、视力模糊等症状。此类症状多发生在30岁以后。

(四)治疗

用润舒眼药水、素高捷疗眼膏、抗生素眼药水等滴眼,或配戴软性接触镜。

二、颗粒状角膜营养不良

(一)定义

颗粒状角膜营养不良(Granular dystrophy)是角膜基质营养不良之一,为常染色体显性遗传,外显率为97%。光镜下可见角膜实质浅或上皮层内颗粒为玻璃样物质,用Masson三重染色沉着物呈亮红色。

(二)临床表现

病情进展缓慢,视力下降,为双侧性病变。常出现于10岁以前,但很少在中年以前出现症状,角膜糜烂少见。

(三)诊断

(1)双侧对称性角膜病变。

(2)病情进展缓慢,视力下降。

(3)裂隙灯下可见角膜中央部实质浅层有较多散在灰白小点组成的面包渣样混浊,其间有透明角膜分隔,角膜周边不受侵犯。

(四)治疗

(1)视力好时,不需治疗。

(2)较大面积混浊,视力明显下降的,可行角膜移植术。

(3)本病为规律的显性遗传病,外显率高。预防在于遗传咨询。

三、Fuchs角膜内皮营养不良

(一)定义

Fuchs角膜内皮营养不良(Fuchs endothelial dystrophy)是角膜后部营养不良的典型代表。有些患者为常染色体显性遗传。病理改变为角膜变薄,内皮细胞减少,后弹力层增厚,且有滴状赘疣位于其后,此为角膜小滴。实质层水肿,板层间隙加宽,胶原排列紊乱,角膜细胞增多。

(二)临床表现

眩光、视力模糊,特别是在觉醒时为甚,可以进展为严重眼痛。一般在50岁以前很少出现,症状稳定。为常染色体显性遗传。

(三)诊断

(1)本病双眼发病,双侧常不对称。病情进展极缓慢。多见于绝经期妇女。50岁以后症状出现逐渐加重。

(2)早期角膜中央部后面可见滴状赘疣。中期为内皮功能损害,实质层及上皮层水肿;上皮发生大疱,大疱破后则剧痛。晚期大疱性角膜病变病症状缓解,但角膜水肿增厚加重而使视力受损严重。

(四)推荐检查

(1)眼压。

(2)角膜厚度检查确定中央角膜的厚度。

(五)治疗

(1)滴用润舒眼药水、角膜宁眼药水、素高捷疗眼膏。可用高渗盐水(5%氯化钠)滴眼,减轻角膜水肿。

(2)晚期可行穿透性角膜移植术。

四、大疱性角膜病变

(一)定义

大疱性角膜病变(Bullous keratopathy)是由于角膜内皮功能破坏,产生严重的角膜实质水肿、上皮下水肿,发生角膜上皮大疱、视力明显下降的角膜病。

(二)临床表现

视力下降、眼痛、流泪、畏光、眼红和异物感。

(三)诊断

(1)视力下降、眼痛、流泪、畏光和异物感。

(2)裂隙灯下可见角膜表层水痘,水疱大小不等,水疱破裂处荧光素着色。角膜基质混浊。

(四)推荐检查

(1)检查眼压。

(2)散瞳眼底检查:排除黄斑囊样水肿和玻璃体炎症。

(3)荧光素血管造影帮助诊断黄斑囊样水肿。

(五)治疗

同 Fuchs 角膜内皮营养不良的治疗。

(陈世娟)

第三节　角膜炎症

一、细菌性角膜溃疡

(一)定义

细菌性角膜溃疡(Bacterial corneal)是由细菌引起的严重的急性化脓性角膜炎症。

(二)临床表现

(1)发病较急,常在角膜外伤后 24～48 h 发病。

(2)有眼痛、畏光、流泪、眼睑痉挛等刺激症状。

(3)视力下降。

(4)分泌物多。

(5)睫状充血或混合充血。

(6)角膜出现局限性混浊及溃疡,角膜穿孔。

(7)前房积脓。

(三)诊断

(1)急性发病,有外伤史或慢性泪囊炎病史。

(2)有眼痛等刺激症状。

(3)睫状充血或混合充血。

(4)角膜局灶性混浊、溃疡,荧光素染色阳性,角膜穿孔。

(5)实验室检查可找到致病细菌。

(四)推荐检查

细菌学检查:①角膜刮片检查,革兰染色或 Giemsa 染色可找到细菌。②结膜囊细菌培养及药物敏感试验。

(五)治疗

1.治疗原则

结合临床特征与刮片检查结果,及早采用有效抗生素治疗,尽可能使溃疡早日愈合。

2.治疗方法

(1)急性期用高浓度的抗生素眼药水频繁滴眼,如诺氟沙星、庆大霉素、妥布霉素等眼药水。

(2)结膜下注射,如庆大霉素 2 万 U、头孢孟多 100mg、头孢唑啉 100mg,药液量为 0.5mL。如为铜绿假单胞菌感染,可用多黏菌素眼药水滴眼及结膜下注射。

(3)5%碘酊液灼烧角膜溃疡基底及边缘。

(4)有慢性泪囊炎者应及时治疗。

(5)重者为预防虹膜睫状体炎并发症,应用 1%阿托品眼药水散瞳。

(6)其他,热敷、口服维生素等。

二、真菌性角膜炎

(一)定义

真菌性角膜炎(Fungal keratitis)是由真菌侵犯角膜发生的严重的化脓性角膜溃疡,发病前常有植物性眼角膜外伤。眼局部皮质激素和广谱抗生素滥用也可诱发。夏、秋季节发病率高,常见于农民和老年体弱者以及近年有戴接触镜感染者。

(二)临床表现

(1)农作物引起的角膜外伤,病情进展缓慢,病程较长,抗生素治疗无效。

(2)怕光、流泪、眼睑痉挛刺激症状与溃疡大小相比较轻。

(3)视力下降。

(4)角膜病灶稍隆起,表面粗糙、干燥,病灶外周可有结节样灰白卫星灶,病灶周围可见灰白色免疫环。

(5)前房积脓,量多、黏稠,常不成液平面。

(三)诊断

(1)农作物眼外伤史,发病慢,病程长,久治不愈。

(2)与溃疡相比,眼部刺激症状相对较轻。

(3)角膜病灶表面稍隆、干燥,可见卫星灶、免疫环。

(4)前房积脓黏稠,不成液平面。

(5)涂片和培养可找到真菌。

(四)推荐检查

(1)涂片法:在溃疡边缘刮取角膜坏死组织,涂在载玻片上,在显微镜下找真菌丝及孢子。

(2)涂片染色法:病灶组织可用 Giemsa 染色、革兰染色或六胺银染色法等,在显微镜下找到被染色的真菌丝。

(3)真菌培养:用沙氏培养基培养。

(五)治疗

1.原则

及时有效地给予抗真菌治疗,溃疡愈合后继续用药半个月以上,以防复发。禁用皮质激素。

2.治疗方法

(1)抗真菌药物。①咪康唑:用5%葡萄糖液配成1%溶液,滴眼,每小时1次。1%眼膏,每晚1次涂入结膜囊内。结膜下注射10 mg,每日或隔日1次。400～600 mg静脉滴注,1次/日。②酮康唑:每日200～400 mg,口服。③0.2%氟康唑溶液滴眼:每小时1次;0.2%氟康唑溶液0.4mL,结膜下注射,每日或隔日1次;2 mg/mL静脉注射滴注,1次/日,每次100 mL。④克霉唑:1%混悬液滴眼,每小时1次;1%～3%眼膏,2～3次/日;口服1.0 g,3次/日。

(2)其他疗法:①1%～2%碘化钾溶液滴眼,3～4次/日。②2.5%～5%碘酊灼烧溃疡面。用1%丁卡因溶液点眼一次后,用毛笔样棉签蘸碘酊涂溃疡面,再点一次丁卡因,立即用生理盐水冲洗,涂咪康唑眼膏,包盖。注意蘸碘酊不宜过多,以免烧伤健康角膜。③1%阿托品溶液散瞳。

(3)手术疗法:抗真菌治疗病情不能控制,角膜穿孔者可行治疗性穿透性角膜移植术。

三、单纯疱疹性角膜炎

(一)定义

单纯疱疹性角膜炎(herpes simplex keratitis,HSK)是因单纯疱疹病毒感染使角膜形成不同形状和不同深度的混浊或溃疡的角膜炎症,是一种常见的致盲性眼病。其特征是反复发作,近些年发病率有上升的趋势。

(二)临床表现

(1)以前有眼病发作史,病程长,反复发作。

(2)单眼多见。

(3)眼红、疼痛、畏光、流泪。

(4)视力下降。

(5)眼睑皮肤疱疹。

(三)诊断

(1)有热病史等复发诱因,自觉症状同其他型角膜炎。

(2)角膜病变呈树枝状、地图状溃疡及盘状深层混浊等不同形状。

(3)病程长,反复发作。

(4)多为单眼发病,也可双眼发病。

(5)角膜知觉减退。

(四)推荐检查

(1)HSV单克隆抗体诊断药盒:对角膜上皮刮片做病原学诊断,有较好的敏感性和特异性,可迅速出结果。

(2)荧光素标记抗体染色技术:在被感染细胞内可找到特异的颗粒荧光染色,可区分HSV-Ⅰ或Ⅱ病毒。

(3)细胞学检查:刮片HE染色,可见多核巨细胞、核内包涵体。

(4)电镜检查:可查找到病毒颗粒。

(5)人外周血T细胞亚群测定:OKT_3、OKT_4、OKT_8、T_4＜T_8比值。单纯疱疹活动期表现为T_4下降,T_8升高,$T_4/T_8<1$,说明机体处于免疫抑制和免疫调节紊乱状态。

(6)血清学检查:血清中和抗体效价测定,对原发感染有意义。

(7)病毒分离:准备可靠,但需要一定设备条件和时间。

(五)治疗

1.治疗原则

上皮性和溃疡型病变,需用抗病毒药物,禁用激素。因免疫反应引起的盘状角膜炎可谨慎用激素,同时用抗病毒药物。

2.治疗方法

(1)抗病毒药物。①碘苷(疱疹净):0.1%眼药水每1~2 h 1次,或0.5%眼膏5次/日。②阿糖胞苷:结膜下注射0.2%溶液0.3~0.6 mL隔日或每周1~2次。③安西他滨(环胞苷):0.05%眼药水每1~2小时1次或用0.1%眼膏2次/日,也可结膜下注射1%溶液0.3 mL。④阿糖胞苷:3%眼膏5次/日涂眼。⑤阿昔洛韦:0.1%眼药水6次/日,或3%眼膏5次/日,也可口服,200 mg,5次/日;静脉滴注,50 mg/kg,1次/日。⑥曲氟尿苷(三氟胸腺嘧啶核苷):1%~5%溶液,4~6次/日,1%眼膏1次/日。⑦利巴韦林(病毒唑):0.5%溶液,4~6次/日。⑧更昔洛韦(丙氧鸟苷):0.1%~0.2%溶液,每小时1次;0.5%~1%眼膏,2~5次/日。

(2)干扰素:人血白细胞干扰素8万~16万U/mL溶液滴眼,5万~40万U结膜下注射。

(3)聚肌胞:0.1%点眼;结膜下注射1 mg,每周2次;肌内注射2 mg,隔日1次。

(4)左旋咪唑:口服50 mg,2次/日,每周连服3 d。

(5)皮质类固醇:尽量要低浓度,少次数,局部用药为主。并应递减,不可骤停。

(6)清创疗法:①用湿棉棒擦去角膜病变区及其周围溶解组织。②用棉签蘸碘酒涂布溃疡区,用生理盐水冲洗。③用1.5 mm冷冻头,温度为−80 ℃~−60 ℃,冷冻角膜溃疡面,每点3 s,反复2~4次。

(7)手术疗法:病情严重、溃疡或瘢痕大,视力在0.1以下者可行穿透性角膜移植术。

四、棘阿米巴角膜炎

(一)定义

棘阿米巴角膜炎(Acanthamoeba kerafitis)是由棘阿米巴原虫感染引起的一种慢性、进行性、溃疡性角膜炎。通过污染的角膜接触镜、土壤和水源感染角膜而发生,病程约数月。

(二)临床表现

发病初期有异物感、眼部剧痛、眼红、畏光流泪持续数周。

(三)诊断

(1)病史,如配戴角膜接触镜史等。

(2)发病初期有异物感、羞明、流泪、视力下降、眼痛剧烈等症状。

(3)角膜浸润,上皮混浊,假树枝状或局部点状荧光素着色。

(4)角膜基质浸润及沿角膜神经的放射状浸润,形成放射状角膜神经炎。角膜感觉明显减退。

(5)基质形成炎症浸润环,环周有白色卫星灶,中央基质混浊,颇似盘状角膜炎,常有前房积脓。

(四)推荐检查

(1)革兰染色和Giemsa染色组织涂片可见棘阿米巴原虫。

(2)培养采用琼脂大肠杆菌干板,可使污染的接触镜和组织标本内的棘阿米巴原虫生长。

(3)做角膜刮片,必要时做角膜活检,用间接荧光素标记抗体染色或氟化钙白染色做诊断。

(五)治疗

1.药物治疗

(1)0.5%新霉素和普罗帕米(Propamidiu broleue)眼药水,每小时1次,晚上应用,1周以后逐渐减量,疗程4个月以上。

(2)克霉唑、咪康唑或酮康唑眼药膏或眼药水点眼。

2.手术治疗

早期可行上皮清创。如病灶局限、药物治疗失败,可行穿透性角膜移植术。

五、基质性角膜炎

(一)定义

基质性角膜炎(Interstitial keratitis)是位于角膜深层而不形成表面溃疡的非化脓性炎症。

(二)临床表现

(1)眼部疼痛、畏光、流泪、眼红等刺激症状显著。

(2)视力下降,严重者仅有光感。

(3)一般双眼发病。

(三)诊断

(1)眼部疼痛、畏光、流泪等刺激症状显著,视力下降,一般双眼发病。

(2)角膜基质深层有细胞浸润及水肿,后弹力层皱褶,外观呈毛玻璃状。

(3)新生血管在角膜板层间呈暗红色毛刷状,严重者波及全角膜。

(4)房水混浊及有角膜后沉着物。

(5)结核引起的基质炎,基质浸润常为扇形、周边性、单侧性,且更为表浅。

(四)推荐检查

(1)梅毒血清学检查:快速血浆反应素试验(RPR)、荧光素螺旋体抗体吸附试验(FTA—ABS),或微量血清梅毒螺旋体试验(TPHA)。

(2)结核菌素试验。

(3)当 FFA—ABS 或 TPHA 阴性或 PPD 阳性时做 X 线胸片检查。

(4)进一步检查血沉(ERS)、抗核抗体(ANA)、类风湿因子、莱姆滴度。

(五)治疗

(1)局部可用皮质类固醇点眼及球结膜下注射。

(2)1%阿托品溶液点眼,每日 1 次。

(3)病因治疗,如抗梅毒、抗结核和抗病毒治疗等。

(4)浓厚的角膜瘢痕,可行穿透性角膜移植术。

六、神经麻痹性角膜炎

(一)定义

神经麻痹性角膜炎(Neuroparalytic keratitis)是由于三叉神经周围性麻痹,使角膜营养障碍而发生的角膜炎症。

(二)临床表现

眼红,瞬目反应迟钝。

(三)诊断

(1)结膜充血为早期表现。

(2)角膜感觉减退,瞬目反应迟钝,可伴同侧面额皮肤感觉减退等现象。

(3)角膜上皮有水肿脱落,基质层浸润混浊,可形成溃疡。若继发感染,则出现前房积脓及角膜穿孔。

(四)推荐检查

荧光素染色裂隙灯检查。

(五)治疗

(1)局部滴用抗生素眼药水及眼膏并用眼垫包眼。如有继发感染,则按感染性角膜溃疡处理。

(2)长期不愈者,可行睑裂缝合术,待6~12个月后再予打开,并可配戴软性角膜接触镜。

七、暴露性角膜炎

(一)定义

暴露性角膜炎(Exposure keratitis)是由于角膜失去保护而暴露在空气中,引起干燥、上皮脱落而发生感染的角膜炎症。

(二)临床表现

眼部刺激症、烧灼感、单眼或双眼发红,常常晨起时加重。

(三)诊断

(1)有以下病因的相应表现,如眼球突出、眼睑缺损、瘢痕性睑外翻、面神经麻痹、眼轮匝肌麻痹、上睑下垂矫正术后上睑滞留和睑闭合不全、深昏迷、深麻醉状态。

(2)角膜病变常始于暴露的部位,由浅向深部发生,上皮干燥脱落,基质浸润混浊,可形成溃疡。如有继发感染,病情急剧恶化,可引起前房积脓。

(四)推荐检查

(1)荧光素染色裂隙灯检查。

(2)检查各种潜在的病因,如第Ⅶ对脑神经麻痹。

(五)治疗

(1)以治疗病因为主,如眼睑缺损修补术、睑植皮术等。若睑裂闭合不全,可酌情行睑裂缝合术,减轻或解除其闭合不全,或配戴软性接触镜保护角膜上皮。

(2)频滴人工泪液及抗生素眼药水,晚上用抗生素眼膏包盖。

(3)若有继发感染,则按感染性角膜溃疡处理。

八、蚕食性角膜溃疡

(一)定义

蚕食性角膜溃疡(Rodent corneal ulcer or mooren ulcer)是一种边缘性、慢性匐行性、浅层、疼痛性角膜溃疡,常发生于中老年人。

(二)临床表现

多发生于成年人,有剧烈的眼痛、畏光、流泪及视力下降。

(三)诊断

(1)有明显的刺激症状和较重的眼部疼痛,视力减退。

(2)混合充血:溃疡始于角膜周边部,炎症浸润向中央角膜浅层基质层蚕食性缓慢进展,向角膜中央进展缘呈潜掘状。在溃疡进展的同时,原有的溃疡区逐渐由血管化组织填补。

(3)虹膜有炎症反应,后粘连。常并发白内障和继发青光眼。

(四)治疗

目前尚缺乏特效治疗方法。治疗原则是对轻症患者首先采取积极的药物治疗,对疗效欠佳或重症患者采取手术治疗和药物治疗相结合。

(1)免疫抑制药与皮质激素联合系统用药。

(2)球结膜环切术。

(3)板层角膜移植术或穿透性角膜移植术。

九、浅层点状角膜病变

(一)定义

浅层点状角膜病变(Superficial punctuate keratopathy)是一系列累及角膜上皮、上皮基底膜、前弹力层膜及其邻近的角膜浅层基质的点状病变。

(二)临床分型

分为三种类型,即点状上皮角膜炎、点状上皮糜烂和点状上皮下浸润。

(三)诊断

1.点状上皮角膜炎

此型在裂隙灯直照下呈灰白色点状混浊,用荧光素和虎红染色阳性。

2.点状上皮下浸润

此型在裂隙灯下于前弹力层下方的最浅基质层有略带灰白或灰黄色点状浸润,愈合后留薄翳。

3.点状上皮糜烂

此型为上皮单个或多个点状缺损。缺损区透明,其周围角膜上皮水肿。缺损修复后可见上皮有指纹或旋涡状混浊。

(四)推荐检查

荧光素或虎红染色裂隙灯检查。

(五)治疗

(1)病因治疗。

(2)抗炎、抗感染治疗,用含有微量皮质类固醇(0.001%地塞米松)的抗生素眼药水点眼。

(3)改善局部营养及环境,可用人工泪液、素高捷疗眼膏等。

(4)一般禁用热敷,以免局部充血,增强变态反应。

(陈世娟)

第四节　角膜软化症

一、定义

角膜软化症(Keratomalacia)是由于维生素A缺乏引起的一种角膜溶化及坏死的致盲眼病。

二、临床表现

患儿消瘦,精神萎靡,皮肤干燥粗糙呈棘皮状,声音嘶哑,由于消化道及呼吸道的上皮角化,患儿可伴有腹泻或咳嗽。早期症状主要是夜盲,但因幼儿不能诉述,常被忽略。

三、诊断

(1)患儿消瘦,精神萎靡,皮肤干燥粗糙,声音嘶哑。

(2)夜盲:夜间视力不好,暗适应功能差。但因幼儿不能诉述而不被发现。

(3)结膜干燥,在睑裂部近角膜缘的球结膜上出现三角形的尖端向外眦部的干燥斑,称Bitot斑。

(4)角膜早期干燥无光泽,呈雾状混浊,继之溶化坏死形成溃疡、感染,进而穿孔。

四、治疗

(1)病因治疗:积极治疗内科疾病,改善营养。维生素 AD 0.5～1mL/次,每日 1 次,连续10～15次。

(2)用抗生素眼药水或眼膏抗感染。

(3)用 1%阿托品眼膏散瞳防虹膜粘连。

(4)若角膜已穿孔,可行结膜遮盖术或角膜移植术。如眼内容脱出,可行眼球摘除术或眼内容剜除术。

(陈世娟)

第五节　角膜变性

一、老年环

(一)定义

老年环(Arcus senilis)是角膜周边部基质内的类脂质沉着,多见于老年人。如发生在青壮年,则称为青年环(Arcus juvenilis)。

(二)临床表现

常见于老年人,黑色人种更多见。超过 80 岁的老人,几乎都有老年环。该环呈白色,约 1 mm 宽,与角膜缘之间有一透明角膜带分隔。绝大多数为双侧性。

(三)诊断

(1)年龄,多见于老年人。

(2)角膜周边灰白色混浊,先上下,后内外,最后形成环形,宽约 1 mm,外侧边界清楚,内侧边界稍模糊,与角膜缘之间有狭窄的透明带相隔。

(3)对视力无影响。

(四)治疗

不需治疗。

二、角膜带状变性

(一)定义

角膜带状变性(Band-shaped degeneration of cornea)是一种由于营养失调累及前弹力层的表浅角膜钙化变性。

(二)临床表现

视力下降、异物感、角膜上皮缺损等,有时伴有新生血管。

(三)诊断

角膜混浊起始于角膜内外缘的睑裂部位,在前弹力层出现细点状灰白色钙质沉着,混浊的周边侧边缘清楚,与角膜缘之间有一约 1 mm 宽透明的正常角膜组织相间隔。混浊由两侧逐渐向中央扩展,最后连成两端宽,中间窄的带状混浊。对视力有明显影响。

(四)推荐检查

(1)眼压检测,视神经检查。

(2)如果无眼前节疾病或长期青光眼体征,角膜带状变性不能够解释,可考虑以下检查:测血钙、球蛋白、镁、血脂水平、尿素氮、肌酐含量,怀疑痛风时测定尿酸水平。

(五)治疗

(1)轻症无需治疗,混浊严重者可行板层角膜移植术。

(2)要在表面麻醉下刮去角膜上皮,用依地酸二钠(浓度为 0.5%~2%)清洗角膜,利用其发生螯合作用而去除钙质。

(陈世娟)

第六节 角膜先天性异常

一、圆锥角膜

(一)定义

圆锥角膜(Keratoconus)是一种先天性角膜发育异常,表现为角膜中央进行性变薄,向前呈圆锥状突出的角膜病变。多在青春期发病,发展缓慢,多为双侧性,可进行性发生、程度不一,女性多见。

(二)临床表现

从青春期到中年时进行性视力下降,早期为高度不易矫正的散光所致。急性角膜水肿可致视力突然下降、眼痛、眼红、畏光、大量流泪等。

(三)诊断

(1)视力下降,早期为高度不易矫正的散光所致。

(2)角膜顶端变薄呈锥形隆起。

(3)角膜中央部水肿、混浊、瘢痕形成。

(4)极早期圆锥角膜可通过角膜地形图检测发现。

(四)推荐检查

1.检影和屈光检查

寻找不规则散光和红光反射有无水滴或检影。

2.角膜散光仪和角膜地形图

角膜地形图中央和下部角膜陡峭。角膜散光仪检查见不规则旋涡和陡峭。

(五)治疗

(1)轻度圆锥角膜可配硬性角膜接触镜,也可行表层角膜镜片术。

(2)重度者、角膜混浊严重者,可行穿透性角膜移植术。

二、大角膜

(一)定义

大角膜(Macrocornea)指角膜横径大于 12 mm 的一种发育异常,为常染色体隐性或显性遗传。男性多见。

(二)诊断

(1)角膜横径大于 12 mm,角膜透明,眼前部较正常增大。

(2)眼压、眼底和视功能在正常范围。也可有近视或散光。

(三)治疗

无需治疗。

三、小角膜

(一)定义

小角膜(Microcornea)是指角膜横径小于 10 mm 的一种发育异常,为常染色体隐性或显性遗传。

(二)诊断

(1)角膜横径小于 10 mm,角膜扁平,前房较浅,眼球往往相对较小。

(2)视力差或弱视,或有高度远视。

(三)治疗

无需治疗。因易发闭角型青光眼,在该病易发年龄阶段可行激光虹膜周边切除术以预防。

(陈世娟)

第七节　角膜扩张性病变

一、球形角膜

球形角膜是一种出生时即存在以角膜变薄并呈球形隆起的先天性角膜病变,临床上罕见,多为常染色体隐性遗传。

(一)病因

目前病因不明。一般认为是与扁平角膜发病原因相反的一种发育异常,也有人认为该病是大角膜的一种异型或水眼病变过程中止所致。还有人认为,此病与圆锥角膜的发病有着密切的关系,临床上有双眼球形角膜的父亲其儿子患双眼圆锥角膜的报道。

(二)临床表现

角膜均匀变薄并呈球状隆起,尤其在周边部,约为正常角膜厚度的 1/3,有时合并巩膜组织变薄而形成蓝色巩膜。但角膜透明,直径一般正常。如有后弹力层破裂,可发生角膜水肿、混浊。病变为静止性,一般不发展,无明显自觉症状,可有屈光不正存在。

(三)诊断

(1)角膜均匀变薄呈球状隆起,但透明,直径正常。

(2)后弹力层破裂时,角膜急性水肿、混浊。

(3)如合并巩膜组织变薄可形成蓝色巩膜。

(四)鉴别诊断

1.圆锥角膜

角膜中央部进行性变薄并向前呈圆锥状突出;进行性视力减退和严重的不规则散光。裂隙灯检查可见圆锥底部角膜浅层有 Fleischer 环,如角膜后弹力层破裂,角膜水肿、混浊。

2.先天性前葡萄肿

出生后即可见角膜混浊,并向前膨隆,葡萄膜黏附于角膜背面,嵌顿的虹膜隐约出现于菲薄的角膜之后,使角膜发蓝色。

(五)治疗

目前尚无治疗方法,但应嘱患者注意保护眼球,防止外伤,以免引起眼球破裂。

二、后部圆锥角膜

后部圆锥角膜为罕见的角膜后表面异常,单眼发病,迄今报道的所有病例均为女性,无遗传倾向。

(一)病因

病因不明,可能是胚胎期由于某种原因使中胚叶发育不良所致。

(二)临床表现

患者出生时即存在角膜后表面弧度增加,甚至呈锥状,但前表面弧度则保持正常,使角膜中央区相对变薄。角膜基质层可能透明,也可能混浊。如不伴有角膜基质层混浊者,尚能保持较好视力。根据角膜受累的范围可分为局限型和完全型。病变常为静止性,用裂隙灯光学切面检查可明确诊断。患者常有不规则散光,用检影法检查呈现剪动影。

(三)诊断

主要根据患者角膜后表面弧度增加而前表面弧度正常,角膜中央区相对变薄。患者有不规则散光,检影法验光检查呈现剪动影而诊断。

(四)鉴别诊断

本病主要应与圆锥角膜鉴别。后者表现为青少年时期起病,角膜中央部进行性变薄并向前呈圆锥状突出,角膜前后表面弧度均增加。伴有进行性视力减退和严重的不规则散光。裂隙灯检查可见圆锥底部角膜浅层有 Fleischer 环,严重者角膜后弹力层破裂,角膜水肿、混浊。

(五)治疗

目前尚无治疗方法。

三、Terrien 角膜边缘变性

Terrien 角膜边缘变性是一种发生于角膜边缘部的非炎性缓慢进展的角膜变薄性疾病。

(一)病因

本病被认为可能与神经营养障碍或角膜缘部毛细血管的营养障碍有关。近来被认为是一种自身免疫性疾病。

(二)病理

本病被主要是基质层纤维变性,同时有胶原纤维脂质浸润,上皮细胞增生,基底膜和前弹力膜破坏,甚至消失。

角膜基质层变薄,纤维板层结构数目明显减少,新生的肉芽组织及新生的血管伸入。后弹力膜撕裂、缺损或增厚,内皮细胞数日减少,细胞变性。

病变区各层组织均有明显的类脂沉着,常可见到淋巴细胞与浆细胞浸润。

(三)临床表现

10～30 岁发病,多为双眼发病,但病程进展不一致,从发现病变致角膜变薄有时可达 10～20 年以上。男性多于女性。

病变多发生于上半周角膜缘部,也可发生于其他部位或波及全周。早期可无自觉症状,随着病变的发展,可出现轻度刺激征和异物感,但不影响视力。病变晚期,由于病变区角膜膨隆,产生明显的散光而导致不同程度的视力下降。

根据病变的发展,可分为四期。

1.浸润期

角膜周边部出现宽约 2～3 mm 的混浊带，伴有新生血管生长，病变区球结膜轻度充血。

2.变性期

病变区角膜变薄，形成一沟状凹陷。

3.膨隆期

病变区角膜继续变薄，出现单个或多个菲薄囊泡样膨隆区，多位于 10 点、1 点及 5 点处。

4.圆锥角膜期

病变区角膜张力下降，在眼压的作用下病灶向前膨出。并波及中央出现圆锥角膜样改变。严重者组织变薄如纸，当压力过猛或咳嗽时，病变区破裂，导致角膜穿孔，虹膜膨出，继而发生粘连性角膜瘢痕。

裂隙灯下，病变区角膜明显变薄，有新生血管伸入，正常角、结膜结构消失，而上皮层增厚，其他各层模糊不清。

(四)诊断

(1)典型者需具备角膜周边有灰白色浸润、新生血管、脂质沉着、角膜变薄、角膜沟、角膜膨隆及散光。

(2)非典型者假性翼状胬肉、复发性边缘性角膜炎及中央角膜混浊变薄。

(五)治疗

目前尚缺乏有效药物治疗。早期散光可以用光学眼镜矫正。反复发作的炎性改变，可用皮质类固醇激素治疗，亦可试用三氯醋酸烧灼或其他方法烧灼，以减轻散光。

病变晚期，可行结膜瓣遮盖术或板层角膜移植术，手术范围必须大于角膜病变，否则术后仍有复发和继续发展的可能。

四、角膜边缘透明变性

角膜边缘透明变性是一种发生于角膜下方周边部的少见的非炎症性疾病。由于角膜变薄隆起，可引起高度不规则散光，同时可使后弹力膜破裂导致角膜水肿。

(一)病因

病因不明。因其组织学和超微结构的改变与圆锥角膜相似，故有人认为该病变是局限于周边部的圆锥角膜。

(二)临床表现

本病多发生于 20～40 岁年龄的中青年，男女发病率相近，病程进展缓慢，病变可持续数十年。通常有与高度不规则散光有关的视力下降。多在出现畏光、流泪而就诊。

本病多发生在双眼角膜下方，可见宽约 1.2 mm 呈新月形的基质变薄区，与角膜缘之间有 1～2 mm 的正常区域。紧靠变薄区之角膜上皮可出现微小囊样水肿和基质层水肿，可累及视轴区。水肿区后弹力膜可呈灶性、旋涡性或斜行破裂或脱离。

Rodrigues 发现角膜上皮层有不规则增厚，前弹力膜有瘢痕形成，基质层变薄且内皮缺损。部分患者可发生急性角膜水肿。

角膜边缘透明样变性发生角膜水肿的机制，是因为内皮屏障功能丧失而导致后弹力膜破裂或脱离的结果，这可能是由于角膜扩张变形所致。

(三)治疗

因本病可引起高度不规则性散光，可戴用角膜接触镜矫正视力。部分病例需行板层或大口径的穿透性角膜移植术。

(陈世娟)

第八节　接触镜引起的角膜并发症

随着社会的发展，戴角膜接触镜的人数越来越多。角膜接触镜分为硬性、软性、半软性三种。其用途是矫正屈光不正，还能治疗角膜疾病及美容。但由于接触镜直接贴于角膜上，容易对角膜产生不良影响及导致各种并发症。

一、并发症

(一)角膜上皮水肿

角膜上皮水肿由角膜上皮缺氧造成。表现为角膜中央部灰白色混浊。

(二)角膜新生血管

(三)角膜上皮剥脱

角膜上皮剥脱多为机械性损伤所致，常引起剧烈疼痛。

(四)角膜溃疡

角膜溃疡是最严重的并发症。可能导致永久性的损害。

二、预防

(1)要严格掌握戴镜的适应证，不要滥用。

(2)有并发症时应停戴，对症处理。

(3)出现畏光、流泪、眼痛时应马上到医院处理。

(4)无论何种接触镜，即使是长戴型，也不应戴镜过夜。

(5)戴镜者应定期到眼科做检查，并养成良好的个人卫生习惯。

(陈世娟)

第九节　角膜肿瘤

一、角膜皮样瘤

(一)定义

角膜皮样瘤(Dermoid tumor of the cornea)是胚胎性上皮组织移植所致，由皮样结缔组织构成，外面有上皮组织覆盖，含有毛囊和皮脂腺。

(二)临床表现

肿物多位于颞下方球结膜及角膜缘处，为圆形淡黄色实性，表面有纤细的毛发。肿物的角膜区前缘，可见弧形的脂质沉着带。

(三)诊断

(1)多发生在外下方角膜缘外，圆形，呈淡黄或淡红色隆起，表面有细毛，似皮肤。

(2)单眼或双眼发病，可伴发附耳、耳前瘘管，睑缺损等其他先天异常。

(四)治疗

手术切除。必要时可行板层角膜移植或穿透性角膜移植。

二、原位癌

(一)定义

原位癌(Carcinoma in situ)亦称 Bowen 病,是一种角膜结膜上皮内上皮癌。

(二)临床表现

病变好发于角膜结膜交界处,呈灰白色半透明隆起,有血管时呈红色胶样扁平隆起,界限清楚,可局限生长。

(三)诊断

(1)老年人睑裂区角膜结膜交界处白色半透明隆起。如有较多的血管时,呈微红色。

(2)在裂隙灯下肿瘤与正常组织界限分明。

(四)治疗

手术彻底切除。

(陈世娟)

第十节　眼局部使用药物的角膜毒性

目前,眼科局部药物制剂种类繁多,眼科医生在对其疗效感到满意时,药物对眼部组织的潜在损害也逐渐凸现出来。与其他眼组织相比,眼部应用药物可使角膜和结膜出现显著的短时高浓度,导致其细胞功能损伤,同时,现在广泛使用的防腐剂和赋形剂也起到协同损害作用。因此,要对药物的毒性有清晰的认识,避免产生药源性角膜损害。

一、造成眼表上皮损伤

造成眼表上皮损伤的药物有下列几种。①抗真菌药物:如两性霉素 B、益康唑、克霉唑、咪康唑等。②抗病毒药物:特别是非选择性的碘苷、阿糖腺苷、安西他滨等。③抗生素类:其中氨基糖苷类药物在眼用抗生素中对角膜、结膜上皮损害作用最大,其毒性大小依次为:庆大霉素>新霉素>妥布霉素。④表面麻醉剂:如利多卡因、可卡因、丁卡因等。⑤非甾体抗炎药。⑥青光眼用药:如肾上腺素和其左旋异构体、β-受体阻滞剂。⑦各种类型的防腐剂:包括氯苄烷铵、三氯叔丁醇、山梨酸、氯己定等。

眼局部使用药物和眼表上皮直接接触,引起损害的机制可能为以下几个方面:①破坏泪膜稳定性或直接损害对泪膜稳定性起重要作用的微绒毛。②损害上皮细胞微绒毛,降低对基底膜的黏附能力,导致上皮点状脱失,甚至点状角膜炎。③破坏上皮细胞间紧密连接。④抑制上皮细胞有丝分裂和移行,延迟上皮愈合时间。⑤促使结膜下淋巴细胞向浆细胞转化。⑥作为抗原引起抗原抗体复合物反应。⑦过敏反应。

二、抑制角膜基质细胞活性、延迟基质愈合

碘苷、阿糖腺苷、安西他滨均表现出延迟角膜基质愈合的作用。喹诺酮类药物对角膜基质细胞增殖有一定的抑制作用,其中环丙沙星抑增殖作用最强。地塞米松溶液可减慢角膜基质中角蛋白的硫基化,降低角膜移植术后创口的张力强度。麻醉剂中的丁卡因和普鲁卡因对角膜基质细胞有较明显的毒性作用,而且与浓度以及接触时间呈正相关。

三、药物在角膜中蓄积引起沉淀或色素沉着

长期使用环丙沙星可能在角膜基质中出现药物结晶沉积,甚至在上皮缺损区形成和基质紧密结合的

药物性白斑，严重影响视力。磺胺类制剂长期，可在睑结膜下形成药物性结石，甚至在角膜基质层形成药物性白斑。硝酸银局部使用可在角膜后弹力层中产生灰黄色银沉淀。肾上腺素类制剂使用时间超过1年，有可能出现结膜色素沉着，角膜上皮缺损时，色素也可沉积于角膜前弹力层和基质。防腐剂中的硫柳汞也可引起角结膜色素沉着。

四、降低角膜敏感性

如β-受体阻滞剂、高浓度(30%)的磺胺制剂等。

角膜内皮位于角膜最内层，上皮和基质的屏障作用使其受药物损伤的可能性较小。但在短期、频繁、高浓度用药，同时角膜上皮和基质受损的情况下，这种风险增加，如毒性较大的药物不慎进入前房，将导致无法挽回的损失。

因此，临床眼科医生要重视眼局部使用药物的毒性，在选择药物时，根据疾病种类、眼部微环境、药物特性和毒副作用等综合考虑。①局部频繁使用具有上皮毒性的药物可使角膜、结膜出现显著的短时药物高浓度，导致上皮损伤，当角膜缘干细胞异常或角膜上皮功能障碍时，这一毒害作用对脆弱的上皮将是致命的打击，削弱其眼表第一屏障的作用。因此，角膜上皮存在复发性糜烂、点状角膜炎/溃疡时，避免一切不必要的用药，以加速创伤愈合，可能的情况下，应替代使用无防腐剂药物，如油膏或外科配制无菌载体。②基质细胞分泌胶原在角膜创伤愈合过程中起重要作用，某些药物在基质内高浓度蓄积，将会抑制基质细胞增殖活性，影响病程预后。所以，眼化学伤、角膜溃疡、角膜手术后的患者，避免使用影响创伤愈合的药物。③泪液功能异常以及严重干眼患者，因其眼表缺乏泪液对药物浓度的稀释和冲刷作用，频繁和长时间局部用药易造成累积细胞毒效应，现在广泛使用的药物赋形剂增加了这一风险。选择药物时需格外谨慎。

(陈世娟)

第十一节　角膜手术

一、角膜移植术

角膜移植术是用健康透明的供体角膜，替换已遮挡患眼视轴的或即将导致丧失眼球完整性的病变角膜。供体角膜的来源，有自体、同种和异种之分。手术目的主要为改善视力者，称为光学性角膜移植术；为去除感染病灶或为减轻疼痛、阻止病变恶化者，称为治疗性角膜移植术；为保持组织结构的完整性者，称为整复性角膜移植术；为改善外观者，称为美容性角膜移植术。

临床上常用的手术方式有穿透性(全层)角膜移植术与板层角膜移植术两种。

(一)穿透性角膜移植术

穿透性角膜移植术(penetrating keratoplasty，PKP)是切通全层角膜的移植手术。由于显微手术的引进，缝线、显微手术器械的发展，使技术操作更为精湛。加以人们对角膜内皮细胞功能的了解，使供体材料的保存和选择更加完善。此外，新的免疫抑制药物的问世，使手术后的排斥反应明显减轻。以上这些因素都使穿透性角膜移植的成功率大为提高，手术的适应证也得以扩大，成为当今主要的复明手术之一。但因为本手术的并发症较多，而且有些还较严重，因此，对术后并发症的早期发现，早期防治极为重要。除此之外，获得患者及其家属术前的理解和术后的合作，也是取得手术成功的重要环节。

1.影响手术成功的主要因素

(1)供体组织：为避免疾病传播，对有污染和混浊的供体角膜或患有全身脓毒血症及病毒性中枢神经系统疾病患者的供体角膜不宜选用。为保持角膜内皮细胞有足够的功能，供体眼球应于死亡后6 h内摘取；供体角膜内皮细胞密度最好在2000个/mm^2以上；选用4 ℃湿房保存者应在24 h内使用，采用M-K

液保存者应在 48 h 内使用，应用 K-液或 Optisol 液保存者则不宜超过 7 d。

(2)受体组织：宿主角膜本身原有病变的性质和严重程度，直接影响手术的成功率。有活动性炎症与深层角膜血管新生者，预后较差；患眼伴随的其他眼病，如青光眼、葡萄膜炎和干眼症等均应事先予以治疗，否则会导致手术失败。

(3)其他：如手术器械的完善、手术技巧的娴熟程度、术前的准备、术后的护理等均可影响手术的成功率。

2.手术适应证

(1)视力：双眼视力均小于 0.02 者可考虑手术。双眼视力虽可达 0.1，但视力日趋下降者(如 Fuchs 角膜内皮营养不良)，可考虑先在视力较差的眼上手术。如为独眼者应慎重，并应向患者及家属详细交代病情和预后。

(2)疾病：①角膜失代偿为当前最多见的手术适应证。20 世纪 50 年代，很少有人认为白内障术后引起的无晶状体性大泡性角膜病变(aphakic bullous keratopathy，ABK)行角膜移植术后能获成功，而现在行穿透性角膜移植术后植片透明率可达 65%～90%，视力≥0.5 者可达 35%～68%。自开展人工晶状体植入术后，眼科临床出现了假晶状体性大泡性角膜病变(pseudophakic bullous keratopathy，PBK)，其手术后植片透明率高达 80%～95%，视力≥0.5 者可达 16%～78%。②圆锥角膜由于进行性角膜前突，近视散光性屈光不止度数不断增加，可使视力明显减退。有时角膜曲率半径过小，无法配戴角膜接触镜时而需手术矫治。③角膜瘢痕无活动性炎症，新生血管表浅稀疏者，行穿透性角膜移植术后的预后较佳。④角膜营养不良为内皮性(Fuchs)者或实质层者，如影响视力严重时可考虑行穿透性角膜移植术。⑤严重的晚期角膜感染性疾病，如真菌性角膜炎因病情不能控制，角膜行将毁坏时，可考虑行穿透性角膜移植术。

3.手术禁忌证

(1)全身性：患者心肺功能不良，不能承受手术者为绝对禁忌证。严重肝、肾功能不全且失代偿期的患者亦不应手术。其他如年老体弱、营养不良、糖尿病、低智及术后不能随访者为相对禁忌证。

(2)眼部：严重化学烧伤、放射性烧伤、中重度干眼如眼类天疱疮与 Stevens-Johnson 综合征、神经麻痹性角膜病变、眼睑缺损、青光眼、上皮植入、前房劈裂综合征、多次角膜移植失败、弱视及眼底病影响视功能者为相对禁忌证。内眼手术后的炎症反应及其他原因引起的活动性炎症均为相对禁忌证，应待炎症完全消退 6 个月以后再行手术。

4.手术方法

(1)术前准备：与一般内眼手术相同，包括泪道冲洗及结膜囊内滴用抗生素等。此外，对有透明晶状体的眼拟行手术者，术前一小时开始，应局部滴用 2%匹罗卡品，每 10 min 1 次，共 3 次，使瞳孔缩小，或术中用卡米可林缩瞳，以保护晶状体不致受损伤。对合并有白内障者，拟同期施行角膜移植联合白内障摘除术时，术前应不散瞳或轻度散瞳，以免晶状体核娩出后玻璃体前突带来的风险。

(2)消毒、麻醉和降眼压的方法：与白内障手术相同，而且更为强调降眼压的重要性。如果行角膜移植联合白内障摘除加人工晶体植入二联术时，要求眼压低于 10 mmHg。术中无后房正压可以明显减少术中并发症的发生。

(3)暴露、固定与支撑眼球：使用的开睑器不能对眼球有压迫，眼裂过小时可行外眦切开。常用的固定与支撑眼球方法是在角膜缘外的浅层巩膜上缝一 Fleiringa 环，缝合时要注意匀称，勿使眼球扭曲。亦可采用上直肌与下直肌腱同时牵引的方法固定眼球。

(4)决定植片的大小：理想植片的大小为 7.5 mm±1.0 mm，过小的植片易引起术后散光，植片太大则邻近角膜缘，易形成新生血管、周边虹膜前粘连及继发性青光眼。可先试放环钻于宿主角膜中心病变处，轻压使之成环形划痕，以估量植片大小是否合适。

(5)切取供体角膜：此步骤一定要在切除宿主病变角膜之前施行，以免供体角膜切取失误时无备用角膜材料。切取供体角膜的方法有两种。一种是从完整供体眼球的角膜上皮细胞侧切取；另一种是从角巩膜片的内皮细胞侧钻取。实践证明从内皮面切取比从上皮面切取对角膜内皮细胞的损伤要小，而且边缘整齐。角巩膜片可从贮存液中获取，亦可从湿房保存的完整供体眼球上剪切下来。剪切时应在手术台旁另设一无菌操作台，用消毒纱布将已用无菌盐水及抗生素液先行冲洗过的供体眼球，在角膜缘外 6 mm 处包紧固定；以锐利尖刀在角膜缘外 2～3 mm 处行与角膜缘平行的巩膜切开，此时切勿损伤其下的葡萄膜组织，勿进入玻璃体腔内、仅达睫状体上腔。用角膜剪在睫状体上腔扩大切口达 360°。查验切口无未断的巩膜纤维组织后，用牙镊轻轻提起巩膜瓣，另一手同时用虹膜铲压睫状体向下，将角巩膜片在无前房消失的情况下取下，将内皮细胞侧向上放置于聚四氟乙烯(Teflon)切割台上。选用比切植床大 0.25 mm(无晶状体眼可大 0.5 mm)的环钻，在供体角巩膜片中央垂直冲切。听到组织断裂声后，轻轻前后摇摆环钻，检查无残留未切透的组织后再提出环钻。套在环钻上的角巩膜残边送做细菌培养，切割台上的供体角膜片上滴以黏弹物质或组织培养液后盖罩以防干燥。

(6)制备受床：即切除宿主角膜中心部病变。术者一手用镊抓住支撑环或水平方向角膜缘外浅层巩膜，以固定眼球，另一手将环钻置于已环形划痕的病变角膜中央部，用拇中或拇示两个手指正反旋转环钻下切角膜。为避免眼内其他组织受损伤，最好钻深达角膜全厚的 3/4 为宜，再以锐利尖刀在鼻侧或颞侧切透全层，前房注入缩瞳剂卡米可林和透明质酸钠。分别用左、右手角膜剪将病变角膜片垂直剪下，注意勿损伤虹膜与晶状体。

(7)植受联接：先将黏弹物质注入晶状体及虹膜前植孔内，用 Paton 铲将供体植片自上皮面将其移出切割台(在移出过程中要注意保持内皮面向上勿让器械触及，以免损伤内皮细胞)，小心谨慎地将其覆盖于植床上，稍加对位。以锐利的铲针 10-0 尼龙线将植片缝于受体植床上。缝合方法有几种，有间断缝合、单连续缝合、双连续缝合或间断加连续缝合等。无论采用何种缝合方法，都须先缝 4 根定位基线，依次为 12：00、6：00、3：00 和 9：00 处。其中第二针 6：00 处出植床的位置至为重要，摆放适宜可使植片与植床均匀对位，术后散光较小。缝合时每针力求深达 90%厚度，呈放射状。每象限最好缝合 4 至 6 针，结扎缝线要松紧适度，线结埋于受床侧上皮下。术中应保持前房不消失，结束手术前要用纤维海绵轻压创缘，查看有无溢水现象，必要时需加针缝合，以便达到创缘闭合呈水密程度。在手术显微镜下用散光盘指导下调整缝线，消除术中散光。最后，拆除支撑环或牵引线，结膜下注射抗生素与糖皮质激素，结膜囊内涂以消炎眼膏，双眼垫盖，术眼加盖铅罩，手术结束。

5.术后处理

(1)体力活动程度：由于现代显微手术方法已使植-受联接处的创缘达水密程度的闭合，因而不再需要患者绝对安静卧床、固定头部及进流质饮食等。患者可保持日常起居与饮食。但要使患者充分理解创缘闭合的薄弱性，术后要绝对避免对眼球的直接碰撞。术后一年内不宜做剧烈运动，儿童患者尤应注意。

(2)术后用药：前三天可全身静脉滴注广谱抗生素及糖皮质激素，以防止眼内感染并减轻炎症反应。术后第 4 天起改为局部滴用广谱抗生素及糖皮质激素，每日 2～4 次。如无感染迹象而且角膜上皮层完好无缺时，术后三周可停止滴用局部抗生素。糖皮质激素的滴用，可由每日 4 次开始，随着炎症的消退，滴用频度可逐渐递减。通常在术后一个月时每日滴药 3 次，以后每月减 1 次。到每日滴用 1 次后，可持续到术后半年，再改为隔日滴药 1 次继用半年。为防止产生激素性青光眼，可选用氟美龙(FML)滴用。

(3)拆线：由于现代显微手术采用 10-0 尼龙缝线缝合创缘，使得创缘处的炎症反应明显减轻，因而角膜植片透明率大为提高。但是创缘的愈合时间也较前更为延长，因而绝不能按照丝线缝合创缘愈合早的传统拆线时间来拆线，以免导致创口裂开，前房消失等并发症。有时创缘已愈合却未及时拆线，瘢痕收缩使线套变松成为刺激原，不仅增加分泌物，还可诱发血管新生，导致排斥反应。

一般拆线时间约在术后三个月开始陆续拆除间断缝线，约在术后半年或更多一些时间，方能全部拆除。每次拆除的缝线要选择对眼有刺激而又不起联接作用的缝线，如周围有血管新生或线套变松者。对于连续缝线可酌情延迟拆线时间，有些老年患者创缘愈合程度较差，则应在术后七个月至一年或更长一些时间再拆除。儿童则相反，因其创口愈合快则应早日拆除。拆线时要注意眼压及结膜囊清洁情况，要在眼压正常、结膜囊无分泌物时拆线。

(4)追踪观察：术后一周内应每日行裂隙灯检查，如无特殊改变，第二周可隔日检查一次，第三周可每周检查两次，一个月后每周检查一次，三个月后可由每两周检查一次递减为每六周检查一次。一年后复查次数可再减少，但应提醒患者，术眼有不舒适症状时应及时就诊检查，以免贻误病情。

术后早期应注意观察植片透明度及中心角膜厚度，同时应注意创缘闭合情况、供体角膜上皮缺损范围、前房深浅程度、虹膜炎症反应轻重，眼内压是否正常以及有无感染迹象等。随后的复查，除仍应观察植片透明度外，还应注意观察原发病的复发及并发症的出现。

6.术后并发症的防治

(1)浅前房：术后 24 h 发现前房浅时，多为创缘闭合不佳或伤口裂开所致。如范围超过 30°(一个钟点)者应修复，重新缝合。小范围者，用绷带包扎眼部后即可形成前房。术后数日前房开始变浅者，多为瞳孔阻滞所致，应予散瞳或行激光虹膜切开术。

(2)青光眼：是导致手术失败的主要原因之一，发生原因除原已患本病外，术后由于炎症、房角塌陷、药物不良反应等因素亦可引发青光眼。其发生率高达 34%。因此术后要经常注意观察眼内压。并且在用药物控制炎症时，尽量选择非激素类药物。控制眼内压的方法除局部和全身用药(如 β-肾上腺素能阻滞剂、左旋肾上腺素、缩瞳药及碳酸酐酶抑制剂等)外，还可行激光小梁成形术、经巩膜睫状体光凝术及睫状体冷凝术。如行小梁切除等渗漏手术时，需极为小心地保护植片内皮活性，维持前房不消失。

(3)感染：轻者仅为缝线脓肿(约术后 1 个月出现)，应做脓液细菌培养，局部滴用广谱抗生素，并拆除此感染缝线。术后早期如发生眼内感染，应按眼内炎积极治疗。

(4)排斥反应：当宿主的免疫系统识别出植片中的异源性抗原时，即产生免疫反应，并将其摧毁，使植片失活、手术失败。其发生率约为 23%，但在年轻患者中较老年患者为高。角膜新生血管较多者，其发生率大于 50%。由于及时应用免疫抑制剂，可明显减轻病情，挽救植片使之存活，因而要早期诊断、早期治疗。排斥反应的诊断依据是，术后一直透明且无眼前节炎症的植片于 10 d 后(如为再次角膜移植手术，排斥反应可提前)迅速发生眼前节的炎症，如睫状充血、角膜水肿、角膜后壁沉着物(KP)增加、前房闪辉阳性等。植片多数在邻近血管新生处出现节段性炎症和混浊，其临床分型有：

上皮型：此型炎症反应较轻，充血不明显，其特点是出现一条微高起的界限清楚的弧形上皮排斥线，自植片周边开始向中央进展，排斥线用荧光素或玫瑰红染色可着染，是植片上皮被毁的表现，排斥线后面的上皮粗糙不平，是受体上皮移行修复的结果。此型对视力影响小，病程较短(数日至数周)。据统计发生率约为 10%，但多伴随有其他型排斥反应相继出现。

上皮下浸润型：在上皮下紧邻 Bowman 层处散在有灰白色浸润斑，直径约 0.2～0.5 mm 大小，与流行性角膜结膜炎的表现很近似，但无结膜炎症状，而且只限于供体植片上发生。可有轻度前房反应及虹膜炎表现，往往是更为严重的排斥反应(多为内皮型)的先兆。

内皮型：是排斥反应中较为严重的一种，患者可有眼红、疼痛和视力下降的主诉，前房有中度反应，KP 可以弥漫散在，也可以呈链条状排列，出现在植片的内皮上，由周边向中央移行，称为内皮排斥线(亦称 khoda-doust 线)。当内皮细胞被毁严重时，角膜实质层水肿、狄氏膜皱褶出现，角膜出现混浊。如治疗及时，终止排斥反应，植片内皮尚能保留一定的功能贮备时(内皮细胞密度至少应在 500 个/mm^2)，约有 12%的病例的植片可以恢复透明。所以一旦出现排斥反应征象，应局部加强滴用糖皮质激素，如 1%泼尼松龙眼药水，白天每小时 1 次。并可根据病情给予结膜下注射糖皮质激素、口服泼尼松龙 80mg 每日1 次。一周后如病情有好转，全身激素可停用，局部滴药可减为每两小时 1 次。第 3 周后递减，至 6 个月时减至隔日滴用 1 次，再维持半年。对有糖尿病和消化性溃疡的患者应避免全身应用糖皮质激素。

其他的免疫抑制剂如 1%～2%的环孢素 A(cyclos porinA，CsA)滴眼液局部滴用每 2 小时一次，联合 1%泼尼松龙滴眼液，病情严重者可口服 CsA 加泼尼松联合应用。FK-506 的免疫抑制特性与 CsA 类似，但效力更强，目前尚无商品化的滴眼液。对于高危角膜移植者，有文献报道在手术结束时前房内植入 CsA 药物缓释系统，可有效减少角膜移植术后排斥反应。

(5)大散光：光学性角膜移植术后，不仅要求植片存活透明，而且要达到提高视力的目的。穿透性角膜移植术后出现大散光的现象屡见不鲜。其原因有：①供体角膜原有散光：如有条件术前用角膜镜映照供体角膜可进行筛选;②切割供体角膜方式:从完整眼球的角膜上皮侧钻取供体角膜片的方式,不如从角巩膜片的内皮侧冲切的角膜片边缘锐利、整齐、垂直,故以后一种切割方式为佳;③宿主固有的疾病,使其曲率或厚度不正常:如原有圆锥角膜或原有血管形成,使创口愈合的速度不一致;④受体钻切角膜片时的误差:由于眼内压过低,开睑器或直肌牵引线压陷眼球,可将受体角膜钻成椭圆形。有时 Fleiringa 环未能均匀地缝在浅层巩膜上,也可以造成形状扭曲;⑤环钻时偏离光轴中心(供体和/或受体);⑥供-受角膜不匹配;⑦缝合方式的影响:定位的 4 针中,第 2 针一定要与第 1 针呈一直线,否则植片扭曲。缝合的每针间距要尽量均一。有人认为单根连续缝合可减少术后散光。亦有人主张采用间断缝合联合单连续缝合可早期拆除已愈合的间断缝线,减少散光;⑧手术中未使用手术角膜曲率计协助调整缝线的松紧程度。

防治术后大散光的方法除注意防范以上所提及的各种原因外,术后可在角膜地形图指导下,早期采用选择性拆线法进行矫正。为减少术后发生大散光,有人主张创口缝合方式用 10-0 尼龙缝线间断缝合 12 针,再同时以 11-0 尼龙缝线连续缝合 12 针。术后 1 个月开始,每两周 1 次将引起散光大于 3D 的较紧间断缝线拆除 1 或 2 针,此为选择性拆线法。虽然拆线较早,但连续缝线仍存在,既起闭合创口的作用,同时还起调整创缘、对合松紧适度的作用。

待全部缝线均已拆除后,观察 1～3 个月。若散光仍较大时,可行松解性角膜切开术或准分子激光角膜散光切削术治疗。

(二)板层角膜移植术

板层角膜移植术(Lameller keratoplasty,LKP)是一种切取部分角膜厚度(板层、非穿透性)的角膜移植手术,必要时可以仅留下后弹力膜及内皮细胞层,称为深板层角膜移植。

1.手术适应证

患眼角膜内皮细胞功能正常而角膜病变位于实质层者适宜行 LKP 术,如角膜炎症、外伤或感染遗留的基质瘢痕;深基质层以前的角膜变性、营养不良等。

2.手术禁忌证

①粘连性角膜白斑;②角膜有活动性炎症;③角膜缘干细胞缺乏;④有明显干眼者。

3.术前检查及准备

与 PKP 术相同。

4.手术方法

由于分离病变角膜、制备制床时有可能过深,甚至穿入前房,因此,最好在做此手术时,按 PKP 术准备好新鲜角膜,先做植床,后制备植片。

(1)术前准备和麻醉与 PKP 相同。

(2)先制备宿主植床:首先依据病变的大小选择合适的环钻,环钻的大小以能全部切除病灶为依据。以角膜中央为中心与眼球垂直环钻,钻切深度约 0.3 mm,用角膜分离器和虹膜恢复器做板层分离,并切下病变角膜,若切除深度不够,可再进一步多次板层切除病变组织,直至将病灶全部切除。

(3)植片的制备:按照植床的形状与大小,在供体角膜上剖切比植床直径大 0.5～1 mm 的深板层植片,用于板层移植的角膜材料不要求供体角膜内皮具有活性,所以经常使用干燥保存和甘油保存的角膜片。使用前需先将角膜片在含有广谱抗生素的生理盐水中灭菌复水半小时。角膜片复水后因水肿混浊,剖切时应注意要有足够深度,以免缝合后植片脱水厚度不足。剖切角膜片时,有学者采用睑板腺囊肿夹协助完成。先用纱布包一约 2 cm 大小、约 1 cm 厚的硅海绵,将角膜片置于其上,用睑板腺囊肿夹将角膜片连同其下纱布包裹的硅海绵一同环形夹住,角膜片如同位于完整的眼球上一样,具有一定曲率和坚韧度,剖切时毫无困难。

(4)缝合:以 10-0 尼龙线对位缝合,可行连续缝合或间断缝合 16 针,线结应埋藏于受体侧植床。

(5)结膜下注射广谱抗生素和糖皮质激素。

(6)结膜囊内涂以消炎眼膏后加压包扎。

5.术后处理

术后眼部包扎 48 h 后换药,观察植片位置,透明程度,有无并发症。术后前两天可全身给予广谱抗生素和糖皮质激素,以预防感染和减轻炎症反应,术后第 3 天开始局部滴抗生素与糖皮质激素眼药,每日 4 次,0.5%CsA 点眼每日 3 次,术后 3～6 个月拆线。

6.并发症的预防

(1)制备植床时穿入前房:应以预防为主。一旦穿入而且裂口很大时,应改为 PKP。

(2)层间积血:术中彻底切除或灼烙封闭血管,缝合前充分冲洗,不使层间积血。

(3)术后双前房:因术中植床穿孔所致,穿孔小时,加压包扎可使假前房中液体逐渐吸收消失。观察 1 周后不见好转者,可再行 PKP。

(三)深板层内皮角膜移植术

深板层内皮角膜移植术(deep lamellar endothelial keratoplasty,DLEK)是近年来开展的治疗大泡性角膜病变及角膜内皮营养不良等的一种新方法,该方法是切除受体角膜深层基质、后弹力层和角膜内皮,保留其前部角膜的术式。其优点是不影响角膜前部曲率,散光和屈光度仅有轻微改变,同时,DLEK 移植的仅为少量的角膜基质及内皮,与常规的 PKP 相比,其植片的移植抗原量较少,因此,术后移植排斥的发生率相对较低。其缺点是操作较复杂,目前国内外文献报道的病例尚不多。

(四)角膜缘干细胞移植术

角膜缘干细胞的增殖和分化是角膜上皮细胞生生不息的源泉。角膜缘干细胞缺乏(limbal stem cell deficiency,LSCD)可导致角膜结膜化、角膜新生血管、持续性角膜溃疡以及慢性眼表炎症,从而使视力严重受损。对于合并 LSCD 的严重眼表疾病,单行 PKP 或 LKP 效果往往较差,该类患者必须首先行角膜缘干细胞移植术(limbal transplantation)。

治疗 LSCD 的常用方法:

1.自体角膜缘干细胞移植(limbalautograft)

适用于单眼患病者。①消毒、麻醉同一般眼前节显微手术;②制备植床:清除患眼纤维血管翳组织;③于对侧健眼角膜缘上、下方各取一片 2.5 mm×10 mm 大小的植片(范围从透明角膜前 0.5 mm 至角膜缘后约 1 mm 的巩膜),板层部分尽可能薄的植片;④将健眼移植片对应缝合于植床上,用 10-0 尼龙线间断缝合角膜侧,8-0 可吸收线缝合巩膜侧,该方法的优点是自体取材,不存在排斥反应。缺点是如取材过大,可致健眼 LSCD。

2.同种异体角膜缘移植(keratolimbalallograft)

适用于双眼恶病者。①消毒、麻醉同一般眼前节显微手术;②制备植床:清除患眼纤维血管翳组织;③从新鲜供体眼球上取带角膜缘上皮的植片 4～6 片,其宽度同自体移植取材;④缝合方法同自体角膜缘移植,应尽可能使移植片连成一环形,以阻挡新生血管的形成。

3.干细胞的培养和移植

近年来,有报道取约 1 mm^2 大小的自体角膜缘细胞培养于羊膜上,然后移植到患眼,成功修复了患眼角膜表面。也有作者将自体骨髓间充质干细胞培养于羊膜上成功治疗眼表疾病,但这些技术尚有一些问题没有解决,如移植的载体、培养细胞移植后的转归等。随着这些问题的解决,LSCD 的治疗将翻开新的篇章。

二、角膜屈光手术

角膜屈光手术是指在角膜上进行的手术,通过改变角膜表面的形态矫正眼的屈光不正,包括近视、远视和散光。依据手术方法的不同可分为:①角膜切开术(keratotomy):包括放射状角膜切开术(radial keratotomy,RK)和散光性角膜切开术(astigmatic keratotomy,AK);②板层角膜屈光成形术(lamellar refractive keratoplasty):包括角膜磨镶术(keratomileusis)、角膜镜片术(keratopkakia)、表面角膜镜片术(epikeratophakia)、自动或手动板层角膜成形术(automated/manual lamellar keratoplasty,ALK/MLK)、角膜基质内环植入术(intrastromal corneal ring,ICR)、角膜内镜片植入术(intracorneal lenses,ICL)。③激光角膜屈光手术:包括准分子激光屈光性角膜切削术(photore fractive keratectomy,PRK)、准分子激光原位角膜磨镶术(laser in situ of keratomileusis,LASIK)、准分子激光上皮下角膜磨镶术(laser epithelial keratomileusis,LASEK)、Epi-LASIK 以及激光角膜热成形术(laser thermokeraoto plasty,LTK)。

(一)放射状角膜切开术(RK)及散光性角膜切开术(AK)

此种手术是采用从角膜光学区外自上皮面切开角膜,使中央角膜变平以减轻近视度数的手术方法。自 20 世纪 70 年代初期俄罗斯医生 Fyodorov 改良了日本 Sato 的术式后,由于方法简便,设备投入少,费用低,很快在全世界范围内普遍地开展起来。手术矫正量取决于光学区的大小、切口的数量和深度。其主要的并发症有角膜穿孔、屈光欠矫或过矫、视力波动、眩光和角膜伤口愈合延迟,眼内炎、外伤性白内障和角膜内皮细胞减少也有报道。近年来,随着准分子激光角膜屈光手术的广泛开展及其所显示的优势,RK 手术在世界范围内的应用已明显减少,少数地区仍在应用该技术。其适应证为:年龄大于 18 岁,已停戴角膜接触镜一个月以上,近视度数−2.00 D～−4.00 D,手术参数:光学区直径 3～4 mm,切口深度:光学区边缘的 90%,切开条数:4～8 条。

尽管 RK 手术有逐渐淘汰的趋势,但 AK 仍广泛应用于临床。该方法通过切开较陡子午线的角膜而达到矫正角膜散光的目的。

适应证:穿透性角膜移植术后散光、白内障摘除术后的角膜散光及其他原因所致的角膜散光。术前先确定角膜的散光轴向、度数及角膜厚度,术中按散光轴及散光度数的大小选择适当部位、光学区大小、切开长度、切开方式。

切开方式有:①直线形或弧形角膜切开;②间断横行切开。③Ruiz梯形切开。切开深度为 85%角膜厚度。AR 矫正角膜散光有限,目前角膜大散光多采用准分子激光角膜屈光术矫正。

(二)准分子激光屈光性角膜切削术(PRK)

准分子激光(excimer laser)的二聚体被激活后所产生的高光子能量(6.4 eV)高于角膜组织中肽链与碳酸分子间的维持能量(3.4 eV),能将角膜组织的分子键打断而产生光化学分解作用。波长为 193 nm 的氟化氩(ArF)准分子激光,其特性为光子能量大、波长极短,为紫外光,此激光对组织的穿透能力极弱,仅被组织表面吸收,每一脉冲可切削 0.25 μm 厚度的角膜组织,对周围组织无损伤或损伤极微,且无热效应。

PRK 矫正屈光不正的原理为应用准分子激光切削角膜中央前表面,即去除角膜的前弹力层和浅层基质,使角膜中央变平矫正近视或变陡矫正远视。

1.手术适应证

年龄大于 18 岁,屈光度小于−6.00 D,且稳定 2 年以上,矫正视力大于 0.5。

2.手术禁忌证

圆锥角膜,严重的干眼,病毒性角膜炎活动期,青光眼及虹膜睫状体炎等。

3.术前检查

①视力:需检查裸眼视力及矫正视力;②屈光状态:需进行散瞳验光及显然验光;③眼前节及眼底检查;④测量眼内压;⑤角膜特殊检查,包括用超声测厚仪测量角膜不同部位的厚度;角膜地形图检查,排除早期圆锥角膜;角膜内皮镜检查,了解角膜内皮细胞的情况;⑥用 A 型超声测定眼轴长;⑦有条件者测量视觉对比敏感度和波阵面像差;⑧泪液分泌试验或泪膜破裂时间(BUT)测定,排出干眼的可能性。

术前滴抗生素眼药水三天,每日三次或每小时一次,共 8 次,术前预防性应用人工泪液等润滑剂以减轻术后干眼症状。

4.手术方法

术前应向患者讲清手术过程,使其充分理解,积极配合。

(1)常规洗眼消毒、铺巾。

(2)局部滴表面麻醉剂 2～3 次，必要时术前 5 分钟滴一次非甾体消炎药止痛，滴缩血管药以减轻充血。

(3)在切削直径范围内去上皮，用机械、激光或化学法去上皮。

(4)嘱患者注视机内的同光轴闪烁光源，此时角膜中心与激光束轴线呈垂直状，保持眼球固定。

(5)激光切削：激光切削前应再次核对治疗参数，并尽快完成切削过程，以免角膜过分干燥影响治疗效果。

(6)切削完毕，结膜囊涂以抗生素眼膏，眼垫包扎术眼或戴抛弃型角膜接触镜。

5.术后处理

(1)术后因角膜上皮缺损，患者有疼痛感，给予镇痛或镇静剂以减轻症状。

(2)术后前三天内每日复查，观察上皮愈合情况、有无感染迹象等。

(3)抗生素滴用到局部上皮愈合后停用。

(4)角膜上皮愈合后，局部开始滴糖皮质激素眼药水，以减轻局部炎症反应，有利于胶原纤维的重塑。术后常规使用糖皮质激素眼药水四个月，术后第一个月，每日 4 次，第二个月，每日 3 次，第三个月，每日两次，第四个月每日一次。长期应用糖皮质激素眼药水，应密切观察眼压的变化，避免青光眼的漏诊。

(5)定期追踪观察，术后前三天、术后 1 周、1 个月、3 个月、6 个月、1 年和 2 年观察患者的视力、屈光状态、眼内压、眼前节及眼底。注意角膜的透明性、光滑性、角膜前表面的曲率、角膜地形图的变化、角膜内皮细胞的改变等。

6.手术并发症

(1)角膜雾状混浊(Haze)：在角膜被切削后的创口修复过程中有上皮下成纤维细胞增生及胶原纤维重塑现象。临床上有程度不一的发生，Fantes(1990 年)在裂隙灯显微镜下观察将其分为 6 级，轻度 Haze 对视力影响不大，重度 Haze 是造成屈光回退和影响视力的重要原因。治疗可采用糖皮质激素以减轻基质混浊和减少上皮下新的胶原层的厚度，有学者报道，用新鲜羊膜覆盖可减轻 Haze 形成。

(2)青光眼：部分患者在长期滴用糖皮质激素后可发生激素性青光眼，应予重视，可改用非甾体类消炎眼药水。

(3)最佳矫正视力下降：多因激光切削时偏离中心出现散光或出现“中心岛”所致。

(4)其他并发症：屈光欠矫或过矫、屈光状态不稳定、屈光回退、散光增加、眩光、视觉质量下降等。

(三)准分子激光原位角膜磨镶术(LASIK)

LASIK 是在 PRK 基础上发展、用以矫正屈光不正的一种方法，迄今为止，LASIK 仍是全世界矫正屈光不正的主流术式。其特点是利用微型角膜刀制作一直径约 8.5～9.0 mm、厚度约 130～160 μm 的角膜瓣，然后用准分子激光切削角膜中央区使之变平，从而达到矫正近视的目的，或切削角膜旁中央使之变陡而矫正远视，激光切削结束后将角膜瓣复位。

1.手术适应证

手术适应证比 PRK 广，适用于－1.00 D～－14.00 D 的近视，6 D 以内的散光以及 6 D 以内的远视。术前检查同 PRK，角膜厚度薄于 450 μm 或屈光度数过高者不宜行此手术。

LASIK 因矫正屈光度数大，表面上皮细胞及 Bowman 层未受损，保持良好的角膜结构完整性，患者术后无疼痛，伤口愈合快，也不出现 Haze，因此，是患者和医师最欢迎的术式。

2.术前检查及术前准备

同 PRK。

3.手术方法

(1)常规洗眼消毒、铺巾。

(2)局部滴表面麻醉剂 2～3 次，必要时术前 5 min 滴一次非甾体消炎药止痛，滴缩血管药以减轻充血。

(3)制作角膜瓣：其蒂部可位于鼻侧或上方。

(4)激光切削:切削前再次核对治疗参数。

(5)角膜瓣复位。

4.术后处理

术后用广谱抗生素滴眼液每天3~4次,共一周,常规使用糖皮质激素眼药水一个月,术后第一周,每日4次,第二周,每日3次,第三周,每日两次,第四周每日一次。近年来,逐步认识到LASIK术后干眼症的发生率较高,因此,术后应使用人工泪液3~6个月,术后定期观察同PRK。

5.手术并发症

角膜瓣制作引起的并发症,包括游离角膜瓣、角膜瓣不全、角膜瓣纽扣、皱褶、角膜上皮植入、弥漫性板层角膜炎等,也可有同PRK相同的并发症,如过矫、欠矫、夜间眩光、不规则散光、单眼复视、最佳矫正视力下降、对比敏感度下降和感染等,如果残留的角膜基质厚度不足250 μm,术后可发生角膜扩张及继发性圆锥角膜。

(四)准分子激光上皮下角膜磨镶术(LASEK)

由意大利医生Camellin于1999年首先提出并命名,基本原理是通过酒精软化角膜上皮,使角膜上皮的基底细胞与角膜Bowman膜分离,将上皮瓣翻转,常规PRK后再将上皮瓣复位。该术式仅在角膜表面切削,并保留了角膜上皮,因此,更适用于角膜薄的近视眼、小睑裂、不适合用负压吸引环者、角膜严重新生血管化及长期配戴角膜接触镜的患者。

手术方法:先常规表面麻醉,然后用微角膜环钻制作一直径8 mm、深约60~70 μm的预切口,12点处预留约80°~100°左右的缺口,使之形成上皮瓣的蒂部。再将特制的用于盛放酒精的圆锥置于角膜上,将新鲜配制的20%酒精注入酒精圆锥中,停留30~40 s,吸干酒精后,用平衡盐液彻底冲洗,用特制铲形上皮刮刀轻轻分离上皮瓣,边分离边将其卷起折叠到12点处,接着行PRK治疗。激光切削后,将角膜上皮瓣复位,等待约1 min后常规戴软性角膜接触镜3~4 d。

LASEK的主要缺点是手术过程较复杂,术后仍有眼痛,且视力恢复较LASIK慢,约需一周。部分患者可出现Haze,尤其是高度近视者更易发生。

(五)Epi-LASIK

由医生Ioannis Pallikaris首先提出,第一例手术于2003年在希腊进行。Epi-LASIK实际上是LASEK的一种特殊形式,其方法是用类似角膜板层刀的装置将角膜上皮从Bowman层分离,形成一上皮瓣,然后进行激光切削,再将上皮瓣复位及戴上角膜接触镜。有研究显示术后24 h,Epi-LASIK的角膜前基质完整,角膜细胞活性正常,而在LASEK,酒精可使角膜前基质细胞死亡。

Epi-LASIK应用于临床的时间不长,尚需进一步临床观察和研究。

(六)其他

近几年还开展了针对特殊病例的波阵面像差引导的LASIK术和角膜地形图引导的LASIK术。虽然角膜屈光手术的方式有多种,目前最主流的术式仍为LASIK。

三、羊膜手术

自1995年Kim和Tseng首次报道用经过处理和保存的羊膜移植治疗眼表疾病获得成功以来,羊膜手术在眼表重建中得到了广泛的应用。

(一)羊膜的特性

羊膜由上皮层、基底膜层、致密层、成纤维细胞层和海绵层组成,羊膜透明,无血管、神经和淋巴管,其基底膜厚约0.02~0.05 mm,与结膜和角膜的基底膜一样都含有胶原纤维Ⅳ、Ⅴ、Ⅶ、纤维连接蛋白和层粘连蛋白。羊膜上皮细胞不表达HLA-A、B、C和DR抗原,因此其抗原性极低,几乎不发生排斥反应。此外,羊膜还具有减轻炎症、减少新生血管生成和纤维增殖的生物学特点。

(二)羊膜的取材与保存

取无传染性疾病、顺产或剖宫产的新鲜胎盘，无菌剥离羊膜，用生理盐水冲洗表面血迹，用含50 μg/mL青霉素、50 μg/mL 链霉素、100 μg/mL 新霉素和 2.5 μg/mL 二性霉素 B 的抗生素生理盐水浸泡 5～10 min，分离羊膜，上皮面向上黏附于硝酸纤维素纸上，置于 DMEM 培养基的纯甘油(1∶1)混合，−4 ℃保存一个月，−18 ℃保存一年，−80 ℃长期保存。

(三)手术分类

(1)羊膜“移植”(inlay/graft)：羊膜应比缺损区稍大，上皮面向上，羊膜作为基底膜促使上皮生长其上。

(2)羊膜“覆盖”术(overlay/patch)：羊膜覆盖全角膜、角膜缘和部分巩膜，羊膜作为生物接触镜，上皮面的方向不重要。

(3)羊膜“填充”术(filling)：用于深基质溃疡的修复，以多层羊膜填充溃疡区，最表层羊膜应上皮面向上。

(四)手术适应证

①非感染性、持续性角膜上皮缺损或溃疡；②急性眼表烧伤；③复发性翼状胬肉；④睑球粘连；⑤大泡性角膜病变；⑥结膜大面积肿物切除后创面的修复等。

(五)禁忌证

①感染尚未控制的角膜溃疡；②眼表面已无泪膜、合并睑球粘连的重症干燥性角结膜炎。

(六)手术方法和术后处理

首先要清除病灶，将保存羊膜解冻，并在生理盐水中漂洗备用。缝合羊膜原则：紧贴创面，无皱褶，羊膜下无积液或积血，手术结束后应加压包扎三天，局部应用抗生素和润滑剂，眼表上皮化后可加用糖皮质激素以减轻炎症反应。

(周丽娟)

第十八章

结膜疾病

第一节　结膜炎概述

眼结膜大部分暴露于外界、易受外界因素的损伤，且结膜囊内有适当的温度与湿度，故此易受病原体感染而发生炎症，这种炎症通称为结膜炎。

一、发病原因

最常见有微生物的感染如细菌、衣原体、病毒、真菌及寄生虫等，通过毛巾、昆虫的传染途径导致结膜炎，亦可为物理性损伤（热、光、放射、电等），或化学性损伤，少数可由过敏性免疫性病变引起，或有临近组织如角膜、巩膜、眼睑、眼眶、鼻腔与副鼻窦、泪器等的炎症蔓延而来。

二、临床表现

自觉症状有眼部的异物感、灼热、发痒及流泪等。病变累及角膜时，出现明显的畏光、流泪并有不同程度的疼痛和视力下降。

1.结膜充血和水肿

充血的特点：越近穹隆部充血越明显，越近角膜缘充血越轻；呈网状，分支多，色鲜红，可深入角膜形成角膜血管翳。结膜炎症严重时，由结膜血管渗漏导致组织水肿。

2.分泌物增多

分泌物来源于杯状细胞、泪腺、副泪腺、白细胞和纤维蛋白渗出物。细菌性结膜炎分泌物量多，常为黏液性或脓性。病毒性结膜炎分泌物量少，常为水样或浆液性。

3.结膜下出血

一般为点状或片状，色鲜红，出血量多时呈黑红色，边界清晰。多见于 Kochweeks 杆菌结膜炎或腺病毒所致的急性流行性结膜炎。

4.乳头增生及滤泡形成

乳头增生为结膜上皮细胞及血管过度增生及淋巴细胞浸润所构成，使结膜面不平滑，形成绒布状。滤泡形成比乳头大，呈丘状。

5.睑结膜的假膜或膜

假膜乳白色由很多纤维蛋白凝结成，黏附在结膜表面易揉去或用镊子剥去，无组织损坏。真膜则为白喉杆菌所致的纤维蛋白侵入组织深部，与结膜上皮交织在一起形成，不易分离。

6.耳前淋巴结肿大并有压痛

多由病毒性结膜炎引起，可有压痛。

三、治疗原则

(1)眼药水滴眼,用敏感的抗生素或抗病毒眼药水应频点眼药水,每1～2小时一次。

(2)眼药膏涂眼,以睡前使用为宜。

(3)冲洗结膜囊。

(4)全身治疗。

结膜炎按照病因可分为细菌性结膜炎、衣原体性结膜炎、病毒性结膜炎及变态反应性结膜炎。

(杨　洁)

第二节　细菌性结膜炎

一、急性卡他性结膜炎

急性卡他性结膜炎是由细菌感染引起的一种急性眼部传染病,俗称"红眼病",发病急,进展快,多为双眼先后发病。主要特点是结膜充血明显,有脓性或黏液性分泌物。

(一)发病原因

常见致病菌为肺炎双球菌、Kochweeks杆菌、流感嗜血杆菌、金黄色葡萄球菌等。细菌可通过多种媒介接触结膜。多在公共场合如学校、幼儿园中蔓延流行,特别是在春秋季节较多。

(二)临床表现

(1)急性发病,多为双眼先后发病。

(2)自觉流泪、异物感、灼热感。

(3)有黏液或脓性分泌物。

(4)检查可见眼睑肿胀,结膜充血,病变累及角膜时可有明显的畏光、疼痛、视力下降。严重者可出现假膜。

(5)少数患者可同时有上呼吸道感染或其他全身疾病。

(三)治疗

(1)在早期和高峰期做分泌物涂片或结膜刮片检查,确定病菌做药敏试验,选择有效药物治疗。

(2)若分泌物多可用生理盐水或3%硼酸水冲洗结膜囊;若分泌物不多可用棉签蘸上述溶液清洁眼部。早期冷敷可减轻本病引起的不适症状。

(3)选用抗生素眼药水频滴患眼。可采用0.25%氯霉素、0.5%新霉素、0.1%利福平、0.3%氧氟沙星、0.5%庆大霉素等滴眼液滴眼。

(4)晚上涂抗生素眼膏,如四环素眼膏、多黏菌素眼膏等。

(四)预防

注意对患者的洗脸用具、手帕进行消毒,急性期患者应隔离,防止传染。

二、慢性卡他性结膜炎

慢性卡他性结膜炎为各种原因引起的结膜慢性炎症,多双侧发病,可分为感染性和非感染性两大类。

(一)发病原因

1.细菌感染

急性结膜炎未愈而转为慢性,也可能为毒力不强的菌种感染。如卡他球菌、大肠杆菌、变形杆菌、链球菌等。

2.非感染性

不良的工作或居住环境刺激，如强光、有害气体；眼部刺激，如倒睫、慢性泪囊炎、睑缘炎等；长期应用某些药物、慢性鼻炎过敏状态等均可导致慢性结膜炎。

(二)临床表现

(1)主要症状为发痒、干涩感、刺痛、异物感和眼疲劳，夜间或阅读时加重。

(2)眼部可见黏液性白色泡沫状分泌物，量少，常聚集在眦部。

(3)睑结膜充血，肥厚，乳头增生呈天鹅绒状。

(4)可伴有泪阜充血肥厚，特别是泪道阻塞性结膜炎。

(三)治疗

(1)消除致病原因，改善工作环境及生活环境，消除不良习惯。

(2)细菌引起者给予适当的抗生素眼药水及眼膏。

(3)局部用 0.25%硫酸锌眼药水滴眼。

(4)抗过敏眼药水滴眼。

三、淋菌性结膜炎

淋菌性结膜炎是一种传染性极强、破坏性很大的超急性化脓性结膜炎。俗称“脓漏眼”。它的特点是眼睑、结膜高度充血水肿，大量脓性分泌物，如果得不到及时治疗，短时间内会发生角膜溃疡穿孔，严重的导致失明甚至丧失眼球。

(一)发病原因

多为淋病双球菌感染所致。儿童多为出生时通过产道感染或通过患有淋病的父母的手、毛巾、洗涤用具等感染。成人为自身感染或他人的尿道分泌物所感染。

(二)临床表现

1.成人的临床表现

(1)起病急剧、发展迅速，多双眼或单眼发病。潜伏期一般十几个小时至二、三天。

(2)刺激症状重，自觉眼痛、畏光、流泪。

(3)眼睑结膜高度水肿、睑球结膜充血伴有小出血点及假膜、水肿。约 3～5 d 后眼睑肿胀减轻但结膜囊有大量脓性分泌物，不断地流出。十余天后分泌物逐渐减少，但仍有传染性。炎症消失后结膜留下很深的瘢痕，角膜上皮点状浸润，周边基质层可见片状或环形浸润，数日后浸润消退留下薄翳，严重者角膜周边或中央溃疡，最后造成穿孔。

(4)伴有耳前淋巴结肿痛。

2.新生儿的临床表现

新生儿淋菌性结膜炎是新生儿眼病中最严重的。

(1)一般在出生后 2～3 d 内发病，双眼起病比较剧烈。

(2)结膜水肿、充血，分泌物为水样、血清样、血样，进展很快。

(3)大量脓性分泌物，眼睑结膜重度水肿，角膜周边浸润或溃疡，严重者角膜发生溃疡穿孔，眼内炎，视力丧失。

(三)治疗

1.局部治疗

结膜囊冲洗除去分泌物。局部滴用抗生素眼药水，如青霉素眼药水、0.1%利福平、0.3%泰利必妥眼药水等，每 1～2 小时 1 次。

2.全身治疗

强调全身应用抗生素。

(1)成人用大剂量青霉素肌注或静滴,也可肌注长效青霉素或菌必治。疗程一般5 d。

(2)新生儿也可用青霉素G肌注或静脉滴注。

(四)预防

(1)患者需隔离,避免传染。

(2)用过的用具须隔离并消毒。

(3)新生儿出生后立即滴用抗生素眼药水或涂用抗生素眼膏。

(杨　洁)

第三节　病毒性结膜炎

一、发病原因

病毒性结膜炎是由病毒感染引起的结膜炎。主要包括流行性出血性结膜炎和流行性角结膜炎。流行性出血性结膜炎主要由肠道病毒70型为主的病毒引起;流行性角结膜炎主要以腺病毒8型为主。传染性强、发病急剧、结膜大量滤泡,有时可伴有假膜形成,角膜发生上皮细胞下浅在圆形点状浸润。

二、临床表现

(1)双眼先后发病,潜伏期5～12 d,平均约8 d,常为双侧,可先后发病。

(2)初起眼睑红肿、眼红、结膜高度充血水肿,以泪阜和半月皱襞部位明显,结膜可出现大量滤泡,有时伴有睑结膜薄膜层假膜覆盖。

(3)自觉有异物感、刺痒、烧灼感、疼痛。病变累及角膜时,可伴有明显的畏光、流泪和视力模糊。

(4)分泌物常为水样。

(5)可伴有耳前淋巴结肿大并有压痛。

(6)发病一周左右炎症逐渐消退,可出现角膜炎,起初表现为浅层点状角膜炎,位于角膜中央,视力不同程度减退,点状损害逐渐形成上皮细胞下圆形浸润斑点,呈散在分布,伴有角膜知觉减退,不发展为溃疡,可伴有后弹力层皱褶虹膜刺激性充血,角膜炎数月后可吸收。严重者可残留不同程度的角膜圆形薄翳,对视力影响不大。

(7)如为儿童,可伴有发热、咽痛等,睑结膜常出现假膜。

三、治疗

无特效药。治疗原则:①局部治疗为主,局部应用抗病毒眼药,全身应用抗病毒药物;②重症者加用糖皮质激素眼药;③局部应用抗生素眼药,防治继发细菌感染。

(一)局部治疗

可使用抗病毒药物抑制病毒复制,如干扰素滴眼剂、0.1%疱疹净、0.1%三氮唑核苷、4%吗啉双胍等滴眼,每小时1次。在角膜炎期,出现严重的膜或假膜、上皮或上皮下角膜炎引起视力下降时,可考虑使用糖皮质激素眼药水:0.5%氢化可的松滴眼液或0.1%地塞米松滴眼液滴眼,每日4～6次。或用氢化可的松、泼尼松龙的混悬液做结膜下注射,每次0.2～0.3 mL,可以帮助抑制炎症,促进浸润吸收。病情控制后应减少糖皮质激素滴眼液的滴眼频度至每日1次或隔日1次。应用中要注意糖皮质激素的不良反应。抗生素(如氯霉素、金霉素等)滴眼每日4次,它们虽然对病毒无效,但可预防继发细菌感染,在角膜不染色后，加滴狄奥宁促进浑浊吸收。冷敷和使用血管收缩剂可减轻症状。

(二)全身治疗

病情严重者应配合全身抗病毒治疗，如病毒唑注射液 0.6 g 加入液体中静脉滴注，每日 1 次。合并细菌感染，加用抗生素治疗：青霉素 G 钠 640 万～800 万 U，静脉滴注，每日 1 次；克林霉素 1.2 g，静脉滴注，每日 1 次。

四、预防

本病属于接触传染，传染性极强，易流行，对患者接触过的用具应严格消毒和隔离。

(杨　洁)

第四节　衣原体性结膜炎

衣原体性结膜炎是一种流行性最广的慢性传染性眼病，由沙眼衣原体感染结膜而发生，因为本病在睑结膜表面形成粗糙不平的外观，形似沙粒，故名沙眼。在发展中国家，本病仍是主要的致盲眼病。沙眼衣原体可感染人的结膜、角膜，原发较轻的可不留瘢痕，严重者病程长，会出现角膜血管翳和瘢痕形成。甚至角膜混浊、白斑影响视力。

一、发病原因

由沙眼衣原体感染所致，沙眼患者的分泌物有传染性。

二、临床表现

(一)急性期

多发生于儿童及少年时期。表现为畏光、流泪、异物感、较多黏液或黏液性分泌物，多有眼睑结膜水肿，乳头增生，结膜粗糙不平，有大量滤泡形成。数周后急性症状慢慢减轻，转为慢性期。

(二)慢性期

可由急性转变而来，有时患者无明显症状直接转入慢性期。病情漫长，结膜充血较轻，但水肿肥厚，有乳头增生及滤泡。经过数年后，可形成白色网状瘢痕。

可有血管从角膜上方结膜侵入角膜缘内，称为沙眼角膜血管翳。当血管翳伸入角膜瞳孔区时，可因角膜混浊而影响视力。

三、沙眼的分期

Ⅰ期：进行期，即活动期。此阶段上睑结膜和穹隆结膜组织模糊不清，出现乳头与滤泡。乳头是睑结膜上皮表面的小红点状突起，呈细小乳头状或天鹅绒状外观。滤泡比乳头大，半透明，大小不一，轻度隆起。此阶段还可出现早期沙眼角膜血管翳，血管翳的末梢，常有灰色浸润。本期传染性最大。

Ⅱ期：退行期。上睑结膜瘢痕开始出现至大部分变为瘢痕，仅留少许活动病变。早期瘢痕为灰白色条纹或灰白色网状，最后病变逐渐呈现灰白色光泽。本期的传染性降低。

Ⅲ期：完全结瘢期。上睑结膜活动性病变完全消失，代之以全部白色的瘢痕。本期已无传染性。

四、沙眼的并发症与后遗症

(一)睑内翻及倒睫

由于睑板被侵袭之后，睑板肥厚变形，睑结膜瘢痕收缩，使睑缘内翻。睫毛根部附近组织瘢痕，发生倒睫。角膜长期受到睫毛摩擦而致角膜混浊。

(二)角膜混浊

由于倒睫损伤,加上角膜血管翳末端可以发生角膜浸润,最终可导致角膜混浊。

(三)上睑下垂

由于睑结膜及睑板因沙眼病变而肥厚,重量增加;Muller 肌肉受细胞浸润,减少提上睑肌的作用。

(四)睑球粘连

结膜因瘢痕收缩而缩短,使下穹隆变短引起睑球粘连。

(五)角膜、结膜干燥

因结膜瘢痕化,破坏杯状细胞和副泪腺的分泌功能,结膜囊内黏液和泪液减少,使眼球干燥。角膜干燥至上皮角化,角膜变混浊。

(六)慢性泪囊炎

沙眼病变累及泪道黏膜,使鼻泪管狭窄或阻塞,导致慢性泪囊炎。

五、沙眼的诊断

沙眼的早期诊断较困难。诊断依据:

(1)上穹隆部和上睑结膜血管模糊充血,乳头增生或滤泡形成,或两者兼有。

(2)用放大镜或显微镜检查可见角膜血管翳。

(3)上穹隆部和上睑结膜出现瘢痕。

(4)结膜刮片染色检查有沙眼包涵体。

上述第一条,兼有(2)、(3)、(4)其中一项者可诊断沙眼。

六、治疗

(一)局部治疗

常用0.1%利福平眼药水、0.25%氯霉素眼药水、0.3%泰利必妥或氧氟沙星眼药水等滴眼,每日4～6次。

(二)全身治疗

急性期或严重的沙眼,可口服抗生素治疗。

(三)手术治疗

主要是矫治沙眼的后遗症及并发症。如睑内翻矫治术,慢性泪囊炎的手术等。

(杨　洁)

第五节　变态反应性结膜炎

一、春季结膜炎

本病又名春季卡他性结膜炎,是季节性疾病,多发于春季,秋末天寒时症状消失。多见于20岁以下青少年男性,常侵犯双眼,每年复发。本病特点:双眼奇痒,结膜出现大而扁的乳头及角膜缘附近结膜胶样增生,分泌物有大量嗜酸性粒细胞。

(一)发病原因

本病的真正病因未明。有认为本病是免疫性疾病,为过敏反应性结膜炎,其过敏原可能为各类植物的花粉,灰尘、羽毛等。

(二)临床表现

1.症状

患者感双眼奇痒难以忍受,可伴有烧灼感,部分伴畏光、流泪,少量黏丝状分泌物。

2.检查所见,分三种类型

(1)睑结膜型:以上睑为主,不侵及穹隆部。起初结膜充血严重,上睑结膜见大小不一如铺路石样的乳头,乳头之间裂隙呈浅蓝色,或如剥皮石榴的典型外观。分泌不多,很黏,牵引呈丝状。

(2)角膜缘型:相当于睑裂部的角膜缘处,或在上方角膜缘处呈现黄褐色或污红色的胶状隆起结节。可见细微角膜血管翳和浅层上皮角膜炎。

(3)混合型:上述两种病变同时存在。

(三)治疗

1.避开过敏原

尽可能避开可能的过敏原。

2.药物治疗

(1)抗过敏眼药水,如2%~4%色甘酸钠、复方奈唑啉滴眼液等,长期使用无不良反应。每天4~5次。

(2)皮质类固醇眼药水,如的确当、典必殊、0.5%可的松等含有激素的眼药水,可减轻症状,但应注意不能长期应用,长期应用会引起激素性青光眼、白内障、诱发病毒性角膜炎、真菌性角膜炎等。应在医生的指导下应用,用药期间应定期测眼压。临床上发现不少患本病的青少年患者,因长期应用激素眼药水,引起激素性青光眼的严重后果,故切忌无医生指导自行用药。

二、泡性结膜、角结膜炎

(一)发病原因

本病是一种对微生物蛋白质,如细菌中的结核菌素、金黄色葡萄球菌蛋白及真菌、衣原体或寄生虫蛋白引起的迟发过敏反应,最常见的原因为对结核杆菌或金黄色葡萄球菌的迟发过敏反应。本病好发生于儿童及青少年,特别是营养不良和过敏体质者。不良的卫生习惯、阴暗潮湿的居住环境对本病的诱发也有关系。患者常伴发眼睑、颊部、耳鼻及身体其他部位湿疹、淋巴结核、骨结核等。

(二)临床表现

泡性结膜炎仅有异物感或烧灼感,如侵及角膜则有严重的畏光、流泪、刺痛和睑痉挛等症状。

病变仅发生在结膜者为泡性结膜炎,长有灰白色,直径约1~4 mm的结界,结界周围局限性的充血,结界易破溃,愈后一般不留瘢痕。较严重的病例,形成较大的溃疡,病变深及浅层巩膜,愈后遗留瘢痕;病变侵及角膜缘者称泡性角结膜炎,结界位于角膜缘,表现为灰白色圆形浸润边界清,形成溃疡。愈后角膜遗留不透明瘢痕,使角膜缘不整齐。

(三)治疗

1.局部治疗

采用激素眼药水滴眼,效果明显。可用0.5%可的松、典必殊等含有激素的眼药水,每天4~6次,晚上涂四环素可的松眼膏。

2.全身治疗

口服各种维生素,注意营养,增强体质。可用维生素AD 2.5万U,每天3次;维生素B_2 10 mg、维生素C 0.1 g、钙片2片,每天3次。

三、过敏性结膜炎

本病是由于接触药物或其他抗原过敏引起的结膜炎。

(一)发病原因

本病以局部滴用眼药水引起过敏反应为主。引起过敏的药物如阿托品、汞剂、磺胺类药物及抗生素等。

(二)临床表现

(1)有滴用过敏药物史。

(2)发病急剧,发痒及异物感,或有畏光、流泪等症状。

(3)眼睑红肿,有小丘疹、渗液及湿疹样表现,结膜充血水肿。

(三)治疗

(1)积极寻找过敏原,停止使用可能引起过敏的药物。

(2)局部治疗:滴用激素类眼药水,如0.5%可的松、典必殊等眼药水。

(3)如眼睑出现皮疹、红肿,可用3%硼酸液湿敷。每天2~3次、每次20分钟。

(4)全身治疗:静脉注射葡萄糖酸钙,口服扑尔敏4 mg,每天3次;息斯敏10 mg,每天1次;苯海拉明等抗过敏药物。

(5)如全身出现过敏反应,可全身使用激素。

(杨　洁)

第六节　变性性结膜炎

一、翼状胬肉

翼状胬肉是在刺激因素作用下,球结膜及其结膜下组织发生纤维组织及血管增生所引起。多为成年人,可向角膜透明区发展而影响视力。

(一)病因

外界环境因素主要为紫外线、风沙、烟尘、花粉等。眼局部的细胞免疫和体液免疫成分如T淋巴细胞、IgE及IgG等均与发病相关。眼部微环境的改变如慢性炎症、泪液分泌不足或成分改变、变态反应及角膜缘细胞功能的失常等亦为致病因素。

(二)临床表现

异物感,多发生在鼻侧球结膜。当侵及角膜透明区时视力明显下降,可影响眼球转动。一般将翼状胬肉分为头部、颈部及体部三部分。自体部向角膜呈三角形增生的血管纤维膜状如昆虫翅翼。活动期局部球结膜隆起,肥厚,充血。角膜缘区灰白,头部呈结节或泡状改变,头部周围角膜发生变性混浊。静止期体部充血较轻,头部呈扁平状。侵及角膜区则引起散光。

(三)诊断

与假性翼状胬肉相鉴别,后者多有外伤或结膜手术史,球结膜常留有瘢痕,睑结膜与球结膜或角膜粘连。

(四)治疗

1.药物治疗

局部滴用硫酸锌、抗生素、糖皮质激素、博来霉素或滴用噻替哌。

2.手术治疗

手术治疗包括冷冻治疗、单纯切除术、头部转移术、切除加结膜羊膜移植术、自体角膜缘细胞移植术。

术后为防止复发可采用β射线照射或短期滴用丝裂霉素C。

二、睑裂斑

睑裂斑为位于睑裂区角膜缘两侧灰白色斑状球结膜变性，多见于中老年人。灰色或黄灰色斑状病变隆起于结膜表面，不能推动。无症状者无需治疗。

三、结膜结石

结膜结石为结膜上黄白色点状病变，上睑结膜多见，常发生于中年人或有慢性结膜炎症的青年人。当结石突出于结膜面以上时，可出现异物感。结膜面可见境界清楚的黄白色点，位于结膜内或部分突出于结膜表面。首先治疗结膜炎，当结石突出于结膜表面，产生刺激症状时，将结石剔除。

（杨　洁）

第七节　结膜下出血

球结膜下小血管破裂或其通透性明显增强，可引起球结膜下出血。血液进入结膜下组织间隙，由于球结膜下组织疏松，出血后易积聚成片状。严格地说，结膜下出血只是症状，而不是真正的疾病，极少能找到确切的病因。偶尔可有剧烈咳嗽、呕吐等病史。其他可能相关病史有外伤、炎症、高血压、动脉硬化、肾炎、胸腹压升高、凝血系统功能异常以及某些传染性疾病（如败血症、伤寒）等。

一、临床表现

初期呈鲜红色，出血1周左右血液可变暗红色。一般7～12 d内自行吸收。出血量大时，局部结膜可隆起，形成局限小血肿，如果反复发作，此时应特别注意全身系统疾病的检查。

二、治疗

针对病因治疗，可适当应用止血剂促进血液吸收药物。出血早期可局部冷敷，两天后热敷，2次/日，可促进出血吸收。向患者做好解释工作，以消除其顾虑。

（杨　洁）

第八节　结膜肿瘤

一、结膜囊肿

（一）病因

由先天、炎症、外伤、上皮潴留及寄生虫等原因所致。上皮潴留性囊肿由副泪腺分泌物潴留所致。

（二）临床表现

球结膜上可见囊样透明隆起，囊肿的腔体内含透明或淡黄色半透明液体，周围有结膜血管长入，囊肿可随球结膜移动，患者一般无不适感觉，随囊肿的增大会有异物感，不影响视力。

（三）治疗

行手术摘除，如囊肿过大不易摘除时，抽出囊肿内液体，注入5%碘酊或30%三氯醋酸，吸出药液，注入生理盐水反复冲洗。

二、皮样瘤

(一)病因

先天发育异常,随年龄增大而增大。

(二)临床表现

肿块为小圆形、边界清楚,灰黄色,外观如表皮样,可有毛发长出。一般为单个或多个,偶可呈巨大型,好发于外下方角膜缘。

(三)治疗

手术切除。

三、皮样脂肪瘤

(一)病因

先天性良性肿瘤,随年龄增大而增大。

(二)临床表现

瘤组织呈黄色、质软的光滑肿块。多见于颞上象限近外眦部的球结膜下,位于外直肌和上直肌之间,肿物可向周围组织蔓延,基底部可与眶内脂肪相连。病理证实肿瘤上皮结构缺少或缺如,主要由脂肪组织构成。

(三)治疗

一般不需治疗,如生长扩大影响美观,可考虑部分切除,术中尽量保留结膜组织,后部切除要谨慎,其与眶脂肪相连,手术可能引起眼眶紊乱等并发症,比原发病更严重。

四、结膜色素痣

(一)病因

本病是来源于神经外胚层的先天性良性错构瘤,极少恶变。可随年龄缓慢增长,青春期增殖明显。

(二)临床表现

结膜痣呈不规则的圆形,大小不等,边界清楚,表面光滑,可为棕色、黑色或棕红色,稍隆起于结膜面。多发于角膜缘附近及睑裂部的球结膜。组织病理学检查所见,结膜上皮下痣细胞增生,成巢排列或成行排列。痣内无血管,如痣体突然变大且表面粗糙、有血管长入者提示有恶变的可能。

(三)鉴别诊断

色素性结膜色素痣要和原发性后天性结膜黑变病相鉴别,后者通常为单侧、不规则、扁平而弥散的色素沉着,有恶变的趋势。

(四)治疗

一般不需治疗,如影响外观,可予以切除,但要注意切除彻底。切除时必须常规送病理检查,一旦发现有恶变,应给予广泛的彻底切除,以免复发。

五、结膜乳头状瘤

(一)病因

本病为结膜良性肿瘤。儿童和青少年发生的乳头状瘤与人类乳头瘤病毒感染有关。

(二)临床表现

按生长部位分为结膜乳头状瘤和角膜缘乳头状瘤,前者多见于泪阜、半月皱襞及睑缘部位,瘤体色鲜红，呈乳头状或桑葚状，常常有蒂，质软，表面不规则，较少恶变。后者多位于角膜缘，基底较宽，可向角膜区生长，呈扁平的蘑菇状，肿瘤蒂与其下组织粘连紧密。病理显示乳头瘤覆盖增殖上皮的结缔组织芯，上皮中度角化，偶有不规则生长。

(三)治疗

乳头状瘤手术切除后易复发，博来霉素局部病灶注射或术中使用丝裂霉素敷贴创面，可降低复发率。

六、结膜血管瘤

(一)病因

多为先天性，出生时或出生后不久即出现。

(二)临床表现

常见的有毛细血管瘤和弥漫性扩张的海绵状血管瘤。毛细血管瘤一般范围小，位置浅。海绵状血管瘤一般范围广，位置较深，临近两眦和穹隆部的血管瘤往往与眼睑皮肤、巩膜、眼肌或眼眶毛细血管瘤有广泛联系。

(三)鉴别诊断

和结膜毛细血管扩张相鉴别，如 Rendu-Osler-Weber 病或 Louis-Bar 综合征。

(四)治疗

治疗包括手术切除、局部烧灼、电凝、冰冻或^{90}锶放射治疗。近年来有报道应用糖皮质激素局部结膜下注射或口服有一定疗效。

七、结膜鳞状细胞癌

(一)病因

结膜较为常见的上皮恶性肿瘤。男性多发，50～70 岁为好发年龄，与人类乳头状瘤感染有关。

(二)临床表现

初期呈胶样外观，扁平状隆起，可向角膜和结膜方向蔓延，逐渐表现为乳头状和草莓状，质脆、新生血管丰富，容易出血。多发生于睑裂区的角膜缘处、睑缘皮肤和结膜的交界处，或内眦部泪阜等部位，很少见于结膜的非暴露区。肿瘤生长缓慢，但可向深部组织浸润，很少发生转移。

(三)治疗

早期手术彻底切除病灶，创面用羊膜、口唇黏膜、自体结膜移植，角膜创面用板层角膜移植修复。若切除不彻底，肿瘤可复发，此时需行二次手术。冰冻、放疗和化疗可降低复发率。有报道用争光霉素于癌肿病灶区进行球结膜下注射可使癌肿萎缩。若病变已广泛侵犯眼睑、穹隆部或眼眶组织，无法彻底清除时，应考虑做眼眶内容剜出术。

八、恶性黑色素瘤

本病好发于 40 岁以上的中老年人，恶性度很高。

(一)病因

多数起自后天原发性黑色素瘤，一部分起自结膜黑色素痣，极少数起自正常结膜。

(二)临床表现

表现为睑缘、角膜缘或内外眦部结膜带颜色的结节。因色素多少而呈黑色或褐色。恶性黑色素瘤也可侵犯角膜。

(三)治疗

彻底手术切除。仅侵及结膜者,在切除后缺损区行羊膜移植,若累及角膜,角膜缺损区行板层角膜移植。术后冰冻对防止复发有一定作用。

(杨　洁)

第九节　结膜手术

一、沙眼挤压术

沙眼挤压术适用于滤泡较多的沙眼。手术仅能缩短疗程不能根治沙眼,手术后应继续用药物治疗。

(一)麻醉

表面滴麻药及穹隆部结膜下浸润麻醉。

(二)手术步骤

(1)翻转眼睑,充分暴露眼睑及穹隆部结膜。用小尖刀或线状刀,刀尖方向与睑缘平行,将滤泡一一挑破,用沙眼挤压镊子一页伸入穹隆,一页在睑结膜面上,轻轻压出滤泡内容。最好先作下睑,后作上睑,以免因上睑术后出血而影响下睑手术的进行。

(2)手术后拭净结膜囊内血液,滴抗生素眼药水及涂眼膏,防止形成粘连。手术后应令患者闭目20 min,待角膜表面麻醉消失恢复知觉后再离去。次日换药,如有粘连可用消毒玻璃棒将粘连轻轻拨开,再涂以大量抗生素眼药膏。

(3)仅有大量乳头增生的患者,可在表面麻醉下,用浸有生理盐水的纱布,轻轻摩擦增生的乳头,以有微量的渗血为度,不需用镊子挤压。术毕滴用抗生素眼药水及涂眼膏。

(三)注意事项

(1)挤压时不可伤及角膜,在挤压时不可过于用力,以免造成大片结膜上皮脱落,引起睑球粘连或过多的瘢痕形成。

(2)滤泡内容物含有大量衣原体,挤压时注意不可溅入医务人员眼内,用毕的器械要严格消毒,纱布要按有传染性物质处理。

(3)挤压或摩擦术后应继续点药至少 3 个月到半年。

二、翼状胬肉手术

翼状胬肉是由于结膜受到刺激而形成,在发展过程中又产生退行性改变。活动病变位于结膜下组织内,因此手术时要切除结膜下全部病变组织,否则手术后胬肉容易复发。术后在角膜上,尤其是在角膜缘留有胬肉残余组织和术前血管已达胬肉的进行边缘者,复发率较高,再次手术比较困难,应当争取手术一次成功。

(一)适应证

(1)进行性翼状胬肉。

(2)翼状胬肉遮盖部分瞳孔,影响视力。

(3)翼状胬肉妨碍眼球运动。

(4)翼状胬肉有碍美容或妨碍进行其他眼部手术。

(二)手术步骤

1.翼状胬肉切除术

手术目的是将胬肉下活动病变组织完全切除,同时切除胬肉的头部和颈部,在角膜缘与胬肉之间留出一条 4 mm 宽的巩膜,当结膜上皮逐渐增生向角膜缘生长时,角膜面胬肉剥离处已由新生的角膜上皮覆盖,不再形成翼状胬肉。

(1)表面麻醉及胬肉下浸润麻醉。

(2)用开睑器撑开眼睑,以有齿镊子夹住翼状胬肉头部,用尖刀沿胬肉头部外方 0.5 mm 的透明角膜区作一浅层划切,沿此界线作角膜浅层剥离,将胬肉头部包括在内,分离至角膜缘部。

(3)再沿胬肉的上下侧将球结膜剪开,切口约 5 mm 长,将胬肉和它下面的巩膜分开,令助手用镊子提起胬肉的头部的结膜组织,术者一手持镊子夹住胬肉下面的退变组织,另一手持钝头剪子将结膜与病变组织分开,直至半月皱襞,但不可伤及内直肌。

(4)切除胬肉头部、颈部、2 mm 体部及病变组织,将巩膜表面刮净,又将球结膜的边缘铺平,用 5-0 黑丝线固定在角膜缘外 4 mm 处的浅层巩膜上,对减少复发起到一定的作用。特别是如果在切除后用消毒棉片沾 0.02 mg/mL 丝裂霉素 C 的溶液。涂抹结膜切除边缘,用生理盐水冲洗净再作缝线,可以防止复发。但要注意切不可涂抹在角膜上。术后涂以抗生素眼药膏,单眼遮盖。暴露的结膜为上下方的结膜生长而铺平。

2.翼状胬肉转移术(McReynold 改良法)

(1)同翼状胬肉切除术(1)(2)。

(2)沿胬肉体部作上下侧切开结膜,上侧结膜切开较长,下侧切开较短,把胬肉与其下面的巩膜分离,并将胬肉下面的病变组织切除。用钝形剪子向结膜的下侧切口下方作潜形分离。在胬肉头部作一缝线,将此缝线向分离开的球结膜下穿入,由下穹隆部结膜面穿出。在拉紧缝线结扎时,胬肉头部、体部随缝线移到下部球结膜下面。胬肉体侧可用 5-0 丝线在距角膜缘 3 mm 处固定在浅层巩膜上。结膜囊内涂以抗生素眼药膏,单眼遮盖。

切除胬肉下病变组织,可使转移入下部的球结膜不至于明显隆起影响美容。

3.翼状胬肉切除合并干细胞移植术

适用于进行性翼状胬肉,复发性翼状胬肉,影响美容的停止性翼状胬肉和假性翼状胬肉等。作干细胞移植的目的是防止翼状胬肉复发,胬肉切除后用它遮盖暴露的巩膜,干细胞增生使角膜剥离的创面加快恢复,缩短手术恢复期,术后局部平整、充血不明显、美容效果好。因此只要有条件尽量采用此方法。

(1)同翼状胬肉切除术(1)(2)(3)。

(2)切除胬肉头部、颈部和部分体部及胬肉下病变组织,暴露出巩膜缺损区,将巩膜表面刮净,取同侧眼上方或颞上方,与缺损区同样大小,带有干细胞的浅层角膜缘组织及球结膜(不带眼球肌膜),把它移植在缺损区(注意将带干细胞的角膜面放在缺损的角膜边缘),先将移植片的四角用 9-0 或 10-0 尼龙线固定于相应的缺损区的球结膜,余下的四面可作间断缝合。结膜囊上抗生素眼药膏,单眼遮盖。

用唇黏膜移植者术后该区充血、肥厚,外观上不理想。

(三)注意事项

(1)残留胬肉组织是引起复发的原因之一,故作角膜浅层剥离时,勿必将胬肉组织切除干净。但注意不可穿通角膜,又用线穿过胬肉颈部,似拉锯样拉下胬肉头部会在角膜上残留组织,再刮取净也不易,同时影响美观,并不可取。

(2)作胬肉切除或胬肉转移术后每日换药盖眼垫,直至角膜剥离创面被生长的上皮覆盖为止。术后可用抗生素眼药水加入少量地塞米松的混合液滴眼,减轻术后反应。也有用 0.02 mg/mL 丝裂霉素 C (mitomycin C)液术后滴眼,每日三次,共 5～10 d。均有防止复发的效果。也有术后次日开始照射 β 射线(锶—90)以后每周一次,共三次,总量 1.24 C/kg(4800 R)。

(3)胬肉切除合并干细胞移植者,术后每日换药,滴抗生素眼药水及药膏,切取角膜干细胞和球结膜的缺损区不予处理,该区可自行修复。患侧组织如不足时,也可取健眼组织。

三、结膜环形切开术

手术目的是切断由角膜缘伸入到角膜浅层的新生血管。为角膜移植术作术前准备,以保持移植片能维持透明,因受眼角膜缘内血管可进入移植片内,引起免疫反应,使植片混浊或不能成活(排斥反应)。

手术步骤:①滴表面麻药及结膜下浸润麻醉。但禁用肾上腺素,以免血管收缩,烧灼时看不清血管;②撑开眼睑,用剪刀在有血管的角膜区离角膜缘 3 mm 处作一于角膜缘平行的结膜及眼球筋膜的切开,紧贴角膜缘再作一与第一切口平行和等长的结膜与眼球筋膜的切开,贴巩膜表面分离此两切口之间的结膜与眼球筋膜,并剪除之;③刮净巩膜表层,用烧热的探针或透热针烧灼由巩膜面伸入角膜的浅层血管末梢和它的分支(不宜弥漫烧灼,以免组织坏死)。并使用 5-0 丝线或 9-0 尼龙线将球结膜游离缘固定在距角膜缘 3～4 mm 的浅层巩膜上;④止血后滴抗生素眼药水及涂眼膏,单眼遮盖每日换药。数日后暴露的巩膜即被上皮细胞覆盖,角膜上原有的血管枯萎,闭塞而纤维化;⑤如为广泛浅层新生血管,手术可分次进行,先作一部分,待前次伤口已愈合,再作另一部分。

四、结膜瓣遮盖术

结膜瓣遮盖术用于遮盖角膜或巩膜伤口及接近穿孔的角膜溃疡或角膜瘘,由于眼科手术技术的提高,手术方法的改进,缝线的改善,显微手术器械及手术显微镜的使用,角膜或巩膜伤口的缝合及角膜移植术的应用,使治疗这类疾患的手术已成为得心应手的易事,因此结膜瓣遮盖手术已极少应用。但在条件不具备时还是可采用的。结膜瓣的种类很多,仅举头巾式及桥形瓣为例。

1.头巾式结膜瓣(即 vanLint flap)

头巾式结膜瓣适用于角膜边缘部的损伤及病变。

(1)表面滴药麻醉及手术区结膜下浸润麻醉。

(2)沿角膜病损近侧的角膜缘剪开球结膜,用钝头剪子在结膜下作潜行广泛剥离,形成松弛的结膜瓣,用两个镊子夹住结膜瓣的两端,把它拉起并试覆盖于病损的上面,结膜瓣必需宽大才能容易盖住伤口,否则术后结膜瓣收缩能拉豁缝线,露出病损区产生不良后果。如果结膜瓣太小,太紧,可将结膜切口向两侧延长,并剥离使之宽松。也可在结膜瓣的表面作几个平行于角膜的小切口,使结膜瓣松弛地覆盖于病损区。

(3)在结膜瓣的两端各安一条 5-0 丝线,把缝线的一端固定在角膜缘的结膜或表层巩膜上。先试行将另一端缝线拉紧,注意被拉下的结膜必须超过病损区 2～3 mm,然后再松开缝线,修复病损区后,再行结扎。术毕上抗生素眼膏,双眼遮盖,每日换药,10 d 后拆线,角膜伤口即与结膜瓣牢固愈合。

2.桥形结膜瓣

桥形结膜瓣适用于角膜中央部的病损。

(1)沿角膜缘 12 点至 6 点或 9 点至 3 点剪开球结膜(不带眼球筋膜),在第一切口的外方再作与第一切口平行的切口,其宽度取决于病损的大小,一般至少应比病损区宽 2～3 mm,形成一桥形结膜瓣。

(2)用丝线将桥形结膜瓣缝在紧贴角膜缘的表层巩膜上,以资固定。处理角膜病损后再结扎缝线,双眼包扎。术后 10 d 剪断结膜两端,去除角膜上游离多余的结膜组织。

(3)取去桥形结膜瓣的结膜缺损区可不予以处理,结膜组织会自行爬过以修复缺损区。

(杨 洁)

第十九章

葡萄膜疾病

第一节　概　述

一、葡萄膜的解剖生理特点

葡萄膜(Uvea)为眼球壁的中层,位于巩膜和视网膜之间,由前部的虹膜、中间的睫状体和后部的脉络膜三部分组成,彼此相互连接,并源于同一血供系统,病变时会相互影响。在前部,睫状后长动脉行至睫状体时构成虹膜大动脉环,再经分支形成虹膜小动脉环,共同营养睫状体及虹膜,因此,炎症时虹膜与睫状体常同时发生。在后部,睫状后短动脉主要供应脉络膜,并与虹膜、睫状体间相互有交通支连通,一旦有炎症常向前或向后蔓延,产生全葡萄膜炎。脉络膜血管的特征为终末血管,由外向内分大、中、小三层,各级分支呈区域状分布,任何分支阻塞都出现相应区域的脉络膜缺血。

葡萄膜富含血管结构,它的主要功能是提供眼球的营养。睫状体分泌房水,维持眼压并滋养晶状体,房水与角膜之间的溶质交换在维持角膜的正常代谢中发挥着重要的作用。脉络膜的功能主要是营养视网膜的外层,另外具有隔热、遮光和暗房作用。脉络膜的血管丰富,血容量大,毛细血管口径粗、管壁薄,壁的内侧有窗孔结构,这些特点有利于发挥脉络膜毛细血管的功能,保障视网膜的营养和代谢废物的集散。但是对全身性疾病的影响极易产生反应,来自全身血液中的各种有害物质,特别是一些较大分子的细菌、寄生虫、肿瘤细胞等致病因子容易在此滞留,引起葡萄膜发病。同时,全身免疫反应的介质容易在脉络膜沉积且不易排出,因此,葡萄膜又成为眼免疫病的好发部位。另外,葡萄膜含有丰富的色素组织,能遮光,保证视物成像的清晰度,但色素组织具有抗原特异性,容易产生自身免疫反应而发病。由于脉络膜与视网膜相邻,故脉络膜炎症常影响视网膜形成脉络膜视网膜炎。

二、葡萄膜基本病变

葡萄膜基本的病理损害是葡萄膜的炎症、肿瘤及退行性病变,而以葡萄膜炎最为常见。葡萄膜发生炎症后,炎性产物通过房水干扰晶状体和玻璃体的代谢,导致混浊,虹膜睫状体炎时,积聚在虹膜与晶状体表面的渗出物,可形成粘连和机化,阻碍房水循环,常导致继发性青光眼。晚期睫状体严重破坏时,则房水分泌减少,以致眼球萎缩、视功能丧失。

葡萄膜原发性肿瘤有色素性和非色素性两种,色素性肿瘤主要起源于葡萄膜基质内黑色素细胞,其中有良性的色素痣以及恶性的黑色素瘤。非色素性肿瘤种类较多,主要包括血管源性肿瘤、神经源性肿瘤、肌源性肿瘤以及纤维细胞瘤等,但发病率比色素性肿瘤低。葡萄膜转移性肿瘤有肺癌、乳腺癌等,临床上以脉络膜转移性肺癌最为常见。

葡萄膜的退行性病变主要以脉络膜原发性萎缩多见,包括弥漫性脉络膜萎缩、视盘旁脉络膜萎缩、静脉旁脉络膜萎缩以及中心性脉络膜萎缩。脉络膜萎缩严重影响视功能。

三、我国葡萄膜疾病防治研究进展

由于诊疗技术的进步，临床上对葡萄膜常见疾病的防治水平已有了显著的提高，一些疑难病症也在不断地从基础和临床方面进行了深入探索。实验室运用医学细胞与分子生物学技术已对葡萄膜的感染性疾病、遗传性疾病、肿瘤等的病因与发病机制进行了广泛而深入的研究，并已取得了显著的成就。葡萄膜炎是常见眼病，也是主要致盲原因之一，在我国，根据大宗调研资料分析，特发性葡萄膜炎、Vogt-小柳－原田综合征、Behcet病是最常见的葡萄膜炎类型，按其部位以前葡萄膜炎为最多，其次是全葡萄膜炎。在病因方面，感染性葡萄膜炎和非感染性葡萄膜炎的多种病因已逐步得以确认，一些全身性疾病合并葡萄膜炎的特殊类型也日益受到重视。广泛的基础和临床研究已证实，虽然葡萄膜炎的发病机制很复杂，但除感染性因素以外，多数葡萄膜炎则是由自身免疫反应所致。免疫遗传学研究已揭示不少葡萄膜炎的发病机制与遗传因素有关，在我国，急性前葡萄膜炎尤其是伴有关节强直性脊柱炎与HLA-B27基因相关；Vogt-小柳－原田综合征与HLA-DR4、HLA-DRw53等有关，Behcet病与HLA-B51基因有关等，这些进展对葡萄膜炎的诊断、疾病分型及遗传规律的确认等有重要意义。随着人们对葡萄膜炎理论认识的深化，新的免疫学和分子生物学诊断技术已广泛应用于病因诊断，从而使其治疗水平也得到进一步提高。葡萄膜黑色素瘤是眼内恶性肿瘤，我国是多发地区之一。在葡萄膜肿瘤的防治研究中，诊断水平尽管与发达国家相比尚有差距，但由于影像诊断技术的广泛应用，一些与早期诊断及预后相关的标志物相继被开发和应用，与前相比对葡萄膜黑色素瘤诊断的准确率显著提高。葡萄膜黑色素瘤的扩散与转移一直是临床备受关注的课题，近年来不少科研单位开展了关于葡萄膜黑色素瘤患者染色体异常的相关研究、葡萄膜黑色素瘤发生发展相关基因的研究，以及葡萄膜黑色素瘤免疫学研究等，所获成果对推进和开拓新的防治措施具有重要意义。

（周丽娟）

第二节　葡萄膜炎

葡萄膜炎多发于青壮年，易转为慢性和反复发作，临床上治疗棘手。在致盲眼病中占有重要地位。

一、急性前葡萄膜炎

葡萄膜炎按病变部位可分为前葡萄膜炎、后葡萄膜炎；按炎症性质可分为化脓性葡萄膜炎和非化脓性葡萄膜炎，后者又可分为肉芽肿性和非肉芽肿性。

（一）病因

1.化脓性葡萄膜炎

本型主要为细菌及螺旋体感染、病毒感染、真菌感染及寄生虫感染引起。

2.非化脓性葡萄膜炎

本型主要为风湿性疾病伴发的葡萄膜炎和自身免疫性葡萄膜炎。

3.特发性葡萄膜炎

伪装综合征：视网膜母细胞瘤、脉络膜黑色素瘤、淋巴瘤，全身肿瘤眼内转移。其他：青－睫综合征、糖尿病、多发性硬化等。

（二）临床特点

患者感到眼痛、流泪、畏光、视物模糊。病情迁延或反复发作，引起并发性白内障和继发性青光眼时视力明显下降，眼部检查见睫状充血或混合性充血，角膜内皮受损和炎性细胞反应出现。根据临床和病理特点很难确定葡萄膜炎的病因,但它对确定葡萄膜炎的类型、预后及对治疗的反应还是有一定帮助的。值得重视的是,一些类型的葡萄膜炎有时可以表现为肉芽肿性炎症,在某一阶段又表现为非肉芽肿性炎症,在临床检查时应加以注意(表 19-1)。

表 19-1　肉芽肿性和非肉芽肿性葡萄膜炎的鉴别

鉴别项目	肉芽肿性葡萄膜炎	非肉芽肿性葡萄膜炎
发病	隐匿	急性
病程	长,慢性	短易复发
睫状充血	+	+++
疼痛,畏光、流泪	-~+	++~+++
KP	羊脂状	尘状
前房闪辉	++~+++	++~+++
房水细胞	+	++~++++
前房积脓	无	可有
虹膜结节	有	无
眼后段受累	常见	少见
玻璃体混浊	雪球状,串球状	多数尘状
脉络膜	结节状损害	弥漫性水肿
病理检查	上皮细胞、类上皮细胞、巨噬细胞形成结节	淋巴细胞、浆细胞、中性粒细胞浸润

急性前葡萄膜炎临床上应注意并发症的发生,如炎症反复发作或转为慢性,可出现并发性白内障、继发性青光眼、低眼压性眼球萎缩等并发症。

(三)治疗方法

1.扩瞳

急性虹膜睫状体炎的治疗首先应立即扩瞳,目的是防止和扯开虹膜后粘连,解除睫状肌、瞳孔括约肌痉挛,以减轻充血、水肿及疼痛,避免并发症,促进炎症恢复。临床上选用阿托品眼膏、托吡咔胺眼液、结膜下注射散瞳剂。2.糖皮质激素的应用

选用醋酸氢化可的松 0.2%、0.5%,用 0.1%醋酸地塞米松、醋酸泼尼松龙、0.1%地塞米松磷酸盐溶液滴眼。

3.非甾体消炎药滴眼剂

用双氯芬酸钠、阿司匹林、吲哚美辛等,此类药物能抑制花生四烯酸代谢产物引起的炎症。如外伤后、手术后立即出现葡萄膜炎,采用非甾体类消炎眼药制剂有较好的治疗效果。

4.抗生素滴眼剂

抗生素滴眼剂临床少用,对细菌性眼内炎症可考虑使用。

5.抗病毒滴眼液

无环鸟苷、疱疹净等滴眼剂用于治疗单疱病毒和带状疱疹病毒引起的前葡萄膜炎有辅助作用。

6.中医中药

用于治疗前葡萄膜炎的中药以疏风清热、凉血解毒、清肝泻火等类药物为主。

二、中间葡萄膜炎

中间葡萄膜炎是一类累及睫状体平坦部、玻璃体基底部、周边视网膜和脉络膜的炎症性和增生性疾病。

(一)临床特点

(1)起病隐匿,可无任何症状。患者有时可出现黑蒙、视物模糊、暂时性近视、视力下降、眼痛和眼红等表现。

(2)病程发展出现玻璃体雪球样混浊和睫状体平坦部雪堤样改变,伴周边视网膜静脉炎及前房炎症反应。

(二)治疗方法

在视力低于0.5时可选用糖皮质激素、激光、免疫抑制剂等治疗方法。出现前房炎症,可给予0.1%醋酸地塞米松眼液治疗;在药物治疗无效时,可选用玻璃体切除术。

三、后葡萄膜炎

后葡萄膜炎是一组累及脉络膜、视网膜、视网膜血管和玻璃体的炎症性疾病。患者常伴视网膜血管炎,晚期形成晚霞状眼底,可出现黄斑表面皱褶、黄斑及视乳头水肿、视网膜血管炎、视网膜脱离、视网膜下新生血管及眼球萎缩等并发症。

(一)临床特点

1.体征

后葡萄膜炎常见体征有①玻璃体内炎症细胞和混浊。②局灶性视网膜浸润。③视网膜血管炎。④黄斑水肿。

2.临床表现

临床上表现为脉络膜、视网膜色素上皮或深层网膜的白色病灶性疾病,有文献指出称为"白点综合征";出现消散性白点综合征、多灶性脉络膜炎和全葡萄膜炎、急性视网膜色素上皮炎,多灶性鳞状色素上皮病变及视网膜下纤维化和葡萄膜炎综合征等。

3.实验室检查

实验室检查对一些后葡萄膜炎有重要价值(表19-2)。

表19-2 临床常见葡萄膜炎的实验室检查

葡萄膜炎类型	实验室检查
Behcet病	HLA-B5或Bs1,皮肤过敏反应性试验
vogt-小柳原田综合征	超声波检查、疾病早期脑脊液检查HLA-DR4和DRw53检测
类肉瘤病	胸部X线检查、血清血管紧张素转换酶、结膜或泪腺活检、泪腺扫描、肺泡灌洗液细胞学检查、Kveim试验
结核	胸部X线检查、结核菌素皮肤试验
梅毒	血清荧光密螺旋体吸附试验(FTA-ABS)、性病研究实验室试验(vDRL)
急性视网膜坏死综合征	抗单疱病毒抗体和带状疱疹病毒抗体测定,活检行病毒分离、培养和PCR测定
巨细胞病毒性视网膜炎	血、尿、眦内液病毒培养,PCR测定
淋巴瘤	玻璃体、视网膜、脉络膜活检
视网膜母细胞瘤	玻璃体及视网膜活检
眼弓形虫病	房水和血清抗弓形虫测定、PCR检测、淋巴结分离弓形虫
眼蛔虫病	抗蛔虫抗体
念珠菌性视网膜炎	血、尿、眼内液培养
Lyme病	抗Burgdorferi螺旋体抗体(IgG、IgM)检测
布氏杆菌感染	眼组织标本或其他标本培养、抗体测定
眼组织胞浆菌病	组织胞浆菌素皮试,血沉,C_3、C_4测定,蛋白电泳
视网膜血管炎	溶菌酶测定,血清血管紧张素转换酶、抗核抗体结核菌素试验,胸部X线检查

(二)治疗方法

(1)葡萄膜炎的治疗原则是消除炎症,保存视力,以预防并发症为前提,应根据患者所患葡萄膜炎的类型立即选择可靠的治疗方案。

(2)糖皮质激素的应用:眼局部应用具有效果好、不良反应少,尤其对单侧的后葡萄膜炎。

(3)选用免疫抑制剂。

(4)联合用药:①糖皮质激素和环磷酰胺。②糖皮质激素和硫唑嘌呤。③糖皮质激素和苯丁酸氮芥。④糖皮质激素和环孢素 A。⑤苯丁酸氮芥和环孢素 A。⑥硫唑嘌呤和苯丁酸氮芥等。在联合用药时各自用药量一般小于单独用药剂量,这样可以减少各自的不良反应。

(周丽娟)

第三节　葡萄膜先天异常

葡萄膜先天异常以先天性无虹膜、先天性瞳孔残膜以及先天性虹膜和(或)脉络膜缺损最常见。它们都与胚胎时期视杯发育不良有关。

一、先天性无虹膜

先天性无虹膜属常染色体显性遗传,多为双侧性,临床检查看不到虹膜组织,可见晶状体赤道部及悬韧带暴露,患者常有严重畏光,因往往同时伴有其他眼部发育异常,如先天性白内障、黄斑部发育不全等,故常有眼球震颤、低视力。

二、虹膜和(或)脉络膜缺损

虹膜和(或)脉络膜缺损是由于胚胎发育过程中视杯下方的胚裂闭合不全所致,部分患者可伴有视神经的部分缺损,虹膜缺损时,瞳孔呈梨形,尖端向下,与手术切除者不同点在于缺损组织的边缘为色素上皮所覆盖。脉络膜缺损时,可见视乳头下方开始有大片巩膜透露,可见位于其表面的视网膜血管,缺损区边缘常有不规则色素围绕。可伴有小眼球、小角膜、眼球震颤等先天异常,有程度不同的视力障碍。

三、先天性瞳孔残膜

先天性瞳孔残膜常呈丝状、索状或蛛网状,自一侧的虹膜卷缩轮跨越瞳孔,附着在对侧的虹膜卷缩轮处。与炎症后的虹膜后粘连不同,通常不影响视力,瞳孔活动正常。不需治疗,偶尔有大片残膜遮盖晶状体表面而影响视力者,应考虑手术切除。

(周丽娟)

第四节　葡萄膜老年性变

葡萄膜组织由于代谢失调而引起的退行性变称葡萄膜老年性变,亦有称葡萄膜老年性萎缩。主要退变表现:中胚层基质萎缩;外胚层上皮的变性与退变,但偶尔有增生倾向,其病程进展缓慢。

虹膜色素上皮细胞的培养,早在 20 世纪 50 年代就有学者尝试对 IPE 细胞进行分离和培养,但均未能获得纯化的 IPE 细胞,也未对 IPE 细胞进行传代培养和深入的功能研究。Hu 等(1992)报道了对 IPE 细胞进行分离和纯化培养的方法。Brittis 等(1996)首次报道了用机械刮取法和酶消化法对手术切除的虹膜根部组织进行了 IPE 细胞分离的方法。

葡萄膜的老年性退变，为平滑肌间隙变小、弹力纤维硬化、细胞间胶原组织增加。老年人的睫状肌处于一种相当收缩的状态下，弹力纤维硬化，并且肌束间的结缔组织变得致密，胶原组织增加，使老年人的葡萄膜、巩膜房水引流量变小，在青光眼患者的小梁网和睫状肌端发生了同样显著的形态学改变，提示发病过程中两条房水引流途径都被阻碍，所以葡萄膜老年性变与年龄的退行性变有着密切的关系。现将较常见的以变性为主的葡萄膜病变分述于下。

一、虹膜变性萎缩

(一)基质的变性

基质的变性与萎缩，正常的虹膜前层主要由血管及部分支撑结缔组织组成，萎缩变性时虹膜的大部分血管先有硬化，继则闭塞，血管转化为白色线条，只有少数血管尚残存血液，表现为整个基质变薄，结缔组织大部分呈玻璃样变性。

1.临床特点

虹膜变性萎缩在临床上表现为虹膜色淡或为灰黑色，且不伴疼痛，虹膜隐窝变浅甚至消失，纹理消失，常以瞳孔缘的色素脱失与玻璃样变性为显著；虹膜血管壁的增厚与硬化，导致老年强直性缩瞳，也是老年性瞳孔缩小的依据。

2.治疗方法

如无症状不需治疗，如有虹膜睫状体炎应对症治疗。选用维生素 B_6 内服；脯氨酸内服，每日 2～3 g；食用低蛋白、低精氨酸饮食。

(二)色素上皮萎缩

文献报道，通常上皮细胞培养都采用将分离所获得的细胞离心后稀释、分装进行贴壁培养的方法，IPE 细胞培养的报告多数也是如此。约有 50%的老年人虹膜色素上皮有一定程度的退色，尤以瞳孔下缘为多见。色素可播散于前房，覆盖于虹膜的前面，色素颗粒亦可游离而沉积于晶体囊、角膜背面，尤其前房角的小梁网上沉积较多，病程发展下去，可继发青光眼与白内障，形成虹膜裂。

二、睫状体萎缩

睫状肌束间的结缔组织间隙在纵向肌部分较宽，在放射状和环状部分较小。间隙大小与睫状肌收缩有关。当睫状肌收缩时，插入睫状体小梁和 Bruch 膜的肌腱延长，肌束变短，整个睫状肌向前、向内移行。由于肌细胞缩短变厚，其间隙几乎消失。反过来，睫状肌舒张时，肌细胞后移，肌细胞变细，间隙增大。

基于虹膜的上述变化，与虹膜相连的睫状体，在肉眼观察时虽不易发现，但组织学检查时可以证明有同样的萎缩性倾向。

(一)临床特点

首先有血管壁的玻璃样变性、增厚，从而基质发生同样变化。临床上主要表现为睫状肌变薄和肌纤维间结缔组织的增生，以及睫状突如玻璃样变性而使之变厚，向前向内突出，向前推向虹膜根部，导致前房变窄，房水循环障碍，睫状肌因萎缩而缩小，因而它对房水形成及调节作用的减退均起了良好的作用。

(二)治疗方法

本病目前尚无有效治疗方法。可选用维生素 E 和维生素 C。中药用八珍汤加减，以补益气血，或用六味地黄丸加减，以明目、补益肝肾为主。

三、脉络膜萎缩

脉络膜的老年性萎缩主要发生在血管方面，硬化的动脉变为不透明的白色条纹，以后极部眼底为显著。在生理情况下，血管生成过程是静止的，静脉方面多少也有类似变化。部分血管可发生收缩甚至阻塞，其他部分可呈代偿性扩大，结果在硬化病变的区域内，出现典型的豹纹状形态显现于眼底，不同的部位有不同的特征。

(一)临床特点

1.弥漫性脉络膜萎缩

临床上显著的脉络膜萎缩多于20～40岁时起病,随年龄增长而病情逐渐发展,50岁左右发展为弥漫性萎缩。最初眼底呈斑驳状,有色素变化,有黄色小点出现及水肿样外观,形似炎症;视网膜色素上皮萎缩时,眼底呈豹纹状,脉络膜血管变为粗大,如网状。其血管壁增厚,中央血流小呈灰白色。部分血管似全闭塞状,形成白色条带。网膜下新生血管性黄斑病变的患者会有视力减退、视物变形,视野有中心暗点。检眼镜下,视网膜下新生血管呈灰蓝色或淡黄色斑块,周围常伴有环形出血,晚期病变纤维增生呈灰白色,常继发 RPE 或神经上皮浆液性或出血性脱离。

典型的病变自黄斑或视乳头周围开始,逐渐向四周扩张。视力随病变部位、病程不同而有差异。初期对视力影响较轻,病变进展至视网膜中心区时,视力显著下降,其视野出现中心暗点,进而呈向心性缩小,终至管状。非典型性的色觉紊乱亦可出现。FRG 低于正常,EOG 显著异常改变。夜盲为本病早期的明显症状。

2.视乳头周围和中心脉络膜萎缩

本病由脉络膜动脉或微血管硬化,黄斑区网膜营养障碍,而导致中心视力丧失,65岁以上老年人易受侵犯,发病率随年龄增长而增长,所以应定期检查眼部情况。

3.中心性局限性脉络膜萎缩

多数学者认为玻璃膜的弹性纤维变性导致玻璃膜功能紊乱,色素上皮层和神经上皮层局部失去营养,使新生血管膜形成及出血、渗出,脉络膜硬化,毛细血管栓塞及脉络膜缺血为主要原因。本病多见于60岁左右的老年人,男性多于女性。早期症状为视物变形,视野可有中央暗点,病程进展缓慢,晚期视力严重受损。早期眼底检查见黄斑区直径大小约2～3个乳视头大小,灰红色病灶,其边界不清,色素不规则,出现水肿或浸润;病变晚期黄斑呈局部性萎缩区。

病理学检查:色素上皮增生,有小血管及梭形细胞,玻璃膜和脉络膜破坏,视网膜外层完全退行性变,视网膜内层显示明显萎缩。

(二)治疗方法

虹膜萎缩、睫状体萎缩如无明显症状,一般不需治疗。脉络膜萎缩使用血管扩张剂一般无效,可试用小剂量皮质类固醇。

(周丽娟)

第五节　葡萄膜退行性变

葡萄膜退行性改变临床上常见于4种类型,即:①虹膜角膜内皮综合征。②原发性回旋形脉络膜视网膜萎缩。③原发性脉络膜硬化。④无脉络膜症。本节仅对原发性回旋形脉络膜视网膜萎缩和原发性脉络膜硬化进行阐述。

一、原发性回旋形脉络膜视网膜萎缩

本病多为遗传性疾病。常同时伴有脑、肌肉异常改变,眼部改变是全身代谢障碍的一部分。

(一)临床特点

发病年龄多见于20～30岁,男女均可发病,病程缓慢,一个家族中常有几人患病。当病变累及黄斑时,视力明显下降,视野缩小,严重时仅剩光感。

(二)治疗方法

目前本病仍无有效治疗方法,可选用维生素 B_6 内服,脯氨酸内服,每日 2～3 次;应注意低蛋白、低精氨酸饮食,可补充肌酸和赖氨酸以减少鸟氨酸。

二、原发性脉络膜硬化

本病是一种少见类型,常侵犯眼底,多发生于 40～60 岁,男性多于女性,多为常染色体显性遗传,也有隐性或性一连锁遗传者。

(一)临床特点

临床表现有进行性视力下降、视野缩小及夜盲症。病变晚期可发生环形暗点或管状视野。病变早期,眼底有水肿样改变和色素性改变,甚至出现奶油色斑点;病变迁延整个眼底,最终形成弥漫性萎缩,呈豹纹状,以后极部最为明显。

(二)治疗方法

目前本病无特殊疗法。

(周丽娟)

第六节　Vogt-Koyanagi-Harada 综合征

Vogt-Koyanagi-Harada 综合征又称 Vogt 小柳原田综合征、葡萄膜一脑膜炎,现统一命名为 VKH 综合征。眼部表现为双眼弥漫性渗出性葡萄膜炎,同时伴有全身损害如头痛、耳鸣、颈项强直、白发、脱发、白癜风等,是一种累及全身多系统的临床综合征。由于病变程度、损害的主要部位和症状出现的早晚不同,或以虹膜睫状体炎为主,或以双眼弥漫性渗出性脉络膜炎为主。

一、病因与发病机制

病因不明,目前多认为是自身免疫性疾病。患者对眼组织抗原产生免疫反应,其中色素细胞作用最重要,它既是抗原又是靶细胞。临床研究发现 VKH 患者与 HLA-DR4 和 HLA-DRW53 相关,因此,认为本病可能首先由致病因子如病毒作用于易感机体,引起非特异性前驱症状,尔后致病因子引起色素细胞抗原性改变,发生自身免疫反应,自身抗体或免疫细胞攻击全身色素细胞而导致各种临床表现。

二、临床表现

本病好发于 30～50 岁青壮年,常双眼受累,易复发,按病程分为 3 期。

1.前驱期

突然发病,多有感冒症状、头痛、耳鸣,严重者出现恶心、呕吐、颈项强直等脑膜刺激症状。

2.眼病期

前驱症状后 3～5 d 出现眼部症状,眼痛、眼红及视力减退。眼部表现因类型不同而异。

(1)Vogt-小柳综合征:以渗出性虹膜睫状体炎为主。房水浑浊,可有大量成形性纤维蛋白性渗出遮盖瞳孔,极易引起虹膜后粘连、瞳孔闭锁和瞳孔膜闭,易继发青光眼和并发白内障。眼后节炎症相对较轻。

(2)原田综合征:双眼视力突然减退。可有轻微虹膜睫状体炎而眼底病变明显。玻璃体呈粉尘状或絮状浑浊,视盘与黄斑区明显水肿,进而扩展为全眼底水肿,可引起浆液性视网膜脱离。荧光素眼底血管造影在脱离区可见散在细小渗漏点,迅速扩大融合,晚期形成多囊状荧光积存。

3.恢复期

眼部炎症逐渐消退,眼前节遗留虹膜后粘连。视网膜下液体吸收,视网膜脱离复位。眼底色素明显脱失，出现粉红色“晚霞”样眼底，并有散在、大小不等的色素斑和色素脱失的白斑。本病易转为慢性肉芽肿性炎症，反复发作，导致严重并发症甚至视功能丧失。

脱发、白发、白癜风多发生在眼病后数周到数月。

三、诊断

注意全身症状与体征，临床上表现为双眼急性全葡萄膜炎者，结合易出现虹膜后粘连、渗出性视网膜脱离，晚期呈晚霞样眼底等特点可做出诊断。

四、治疗

本病无特殊疗法，主要是对症治疗，控制炎症反应。

(一)局部用药

同一般葡萄膜炎，注意防止并发症。

(二)糖皮质激素

应早期全身用药，用量要足。早期用大量糖皮质激素时减量要快，以后慢减，1 个月内避免急剧减药。最后维持量为 20 mg/d，疗程要不少于 8 个月。在减药过程中如有复发可加局部用药。

(三)顽固性或复发病例

可应用免疫抑制药治疗。

（周丽娟）

第七节　急性视网膜坏死综合征

一、概述

1971 年，日本浦山晃首先报告 6 例急性葡萄膜炎，主要表现是急性发作的葡萄膜炎，周边部视网膜出现大片灰白色渗出斑，伴有视网膜动脉炎和视网膜脱离。在未确定病因前，几乎所有患者的视力都丧失。

病因仍不清楚，一般认为与水痘一带状疱疹病毒感染或单纯疱疹病毒感染有关。可能直接侵犯视网膜而导致视网膜坏死，也有可能通过诱发免疫反应引起或加重视网膜坏死。

二、诊断思路

(一)病史要点

患者主诉视物模糊，轻度或中度眼痛，眼眶痛和刺激症。由于伴发眼肌炎，眼球运动疼痛。有些患者自觉症状较轻，没有严重的中心视力下降，而严重者于发病数天内可因黄斑区受累或视网膜脱离而导致中心视力明显下降。

(二)眼部检查

1.眼前节改变

轻度至中度的睫状充血，可发生弥漫性浅层巩膜炎或眼眶炎症，可见球结膜水肿，眼睑水肿，甚至轻度的眼球突出。角膜后的 KP，多为羊脂状，较细小，轻度或中度的细胞炎症反应，严重者可发生前房积脓、虹膜后粘连和虹膜结节。常伴有眼压升高。

2.眼后节改变

表现为三联症，即视网膜脉络膜血管炎、视网膜坏死和玻璃体炎。视网膜血管炎主要累及动脉，使动脉变细，管壁有多少不等的淡黄色、散在的斑点状浸润或伴有白鞘。有时可见少量的视网膜出血，视盘边界模糊，视网膜广泛水肿，周边部有散在的、较大的黄白色渗出斑，继而融合成大片浓密的灰白色或黄白色的病变，此即是坏死性视网膜炎的表现，掩盖了脉络膜的形态。坏死的视网膜与正常的视网膜分界清楚，也可数个不相连的坏死斑呈伪足样向后极伸展。病程进展数天到数周，视网膜坏死斑融合成大片地图形，严重者周边部均受侵犯。

3.并发症

主要有视网膜脱离，预后不佳，几乎都是由于视网膜脱离而失明。另外还有 PVR、视网膜新生血管、并发性白内障、视神经萎缩、眼球萎缩等。患者还可以伴发口腔溃疡、低热、轻微头痛、颈部强直以及中枢神经系统异常，表现为脑脊液细胞数增多，迷路性耳聋和弥漫性脑萎缩。

(三)诊断步骤(图 19-1)

诊断步骤如图 19-1。

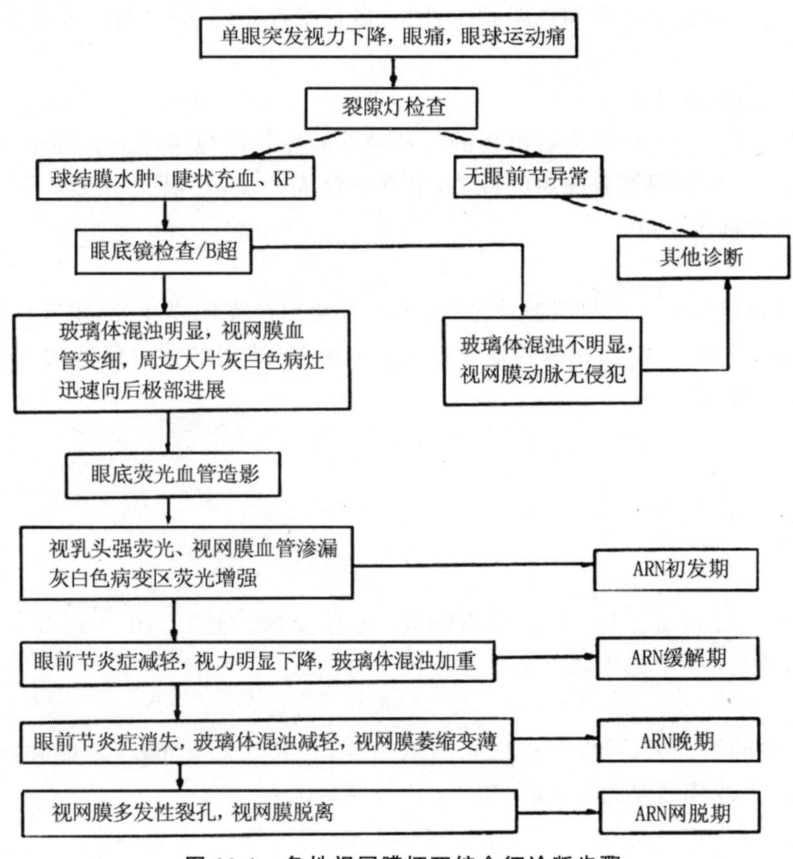

图 19-1 急性视网膜坏死综合征诊断步骤

(四)鉴别诊断

因眼底出现白色病变和视网膜血管炎等，需要与以下疾病鉴别：

1.中间葡萄膜炎

有时可发生周边部局限性大片状渗出，呈灰白色，这种渗出可伸向睫状体平坦部，而且前节和玻璃体炎症很轻，视网膜动脉不受侵犯，很少发生视网膜脱离。

2.巨细胞病毒性视网膜炎

眼底表现为白色视网膜坏死和视网膜血管炎，坏死也可发生于周边部，但其坏死区较窄，前节和玻璃体反应都很轻。

3.弓形虫视网膜脉络膜炎

本病可发生大片视网膜坏死和玻璃体混浊，但常伴有弓形体的陈旧性病灶，血清学可以鉴别。

4.急性多灶性出血性视网膜血管炎

急性视力丧失，伴有轻度前葡萄膜炎、多发性视网膜血管炎、视网膜毛细血管无灌注、视网膜出血、视盘肿胀和玻璃体炎，新生血管形成的发生率高。此病血管改变突出，视网膜出血多，但不引起视网膜脱离。本病原因不明，阿昔洛韦治疗无效，需要做光凝治疗。

5.节段性视网膜动脉周围炎

视网膜动脉有白色、灰黄色渗出斑点，呈节段状排列。本病多为单眼，病程缓慢，无明显葡萄膜炎，更无视网膜坏死，一般不发生视网膜脱离。

6.Behcet 病

眼底也表现闭塞性视网膜血管，出现小片状视网膜坏死，但葡萄膜炎表现为反复性前房积脓性，有黏膜、皮肤的病变。

7.结节病

结节病可引起肉芽肿性葡萄膜炎和视网膜血管炎，血管附近有蜡涌样渗出，不发生严重的玻璃体混浊和视网膜坏死。

8.进展性外层视网膜坏死综合征

这是免疫功能低下者感染疱疹病毒后出现的一种独立的坏死性视网膜炎。特点是出现迅速的视网膜坏死，为多发性病灶，位于周边视网膜深层的混浊，也可融合成大片，它很少出现或不出现视网膜血管炎，玻璃体炎也较轻，而且无前节炎症。

9.其他病毒感染

如麻疹病毒感染，可发生周边视网膜脉络膜炎，但不发生白色视网膜坏死、闭塞性血管炎，更不发生视网膜脱离。FFA 表现视盘呈强荧光，视网膜血管壁有荧光渗漏，浓密的黄白色病变区荧光增强，坏死的视网膜和正常视网膜分界明显。

三、治疗措施

(一)抗病毒治疗

1.阿昔洛韦

初期静脉给药，成人 150 mg/kg，1 小时内滴完，每日 3 次。连用 10 d 到 3 周后改为口服，每次 400～800 mg，每日 5 次，连续用药 4 周以上。

2.丙氧鸟苷

应用阿昔洛韦无效的情况下，可以考虑应用丙氧鸟苷，一般成人 5 mg/kg，静脉滴注，1 小时内滴完。12 h 一次。连续治疗 2～3 周后改为 5 mg/(kg·d)，每周 5 次。

3.抗凝治疗

口服小剂量阿司匹林 50～200 mg，每日 1～2 次。

4.皮质激素

在强有力的抗病毒治疗开始 1～3 d 后再用，一般用泼尼松口服每日 1 mg/kg，一周后逐渐减量，治疗时间 2～6 周。

(二)手术治疗

主要是针对视网膜脱离。

1.光凝治疗

可在活动性视网膜炎区域的后边进行预防性激光光凝治疗，这样可使后期视网膜脱离局限于周边部，可反复进行。

2.预防性手术

可在发生视网膜脱离前做预防性玻璃体切除术加环扎术，术中灌注液内加用阿昔洛韦。

3.视网膜脱离手术

主要采取巩膜扣带术和平坦部玻璃体切除术。睫状体平坦部玻璃体切除术可清除混浊的屈光间质，清除玻璃体的牵引和机化的组织，也有利于视网膜裂孔的定位。通常用作用时间长的惰性气体如六氟化硫(SF_6)作暂时性视网膜充填，或用硅油作半永久性视网膜充填。巩膜扣带术不总是必要的。

(周丽娟)

第八节 脉络膜新生血管

脉络膜新生血管(choroidal neovascularization,CNV)又称为视网膜下新生血管，是来自脉络膜血管的增殖性改变，CNV可以发生于多种眼底疾病中，是目前重要的致盲眼病。随着眼底荧光造影技术的发展，临床上对其认识不断深入，特别是黄斑下CNV的早期诊断和治疗研究，已取得了显著的进步。

一、脉络膜新生血管形态结构及临床类型

(一)CNV的基本病理形态

脉络膜新生血管起源于脉络膜，其主要病理过程为异常生长的脉络膜毛细血管，突破脉络膜毛细血管层的基底膜进入Bruch膜，继而增生和移行并穿透视网膜色素上皮层，生长于视网膜神经上皮下。CNV由于其管壁的高通透性，极易引起局部出血和渗出，继而形成机化瘢痕组织，严重影响视功能，甚至致盲。CNV常位于视网膜色素上皮下间隙或神经上皮下间隙，好发于黄斑部及其周围，其大小不等、形态各异。病理组织学研究表明，CNV为一膜样结构，光镜下此膜由单层色素上皮细胞以及被覆的纤维基质和散在的一些小血管组成。其细胞成分主要有色素上皮细胞、类成纤维细胞及一些血管内皮细胞、淋巴细胞和巨噬细胞等。

(二)CNV的临床分类

研究CNV的临床分类，目的是确定CNV的性质和位置及其对视功能的影响，以便选择治疗方式。目前国际上对CNV尚无统一的分类标准，根据临床应用或研究目的不同，现行的分类和分型方法较多，各有不同的应用范围和临床意义。

1.按病因分类

(1)变性疾病：如年龄相关性黄斑病变、病理性近视、血管样条纹症等。

(2)炎症性疾病：如弓形虫视网膜脉络膜炎、地图状脉络膜炎、慢性葡萄膜炎等。

(3)脉络膜肿瘤：如脉络膜黑色素瘤、脉络膜血管瘤、脉络膜转移癌等。

(4)外伤性病变：如脉络膜挫伤、眼内异物、各种光损伤等。

(5)其他原因不明：如特发性CNV等。

2.按发生部位与中心凹的位置关系分类

可分为中心凹下CNV、近中心凹CNV、中心凹外CNV。

3.按组织病理学分类

可分为Bruch膜内、色素上皮下、色素上皮上及视网膜下CNV。

4.按FFA分类

可分为典型CNV、隐匿型CNV、混合型CNV。典型CNV的特点是FFA早期表现为花边状、颗粒状、斑片状等血管荧光形态，进而荧光渗漏扩大，晚期不消退。临床上绝大部分CNV为隐匿型，因视网膜下出血、渗出、色素等掩盖了部分CNV的典型表现，其中又分为纤维血管性色素上皮脱离(隐匿型CNV Ⅰ型)，以及造影晚期无源性荧光渗漏(隐匿型CNVⅡ型)。

5.按 ICGA 分类可将隐匿型 CNV 分以下几类

(1)焦点状 CNV:又称为热点(hot spots)CNV,指 CNV 范围≤1 PD、边界清楚的强荧光点。

(2)斑状 CNV:指>1 PD 稍弱的强荧光斑。

(3)活动性 CNV:指 ICGA 早期出现,晚期呈染色或渗漏。

(4)静止性 CNV,指 ICGA 早期不显露,晚期有染色表现而无渗漏。

(5)其他类型:包括热点与斑状同时存在的结合型,或者各种 CNV 混杂在一起的混杂型。

另外,ICGA 还可将 CNV 分为活动性 CNV 和静止性 CNV。活动性 CNV 在 ICGA 造影的早期就出现渗漏,晚期更明显,表明 CNV 较强的通透性,静止性 CNV 早期不显露,晚期才出现染色。

6.光学相干断层成像分类法

OCT 可直接对病变进行扫描,判定 CNV 的位置关系。对视网膜下液(SRF)、视网膜内积液(IRF)以及色素上皮脱离进行检测。在 OCT 检查中,CNV 主要分为三种,即边界清晰的 CNV、边界不清的 CNV 和纤维血管性 PED。

二、脉络膜新生血管的形成机制及其防治

脉络膜新生血管的形成原因不明,局部组织缺氧及炎症反应很可能是 CNV 形成的主要原因,用超声多普勒血流成像技术曾发现 CNV 患者的脉络膜血流量减少,认为缺氧可能是 CNV 形成的启动因素。另外,组织病理学发现 CNV 患者 Bruch 膜增厚,在膜上及其周围有炎性细胞浸润,推断 CNV 的形成可能是炎症反应的关系。新生血管的形成机制目前还不太清楚,研究认为(Ryan,1982)在不同的疾病过程中新生血管形成有共同之处,但也有各自的不同特点,其基本过程首先是病变血管内皮细胞被激活,使其血管舒张、通透性增强,同时细胞外基质发生降解,然后出现被激活内皮细胞的移行和增生,出芽生长,新生血管管腔结构初成,最后血管外膜形成。一般认为血管生成是一个相当复杂的过程,已证明很多细胞因子、细胞及细胞间质参与了 CNV 的形成过程。调控新生血管形成的诱生物有血管内皮生长因子(VEGF)、碱性成纤维细胞生长因子(bFGF)、白细胞介素-8(interleukin-8)等。调控新生血管形成的抑制物有肝素、透明质酸、β-转化生长因子、肿瘤坏死因子等。这两类相互制约的调控剂,正常情况下它们处于动态平衡状态,一旦受到致病动因刺激时,导致两者之间动态平衡的失调,当生成因素超过抑制因素时将产生新生血管。

由于 FFA 及 ICGA 检查技术的进步,对 CNV 的诊断已不是很困难。在治疗方面,因为 CNV 多发生在黄斑疾病,直接损害中心视力,加之病因不明,目前还没有确切有效的药物治疗。一些新方法、新技术,包括新生血管抑制剂、激光光凝术、光动力学疗法、ICG 引导下光栓疗法、经瞳孔温热疗法以及玻璃体手术切除等,可根据 CNV 的具体情况适宜选择试用。

三、特发性息肉状脉络膜血管病变

特发性息肉状脉络膜血管病变(idiopathic polypoidal choroidal vasculopathy,IPCV)又称多灶复发性浆液血清样视网膜色素上皮脱离、后部葡萄膜出血综合征。为新近认识的一种以眼底后部脉络膜血管局限性膨隆,呈息肉状改变,伴反复性出血,并有浆液性或出血性色素上皮脱离为其特征。1982 年,由 Yannuzzi 首先报道并于 1990 年确认命名,随后被广泛采纳。

(一)发病特点及病理机制

本病原因不明,最初认为好发于黑人女性,其发病可能存在种族上的差异,现在认为任何种族均可发生,尤其是黑人、亚洲人、拉丁美洲人等有色人种更有易感性,且男女均有发生,我国相继也有报道。本病多以单眼受累,50 岁以上的老年人多见,与年龄相关性黄斑病变的发病年龄相近,但略低于后者。息肉状病变发展缓慢并可以自行消退或再发,曾推测这种息肉状结构可能系血管生成过程中动脉瘤性扩张或血管内皮细胞增生所致。基于脉络膜内层有异常血管的发现,认为本病是年龄相关性黄斑病变中脉络膜新生血管的一种变异性表现。对 IPCV 患者的标本进行组织学研究,发现 Bruch 膜内有息肉状血管病变,局

部血管膨隆、扩张，血管壁变薄呈簇状分布，周细胞消失，周围有巨噬细胞及纤维成分浸润。免疫组化研究发现色素上皮层有血管内皮细胞存在，由此提示这种纤维膜是一种脉络膜新生血管，以后的学者也证明了同样的病理改变。

(二)临床表现

1.症状

出现病变时患者多主诉有视物模糊，视力轻度或中等度下降，可有眼前黑影、中心暗点及视物变形，严重者则视力急剧下降。

2.眼底表现

眼底呈明亮的淡橘红色的色调，发病时多有视网膜下出血并伴有脂样沉积，可看到后部位视盘周围、黄斑附近以及中周部眼底有浆液性或血液性色素上皮脱离，也可有神经上皮脱离，少数可发生玻璃体积血。多数患者可在其附近见到典型的脉络膜血管病变，其表现为大小不等、一个或多个呈橘红色结节样或球状息肉样隆起。部分患者因视网膜下出血或渗出阻挡关系看不到这种典型的息肉样隆起，少部分反复发作的患者晚期表现为广泛的色素上皮变性和萎缩，但很少有瘢痕组织形成(图 19-2)。

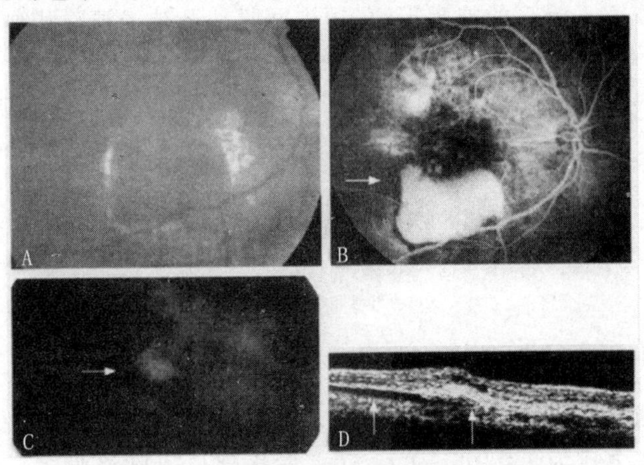

图 19-2　特发性息肉状脉络膜血管病变

A.右眼底黄斑部橘红色结节样隆起下血管弓可见片状黄白色脂质渗出；B.后期 FFA 黄斑部斑点荧光并 PED；C.后期 ICGA 像可见 CNV；D.黄斑部 OCT 显示 CNV 及 PED

(三)眼底造影特征

1.FFA 检查

若无明显遮盖荧光时，典型的息肉状扩张血管病变表现类似 CNV，造影早期病变血管呈花边状或斑块状强荧光，晚期可有不同程度的荧光渗漏，而多分支的异常血管网往往不能看到，缺少特征性表现。

2.ICGA 检查

典型的表现为 ICGA 早期相显示内层脉络膜伞样的分支状血管网，随之在其末端呈息肉状或呈动脉瘤样簇状扩张的高荧光。活动性病变随造影时间的延长局部可有荧光渗漏，晚期可呈荧光着染，而静止型者造影晚期表现为荧光减弱或出现血管负影。ICGA 的这种特征性改变对诊断本病有重要意义(图 19-2)。

(四)光学相干断层成像特征

视网膜下橘红色结节性隆起 OCT 表现为色素上皮高反射层呈陡峭的穹隆状隆起，其下可见中等反射或结节状改变。此有别于一般 CNV 和浆液性色素上皮脱离的 OCT 表现，但对病变特有的分支状脉络膜血管网的形态目前还不能显示。

1.诊断

有符合该病的流行病学特征，眼底有反复发作的出血性及浆液性色素上皮脱离，视网膜下有橘红色的结节样簇状改变，以及ICGA的典型表现即可诊断。

本病最主要应与AMD的湿性病变相鉴别。尽管目前本病的病因及病变性质不明，但与AMD的自然病程、流行病学及预后有显著不同。AMD在白种人中发病率较高，多双眼受累，眼底可见局部有渗出、出血及纤维化瘢痕形成，视力迅速下降，多不能回升。FFA及ICGA脉络膜血管的特征性改变是鉴别的重要依据。

2.治疗

鉴于本病大部分患者视网膜下的出血和渗出多能自行吸收，视力可以回升并能保持，因此，若无全身性疾病如高血压等影响因素时，一般情况下可做随诊观察。

对渗出及出血持续存在、难以自行吸收，或病变呈进行性扩大，特别是威胁到黄斑中心凹者，可在ICGA指导下对有荧光渗漏的血管病变进行直接光凝术以减轻渗出。但疗效尚不能肯定，更不适合于中心凹及其附近，因此并不推荐首选。

目前的研究认为应用PDT疗法对IPCV有较好的疗效，特别是黄斑中心凹及其附近PDT治疗是安全的。

曾有施行玻璃体视网膜手术治疗的临床报道，用视网膜切开技术清除积血，切除视网膜下血管膜以及黄斑转位技术，其效果尚在观察之中。

(周丽娟)

第九节　葡萄膜肿瘤

一、葡萄膜黑色素瘤

本病是成年人最常见的眼内恶性肿瘤，在10岁以上各年龄组均有分布。发病率为0.002%～0.06%，有色人种与白色人种患病率之比为1∶165～1∶250。发病部位以脉络膜多见，占发病率78%～85%；其次为睫状体，占9%～12%；虹膜占6%～9.5%。有关文献报道，发病年龄最小为7.5个月，最大70岁，平均40～50岁，发生于虹膜者较脉络膜或睫状体者的年龄早10～20岁。男性多于女性。

葡萄膜黑色素瘤的瘤细胞起源于睫状体神经鞘膜细胞或葡萄膜基质内的黑色素细胞。葡萄膜恶性黑色素瘤和皮肤恶性黑色素瘤具有相同的组胚起源，但两者的生物学特性不尽一样。前者通过血循环途径转移；后者则通过淋巴管扩散到周围淋巴结。

葡萄膜黑色素瘤是一种高度恶性肿瘤，对患者的视力及生命造成严重威胁；早期诊断及早期治疗尤为重要。葡萄膜恶性黑色素瘤发生转移的时间相对较晚，最常见转移到肝脏和肺、骨骼、中枢神经系统和皮下等，一旦出现全身性转移，预后不良，目前尚无有效治疗方法。

葡萄膜恶性黑色素瘤可能起源于色素细胞，目前发病原因不明，流行病学研究表明，阳光照射是重要的发病因素；电焊中的电弧光与发病也有关。另外，基因改变也与肿瘤有一定的关系，发现肿瘤细胞中染色体6P和6q发生改变，染色体3丢失和8P复制增加等。

根据病变累及的解剖位置，脉络膜恶性黑色素瘤可分为虹膜恶性黑色素瘤、睫状体恶性黑色素瘤和脉络膜恶性黑色素瘤。Callender将肿瘤分为4种类型，即：梭形细胞型(分为A、B两型)、上皮样细胞型、束状型、混合型。梭形细胞A型的恶性程度较低，上皮样细胞型恶性程度最高。

(一)睫状体和脉络膜恶性黑色素瘤

由于睫状体位置靠前，80%的患者于相应的巩膜表面出现粗而充盈的血管分布。前房局部变浅，在瞳孔完全散大下见黑色肿块自睫状体伸向晶状体赤道部，并且伴有晶状体混浊。早期只有瞳孔充分散大后用三面镜或间接眼底镜检查才能见到；晚期肿块增大，可向眼轴中央发展而易被发现，甚或自巩膜面穿出。

通过间接检眼镜、眼底荧光血管造影、彩色超声多普勒(CDI)、吲哚青绿脉络膜血管造影(ICG)、磁共振(MRI)、眼前节超声生物显微镜(UBM)等检查,大部分可做出明确诊断:睫状体黑色素瘤早期由于部位隐蔽,瘤体较小,一般无临床症状,不易早期发现,常被漏诊、误诊。目前,选用超声生物显微镜(UBM)对睫状体及虹膜肿瘤的早期诊断有重要价值。

1.临床特点

患者感觉视物不清,肿瘤刺激视网膜会引起闪光感。肿瘤较大,引起渗出性视网膜脱离时,则会出现视野缺损等症状。肿瘤靠近黄斑部会引起视物变形;靠近眼前部累及睫状体,相应部位表面会出现血管扩张和充血,病者会因"眼红"来就诊;当肿瘤压迫晶状体,患者会出现类似散光的症状。可继发青光眼,患眼胀痛。部分患者则无症状,眼科检查时被查出肿瘤。

2.治疗方法

(1)眼球摘除:葡萄膜黑色素瘤,恶性程度高,死亡率约为50%。早期手术摘除是最主要的治疗措施。临床上应掌握适应证:患者视力已经丧失,肿瘤太大而不能进行局部治疗;已造成全视网膜脱离或继发青光眼;视乳头周围大肿瘤。

(2)放射疗法:放射疗法可分两大类,即为近距离放射疗法和远距离放射疗法。

(3)手术疗法:自1914年Raubitschek首先提出手术治疗葡萄膜恶性黑色素瘤以来,仅有少数报道采取局部肿瘤切除以替代传统的眼球摘除术。肿瘤切除适用于基底部较小但厚度大不宜行放疗的肿瘤。

(二)脉络膜转移癌

肿瘤栓子可通过睫状后短动脉转移到脉络膜。位于乳腺、肺脏、肾脏、胃肠及生殖泌尿器的恶性肿瘤较容易转移到脉络膜,并往往作为这些肿瘤的最早体征。转移到葡萄膜的原发性肿瘤中,50%为乳腺癌,其次为消化道癌、肺癌。

1.临床特点

(1)视力减退或出现中心暗点。

(2)后极部视网膜呈扁平隆起,边界模糊,可伴有渗出斑点或出血点。

(3)出现实质性视网膜脱离。

(4)眼底镜、荧光眼底照相、超声检查、CT扫描、核磁共振成像等进一步确诊。

临床上由于脉络膜转移瘤和脉络膜恶性黑色素瘤的鉴别较难,对于诊断为"脉络膜恶性黑色素瘤"的患者要注意排除上述部位恶性肿瘤的可能。

2.治疗方法

对色素膜转移癌已全身转移,手术治疗没有效果,鼓励患者增加营养,应积极进行保守治疗,如放疗、化疗、冷凝等。

(三)虹膜恶性黑色素瘤

虹膜恶性黑色素瘤位于虹膜基质。与后部恶性黑色素瘤一样,细胞类型分为梭状细胞和上皮样细胞。虹膜黑色素瘤占葡萄膜肿瘤的10%左右。发病年龄较早于脉络膜黑色素瘤,肿瘤多位于颞下方,大小不一,小者仅大头针帽大小,大者可遮盖瞳孔,充满前房。

1.临床特点

临床上虹膜色素性病灶最常见的是色素痣,病变小而扁平,颜色可深可浅,一般无进展,有的色素痣可无色素,略隆起,占据整个虹膜节段,亦可引起瞳孔变形和白内障,表现与恶性黑色素瘤相似。

2.治疗方法

本病一般主张手术治疗,如果病变范围小于5个钟点,可行虹膜切除术;肿瘤累及房角和睫状体,行虹膜睫状体切除术。眼球摘除术,适用于弥漫性或坏死状肿瘤及多发性肿瘤。

二、葡萄膜良性肿瘤

(一)脉络膜色素痣

本病为良性色素细胞肿瘤。起源于先天,到青春期显露,生长缓慢。

1.临床特点

临床上脉络膜色素痣多无症状,极少数病例因病变表面视网膜改变或视网膜下新生血管产生会有视觉改变,少数色素痣有恶性变。

2.治疗方法

一般不必处理,如果发现有恶变征兆时,可早日予以手术切除。

(二)脉络膜骨瘤

脉络膜骨瘤是一种良性肿瘤,病变发生在视盘周围的脉络膜上,在青年和成人发病,女性多于男性。

1.临床特点

病变类似假豆荚,为黄色或橘黄色,轻微隆起,表面凸凹不平,边缘不规则。CT 显示病变密度与骨密度相同。

2.治疗方法

病变发展慢,累及黄斑影响中心视力时可对症治疗。

(三)脉络膜血管瘤

本病有两种类型:①局部的脉络膜血管瘤,无全身和其他系统的累及,表现为红色或橘黄色,常常在视乳头颞侧。②弥漫的脉络膜血管瘤,常发生在 Stturge-Weber 综合征的患者,临床少见,脉络膜血管瘤生长缓慢,发病年龄多数在 20 岁以后。

1.临床特点

临床检查脉络膜血管瘤分为大、中、小瘤。脉络膜血管瘤的边缘不确定,周围的视网膜血管扩张、黄斑部继发改变,视网膜色素上皮改变,黄斑前膜形成和视网膜的囊变等。

2.治疗方法

(1)光凝疗法:对小的脉络膜血管瘤可以进行光凝,可反复进行治疗,直至视网膜下液完全吸收。

(2)激光治疗:激光可选用氩蓝、绿,氪红,氪黄,二极管激光。

(周丽娟)

眼科疾病临床诊疗学

（下）

张红振等◎编著

吉林科学技术出版社

第二十章

巩膜疾病

第一节　概　述

一、解剖生理

巩膜是眼球壁的最外层，由坚韧、致密的弹力纤维和胶原纤维构成，纤维间的细胞成分与血管极少，不透明，呈乳白色，前面与角膜，后面与视神经硬膜鞘相连。巩膜的厚度因部位及作用不同而异，最厚部位在后极部约 1 mm，向前则逐渐变薄，赤道部约 0.3～0.4 mm，直肌下最薄只有 0.25～0.3 mm，前部角膜缘部则近 0.5～0.6 mm。巩膜表面由透明的球结膜和球筋膜覆盖，不与外界直接接触。巩膜约占完整的眼球纤维层的大部分，其前部与角膜相接称前巩膜孔，相接处称角巩膜缘，其后部视神经纤维出口处形成筛状板称后巩膜孔。前巩膜缘及后部的巩膜筛状板纤维结构均较薄弱，抵抗力低，故具有重要的临床意义。眼球前极巩膜上，有前睫状血管通过，由微细的血管网构成丰富的血液供应，所以炎症多发生在此处。在巩膜疾病中，以炎症最常见，但急性化脓性感染极少见。表层巩膜血管丰富，易形成变态反应性病灶，巩膜深层则血管及神经很少，不易患病。由于巩膜深层血管及神经较少，病程进展缓慢，损伤后修复能力差，对药物治疗反应亦较为迟钝。

二、病理改变

病理改变较为单纯，典型者为肉芽肿增殖反应，形成炎性结节或弥漫性肿胀区，表现为胶原纤维的坏死、变性和慢性炎性细胞浸润，具有类纤维蛋白及胶原破坏的特征。

三、病因

(一)外源性

较为少见，可为细菌、病毒、真菌等通过结膜感染灶、外伤、手术创面等直接引起。

(二)内源性

这是巩膜炎的主要原因。可由身体其他部位的疾病而来，如结核、病毒、结节病、麻风、梅毒及痛风等。另外，也可由于病灶感染引起的过敏反应，及内分泌因素而发病。

(三)自身免疫性疾病

在眼部的表现多与自身在胶原细胞内产生的抗原一抗体性免疫反应有关，如风湿、类风湿性关节炎，红斑狼疮，结节性动脉周围炎等，均可并发巩膜炎。

(四)继发感染

由邻近组织如结膜、角膜、葡萄膜或眼眶周围组织的炎症直接蔓延而来。

还有原因不明的其他病因。

四、临床表现

病程长,病情迁延,反复发作。巩膜炎的共同特点是自觉疼痛、畏光和流泪,炎症局部有深红色结节状隆起,一般不形成溃疡,病程缓慢,对药物治疗反应较迟钝,易复发。炎症或外伤后,巩膜易变薄弱,在眼内压的影响下,可发生巩膜膨出,形成不同部位的巩膜葡萄肿。

五、治疗

巩膜炎是一个多因素、多诱因所致的胶原性疾病,缺乏特异疗法,而且对治疗反应迟钝,治疗效果欠佳,很难达到根治的目的。一般选用如下方法:

(一)针对病因治疗

巩膜炎应重视病因检查,凡明确病因者应针对病因治疗。

(二)皮质激素疗法

应用0.5%可的松眼药水,4～6次/日,重者球结膜下注射地塞米松2.5 mg,1～2次/周。

(三)散瞳

局部点用1%阿托品散大瞳孔,并麻痹睫状肌,扩张血管。

(四)局部湿热敷

3～4次/日,20 min/次,既可减轻疼痛,又可促进炎症吸收。

(五)对症治疗

口服水杨酸钠或消炎痛有止痛消炎作用。对久治不愈,经常复发,特别顽固的病例,可应用局部放射治疗以及自血疗法。

(丁　锐)

第二节　巩膜炎

巩膜炎或称深层巩膜炎,为内源性抗原抗体免疫复合物所引起,且多伴有全身胶原病,故属于胶原病范畴,与自身免疫有关。较表层巩膜炎少见,但发病急,且常伴发角膜及葡萄膜炎,其病情及预后远较表层巩膜炎更为严重。常见于20～60岁,女性多见。巩膜炎多好发于血管穿过前部巩膜处,而于赤道后部的巩膜炎,因不能直接见到且血管少,发病亦少,容易被忽略。巩膜炎依部位可分为前巩膜炎及后巩膜炎。

一、前巩膜炎

前巩膜炎是巩膜炎中常见的。多发于青年或成年人,女性多于男性,双眼可先后或同时发病。每次发作可持续数周,反复发作。

可分为以下三种类型:

(一)结节性前巩膜炎

此型占巩膜炎的44%,患者表现为剧烈的眼痛,向眼眶周围放射,可伴有眼球压痛。局部巩膜充血,炎症浸润,肿胀,形成结节,结节可为单发或多发,呈深红色,质硬,有压痛,不能推动。浸润性结节可以围绕角膜而蔓延相接，形成环形巩膜炎。此时全眼球呈暗紫色，间有灰白色结节，吸收后留下绀色薄瘢。病程较短者数周或数月，长者可达数年。浸润渐被吸收而不破溃，巩膜变薄呈暗紫色或瓷白色，在眼内压作用下形成部分巩膜膨隆或葡萄肿，如出现羞明、流泪症状，应考虑有合并角膜炎及葡萄膜炎，其结果常严重损害视力。

(二)弥漫性前巩膜炎

本病是巩膜炎中较良性的，很少合并严重的全身性疾病。表现为巩膜突发弥漫性充血及巩膜组织肿胀，严重者可出现结膜高度水肿，易扩散。病变范围可限于一个象限或占据全眼球前部，且多伴发巩膜表层炎。

(三)坏死性前巩膜炎

本病亦称炎症性坏死性巩膜炎，此型临床上虽比较少见，但破坏力较大，常引起视力损害，也是全身严重胶原病的先兆。病程迁延缓慢，约半数患者有并发症及视力下降，眼球压痛约占半数。病变早期表现为限局性炎症浸润，病灶边缘较中心反应重，表现为急剧充血，血管迂曲及阻塞。病灶及其周围出现无血管区，病变的发展可限于小范围内，亦可发展成大面积坏死。病变愈后该处巩膜仍继续变薄，可透见葡萄膜色素呈蓝紫色，除非眼压持续高达 4.0 kPa(30 mmHg)，一般不形成葡萄肿。

(四)穿孔性巩膜软化

此型是一种炎症征象不明显的坏死性巩膜炎，亦称非炎症性坏死性巩膜炎，是一种较为少见的特殊类型巩膜炎，病情隐蔽，几乎毫无症状，约半数患者与类风湿关节炎或强直性多关节炎有关，眼病可先于关节炎病。50 岁以上女性多见。病变一眼为双侧性，但其表现程度不一。病程发展缓慢，但也有表现急剧，于数周内导致失明者。本病很少伴有炎症或疼痛反应，病变的特点为发生在角膜缘与赤道部的巩膜上，有黄或灰色斑，角膜一般不受影响。主要表现为进行性巩膜变薄、软化及坏死，坏死组织一经脱落巩膜可完全消失，在残留的巩膜组织中的血管明显减少，从外表上看呈白色搪瓷样。由于坏死而造成的巩膜缺损，可被一层可能来源于结膜的很薄结缔组织所覆盖，除非眼压增高，一般不见葡萄膜肿。无一例有眼压痛。缺损区没有组织再修补，最终导致穿孔，葡萄膜脱出。

二、后巩膜炎

后巩膜炎系指发生于赤道后部及视神经周围巩膜的炎症。其严重程度足以导致眼球后部组织的破坏，一般眼前部无明显改变，且临床表现多样性和隐蔽性，故诊断较困难。本病也是女性多于男性，并常见于中年人。

(一)临床表现

1.症状

(1)后巩膜炎最常见的症状有程度不同的疼痛、视力减退、眼红，但也有一些人没有明显症状，或仅有这些症状中的一种。严重者有眼睑水肿、球结膜水肿，眼球突出。眼外肌受累可致眼球运动障碍及复视。后巩膜炎者都有前部巩膜受累，表现有穹隆部浅层巩膜血管扩张、斑片状前巩膜炎、结节性前巩膜炎。也可没有眼部充血。但有疼痛和眼充血的病史。

(2)视力减退也是常见的症状之一，其原因是伴有视神经视网膜病变。另外，后巩膜弥漫性增厚导致眼轴缩短，近视减轻或远视增加，出现视疲劳，更换镜片可使症状缓解。

(3)眼球突出、上睑下垂和眼睑水肿，可见于重症巩膜周围炎，这种炎症常扩散到眼外肌或眼眶。因眼外肌炎症可有眼球转动痛或复视，这些症状合并在一起就被称为巩膜周围炎、巩膜球筋膜炎和急性前部炎性假瘤，还可继发青光眼。

还有一种较表浅的病变为眼球筋膜炎，而巩膜则无明显炎症，称之为胶冻性眼球筋膜炎。球结膜呈半胶冻状橙红色水肿，如鱼肉状，触之稍硬，压迫是有轻度凹陷，病变可延伸到角膜缘，而眼内仍然正常。若病情严重，病变可侵及巩膜而为胶冻状巩膜炎。

2.眼底病变

(1)界限清楚的眼底肿块:局限性巩膜肿胀区可引起脉络膜隆起。通常围以同心的脉络膜皱褶或视网膜条纹。这类炎症结节常伴有眶周围疼痛,但也有患者无症状,在查体时被发现。

(2)脉络膜皱襞、视网膜条纹和视盘水肿:这是巩膜炎的主要眼底表现。患者常伴有轻度疼痛或穹隆部眼球表层血管充血,邻近视盘的巩膜炎症,偶可致视盘水肿。有些可见略呈球形的脉络膜脱离,但环形睫状体脉络膜脱离更常见。青年女性后巩膜炎可导致后极血一视网膜屏障崩解,而出现渗出性视网膜脱离,这种脱离只限于后极部。眼底可见多处针尖大小的渗漏区。超声扫描显示眼后极部各层变厚和眼球筋膜水肿。

(二)诊断

对原因不明的闭角型青光眼、脉络膜皱褶、视盘水肿、界限清楚的眼底肿块、脉络膜脱离和视网膜脱离等,均应想到此病的可能。除病史及全身和局部的特征性体征可作为诊断依据外,进行相应的全身系统检查及实验室检查也是必要的。

1.全身检查

胸部、脊柱、骶髂关节的X线检查。

2.实验室检查

血常规、血沉、肝功能、血清尿酸测定、梅毒血清学试验、结核菌素皮内试验等。免疫指标:类风湿因子、外周血T淋巴细胞亚群、外周血免疫球蛋白、免疫复合物测定、抗核抗体、补体C_3等。

3.巩膜炎的前节荧光血管造影

Watson(1984)首先将荧光血管造影应用于巩膜炎的诊断,认为典型的弥漫性或结节性巩膜炎,荧光血管造影显示血管床的荧光增强与通过时间减低,即在充血的血管显示只有很少或没有血液通过。在具有明显炎症的弥漫型、结节型和坏死型巩膜炎中,发生闭塞的是小静脉,而在穿孔性巩膜软化其阻塞的则是小动脉,特别是深部巩膜丛的小动脉。

4.眼底荧光血管造影

有视网膜下渗出液者,荧光血管造影早期可见脉络膜背景荧光呈斑驳状,继而出现多个针尖大小的强荧光区,随后此强荧光区逐渐变大变亮。造影晚期这些病灶的荧光素渗入视网膜下。

5.超声扫描检查

B型超声扫描可见球后部变平,各层变厚以及球后水肿。若球后水肿围绕视神经,则可见"T"形征,这种体征表示沿巩膜扩展的水肿与正常圆形视神经阴影成直角。超声扫描是诊断后巩膜炎症肥厚不可缺少的方法。

6.CT扫描检查

CT显示巩膜厚度,注射增强剂可使其影像增强,也可见球后水肿,但非特异性。

(三)鉴别诊断

本病症状与眼眶蜂窝织炎难以区别。其鉴别要点在于本病的水肿程度较蜂窝织炎为明显,而蜂窝织炎的眼球突出,则又较后巩膜炎为显著。

(四)治疗

巩膜炎的治疗原则,首先应明确病因,进行对因治疗,并预防复发。增强营养改善全身情况也是必要的。

1.弥漫性和结节性巩膜炎

病程迁延,除局部给药外,应加服皮质类固醇制剂。如并发葡萄膜炎应及时给予散瞳剂。

2.坏死性巩膜炎

病情严重,血管丛大部分闭锁。

(1)如梅毒、结核、麻风病等,首先应针对病因的特效疗法及配合短疗程的全身非皮质类固醇抗炎剂治疗，如羟保泰松或消炎痛口服。

(2)如 1 周内无效，巩膜出现无血管区，则应给予足够剂量的皮质类固醇制剂，如强的松或地塞米松口服，以抑制病变的坏死过程，且减轻疼痛。病情好转后减量，直至疾病完全消退。

(3)严重者需用免疫抑制剂如环磷酰胺。近年来有人报道，使用环孢霉素 A，能选择性地作用于辅助性 T 淋巴细胞，发挥其免疫抑制作用，且无骨髓毒性，并已能将其配制成局部滴眼剂应用于临床。伴有全身免疫系统疾病的患者应同时针对全身疾病治疗。

(4)深层巩膜炎患者禁忌结膜下注射，以防止巩膜穿孔。

(5)手术治疗只适用于确定炎症的根源是自身免疫病，切除坏死组织，可以清除抗原来源，同时植入同种异体巩膜，也是有效的治疗手段。

(丁　锐)

第三节　巩膜外层炎

一、定义

巩膜外层炎(Episcleritis)为巩膜表层组织和球筋膜的炎症，常发生于角膜缘至直肌附着线的区域内。女性发病率是男性的 2 倍，好发于 20～50 岁，临床上有两种类型：周期性巩膜外层炎和结节性巩膜外层炎。

二、病因

本病与外源性抗原抗体所致变态反应有关。约 30%病例合并有全身变态反应性疾病，如结节性红斑、接触性皮炎等。部分病例合并有全身代谢性疾病，如痛风。有时发现女性患者发病与月经周期同步变化，故推测可能与内分泌失调有关。

三、诊断

(一)临床表现

1.结节性巩膜外层炎

(1)每次发病持续约 4～5 周，易复发。

(2)巩膜表层有局限性结节隆起，直径约数毫米，呈暗红色，结节可有数个。结节周围结膜充血、水肿。有疼痛、压痛及轻度刺激症状。常合并轻度虹膜炎。

(3)部分患者伴全身性疾病，如风湿性关节炎、痛风等。

(4)大多数患者不一定要进行有关免疫学实验检查，但类风湿因子、尿酸或其他免疫学检查在诊断不明时仍应进行。

2.周期性巩膜外层炎

(1)呈周期性发作，间隔 1～3 个月，每次发病通常持续 7～10 d，病程可能持续 3～6 年或更长，妇女月经期发作多见。

(2)发病伴有轻度刺激症状，视力多不受影响，可伴有神经血管性眼睑水肿。

(3)病变部位巩膜表层和球结膜呈弥漫性水肿，紫红色。复发部位不固定。

(二)鉴别诊断

1.泡性结膜炎

结膜鲜红色充血，结节能随结膜移动。

2.深层巩膜炎

眼部疼痛剧烈，常有多个结节，易蔓延至角膜形成硬化性角膜炎。常向深部蔓延而引起色素膜炎（葡萄膜炎）。炎症消退后，病变区巩膜结瘢变薄，呈淡蓝色，重症者可形成巩膜葡萄肿。

四、治疗

（1）针对病因治疗。

（2）局部应用皮质激素滴眼液，并口服非甾体抗炎药，如吲哚美辛（消炎痛）等。必要时口服皮质类固醇药物。

（丁　锐）

第四节　巩膜异色

正常巩膜颜色为瓷白色。巩膜异色指少年巩膜呈蓝白色调，随着年龄的增长，巩膜可逐渐变为黄白色调。临床上可出现以下几种巩膜异色情况：

一、巩膜色素斑

本病是在巩膜前部表面，睫状前静脉通过处出现的一些棕色或蓝紫色、黑色的色素斑。有时在前巩膜表面形成斑片状，边界清，地图状色素斑，可逐渐进展，也有些常年静止不变。不影响视力。

二、褐黄病

巩膜上可出现棕灰色的圆形斑点，在巩膜暴露区特别明显。最早的体征是在睑裂区有色素沉着，随年龄增至30～40岁时，色素沉着变得肉眼可以看见。组织学上，色素斑可散布在角膜、巩膜和结膜上。

三、蓝色巩膜

由于巩膜变薄而透见下面的葡萄膜的颜色所致。全部或部分巩膜呈青蓝色调，故称蓝色巩膜，使除邻接角巩膜部1～2 mm区外的全部巩膜外观呈均匀亮蓝色或蓝，新生儿特别是早产儿，巩膜发育不成熟而薄，但只有在生后3年巩膜持续为蓝色时，始为病理状态。此病可单独出现，但多与其他全身发育异常，与全身的支持组织发育异常伴发，如骨脆症、关节脱臼和耳聋等。一般视力不受影响。多为双眼发病，但也有单眼者。

蓝色巩膜—骨脆综合征，常并发颅骨变形、关节脱位、牙齿畸形、胸廓异常，也有人认为与内分泌异常有关。少数为散发病例。其遗传方式以常染色体显性为主，也有少数隐性遗传病例。

四、巩膜黄染

由肝胆疾病引起胆汁的产生或排泄发生障碍，以致胆汁进入血液循环，引起皮肤及巩膜的黄染。

（丁　锐）

第二十一章

玻璃体疾病

第一节　玻璃体的年龄性改变

人出生时玻璃体呈凝胶状，4 岁时玻璃体内开始出现液化迹象。液化指凝胶状的玻璃体逐渐脱水收缩，水与胶原分离。14～18 岁时，20％的玻璃体腔为液体。45～50 岁时，玻璃体内水的成分明显增多，同时胶状成分减少。80～90 岁时，50％以上的玻璃体液化(Liquifaction)。老年人玻璃体进一步液化导致玻璃体脱离，玻璃体和晶状体囊的分开称玻璃体前脱离，玻璃体和视网膜内界膜的分离称玻璃体后脱离(posterior vitreous detachment，PVD)。玻璃体后脱离在 50 岁以上人中的发生率约为 58％，65 岁以上人中的发生率为 65％～75％。

一、玻璃体组织的年龄性改变

玻璃体组织的年龄性改变主要有透明质酸溶解、胶原网状结构塌陷，形成液化池，进一步导致玻璃体劈裂和玻璃体后脱离。

随着年龄增长，玻璃体的组织学变化有以下几方面(图 21-1)：

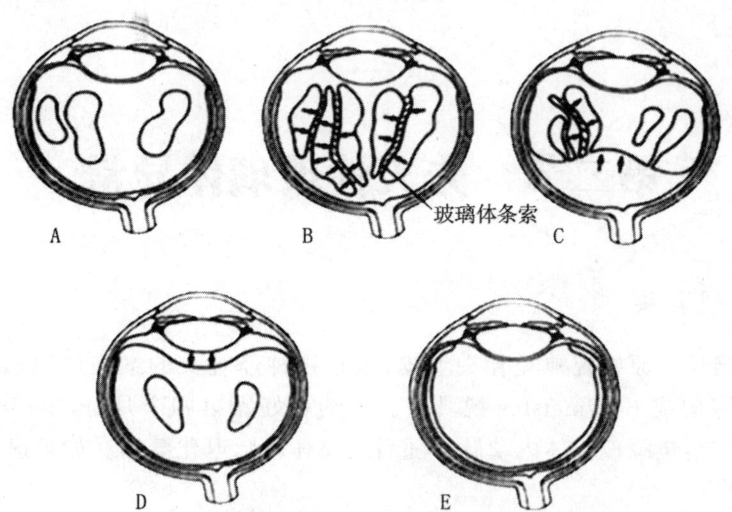

图 21-1　玻璃体的年龄性改变

A. 玻璃体液化腔形成；B.液化和纤维的出现；C.玻璃体后脱离；D.玻璃体前脱离；E.基底层增厚

(一)玻璃体凝缩

透明质酸逐渐耗竭、溶解，胶原的稳定性被破坏，玻璃体内部分胶原网状结构塌陷，产生液化池，周围包绕胶原纤维，称玻璃体凝缩(Syneresis)。

(二)玻璃体劈裂(Vitreoschisis)

液化池伸入玻璃体皮层，导致玻璃体皮层内的劈裂。

(三)玻璃体后脱离

玻璃体腔内液化的玻璃体通过皮层孔进入玻璃体后腔，开始仅部分玻璃体和视网膜分离，以后逐渐导致玻璃体完整的后脱离。

(四)基底层增厚

基底层(视网膜内界膜)增厚，与后部视网膜粘连变松。

除年龄外，无晶状体眼、眼内炎症、玻璃体积血、长眼轴等多种状态会引起玻璃体后脱离。

二、玻璃体后脱离

出现玻璃体后脱离症状要详细检查眼底，警惕视网膜裂孔形成和视网膜脱离。

(一)症状

当发生 PVD 时，患者会注意到眼前有漂浮物，如点状物、飞蝇、环形物等，这是浓缩凝胶体漂浮到视野内造成的。如果脱离的玻璃体对视网膜构成牵引时，患者会有“闪电”感视觉。牵引导致血管破裂，产生玻璃体积血，患者会看见“红色的烟雾”。过强的牵引导致视网膜裂孔形成和视网膜脱离时，视物有遮挡。

(二)并发症

(1)视网膜血管的破裂导致玻璃体积血。

(2)视网膜马蹄孔形成，可导致视网膜脱离。

(3)黄斑部的玻璃体与视网膜紧密粘连，可导致玻璃体黄斑牵引。

(4)不完全的玻璃体后脱离可导致老年特发性黄斑裂孔的形成。

(5)玻璃体后脱离过程损伤黄斑区视网膜内界膜可刺激产生黄斑前膜。

(三)治疗

出现 PVD 症状时要详细检查眼底，存在玻璃体积血时，要进行眼超声波检查并随诊到看清楚眼底，警惕视网膜裂孔的形成。

(张红振)

第二节　先天性玻璃体异常

一、Bergmeister 视乳头

胚胎时期，神经纤维长入原始视神经乳头上皮，来自视神经乳头的细胞可以从视杯内层向玻璃体分离，这些神经外胚层细胞构成 Bergmeister 视乳头。大约在妊娠第四个月时，Bergmeister 视神经乳头胶质细胞增多，并产生胶质鞘包绕玻璃体内动脉。随后玻璃体动脉退化萎缩。如果退化不完全，在视乳头上可残留胶质组织。

(一)临床表现

视乳头表面存在薄厚不一的胶质残留(图 21-2)。可合并其他先天性异常，如视乳头前血管环、玻璃体动脉残留、原始玻璃体增生症、牵牛花状视乳头异常。

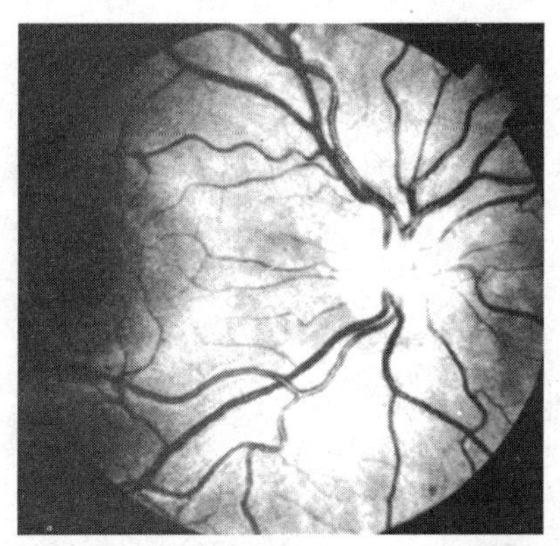

图 21-2 Bergmeister 视乳头视乳头上有胶质残余物

(二)诊断与鉴别诊断

诊断依据眼底表现。

鉴别诊断:牵牛花状综合征,视乳头先天畸形的一种。表现为大视乳头、大陷凹伴血管放射状排列,可有增厚的神经胶质层,有视功能障碍。

(三)治疗

该病不影响视力,无需特殊治疗。

二、玻璃体动脉残留

胚胎 6～7 周时,玻璃体动脉从视乳头经玻璃体到达晶状体,11 周时开始退化,胚胎 8 个月时玻璃体动脉萎缩,卷缩于玻璃体管中,少数人或早产儿该动脉萎缩不全,形成残留。

(一)临床表现

1.症状

患者可感觉眼前有条状黑影飘动。

2.眼底检查

视乳头前方有一灰白色半透明的条索状物向前伸向玻璃体,该条索随眼球运动而飘动,条索中有时可见到血细胞。

3.裂隙灯检查

有时可在晶状体后囊看到一个小环,这是玻璃体动脉的附着部,称为 Mittendorf 圆点。

(二)诊断与鉴别诊断

诊断依据眼底表现。

鉴别诊断:视乳头前血管环,这是血管从视乳头先进入玻璃体腔,然后回到视乳头,再开始向视网膜分支。血管环至少有一个上升支和一个下降支。80%～95%为动脉起源。约 30%血管环上包有白色的神经胶质鞘。而玻璃体动脉残留仅有一个单一条索状血管,不具有上升支和下降支。

(三)治疗和预后

一般不影响视力,无需治疗。

三、永存原始玻璃体增生症

永存原始玻璃体增生症(persistent hyperplastic prima ry vitreous,PHPV)为原始玻璃体纤维和血管残留物,存在于视神经表面与晶状体之间。视乳头部明显的纤维胶质增殖,合并原始玻璃体增生时,可牵引视网膜最终导致视网膜脱离。该病单眼发生率为 90%。

(一)临床表现

1.症状

视力减退,经矫正不能提高。合并青光眼时可失明。

2.外眼检查

程度较轻的小眼球。

3.裂隙灯检查

(1)浅前房,可导致继发性青光眼。

(2)晶状体小。

(3)散瞳后可见长的睫状突。

(4)许多病例晶状体后囊有小裂缝,可产生白内障,而致白瞳症。

(5)有些病例可观察到晶状体后囊 Mittendorf 圆点。

4.眼底检查

可见视神经和晶状体之间存在胶质组织。严重病例在视乳头周围可存在牵拉性视网膜脱离。

(二)诊断与鉴别诊断

诊断主要根据眼底原始玻璃体胶质组织的存在合并小眼球、浅前房、晶状体后囊裂、白内障或发生闭角型青光眼。

鉴别诊断:白瞳症(见有关章节),特别是视网膜母细胞瘤。该病常累及双侧,从不合并小眼球或白内障。超声波检查有助于鉴别,检查时应特别注意判断眼轴的长度。

(三)治疗与预后

晶状体完全混浊后可导致继发性青光眼,症状发生后不久,可通过角巩膜切口或扁平部切口行晶状体和前部玻璃体切割。手术成功则可以保留眼球,但不能改善弱视。

(张红振)

第三节　遗传性玻璃体视网膜病

一、遗传性视网膜劈裂症

遗传性视网膜劈裂症(X-linked retinoschisis)又名青年性视网膜劈裂症(Juvenile retinoschisis),发生在男性,为性连锁隐性遗传。表现为玻璃体视网膜的变性。典型的眼底表现为视网膜纱膜样改变,或黄斑部出现典型的"辐轮样结构"视网膜劈裂,视网膜电图表现为 b 波振幅下降。对视力威胁的主要并发症为黄斑劈裂、视网膜脱离和玻璃体积血。常为双眼发病。自然病程进展缓慢,部分病例可自行退化。

(一)临床表现

(1)患者可无症状或仅有视力减退。

(2)眼底检查:①遗传性视网膜劈裂症的视网膜内层隆起,通常在颞下象限,劈裂视网膜前界很少到达锯齿缘,而后界可蔓延到视盘。常合并内层裂孔。如果视网膜内层和外层都出现裂孔,将会发生视网膜脱离(图 21-3)。②黄斑部出现典型的"辐轮样结构"或称"射线样结构"改变。③部分病例发生反复的玻璃体积血。

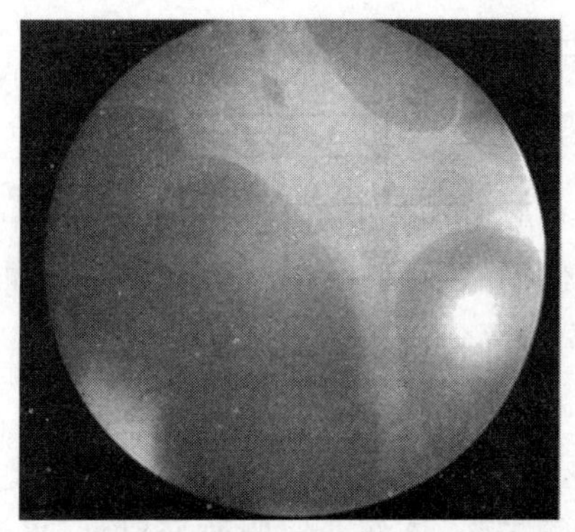

图 21-3 遗传性视网膜劈裂症患者的眼底照片

(3)电生理检查:视网膜电图显示 a 波振幅正常,b 波振幅下降。诊断依据眼底改变和视网膜电图。

(二)治疗与预后

该病不合并视网膜脱离时,无手术指征。合并玻璃体积血时,最好采取保守治疗。当合并视网膜脱离时应及时进行手术治疗。

二、Wagner 病、Jansen 病和 Stickler 综合征

Wagner 病、Jansen 病和 Stickler 综合征(又名 Stickler 关节病玻璃体视网膜变性综合征)是一组合并玻璃体液化、玻璃体腔空腔的疾病,为常染色体显性遗传。Wagner 病不合并视网膜脱离,Jansen 病与 Stickler 综合征常合并视网膜脱离。

(一)临床特点

1.症状

一般无临床症状,当合并视网膜脱离时可有相应的症状。

2. 遗传特点

常染色体显性遗传。

3. 眼部体征

早年发生白内障。眼底特点包括:玻璃体液化致巨大的透明空腔;赤道部和血管周围子午线方向的格子样变性(图 21-4);视网膜前玻璃体有致密的无血管膜牵引视网膜;容易发生视网膜脱离。

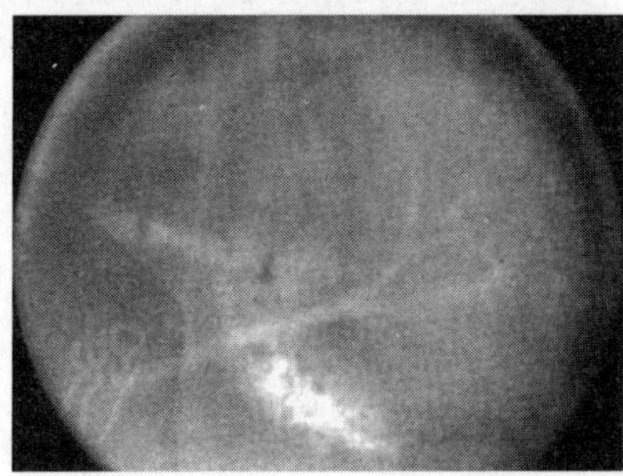

图 21-4 Wagner 病、Stickler 综合征的视网膜格子样变性

4. 视网膜电图

显示轻微下降的 a 波和 b 波。

5. Stickler 综合征

Stickler 综合征为常染色显性遗传病。眼部特点:视网膜前有无血管膜,血管旁格子样变性。玻璃体液化形成空腔、近视、白内障,视网膜脱离的发生率高,伴多发裂孔。

(二)治疗与预后

患者应警惕视网膜脱离。对患者应进行眼底追踪,发现视网膜裂孔或格子样变性应及时进行预防性

激光治疗;合并视网膜脱离,应尽早进行手术治疗。

三、家族渗出性玻璃体视网膜病变

家族渗出性玻璃体视网膜病变(familial exudative vitreoretinopathy,FEV)是常染色体显性遗传病,眼底改变类似早产儿视网膜病变,颞侧周边视网膜存在无血管带,纤维组织增殖,导致牵拉性视网膜脱离,并合并视网膜下渗出和渗出性视网膜脱离。

(一)临床特点

颞侧周边部视网膜存在无血管区和增殖病变,新生儿期可看到牵拉性渗出性视网膜脱离。以后可发生晶状体后纤维增殖,视网膜毛细血管扩张,该病变双眼改变对称,患者常无症状。FEV 的眼底改变与未成熟儿视网膜病变的改变相同。但发生在足月产婴儿,有家族史,家族成员中眼底周边有血管牵引或无灌注区(图 21-5)。

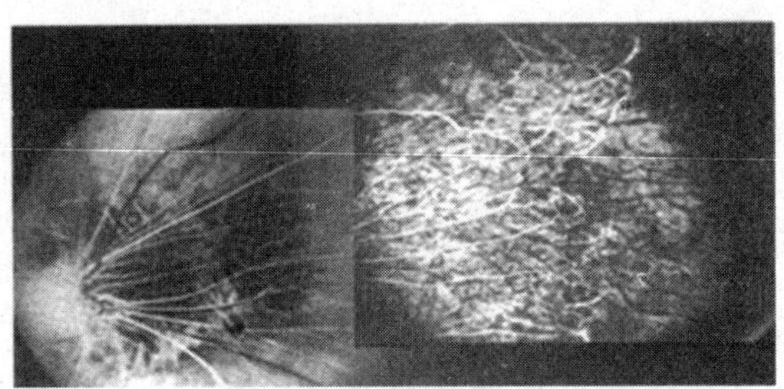

图 21-5　家族渗出性玻璃球视网膜病变

(二)鉴别诊断

未成熟儿视网膜病变:发生在低体重的早产儿,常有大量吸氧史。眼底周边部血管分化不良致无血管区,最初发生增殖性病变在颞侧周边。FEV 常发生在无吸氧史的足月产儿。

四、原始玻璃体持续增生症

原始玻璃体持续增生症(persistent hyperplastic primary vitreous,PHPV)又称为持续性胚胎血管症(persistent fetal vasculature,PFV),是由于原始玻璃体没有退化所致。近几年推荐使用持续性胚胎血管症的名称。90%的患者单眼发病,视力较差。有前部 PHPV 和后部 PHPV 两种表现,也有两种表现同时存在,称为“混合型”。视力预后较差。

(一)前部 PHPV

1.临床特点

前部原始永存玻璃体动脉,晶状体后血管化的纤维膜,小眼球,浅前房,晶状体小,合并白内障,围绕小晶状体可见被拉长的睫状突。出生时即可看到白瞳征,还可以合并青光眼。

自然病程多数患者黑蒙,少数患者经手术可以保留部分视力。

2. 鉴别诊断

前部 PHPV 应和视网膜母细胞瘤相鉴别,后者很少发生在出生时,几乎不出现小眼球,很少有白内障,眼部超声和 CT 都可以发现钙化物质,能够鉴别这两种不同的病。

(二)后部 PHPV 和混合型 PHPV

1.临床特点

后部 PHPV 可以单独存在,也可以与前部 PHPV 共同存在。小眼球,前房正常,晶状体透明,不合并晶状体后纤维增殖膜,玻璃体腔内花梗样组织从视盘发出,向前延伸,常常沿着视网膜皱襞延伸,视网膜皱襞常被拉向颞下周边。这些花梗样组织呈扇面样向着前部玻璃体展开。

2. 鉴别诊断

后部 PHPV 应和早产儿视网膜病变、家族渗出性玻璃体视网膜病变相鉴别。早产儿视网膜病变要有早产和吸氧史，家族渗出性玻璃体视网膜病变很少有小眼球，周边存在无血管带。

（张红振）

第四节　增殖性玻璃体视网膜病变

增殖性玻璃体视网膜病变（proliferative vitreoretinopathy，PVR）定义为视网膜表面发生无血管的、纤维细胞性的膜增殖，是引起视网膜再脱离的主要原因。多数眼发生在近期孔源性视网膜脱离修复术后，部分自发 PVR 发生在陈旧性视网膜脱离、外伤和炎症性视网膜脱离。

PVR 通过视网膜色素上皮细胞、胶质细胞和一些炎性细胞及炎性细胞因子等在视网膜表面和玻璃体内增殖，这些细胞具有收缩特性，它们的收缩牵引了视网膜，形成了视网膜的固定皱襞（图 21-6）；它们的牵引可以导致视网膜裂孔再开放（图 21-7）；轻微的增殖表现为视网膜前膜，发生在黄斑区为黄斑前膜。增殖性玻璃体视网膜病变多发生在下方，推测与细胞的重力有关。PVR 自发的吸收很罕见。发生 PVR 的危险因素有大面积的视网膜脱离，较大的裂孔，玻璃体积血，眼外伤，孔源性视网膜脱离合并脉络膜脱离；近期的视网膜手术，大范围的冷凝，术中出血；术后视网膜裂孔闭合不佳，术后发生脉络膜脱离等。长期的视网膜脱离可以自发产生 PVR。术前已存在的 PVR 和术后发生的 PVR 导致视网膜再脱离的眼要尽快进行手术，可以联合巩膜环扎术，以缓解基底部后缘前 PVR 引起的环形收缩，手术要彻底清除玻璃体，清除全部视网膜前膜，尽量不制造视网膜裂孔，避免更多的视网膜色素上皮细胞进入玻璃体腔，尽量不采用冷凝而采用光凝封闭裂孔，发生大范围的视网膜前移位时，建议摘除晶状体，小心清除引起前移位的玻璃体。术中灌注液内可以增加 5-FU（250 μg/mL）联合低分子量肝素（5 IU/mL）等抗细胞增殖药，也可以术后 4 周内加用中等剂量的皮质激素，每周递减。在 87 例 PVR 视网膜脱离用药和 87 例 PVR 视网膜脱离未用药的对比研究中显示，术后 PVR 的发生率在用药组为 26.4%，未用药组为 12.6%。也有在灌注液内持续灌注柔红霉素（Daunomycin）7.5 μg/mL，共 10 min，可以有效地控制 PVR 和外伤 PVR。

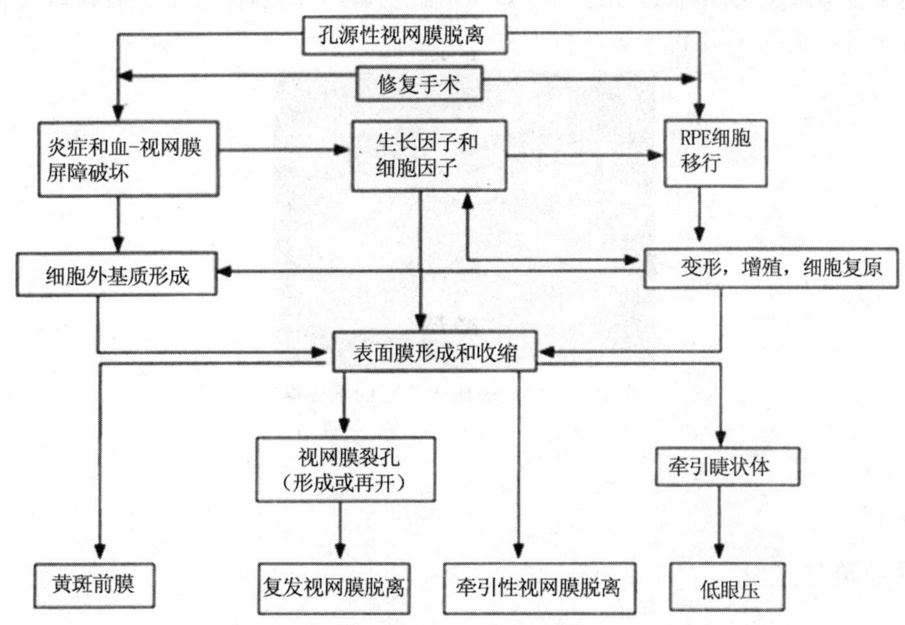

图 21-6　增殖性玻璃体视网膜病变的发病机制

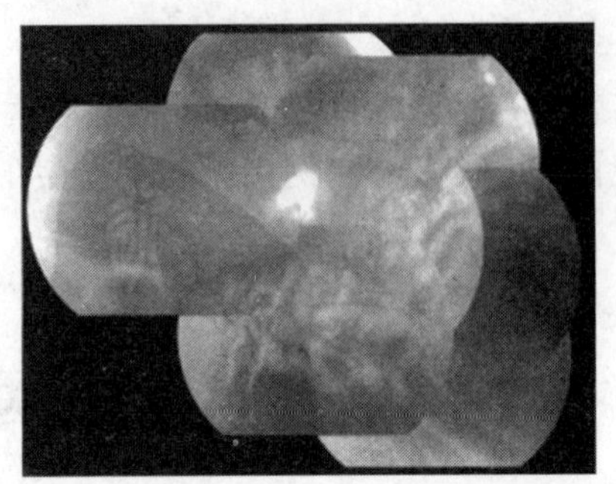

图 21-7 视网膜脱离合并严重的 PVR
图中显示下方视网膜上的固定皱裂

(张红振)

第五节 玻璃体变性性疾病

星状玻璃体病变常发生在老年人,多为单眼发病,无玻璃体液化;闪光性玻璃体液化常发生在 40 岁以前,多为双侧,合并玻璃体后脱离。

一、星状玻璃体病变

星状玻璃体病变(Asteroid hyalosis)又名本逊病(Benson disease),常发生在老年人。发病率为 1/200,单眼患病占 75%。糖尿病患者的发生率高于非糖尿病患者。混浊物的主要成分是脂肪酸和磷酸钙盐。

(一)临床特点

无明显症状,视力不受影响,眼底检查:玻璃体内散在白色、大小不等的卵圆形小体(图 21-8)。

(二)鉴别诊断

不同于闪光性玻璃体液化,星状玻璃体病变多为单眼发病,无玻璃体液化。当眼球突然停止转动时,白色小点轻微移动回到原位,而不沉于玻璃体下方。

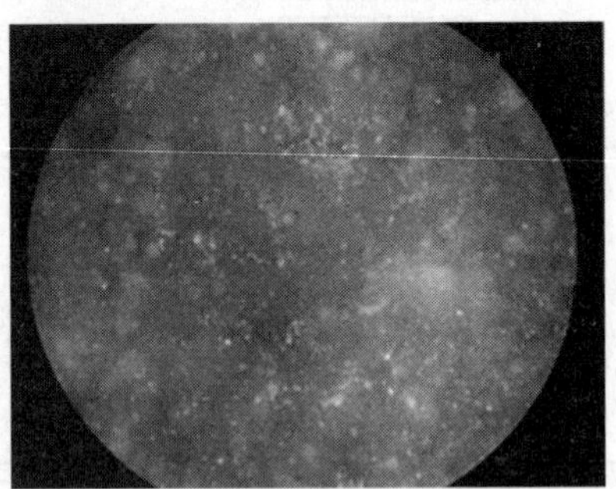

图 21-8 星状玻璃体病变的眼底像

(三)治疗

一般无须治疗。

二、闪光性玻璃体液化

闪光性玻璃体液化(Synchysis scintillans)又名眼胆固醇结晶沉着症(Cholesterolosis bulbi),比星状玻璃体病变少见。多为双侧发病。显微镜和化学检查玻璃体内混浊物为胆固醇结晶,病因不清,多发生在 40 岁以前,与玻璃体外伤性损害或炎症损害有关。

(一)临床特点

无明显症状,视力无明显改变。裂隙灯或检眼镜检查,混浊物为金黄色的结晶小体。眼球转动时,混浊物自由漂动在液化的玻璃体腔内,眼球静止时,混浊物沉于玻璃体下方。闪光性玻璃体液化常合并玻璃体后脱离。

(二)鉴别诊断

星状玻璃体病变。

(三)治疗

无须治疗。

(张红振)

第六节 玻璃体视网膜交界区疾病

视网膜交界区的玻璃体纤维和内界膜组成基底层(Basal lamina),二者均由 Muller 细胞在胚胎第 5 周合成,基底层随年龄增加逐渐增厚。玻璃体胶原锚定在视网膜内界膜上。玻璃体与视网膜的紧密粘连程度依次为玻璃体基底部、视网膜血管部、视盘和黄斑中心凹。后天获得的格子样变性区和视网膜脉络膜的瘢痕部玻璃体与视网膜粘连紧密。玻璃体发生后脱离时容易在粘连紧的部位将视网膜撕出裂孔,这是老年人视网膜脱离常由马蹄孔引起的原因,也是老年人容易发生黄斑裂孔的原因。不完全的玻璃体后脱离刺激了视网膜内界膜被认为是黄斑前膜的起因,此外,这组疾病还包括黄斑裂孔和玻璃体黄斑牵引综合征。

一、黄斑前膜

黄斑前膜可以是特发性也可以是继发性。特发性黄斑前膜无确切眼病史,继发性黄斑前膜发生在眼病后或眼手术后。黄斑前膜的发生推测是由于内界膜的缺损造成视网膜胶质细胞的增殖。继发性黄斑前膜上还有一些纤维细胞、巨噬细胞等。黄斑前膜可以很薄,像玻璃纸样(Cellophane maculopathy),可引起视网膜内界膜的收缩产生表面的波纹(Crinkled cellophane maculopathy),比较厚的膜可以遮挡视网膜血管(图 21-9),引起明显的视网膜皱缩。内眼手术后的黄斑前膜常常表现为黄斑皱缩(Macular pucker),检眼镜下内界膜反光增强、变形、血管渗漏,时间长可以合并黄斑囊样水肿。大多数黄斑前膜经过一段生长周期后比较稳定,黄斑前膜常常导致患者视物变形和视力下降,视力下降是缓慢的。通过玻璃体手术剥除黄斑前膜可以缓解因前膜牵引黄斑导致的视力下降,在一定程度上改善视物变形。手术适应证选择视力的标准一般为视力下降到 0.3～0.4,但是要根据患者的视力障碍程度和工作性质对视力的要求,以及术者的经验决定。

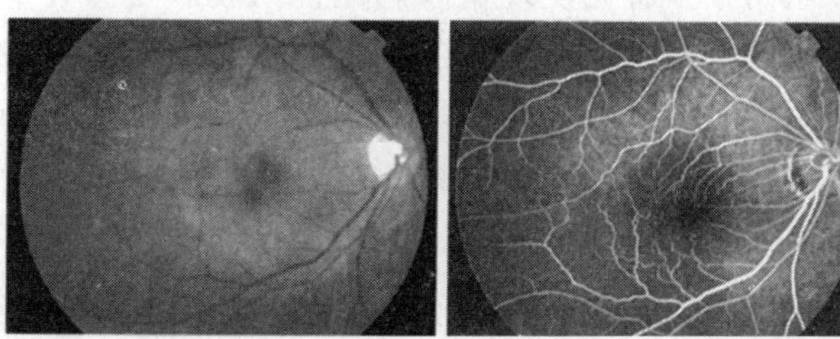

图 21-9 一黄斑前膜患者的眼底像和眼底荧光血管造影

二、特发性老年黄斑裂孔

特发性老年黄斑裂孔主要发生在 60 岁以上屈光正常的老人,妇女多见。大多数研究者认为,在玻璃体发生液化后脱离的年龄性改变过程中，后部玻璃体皮层与视盘和黄斑的粘连比较紧。中心凹部玻璃体对视网膜产生垂直向的牵引导致最初像马蹄孔样的裂孔形态（图 21-10），由于孔周围视网膜内界膜对孔的平行向牵引力致使裂孔继续扩大。按病变发展过程分为四期（Gass）：1 期，又称孔前期（Impending hole），中心凹消失、变平，即将发生裂孔，中心凹部出现黄色小点或环，无玻璃体后脱离。2 期，早期孔形成，呈新月形裂孔，裂孔瓣被玻璃体牵引，视力逐渐下降，出现视物变形。3 期，完全的黄斑孔合并中心凹部的玻璃体后脱离（图 21-10），常在 3～6 个月内发生。多数患者裂孔继续扩大，一般为 500 μm。可持续数月或数年。孔缘的视网膜前膜收缩使内界膜起皱，以及孔缘的视网膜脱离，OCT 显示黄斑孔前有一盖（图 21-10）。4 期，玻璃体不仅和黄斑区分离，而且和视盘分离，此时 OCT 上只见到孔，看不到盖。患者通常主诉视物变形和中央区的视力下降，随病程进展逐渐出现中央暗点，视物变形加重。多数患者在形成全层孔后视力下降到 0.1，少数病例继续下降到 0.05。激光照射黄斑孔周围可以导致视力的继续破坏。玻璃体手术的干预目的是封闭裂孔，阻止病变的进展。手术后裂孔封闭率高达 90%，视力改善率为 50%～70%，视力改善的程度受到术前病程和视力水平的影响。手术适应证选择 2～4 期的黄斑裂孔，视力标准尽可能选择视力低于 0.5 的患者。但也要根据术者的经验和患者的要求。OCT 检查可以很好地显示 1～4 期的改变。

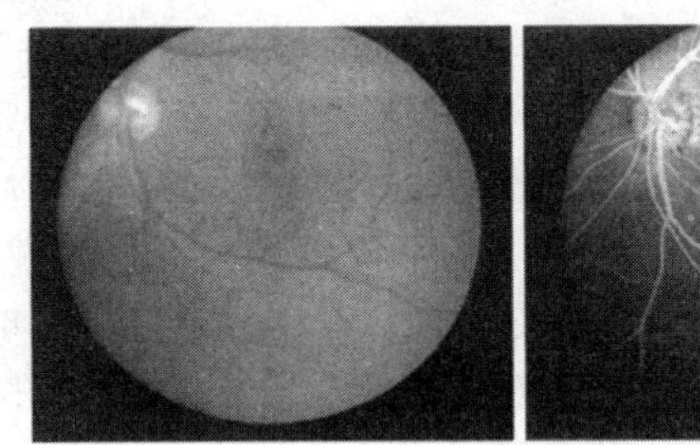
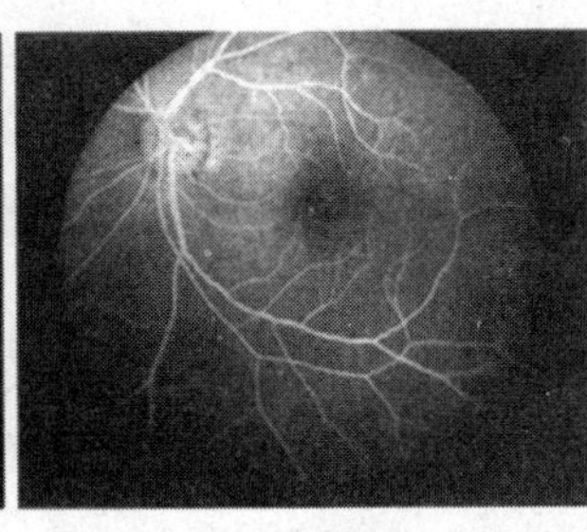
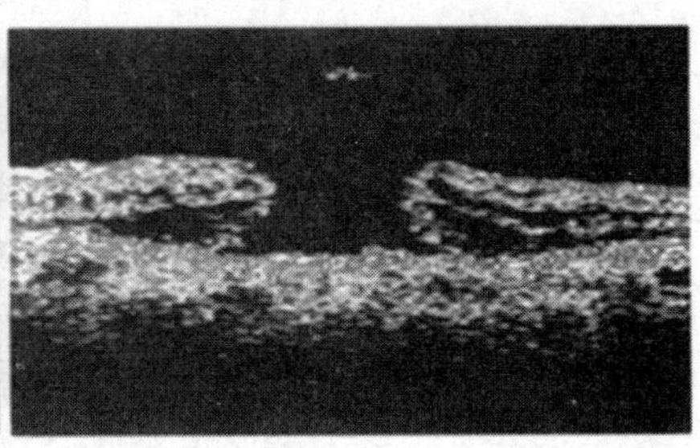

图 21-10　特发性老年黄斑裂孔

左图为眼底像；右图为眼底荧光血管造影；下图是同一患者的 OCT 改变

三、玻璃体黄斑牵引综合征

玻璃体黄斑牵引综合征包括一组由于玻璃体不完全后脱离，部分玻璃体与黄斑区和视盘附着紧密，产生对黄斑垂直向牵引的病症，病因不清。这种牵引导致中心凹变平，甚至出现囊腔，黄斑易位，使患者视力下降、视物变形和复视。病程长的患者黄斑产生囊性改变。玻璃体切割术能够缓解对黄斑的牵引，可不同程度地提高视力或稳定视力。OCT 可以显示玻璃体牵拉黄斑致黄斑水肿。

四、黄斑水肿

（一）糖尿病性黄斑水肿（Diabetic macular edema）

糖尿病性黄斑水肿见图 21-11，很多研究发现糖尿病性视网膜病变患者中黄斑水肿在已发生玻璃体后脱离眼中发生率低，并观察到一些患者自发产生玻璃体后脱离后，黄斑水肿减轻、视力改善。糖尿病性视网膜病变眼的胶原的交联高于普通眼 3 倍，后玻璃体皮层增厚，OCT 显示黄斑被牵引变平、增厚，可以合并水肿。部分病例经玻璃体切割术联合皮层玻璃体的清除，水肿可以在一定程度上得到改善。

（二）囊性黄斑水肿（Cystoid macular edema）

囊性黄斑水肿（Cystoid macular edema）推测黄斑区容易产生囊样水肿的原因与黄斑区内界膜较薄、玻璃体视网膜的粘连较紧、玻璃体直接锚入 Muller 细胞有关。玻璃体切割术对无晶状体眼和假晶状体眼囊样黄斑水肿有较好的疗效，很多研究报道平均改善 3 行以上到 5 行以上的视力。

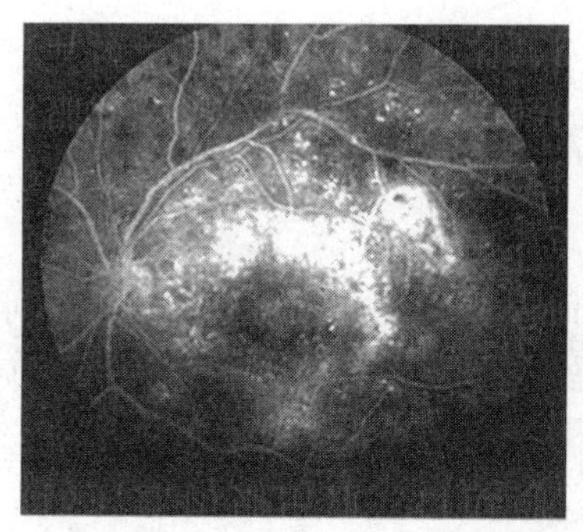
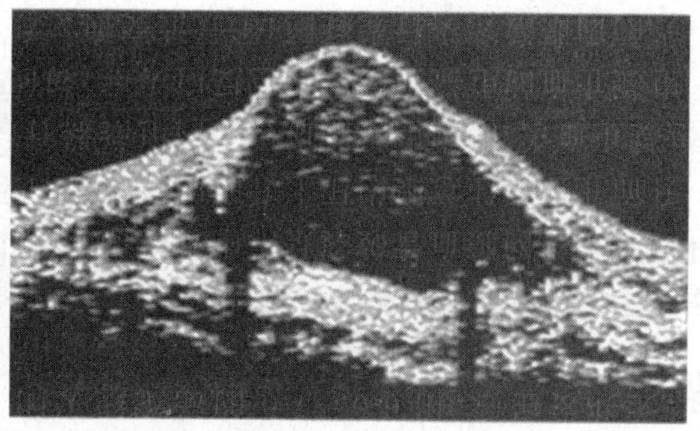

图 21-11 糖尿病性视网膜病变合并弥漫性黄斑水肿

上图为荧光血管造影；下图为同一患者的 OCT

五、视网膜裂孔和孔源性视网膜脱离

视网膜裂孔主要有两种类型，一种是小圆形裂孔，另一种是马蹄形裂孔。前者常常发生在年轻人，往往不合并玻璃体后脱离；后者发生在高度近视者和老年人，与玻璃体后脱离的形成有关，可同时看到玻璃体后脱离。如果裂孔发生在视网膜的血管部位，常牵破血管造成玻璃体积血。出现视网膜裂孔时患者可以有固定部位的闪光感，合并玻璃体积血的患者可以感觉到眼前飘黑点，如果视网膜脱离尚未发生，裂孔周围进行激光光凝，可以阻止视网膜脱离的发生。合并视网膜脱离时，患者可以感觉眼前有纱膜样或黑影样遮挡物。此时可以根据情况选择巩膜扣带术或玻璃体切割术治疗。 （张红振）

第七节 白内障手术的玻璃体并发症

白内障手术是眼科数量最大的手术，尽管手术的成功率很高，仍有一些并发症出现，导致患者视力下降。玻璃体入路和玻璃体切割术为白内障手术的玻璃体并发症提供了很好的治疗手段。常见的玻璃体并发症有：①晶状体半脱位或全脱位，玻璃体腔内晶状体碎片。②眼内炎。③人工晶状体脱位。④出血性脉络膜脱离和玻璃体积血。⑤注射器针头误穿眼球和误把抗生素、激素、麻醉药注入玻璃体。

一、临床特点

(1)晶状体脱位和晶状体碎片脱入玻璃体腔可以引起玻璃体的炎症反应，表现为玻璃体轻微混浊；还可以引起高眼压，处理不及时可以导致青光眼。

(2)眼内炎的临床特点见本章第六节。

(3)人工晶状体脱位，一般无明显症状，但是存在视网膜脱离的潜在危险，可以并发黄斑前膜。

(4)出血性脉络膜脱离表现为视力明显下降和眼压升高，处理不及时可以导致永久的视力损伤。

(5)单纯注射针头误穿，未注入眼内药物可以在眼底相应部位看到穿通口，周围可以有少量出血。误注入药物会立刻引起眼压升高，患者眼痛、头痛、视力下降。药物的毒性作用会逐渐发生。

二、治疗

白内障手术的玻璃体并发症采用玻璃体切割术的方法清除晶状体碎片或脱位的晶状体，脱位的人工晶状体可以用异物镊夹住后，从角巩膜缘取出；出血性脉络膜脱离可以给玻璃体腔增压，同时引流脉络膜上腔的积血；单纯的玻璃体腔的针头穿通，可以通过激光治疗，注入玻璃体腔药液后，要根据药物的毒性决定是否行玻璃体切割术。庆大霉素和妥布霉素的毒性大，应立即做玻璃体切割术和玻璃体腔灌洗。及时的处理可以少损伤甚至不损伤患者的视力。 （张红振）

第八节　玻璃体手术

玻璃体手术包括的内容较多,但不同的手术却有许多相同的手术技巧。这里先将相同的部分集中列出,然后再按眼前段玻璃体切割术和眼后段玻璃体切割术介绍具体的手术适应证,注意事项等内容。

一、手术仪器和器械

要降低玻璃体手术的危险和术中并发症,术者应很好地掌握玻璃体手术器械。

(一)玻璃体切割器械

玻璃体切割器械主要包括切割、吸入、灌注和照明四个主要部件。玻璃体切割机有两种基本类型:合功能玻璃体切割机和分功能玻璃体切割机。合功能玻璃体切割机的切割头上带有吸、切、灌注,甚至有的带有光导纤维;而分功能切割机上述四种部件是分开的,切割头只有切吸功能或单切、单吸功能,光导纤维和眼内灌注分别通过其他巩膜切口。眼前段玻璃体切割术可使用合功能玻璃体切割机,因为眼前段手术往往只开一个切口。眼后段玻璃体手术应使用分功能玻璃体切割机,眼后段玻璃体手术为闭合式玻璃体手术。

玻璃体切割机的“真空”(vacuum)一般调至 200 mmHg 左右,压力大小由脚闸自由控制。切割头越接近视网膜,负压要小而切割频率要快,以减少视网膜被吸入的可能。

内眼照明使用光导纤维和角膜接触镜。角膜接触镜有普通型、三棱镜型和气体填充时使用的双凹面接触镜。

(二)玻璃体手术辅助器械、仪器和材料

(1)晶状体超声粉碎仪:用于闭合式玻璃体手术的晶状体切割。

(2)双极电凝器:用于内眼电凝。

(3)角膜接触镜:切割后部玻璃体时使用。

(4)巩膜刀、巩膜钉和巩膜钉夹持镊。

(5)内眼剪、内眼镊和内眼异物镊。

(6)剥膜钩(锐、钝)。

(7)笛针管。

(8)气液交换机、冷冻机:包括外冷冻头和内冷冻头。

(9)内眼激光机、液化硅油和硅油泵、膨胀性气体等。

(三)手术显微镜

玻璃体手术显微镜应具备 X-Y 轴移动装置和脚闸调焦、调倍装置。

二、手术技巧

(一)眼内灌注液的选择

眼内灌注液用于替代切除的玻璃体,维持术中眼内压。选择合适的眼内灌注液,可降低角膜、晶状体和视网膜的损伤。任何消毒、清亮的等张液都可作为眼内灌注液,如生理盐水、林格液(或乳酸林格液)、BSS 液、谷胱甘肽-碳酸氢钠-林格液。如果手术时间较长,为了减轻角膜水肿和术后晶状体混浊的发生,理想的灌注液应包括以下成分:①谷胱甘肽;②葡萄糖(3 mL 50%葡萄糖加在 500 mL 乳酸林格液或生理盐水中),对糖尿病患者的晶状体保护,葡萄糖尤为重要;③矿物质;④碳酸氢钠缓冲体系(10 mL 5%碳酸氢钠加在 500 mL 乳酸林格液中);⑤乳酸林格液。

(二)麻醉

玻璃体手术可在全麻或局麻下进行。原则同视网膜手术。

(三)巩膜切口

1.角膜缘切口

当眼内病变局限在瞳孔平面或前部玻璃体,如白内障手术玻璃体脱出,先天性白内障摘除联合前节玻璃体切割,使用超声乳化摘除晶状体时,切割玻璃体均可采用角膜缘切口。通过角膜缘切口作玻璃体切割应使用合功能玻璃体切割头。操作时注意勿损伤角膜内皮,避免咬切瞳孔缘。

2.扁平部切口

用于中部和后部玻璃体病变需进行闭合式玻璃体切割术。切割时不伴有晶状体损伤,该切口便于光导纤维内眼照明也便于进行膜剥离和气液交换。通过扁平部切口行玻璃体切割应使用分功能玻璃体切割头,并在扁平部作三个平行于角膜缘方向的巩膜切口——眼内灌注切口、光导纤维进出切口和玻璃体切割头进出切口。眼内灌注切口在颞下象限,光导纤维和玻璃体切割头切口分别在鼻上和颞上象限。切口长约 2～2.5 mm,距角膜缘在有晶状体眼为 3.5 mm,无晶状体眼为 3 mm。婴幼儿切口适当向前。作巩膜切口时注意勿损伤睫状长动脉。灌注切口两侧用双铲针 5-0～7-0 涤纶线作褥式缝合,插入灌注管后,拉紧并结扎缝线。在玻璃体腔内看到灌注管头后,打开灌注液。

3."Open Sky"切口

角膜缘切口在 180°左右,用于白内障摘除伴玻璃体脱出时和角膜移植术伴玻璃体脱出时切割脱出的玻璃体以及因角膜混浊不能行闭合式扁平部玻璃体切割的患眼。使用"open sky"切口的玻璃体切割术为开放式玻璃体切割术(open sky vitrectomy)。

(四)眼内压的调整和维持

玻璃体手术眼内压需稳定在 20～25 mmHg。在闭合式玻璃体手术时获得这一眼内压靠保持灌注液瓶的高度,瓶子一般高于头部 60～70 cm。在开放式玻璃体切割术时,使用中等流量灌注液。

1.眼内压增高时的体征

(1)角膜水肿。

(2)巩膜切口溢液。

(3)眼球变硬。

(4)血管搏动。

2.眼内压低的体征

(1)瞳孔缩小。

(2)狄氏膜皱褶。

(3)出血。

(4)眼球变软。

眼内压低时可升高灌注瓶高度,缩小或关闭巩膜切口,以提高眼内压。眼内压高时应降低灌注瓶高度或增大巩膜切口,以降低眼内压。

(五)晶状体切除

1.软晶状体切除

作角膜缘切口,宽度同巩膜刀,伸入合功能玻璃体切割头,吸出皮质,大块囊皮可行切吸。用棉棍压睫状体部,暴露周边部晶状体,以便吸净皮质。切割前部中央部玻璃体,以避免术后瞳孔区玻璃体嵌顿。注意切割头勿咬切瞳孔部虹膜,注意间断负压。软晶状体切除也可以使用扁平部切口,方法见硬晶状体切除。

2.硬晶状体切除

在闭合式玻璃体手术中,伴有核硬化的硬晶状体要使用超声乳化和超声粉碎。超声乳化与合功能玻璃体切割头类似,具有超声乳化、灌注和吸引功能,只需要角巩膜缘一个小切口即可操作。而超声粉碎头不具有灌注功能,需另作巩膜灌注切口。行晶状体超声粉碎术时一般作扁平部切口。

使用超声粉碎切除硬晶状体一般作三个扁平部切口,颞下象限巩膜切口固定灌注口,先关闭玻璃体灌注管待玻璃体切割时使用。另准备一输液管连接 9-0 一次性头皮输液针头,将针头弯成 130°左右,从巩膜切口伸入后进入晶状体内,然后打开晶状体灌注,再伸入超声粉碎头粉碎并吸出晶状体皮质和核。晶状体吸净后,打开玻璃体灌注液,取出晶状体灌注管,用玻璃体切割头切割晶状体囊皮和玻璃体。晶状体灌注可将后囊推向深部,避免其过早损伤而使玻璃体进入晶状体囊袋内。切记不要用晶状体超声粉碎头抽吸玻璃体。

晶状体切割术中并发症之一,晶状体物质向后脱落于玻璃体腔的处理,见“眼后段玻璃体切割术”。

(六)玻璃体切割基本技术

玻璃体切割手术目的:①清除混浊的玻璃体;②切除对视网膜和睫状体有牵拉的玻璃体机化物;③选择性地移去障碍视功能和视网膜重要部位的视网膜前膜;④存在视网膜脱离时使视网膜复位;⑤尽量切净玻璃体,防止玻璃体牵引视网膜或视网膜前纤维血管组织生成。

为达到上述手术目的,玻璃体手术技巧包括玻璃体切割基本技术、眼内止血、膜剥离和切除、内眼激光的使用、视网膜下液内引流、气液交换、眼内填充物的选择和使用。

1.基本玻璃体切割术

基本玻璃体切割术包括玻璃体手术常规步骤。玻璃体切割头通过巩膜切口进入眼内时,应注意不要损伤晶状体。切割头应保持在瞳孔区的视野内进行切割。先切割前部玻璃体,再切割后部玻璃体,先切割中央部玻璃体,再切割周边部玻璃体。切割后部玻璃体时要使用接触镜和光导纤维。眼球前后左右移动靠玻璃体切割头和光导纤维的移动。光导纤维要离开玻切头,以便较好地观察玻璃体。后部和周边部玻璃体也可以在间接眼底镜的照明下切割。切割周边部玻璃体时,可用棉棍压迫巩膜赤道部,以便在显微镜直视下进行切割。

切割玻璃体时要使用中等强度负压(100～200 mmHg)和较快的切割频率 400～600 次/分。切割孔开放 1/3 到 1/2。切割前要确定眼内灌注已经打开。从眼内取出切割头前,要先停止切割。切割不理想时要更换切割头。

当玻璃体下腔血影响对视网膜注视时,可伸入笛针管在玻璃体腔内清除残血,直至见到视网膜。也可以将一个钝针头与玻璃体切割机的负压瓶连接,单纯使用其吸引功能来清除玻璃体内的残血。

手术结束前,要切掉嵌顿在巩膜切口的玻璃体,用巩膜钉塞住巩膜切口。进行间接眼底镜检查,确信玻璃体切割合适,无并发症后,用 6-0～7-0 的涤纶线关闭巩膜切口。取出眼内灌注,拉紧原固定线并结扎。

2.眼内止血

玻璃体切割时发生视网膜血管破裂是术中常见问题,下列措施可以用于眼内止血。①升高眼内灌注液瓶使眼内压上升而止血。注意眼内压上升时间不能长,以免影响角膜透明度。在不出血期间要尽快找到出血点,给予电凝止血;②眼内电凝止血。眼内电凝器有双极电凝、同轴双极电凝和单极电凝。同轴双极电凝较通用。电凝止血的电流强度以白色反应为准,勿使用强电流和连续电流;③内眼激光止血。用氩激光和二极管激光的内眼激光头行光凝固;④气液交换。利用气体压力压迫止血,一般在玻璃体大部切净后使用。

3.膜剥离和膜分割

视网膜前膜发生在增殖性视网膜病变、增生性玻璃体视网膜病变(PVR)、黄斑前膜及眼内炎症等疾患时。这些膜覆盖视网膜,可以使视网膜变形。切断或移去这些膜可以改善视功能。

膜剥离可使用带钩的针头或特殊的玻璃体视网膜分离器把膜轻轻勾起,使其与视网膜分开,用钝钩或膜剥离铲继续扩大分离,再用玻璃体切割头切掉残余的膜。糖尿病眼的纤维血管增殖膜常呈 C 形或环形,膜与视网膜的粘连较紧,不能使用膜剥离而要使用膜分割的方法。粘连松弛可以进行分割的部位在增生组织之间和视盘周围,从这些部位进行分离后,伸入内眼剪断膜,再咬切掉分开的膜,使环形粘连的膜被分割成小岛状。

注意膜剥离方向从后向前可减少医源性裂孔产生,缺血区视网膜容易形成裂孔,层间分膜和内眼剪断膜可减少膜对视网膜的牵拉。

4.内眼激光的使用

内眼激光用于眼内止血和视网膜裂孔的封闭(包括黄斑孔)。激光种类有氩激光、氪激光、氙激光和二极管激光,其中氩激光最常用。

内眼激光可在内眼光导纤维照明下使用。术者注视眼底应该通过黄绿色的平凹透角膜接触镜,或在手术显微镜上安装保护性滤光镜。无晶状体眼气体填充行内眼激光时不需要角膜接触镜。气体填充可在间接眼底镜照明下进行,保护滤光片可安装在间接眼底镜上,或者使用特殊的放大镜。

内眼激光头距视网膜1个视盘直径或更近,激光斑强度靠调节功率、照射时间(>0.3 s)和距视网膜距离,距视网膜愈近,光斑反应愈强。1 mm左右的距离改变几乎不影响激光灶的大小和强度。

5.气液交换

气液交换通常用于视网膜裂孔的内填充,气液交换前要对裂孔进行冷冻或内眼激光。

推荐使用连续给气的空气泵,泵的压力可调,一般为40～45 mmHg。给气管通过三通与眼内灌注管连接。给气时,接通气泵和眼内灌注管,气体即进入眼内。观察眼底使用双凹接触镜(-98.00 D),无晶状体眼用平凹镜。术者双手操作,一手从巩膜切口伸入光导纤维,另一手伸入笛针管,笛针管位于玻璃体腔中部,眼内液体在气体压力下沿笛针管流向眼外。使用膨胀气体时,气液交换不必完全。进行硅油气体交换时,要先进行彻底的气液交换,至视网膜完全复位。气液交换也可以在间接眼底镜下进行。

6.视网膜下液内引流

视网膜下液内引流在气液交换时进行。将笛针管置于裂孔部,视网膜下液在气体压力下沿笛针管流向眼外。

如果不存在裂孔或仅周边部视网膜有较小裂孔,不能进行内引流或内引流不完全时,可在上方或鼻上方视网膜距视盘较远(>2个视盘直径)的无血管区用水下电凝头穿通视网膜,称视网膜造孔术。孔周围行凝光或内冷冻。气液交换时在该孔部引流网膜下液。

7.眼内填充物

在复杂性视网膜脱离的治疗中,常进行玻璃体切割并注入各种可吸收或不可吸收的物质填充玻璃体腔。这些填充物有:①透明质酸钠:具有较好的透明性和生物性,可用于维持眼内压。但注入玻璃体腔后不久即被吸收。此外它的亲水性强,当存在出血时,形成雾状混浊;②空气和膨胀性气体:具有较长时间的眼内填充作用,可自发吸收,不需要引流视网膜下液,在气泡膨胀填压视网膜裂孔后,视网膜下液逐渐被吸收。消除视网膜裂孔的"鱼嘴"现象。缺点是不具备持久填充作用,不能阻止出血和纤维收缩。气体在眼内的保留时间与它们的半减期有关,半减期越长,保留时间越长。空气半减期为2 d,SF_6为4 d,C_3F_8为10 d,C_4F_{10}为20 d;③硅油:具有较好的透明性和疏水性,具有持久的填充作用,能阻止出血和纤维收缩。缺点:长期存留在有晶状体眼可引起白内障,无晶状体眼部分患者发生角膜变性。无晶状体眼硅油填充前用玻璃体切割头作虹膜6点位周边切除,切除口要大,可避免硅油瞳孔阻滞引起的继发青光眼。硅油黏滞度低或纯度差时易发生硅油乳化。

8.膨胀性气体与眼内液体和眼内气体的交换

膨胀性气体可直接和眼内液进行交换。用50 mL注射器吸入膨胀性气体,通过过滤器吸入空气,使膨胀性气体达到要求的浓度,一般SF_6为20%,C_3F_8为12%。将注射器通过三通与眼内灌注管相连,其余步骤同气液交换。膨胀性气体与眼内气体交换时,浓度可高于与液体交换的浓度,SF_6可用到50%,C_3F_8可用到25%。向眼内注气时,可将一巩膜切口的预置线稍稍松开,剩15mL时关闭巩膜切口。

9.硅油液体交换与硅油气体交换

进行眼内硅油填充时,硅油和眼内液体可以直接交换,也可以先进行气液交换,再进行硅油气体交换。

硅油液体交换时，将硅油装入消毒的塑料注射器内，注射器与灌注管连接，可以用助推器协助推硅油。将笛针管置于视乳头上，液体在油的压力下通过笛针管流向眼外，直至玻璃体腔内充满硅油。硅油气体交换前，先用巩膜钉塞住巩膜切口，当硅油推入眼内时，部分取出巩膜钉，让眼内气体缓缓排出，随着硅油充斥玻璃体腔，气体逐渐排净，缝合关闭、巩膜切口。

10.硅油取出

确定视网膜复位，裂孔封闭完好后，可行硅油取出，以避免硅油并发症。取硅油时，巩膜切口同闭合式玻璃体切割术。固定好眼内灌注液管头并开放灌注液。灌注液瓶可适当升高，使眼内压稍高。放油的巩膜切口可宽一些，用 9 号针头间断撑开巩膜切口，硅油在灌注液压力下缓缓流出。在硅油泡全部流出眼外以后，为避免油滴残留，可行几次气液交换。手术结束前应检查眼底，确认没有新的裂孔、无网膜牵拉，然后关闭巩膜切口。

三、眼前段玻璃体切割

(一)适应证

1.晶状体切割术联合眼前段玻璃体切割术

(1)先天性白内障。

(2)外伤性白内障：严重晶状体损伤，玻璃体进入前房。

(3)葡萄膜炎并发性白内障。

(4)晶状体半脱位。

(5)恶性青光眼。

2.眼前段玻璃体切割

(1)白内障手术并发症：术中玻璃体脱出，术后玻璃体嵌顿伤口，玻璃体疝接触角膜综合征，玻璃体疝致无晶状体眼瞳孔阻滞性青光眼，玻璃体嵌顿致黄斑囊样水肿(cystoid macular edema，CME)。

(2)无晶状体眼角膜移植术中需同时去除瞳孔膜或前部玻璃体者。

(3)无晶状体眼后发障的膜切除。

(二)手术步骤

(1)手术前 2 h 开始点 1%阿托品眼药水和 2.5%新福林眼药水 6 次，点药间隔 15 min。点阿托品眼水时压迫泪囊部。

(2)麻醉后用 4-0 丝线穿过上直肌和下直肌，分别牵引、固定上下直肌，必要时增加内、外直肌牵引线。肌肉牵引线可在打开结膜囊后再作。

(3)从角膜缘部环形打开球结膜，亦可仅在巩膜切口部打开球结膜。

(4)作巩膜切口。使用合功能玻璃体切割头作一个巩膜切口，或者使用原切口。使用分功能玻璃体切割头作两个巩膜切口，一个固定眼内灌注液管，另一切口进出晶状体切割头或玻璃体切割头。固定眼内灌注管的巩膜切口先作预置缝线(5-0 涤纶线)，灌注管插入后结扎固定线。

(5)行晶状体切割或(和)前部玻璃体切割。

(6)用 7-0 尼龙线或涤纶线铲针关闭进出切割头的巩膜切口，再松开灌注管固定线，取出灌注管头后结扎缝线。

(7)用 5-0 丝线缝合关闭结膜囊。

四、眼后段玻璃体切割术

(一)适应证

1.眼后段玻璃体切割术的适应证

(1)非吸收性玻璃体混浊：出血性、炎症性、外伤性、代谢性和新生物性。

(2)增生性视网膜病变:由糖尿病视网膜病变、视网膜分支静脉阻塞、Eale病、视网膜血管炎或其他阻塞性视网膜病变引起玻璃体出血、机化条带或牵拉性视网膜脱离。年轻的Ⅰ型糖尿病患者发生玻璃体出血应尽早进行玻璃体切割。

(3)复杂性视网膜脱离:视网膜脱离合并玻璃体出血;合并增生性玻璃体视网膜病变(PVR)的D期患者,和一部分C期不能单纯使用巩膜扣带术的患者;合并巨大裂孔伴部分或完全后瓣翻转;合并后部裂孔;眼穿通伤性视网膜脱离;牵拉性视网膜脱离合并裂孔源性视网膜脱离。

(4)早产儿视网膜病变的视网膜脱离,双眼病变者考虑一眼手术。

(5)葡萄膜炎,选择视力低于0.05的各种慢性色素膜炎伴白内障或瞳孔膜、瞳孔闭锁虹膜膨隆者

(6)无晶状体眼黄斑囊样水肿合并玻璃体嵌顿白内障伤口。

(7)晶状体物质脱位于玻璃体腔。

(8)人工晶状体后脱位合并慢性炎症、角膜损伤、黄斑囊样变性、视网膜脱离等并发症。

(9)眼球后段磁性或非磁性异物。

(10)诊断性玻璃体切割。

2.玻璃体切割术行晶状体切除适应证

(1)术前存在晶状体混浊。

(2)术中损伤晶状体或不切除晶状体无法进行手术时。

(3)存在严重的前周边型PVR。

(4)计划注入膨胀性气体,鉴于某些吸收慢的膨胀性气体容易产生白内障。

(二)手术步骤

(1)术前散瞳、麻醉、打开结膜囊、固定四条直肌,方法同眼前段玻璃体切割术。

(2)在扁平部作三个巩膜切口。

(3)玻璃体切割的基本技巧见本节前述。在不同手术中根据需要,分别使用巩膜扣带术、膜剥离、膜切断、眼内止血、眼内激光、冷凝、内造孔、网膜下液内引流、气液交换、膨胀性气体填充、硅油填充、晶状体切割等方法。

(4)巩膜切口和结膜切口的关闭同眼前段玻璃体切割术。

(三)注意事项

根据不同的手术适应证,注意事项分述如下:

1.玻璃体混浊的玻璃体切割

(1)如果紧贴晶状体的部位无玻璃体混浊,可以保留该部位玻璃体,以免切割时损伤晶状体。

(2)切割时应避免过分牵拉玻璃体。

(3)在不损伤晶状体的前提下,应尽可能切净周边部玻璃体。

2.增生性视网膜病变的玻璃体切割

(1)存在牵拉性视网膜脱离时,要在切割玻璃体时增加巩膜扣带术步骤。

(2)电剪切增殖膜时,使用低频率。糖尿病视网膜病变的增生膜不要使用膜剥离,以免发生出血和裂孔,而要使用电剪,将膜分割成小岛状。应进行膜分割前,360°范围切割玻璃体,松解全部前后方向的牵拉。

(3)切净巩膜切口附近的玻璃体,以免电剪进出时造成周边部视网膜牵拉。

(4)玻璃体切割和膜分割时若发生视网膜裂孔,要缓解裂孔周围的牵拉,进行内眼激光或冷冻封孔。裂孔周围牵拉未缓解,巩膜扣带术也无助于缓解牵拉时,可进行松解性视网膜切开术,再进行气液交换。待视网膜平复后行眼内激光封孔两排,无内眼激光可采用内冷凝。糖尿病视网膜病变,可进行全视网膜内眼光凝。

(5)增生性糖尿病视网膜病变(proliferative diabetic retinopathy,PDR)的玻璃体手术不要切除透明的

晶状体，以免术后发生新生血管性青光眼。

3.合并严重增生性玻璃体视网膜病变的玻璃体切割

(1)在各种合并严重增生性玻璃体视网膜病变(PVR)玻璃体切割术中，巩膜扣带术和视网膜下液外引流、玻璃体切割、气液交换和利用原裂孔内引流网膜下液、气液交换和内造孔引流视网膜下液、内眼激光封孔或冷凝封孔的原则是相同的。

(2)复发性视网膜脱离眼原已存在环扎带时，巩膜切口比通常向前，距角膜缘 3 mm。

(3)周边视网膜增殖明显者，切除晶状体，有利于暴露和切割周边部增生膜。

(4)使用膜剥离和膜分割技术恢复视网膜的活动性。

(5)气液交换时裂孔旁呈“帐篷”状提示视网膜牵拉未缓解，气体进入视网膜下，此时眼内应重新换回液体，继续进行膜剥离或膜切割。部分病例视网膜牵拉是由视网膜下增殖造成，应进行裂孔旁视网膜切开术，放射向视网膜切开有利于缓解环状牵引。再次气液交换如仍不能使视网膜平复，可眼内换回液体后环向切开视网膜，切开范围要越过牵引区。视网膜切开较大时，要填充硅油。可先行气液交换，再进行硅油气体交换，也可直接进行硅油液体交换。视网膜切开部要进行冷凝或光凝。

4.后瓣翻转的巨大裂孔性视网膜脱离

小于 180°的巨大裂孔，有时可保留晶状体。玻璃体切割后，裂孔后片仍然向内卷曲者，可在后片中部水下电凝后用电剪放射状切开视网膜，以放松环向的视网膜缩短。如果后片经放射向切开后仍不平复，可用玻切头切掉卷曲的边缘。进行膨胀性气体填充前先进行气液交换，仰卧位时可进行不完全气液交换，令患者转向俯卧位，气泡完全顶住裂孔后瓣后再进行完全气液交换。巨大裂孔时填充气体可使用 1 mL 100%C_3F_8，术后仔细监测眼压和光感。使用硅油填充，患者可保持在仰卧位手术。硅油填充要排尽眼内全部液体。无论气体、硅油填充，术中术后都要进行激光封孔。

5.黄斑裂孔性视网膜脱离

一般不需要巩膜扣带术，气液交换不必完全，不作视网膜下液内引流。如果黄斑裂孔不合并后巩膜葡萄肿可不封孔，如术后复发视网膜脱离，可气液交换后封闭裂孔。黄斑裂孔合并后巩膜葡萄肿，常需要激光封孔，也允许先不封孔，待复发视网膜脱离后再封孔。

6.晶状体核脱位的玻璃体切割术

(1)脱位于玻璃体腔内的晶状体不能使用合功能或分功能玻璃体切割头，而要在闭合玻璃体手术中，用晶状体超声粉碎头在内眼光导纤维照明下粉碎吸出。

(2)合并视网膜脱离时要小心操作，避免形成视网膜裂孔。

(3)如果晶状体超声粉碎头不能吸出晶状体核，要用眼内异物镊把核夹到前房，作角膜缘切口，伸入冷冻头，冻住晶状体核然后取出。

7.人工晶状体后脱位的玻璃体切割

应先行切净玻璃体，使人工晶状体不和周围粘连，再使用内眼异物镊抓住人工晶状体袢送到前房，作角膜缘切口取出。注意操作时检查视网膜是否受损，以便给予相应补救措施。

8.早产儿视网膜病变合并视网膜脱离的玻璃体切割术

早产儿视网膜病变的视网膜脱离手术时，可不引流视网膜下液，视网膜漏斗被打开后，若无裂孔发生，建议使用硅油填充，以压迫视网膜下液吸引。4～8 周后取出硅油。

9.眼后段磁性或非磁性异物的玻璃体切割

(1)进行球内异物玻璃体手术取异物时，应先检查所有巩膜伤口是否漏液体并进行修补。

(2)将眼内非磁性异物用内眼镊经巩膜口夹出。嵌顿在视网膜上的异物，用钩子剥离。切割异物周围的玻璃体和包裹异物的机化物，再用内眼镊取出。小的磁性异物可用内眼磁棒吸出。

(3)仔细检查异物床，存在视网膜裂孔时进行内眼激光封孔或内冷凝，无内激光和内冷冻条件时要进行巩膜上冷凝封孔，再填充膨胀性气体。

五、玻璃体切割术的手术并发症

(一)色素膜灌注

由于灌注头未穿过扁平部色素上皮,灌注液积聚在脉络膜下腔。表现前房变浅,视网膜推向瞳孔区。发现后应先关闭灌注液,放掉脉络膜下腔液体,将灌注头重新插入玻璃体腔,开放灌注液。

(二)锯齿缘离断

易发生在使用合功能玻切头时。关闭巩膜切口前常规用间接眼底镜检查切口可降低发生率。如发生可进行手术。

(三)晶状体损伤

常发生在周边部玻璃体切割时,切割头或光导纤维直接损伤晶状体后囊。也易发生在切除晶状体后紧粘着的混浊物时。术中晶状体损伤后应行晶状体超声粉碎,全部晶状体及后囊切除。术后晶状体混浊与术中灌注液选择不当或眼内气体、硅油填充有关。术后白内障形成后应作晶状体摘除。

(四)高眼压

术中高眼压造成眼内注视困难,调整灌注瓶高度可降低眼内压。术后高眼压可由出血、炎性渗出、眼眶出血、瞳孔阻滞、膨胀性气体的膨胀、新生血管性青光眼等引起。

(五)出血

术中出血可用升高灌注液瓶止血或使用双极电凝止血。术中出血和陈旧的血细胞可堵塞房角引起眼压升高。眼压高时可口服醋氮酰胺。出血长时间不吸收,可再次灌洗玻璃体腔。

(六)脉络膜水肿

发生在巩膜扣带过紧时,表现为房角关闭、眼压升高。发生后应手术调整环扎带位置和紧张度。

(七)瞳孔阻滞

眼内气体可致无晶状体眼术后瞳孔阻滞。表现为气体推虹膜向前,顶住角膜,房角关闭、采取侧卧、俯卧位可防止瞳孔阻滞。

(八)医源性视网膜裂孔

医源性视网膜裂孔和医源性锯齿缘离断常发生在视网膜牵拉部或巩膜切口处,视网膜后部裂孔常发生在膜剥离、膜切断或撕裂时。发生裂孔后要进行裂孔周围内眼激光、内冷冻或外冷冻,并进行气液交换和内放液,再注入膨胀性气体或硅油。伴有牵拉的裂孔应彻底缓解牵拉后,再进行凝固治疗和眼内填充。

(九)眼内炎

发生在术后 36～48 h,伴眼痛、视力下降。通常的眼内炎体征如结膜水肿、眼内炎性渗出物在玻璃体切割术后往往不典型,如果上述体征在术后逐日加重,要怀疑眼内炎,给予相应的处理。应尽快进行玻璃体液细菌培养和药物敏感试验,局部和全身给予有针对性的抗生素。

(十)交感性眼炎

玻璃体切割术后交感性眼炎发生与其他内眼手术相同。为预防交感性眼炎的发生,建议对无视功能恢复希望的受伤眼球在伤后两周内摘除。对眼内状态不肯定的眼球,可在 10 d 内进行探查性玻璃体切割术。交感性眼炎发生后的处理见有关章节。

六、术后处理

(一)恢复室中的处理

全麻患者和使用较大剂量镇静剂的局麻患者离开手术室后应先进入恢复室,继续监测血压、呼吸和脉搏，直至全身情况稳定。可继续静脉点滴葡萄糖盐水。糖尿病患者检查血糖，随时调整胰岛素。术中使用甘露醇的患者要注意检查膀胱，发现尿潴留立刻用导尿管导尿。眼内填充气体和硅油的患者，应使头位保持在有利于气体和硅油顶压裂孔的位置。

(二)术后一般处理

1.眼罩

一般只遮盖手术眼。只有当术毕时视网膜下液较多，有可能影响裂孔闭合时，可行双眼眼罩遮盖。一般遮盖 4～5 d。刺激症状重时可延长遮盖时间。

2.头位

头位保持在使裂孔尽快变干，气体和硅油泡顶压裂孔的位置，时间直到气体吸收或裂孔周围出现色素。气体或硅油填充后采取俯卧位，尤其在无晶状体眼患者，以免发生瞳孔阻滞。

3.活动

视网膜和玻璃体手术患者术后允许下床活动和散步。对裂孔封闭不好的患者可推迟活动。气体填充患者下地活动时仍要注意保持合适的头部位置。

4.术后对症处理

眼痛常发生在术后第一天，可口服消炎痛 25 mg 或布洛芬 0.2 g 每日三次。恶心、呕吐常发生在术中使用大量镇痛药如安定、度冷丁等，建议用镇痛药的同时，给抗呕吐剂如氟哌啶 2.5 mg 肌肉注射，可减轻呕吐反应。填充气体后，术后气体膨胀时眼压升高也可产生恶心呕吐。要同时注意观察眼压，发现眼压高时给降眼压药，如 20%甘露醇 250 mL 静脉点滴。

5.眼部用药

术后葡萄膜反应轻者给激素、抗生素眼水或眼膏。葡萄膜反应重者可球旁注射糖皮质激素。托品酰胺术后常规用于活动瞳孔，防止后粘连。也可使用 1%阿托品眼膏，要用到炎症反应消退。无晶状体眼硅油填充术后，不用散瞳药，避免 6 点位周切孔闭合。视网膜手术联合人工晶状体植入术后，散瞳药慎用。

6.观察眼压

视网膜玻璃体手术后应每天测量一次眼压。环扎过紧，气体膨胀及术后炎性反应均可使眼压升高。发现眼压高时及时行降眼压措施。使用膨胀性气体 SF_6 时，术后 6 h 开始测量光感，每半小时一次，至术后 24 小时；C_3F_8 填充术后也应监测光感，观察时间应长于 SF_6。发现眼压升高，除给予药物降压外，必要时可放出部分气体。眼压升高若不及时处理，可发生视网膜中央动脉阻塞，导致黑。

(张红振)

第二十二章

白内障

第一节　先天性白内障

一、病因病机

本病指晶状体混浊在出生前后即已存在，少数可出生后逐渐形成，为先天遗传或发育障碍的白内障。晶状体混浊部位不一，形态各异，多较局限，且静止不变。少数有缓慢发展，大部分病变者视力无太大影响，预后良好。少数晶状体混浊较重者可造成视觉发育障碍，日久形成弱视。

《秘传眼科龙木论》所称的胎患内障，《疡医大全》所称的胎元内障与本病相当。

(一)中医学认识

(1)先天禀赋不足或父母遗传：先天禀赋不足，肝肾虚亏，脏腑精气不足以充养眼目，故晶状体无以维持其清澈之质，因无视觉，视物不见故眼球震颤不定，舌质淡苔薄白脉弱为肝肾不足之症。

(2)脾肾两虚：患儿眼目失养，肾为先天之本，脾为后天之本，脾之生化、健运有赖于肾阳温煦，脾肾两虚，则精微之生化健运失常，无以濡养眼目，故晶状体混浊，视力差，弱视。胞睑属脾，脾虚则胞睑开合乏力，或常喜垂闭。肾阳不足，不能温煦脾阳，故便溏腹冷痛下痢泄泻。

(3)孕妇感受风毒，或服用某些药物，影响胎儿发育而致。

(二)西医学认识

1.遗传性

近 50 年来对于先天性白内障的遗传已有更深入的研究，大约有 1/3 先天性白内障是遗传性的。其中常染色体显性遗传最为多见。我国的统计资料表明，显性遗传占 73%，隐性遗传占 23%，尚未见伴性遗传的报道。在血缘配婚比率高的地区或国家，隐性遗传也并非少见。

2.非遗传性

孕期母体或胚胎的全身病变对胚胎晶状体的损害，包括怀孕头 3 个月的病毒感染(风疹、水痘、单纯疱疹、麻疹、带状疱疹以及流感等病毒)，此时期晶体囊膜尚未发育完全，不能抵御病毒的侵犯，而且此时的晶体蛋白合成活跃，对病毒的感染敏感，因此影响了晶体上皮细胞的生长发育，同时有营养和生物化学的改变，晶体的代谢紊乱，从而引起混浊。在多种病毒感染所致的白内障中，以风疹病毒感染最为多见。妊娠期营养不良，盆腔受放射线照射，服用某些药物(如大剂量四环素、激素、水杨酸制剂、抗凝剂等)、妊娠期患系统疾病(心脏病、肾炎、糖尿病、贫血、甲亢、手足抽搦症、钙代谢紊乱)以及维生素 D 缺乏等，均可造成胎儿的晶体混浊。先天性白内障另一个常见的原因是胎儿最后 3 个月的发育障碍。典型表现是早产儿出生时体重过低和缺氧，中枢神经系统损害。已有动物实验证实宫内缺氧可以引起先天性白内障。

3.散发性

约有 1/3 先天性白内障原因不明,即散发性,无明显的环境因素影响。在这组病例中可能有一部分还是遗传性的,新的常染色体显性基因突变,在第一代有白内障,但无家族史,因此很难确定是遗传性。隐性遗传的单发病例也很难诊为遗传性。

二、临床表现

(一)一般表现

(1)小儿出生后视力低下,或仅有光感。

(2)检查发现晶状体混浊,晶状体混浊可能有多种形态,有全白内障、核性、绕核性、点状、前极、后极性白内障等,如为全白内障,用手电筒照射可见瞳孔区为灰白色,如为部分混浊,则须放瞳后才能查清。

(二)分类表现

白内障患儿常并有发育上的其他异常,如小眼球,眼球振颤,多指等。

1.全白内障

晶体全部或近于全部混浊,也可以是在出生后逐渐发展,在 1 岁内全部混浊,这是因为晶体纤维在发育的中期或后期受损害所致。临床表现为瞳孔区晶体呈白色混浊,有时囊膜增厚,钙化或皮质浓缩甚至脱位。视力障碍明显,多为双侧性,以常染色体显性遗传最多见,在一个家族内可以连续数代遗传。少数为隐性遗传,极少数为性连锁隐性遗传。

2.膜性白内障

当先天性完全性白内障的晶体纤维在宫内发生退行性变时,其皮质逐渐吸收而形成膜性白内障。当皮质肿胀或玻璃体动脉牵拉后囊膜,可引起后囊膜破裂,加速了皮质的吸收,即表现为先天性无晶体。临床表现为灰白色的硬膜,有多少不等的带色彩的斑点,表面不规则,有时在膜的表面可看到睫状突和血管,后者可能来自胚胎血管膜。亦有纤维组织伸到膜的表面,故又称血管膜性白内障或纤维性白内障。单眼或双眼发病,视力损害严重。少数病例合并宫内虹膜睫状体炎。

3.核性白内障

本病比较常见,约占先天性白内障的 1/4。胚胎核和胎儿核均受累,呈致密的白色混浊,混浊范围为 4～5 mm,完全遮挡瞳孔区,因此视力障碍明显,多为双眼患病。通常为常染色体显性遗传,少数为隐性遗传,也有散发性。

4.中央粉尘状白内障

在胚胎期的前 3 个月因胚胎核受损所致,胎儿核不受影响。临床表现为胚胎核的 2 个“Y”字缝之间有尘埃状或颗粒状混浊,故又称为板层粉尘状白内障。如果胎儿核也受损害,在临床即表现为核性白内障或板层白内障。在裂隙灯下可见混浊区内有许多细小白点,混浊的范围约为 1～2.5 mm。多为双眼对称,静止不变,对视力的影响不大。

5.绕核性白内障

此种类型的白内障很常见,占先天性白内障 40%。因为混浊位于核周围的层间,故又称为板层白内障。通常静止不发展,双侧性。临床表现是在胎儿核的周围绕核混浊,这些混浊是由许多细小白点组成,皮质和胚胎核透明。在混浊区的外周,有“V”字形混浊骑跨在混浊带的前后,称为“骑子”。由于核中央透明,视力影响不十分严重。本病的发生是由于晶体在胚胎某一时期的代谢障碍而出现了一层混浊。同时也可伴有周身其他系统疾病。常染色体显性遗传最多,在文献上曾有报告在一家系垂直传代多达 11 代,在 542 人中有 132 人为绕核性白内障患者。

6.前轴胚胎白内障

此种类型白内障也是一种较常见的先天性白内障,约占 25%。在前“Y”字缝之后有许多白色碎片样或白色结晶样混浊。这些混浊是胚胎期前 4 个月形成,由于混浊局限,对视力无很大影响,因此一般不需要治疗。

7.前极白内障

本病的特点是在晶体前囊膜中央的局限混浊，混浊的范围不等，有不超过 0.1 mm 的小白点混浊；亦可很大，并占满瞳孔区，多为圆形，可伸入晶体皮质内或是突出到前房内，甚至突出的前极部分触及到角膜，称为角锥白内障。在角膜中央有相对应的白色局限性混浊，部分有虹膜残膜。前极白内障的晶体核透明，表明胚胎后期的囊膜受到损害，囊膜异常反应而形成一个白色团块，用针可将混浊的团块拔掉，保持晶体囊膜的完整性。双侧患病，静止不发展，视力无明显影响，可不治疗。

8.后极性白内障

本病特点为晶体后囊膜中央区的局限性混浊，边缘不齐，形态不一，呈盘状、核状或花萼状。常伴有永存玻璃体动脉，混浊的中央部分即是玻璃体动脉的终止区。少数病变为进行性，多数静止不变。很少有严重视力减退。在青少年时期，后极部的混浊向皮质区发展，形成放射状混浊，对视力有一定影响。

9.缝状白内障

本病的临床表现是沿着胎儿核的"Y"字缝出现异常的钙质沉着，是 3 个放射状白线，因此又称为三叉状白内障。由线状、结节状或分支样的混浊点构成"Y"字缝的白内障，绿白色或蓝色，边缘不整齐。一般是局限性，不发展。对视力影响不大，一般不需要治疗。常有家族史，有连续传代的家系报道，为常染色体显性遗传。可合并冠状白内障或天蓝色白内障。

10.珊瑚状白内障

珊瑚状白内障较少见。在晶体的中央区有圆形成长方形的灰色或白色混浊，向外放射到囊膜，形如一簇向前生长的珊瑚，中央的核亦混浊，对视力有一定的影响，一般静止不发展，多有家族史，为常染色体显性的隐性遗传。

11.点状白内障

晶状体皮质或核有白色、蓝绿色或淡褐色的点状混浊，发生在出生后或青少年时期。混浊静止不发展，一般视力无影响，或只在轻度视力减退，有时可合并其他类型混浊。

12.盘状白内障

本病由 Nettleship 等人在 Coppock 家庭中发现数名先天性白内障，故又名 Coppock 白内障，其特点是在核与后极之间有边界清楚的盘状混浊，清亮的皮质将混浊区与后极分开。因混浊的范围小不影响视力，晶体的混浊发生在胚胎期的第 4 月，可能与晶体的局部代谢异常有关。

13.圆盘状白内障

圆盘状白内障比较少见。瞳孔区晶体有浓密的混浊，中央钙化，并且变薄，呈扁盘状，故名圆盘状白内障。由于晶体无核，中央部变得更薄，横切时如亚铃状。有明显的遗传倾向。

14.硬核液化白内障

硬核液化白内障很少见。由于周边部晶体纤维层液化，在晶体囊膜内有半透明的乳状液体，棕色的胚胎核在液化的皮质中浮动，有时核亦液化。当皮质液化时，囊膜可受到损害而减少通透性，晶体蛋白退出后刺激睫状体，或是核浮动刺激睫状体，因此可有葡萄膜炎或青光眼发生。

三、诊断要点

(1)晶状体混浊多在出生后即存在，个别延至婴幼儿乃至青春期才渐趋明显。

(2)多为对称性双眼晶状体混浊，且比较局限，大部分静止不变。

(3)无外伤，无其他眼病史。

四、实验室和其他辅助检查

(一)视网膜电流图

视网膜受到迅速改变的光刺激后，从感光上皮到两极细胞及无足细胞等能产生一系列的电反应，视网膜电流图就是这些不同电位的复合波。正常视网膜电流图有赖于视网膜色素上皮、光感受器、外网状层、双极细胞、水平细胞、无足细胞、Mfiller 细胞及视网膜脉络膜血循环等的正常功能。这些因素中的一种或多种受累都可导致 ERG 异常,所以视网膜电流图主要是反映视网膜外层的情况。小的损伤,如黄斑区的病变,因为受累的感光上皮为数很少,ERG 不出现反应;视神经萎缩,因受累的部位主要是在神经节细胞,ERG 正常,亦不出现反应。

将一电极放置在角膜上,另一电极放置于最靠近眼球后部的眶缘部分,当视网膜受到光刺激时,通过适当的放大装置将视网膜电位变化记录下来,即为视网膜电流图。

视网膜电流图在临床上常用于视网膜循环障碍疾病、遗传性视网膜变性(如视网膜色素变性等)、糖尿病性视网膜病变、视网膜脱离、眼外伤(如视网膜铁质沉着症以及交感性眼炎等),夜盲、青光眼、白内障、色盲等疾病的诊断。

(二)视觉诱发电位(VEP)

检查的目的主要反映视网膜神经节细胞至视觉中枢的传导功能。

患者在暗室内,有效电极置于枕叶头部皮肤,无效电极置于耳垂或其他部位,接受的 VEP 信号图像经电子计算机叠加平均处理,由放大器在示波器上显示。

(三)B 超

发现球内其他病变以排除其他疾患,对白内障诊断、手术方式的选择及预后有特殊意义。

(四)实验室检查

(1)染色体核型分析和分带检查:先天性白内障合并其他系统的畸形,这些患者有可能是染色体病,因此要完成上述检查。

(2)血糖、尿糖和酮体测定:糖尿病、新生儿低血糖症,应做上述检查。

(3)尿液检查:肾病合并先天性白内障,应查尿常规和尿氨基酸,以确诊 Lowe 综合征,Alport 综合征等;苯丙酮尿症,尿苯丙酮酸检查阳性,尿的氯化铁试验阳性。

(4)血清钙、磷测定:甲状旁腺功能低下,血清钙降低,血清磷升高,血清钙低于1.92 mmol/L有低钙性白内障发生。

(5)氨基酸测定:应用氨基酸自动分析仪测定血氨基酸水平,可以诊断某些代谢病合并先天性白内障,如同型胱氨酸尿症、酪氨酸血症。

(6)血清抗体测定:母亲感染风疹病毒后,取急性期或恢复期血清,测血清抗体滴度,如果高于正常 4 倍,则为阳性结果,风疹综合征。

五、鉴别诊断

新生儿出生后瞳孔区有白色反射称为白瞳症,其中最常见的即是先天性白内障,还有其他眼病也可造成。因其临床表现、治疗和预后不同,及时正确的鉴别诊断是非常必要的。

(一)早产儿视网膜病变(晶体后纤维增生)

本病发生于体重低的早产儿,吸入高浓度的氧气可能是其致病原因。双眼发病,视网膜血管扩张迂曲,周边部视网膜有新生血管和水肿,在晶体后面有纤维血管组织,将睫状体向中央部牵拉,因而发生白内障和视网膜脱离。

(二)永存增生原始玻璃体

患儿为足月顺产,多为单眼患病,患眼眼球小,前房浅,晶体比较小,睫状突很长,可以达到晶体的后极部,晶体后有血管纤维膜,其上血管丰富。后极部晶体混浊,虹膜-晶体隔向前推移。

(三)炎性假性胶质瘤

多为双眼发病,少数为单眼,在晶体后有白色的斑块,眼球变小,眼压降低,其发病原因是在胚胎发育的最后 3 个月，在子宫内受到母亲感染的影响或是出生后新生儿期眼内炎造成的。

(四)视网膜母细胞瘤

儿童期最常见的眼内恶性肿瘤，虽然多发生在 2～3 岁以前，但也可发病很早，在出生后数日内即可见白瞳孔。由于肿瘤是乳白色或黄白色，当其生长到一定大时，进入眼内的光线即反射成黄白色。肿瘤继续生长引起视网膜脱离，表面有钙化点，眼压升高，最后继发青光眼及眼外转移。

(五)外层渗出性视网膜炎(Coats 病)

视网膜有白黄色病变，轻度隆起，表面有新生血管和微血管瘤，毛细血管扩张，严重者因视网膜广泛脱离而呈现白瞳孔反射。晚期虹膜新生血管，继发性青光眼和虹膜睫状体炎。

(六)视网膜发育不良

患儿为足月顺产，眼球小，前房很浅，晶体后有白色的组织团块而呈白瞳孔。常合并大脑发育不良，先天性心脏病，腭裂和多指畸形。

(七)先天性弓形虫病

本病近年来在我国已有报道。其特点是反复发生的眼内炎症，最后遗留脉络膜视网膜的色素性瘢痕，病灶多见于黄斑区，因而有白瞳孔的表现。并可有肝脾肿大，黄疸，脑积水和脑钙化。弓形虫间接血液凝集试验阳性，弓形虫间接免疫荧光抗体试验阳性，可以做出诊断。

(八)弓蛔线虫病

患病儿童的眼底有肉芽肿形成，临床分为两种类型，一是无活动炎症的后极部局限性脉络膜视网膜肉芽肿，一是有明显炎症的玻璃体混浊，二者均可致白瞳孔反射。询问病史，患儿有动物(猫狗)接触史。

其他少见的白瞳症还有 Nonie 病、眼底后极部缺损、玻璃体出血机化、严重的视网膜胶质增生等。

六、并发症

许多先天性白内障患者常合并其他眼病或异常，这些合并症的存在更加重了视力障碍，因此在诊治先天性白内障时，要重视这些合并症的存在，以便采取正确的治疗措施。

(一)斜视

约有 1/2 以上的单眼白内障患者和不足 1/2 的双眼白内障患者伴有斜视。由于单眼晶体混浊或屈光力的改变，致视力下降；或双眼晶体混浊程度不同而造成双眼视力不平衡，破坏了融合机制，逐渐造成斜视。此外，先天性白内障的患眼可有某些解剖异常(如小眼球)和某些眼内的疾病，也可导致斜视的发生，并且逐渐加重。某些系统性疾患可为先天性白内障合并斜视，如 Lowe 综合征、Stickler 综合征、新生儿溶血症及某些染色体异常综合征。

(二)眼球震颤

因先天性白内障视力受影响，不能注视而出现摆动性或是搜寻性眼球震颤，即继发性眼球震颤，在白内障术后可以减轻或消失。如果术后眼球震颤不能消除，势必影响视力的恢复。先天性白内障合并眼球震颤也可见于某些系统疾病，如下颌一眼一面～头颅发育异常综合征，21 号染色体长臂缺失，Marinesco-Sjögren 综合征。

(三)先天性小眼球

先天性白内障合并先天性小眼球的患者，视力的恢复是不可能理想的，即便是在白内障术后，视力恢复亦有限。先天性小眼球的存在与先天性白内障的类型无关，有可能是在晶体不正常的发育过程中发生晶体混浊时而改变了眼球的大小，多与遗传有关。除小眼球外，还可合并某些眼内组织(如虹膜、脉络膜)缺损。先天性白内障合并小眼球者，还可见于某些系统病，如 Norrie 病、Gruber 病以及某些染色体畸变综合征。

(四)视网膜和脉络膜病变

有少数先天性白内障患者可合并近视性脉络膜视网膜病变、毯样视网膜变性、Leber 先天性黑蒙,以及黄斑营养不良。

(五)其他

除上述较常见的并发症以外,还可合并晶体脱位、晶体缺损、先天性无虹膜、先天性虹膜和(或)脉络膜缺损、瞳孔残膜、大角膜、圆锥角膜、水存玻璃体动脉等。

七、治疗

(一)辨证论治

1.先天禀赋不足

主症:出生即有晶状体混浊,轻者不易觉察,重者肉眼可见瞳孔内灰白,甚则可见患儿眼球震颤,无法固视,双眼不能追随眼前移动之物体。舌质淡,苔薄白,脉弱。

治法:补益肝肾。

方药:六味地黄丸加味。

方解:以六味为补益肝肾之基础,加用枸杞子、菊花、沙苑、蒺藜、菟丝子等合用,起补益肝肾,退翳明目之效。如食少纳呆,可以六味加山楂、鸡内金、炒白术、麦芽,有补肝肾,清积健脾之功。

2.脾肾两虚

主症:晶状体混浊,视力欠佳,或有弱视,胞睑开合乏力,或视物稍久则常欲垂闭。食欲不振,大便或腹冷痛下利泄泻等,舌质淡,脉缓弱。

治法:健脾固肾。

方药:四君子汤合加减驻景丸加减。

方解:四君子汤以人参甘温益气,白术、茯苓健脾,合甘草和胃,共用可有健脾益气之功;加减驻景丸以多味子类药物如菟丝子、楮实、枸杞子等合当归、川椒以补益肝肾,填精补血;两方同用可有健脾固肾之效。

(二)中成药治疗

1.六味地黄丸

组成:由熟地黄、山茱萸、山药、泽泻、丹皮、茯苓这六味中药组成。

用法:每次 6 g,每日 2～3 次,治阴虚所致白内障。每次 6 g,每日 2 次。

2.驻景丸

组成:楮实子、菟丝子、茺蔚子、木瓜、薏苡仁、三七粉、鸡内金、炒谷芽、炒麦芽、枸杞、怀山药。

用法:每次 6～9 g,每日 2 次。

(三)单方验方治疗

1.薛氏祖传秘方

组成:谷精草 120 g,猪肝 120 g。

用法:将猪肝焙干,合诸药共研细末。每服 9 g,白水送下,每日 1 次。

2.治障汤

组成:熟地 15 g,山药 12 g,茯苓 12 g,党参 9 g,谷精草 9 g,白蒺藜 9 g,枸杞 9 g,决明子 9 g,菟丝子 9 g,菊花 6 g,石斛 6 g,五味子 4.5 g。

用法:每日 1 剂,水煎,分 2 次服,30 d 为 1 个疗程。同时加服维生素 C 200 mg,每日 3 次。

(四)古方治疗

1.补中益气汤

组成:黄芪一钱(18 g),炙甘草 5 分(9 g),人参 3 分(6 g),当归 2 分(3 g),陈皮 2 分或 3 分(6 g),升麻

2分或3分(6 g),柴胡2分或3分(6 g),白术3分(9 g)。

服法:水煎服,每日1剂,早晚分服。

方解:本方为补气升阳的代表方。黄芪补中益气,升阳固表,人参、白术、炙甘草补气健脾,当归养血和营,陈皮理气和胃,使诸药补而不滞,柴胡、升麻升阳举陷,炙甘草调和诸药。

2.参苓白术散

组成:人参、白术、茯苓、炙甘草、陈皮、山药、炒扁豆、炒苡仁、缩砂仁、莲米、桔梗、大枣十二味中药组成。

服法:共为细末,每服二钱(6 g),枣汤调下。小儿量岁数加减服之。

方解:人参、白术、茯苓益气健脾渗湿,山药、莲子肉健脾益气,兼能止泻,白扁豆、薏苡仁健脾渗湿,砂仁醒脾和胃,行气化滞,桔梗宣肺利气,通调水道,载药上行,培土生金,炒甘草健脾和中,调和诸药。

3.驻景丸

组成:熟地黄、车前子各三两,菟丝子五两(一方加枸杞子)。

服法:蜜丸,梧桐子大,每服50丸,食前茯苓或石菖蒲煎汤送下。

方解:熟地味甘微温质润,既补血滋阴,又能补精益髓,车前子清热渗湿,明目,菟丝子滋补肝肾,明目。

4.五子衍宗丸

组成:枸杞子400 g,菟丝子(炒)400 g,覆盆子200 g,五味子(蒸)50 g,车前子(盐炒)100 g。

服法:口服。小蜜丸1次9 g,每日2次。

方解:枸杞子、菟丝子补肾益精;覆盆子、五味子补肾涩固;车前子泻利与补肾药合用,补中有泻,以起调和作用。

5.磁朱丸(神曲丸)

组成:磁石二两,朱砂一两,神曲四两。

服法:诸味末之,炼蜜为丸,如梧子大,饮服3丸(2 g),每日3服。

方解:方中磁石入肾,能益阴潜阳,重镇安神,为主。朱砂入心,能安神定志。两合用,使水火既济,心肾交通,乃能入寐;肾精充足,则耳聪目明。神曲健脾胃、助运化,更以蜂蜜为丸,既可和胃补中,又防诸石碍胃。

(五)针灸疗法

常用穴:分二组。①球后、上睛明(睛明穴上5分)。②新明1穴(翳风斜上5分,耳垂后皱折之中点)、天柱。

备用穴:光明、肾俞、肝俞。

操作:常用穴每次1组,交替应用。备用穴酌取1~2个。球后、上睛明,用30~32号毫针直刺,针尖破皮宜快,送针须慢,如略感阻力,即应变换针向,以防刺破血管,引起眼部血肿。针深约1.5寸,使整个眼球有显著的酸胀之感。新明1穴,以28号2寸毫针,与皮肤呈60°角进针,向前上方达耳屏间切迹后,将耳垂略向前外方牵引,针体与人体纵轴成45°角徐徐刺入,直达下颌骨髁状突浅面,反复探寻满意针感,最好能使感应到达眼球,然后以中等度刺激补法,运针1min后,取出。天柱穴略朝向同侧眼球方向刺入1.2寸,使之有酸胀感。上穴均不留针,每周1次,不计疗程。

(六)现代医学疗法

由于先天性白内障有不同的临床表现,不同的病因,可为单眼或双眼患病,有完全性或是不完全性晶体混浊,以及可能有弱视存在,所以其治疗不同于成人白内障。

1.保守治疗

双侧不完全白内障如果视力在0.3以上,则不必手术。但婴幼儿无法检查视力,如果白内障位于中央,通过清亮的周边部分能见到眼底,可不考虑手术,可长期用扩瞳剂,直到能检查视力时,决定是否手术。但是阿托品扩瞳,产生了调节麻痹,因此阅读时需戴眼镜矫正。

应该注意的是视力与晶体混浊的密度有关，而与混浊范围的关系不密切，如 5.5 mm 的晶体混浊与 2.0 mm混浊视力可能相同。

以往曾认为单眼的不完全白内障不必手术。实际上术后及时戴镜，遮盖健眼，或是配接触镜，还是可以达到比较好的视力。

2.手术

(1)术前检查：①眼部：首先应了解患儿的视力。因 3～4 岁以下的儿童很难查视力，可通过患儿的视反射，或对外界环境的反应能力对视力进行初步判断。为明确晶体混浊的性质和程度，混浊是在逐渐加重还是在退行，应定期做裂隙灯和眼底检查。②全身：应注意是否伴有其他系统的异常，请专科医生检查，以便排除心血管和中枢神经系统的疾患，防止手术麻醉时发生意外。

此外，应仔细询问患者的家族史和遗传史，有助于疾病的诊断和了解预后。

(2)手术时间：因白内障的类型不同，选择手术的时间亦不同。

双眼完全性白内障：应在出生后 1～2 周手术，最迟不可超过 6 个月。另一眼应在第一眼手术后 48 h或更短的时间内手术。缩短手术时间间隔的目的更为了防止在手术后因单眼遮盖而发生剥夺性弱视。

双眼不完全性白内障：若双眼视力 0.1 或低于 0.1，不能窥见眼底者，则应争取早日手术；若周边能窥见眼底者，则不急于手术。

单眼完全性白内障：以往多认为单眼完全性白内障手术后不能恢复视力，因为 30%～70%完全性单眼白内障并发有其他眼部异常(小眼球、眼球震颤、斜视以及某些眼底病)，同时已有弱视存在。但近年来的临床资料表明，如果能在新生儿期甚至在出生后 7 h 内手术，术后双眼遮盖，第 4 天配戴接触镜(26.00～30.00 D)，定期随诊，直至可辨认视力表时，有较多的患眼还是可以达到 0.2 以上。如果在 1 岁后手术，即便手术很成功，瞳孔区清亮，视力很难达到 0.2。因此特别强调单眼白内障必须早期手术，并且要尽早完成光学矫正，配合严格的防治弱视的措施。

风疹综合征患儿不宜过早手术，因为在感染后早期，风疹病毒还存在于晶体内。手术时潜伏在晶体内的病毒释放而引起虹膜睫状体炎，有 2%～5%在手术后因炎症而发生眼球萎缩。风疹综合征白内障多为中央混浊，周边皮质清亮，因此可选用光学虹膜切除术。

(3)手术方式：自 1960 年 Scheie 改进了白内障吸出术后，目前该手术已广泛用于治疗先天性白内障。此手术简单、安全，可用于出生后不久的新生儿。光学虹膜切除术有一定的局限性，线状摘除术和刺囊术已很少应用。

光学虹膜切除术：适用于散瞳后可提高视力，混浊范围小的板层白内障，核性白内障或前后极白内障。虹膜切除后改变了瞳孔的大小和位置，切除部位通常选择颞上象限，因上睑遮盖，对外观无明显影响。

白内障吸出术：在全麻下手术，用手术显微镜。1%阿托品充分散大瞳孔，角膜缘切口约2 mm长，刺囊刀或针头伸入前房后，将晶体前囊膜充分划破，用注吸针吸出前囊膜和皮质。吸出术保持了晶体后囊膜的完整性，但术后很快有上皮从周边向中央生长，数周后后囊膜变为半透明，影响视网膜成像。因此，目前推荐以玻璃体切割器在一次手术时即将玻璃体和晶体后囊膜切割和吸出，称为晶体切除术。因为婴幼儿和儿童的晶体后囊膜与玻璃体融合在一起，切开后囊膜时，也会同时切开玻璃体前界膜。使用玻璃体切割器可以从角膜缘切口，也有经睫状体部切口。

(4)YAG 激光与膜性白内障：先天性白内障吸出术后 90%有继发的膜形成，1/2 以上的膜需手术切开才可提高视力。自从 1982 年 YAG 激光用于治疗膜性白内障以后，在有条件的地方已广泛应用，它具有简单、有效和安全的优点。一次手术成功率为 97%，95%以上治疗后视力增进。白内障吸出术后一月即可行 YAG 激光后囊膜切开术，囊膜切口直径可为 3.7 mm。

YAG 激光治疗的并发症是眼压升高，一般是在术后 2～4 h 发生，24 h 内眼压可恢复正常。虹膜血管损伤或是牵拉了虹膜和晶体囊膜的粘连，引起虹膜出血或少量前房出血。囊膜碎片进入前房或玻璃体后，可引起轻度色素膜炎。6～20 月后少数(3%～9%)发生黄斑囊样水肿。极少数可发生视网膜裂孔和视网膜脱离。YAG激光还可损伤人工晶体。虽然YAG激光治疗膜性白内障有上述并发症,但在目前仍不失为治疗膜性白内障的最好方法。

(5)人工晶体植入:Choyce(1955)首先在先天性白内障用前房型人工晶体,但有许多并发症,现已不用。Shearin(1977)首先用后房型人工晶体,近年来后房型人工晶体已广泛用于成人和儿童。

婴幼儿和儿童植入人工晶体的目的,除了提高视力,还能防止弱视和发展融合力。但是由于婴幼儿和儿童眼组织的特点,术中和术后的并发症明显多于成年人,因此不作为常规手术,一般最早在2岁以后手术。

术中并发症因婴幼儿和儿童的巩膜坚硬度低,在术中有巩膜塌陷的倾向,尤其是当巩膜切口较大时容易发生,严重者有眼内容物流失的危险。

术后并发症是由于巩膜塌陷,浅前房以及晶体植入时与角膜内皮接触可造成线状角膜炎,但婴幼儿和儿童的角膜内皮活性高,所以在术后48～72 h即可恢复。其他并发症与成年人术后的并发症相同。如虹膜睫状体炎,眼内炎、泡性角膜病变,黄斑囊样水肿、青光眼等。

(6)角膜接触镜:单眼先天性白内障早期手术,术后配戴接触镜是防止弱视和恢复视力的关键。单眼白内障手术后如果以眼镜矫正,双眼的影像差是22%～35%,接触镜的影像差可降至8%,而且没有戴眼镜矫正无晶体眼所产生的三棱镜不良反应,因此周边部的视力比戴眼镜好些,视网膜像面积增大。婴幼儿也可以戴接触镜。其缺点是婴幼儿和儿童戴镜有一定困难,镜片容易丢失,变形或破裂,最大的危害是有化脓性角膜溃疡的危险。此外,由于新生儿的角膜曲率半径小,所需的正号镜片度数高,紧扣在角膜上,因此容易引起角膜水肿和上皮病变。

单眼先天性白内障术后视力能否提高,在很大程度上取决于父母的配合和耐心,因为不足1岁的幼儿瞬目少,镜片容易丢失;2～6岁患儿多不合作,需更换许多镜片。单眼白内障开始应用接触镜时,应遮盖健眼,而且要严格遮盖。如果遮盖6个月以上仍有旁中心固视,表明弱视已不可逆,则可放弃遮盖。

3.外用滴眼液

(1)白内停滴眼液。

作用:阻碍醌类化合物与晶状体水溶性蛋白的结合。

用途:适用于治疗各类型白内障。

用法:滴眼,每日4～6次。

(2)卡林-U滴眼液。

作用:阻碍醌类化合物与晶状体水溶性蛋白的结合。

用途:适用于治疗各类型白内障。

用法:滴眼,每日4～6次。

(3)视明露点眼液。

作用:有抑制醛糖还原酶的作用。

用途:适用于治疗各类白内障。

用法:滴眼,每日4～6次。

(4)莎普爱思滴眼液。

作用:有抑制醛糖还原酶的作用。

用途:适用于治疗各类白内障。

用法:滴眼,每日4～6次。

(5)珍明珠滴眼液。

作用:清肝、明目、止痛。

用途:适用于治疗各类白内障。

用法:1次1～2滴,每日3～5次。

(七)刮痧疗法

头部:全息穴区——额中带、额顶带后 1/3、顶枕带下 1/3。督脉——百会。膀胱经——双侧睛明、攒竹。奇穴——双侧太阳。胆经——双侧瞳子髎、风池。三焦经——双侧翳风。

背部:膀胱经——双侧肝俞至肾俞。

上肢:大肠经——双侧合谷至三间。

下肢:胃经——双侧足三里至丰隆。

(八)并发症治疗

1.斜视

根据不同斜视病因采用不同的治疗方法:共同性斜视中先天性内斜视虽与眼的调节无关,但对双眼单视功能发育影响很大,最好的治疗是在 2 岁视功能发育初期做手术矫正。2～3 岁以后发生的内斜多与远视眼引起的调节辐辏过度有关,这种斜视要充分散瞳后验光,有远视者配足量眼镜,坚持戴镜 3～6 月使斜视矫正或部分矫正后,再对于残存的内斜手术治疗。戴镜后内斜无改变的,只有手术治疗。斜视完全矫正的继续戴镜,若远视度数很高,也可通过手术矫正斜视而降低戴镜度数。

2.眼球震颤

在生后 2 个月以前及早手术,延缓手术将导致眼球震颤,严重影响视力。

3.先天性小眼球

先天性小眼球没有很好的医治方法,如眼睑裂小明显的赘皮可以通过手术来改善,其他的异常没有更好的解决办法。

(安道杰)

第二节　后发性白内障

一、病因病机

(一)中医学认识

后发性白内障为气血失和,脉络郁遏,目中清纯之气失运,晶珠失养,导致气滞膏凝,逐渐成为内障,或者因为锐器刺伤,晶珠破裂,膏脂外溢,迅速凝结而成内障。

(二)西医学认识

后发性白内障是由于外囊摘除(包括超声乳化摘除)术后或晶体外伤后,残留的皮质或晶状体上皮细胞增生,向后囊移行并化生是后发性白内障的主要原因。近年来,从生长因子角度探讨阐明白内障发病机制成为临床研究热点。

二、临床表现

(一)症状

白内障术后视力模糊,视物不清。

(二)体征

白内障手术摘除后或外伤性的白内障部分皮质吸收后,在瞳孔区残留晶体皮质火星城纤维机化膜的特殊形态。残存囊下上皮细胞增殖,形成特殊形空泡样 Elschning 珠样小体,使后囊膜混浊,为后发性白内障。机化膜组织若与虹膜广泛粘连,使瞳孔偏位或闭锁易引发继发性青光眼。晶状体周边残存皮质较多,前囊膜粘连,包裹皮质而变混浊,形成周边混浊,中央透明的环,称为梅氏晶体突或 Soemmoring 环形白内障,还有囊膜纤维和混合型等。

三、诊断要点

(1)有明确的晶体外伤或者见于白内障手术。

(2)眼检镜透照时瞳孔区较大范围后囊膜混浊影响眼底检查。

(3)裂隙灯下,可见后囊膜残存的上皮细胞增殖形成的 Elschning 珠以及机化膜相似膜组织和由于残存皮质引起的 Soemmring 环形白内障,如位于前囊膜切口处边缘与后囊膜粘连处的环形隆起,前方深。

(4)有时可有虹膜后粘连。

(5)不透明膜多位于虹膜后瞳孔区,因残存物的多少和性质的不同,其质地差别大,厚薄不一。轻者细若薄纱,成半透明状,对视力影响轻微,重者色白,质地较硬,严重影响视力。

(6)眼部损伤严重或伴有炎症反应后形成。

四、实验室和其他辅助检查

(一)视力检查

(1)利用国际标准视力表和对数视力表,应分别检查双眼远近视力,以大致估计白内障所致视力损伤程度。对视力低下者,应另行光感、光定位、色觉检查,在暗室内遮盖健眼,患者站在5 m外,置一蜡烛光源,让患者辨别出蜡烛是否存在,已确定是否有光感,尔后,从不同的角度测定其光定位能力,最后以红、绿玻片置于眼前,确定辨色能力,是否正常,双点光源分辨试验,即辨别眼前相距很近的两个点光源的能力,对于判定视网膜功能亦有很重要意义。对于轻度或中等度的白内障,准确的视野检查,必要实行 Amsler 屏检查,以确定是否有中心暗点或视物变形对于提示可能同时存在的青光眼或其他眼底疾病是有意义的。

(2)潜在视力仪检查:潜在视力仪检查是一种测定后发性白内障潜在视力的方法,潜在视力必须安装在裂隙灯上进行,此方法属于新理物理学检查方法,其结果有患者主观成分,有试验表明,对于中等程度的白内障,激光干涉条纹检查和潜在视力仪检查,对于预测术后视力的准确性为 100%。

(二)视觉电生理检查

1.视网膜电图

视网膜电图对于评价黄斑部视网膜功能有重要的价值,致密浑浊的晶状体由于对光的吸收和散射作用而影响检查效果,闪光 ERG 可用于低视力眼的检查、视网膜脱离,特别是视网膜遗传性疾病的 ERG 检查具有肯定的临床意义。研究表明,后发性白内障患者,闪光 ERG 反应相当于弱光刺激正常眼。

2.视诱发电位

视诱发电位是判断视功能的重要指标,其中闪光 VEP 反映视路传导和皮质功能,当后发性白内障黄斑部病变和视神经损害时,其振幅均可降低。

五、鉴别诊断

(一)外伤性白内障

有明显的外伤史或眼部局部伤。眼的机械性损伤(挫伤、穿孔伤)、化学伤、电击伤和辐射均可引起晶体混浊,统称外伤性白内障。

(1)挫伤性白内障:挫伤后,虹膜瞳孔缘色素印在晶体表面,相应部位的晶体囊下出现环形混浊,损伤前囊下晶体上皮时可引起局限性花斑样混浊,可静止不再发展或向纵深发展。可能合并有晶体半脱位或脱位。

(2)穿孔性外伤性白内障:眼球穿孔同时伴有晶体囊破裂,房水进入囊内,晶体纤维肿胀,变性、导致混浊。微小的囊破裂可自行闭合,混浊局限在破口处。但多数破裂过多者晶体纤维肿胀,皮质进入前房和房角,引起继发性青光眼,需要及时手术。

(3)辐射性白内障:系由红外线、X射线、γ射线、快中子辐射等引起。主要表现在后囊下皮质盘状及楔形混浊,边界清楚,渐渐发展到全部皮质。前囊下有空泡或点状混浊,若有上皮细胞增生可形成致密的膜。

(4)电击性白内障:发生于雷击、触电后,致白内障的电压多为500～3 000 V。雷击白内障多为双侧性,触电白内障多为单侧性,与触电部位同侧。混浊位于囊下皮质,逐渐发展为完全混浊。常伴有电弧光黄斑灼伤,中心视力较差。

(二)低钙性白内障

(1)视力下降。

(2)晶状体混浊为无数白点或红色、绿色、蓝色微粒结晶分布于产前后皮质,可呈现辐射状或条纹状,混浊区与晶状体囊之间有一透明边界,严重者可迅速形成晶状体全混浊。婴幼儿常有绕核型白内障。

(三)老年性白内障

一般起于40～45岁以后,可双眼同时发病,也可双眼先后发病。老年性白内障的临床表现除了晶体混浊外,对视力的影响随混浊部位及程度而不同。老年性白内障患者常在早期自觉眼前有固定不动的黑点,并常出现单眼复视或多视现象,由于混浊的部位不同,视力障碍出现的时间亦有不同,随混浊的进展,视力障碍逐渐加重,最后可降低至指数以下,或仅有光感。

(四)并发性白内障

典型的混浊最早发生在晶体囊膜下。由眼前节炎症形成的虹膜后粘连附近可出现局限性的晶体前囊下混浊;由眼后节炎症或营养障碍可出现后囊下混浊。囊膜下出现灰黄色颗粒混浊,逐渐加深并向四周扩展,形成如同玫瑰花形状,其间有许多红、蓝、绿彩色点状结晶,囊下也有空泡形成或钙化,病程较长,早期影响视力。

(五)代谢性白内障

(1)发生于老年者与老年性白内障相似,只是发病率较高,发生较早,进展较快,容易成熟,此型多见。

(2)真性糖尿病性白内障多发生于严重的青少年糖尿病患者。多为双眼发病,发展迅速,甚至可于数天、数周或数月内发展为晶状体完全混浊。开始时在前后囊下出现典型的白点状或雪片状混浊,迅速扩展为完全性白内障。常伴有屈光变化,血糖升高时,血液内无机盐含量减少,渗透压降低,房水渗入晶状体内,使之变凸形成近视;血糖降低时,晶状体内水分渗出,晶状体变扁平形成远视。

(六)青光眼

目前对于原发性开角型青光眼的诊断必须具备眼压升高以及由于眼压升高所造成的视乳头损害和视野缺损,而且房角开放。眼压升高、视神经功能障碍引起。如闭角性青光眼发作前常有生气、劳累等诱因,引起眼压急骤升高,出现虹视、眼痛、头痛、恶心、呕吐、视力下降、眼充血和流泪等症状。

六、并发症

(一)青光眼

早期往往无任何自觉症状,当病症发展到一定程度时,偶有轻微的眼胀,头痛或视物不清,中心视力不受影响,而视野逐渐缩小。中晚期因视野狭窄而有行动不便,定位不准等症状,尤以夜间为甚。有些晚期病例有虹膜和视物模糊不清。最后视力完全丧失。

(二)黄斑囊样水肿

中心视力缓慢减退,可有相对或难解难分对中心暗点,眼底可见黄斑区水肿呈蜂窝状或囊样外观,甚至形成裂孔。

七、治疗方法

(一)辨证论治

1.肝肾亏损

主症:眼病手术后,视物模糊,眼干目涩,头晕耳鸣,腰膝酸软,面色晄白,小便清长,眼前如有苍蝇飞舞,晚上看灯或月亮似数个。舌苔白,脉沉细。

治法:补益肝肾。

方药:左归丸加减。熟附子 10 g,当归 10 g,鹿角胶 10 g,熟地黄 15 g,山药 15 g,山茱萸15 g,枸杞子 15 g,菟丝子 15 g,杜仲 15 g,牛膝 15 g,丹参 20 g。每日 1 剂,水煎服。可以适当的加入桃仁、红花等活血化瘀之品增强眼部血管血液运行。

方解:方中熟附子、鹿角胶为温阳补肾;熟地黄、山药、山茱萸、枸杞子、菟丝子、杜仲善补肝肾,益睛明目;当归、牛膝、丹参补血行气,防止由于术后创伤而致的瘀血,助药力运行全身。由于桃仁、红花等是活血化瘀之品,可以增强眼部血管血液运行。

2.脾气虚弱

主症:视物模糊,眼前黑花飞舞,眼外观端好,睛珠混浊,眼底正常。精神倦怠,肢体乏力,面色萎黄,食少纳呆。舌淡苔白,脉缓或弱。

治法:健脾益气

方药:补中益气汤加减。党参 30 g,黄芪 30 g,茯苓 20 g,白术 15 g,山药 15 g,扁豆 15 g,蕤仁肉 15 g,陈皮 12 g,升麻 8 g,炙甘草 6 g。每日 1 剂,水煎服。可以适当加建曲、炒谷芽、炒麦芽,加炒苡仁,煨葛根。

方解:方中党参、黄芪、白术、山药、炙甘草为益气健脾;茯苓、扁豆健脾以助参、芪之功;陈皮行气醒脾和胃;升麻、柴胡升益清阳,蕤仁肉益精明目;建曲、炒谷芽、炒麦芽健脾消食,加炒薏苡仁,煨葛根利水消湿。

3.阴虚夹湿

主症:视物昏暗、午后更甚,眼干不适,眼前黑影飘动。晶珠部分混浊,眼底正常。全身兼见口渴,夜寐盗汗,大便不畅,小便短赤。舌红苔黄腻,脉细数。

治法:滋阴清热,宽中利湿。

方药:甘露饮加减。生地黄 15 g,熟地黄 15 g,茵陈蒿 15 g,石斛 12 g,麦门冬 15 g,天门冬 12 g,黄芩 12 g,枳壳 12 g,枇杷叶 10 g,甘草 6 g,珍珠母 30 g(先煎)。每日 1 剂,水煎服。夜寐多梦者可以多加磁石 30 g,烦热口苦者可以加栀子、黄连以清心除烦;大便不调腹胀、苔黄腻去熟地黄,加薏苡仁、茯苓、佩兰、石菖蒲,厚朴以淡渗利湿,芳香化浊宽中理气;目干不适,加沙参以养阴生津;视物昏朦加菟丝子等以滋肾明目。

方解:生地黄、熟地黄滋阴补肾,麦门冬、天门冬、石斛滋阴清热,茵陈蒿、黄芩清热利湿,枳壳、枇杷叶宽中降气以助化湿,甘草清热和中,珍珠母清肝明目。

4.肝热上扰

主症:视物昏暗、模糊,目涩不爽,头痛目胀,心烦或不寐。常伴有口苦咽干,急躁易怒,便结溲黄,胸胁疼痛。舌红,苔黄,脉弦。

治法:清热明目,平肝散邪。

方药:石决明散加减。石决明 30 g,决明子 30 g,青葙子 15 g,栀子 15 g,赤芍 15 g,蔓荆子 15 g,木贼 15 g,菊花 15 g,荆芥 12 g,羌活 12 g,大黄 10 g。每日 1 剂,水煎服。大便稀者去大黄、栀子;无外邪者去荆芥、羌活;头痛目涩多加白芷、桑叶;急躁易怒者加柴胡、青皮、制香附以疏肝理气,肝火不甚者可去大黄,加密蒙花等以清肝明目。

方解:石决明、决明子清热平肝,明目退翳为主药;青葙子、栀子、大黄、赤芍清肝泻热;蔓荆子、木贼、菊花、荆芥、羌活疏风散邪。

5.气血两虚

主症:晶珠混浊,视物模糊昏花,不耐久视,眉棱骨酸痛,神疲懒言,肢软乏力,舌淡,苔白,脉细。

治法:补益气血。

方药:八珍汤加减。当归 9 g,川芎 6 g,白芍 15 g,熟地 15 g,党参 15 g,白术 6 g,茯苓 15 g,甘草 3 g。临证可加菊花 6 g,枸杞子 9 g;气虚甚者可以加人参代党参,加黄芪 20 g。

(二)中成药治疗

1.障明片

组成:山药、茯苓、牡丹皮等。

用法:每次 3 片,每日 3 次。

2.复明片

组成:熟地黄、山药、枸杞子、山茱萸、蒺藜、谷精草、茯苓、木通、女贞子、丹皮、生地、菊花、石决明、决明子、木贼。

用法:每次 4 片,每日 3 次,

3.视明露

组成:雪莲叶汁等。

用法:滴眼 2~3 次/日。

4.昆布眼液

组成:由中药昆布的提取液配制而成。

用法:滴眼 3~4 次/日。

(三)单方验方治疗

1.补气明目汤

党参 15 g,茯苓 12 g,白术 9 g,密蒙花 9 g,石斛 9 g,山药 12 g,刺蒺藜 9 g,或用益气聪明汤加减(黄芪 15 g,党参 15 g,蔓荆子 9 g,葛根 6 g,白芍 12 g,升麻 3 g,炙甘草 3 g,决明子 9 g)。适用于手术后依然视物不清。视检查眼部,晶状体混浊,肢体倦怠,气短而促,胃纳差,舌淡脉虚。

2.复明汤

党参 15 g,白术 15 g,黄芪 8 g,当归 9 g,陈皮 9 g,升麻 9 g,柴胡 9 g,茯神 15 g,龙眼肉 15 g,远志 9 g,石菖蒲 9 g,大枣 12 g。适用于在手术时由于手术器械的创伤,导致视物模糊,三阴不足之目光晦暗。

3.益精明目汤

桑椹子 9 g,菟丝子 12 g,覆盆子 9 g,谷精草 9 g,熟地黄 10 g,楮实子 9 g,石决明 15 g,或用加味磁朱丸(磁石 15 g,朱砂 0.3 g,神曲 9 g,女贞子 12 g,乌豆衣 9 g,刺蒺藜 12 g,山茱萸 12 g)做汤剂,每日 1 剂。适用于手术后,仍视物不清,视检查眼部,可见晶状体混浊,头晕,耳鸣,脉细或弦。

4.磁朱丸

磁石、朱砂、神曲。每日服 2 次,每次 6 g。

5.验方一

火硝 30 g(隔七层纸吸干),入飞黄丹 0.6 g,梅片 0.9 g。共研极细末,入瓶密封勿泄气,每点少许,此方治疗各种翳障。

6.验方二

枯矾 2 g,冰片 0.6 g,乌贼膏 2 g,木香 0.2 g,共研极细末,取药少许点于眼上下结膜内,每日 2 次。反应;用药后眼内有磨擦及流泪感,但 5~6 h 后即可消失。

7.验方三

银铢 0.3 g,蛇蜕 10 g,冰片 0.6 g。先将蛇蜕煅存性,与后 2 味共研极细末,用时点眼内少许,每日 3 次。

8.验方四

蛇蜕 15 g,蝉蜕 15 g,人指甲 15 g,生铁落 0.3 g,绣花针 7 个,猪肝 250 g。先将前 3 味药置瓦上文火煅黄,共研末,然后将针和铁锈与猪肝共煎 1 h 左右,用此汤送上药末,每日 3 次,共分为 2 d 服完。

9.菊枸地黄丸加减

熟地黄 24 g,山药 12 g,山萸肉 12 g,茯苓 9 g,泽泻 9 g,丹皮 9 g,枸杞子 15 g,菊花 9 g,五味子 15 g,首乌 15 g,桔梗 6 g,饮食不节者减熟地,加生姜 15 g;失眠者加酸枣仁 30 g。熟地山药补肝肾,益睛明目,而方中桔梗则为载药上行,因为眼为上部器官,为了让诸药抵达上部须配伍桔梗载药上行。肾阳虚者可以加肉桂、熟附子;口燥咽干者可以加玄参、麦冬、知母、黄柏;心烦失眠者可以加夜交藤、合欢花。

10.三仁汤加减

杏仁 6 g,滑石 9 g,白蔻仁 6 g,厚朴 6 g,白通草 6 g,淡竹叶 6 g,薏苡仁 15 g,半夏 9 g。脾虚症状明显时加山药 15 g,白术 6 g,扁豆 9 g,热象偏重者加银花 15 g,黄柏 15 g,车前子 9 g。

11.滋阴软坚退障饮

熟地 30 g,山药 20 g,夏枯草、菊花各 15 g,昆布、海藻各 12 g,山茱萸、茯苓、泽泻、玄参、鳖甲、桂枝、丹麦各 10 g。水煎服,早、晚各 1 次,每日 1 次,10 d 为 1 个疗程,连服 2～3 个疗程。

(四)古方治疗

1.石决明散

组成:石决明 12 g,草决明 12 g,赤芍 12 g,青葙子 12 g,木贼 12 g,荆芥 12 g,麦冬 12 g,栀子 9 g,羌活 9 g,大黄 6 g。

制法:每日 1 剂,水煎 2 次,取汁 200 mL。

服法:每次 100 mL,每日 2 次服。

方解:石决明、草决明为主药,清热平肝,明目退翳;青葙子、栀子、大黄、赤芍清泻肝热;荆芥、羌活、木贼祛风散邪。诸药合用,清热平肝散邪明目。

2.桃红四物汤

组成:桃仁 10 g,红花 10 g,当归 10 g,熟地 10 g,赤芍 6 g,川芎 6 g。

制法:每日 1 剂,水煎 2 次,取汁 200 mL。

服法:每次 100 mL,每日 2 次服用。

方解:当归、熟地、赤芍、川芎为四物汤,补血和血;桃仁、红花活血化瘀。诸药合用,补血化瘀,活血明目。

3.补水(肾)明目汤

组成:生地 20 g,熟地 20 g,白芍 10 g,当归身 10 g,麦冬 12 g,五味子 5 g,茯神 12 g,甘草 3 g。

制法:每日 1 剂,水煎 2 次,取汁 200 mL。

服法:每次 100 mL,每日 2 次服用。

方解:生地、熟地、当归身、白芍养阴滋阴;麦冬、五味子滋阴生津;茯神补心安神;炙甘草调和诸药。诸药合用,养心滋阴,安神明目。

4.杞菊地黄汤(丸)

组成:熟地 25 g,山萸肉 12 g,山药 12 g,泽泻 10 g,茯苓 10 g,丹皮 10 g,枸杞子 12 g,菊花 10 g。

制法:每日 1 剂,水煎 2 次,取汁 200 mL。

服法:每次 100 mL,每日 2 次服用。

方解:熟地滋阴补肾;山萸肉补肾涩精;茯苓淡渗利湿补心;泽泻宣泻肾浊;丹皮凉血活血而泻胆火;枸杞子、菊花平肝清热明目。全方补中有泻,补而不滞,滋补肝肾而明目。

5.千金磁朱丸

组成:磁石二两,辰砂一两,神曲四两。

制法:先以磁石置于巨火中煅,醋淬 7 次,晒干,另研极细;辰砂另研极细;生神曲末先用三两与前药和匀，更以神曲末一两，水和做饼，煮浮为度，掺入前药，炼蜜为丸，如梧桐子大。

服法：每服 10 丸，渐渐加至 30 丸，空心饭汤下。

方解：此方以磁石咸寒镇坠肾经为君，令肾水不外移；辰砂微甘寒镇坠心经为臣，肝为其母，此子能令母实也（此根据中医五脏的相生关系，肝属木，心火为子，今泻其子，可使母充实），肝实则目明；神曲辛温，甘，化脾胃中宿食为佐，生用者发其生气，熟用者敛其暴气。

6.泻热黄连汤

组成：升麻五钱，黄芩（酒炒）、黄连（酒洗）、柴胡（酒洗）、生地黄（酒洗）各一两，龙胆草三钱。

制法：共为粗末，每服三钱，水二盏，煎至一盏，去渣。

服法：午食前热服，午后再服，则阳不升，临卧休服，反助阴也。

方解：此方主治客之剂。治主者，升麻主脾胃，柴胡行肝经为君，生地黄凉血为臣，为阳明（胃）、太阴（脾）、厥阴（肝）多血故也，故客者，黄连、黄芩皆疗湿热为佐，龙胆草专除眼中诸疾为使，为诸湿热皆从外来为客也。

7.益气聪明汤

组成：黄芪（制）、人参各半分，甘草（炙）五分，升麻、葛根各三分，蔓荆子一钱五分，芍药、黄柏（酒炒）各一钱。

制法：为末，每服四钱，水二盏，煎至一盏，去渣。

服法：临睡前服，五更再煎服。

方解：此方以黄芪人参之甘温，治虚劳为君；甘草之甘平，承接和协，升麻之苦平微寒，行手阳明（大肠），足阳明（胃），足太阳（膀胱）之经为臣；葛根之甘平，蔓荆子之辛温，皆能升发为佐；芍药之酸微寒，补中焦，顺血脉，黄柏之苦寒，治肾水膀胱之不足为使。酒制又炒者，因热用也。或有热，可渐加黄柏，春夏加之，盛暑倍加之，加多则不效，脾胃虚者去之。热倍此者，服泻热黄连汤。

（五）针灸疗法

1.方法 1

取穴：睛明、鱼腰、攒竹、球后、臂臑、合谷、足三里、三阴交。

操作：每日或隔日 1 次，每次 2～3 穴，中刺激，留针 10～15 min。

2.方法 2

取穴：睛明、太阳、翳明。

操作：常规消毒后，以拇指轻轻固定眼球，直刺睛明穴 1～2 cm 深，直刺太阳穴 0.4～0.6 cm 深，直或斜刺翳明穴 1～2 cm 深。每日 1 次，10 次为 1 个疗程。

3.方法 3

取穴：攒竹、丝竹空、太阳、四白、合谷；肝肾亏损型加肝俞、肾俞、太溪、太冲；脾虚气弱型加足三里、百会、丰隆。

操作：隔日 1 次，留针 15 min，隔 10 min 捻转提插以加强针感。

4.方法 4

取穴：鱼腰、瞳子髎、攒竹、睛明；肝热上扰患者可加曲池、合谷、承泣；阴虚型可加蠡沟、足三里、太溪；气血瘀阻型加合谷、尺泽、血海、膈俞。

操作：采用轻刺手法，行针到患者自觉眼眶周围或眼球有麻木、酸胀或胀痛时为度。一般留针30 min，每隔 10 min 捻转 1 次，10 次为 1 个疗程，每疗程间隔 5 d。

5.方法 5

取穴：睛明、四白、眶内穴；配合谷、益池、风池。

操作：针刺睛明穴，起针后用消毒干棉球压迫 3 min，四白穴透刺得气后即捻针，眶内穴得气时用轻雀啄手法，起针后用消毒棉球压迫。每日 1 次，10 次为 1 个疗程。

(六)现代医学疗法

1.药物治疗

(1)仙诺林特或仙诺灵(Sanolent):Sanolent 是一种复合制剂,主要成分为牛眼晶体中提取的晶体蛋白素与抗坏血酸、核黄素和碘化钾符合制成。舌下含服 1 片,3 次/日,用于治疗各种白内障。

(2)苄吲酸-赖氨酸(Bendazac-lysine,BND):BND 能保护晶状体和血清蛋白免受热力和紫外线、酸或碱作用所引起的变性。它清除自由基的能力弱,但可以保护晶状体蛋白拮抗自由基损伤,在临床上用于治疗白内障患者,能明显改善视力,甚至可逆转混浊透明。口服 500 mg,3 次/日;滴眼 0.1%。

(3)肝素:肝素可以抑制成纤维细胞的生长,减少人眼晶体囊外摘除术后眼内组织表面纤维蛋白的沉积和后囊细胞的生长,从而阻止后发性白内障形成,提高视力。用 5%肝素滴眼剂,术后每天 3 次,连续用 4 个月。

(4)曲尼司特:又名利喘贝(Tranilast)。本品系由日本 KI-SSOI 药品株式会社研发的一种抗过敏药物,在日本广泛用它治疗过敏性结膜炎。据日本东京(医科大学及日本名古屋皇家眼科医院)对白内障囊外手术植入人工晶体的患者,进行双盲实验证实有防治后发性白内障的作用,其主要作用机制为本品可以减少晶状体上皮细胞化生时 FGF-β 生成和释放,防止胶原合成而防治后发性白内障。在治疗中用0.5%曲尼司特滴眼剂,术后每天滴 4 次,连续用 3 个月,无不良反应。

(5)免疫毒素(MDK-RA):进行了临床试验在白内障外摘除患者中,用 50 单位 MDK-RA 灌洗囊袋连续观察 24 个月,可有效抑制后发性白内障的发生。

2.手术治疗

在膜性的白内障切开或剪除的同时,可实行人工晶状体植入术。适应证为瞳孔由膜性白内障遮盖,视力收到明显影响,而基本视功能正常者。

(1)Nd:YAG 激光治疗后发性白内障:使用美国科以人公司的 EPIC 型 Nd:YAG 激光机,术眼散瞳至 6 mm,表面麻醉后置 Abraham 接触镜,Nd:YAG 激光以单脉冲击射。术式:①十字形切开法:在视轴区中央行十字形切开,孔直径为 4 mm。②环形切开法:以视轴中心为圆心。半径 1.52 mm,环形切开,但保留 5~7 点后囊膜不切开,完成后中央后囊膜略下沉并向后翻转。平均单脉冲能量(2.8±0.48) mJ,平均脉冲总数(27±15.1),平均总能量(50.5±15.8)mJ。术后常规滴抗生素、激素眼液和 0.5%噻吗心安眼液。共 5~7 d,术后 1 周、1 个月、3 个月复查。

(2)儿童后发性白内障合并人工晶状体固定性瞳孔夹持的手术治疗:常规消毒铺巾后,做颞侧透明角膜切口或上方巩膜隧道切口,前房注入足量的黏弹剂后,先用冲洗针头分离虹膜与 IOL 粘连。对虹膜后粘连严重难以分离者可将黏弹剂注入虹膜后用囊膜剪剪开粘连处。分离粘连后如发现囊袋内有再生皮质将再生皮质吸除,游离虹膜与晶体后囊间的空间,以便 IOL 复位。由于后囊膜的严重混浊增殖,用破囊针刺穿后囊膜一个小孔后向后注入黏弹剂,囊膜剪剪开混浊的后囊膜,直径不超过光学面约 4~5 mm。此时如有玻璃体脱出则进行前段玻璃体切割术。对伴有瞳孔膜闭者将其行虹膜周边切除后从周切口注入黏弹剂后将瞳孔区机化膜剪除或将瞳孔缘部分虹膜环形切除以进行瞳孔成形术;在完成虹膜与晶体囊粘连分离后,将 IOL 光学部复位。此时瞳孔如不规则者,可用尼龙线将瞳孔缘缝合 1 针。术毕透明角膜切口一般不需缝合,巩膜隧道切口因患儿巩膜硬度低可缝合 1 针。

(3)经睫状体平坦部切口行晶状体后囊膜切开术治疗后发性白内障:常规麻醉,于距上角巩膜缘4 mm 处作以角巩膜缘为基底的球结膜瓣,充分止血后于此处作垂直于角巩膜缘的巩膜穿透切口1 mm,向上弯曲切囊针尖,垂直穿过切口伸入人工晶体后方的瞳孔区由 6 点处向 12 点处撕破光轴处的晶状体后囊膜,根据需要可缝合巩膜切口一针,如有软性残存皮质可以同时吸出,如遇较致密的机化膜可以用切囊针在瞳孔区后囊膜钩 2~3 个孔,扩大巩膜切口,用囊膜剪剪除机化膜,切口缝合 2 针。术毕给予 Dxm 2.5 mg+Gm 2 万 U(c),涂典必殊眼膏单眼包扎。

(七)其他疗法

1.穴位注射法

取穴:合谷、肝俞、肾俞、风池、三阴交。

方法:每次取 2～3 穴,每穴位注射维生素 C 0.05 mL,每日 1 次,10 次为 1 个疗程。

2.三棱针疗法

取穴:睛明、太阳、攒竹、大敦。

方法:常规消毒后,选取上述 2 穴,用三棱针点刺出血数滴。其中大敦穴上用三棱针点刺后,用手指从膝关节推揉此穴出血。一般每日或间日 1 次。3～5 次后暂停一段时间再继续治疗。

3.电离子导入法

采用直流感应电,将珍珠明目滴眼液导入眼内。由于珍珠明目液内阴阳离子均存在,所以每次导入时,正负极交替使用,电流强度 0.5～1.5 mA,时间 30 min,隔日 1 次,每 5 次为一个疗程。

4.针挑疗法

取穴:第 6、7 颈椎棘突处,第 1 胸椎棘突处,以上各处旁开约 0.5 cm 处的 6 个点作为挑治部位,每 7 个点构成一个梅花形。

方法:患者取坐势,头略低,暴露局部皮肤后,选取挑治部位。按常规消毒皮肤,然后用针挑破皮肤,从皮下组织中可挑出白色纤维物数十条,至白色纤维物挑净为止,将白色纤维挑断或用手术刀切断。挑治部位有少量出血,用消毒棉球擦干即可。挑治时间一般为 1～4 次,每日挑治。从第 5 次开始,则每周挑 1 次,12 次为 1 个疗程。最初 3 次分别在 6～7 颈椎,第 1 胸椎棘突处挑,第 4～12 次分别在棘突处周围、左右、上下相对称的两个点挑治。(注意:挑治过程中,禁食有刺激性的食物,禁房事。)

5.推拿疗法

取穴:风池、攒竹、合谷、肝俞、太阳、太冲。

方法:按揉风池穴 30 次,刮眼轮 30 次,熨眼 30 s,揉攒竹、睛明、太阳各 30 次,陷揉合谷 30 min,揉太冲、肝俞各 30 次。每日治疗 1 次,10 d 为 1 个疗程。

6.火罐疗法

取穴:第 6、7 颈椎棘突处,第 1 胸椎棘突处。

方法:依针挑疗法实行针挑后,挑治部位有少量出血,用消毒棉球擦干,然后在该处拔火罐,吸出少量血液即行起罐,将血擦干,用酒精消毒,盖上消毒敷料,胶布固定,隔日 1 次,每 12 次为 1 个疗程,一般随针挑法相配合,同施患处。

7.梅花针疗法

取穴:后颈部、眼周部及大椎穴。

方法:常规梅花针刺法,弹刺后可加罐拔吸 10～15 min。隔日 1 次,5～10 次为 1 个疗程。

8.敷贴疗法

取穴:寸口。

药物制备:取鹅不食草叶(石胡荽)捣烂,包于薄布袋中。

方法:捣烂后包于寸口处,左眼患病包于右寸口,反之亦然,每日 1 次或每 3 d1 次,视病情轻重及长短而定。

9.药枕法

(1)菊花、灵磁石、合欢花各 200 g,夜交藤 100 g,朱砂 10 g。和匀装枕,每晚枕之。多适用于肝肾亏损型。

(2)菊花 200 g,侧柏叶、磁石、百合花、玫瑰花各 10 g。和匀装枕,每晚枕之。多适用于肝肾阴虚型。

10.磁疗法

取耳穴:目 1,目 2,肝,眼。

方法:耳所取穴部位用酒精消毒,取直径 3～5 mm 的孝磁珠数粒,分别置于穴点上并用胶布黏贴固定，嘱患者经常按压，每次 3～5 min，每日数次，3～5 d 更换 1 次。

11.电穴疗法

取穴：睛明、攒竹、瞳子髎、承泣。

方法：将直径为 8 mm 的圆形铜片贴于上穴位，有以盐水纱布 8 层覆盖并固定。将 SMS-03 型信息治疗仪阴极置于鼻根，阳极置于后溪穴。接通电源，强度为 10^{-10} 的安量极，输出高频电流脉冲信号。每日或隔日 1 次，每次 1 h，30 次为 1 个疗程。

12.祛障穴冷冻法

本方法是治疗老年性白内障进行期（初发期、膨胀期）行之有效的方法，是原长春中医学院李永才教授 1980 年发现并创立的。

选穴：在角巩膜缘 3，6，9，12 点终四个方位为祛障穴，穴位直径 2 mm，2/3 在巩膜缘上，1/3 在角膜缘上，先用 0.5%地卡因做表面麻醉 3 次后，用直径 2 mm 的无菌棉签蘸液氮 0.5 mL 之后迅速接触祛障穴表面，不施加压力。冷冻时间为 5 s，以穴位表面出现白色冻斑为宜。每周 1 次，5 次为 1 个疗程。冷冻后无需特殊处理，局部极度充血水肿时，可点用氯霉素眼药水以预防感染。

13.耳针疗法

（1）取肝、脾、肾、眼、内分泌、交感、神门。留针 30 min，两耳交替。每 3～5 次为 1 个疗程。

（2）取肝、胆、肾、肾上腺、心、交感。每次选 2～3 对穴位，穴位严格消毒后，埋皮内针，3～5 d 换 1 次，两耳交替进行，5 次为 1 个疗程。

14.头针疗法

取穴：穴视区。

方法：针尖向下刺入头皮第三层帽状腱膜后，平行皮肤进针 4 cm，快速旋转针体，或可以留针 2 h，10 次为 1 个疗程。

15.电针法

取穴：鱼腰、攒竹、瞳子髎、曲池、合谷。

方法：常规进针后，取鱼腰、攒竹二穴为主，配用他穴。采用电针治疗仪通以微弱电流治疗。

16.刮痧疗法

头部：全息穴区——额中带、额顶带后 1/3、顶枕带下 1/3。督脉——百会。膀胱经——双侧睛明、攒竹。奇穴——双侧太阳。胆经——双侧瞳子髎、风池。三焦经——双侧翳风。

背部：膀胱经——双侧肝俞至肾俞。

上肢：大肠经——双侧合谷至三间。

下肢：胃经——双侧足三里。

（八）并发症的治疗

1.青光眼

（1）中医疗法：①治法：疏肝解郁，降逆和胃。②方药：柴胡疏肝散加减。柴胡 10 g，香附10 g，川芎 6 g，白芍 10 g，枳壳 6 g，陈皮 6 g，当归 10 g，茯苓 15 g，白术 10 g，甘草 3 g。每日 1 剂，水煎服。

（2）针灸疗法：①针刺睛明、合谷、三阴交、行间，以滋阴平肝，理气通络。每周 3 次，留针 40 min，7 次为 1 个疗程。②冷灸太阳、风池、印堂、鱼腰中之 2 穴，每日 1 次，留针 40 min，10 次为 1 个疗程，从第二个疗程开始，除局部取 1 个穴位外，心火盛者加内关，肾虚加肾俞。

（3）其他疗法：①取目$_1$、目$_2$、眼、降压点、神门、肾、肾上腺、内分泌、肝、肝阳等穴位针刺或埋刺。7 d 为 1 个疗程。②取肝、肾、眼、目$_1$、目$_2$、皮质下、交感，每周 3 次，左右交替，留针 20 min，12 次为 1 个疗程。③维生素 B_{12} 加山莨菪碱行肝俞，肾俞穴注射，对小视野青光眼有提高视力、扩大视野的作用。④黄连粉适量，研成粉末，水调成糊状，敷足心涌泉穴。⑤双明散水调成糊状，涂太阳穴。

（4）现代医学疗法：①毛果芸香碱：是一个老而有效的抗青光眼药物，浓度 0.5%～4%，常用 1%～2%滴眼液，滴眼后 10～15 min 开始缩瞳，1 h 后眼内压明显下降，持续降眼压 4～8 h，眼压降低 20%，临床上宜每日 4 次滴眼，人眼对毛果芸香碱的缩瞳反应存在着明显的个体差异，棕色虹膜对其反应不如蓝色虹膜好。②乙酰奎宁：是合成药，作用和持续时间和毛果芸香碱相似，常用浓度为 0.5%～2%，可作为毛果芸香碱过敏或抗药物时的代用品，但致调节痉挛的作用较毛果芸香碱小。③毒扁豆碱：是短期药，常用为 0.5%～1%的溶液，4～6 h1 次，或0.25%的油膏，每日 2 次，或在夜间点用，防止夜里眼压升高，滴眼后可发生缩瞳，1～2 h 作用最大，持续时间 4～6 h。④氟磷酸二异丙酯：用 0.12%～0.25%的溶液，12～48 h 1 次，用药后 30 min，眼压开始降低，24 h 作用最大，持续 1 至数天，也可用 0.25%的无水花生油溶液或油膏，12～72 h 1 次。

(5)手术治疗(虹膜切除治疗法)：包括术前准备及麻醉和手术步骤，具体如下。

术前必须检查前房角。术前数天滴用广谱抗生素眼药水。术前 1～2 h 滴用 2%毛果芸香碱眼药水，防止术中瞳孔扩大，有利于完成手术。对精神紧张者，术前一天晚上和术前 2 h 给予少量巴比妥类药物(如鲁米那 0.06～0.1 g)。通常应用局部麻醉。滴 0.5%地卡因 2 次后，于手术部位结膜下注射 2%利多卡因或普鲁卡因 0.5 mL。麻醉药中不加肾上腺素，以防术中瞳孔扩大。一般不需要眼轮匝肌和球后麻醉。

手术部位：最好选择鼻上象限的角巩膜缘，以便保留结膜囊较宽的颞上象限，于日后需要时施行眼外滤过术。

球结膜切口：可选择角巩膜缘的球结膜切口，或做角巩膜缘为基底的球结膜瓣。无论采用哪种切口，剥离球结膜范围均不需很大。采用角巩膜缘切口时，剪开球结膜长度 3.5～4 mm，然后向穹隆部分离至角巩膜缘后 3～4 mm。如做角巩膜缘为基底的球结膜瓣，球结膜瓣宽约 3 mm，向前分离至角巩膜缘。球结膜切口最好不要超过 12 点。暴露角巩膜缘后应充分止血。

角巩膜缘切口：用镊子夹住一条水平直肌止端，以便充分地固定眼球。用剃须刀片或 15 号小圆刀片在角巩膜缘灰蓝半月区中间做平行于角巩膜缘切口。刀尖指向眼球中心稍前部，使刀呈接近垂直于角膜方向(约 80°角)进入前房。如果术者突然感到进刀的阻力消失，或有房水溢出，表明已切穿前房。继续完成角巩膜切口，使其外口长约 3 mm，内口长约 2.5～3 mm。当刀尖从角巩膜切口撤出时，周边部虹膜会自然脱出或用镊子尖快速地轻压角巩膜切口后唇数下，使周边部虹膜脱出于角巩膜切口外。用虹膜镊夹住脱出的周边部虹膜，轻轻提起，持虹膜剪紧贴角巩膜缘将脱出的虹膜剪除。剪刀的刀刃可平行于角巩膜缘。虹膜缺损呈椭圆形，或者剪刀垂直于角巩膜缘。虹膜缺损则较小，成三角形。检查剪除的虹膜有无色素上皮层，确定虹膜是否全层切除。

恢复虹膜：虹膜切除后用平衡盐水轻轻冲洗角巩膜缘切口，常可使虹膜复位。但冲洗时不能将冲洗针头伸入切口，或者用斜视钩或虹膜恢复器轻轻地按摩角巩膜缘切口周围数次，使切口的内口张开，嵌于切口内虹膜复位，瞳孔恢复圆形，位于中央。如果按摩切口后仍不能恢复虹膜，用虹膜恢复器轻轻地伸入切口两端向切口中央整复虹膜 1～2 次，虹膜恢复器应垂直于切口，且与切口平行，虹膜即可恢复。

角巩膜切口：一般不需缝合。如果切口较大，可用 10-0 号尼龙线缝合一针。连续缝合球结膜瓣。

2.黄斑囊样水肿

(1)中医疗法：①治法：养阴扶正。②方药：二至丸。旱莲草 20 g，女贞子 15 g，大蓟 10 g，小蓟 10 g，车前子 10 g，侧柏叶 15 g，白茅根 15 g，黄芪 20 g，水煎服。

(2)针灸治疗：球后、阳白、合谷、睛明、承泣、光明、增明。每次取上述 3～4 穴，毫针刺，中等强度，进针后 15～20 min，隔日 1 次，10 次为 1 个疗程。

(3)穴位埋线法：肝俞、肾俞、臂臑、在上述 3 穴位处埋羊肠线，每半个月 1 次，2 次为 1 个疗程。

(4)现代医学疗法：①乙酰唑胺 500 mg 口服，1 次/日，可用于术后的患者，也可以用于有视网膜色素变性或葡萄膜炎的患者。②吲哚美辛(消炎痛)25 mg 口服，3 次/日，用药 6 周。③1%泼尼松滴眼，4 次/日，用药3 周，随后逐渐减量维持 3 周以上。④泼尼松，每日口服 40 mg，用药 5 d，随后逐渐减量维持 2 周以上。

(安道杰)

第三节　外伤性白内障

外伤性白内障指眼部受锐器刺伤或钝器及伤，或头部遭受剧烈震击，以及辐射、电击等损伤所引起的晶状体的混浊。临床上除晶状体发生混浊外，常同时发生眼部或其他组织器官的损伤。晶状体遭受伤害后发生混浊的时间长短不等，预后的好坏多与损伤程度有关。外伤性白内障患者多见于儿童、青壮年男性和战士。

根据本病的特点，《秘传眼科龙木论》所称的“惊震内障”、《审视瑶函》所称的“惊震翳”与本病相当。

一、病因病机

(一)中医学认识

(1)眼部遭受钝器，气血失和。

(2)晶状体受锐器刺伤，珠损膏凝。

(3)晶状体受电、热伤害，清纯之气失运。

(二)西医学认识

外伤致晶状体囊膜破裂，房水进入晶状体内，使其纤维混浊、肿胀；或因机械性外力损伤睫状体和脉络膜，使晶状体代谢发生障碍而致其混浊；辐射、电击又可对晶状体及眼内组织产生热、电等作用而变混浊。晶体受伤特别是穿孔伤之后，房水由囊膜的破口进入晶体，晶体内水溶性蛋白，特别是 γ-晶体蛋白大量丢失，谷胱甘肽显著减少，DNA 合成以及细胞分裂减慢。晶体在受伤部位混浊之后，很快水化，形成液泡、水肿。混浊很快波及到晶体的周边部，最后导致整个晶体的混浊。

二、临床表现

钝器伤致晶状体混浊者，可见虹膜瞳缘色素即附于晶状体表面，成断续之环状，相应部晶状体囊下出现环形混浊，或挫伤之外力通过房水传导直接作用于晶状体引致混浊。锐器伤致晶状体浑浊者，可见眼球壁穿孔，或皮质碎片堵塞房角，可能继发青光眼。辐射或电击致晶状体混浊者，混浊常开始于后囊、后囊下皮质，或前后囊及其下皮质均受累。无论何种致伤原因，患者均视力下降，下降程度视外伤情况而不同。

(一)钝挫伤白内障

可因拳击或是球类和其他物体撞击眼球所致。挫伤性白内障有不同的临床表现，主要分为以下 5 类。

(1)Vossius 环状混浊：在晶体表面有环状混浊，并有 1 mm 宽的色素，这些混浊和色素斑可在数日后逐渐消失，但也可长期存在。

(2)玫瑰花样白内障：由于晶体受到打击后，其纤维和缝的结构被破坏，液体向缝间和板层间移动，形成放射状混浊，如玫瑰花样。此型白内障可在伤后数小时或数周内发生，部分患者的混浊可以吸收；另外一些患者受伤后数年才发生，多为永久性的。30 岁以下的患者，晶体混浊可保持多年不变，直至 50 岁以后混浊加重，视力逐渐减退。

(3)点状白内障：许多细小混浊点位于上皮下，一般在受伤后经过一段时间才出现，很少进展，对视力影响不大。

(4)板层白内障：因晶体囊膜完整性受到影响，渗透性改变，引起浅层皮质混浊。

(5)全白内障：眼部受到较严重的挫伤能使晶体囊膜破裂，房水进入皮质内，晶体可在短时间内完全混浊，经过一段时间后，皮质可以吸收。

眼受挫伤后除了外伤性白内障，还可同时伴有前房出血，前房角后退，晶状体脱位或移位，眼压升高以及眼底改变，加重视力障碍。

(二)穿通伤引起的白内障

成人的穿通伤白内障多见于车工和钳工,有铁异物穿进眼球;儿童的穿通伤性白内障多见于刀剪和玩具刺伤。白内障可为局限的混浊,也可静止不再发展,但多数是晶体囊膜破裂后,房水进入皮质引起晶体很快混浊,可同时伴发虹膜睫状体炎,继发性青光眼及眼内感染。

(三)爆炸伤引起的白内障

矿工因采矿时的爆炸、儿童眼部的爆竹伤,均可造成类似于穿通伤性白内障,一般情况下眼组织的损害均较严重。

外伤性白内障的发生与伤害的程度有关。如果瞳孔区晶体受伤,视力减退很快发生;位于虹膜后的晶体外伤,发生视力下降的时间就较慢;囊膜广泛破坏,除视力障碍以外,还伴有眼前节明显炎症或继发性青光眼。在检查外伤性白内障患者时,必须高度注意有无眼内异物。有时巩膜的伤口不易发现而造成误诊。

(四)晶体铁锈沉着症

铁是最常见的眼内异物,在晶体内的异物可形成局限性白内障。如果铁异物很小,可在晶体内存在多年而无明显的反应。铁在眼内能氧化,并逐渐在眼内扩散,形成眼球铁锈沉着症。包括角膜、虹膜、晶状体、视网膜的铁锈沉着,最终导致失明。眼球的铁锈沉着与眼内异物的大小和位置有关,较大的和眼后部铁异物容易向眼后节游移。

初期晶体前囊下有细小棕黄色小点,后期在前囊下有棕色的铁锈斑,初期必须扩大瞳孔后始可查见。晚期晶体纤维变性,逐渐发展为全白内障。最终晶体卷缩,或者由于悬韧带变性造成晶体脱位。铁锈沉着症之所以有白内障发生,是由于晶体上皮细胞吸收铁后变性,新的纤维生长受阻。此时即便摘除白内障,视力也不能很快恢复。

(五)晶体铜质沉着症

若含铜量多于85%,对眼组织有很明显的损害。纯铜可以引起眼的化脓性改变。在晶体内的铜异物造成的白内障,在前房内可引起虹膜睫状体炎,在后极部可对视神经、视网膜和脉络膜造成损害。铜离子沉着在眼内各组织即为铜锈症,沉积在角膜后弹力层可有蓝绿色的环(Kayser-Fleisher 环)。虹膜变淡绿色,玻璃体内有多色彩小体,视网膜有绿色素。晶体因铜沉积而发生葵花样白内障,在瞳孔区有彩虹样改变,晶体表面如天鹅绒样,晶体后囊如绿鲨草。葵花样白内障对视力的影响不很严重。如果发现晶体内有铜异物,必须尽快取出。因为即便有组织将异物包绕,也会引起眼组织的坏死,造成失明,这是与晶体内铁异物不同之处。

三、诊断要点

(1)眼部受锐器、钝器挫伤史,或头部曾遭剧烈震击史。

(2)同时伴有头面部外伤,或无明显外伤。

(3)晶状体在受伤当时或潜伏期后发生混浊。

四、实验室和其他辅助检查

(一)了解病史

了解受伤的情况,检查并记录损伤物的性质、大小、受伤时间及地点。

(二)就诊时的远视力、近视力、矫正视力检查

视力检查主要以测远视力为准,采用小数视力记录法。为了检查方便,可将视力表的0.1及0.3之E字剪下,做成硬纸板卡,检查者可随身携带。

1.检查方法

检查应用此二卡,在足够明亮处被检查者与视力卡相距5 m,遮盖一眼看0.3卡,E字方向任意调换,

若有一眼能看到0.3,即不属视力残疾人。若被检查者不能分辨0.3卡,则用针孔镜矫正再看,若仍不能分辨0.3卡,则改用0.1卡,若好眼通过矫正能看到0.1卡,则属二级低视力。若被检查者好眼通过矫正在5 m距离看不到0.1,则嘱被检查者向前移动,每向视力表移动1 m,则由0.1减去0.02,即患者视力为0.08,如被检者向视力表移动2 m,则视力为0.06(0.1－0.02×2),属一级低视力。移动3 m为0.04,为二级盲,以此类推。

2.近视力检查法

常用的有标准近视力表或Jaeger近视力表。在充足的照明下,距眼睛30 cm,分别查双眼,例如J1或标准近视力表1.0。如患者有屈光不正,可以让其自行改变距离,例如J1(20 cm),把改变的距离一并记录即可。

3.矫正视力

一般而言矫正视力是指戴眼镜后的视力,检查方法见远视力检查法。

(三)裂隙灯检查

1.检查目的

检查角膜、结膜及巩膜是否有伤口。

2.检查方法

裂隙灯活体显微镜,简称裂隙灯,是由光源投射系统和光学放大系统组成,为眼科常用的光学仪器。它是以集中光源照亮检查部位,便与黑暗的周围部呈现强烈的对比,再和双目显微放大镜相互配合,不仅能使表浅的病变观察得十分清楚,并且可以利用细隙光带,通过眼球各部的透明组织,形成一系列"光学切面",使屈光间质的不同层次、甚至深部组织的微小病变也清楚地显示出来。在双目显微镜的放大下,目标有立体感,增加了检查的精确性。因此,裂隙灯检查在眼科临床工作中占有重要的地位。

检查在暗室进行。首先调整患者的坐位,让患者的下颌搁在托架上,前额与托架上面的横档紧贴,调节下颏托架的高低,使睑裂和显微镜相一致。双眼要自然睁开,向前平视。光源投射方向一般与显微镜观察方向呈30°～50°角,光线越窄,切面越细,层次越分明。反之,光线越宽,局部照明度虽然增强了,但层次反而不及细隙光带清楚。为了使目标清晰,检查时通常都是将投射光的焦点和显微镜的焦点同时集中在需要检查的部位上,在作特别检查时(如侧照法、后照法等),则两者间的关系必须另行调整。如需检查晶状体周边部、玻璃体或眼底时,应事先将瞳孔充分放大,光源与显微镜的角度应降至30°以下,显微镜随焦点自前向后移动,被检查的部位可从角膜一直到达眼底。但在检查后部玻璃体、视网膜以及眼底周边部时,如果加用前置镜或三面镜,光线射入角应减少至5°～13°或更小。

(四)眼眶X线摄片、无骨摄片或CT检查

对怀疑有异物者,应该做此项检查,以了解异物与晶状体的关系。

(五)眼部B超

了解由于外伤导致晶状体后囊破裂,晶状体皮质碎片脱向玻璃体腔,以及磁性异物及非磁性异物与晶状体的关系。

(六)眼压检查

眼压检查是必要的检查。

1.检查目的

如晶状体囊膜破裂,晶状体皮质落入前房阻塞房角,使之房水引流发生障碍,导致眼压增高。如挫伤眼内睫状体,房角受损也会眼压发生变化,从而发生继发性青光眼。

2.检查方法

检查方法包括指测法、眼压记测量法等。

(1)指测法:让被检者向下看,检者用两手食指在上睑上部外面交替轻压眼球,检查双眼,以便对比两眼的眼压,眼压高者触之较硬,眼压低者触之柔软,也可和正常的眼压相比较。此法可大概估计眼压的高低，所得结果可记录为正常、较高、很高、稍低或很低。

(2)眼压计测量法：修兹(压陷式)眼压计测量法，为常用的测量法，测量前应先向被检者作适当的说明，取得被检者的合作，然后让被检者仰卧，两眼滴 0.5%的卡因溶液 2～3 次面部麻醉。

测量前应校正眼压计(把眼压计竖立在小圆试板上，指针指向零度时方为准确)，用 75%的酒精消毒眼压计足板，等酒精干后即可使用。

检查时被检者两眼自然睁开，向天花板或某一固定目标点(常用被检者自己的手指)直视，勿转动，检者用左手指轻轻分开上、下眼睑并固定在上、下眶缘，切勿压迫眼球，右手持眼压计的把手，将眼压计垂直下放，将足板轻轻放在角膜正中央(使眼压计自身重量完全压在角膜上，但注意切不可施加任何其他压力)，迅速记录眼压计指针所指刻度，将此刻度对照眼压计换算表，查出眼压值。此种眼压计一般有三种不同重量的砝码 5.5 g、7.5 g 及 10 g。通常先用 5.5 g 检查，如指针刻度小于 3，则应加重砝码重测，一般先后测 5.5 g 及 10 g 两个砝码，以便相互核对及校正眼压。

测完后滴抗生素眼药水，拭净眼压计足板。

记录方法一般以眼压计的砝码为分子，指针所指之刻度为分母，即眼压计砝码/指针所指之刻度＝眼压值，如 5.5/4＝2.75 kPa(20.55 mmHg)。此种眼压计测得的正常眼压为 1.36～2.77 kPa(10～21 mmHg)。低于 1.36 kPa(10 mmHg)、者为低眼压，超过 2.77 kPa(21 mmHg)时。经多次测量时仍高者，应作排除青光眼检查。

五、鉴别诊断

(一)发育性白内障

年龄不符或晶状体浑浊多呈点状、局限性、较小，不发展，影响视力。

(二)青光眼

目前对于原发性开角型青光眼的诊断必须具备眼压升高以及由于眼压升高所造成的视乳头损害和视野缺损，而且房角开放。

(三)糖尿病性白内障

多双眼同时发病，进展极快，常几天即可成熟，伴随血糖升高，并有糖尿病“三多一少”等其他临床表现。

(四)药物及中毒性白内障

此类白内障诊断与药物接触史密切相关。

(五)肌强直性白内障

见于强直性肌萎缩患者，多见于 29～30 岁青少年，同时合并多种内分泌腺功能失调而出现的脱发、指甲变脆、过早停经、睾丸萎缩等现象，眼部除白内障外，还可侵犯眼内外各肌而出现上睑下垂、下睑外翻、瞳孔对光反射不良以至眼球运动障碍等。

六、并发症

(一)继发性青光眼

变性的晶体蛋白从晶体囊膜漏出后，在前房角激惹巨噬细胞反应，这些巨噬细胞可以阻塞小梁网，导致眼内压升高。

(二)虹膜炎

外伤致病毒感染等因素可并发此病。

七、治疗方法

(一)辨证论治

1.气滞血瘀

主症:目珠疼痛,头痛,视力下降,或胞睑肿胀,或白睛溢血,或胞轮红赤,血灌瞳神,瞳神不圆或者偏斜,晶珠部分混浊,舌红苔白脉弦。

治法:祛风明目,活血通滞。

方药:除风益损汤加减。熟地 15 g,当归 12 g,白芍 10 g,川芎 10 g,藁本 10 g,前胡 10 g,防风 10 g。

方义:本方化瘀去滞,明目清肝。若晶珠混浊或破碎,加夏枯草、浙贝、海藻以去瘀散结;若血灌瞳神,加白茅根、侧柏叶以凉血止血。

2.毒邪侵袭

主症:目珠剧痛,羞明流泪,视力骤降,或胞睑肿胀红赤,白睛混赤,或黄液上冲,晶珠混浊或破碎,伴见口干口苦,便结溲黄,舌红苔黄,脉数。

治法:清热解毒。

方药:分珠散加减。大黄 10 g,黄芩 10 g,红花 10 g,丹参 12 g,当归尾 10 g,赤芍 10 g,荆芥10 g,乳香 10 g,血竭 10 g,紫草 10 g,金银花 15 g,野菊花 10 g,蒲公英 10 g,牡丹皮 10 g,甘草 5 g。

方义:本方清肝泻热。若大便闭结加大黄以荡涤肠胃积热;若胞轮红赤加龙胆草、夏枯草以清泻肝热。

3.肝经郁热

主症:眼痛,视物模糊,结膜充血,胃纳尚可,口不干,舌质淡,苔薄白,脉弦数。

治法:泻肝解郁,利水通络。

方药:桔梗 10 g,黄芩 10 g,龙胆草 10 g,茺蔚子 10 g,车前子 10 g,葶苈子 10 g,当归 5 g,夏枯草 30 g,防风 10 g,赤芍 10 g,蝉蜕 10 g,木贼 10 g,甘草 3 g。

方义:本方去肝经郁热,若充血严重,可适当增加黄芩、龙胆草用量。

(二)中成药治疗

1.鳖甲散

组成:鳖甲 60 g,蛇蜕 30 g,蝉蜕 18 g,郁金 18 g,木贼 18 g,香附 18 g。

用法:每日 2 次,每次 10 g。

2.田七胶囊

组成:田七末。

用法:每次 2 颗,每日 3 次,温开水送服。

3.川芎嗪注射液

组成:川芎生物碱有效成分。

用法:每次 160 mg,加入 250 mL 生理盐水中,静脉滴注,每日 1 次。

4.丹七片

组成:丹参、三七。

用法:每次 6 片,每日 3 次,温开水送服。

5.血竭胶囊

组成:血竭。

用法:每次 6 颗,每日 3 次,温开水口服。

(三)单方验方治疗

1.消障汤

组成:当归 12 g,菊花 9 g,草决明 12 g,青葙子 10 g,生地 10 g,桃仁 6 g,红花 6 g,川芎 9 g,白芍 12 g,

丹参 12 g,熟地 12 g,石决明 15 g,枸杞果 12 g,沙苑子 9 g,女贞子 9 g,白蒺藜 9 g,密蒙花 12 g,炙鳖甲 9 g,炙龟板 9 g,牡蛎 12 g,昆布 15 g,海藻 15 g,谷精草 10 g。

服法:水煎服,煮取 200 mL,早、晚分服。

2.九味丸

组成:山药 9 g、山茱萸 9 g、泽泻 9 g、茯苓 9 g、牡丹 9 g、附子 6 g、石决明 12 g、人参 9 g、羚羊角 2 g。

服法:把以上九味药按比例碾成粉末用浓缩蜂蜜 10∶9 比例,蜂蜜为 9,熬制成丸状,早、晚各服 3～4 g,温开水送服,每日 6～8 g,早晚空腹时服用,30 d 为 1 个疗程。

3.化瘀明目汤

组成:枸杞子 15 g,决明子 20 g,茺蔚子 12 g,蝉衣 10 g,谷精草 15 g,青葙子 15 g,海藻 20 g,菊花 10 g,水蛭 6 g,当归 12 g,川芎 10 g,大黄 10 g,桃仁 12 g,红花 10 g。

服法:水煎服,每日 1 剂,早、晚分 2 次服。

4.泻肝解郁汤

组成:桔梗 9 g、茺蔚子 9 g、车前子 9 g、夏枯草 30 g、芦根 30 g、防风 9 g、黄芩 9 g、香附 9 g、甘草 3 g。

服法:水煎服,每日 1 剂,煮取 200 mL,早、晚分 2 次服用。

(四)古方治疗

1.除风益损汤

组成:当归、川芎、熟地、白芍、藁本、前胡、防风。

服法:水煎服,每日 1 剂,早、晚分服。

方解:方中重用四物汤养血活血,养血而不滞,行血而不破,畅达肝血以养目窍;佐以前胡、藁本、防风祛风逐邪通络以助消瘀明目,三药合用,祛风而不燥,无伤阳之弊。风气通于肝,风药则能入肝,目系高位,非轻灵开发之药不能入,故此 3 味药,既为祛风逐邪而设,又有升引药力的作用。综观全方,因其配伍精当,效专力宏,故后世广泛应用于各种眼外伤的治疗,疗效颇佳。

2.石决明散

组成:石决明(煅)、枸杞子、木贼、荆芥、晚桑叶、谷精草、粉草、金沸草、蛇蜕、苍术、白菊花各等份。

服法:共为末,每服 6 g,食后用茶清调服。

方解:石决明、草决明为主药,清热平肝,明目退翳;青葙子、栀子、大黄、赤芍清泻肝热;荆芥、羌活、木贼祛风散邪。诸药合用,清热平肝散邪明目。

3.桃红四物汤

组成:桃仁 10 g,红花 10 g,当归 10 g,熟地 10 g,赤芍 6 g,川芎 6 g。

服法:每日 1 剂,水煎 2 次,取汁 200 mL,每次 100 mL,每日 2 次服用。

方解:当归、熟地、赤芍、川芎为四物汤,补血和血;桃仁、红花活血化瘀。诸药合用,补血化瘀活血明目。

4.补水(肾)明目汤

组成:生地 20 g,熟地 20 g,白芍 10 g,当归身 10 g,麦冬 12 g,五味子 5 g,朱茯神 12 g,甘草 3 g。

服法:每日 1 剂,水煎 2 次,取汁 200 mL,每次 100 mL,每日 2 次服用。

方解:生地、熟地、当归身、白芍养阴滋阴;麦冬、五味子滋阴生津;茯神补心安神;炙甘草调和诸药。诸药合用,养心滋阴,安神明目。

5.杞菊地黄汤(丸)

组成:熟地 25 g,山萸肉 12 g,山药 12 g,泽泻 10 g,茯苓 10 g,丹皮 10 g,枸杞子 12 g,菊花 10 g。

服法:每日 1 剂,水煎 2 次,取汁 200 mL,每次 100 mL,每日 2 次服用。

方解:熟地滋阴补肾,山萸肉补肾涩精,茯苓淡渗利湿补心,泽泻宣泻肾浊,丹皮凉血活血而泻胆火,枸杞子、菊花平肝清热明目。全方补中有泻,补而不滞,滋补肝肾而明目。

6.千金磁朱丸

组成：磁石二两，辰砂一两，神曲四两。

服法：每服10丸，渐渐加至30丸，空心饭汤下。

方解：此方以磁石咸寒镇坠肾经为君，令肾水不外移；辰砂微甘寒镇坠心经为臣，肝为其母，此子能令母实也（此根据中医五脏的相生关系，肝属木，心火为子，今泻其子，可使母充实），肝实则目明；神曲辛温，甘，化脾胃中宿食为佐，生用者发其生气，熟用者敛其暴气。

（五）针灸疗法

1.方法一

取穴：承泣、攒竹、太阳、风池、上星、头临泣、百会、手三里。

操作：承泣针0.5～1寸，其他各穴针3～5分，留针30 min，手三里穴用重刺激，不留针。

2.方法二

取穴：主穴取健明、球后、健明$_1$、健明$_4$、承泣；配穴取太阳、合谷、肾俞、足三里、光明。

操作：第一疗程选主穴2个，配穴1个；第二疗程取主穴1个，配穴2个。以补法为主，每日1次，10次为1个疗程。

（六）现代医学疗法

年龄在30岁以上炎症不明显，未继发青光眼，可以观察，有自行吸收之可能。如未能吸收仍影响视力者，先保守治疗，待炎症平复后3个月再行手术。继发青光眼者，如药物不能控制眼压，应立即手术。如患者年龄较大，考虑核硬化者，手术治疗时，切口应稍大，否则核不易摘出。钝挫伤所致晶体局限性混浊，不影响视力者，暂不考虑手术。

外伤性白内障如虹膜炎症反应明显，应局部滴可的松和阿托品，并积极治疗眼底的损伤。如需手术治疗，应行白内障囊外摘除术。术后为矫正视力需配戴接触镜，以获得双眼视觉。凡有条件者均应行人工晶体植入术，以便术后早期得到视力的矫正，待别是对儿童患者可防止弱视的发生。

外伤性白内障由于致伤原因复杂，引起晶状体混浊的程度及范围也不同，治疗上应根据晶状体的具体情况，选择最佳的手术时机及手术方法，一般应注意以下几个问题。

（1）对眼球穿孔伤引起的晶状体囊膜大破口，由于房水进入晶状体内，使其很快膨胀，呈灰白色混浊，有时晶状体皮质突入前房内，引起眼压升高或反应性的虹膜睫状体炎，这时应尽快施行白内障吸出术。

（2）对一些锐器扎伤（如铁丝），晶状体囊膜破口小，破口自行封闭后，仅出现局限性团块状混浊，团块周围品状体透明，对视力影响不大者，可行保守治疗，定期观察晶状体的变化，不急于行手术治疗。

（3）幼儿或儿童外伤性白内障，如晶状体囊膜破口较大，大量皮质流入前房，在没有眼压升高的情况下，可以让其自行吸收，不必行手术治疗。如晶状体皮质吸收后，残留机化膜，正好遮挡瞳孔区，影响患儿视力，则需做白内障截囊吸出术或用YAG激光治疗。

（4）40岁以上的成年人或老年人外伤性白内障，由于其晶状体核心部硬化，不能吸收，需行晶状体囊外摘除术。

（七）其他疗法

1.新鲜人乳液

人乳滴眼，有保护角膜之功。

2.外涂

若眼睑有水泡者，可以用穿心莲眼膏外涂。

3.外敷

用凉毛巾冷敷患部，可以减轻眼内充血，缓解症状。

4.三棱针疗法

常用穴位如太阳、耳尖、少商、关冲等。三棱针多用速刺，但刺不可过深，出血不可太多，并注意严格消毒,防止感染。一般一日或隔日刺1次。出血较多时,1周刺2次。

5.耳针疗法

常用穴位有耳尖、眼、目1、目2等穴位。

6.梅花针疗法

如睛明、攒竹、鱼腰、四白、丝竹空、太阳等穴位。

7.头针疗法

常用部位为视区。视区在枕外粗隆水平线上,旁开前后正中线1 cm,向上引4 cm长与前后正中线平行的直线所包括的区域。主治育盲(皮层性视力障碍)。常用2.5～3寸长26～28号针,取坐位、平卧位、侧卧位均可;刺激区常规消毒,斜向沿头皮捻转进针,斜刺入头皮下或肥层均可。捻转频率为每分钟240次左右。起针后应以棉球稍加压迫针眼,以防出血。

8.穴位照射

操作:角膜表面麻醉,取常规裂隙灯检查位。置特制的CGP接触镜,使激光束锥角由16增至24。根据膜性白内障性质,厚薄及致密程度选择视轴部位,聚焦于障膜表面,从较小能量起始,逐渐递增,直至出现明显切割效果,尔后逐渐扩大孔膜3～4 mm,纤细菲薄膜仅1次治疗,致密厚度较厚可反复多次治疗,2次间隔1周。

(八)并发症治疗

1.继发性青光眼

(1)病因治疗:针对各眼原发眼病及全身病进行治疗。

(2)抗青光眼治疗:①药物以全身用药为主,辅以局部用药。②药物治疗和病因治疗均无法控制眼压者,考虑白内障摘除术,根据不同情况选择不同术式。

2.虹膜炎

服水杨酸钠、碘剂钙剂等,必要是使用激素疗法,对顽固性病例激素治疗无效时,可用免疫抑制剂进行治疗亦可与激素合并应用。中药葛根汤、败毒汤亦有肯定疗效。

(刘邦强)

第四节　代谢性白内障

许多全身性疾病,特别是内分泌障碍性疾病,多合并不同类型的白内障,即代谢性白内障。内环境生化异常导致白内障形成,在先天性代谢异常情况下更为常见。因此,对于与代谢疾病有关的白内障的认识,不仅是眼科,而且对整个临床取证及鉴别诊断均具有重要的意义。

本病仍可归入中医学“圆翳内障”范畴,证如《河间六书》谓消渴一证,可“变为雀目或内障”。

一、病因病机

(一)中医学认识

中医学认为本病多为阴虚燥热,阴精亏损,肝肾不足,精血不能上承于目,晶珠失养而导致混浊。

1.肝肾不足

在《灵枢·五癃津液别论》中有论述说:“五脏六腑之津液,尽上渗于目”。而《审视瑶函·目为至宝论》:“究其因皆从耽酒恋色,嗜欲无穷”,“因知肝肾无邪,则目决不病”,这充分说明了肝肾不足,阴精亏损是本病的主要病因。而在《目经大成·偃目障七十一》的论述“盖真阳衰惫,好动能劳”,则提示了真阳亏损是偃目障的病因之一。

2.精血不足

肝受血而能视，肝开窍于目，肾主藏精，瞳神属肾，肾水神光，最灵最贵，故正常的精明视物，离不开肾精肝血的濡养。《难经·二十难》曰："血主濡之。"就是对血液的营养和滋润作用的高度概括。行于脉中，内至脏腑，外达肌肤官窍，全身上下内外无所不至。故《素问·五脏生成》说："肝(目)受血而能视，足受血而能步，掌受血而能握……"。《素问·金贵真言论》说："夫精者，身之本也。"然精血不足不能上承于目濡养晶珠而混浊。

3.阴虚火旺

头晕目眩，腰膝酸软，骨蒸潮热，盗汗遗精，手足心热，口燥咽干，心烦失眠，多饮，多食，多尿，身体消瘦，视物模糊不清，舌红少苔，脉细数。

(二)西医学认识

根据各种代谢紊乱可将代谢性白内障分为以下几种病因。

1.糖尿病性白内障

糖尿病性白内障指并发于糖尿病患者的晶状体混浊。临床分为两种，一种为合并老年性皮质型白内障，一种为真性糖尿病性白内障。临床上比较少见，一般来说，以中青年糖尿病患者发病最高。而对于中年以后发生的白内障，很难在糖尿病因素和老年因素之间做出准确鉴别。但在形态学上，有很多证据支持这样一种现象，即糖尿病因素可以使老年性白内障提早出现或加速其发展。

糖尿病性白内障发生机制至今尚无最后定论，但对实验性糖尿病性白内障动物模型进行深入研究发现，晶状体内糖代谢紊乱，使白内障形成的重要生化和病理基础。晶状体通过四个代谢通路利用葡萄糖，其中三个通路(糖酵解、戊糖之路、三羧酸循环)取决于由葡萄糖向6-磷酸葡萄糖转化，由已糖激酶催化。作为补充代谢通路，在醛糖还原酶催化下，使葡萄糖转化成山梨醇，山梨醇在多元醇脱氢酶催化下，进一步生成果糖。在正常情况下，由于已糖激酶较醛糖还原酶的活性高，山梨醇通路几乎不发挥作用。而在糖尿病患者中，血糖水平增高，通过房水迅速扩散到晶状体内，使已糖激酶活性达到饱和，并激活醛糖还原酶，过多的葡萄糖则通过山梨醇通路转化成山梨醇和果糖。这类糖醇一旦在晶状体内产生，使不易通过囊膜渗出，从而造成山梨醇在晶状体内积聚，增加了晶状体的渗透压。过多水分进入晶状体以维持渗透性平衡，结果形成囊泡，水隙和板层分离等一系列病理改变。这一过程如进一步加重，则个别晶状体纤维破裂，钠离子释放进入晶状体，引起进一步吸水。同时，晶状体内成分外漏，使钾、谷胱甘肽、氨基酸和小分子蛋白部分丧失，一次产生皮质和核混浊。

2.半乳糖性白内障

半乳糖性白内障与半乳糖代谢异常有关。半乳糖和葡萄糖同为乳糖代谢产物，半乳糖在半乳糖激酶催化下变成1-磷酸半乳糖，后者在磷酸半乳糖尿苷转化酶的催化下，同尿苷二磷酸葡萄糖反应，形成尿苷二磷酸半乳糖和磷酸葡萄糖，参与糖酵解和三羧酸循环等能量代谢。典型的半乳糖血症是由于半乳糖尿苷转移酶缺乏引起的。此酶缺乏，阻碍半乳糖衍生物向葡萄糖衍生物正常转化。在醛糖还原酶的催化下，通过旁路代谢形成甜醇。同山梨醇一样，不能透过细胞膜，引起晶状体纤维渗透性膨胀，从而导致晶状体水化、混浊。据统计，妊娠妇女此酶缺乏时，如对半乳糖不加限制，则75%婴儿将合并有白内障，患病新儿，最初几天内用裂隙灯即可见白内障形成，且可以是本病最早期症状。典型的半乳糖性白内障，是在前后囊膜下出现簇状分布的水滴样混浊，如不进行全身治疗，混浊范围逐渐扩大并加重，最后形成板层白内障。

3.低钙性白内障

低钙性白内障常合并婴儿期肌强直、甲状旁腺机能不全，或其他年龄组的佝偻病。肌强直是一种遗传性退变性疾病，病因尚未十分明了。其发病可能与多种分泌功能失调有关。而甲状旁腺功能不全引起的晶状体变化，主要出现在甲状旁腺摘除后所引起的明显手足搐搦症患者。两者形态学上有共同特点，在囊膜下可见散在或密集分布的点状混浊，时而又夹杂天蓝色结晶样反光颗粒；甲状旁腺摘除后的手足搐搦症在皮质浅层出现形似鱼骨样放射条纹状混浊，更具特点。本病早期轻度白内障时并不影响视力，并可长期保持稳定不变;晚期则混浊逐渐加重,形态学上又各种复杂的表现形似,可发展为全白内障。

4.营养障碍性白内障

营养障碍性白内障意指晶状体混浊性变化与特定的营养成分缺乏直接相关。给实验动物以缺乏氨基酸或缺乏维生素的饮食饲养,很容易诱发产生白内障。微量元素铁、铜、锌、锰、硒是各种抗氧化酶的成分。在动物实验中,硒长期严重缺乏引起白内障已有充分的证据。核黄素是FAD辅助因子的前体,是GR酶的必须部分。在实验性核黄素缺乏症中可发现白内障,但是人类白内障中核黄素缺乏的作用还没有确定。维生素C是水溶性抗氧化剂,维生素E和胡萝卜素是亲脂性抗氧化剂。尽管缺乏实验动物白内障与其相关的直接证据,但就其可以减轻各种因素引起的氧化损伤的病理结果,建议常规补充一定量的维生素E和维生素C,对于确保晶状体免受氧化损伤是有益的。但应该指出,这些物质中没有任何一种能够恢复晶状体混浊区的透明性,而且任何化学物质的大剂量应用都是危险的。尽管人类对某种营养成分缺乏有较大耐受性,但已有证据表明,神经性厌食可导致肉眼可见的囊膜下混浊;而长期大量饮酒导致早期囊膜下白内障发生亦不为罕见。以上情况,从预后的严重程度来讲,同全身严重营养不良状态比较,远不具更多的临床意义,因此常不引起人们的注意。

5.Wilson病合并晶状体混浊

Wilson病即肝豆状核性变,临床上并非罕见。本病系由于进行性的铜代谢障碍而引起脑内基底节的壳核和豆状核软化变性,常合并肝硬化。角膜色环(Kayser-Fleischer)为本病咽部特征性改变之一。典型色素环出现在角膜内弹力膜下,距缘部尚有一透明区,呈铜锈的橙绿色调,形成规整的环形。

6.其他代谢疾病

除以上所列特殊情况外,尚有许多代谢性疾病可以引起白内障。其中大多数以综合征形式出现。临床上常见的有:新生儿低血糖症、氨基酸尿症、高胱氨酸尿症、Fabry病(先天性半乳糖苷酶缺乏症)、6-磷酸葡萄糖脱氢酶缺乏症、Hurler病(粘多糖病第2型)、Lowe综合征、Fanconi综合征等。此外,慢性肾功能不全也当属此列。以上病症,临床均比较少见,多数遗传性疾病,且常伴有严重的心、脑、肾功能障碍。相比之下,眼部表现,特别是白内障改变,作为附属体征,常不被人们摆到应有的重视程度。

二、临床表现

(一)症状

视力障碍是各类白内障的共同症状。糖尿病性白内障一般有糖尿病史,多为双眼视力不同程度下降,眼前飞蚊或伴闪光感。其他类型白内障因病史不同而有不同临床表现。代谢性白内障多发生于老年者,与老年性白内障相似,只是发病率较高,发生较早,进展较快,容易成熟,此型多见。真性糖尿病性白内障多发生于严重的青少年糖尿病(1型)患者。多为双眼发病,发展迅速,甚至可于数天、数周或数月内发展为晶状体完全混浊。开始时在前后囊下出现典型的白点状或雪片状混浊,迅速扩展为完全性白内障。常伴有屈光变化,血糖升高时,血液内无机盐含量减少,渗透压降低,房水渗入晶状体内,使之变凸形成近视;血糖降低时,晶状体内水分渗出,晶状体变扁平形成远视。

(二)体征

1.糖尿病性白内障

糖尿病性白内障是从密集的囊下小空泡形成开始。在年轻的患者中,这些小空泡迅速发展成典型灰色斑片混浊,在前后囊膜下皮质前层,并随病情发展使晶状体全面混浊,年龄较大患者则进展缓慢。这一过程特征性病理变化是基质高度水肿,水隙大量形成,晶状体体积因膨胀而增大。在任何一糖尿病患者,尤为年轻人无论是否存在晶状体混浊,血糖迅速增高可导致明显近视,而如将血糖迅速降至正常,则可产生远视。这些变化可在数天内达到高峰,而恢复到正常屈光状态则需要数周时间。

2.半乳糖性白内障

半乳糖性白内障为常染色体隐性遗传,由于患儿缺乏半乳糖-1-磷酸尿苷转移酶和半乳糖激酶,使半乳糖在体内积聚无法转化成葡萄糖，却被醛糖还原酶还原为半乳糖醇。醇的渗透性很强，又不能透过细胞膜，引起晶状体纤维渗透性肿胀，而导致晶状体水化、混浊。较为典型的是前后囊膜下出现簇状分布的水滴样混浊，如不治疗，最后形成板层白内障。

3.低钙性白内障

由于血清钙过低引起，较易合并婴儿期肌强直，其他年龄组佝偻病或甲状旁腺机能不全。肌强直与内分泌失调有关，为遗传性退变性疾病。甲状旁腺功能不全主要表现为甲状旁腺摘除后的明显手足搐搦症。两者共同可见囊膜下散在或密集分布的点状混浊，时而有天蓝色结晶样反光颗粒夹杂其间，甲状旁腺摘除后的手足搐搦症在皮质浅层可见鱼骨样放射条纹混浊。本病早期轻度时并不影响视力，晚期混浊加重，可发展为全白内障。

4.营养障碍性白内障

有许多代谢性疾病可以引起白内障，临床常伴有严重的心、脑、肾功能障碍占相比之下，眼部表现，特别是白内障改变，作为附属体征，常常不被人们摆到应有的重视程度。

5.Wilson 病合并晶状体混浊

常见于晶状体前囊下区域出现局限混浊，混浊呈明亮色彩，葵花样分布，通常为红色，对视力一般不产生影响。就其本质而言，它代表了金属铜离子在这一部位的沉积，而并非晶状体本身的混浊。

三、诊断要点

(1)糖尿病性白内障多双眼同时发病，进展迅速，由密集的囊下小空泡发展为前后囊膜下皮质浅层的灰白色斑点状混浊，终至晶状体全混浊。患者有屈光改变，受血糖影响。

(2)半乳糖性白内障典型表现是前后囊膜呈簇状水滴样混浊，进行发展后形成板层白内障。

(3)低钙性白内障混浊为囊膜下夹有彩色结晶的点状混浊，可进行性发展。婴幼儿易引起板层混浊。

(4)营养代谢性白内障多见于各种维生素的缺乏，以及微量元素(铜、硒、锌等)在体内的异常积聚。

(5)肝豆状核性变多由于进行性的铜代谢障碍而引起脑内基底节的壳核和豆状核软化变。

四、实验室和其他辅助检查

(一)视力检查

应分别检查双眼远、近视力，以大致估计白内障所致视力损害程度。对视力低下者，应例行光感、光定位、色觉检查。在暗室内，遮盖健眼，患眼前 5 m 持一蜡烛光源，让患者辨别出烛光是否存在以确定是否有光感，尔后从不同的九个方向，测定其个方向的光的定位能力(患眼始终正视前方)。最后以红、绿玻片置于眼前，确定辨色能力是否正常。双点光源分辨试验，即辨别眼前相距很近的两个点光源的能力，对于判断视网膜功能亦有很重要的意义。一旦发现视力结果无法用白内障程度解释时应作进一步特殊检查。视力检查一般是在高对比度下进行的，并不代表低对比度下和视近处物体的视力。比如，一个视力检查结果很满意的患者，有可能在夜间驾驶时视力显得力不从心。

对视力检查结果的评价，需结合患者的职业、受教育程度、经济条件甚至社会人文环境来进行。欧美国家以 Snellen 视力表测试作为评价视功能的标准。大多数临床医生认为 Snellen 视力 20/40 或更好是好视力。美国大多数州允许视力 20/40 或更佳的人驾驶机动车，而老年人最佳矫正视力低于 20/40 不允许驾驶。因此，在美国，大多数矫正视力在 0.5，甚至 0.5 以上的白内障患者迫切要求手术已不足为奇。对于轻度或中等程度的白内障，作准确的视野检查，必要时行 Ammsler 屏检查，以确定是否有中心暗点或视物变形，对于提示可能同时存在的青光眼或其他眼底病是极有意义的。周边视野也可通过数指法大致确定，一般说来，除非视力极度低下(如成熟期白内障)，应能在固视点周围 45°范围内作准确数指。

(二)视野检查

对于轻度或中度白内障患者，准确的视野检查可以确定有无中心暗点或视物变形，对青光眼和其他同时存在的眼底病诊断具有非常重要的意义。

1.视觉电生理检查

视网膜电流图(ERG)对于评价黄斑部视网膜功能具有重要价值。闪光 ERG(FERG)可用于低视力眼的检查。闪光 VEP(FVEP)反映视路传导和视皮质功能,黄斑部病变和视神经损害时,其振幅均降低。FVEP 是屈光间质混浊时检查视功能的理想方法。临床上可将两种检查结合起来预测术后视力。

2.晶状体核硬度分级

主要是根据裂隙灯检查结果,根据其核颜色进行判断之后分为五级,来确定其属于哪种类型的白内障,以及选择适合超声乳化手术的核硬度的白内障,并确保手术顺利。这五级分别是:一级(软核),透明或灰白色;二级(软核),灰或灰黄色;三级(中等硬度核),黄色或浅棕黄色,是超声乳化最主要的适应证;四级(硬核),深黄或琥珀色;五级(极硬核),棕褐色或黑色,不宜做超声乳化手术。

(三)斜照法检查

斜照虹膜(瞳孔)、晶状体如虹膜投影消失则为白内障已成熟,如阳性则晶状体仍有透明皮质。

(四)彻照法检查

当瞳孔散大,通过彻照,由眼底红光反射,可见晶状体早期的楔形或花环样混浊,则提示白内障。

(五)裂隙灯显微镜

裂隙灯显微镜对正常晶状体及白内障的检查方法主要有如下几种。

(1)弥散光照明法:用于检查前后囊膜表面或较明显的混浊。

(2)后照法:主要用于观察前囊膜改变。直接后照明也可明显勾勒出后囊膜及后皮质区内混浊轮廓。应用镜面反射法,则可对前囊膜混浊、隆起及凹陷做出判断,即出现所谓鱼皮样粗糙面上的黑色斑。同时亦可根据囊膜表面发光色彩推测白内障发展程度。

(3)直接焦点照明:即光学切面检查法。可明显显示晶状体内光学不连续区。在前囊膜和分离带之间存在一真正的光学空虚区,代表由上皮最新形成的纤维。这一空虚区如消失,往往是晶状体代谢变化或白内障形成最早出现的征象之一。

(六)眼压的检查

测定眼内压并非绝对必要,但术前了解眼内压,判断是否存在继发于膨胀期白内障、晶状体溶解、晶状体半脱位、葡萄膜炎、进行性房角狭窄等的青光眼,进而决定采取何种术式,可提供重要参考,特别是人工晶状体植入术前,更应对青光眼因素对手术可能产生的影响做出明确的判断。

检查方法包括指测法、眼压记测量法等。

1.指测法

让被检者向下看,检者用两手食指在上睑上部外面交替轻压眼球,检查双眼,以便对比两眼的眼压,眼压高者触之较硬,眼压低者触之柔软,也可和正常的眼压相比较。此法可大概估计眼压的高低,所得结果可记录为正常、较高、很高、稍低或很低。

2.眼压计测量法

修兹(压陷式)眼压计测量法,为常用的测量法,测量前应先向被检者作适当的说明,取得被检者的合作,然后让被检者仰卧,两眼滴 0.5%的卡因溶液 2~3 次面部麻醉。

(1)测量前应校正眼压计(把眼压计竖立在小园试板上,指针指向零度时方为准确),用 75%的酒精消毒眼压计足板,等酒精干后即可使用。

(2)检查时被检者两眼自然睁开,向天花板或某一固定目标点(常用被检者自己的手指)直视,勿转动,检者用左手指轻轻分开上、下眼睑并固定在上、下眶缘,切勿压迫眼球,右手持眼压计的把手,将眼压计垂直下放,将足板轻轻放在角膜正中央(使眼压计自身重量完全压在角膜上,但注意切不可施加任何其他压力),迅速记录眼压计指针所指刻度,将此刻度对照眼压计换算表,查出眼压值。此种眼压计一般有三种不同重量的砝码 5.5 g、7.5 g 及 10 g。通常先用 5.5 g 检查,如指针刻度小于 3,则应加重砝码重测,一般先后测 5.5 g 及 10 g 两个砝码，以便相互核对及校正眼压。

(3)测完后滴抗生素眼药水，拭净眼压计足板。记录方法一般以眼压计的砝码为分子，指针所指之刻度为分母，即眼压计砝码/指针所指之刻度一眼压值，如 5.5/4～2.75 kPa(20.55 mmHg)。此种眼压计测得的正常眼压为 1.36～2.77 kPa(10～21 mmHg)。低于 1.36 kPa(10 mmHg)者为低眼压，超过 2.77 kPa(21 mmHg)时。经多次测量时仍高者，应作排除青光眼检查。

检查目的：如晶状体囊膜破裂，晶状体皮质落入前房阻塞房角，使之房水引流发生障碍，导致眼压增高。如挫伤眼内睫状体，房角受损也会眼压发生变化，从而发生继发性青光眼。

(七)色觉检查

如红绿色难辨或辨认不清，往往提示手术后视力仍可能不能改善。

(八)虹膜新月影投照试验

这是检查白内障成熟程度最简单易行的方法。从集中光源自测面照射于瞳孔区，如白内障已形成、则由于光反射面使瞳孔区呈白色的反光。如果混浊已扩展到前囊膜(成熟期白内障)，则白色反光区与瞳孔应相一致，视为虹膜新月影投照试验阴性；反之，如混浊处于晶状体某一定深度(未成熟白内障)，则由于混浊层次与瞳孔平面尚有一定厚度的透明皮质，因此，当自侧方投照时，与光照方向同侧瞳孔缘内形成的阴影，以典型的新月姿态，投映在晶状体混浊背景上。新月影程度与白内障成熟程度成反比。虹膜新月影投照试验阳性代表进展期白内障，阴性代表成熟期白内障。对于晶状体局限性混浊及周边部混浊，本方法将失去诊断价值。

检眼镜可用于晶状体混浊的探测，用直接检眼镜＋10D 透镜，以后部反光照明法可在瞳孔红色反光背景下观察晶状体混浊形态。然而，单眼观察、有限的放大倍率，以及较短的工作距离，使得这种检查不足以对白内障进行分级、分类。间接检眼镜有时可用于评价包括晶状体在内的屈光间质混浊程度的工具，有经验的临床医师可从检查结果预测视力功能损害与白内障程度是否一致。

五、鉴别诊断

根据年龄、病史、症状及局部检查晶状体混浊体征，较容易明确诊断，但对其类型的白内障及其并发症必须鉴别。代谢性白内障常伴有各具特点的全身症状，其晶状体混浊虽不同，但大同小异，现分述如下。

(一)糖尿病性白内障与低钙性白内障鉴别

1.糖尿病性白内障

分为两种类型，即真性糖尿病性白内障和糖尿患者的老年性白内障。一般来说，对于中年以后发生的白内障，很难在糖尿病因素和老年因素之间做出准确鉴别，但糖尿患者的白内障要比同龄人早；典型的糖尿病症状“三多”即多饮、多尿和多食。病情严重可累及全身多个器官病变。真性糖尿病白内障多发于 30 岁以下的Ⅰ型糖尿病患者，晶状体混浊是以密集的囊膜下小空泡形成开始的，这些小空泡可迅速发展成典型的灰白色斑片状混浊，位于晶状体前膜下皮质浅层。

随着病情的发展，晶状体发生全混浊。在糖尿病患者，血糖的波动可引起晶状体屈光度的改变，血糖升高可导致近视，而将血糖降至正常，又可引起远视。

2.低钙性白内障

有甲状腺手术史或营养障碍史，血钙过低血磷升高；手足抽搐、肌肉痉挛、毛发脱落，骨质软化等典型症状；囊膜下散在的或密集分布的点状混浊，有时伴有蓝色结晶样反光颗粒。早期白内障不影响视力，晚期则混浊逐渐加重，当血钙下降至 1.75 mmol/L 以下时，混浊加速，重者在短期内可发展为完全混浊。婴幼儿者多为绕核性白内障。

(二)半乳性白内障与肝豆状核变性(Wilson 病)鉴别

1.半乳糖性白内障

为常染色体隐性遗传病，可在初生后数日或数周发生，多为板层白内障；新生儿出生后不久即可发生呕吐、腹泻、黄疸、肝脾肿大、生长发育迟缓,重者夭折;晶状体前囊膜下有油滴状混浊,如不治疗,晶状体混浊将逐渐扩大为全白内障,部分可出现绕核性白内障。

2.肝豆状核变性(Wilson 病)

儿童或青少年期起病,开始为四肢振颤、肌张力增强,逐渐发展为言语不清、吞咽困难、肝功能不正常、肝硬化;由于过量的铜在眼部沉积,可在角膜上形成 K-F 环(Kayser-Fleisher),表现为周边角膜后弹力层内形成宽约 1～2 mm 褐色或蓝绿色环。铜在晶状体前囊膜沉积并在晶状体中央形成盘状或放射状混浊,形成类似于葵花样的内障,对视力影响不大。

六、并发症

糖尿病性视网膜病变主要并发于糖尿病性白内障,由于糖代谢发生紊乱,而导致全身各个器官,包括视网膜发生病变,眼底病变随糖尿病病程加长发病率逐年升高。也随病程加长而逐渐加重,增生型随病程加长而增多。有学者观察北京人病程 5 年以下者增生型竟占 17.1%,而病程在 10 年以上者上升至 45%或以上。如同时合并高血压和高血脂症,则眼底病变率增高。

七、治疗方法

(一)辨证论治

1.肝肾不足型

主症:两目干涩,头晕目眩,腰膝酸软,视物模糊,眼目干涩,目少神光,眼内干涩,头晕耳鸣,须发早白,腰膝酸软,梦遗滑精,失眠健忘,面色㿠白,小便清长,夜尿多。晶珠部分混浊,眼底如常,舌淡苔白,脉细弱等肝肾不足之全身症状。

治法:温补肾阳,填精益髓。

方药:右归丸加减。制附子、当归、鹿角胶、熟地黄、山药、山茱萸、枸杞子、菟丝子、杜仲、牛膝、肉桂。眼干涩不适,可选加沙参、麦门冬、五味子、玉竹、何首乌以益气养阴滋肾;如口干,可加地骨皮以除虚火。

方解:肝受血而能视,肝开窍于目,肾主藏精,瞳神属肾,肾水神光,最灵最贵,故正常的精明视物,离不开肾精肝血的濡养,而补益肝肾是内障眼病明目的重要方法。《医宗必读》亦说:"东风之木,无虚不可补,补肾即所以补肝。"方中熟附子、鹿角胶温阳补肾;熟地黄、肉桂、山药、山茱萸、枸杞子、菟丝子、杜仲善补肝肾、益精明目;当归、牛膝补血行血,助药力运行全身。

2.精血不足型

主症:视物模糊,失眠健忘,面色无华,视物昏朦,眼前黑花飞舞,舌淡,苔白,脉细弱。

治法:温肾助阳,补益精血。

方药:十补丸加减。附子(炮)、五味子、山茱萸、山药、牡丹皮、鹿茸、白茯苓、熟地黄、肉桂、泽泻。小便频数,色白体羸为真阳亏损,宜加补骨脂,加强温阳之力;若用于阳痿,证属命门火衰者,酌加淫羊藿、巴戟天、补骨脂等,以助壮阳起痿之力。

方解:方中附子、肉桂、山茱萸、五味子补肾中元阳;山药、熟地黄、鹿茸补肝脾而益精血,取"阴中求阳"之意。泽泻、丹皮、茯苓为"三泻",诸药合用温肾阳为主,补益精血,濡养肝目,适用于肾阳虚损,精血不足之证。

3.阴虚火旺型

主症:视昏目涩、午后更甚、眼干不适,眼前黑影飘动,晶珠混浊,潮热盗汗,五心烦热,大便不畅,小便不畅,舌红苔黄腻,脉细数。

治法:滋阴降火。

方药:大补阴丸。熟地黄(酒蒸)、龟板(酥炙)、黄柏(炒褐色)、知母(酒浸,炒)。若阴虚较重者,可加天门冬、麦门冬以润燥养阴;阴虚盗汗者可加地骨皮以退热除蒸;咯血、吐血者加仙鹤草、旱莲草、白茅根以凉血止血;遗精者加金樱子、芡实、桑螵蛸、山茱萸以固精止遗。

方解：本方证属于肝肾亏虚，肾阴不足，虚火上炎所致。治宜大补真阴以治本，佐以降火以治标，标本兼治。本方以滋阴降火为法，以“阴常不足，阳常有余，宜常养其阴，阴与阳齐，则水能制火。”（《医宗金鉴·删补名医方论》）为理论依据，方中重用熟地、龟板滋阴潜阳，壮水制火即所谓培其本，共为君药。继以黄柏苦寒泻相火以坚阴；知母苦寒而润，尚能清润肺经，下能滋清肾水，与黄柏相须为用，苦寒降火，保存阴液，平抑抗阳，即所谓清其源，均为臣药。应用猪脊髓、蜂蜜为丸，此乃血肉甘润之品，填精益髓，既能助熟地、龟板以滋阴，又能制黄柏之苦燥，为佐使药。

（二）中成药治疗

1.六味地黄丸

组成：由熟地黄、山茱萸、山药、泽泻、丹皮、茯苓。

用法：每次 6 g，每日 2～3 次，治阴虚所致白内障。

2.知柏地黄丸

组成：知母、黄柏、熟地黄、山茱萸（制）、牡丹皮、山药、茯苓、泽泻。

组成：每次 6 g，每日 2～3 次，治阴虚内热所致白内障。

3.杞菊丸

组成：甘菊花 60 g，枸杞子 60 g，川芎、薄荷各 30 g，苍术 180 g。

用法：诸药共研细末，炼蜜为丸，如梧桐子大。每次服 20～40 粒，饭后服，每天服 2 次。此方补肝明目，清热退翳。治疗内外障眼，有翳或无翳，视物不明（《御药院方》）。

4.明目药膏

（1）熟地黄膏：熟地黄 500 g。慢火煮熟地黄，煎取浓汁，去渣，加蜂蜜收膏。每天清晨用黄酒和白开水冲服，3～5 匙。此方出自《清太医院配方》。据载称本方为“培元固本之圣药”。补血滋阴，填骨填精，通血脉，利耳目，黑须发。

（2）菊花延龄膏：鲜菊花瓣适量，用水熬透，去渣，再熬浓汁，少兑蜂蜜收膏，每次服 10 g，白开水冲服。清肝明目，疏内清热，解毒消炎，抗血栓，抗衰老。治疗头昏神疲，眩晕目赤，两目昏涩。为秋季良好的养生保健膳食（《慈禧光绪医方选议》）。

（三）单方验方治疗

1.验方

组成：火硝 30 g（隔七层纸焙干），入飞黄丹 0.6 g，梅片 0.9 g。

服法：共研细末，入瓶密封勿泄气，每点少许，此方治疗各种翳障。

2.兔肝丸

组成：兔肝（炙微黄）60 g，防风 23 g，玄参 30 g，白茯苓 30 g，羚羊角屑 23 g，人参 23 g，决明子 90 g，车前子 30 g，地骨皮 18 g，枳壳 15 g，黄芪 30 g，熟地黄 30 g，甘菊花 30 g，麦门冬 45 g。

服法：诸药捣研为末，炼蜜和捣为丸，如梧桐子大。每次服 30 丸，食前以温粥冲下，补肝明目，治疗虚劳，肝肾不足，眼目昏暗，久视无力。（《太平圣惠方》）

3.验方

组成：川楝子、杏仁各 5 g，赤芍、归尾、地肤子、石菖蒲各 10 g，羌活 2.5 g，白矾 2 g。

服法：诸药煎汤，洗患眼，每次 20 min，每日 2 次。主治：一切目疾。

4.磁朱丸

组成：磁石、朱砂、神曲。

服法：每日服 2 次，每次 6 g。

（四）古方治疗

1.益气聪明汤

组成：黄芪、人参各 5 g，炙甘草 25 g，升麻、葛根各 15 g，蔓荆子 7.5 g，芍药、黄柏各 10 g。

服法：为末，每服 20 g，睡前服，五更再煎服。

方解：此方以黄芪、人参之甘温，治虚劳为君；甘草之甘平调和诸药，升麻之苦微寒，行足太阳、手阳明、足阳明之经为臣；葛根之甘平，蔓荆子之辛温，皆能生发为佐；芍药之酸微寒，补中焦，顺血脉，黄柏之苦寒治肾水膀胱之不足为使。

2.太乙神丹

组成：蜂蜜 150 mL，人乳 300 mL。

服法：上两味药，合煎一二沸，以瓷器盛之，每天空腹服一盅。

方解：蜂蜜、人乳为甘甜之品，补血润燥，止渴明目，填精化气，治疗血虚，精液不足虚劳羸瘦，噎嗝、消渴、目始不明。

3.草灵丹

组成：生地黄 960 g(切细，用无灰酒浸 7 d，焙干)，鹿茸 60 g，肉苁蓉 60 g，牛膝 30 g，肉桂 30 g，蛇床子 30 g，菟丝子 30 g，远志 30 g，大枣 100 个(煮熟去核，焙干)。

服法：诸药共研细末，炼蜜为丸，如梧桐子大，每服 30 丸，温酒送服。

方解：本方为补肾益精，滋容养卫，填精益髓，坚固牙齿，聪耳明目，延年不老，悦颜色，乌须黑发。

4.六味地黄汤

组成：熟地 25 g，山药 12 g，山萸肉 12 g，泽泻 10 g，茯苓 10 g，丹皮 10 g。

服法：每日 1 剂，水煎 2 次，取汁约 200 mL。每次 100 mL，每日 2 次服。

方解：熟地滋阴补肾；萸肉补肾涩精；山药健脾补肺兼能涩精；茯苓淡渗补心；泽泻宣泻肾浊；丹皮凉血活血而泻胆火。

5.酸枣仁汤

组成：茯苓 10 g，甘草 3 g，知母 12 g，川芎 3 g，酸枣仁 15 g。

服法：日 1 剂，水煎 2 次，取汁约 200 mL。每次 100 mL，每日 2 次服。

方解：酸枣仁补肝宁心安神，有收敛瞳神之功效；川芎养血调肝；茯苓宁心安神；知母滋阴清热补其不足，泻其有余；甘草养胃和中，清热除烦。

(五)针灸疗法

1.方法 1

取穴：光明、睛明、球后、鱼腰、丝竹空、三阴交。

操作：每日或隔日 1 次，每次 2～3 穴，中刺激，留针 10～15 min。据报道，均有一定疗效。

2.方法 2

取穴：睛明、承泣、太阳、光明、球后、肝俞、肾俞、百会、风池、天柱、攒竹、合谷、足三里。

操作：每次选穴 3～4 穴，得气后留针半小时，每日 1 次，10 d 1 个疗程，间歇 3 d 后再行第 2 个疗程。针刺疗法对控制视力，延缓视力减退扩大视野起一定作用，针灸能改善局部血液循环。消除视力疲劳，有利于视觉细胞功能改善。如果针刺疗法与中医疗法结合能提高脏腑的功能，促进血液流通，经络疏通，改善外周微循环。有利于视力提高，视野扩大。

(六)现代医学疗法

1.营养类药物

维生素类药物虽具有抗氧化作用，但许多报道将其列为营养因子，可能因人们通过饮食能够得到补充有关。维生素类药物对防治或延缓白内障的发生发展有作用，大多数资料来自国外流行病学。由于他们采用的调查方法和收集人群的居住区域不同，其获得的结果难免不一致。但大多数资料认为长期服用维生素或维生素 C、维生素 E 等具有推迟白内障发生发展的作用。

1)维生素 C(又称抗坏血酸，Vitamin C，VitC)：①主要作用：V_C 具有抗氧化作用，能清除晶状体内自由基，通过抗氧化作用可升高血清中 V_C 含量，从而延缓白内障发生、发展。加拿大和美国流行病学调查资料反映：单独使用人群可减少 500～70% 白内障手术。②临床应用：饭后口服，每日 1 次，剂量为144～290 mg。

2)维生素 B_2(又名核黄素)：①主要作用：核黄素具有很强的抗氧化作用，最新研究指出，它具有拮抗白内障的作用。②临床应用：口服，英、美国家每天服 16～74 mg。

3)维生素 E(又称醋酸生育酚，Vitamin E，VitE)：①主要作用：本品具有很好的抗氧化作用，服用维生素 E 能提高血清中维生素 E 水平，减少核性或皮质性白内障发生、发展。②临床应用：近年美国和意大利研究表明，接受白内障手术的患者，平常摄取的维生素 E 水平很低。长期服用500 IU/d，可减少白内障的发病率。

4)滴眼药物：常用如下三种。

(1)碘化钾 0.3 g，碘化钠 0.05 g，氯化钾 0.6 g，维生素 C 0.3 g，维生素 B_1 0.1 g，硼酸 1.1 g，硼砂 0.19 g，羧甲基纤维素钠 0.15 g，硫代硫酸钠 0.05 g，尼泊金 0.3 g，蒸馏水加至 1 000 mL。

主要作用：本品可增加眼的局部代谢，补充金属离子及维生素。

临床应用：点眼，每次 2～3 滴，每天 3～4 次，用于早期白内障。

(2)视明露(雪莲叶汁 cineraria)：本品采用西印度群岛产的新鲜雪叶莲全草出液 20% 和北美金梅叶(Hamamelis Virginianal)的热水浸出液 50% 为主要成分，再加甘油 20%，硼酸 5% 混合而成的一种有焦糖味、呈黑褐色水溶液。

主要作用：可促进眼内组织血液循环、增强晶状体新陈代谢及促进晶状体混浊的吸收。

临床应用：滴眼，每次 1～2 滴，每日 2～3 次，此药曾是美国应用最广的抗白内障药。

(3)昆布眼液：本品由中药昆布的提取液配制而成。

主要作用：具有软坚散结，促进晶状体混浊吸收及维持晶状体透明度的作用。

临床应用：滴眼，每次 1～2 滴，每天 3～4 次，用于白内障的治疗。

5)仙诺林特或仙诺灵(Samolent)：本品是一种复合制剂，主要成分为从牛眼晶状体中提取的晶状体蛋白等与抗坏血酸、核黄素和碘化钾复合制剂。

主要作用：有人认为白内障成因之一是特殊的代谢产物细胞毒素所致，利用晶状体蛋白具有组织特异性，应用本品后，可在毒素尚未进入眼内时，先将其灭活，从而达到防治白内障的目的。

临床应用：片剂，饭后舌下含化，每次 1 片，每天 3 次，用于治疗各种白内障。

2.防治糖尿病性白内障药物

(1)醛糖还原酶抑制剂：常用如下三种。

Sorbinil：①主要作用：Sorbinil 是较强的醛糖和还原酶抑制剂。动物实验证明，每日口服 200～400 mg，可抑制晶状体醛糖还原酶的全部活性，改善晶状体纤维细胞内的高渗状况，防治晶状体蛋白聚合物增加。②临床应用：1% 滴眼液每次 2～3 滴，每日 3～4 次。用于糖尿病性白内障。

Pyrazinoylguanidine(PZG)：①主要作用：PZG 也是属于醛糖还原酶抑制剂类，但与以往的此类药不同，是目前新的抗高血糖和抗高血脂药物。动物实验表明，每日口服 2 次，每次 35 mg/kg，连用 24 周，发现 PZG 不仅明显降低血糖、血脂和甘油三酯水平，而且能阻止 STZ-糖尿病性白内障的发展。国内已证明 PZG 能够降低高血压、高胰岛素糖尿病患者血清中的血糖、胰岛素和甘油三酯的含量，到目前为止，尚未证明 PZG 能否抑制糖尿病性白内障。②临床应用：用于治疗高血压或高胰岛素糖尿病患者的剂量，每次 300 或 600 mg，连续 3 周。

Sulindac：①主要作用：Sulindac 是一种非激素类抗炎药，已发现它对醛糖还原酶具有很强的抑制作用，它能使老年糖尿病性白内障患者的视力上升。②临床应用：1% Sulindac 滴眼液(将 Sulindac 溶解在 pH 8.0 的 0.05 mol/L 磷酸缓冲液中)，每日 4 次，每次 1～2 滴。

(2)抗氧化类药物：常用如下两种。

卡他林(Catalin，我国生产的称白内停)：①主要作用：本品是以“醌体学说”为基础的化学合成药物。因醌型物质能与晶状体中羟基发生反应形成不溶性复合物，而导致晶状体混浊。本品对羟基的亲和力比醌型物质更强，可以制止醌型物质对晶状体溶性蛋白的氧化变性作用，值得注意，1991 年 10 月 7 日由卫生部医疗卫生国际交流中心主办的白内障学术讨论会上对卡他林的药效质疑时，日本金泽医科大眼科佐佐木一教授和德意志波思大学实验眼科 Otto Hockwin 教授在会上分别指出：卡他林仅对糖尿病性白内障有效。②临床应用：滴眼剂(0.7～1 mg/15 mL)：每次 1～2 滴，每天 5～6 次，适用于糖尿病性白内障。注意：此溶液不稳定，宜新鲜配置。

法可林或法可立辛：①主要作用：本品已溶于水，水溶液稳定。它是以醌类学说为基础而合成的另一药物。易透过晶状体囊膜而进入晶状体，组织醌体对晶状体可溶性蛋白的氧化、变形和浑浊化作用；能抑制醛糖还原酶活性，阻止糖尿病性白内障发生。②临床应用：主要用于治疗糖尿病性、老年性、外伤性白内障等。滴眼剂(含片剂)：0.75～1 mg/15 mL，每日滴眼 3～5 次，每次 1～2 滴。

(3)糖基化抑制剂：阿司匹林(aspirin)，别名乙酰水杨酸(acetyl salincylic acid)。

阿司匹林是抗炎症药物，用它治疗风湿性关节炎和糖尿病患者中发现长期服用阿司匹林达 8 年之久的患者白内障发生率明显低于同样条件的未服药患者：①主要作用：动物实验证明，阿司匹林借助乙酰化作用能保护晶状体蛋白拮抗氰酸盐诱发的晶状体混浊，拮抗因其他因素(葡萄糖、半乳糖、氨基葡萄等)所致晶状体蛋白的聚合作用，降低晶状体蛋白基化作用等。在英国、美国、德国和印度认为阿司匹林有拮抗白内障作用，但也有人持反对意见。②临床应用：每日服 1 次，剂量 325～500 mg。

(七)其他疗法

1.耳针疗法

取穴：肝、脾、肾、眼、肾上腺、内分泌。

方法：交替针刺，10 次为 1 个疗程，或在肝、胆、目$_1$、目$_2$、内分泌等埋针或贴压决明子、磁朱丸等，3～4 d取除。

2.头针疗法

取穴：穴视区。

方法：针尖向下刺入头皮第三层幅状腱膜后，平行皮肤进针 4 cm，快速旋转针体，或可以留针 2 h，10 次为 1 个疗程。

3.穴位注射法

取穴：合谷、肝俞、肾俞、风池、三阴交。

方法：每次取 2～3 穴，每穴位注射维生素 C 0.05 mL，每日 1 次，10 次为 1 个疗程。

4.三棱针疗法

取穴：睛明、太阳、攒竹、大敦。

方法：常规消毒后，选取上述 2 穴，用三棱针点刺出血数滴。其中大敦穴上用三棱针点刺后，用手指从膝关节推揉此穴出血。一般每日或间日 1 次。3～5 次后暂停一段时间再继续治疗。

5.中药离子导入法

可用丹参、三七、血栓通、当归、毛冬青、决明子、黄芩、钩藤、地榆、五味子、芦荟、昆布、盐酸罂粟碱、草乌、延胡索、碘化钾、维生素 C、川芎、黄连素等。

(八)并发症的治疗

糖尿病性视网膜病变的治疗可采用以下几种方法。

1.控制血糖

血糖控制情况与糖尿病的进展和视力预后有很大关系。如血糖长期控制不良，则不仅糖尿病增多，而且发展为增生型者也会增多。

2.光凝治疗

糖尿病不同时期光凝治疗的目的不同，其方法也不同。

(1)黄斑水肿的光凝治疗：当黄斑毛细血管渗漏加重，黄斑水肿明显，甚至产生囊样水肿，视力持续下降,可采用氩激光作局部格栅光凝,可防止视力下降。

(2)增生期的光凝治疗:当视网膜出血和棉絮状斑增多,广泛微血管异常,毛细血管无灌注区加多,则提示有产生新生毛细血管进入增生期的危险,可作散在或全视网膜光凝。如果视网膜和(或)视乳头已有新生血管出血则应立即作全视网膜光凝,以防止新生血管出血和视力进一步下降。

(3)冷冻治疗:对视网膜进行冷冻,在赤道部前后四个限分别作冷冻点,在每个象限用视网膜冷冻头冷冻5~7点,同样可使虹膜和视网膜新生血管消退。

(4)其他治疗:①导升明:可减低毛细血管的通透性和基膜增厚,从而减少视网膜毛细血管荧光素渗漏,并可降低血黏度,减少红细胞和血小板聚集及其释放反应。抑制血管病变和血栓形成,故而使视网膜出血、渗出和为血管瘤减少。口服剂量视病情而定。②活血素:可改善脑血流量,降低毛细血管通透性,降低血黏度,抑制血小板和红细胞聚集,抑制血栓形成。从而减少视网膜血管病变,减少渗出和改善视网膜缺血状态。剂量每次2~4 mL,每日2次,饭前服用。或口服片剂,每次1/2~2片,每日2次,饭前服用。可连续服用3个月,可服用1~2年。其他药物如口服阿司匹林,肌内注射安妥碘等促进出血吸收。

(刘邦强)

第五节 老年性白内障

老年性白内障亦可称年龄相关性白内障是指与年龄相关的眼晶状体混浊的一种最常见的致盲眼病,随着年龄增长、肌体衰老而发生渐进性视力下降乃至失明。通常双眼先后发病,因晶状体混浊程度不同致临床上视力表现有差异,初发期的白内障以药物治疗为主,尤其是应用中医药整体调理为佳;近成熟期的白内障则以手术治疗为主,尤其是采用现代囊外超声乳化吸除白内障加人工晶体植入方法为佳。

白内障是造成低视力和致盲的主要眼病之一。我国调查表明白内障盲人总数占致残眼障的46.07%,高居第一位,在双眼致盲眼病中和60岁以上老人视力致残眼病中白内障分别占了41.6%和60.91%,都是居第一位的致盲眼病。国外学者Taylor的调查指出,目前有白内障盲人2 700万~3 500万未得到手术治疗,而且每年大约有200万新发生的白内障患者。随着人口老龄化,白内障的高发病率,致残率越来越多的影响老年人生活质量,已成为全世界社会关注的重大疾病。值得欣喜的是现代科技的进步,显微镜外科手术的开展及人工晶体的应用,已使白内障盲人成为复明的现实。对于伴有眼底疾病的白内障的复明和早期初发晶状体混浊的控制,则主要依赖于中医药的辨证治疗。

老年性白内障在中医眼科学中属于"圆翳内障"的范畴。亦有"如银内障""偃月翳障"等之称。

一、病因病机

(一)中医学认识

老年性白内障之混浊晶状体在中医眼科学中称晶珠,在五轮学说中属于水轮,在五脏中属肾。但在《灵枢・大惑论》中有云"五脏六腑之精气皆上注于目而为精"。故眼的疾病,与五脏六腑均有联系。中医认为老年性白内障多因年老体衰,肝肾亏损,精血不足,脾虚失运,精气不能上荣于目所致。此外,血虚肝旺,肝经郁热上扰或阴虚夹湿热上攻也可致晶珠混浊。

1.肝肾亏损

在《灵枢・五癃津液别论》中有论述说:"五脏六腑之津液,尽上渗于目"。而《审视瑶函・目为至宝论》:"究其因皆从耽酒恋色,嗜欲无穷","因知肝肾无邪,则目决不病",这充分说明了肝肾不足,阴精亏损是本病的主要病因。而在《目经大成・偃目障七十一》的论述"盖真阳衰惫,好动能劳",则提示了真阳亏损是偃目障的病因之一。

2.脾气虚弱

金元四大家中的李东垣在《兰室秘藏》中有“夫五脏六腑之精气，皆禀受于脾，上贯于目。脾者诸阴之首也，目者身脉之宗也，故脾虚则五脉之精气皆失所司，不能归明于目矣”的论述。此外在《太平圣惠方》中论述到“痰状多般，皆是摄善有乖，致使眼目生患，凡人多餐热食……皆是丧目之因也。脾虚气弱不能运送精气上濡目窍，晶珠失善而混浊，病发圆翳内障”。

3.热壅津伤

无论是六淫外感入里化热，或饮食不节生热，抑或五志过激化火生热；均可上犯目窍，并灼伤津液，引起晶珠混浊。

4.湿热上犯

在《证治准绳》对枣花障论述到：“凡燥急及患痰火，竭视劳瞻，耽酒嗜辣，伤水湿热之人，多罹此患”。这说明湿热之邪停积日久，上犯眼目则常致晶珠混浊，翳障自生。

5.气血亏虚

《内经》中有“气脱者目不明”“肝受血而能视”“久视伤血”的理论，气血两亏，晶珠自当失养而混浊，发生翳障。

6.肝郁气滞

《内经》中还有“肝开窍于目，肝气条达则目能视万物，肝郁气滞则蒙蔽目窍，视物昏朦，内障随生”的论述；《证治准绳·七窍门》银风内障中云：“瞳神大，或一片雪白如银，……属于气忿，怒郁不得静，尽伤真气。此乃痼疾”。述及如银内障“有一点从中起，视渐昏而渐变大不见者，乃郁滞伤乎太和清纯之元气”。

(二)西医学认识

西医学对老年性白内障的确切病因不明。目前有几种较公认的学说，可能是老年性白内障发生与发展的相关因素。

1.生理老化学说

年龄在50岁以上的老人，随着年龄的增长，机体代谢功能逐渐下降，肝脏代谢功能减退，肾脏排泄功能紊乱，致使血液中有毒物质增加，常有全身及眼部动脉硬化，导致的眼睛睫状体分泌功能下降，血管硬化，血液循环障碍，均可以引起房水营养物质减少，晶体营养障碍引起晶状体蛋白变性而逐渐形成灰白色及棕色混浊，这是老年人多器官功能减退的一种特殊表现。此外，长期过度调节已经减退的调节功能，也可以成为导致晶体混浊的诱发因素。

2.营养代谢学说

一些学者认为维生素B_2减少，谷胱甘肽缺失，可导致晶状体氧化还原异常，使一些酶的活性变得低下或者消失，从而导致晶状体代谢发生混浊。晶状体内的钙离子、钠离子、氯离子浓度增高，钾离子的浓度降低，可诱发白内障。

3.醌体学说

醌为色氨酸和酪氨酸的异常代谢产物，它的浓度增高可以与晶状体中可溶性蛋白上的巯基结合，从而导致可溶性蛋白失去巯基而成为不溶性蛋白，导致晶状体变性混浊。

4红、紫外线学说

红外线对晶状体蛋白产生凝固作用；紫外线影响晶状体的氧化还原代谢过程，使之发生变性混浊。

5.内分泌紊乱学说

老年人甲状腺、甲状旁腺、性腺等内分泌腺体功能减退，亦可间接导致晶体代谢障碍而导致混浊。

6.先天遗传学说

由于孕期母体营养不良、感染、中毒(食物与药物)，分娩外伤以及遗传因素，都是潜在发病因素，当年龄增长，晶体老化加重，这些潜在因素可诱发晶状体混浊。

7.屈光不正

屈光不正是老年性白内障的一大原因之一。据报道，屈光不正眼数占患白内障总数眼的80%，屈光不正眼数与正视眼比为4：1。其机理可能因屈光不正所致的调节异常，引起晶状体囊膜张力发生变化，导致囊膜通透性发生变化，晶状体脱水或吸水膨胀，影响自身营养代谢。另外，睫状肌的"异常"活动可能会影响房水的质量，导致晶状体营养代谢紊乱，从而产生晶状体混浊，形成老年性白内障。

8.腹泻

有学者认为经常发生腹泻与白内障的发生有关，有四个中间环节可以解释在白内障发生的作用。

(1)对营养物质的吸收不良而导致的营养不良。

(2)使用碳酸氢盐水化液体而导致的相对碱中毒。

(3)脱水导致的晶状体和房水间的渗透压失调。

(4)尿素和氰酸铵含量的增加，导致晶状体蛋白发生变性。

然而多数研究未发现两者有必然的联系，因而从公共卫生方面的重要性和生物学角度出发，腹泻与发生白内障之间的关系，还需进一步的深入研究。

9.药物

(1)糖皮质激素：长期全身或局部应用大剂量糖皮质激素，可产生后囊膜下混浊，其形态与放射性白内障相似。白内障的发生与用药剂量和持续时间有关，用药剂量越大时间越长，白内障发生率就越高。有报道指出，大剂量服用泼尼松1～4年，白内障发生率可高达78%；一些早期的研究报告证实了在类风湿性关节炎、哮喘、肾病、狼疮，以及肾移植后大量应用免疫抑制剂的患者中，糖皮质激素有致白内障的作用。有研究报告提示长期(1年以上)大量应用糖皮质激素(每天15 mg泼尼松)可使后囊下白内障的发生率增加，还有的报道只用四个月的糖皮质激素即可导致白内障。其他关于老年性白内障的流行病学研究，也证实了糖皮质激素可导致后囊下白内障的发生。

(2)阿司匹林和其他止痛剂：试验结果证实，白内障患者的血浆色氨酸含量和晶状体的醛糖还原酶活性增高，而阿司匹林或其他活性成分(水杨酸盐)可抑制醛糖还原酶，并可降低血浆色氨酸含量。因此有理由推测，阿司匹林可能有防止白内障作用。

(3)酚噻嗪：酚噻嗪可与黑色素结合，形成一种物质引起色素沉着。20世纪60年代，就有文章报道大量使用酚噻嗪，尤其是氯丙嗪的患者可出现眼球色素沉着和晶状体混浊。晶状体混浊可能非药物直接作用，而是色素沉着增加光辐射吸收作用的结果。一项关于精神分裂症患者的研究显示，晶状体色素沉着的程度或分级与摄入酚噻嗪的剂量有关。

(4)其他：有两项研究报告提示，有时用镇静剂史者发生白内障的危险性增加。

广泛的社会及流行病学调查还发现，白内障的发生与受教育程度、吸烟饮酒史、血压、生活环境，性别有关，亦为诱发白内障的不可忽视的重要因素。

二、临床表现

(一)症状

1.视力减退

视力减退的程度与晶状体混浊的程度与部位有关。眼部不充血，无肿痛及刺激症状。患者往往自觉视力逐渐下降，严重者仅有眼前手动或光感。

2.单眼复视或多视

由于晶体纤维肿胀、断裂、变性及晶状体抗硬化比变形、屈光力改变，造成棱晶样作用，出现单眼复视或多视。

3.近视

由于晶体吸收水分后体积增加，屈光力增强，核部屈光力增高，可出现近视现象，患者自觉老视程度减轻，视远方时需配戴近视眼镜或原有近视度加重。

4.飞蚊症

如瞳孔区的晶状体有点状混浊，可在眼前出现点、片状阴影，其位置固定不变，而玻璃体混浊的阴影则是经常漂浮不固定的,并随眼球转动而飘动。

5.虹视

晶状体吸收水分后,不规则纤维肿胀致注视灯光时有五彩晕轮,此时需与青光眼及结膜炎所致的虹视相鉴别。

6.夜盲、昼盲或色觉异常

部分患者因白内障位于周边而发生夜盲,位于中央可致昼盲,由于硬化之晶状体核吸收短波光线,可引起紫色及青蓝色色觉障碍,而晶状体摘除后,患者短期内可有蓝视等现象。

(二)体征

白内障的体征主要是根据眼科专科检查所见晶状体混浊形态的临床表现,可分为如下三型。

1.老年性皮质性白内障

老年性皮质性白内障是临床上最为常见的类型,其特点是混浊自周边部浅皮质开始,逐渐向中心部扩张,占据大部分皮质区。根据其临床发展过程及表现形式,老年性皮质性白内障可分为初发期、膨胀期、成熟期和过熟期。

(1)初发期:最早期的改变是在靠周边部前后囊膜下,出现辐轮状的透明水隙或水泡。在裂隙灯显微镜下可见晶状体赤道部皮质有空泡、水裂和机层分离等晶状体吸水后的水化现象。水隙或水泡主要是由于晶状体上皮细胞泵转运系统失常导致液体在晶状体内积聚所致。液体积聚可使晶状体纤维呈放射状或板层分离。在前者,液体可沿晶状体纤维方向扩展,形成典型的楔形混浊,底边位于晶状体赤道部,尖端指向瞳孔区中央。散瞳检查在后照或直接弥散照射下,呈典型的辐轮状外观。这种辐轮状混浊,最初可位于皮质表浅部位,而后向深部扩展,各层次间可相互重叠掩盖,最终发展成晶状体全面灰白色混浊取代辐轮状混浊外观。代表老年性皮质性白内障进入进展期阶段。

楔形混浊是老年性皮质性白内障最常见的混浊形态,其基底朝周边,尖向中央,作辐射排列,相当于中医所称的"枣花翳内障",如果散瞳检查、彻照眼底红光反射中能看到辅轮状、楔形或花环样阴影。只有当楔形尖端发展到瞳孔区,视力才受到影响,一般位于晶状体周边部的混浊,可以多年不影响视力。

(2)膨胀期或进展期:晶状体混浊及纤维水肿和纤维间液体不断增加,原有的楔形混浊向瞳孔区发展并互相融合,视力显著下降。由于渗透压改变,晶状体吸收水分,发生体积膨胀、增大,前房变浅,因此称作膨胀期。一方面因混浊为背景的囊膜张力增加而呈现绢丝样反光;另一方面,由于膨胀的结果而使前房变浅。后者在一个有青光眼体质的患者,少数患者可以诱发急性青光眼。但并非所有老年性皮质性白内障患者都要经历膨胀期发展过程。即使有,个体之间也存在着很大的差异性,也不一定都会诱发青光眼。此时裂隙灯显微镜检查可见空泡、水裂和板层分离。由于晶状体前囊下仍有一部分透明的皮质,斜照法检查仍可见虹膜新月影投照试验阳性。此期可以持续数月至数年不等。所以作散瞳检查时应该慎重,一旦发生继发性青光眼,必须及时摘除膨胀的晶状体。

(3)成熟期:这一期以晶体经完全混浊为其特点,膨胀消退,前房深度恢复正常。裂隙灯显微镜下能看到前面有限深度的皮质,呈无结构的白色混浊状态,晶状体内水分溢出,混浊已达到囊膜下,此时斜照法检查虹膜新月影投照试验为阴性。晶状体纤维经历了水肿、变性、膜破裂等一系列病理过程,最终晶状体纤维崩溃,失去正常的形态为结局。组织学上,代表纤维基质变性的特征性改变,形成所谓 Morgangnian 小体。应用组织化学技术及 X 线衍射方法,对糖尿病和老年性白内障晶状体进行研究发现,球样小体具有脂质双层膜,其中含有证明其纤维基质来源。及至成熟阶段,晶状体囊膜仍可保持原有的张力和韧性,此后逐渐向变性方向发展。因此在白内障完全成熟之前采取囊外白内障摘除、超声乳化白内障吸除及人工晶状体植入术是恰当的。临床上此期为最佳手术时机。

(4)过熟期:成熟白内障久不手术摘除,晶状体逐渐脱水,体积缩小,前房加深,虹膜震颤,皮质乳化,核下沉,此时视力可好转,晶状体囊膜更脆、皱缩、通透性增加或自行破裂,溶解的晶状体皮质可呈现闪光的特点和胆固醇结晶,称为 Morgangnian 白内障。晶状体核可以脱位到前房和玻璃体内,伴随晶状体的蛋白颗粒游移到前方,组织碎片积聚于前房角,阻塞小梁网,引起的继发性青光眼称为晶体溶解性青光眼。

同时进入前房的晶状体物质具有抗原性,可诱发自身免疫反应,导致严重的前葡萄膜炎、晶状体过敏性眼内炎。上述两种并发症药物治疗一般无效,采用手术摘除白内障是唯一有效的治疗措施。

2.老年性核性白内障

老年性核性白内障远不像皮质性白内障那样具有复杂的形态学变化和发展阶段。核性白内障往往和核硬化并存。发病年龄较早,进展较慢,没有明显分期。核混浊从胚胎核或成人核开始,初起时核呈黄色混浊,以后逐渐为较黄色、较红色或较黑色,相当于中医学的"白翳黄心内障"或"黑水凝翳内障"。由于核密度增加致屈光指数增加而产生核性近视,可达 5~10 个屈光度。因晶状体周边部屈光力不变,所以在瞳孔扩大与不扩大时,视力程度不同。

随着白内障程度加重,晶状体核颜色亦逐渐加深,由淡红色逐渐变为琥珀色或棕褐色。而迁延性核性白内障病例,特别是糖尿病患者核晶体最终变为黑色形成黑色白内障。晶状体核颜色与核硬度有一定的相关性,即颜色越深,核越硬。这一方面再超声乳化前进行病例选择时应当更加注意。从手术角度出发,鉴别皮质性和核性白内障的意义在于前者的晶状体核一般较小并且比较软,最适合于超声乳化白内障吸除术。在临床上值得一提的是有些患者主诉虽已老花眼却不需要戴老花镜即可近距离阅读。其实,这也是核性白内障患者经常面临的临床问题。随着晶状体核硬化,屈光指数增加,进而形成了近视进行性增加的特殊临床现象。如果核硬化局限于胚胎核,而成年核不受影响,其结果往往会产生一种较为特殊的双屈光现象,即中心区为高度近视,而外周区为远视,结果产生单眼复视。

3.老年性后囊下白内障

老年性后囊下白内障是指囊膜下浅皮质混浊为主要特点的白内障类型。混浊多位于后囊膜下,呈棕色微细颗粒状或浅杯形囊泡状。早期在晶体后核部囊下皮质呈棕黄色混浊,形如茶盘,故又名盘状白内障。外观如锅巴样,混浊呈细小点、小空泡和结晶样颗粒。早期视力受影响是因为混浊位于视轴区,而晶状体皮质和核保持透明,后期合并有核性或皮质性白内障,才发展为成熟白内障。裂隙灯显微镜下,有时可发现混浊区附近的囊膜受累,呈现黄、蓝、绿等反射,形成所谓的多彩样闪辉现象。由于病变距节点更近,因此即使病程早期,或病变范围很小很轻也会引起很严重的视力障碍。

老年性后囊下白内障,除后囊膜下浅皮质受累外,其他部分的皮质和晶状体核均透明,因此属于软核性白内障类型。基于这一点,后囊下白内障是超声乳化手术的最佳适应证。

三、诊断要点

(1)年龄在 50 岁以上。

(2)视力渐降,视物昏朦或眼前黑影。

(3)眼部无充血,无痛无肿,可有黑花飞舞。

(4)外观端好,瞳孔、眼底均未见异常。

(5)晶状体程不同程度混浊,有的甚至完全混浊。

(6)视力仅存光感时,光定位检测,红绿色觉正常,眼压正常。

(7)排除全身及局部外伤、感染、中毒及其他因素所致白内障。

四、实验室和其他辅助检查

(一)视力检查

应分别检查双眼远、近视力,以大致估计白内障所致视力损害程度。对视力低下者,应例行光感、光定位、色觉检查。在暗室内,遮盖健眼,患眼前 5 m 持一蜡烛光源,让患者辨别出烛光是否存在以确定是否有光感,尔后从不同的九个方向,测定其各方向的光的定位能力(患眼始终正视前方)。最后以红、绿玻片置于眼前,确定辨色能力是否正常。双点光源分辨试验,即辨别眼前相距很近的两个点光源的能力,对于判断视网膜功能亦有很重要的意义。一旦发现视力结果无法用白内障程度解释时应作进一步特殊检查。视力检查一般是在高对比度下进行的,并不代表低对比度下和视近处物体的视力。比如,一个视力检查结果很满意的患者，有可能在夜间驾驶时视力显得力不从心。

对视力检查结果的评价，需结合患者的职业、受教育程度、经济条件甚至社会人文环境来进行。欧美国家以 Snellen 视力表测试作为评价视功能的标准。大多数临床医生认为 Snellen 视力 20/40 或更好是好视力。美国大多数州允许视力 20/40 或更佳的人驾驶机动车，而老年人最佳矫正视力低于 20/40 不允许驾驶。因此，在美国，大多数矫正视力在 0.5，甚至 0.5 以上的白内障患者迫切要求手术已不足为奇。对于轻度或中等程度的白内障，作准确的视野检查，必要时行 Ammsler 屏检查，以确定是否有中心暗点或视物变形，对于提示可能同时存在的青光眼或其他眼底病是极有意义的。周边视野也可通过数指法大致确定，一般说来，除非视力极度低下(如成熟期白内障)，应能在固视点周围 45°范围内作准确数指。

(二)视野检查

对于轻度或中度白内障患者，准确的视野检查可以确定有无中心暗点或视物变形，对青光眼和其他同时存在的眼底病诊断具有非常重要的意义。

(1)视觉电生理检查：视网膜电流图(ERG)对于评价黄斑部视网膜功能具有重要价值。闪光 ERG(FERG)可用于低视力眼的检查。闪光 VEP(FVEP)反映视路传导和视皮质功能，黄斑部病变和视神经损害时，其振幅均降低。FVEP 是屈光间质混浊时检查视功能的理想方法。临床上可将两种检查结合起来预测术后视力。

(2)晶状体核硬度分级：主要是根据裂隙灯检查结果，根据其核颜色进行判断之后分为五级，来确定其属于哪种类型的白内障，以及选择适合超声乳化手术的核硬度的白内障，并确保手术顺利。这五级分别是：一级(软核)，透明或灰白色；二级(软核)，灰或灰黄色；三级(中等硬度核)，黄色或浅棕黄色，是超声乳化最主要的适应证；四级(硬核)，深黄或琥珀色；五级(极硬核)，棕褐色或黑色，不宜做超声乳化手术。

(三)斜照法检查

斜照虹膜(瞳孔)、晶状体如虹膜投影消失则为白内障已成熟，如阳性则晶状体仍有透明皮质。

(四)彻照法检查

当瞳孔散大，通过彻照，由眼底红光反射，可见晶状体早期的楔形或花环样混浊，则提示白内障。

(五)裂隙灯显微镜

裂隙灯显微镜对正常晶状体及白内障的检查方法主要有如下几种。

(1)弥散光照明法：用于检查前后囊膜表面或较明显的混浊。

(2)后照法：主要用于观察前囊膜改变。直接后照明也可明显勾勒出后囊膜及后皮质区内混浊轮廓。应用镜面反射法，则可对前囊膜混浊、隆起及凹陷做出判断，即出现所谓鱼皮样粗糙面上的黑色斑。同时亦可根据囊膜表面发光色彩推测白内障发展程度。

(3)直接焦点照明：即光学切面检查法。可明显显示晶状体内光学不连续区。在前囊膜和分离带之间存在一真正的光学空虚区，代表由上皮最新形成的纤维。这一空虚区如消失，往往是晶状体代谢变化或白内障形成最早出现的征象之一。

(六)眼压的检查

测定眼内压并非绝对必要，但术前了解眼内压，判断是否存在继发于膨胀期白内障、晶状体溶解、晶状体半脱位、葡萄膜炎、进行性房角狭窄等的青光眼，进而决定采取何种术式，可提供重要参考，特别是人工晶状体植入术前，更应对青光眼因素对手术可能产生的影响做出明确的判断。

检查方法包括指测法、眼压记测量法等。

1.指测法

让被检者向下看，检者用两手食指在上睑上部外面交替轻压眼球，检查双眼，以便对比两眼的眼压，眼压高者触之较硬，眼压低者触之柔软，也可和正常的眼压相比较。此法可大概估计眼压的高低，所得结果可记录为正常、较高、很高、稍低或很低。

2.眼压计测量法

修兹(压陷式)眼压计测量法,为常用的测量法,测量前应先向被检者作适当的说明,取得被检者的合作,然后让被检者仰卧,两眼滴0.5%的卡因溶液2~3次面部麻醉。

(1)测量前应校正眼压计(把眼压计竖立在小圆试板上,指针指向零度时方为准确),用75%的酒精消毒眼压计足板,等酒精干后即可使用。

(2)检查时被检者两眼自然睁开,向天花板或某一固定目标点(常用被检者自己的手指)直视,勿转动,检者用左手指轻轻分开上、下眼睑并固定在上、下眶缘,切勿压迫眼球,右手持眼压计的把手,将眼压计垂直下放,将足板轻轻放在角膜正中央(使眼压计自身重量完全压在角膜上,但注意切不可施加任何其他压力),迅速记录眼压计指针所指刻度,将此刻度对照眼压计换算表,查出眼压值。此种眼压计一般有三种不同重量的砝码5.5 g、7.5 g及10 g。通常先用5.5 g检查,如指针刻度小于3,则应加重砝码重测,一般先后测5.5 g及10 g两个砝码,以便相互核对及校正眼压。

(3)测完后滴抗生素眼药水,拭净眼压计足板。

记录方法一般以眼压计的砝码为分子,指针所指之刻度为分母,即眼压计砝码/指针所指之刻度=眼压值,如5.5/4=2.75 kPa(20.55 mmHg)。此种眼压计测得的正常眼压为1.36~2.77 kPa(10~21 mmHg)。低于1.36 kPa(10 mmHg)者为低眼压,超过2.77 kPa(21mmHg)时。经多次测量时仍高者,应作排除青光眼检查。

检查目的:如晶状体囊膜破裂,晶状体皮质落入前房阻塞房角,使之房水引流发生障碍,导致眼压增高。如挫伤眼内睫状体,房角受损也会眼压发生变化,从而发生继发性青光眼。

(七)色觉检查

如红绿色难辨或辨认不清,往往提示手术后视力仍可能不能改善。

(八)虹膜新月影投照试验

这是检查白内障成熟程度最简单易行的方法。从集中光源自测面照射于瞳孔区,如白内障已形成、则由于光反射面使瞳孔区呈白色的反光。如果混浊已扩展到前囊膜(成熟期白内障),则白色反光区与瞳孔应相一致,视为虹膜新月影投照试验阴性;反之,如混浊处于晶状体某一定深度(未成熟白内障),则由于混浊层次与瞳孔平面尚有一定厚度的透明皮质,因此,当自侧方投照时,与光照方向同侧瞳孔缘内形成的阴影,以典型的新月姿态,投映在晶状体混浊背景上。新月影程度与白内障成熟程度成反比。虹膜新月影投照试验阳性代表进展期白内障,阴性代表成熟期白内障。对于晶状体局限性混浊及周边部混浊,本方法将失去诊断价值。

检眼镜可用于晶状体混浊的探测,用直接检眼镜+10D透镜,以后部反光照明法可在瞳孔红色反光背景下观察晶状体混浊形态。然而,单眼观察、有限的放大倍率,以及较短的工作距离,使得这种检查不足以对白内障进行分级、分类。间接检眼镜有时可用于评价包括晶状体在内的屈光间质混浊程度的工具,有经验的临床医师可从检查结果预测视力功能损害与白内障程度是否一致。

五、鉴别诊断

根据年龄、病史、症状及局部检查晶状体混浊体征,较容易明确诊断,但对其他类型的白内障及其并发症必须鉴别。

(一)外伤性白内障

有明显的外伤史或眼局部伤,主要是机械性(如钝挫伤、穿孔伤等)、放射性、电击性等眼外伤所致。使晶状体的囊和皮质遭到破坏,其透明度降低或变得完全混浊,形成不同类型的白内障。

(二)发育性白内障

年龄不符或晶状体混浊多呈现点状、局限性、较小,不发展或不影响视力。

(三)糖尿病性白内障

有血糖升高病史或伴相关糖尿病性眼底改变。糖尿病患者中发生的白内障,可以是老年性白内障,只是由于糖尿病的影响,要比正常人群的白内障成熟年龄提早10年左右;另一种为糖尿病所引起者,以青少年为主,临床少见的白内障,即真性糖尿病性白内障。典型的糖尿病性白内障,因血糖浓度过高,是晶状体内外的渗透压发生急剧变化,白内障进展较快,在数日或数周内可以达到成熟阶段。另外,在糖尿病发病过程中,还常常出现暂时性近视或远视,且随血糖的变化,屈光状态也随着改变。

(四)老年性晶状体核硬化

老年性晶状体核硬化是晶体老化现象,多不影响视力,从形态上彻照法检查眼底可见核硬化为均匀红光,而核性白内障者可见核呈不均匀圆形暗影。

(五)中毒性白内障

有明显的接触史,常见有三硝基甲苯(TNT)、二硝基酚、萘、氯普马嗪等,可通过病史及晶体混浊形态相鉴别。

(六)并发性白内障

由眼局部炎症、肿瘤、感染等原因所引起白内障均可见眼局部病灶体征;由全身因素如药物、肌强直性、手足搐搦性白内障及先天遗传因素等均有相关病史。对老年性膨胀期的白内障常与青光眼发作易混淆,二者可同时存在,也可先后发病,无论青光眼并发白内障,还是膨胀期白内障继发青光眼,均应及时考虑行白内障摘除为安全。

(七)葡萄膜炎

老年性皮质性白内障的过熟期如因继发葡萄膜炎常须与葡萄膜炎相鉴别,前者前段检查可见晶状体缩小、核下沉或晶状体囊膜破裂,前房内可见游离晶状体蛋白物质体色素膜炎症;后者往往晶状体形态完整。

六、并发症

老年性白内障是临床最多见的致盲眼病,随着白内障手术的普及,人们似乎产生了这样的一种看法:得了白内障并不可怕,不管得病时间多长,视力下降多严重,只要做了手术,视力就能够恢复正常。其实,这是一种错误的认识,因为老年性白内障在其漫长的发生、发展过程中,会出现一些并发症,可严重地影响手术疗效。

(一)急性闭角型青光眼

膨胀期白内障由于晶状体皮质吸收水分,使晶状体肿胀,前房变浅,房水外流受阻,可导致青光眼急性发作。此时患者出现眼胀痛、头痛、看灯光时会出现彩色光圈,严重时出现恶心、呕吐、视力急剧下降。因此白内障散瞳检查时须谨慎,一旦发生青光眼,必须及时摘除膨胀的晶状体,否则可能导致永久性失明。

(二)瞳孔阻滞型青光眼

过熟期白内障由于固定晶状体的悬韧带变性和松弛,出现晶状体脱位或移位,引起房水通过瞳孔时受阻,使眼压升高而导致青光眼。此时出现的典型症状是严重的眼痛、头痛、恶心、呕吐。须及时摘除晶状体,处理瞳孔区的玻璃体,解除患者的病痛。

(三)晶状体溶解性青光眼

过熟期白内障囊膜的通透性增加或有细微破裂,晶状体的颗粒成分随房水的流动游移到前房,然后积聚于前房角,阻塞小梁网,从而产生继发性青光眼。此型青光眼药物治疗无效,必须摘除晶状体及行抗青光眼手术治疗。

(四)晶状体过敏性葡萄膜炎

过熟期白内障导致严重的前葡萄膜炎。出现眼睑肿胀、角膜水肿、角膜后片状沉着物堆积、瞳孔与晶状体广泛粘连，患者感到眼痛、眼红、视力进一步下降，因此也须手术摘除白内障。

(五)晶状体脱位

整个晶体可进入玻璃体腔内或瞳孔区白内障手术后并发症有后发性白内障，继发青光眼，眼内炎、虹膜睫状体炎、继发视网膜脱离、眼内出血以及人工晶体植入后的偏位、脱出、下沉、角膜水肿、炎症等。

需要指出的是，老年人中糖尿病患者明显增加。糖尿病可增加白内障的发病率，其特点是进展较快，双眼同时发病。在白内障形成之前，常会感到屈光的变化，血糖升高时会出现近视；经治疗后血糖降低，则会变为远视。因此一旦发现有糖尿病，要立即降低血糖，防止白内障的发生或发展。白内障成熟需手术时，术前须将血糖降至正常水平，术后严密细致观察。因为在血糖升高的情况下，术后容易出现伤口愈合延迟，前房出血、前葡萄膜炎等术后并发症的发生。

因此老年人若发现白内障，千万不能大意，不能任其发展，应及时就诊，定期到眼科门诊复查，避免并发症的发生。因为一旦出现并发症，即使手术治疗，术后视力恢复也不理想。

七、治疗

(一)辨证论治

老年性白内障从初发期至成熟期病程均较长，药物治疗适用于初发期或膨胀期以前，若晶状体混浊已波及瞳孔区、明显影响视力则药物难以奏效，宜待翳定障老之时，再行手术治疗可复明。

1.肝肾亏损

主症：视物模糊，眼目干涩，目少神光，眼内干涩，头晕耳鸣，须发早白，腰膝酸软，梦遗滑精，失眠健忘，面色皖白，小便清长，夜尿多。眼前有黑花飞舞，或视灯、月数个；眼部外观端好，晶珠部分混浊，眼底如常，舌淡苔白，脉细弱等肝肾不足之全身症状。

治法：补益肝肾。

方药：右归丸加减。熟附子、当归、鹿角胶、熟地黄、山药、山茱萸、枸杞子、菟丝子、杜仲、牛膝、丹参。眼干涩不适，可选加沙参、麦门冬、五味子、玉竹、何首乌以益气养阴滋肾；如口干，可加地骨皮以除虚火。

方解：肝受血而能视，肝开窍于目，肾主藏精，瞳神属肾，肾水神光，最灵最贵，故正常的精明视物，离不开肾精肝血的濡养，而补益肝肾是内障眼病明目的重要方法。《医宗必读》亦说："东风之木，无虚不可补，补肾即所以补肝。"方中熟附子、鹿角胶温阳补肾；熟地黄、山药、山茱萸、枸杞子、菟丝子、杜仲善补肝肾、益精明目；当归、牛膝、丹参补血行血，助药力运行全身。

2.脾虚气弱

主症：视物昏朦，眼前黑花飞舞，眼外观端好，或上睑下垂无力提举，晶珠部分混浊，眼底如常。全身可兼有精神倦怠，肢体乏力，面色萎黄，饮食不振，食少纳差，大便溏薄，少气懒言，语言低微，舌质淡或有齿印，苔白，脉缓或细。

治法：补脾益气明目。

方药：补中益气汤加减。党参、黄芪、茯苓、白术、山药、炙甘草、扁豆、陈皮、升麻、柴胡、蕤仁肉。食少纳差可选加建曲、炒谷芽、炒麦芽以健脾消食；大便溏泻者可去蕤仁肉，加炒薏苡仁，煨葛根，健脾除湿。

方解：《审视瑶函》曰："是方人参、黄芪、甘草甘温之品，甘者中之味，温者中之气，气味皆中，故足以补中气；白术甘而微燥，故能健脾；当归质润辛温，故能泽土，术以燥之，归以润之，则不刚不柔而土气和矣。复用升麻、柴胡升清阳之气于地道也，盖天地之气一升，则万物皆生，天地之气一降，则万物皆死，观乎天地之升降，而用于升麻、柴胡之意，从可知矣。"补药多滞，故用少量陈皮行气以导滞。脾胃健，清气升，则诸症可愈。

3.肝热犯目

主症：视物昏朦，目涩不爽，头痛目胀，心烦或不寐。眼外观如常，晶珠部分混浊，眼底正常。伴全身有口苦咽干，急躁易怒，便结溲黄，舌红、苔黄、脉弦。

治法：清热平肝，散邪明目。

方药：石决明散加减。石决明、决明子、青葙子、栀子、赤芍、蔓荆子、木贼、菊花、荆芥、羌活、大黄。大便稀者去大黄、栀子；无外邪者去荆芥、羌活；头痛目涩眵多加白芷、桑叶；急躁易怒者加柴胡、青皮、制香附以疏肝理气，肝火不甚可去大黄，加刺蒺藜、密蒙花以清肝明目。

方解：石决明、决明子清热平肝，明目退翳为主药；青葙子、栀子、赤芍清肝泄热；蔓荆子、菊花、木贼、荆芥、羌活疏风散邪。

4.阴虚湿热

主症：视昏目涩、午后更甚，眼干不适，眼前黑影飘动。眼外观端好，睛珠部分混浊，眼底正常。全身可兼有口干不欲饮，烦热口臭，失眠多梦，五心烦热，潮热盗汗，大便黏腻不爽，小便短涩，舌红苔黄腻，脉细弦或细数。

治法：滋阴清热，宽中利湿。

方药：甘露饮加减。生地黄、熟地黄、茵陈蒿、石斛、麦门冬、天门冬、黄芪、枳壳、枇杷叶、甘草、珍珠母。夜寐多梦者加磁石；烦热口渴加栀子、黄连以清心除烦；大便不调腹胀、苔黄腻去熟地黄，加薏苡仁、茯苓、佩兰、石菖蒲，厚朴以淡渗利湿，芳香化浊，宽中理气；目干不适加沙参以养阴生津；视物昏朦加菟丝子、桑椹子、枸杞子以滋肾明目。

方解：生地黄、熟地黄滋阴补肾，天门冬、麦门冬、石斛滋阴清热，黄芪、茵陈蒿清热利湿，枳壳、枇杷叶宽中降气以助化湿，甘草清热和中，珍珠母清肝明目。本方由滋阴与清利湿热两种药物组成，可取滋阴不助湿，利湿不伤阴之效。眼科主要用于肺肾阴虚夹湿热者，诸如慢性色素层炎、老年性白内障，主要症见视物昏花，而又舌苔黄腻者均可用之。

5.气血亏虚

主症：晶珠混浊，头痛眩晕，不耐久视，眉棱骨疼痛，神疲乏力，倦怠懒言，肢体无力，舌淡，苔薄，脉细弱。

治法：补益气血。

方药：八珍汤加减。人参、黄芪、茯苓、熟地、当归、白芍、川芎、菊花。若心虚惊悸，头晕少寐，则可加远志、五味子以养心宁神。为了防止过补伤胃，可加枳壳以利气和胃。

方解：方中人参、黄芪大补脾胃之气，则神疲乏力，倦怠懒言可除，茯苓补脾运湿；熟地、当归、白芍、川芎补血和血，行气止痛；气血充盈，下则充养血室，涩痛可愈；上则营养头目，则头痛眩晕可止。菊花可退翳明目使晶体混浊消失。

(二)中成药治疗

1.中成药(内治)

(1)障眼明片。

组成：由山药、茯苓、牡丹皮等组成。

用法：每次 3 片，每天 3 次。用于白内障初发期。

(2)复明片。

组成：熟地黄、山药、枸杞子、山茱萸、蒺藜、谷精草、茯苓、木通、女贞子、丹皮、生地、菊花、石决明、决明子、木贼。

用法：每次 4 片，每天 3 次，用于白内障初发期。

(3)石斛夜光丸。

组成：由石斛、人参、山药、茯苓、甘草、肉苁蓉、枸杞子、菟丝子、生地黄、熟地黄、五味子、天门冬、麦门冬、杏仁、防风、枳壳、川芎、黄连、牛膝、菊花、青葙子、决明子、水牛角、羚羊角等组成。

用法：口服每次 1 丸，每日 2 次。本方滋补肝肾，清热明目，适用于圆翳内障肝肾亏损型。

(4)明目地黄丸。

组成：有熟地黄、山茱萸、牡丹皮、山药、茯苓、泽泻、枸杞子、菊花、当归、白芍、石决明、蒺藜等组成。

用法：口服每次 6 g，每日 2 次。本方滋阴清热，平肝明目，适用于圆翳内障肝热上攻型。

2.中药滴眼液治疗（外治）

常用有珍珠明目眼液、麝珠明目滴眼液、莎普爱思滴眼液、蒲公英滴眼液、三黄眼液。点眼：每次 2～3 滴，每天 3～4 次。

（三）单方验方治疗

1.验方一

组成：枸杞子 6 g，茯苓 9 g，当归 3 g，菟丝子 9 g。

用法：水煎服。适用于老年性白内障初发期。

2.苍术丸

组成：苍术 250 g，黑豆 1 000 g。

用法：用水两碗煮干，焙研为末糊丸，每日服 9～12 g，适用于老年性白内障未成熟期。

3.决明子

组成：决明子适量（微炒）。

用法：代茶饮，每日 3 次。

4.验方

组成：火硝 30 g（隔七层纸焙干），入飞黄丹 0.6 g，梅片 0.9 g。

用法：共研细末，入瓶密封勿泄气，每点少许，此方治疗各种翳障。

5.磁朱丸

组成：磁石、朱砂、神曲。

用法：每日服 2 次，每次 6 g。

6.验方二

组成：枯矾 2 g，乌贼骨 2 g，冰片 1 g，木香 0.2 g。

用法：。共研为极细末，取药少许，点于眼上下睑结膜内，每日 2 次。应用后眼内有流泪感，但 6～7 h 后即可消失。

7.验方三

组成：蛇蜕 15 g，蝉蜕 15 g，人指甲 15 g，生铁落 0.3 g，绣花针 7 个，猪肝 250 g。

用法：先将前三味药置瓦上文火焙黄，共研末，将针和铁落与猪肝共煎 1 h 左右，用此汤送服药末，每日 3 次，共分 2 d 服完。

8.调中益气汤

组成：人参、黄芪、升麻、柴胡、木香、苍术、陈皮、甘草。

用法：每日 1 剂，水煎服。

9.化障汤

组成：生石决 30 g，磁石 30 g，生地 12 g，枸杞 12 g，白芍 12 g，密蒙花 12 g，菊花 12 g，夏枯草 9 g，石斛 9 g，谷精草 9 g，白蒺藜 9 g，女贞子 9 g，柴胡 6 g，炙甘草 6 g。

加减：中气不足加茯苓、山药、炒白术；阴虚火旺加知母、黄柏、龟板；服药日久，疗效不显，加牡蛎、鳖甲、昆布。

用法：每日 1 剂，水煎服

10.通明补肾丸

组成：石决明 30 g，人参 60 g，生地 60 g，桔梗 30 g，车前子 30 g，茺蔚子 60 g，白芍 30 g，细辛 15 g，大黄 9 g。

加减：血压偏高加菊花、钩藤；头晕加天麻、龟板；大便干燥加肉苁蓉；小便淋沥加泽泻、丹皮；眼睛干燥加枸杞子、石斛。

用法：诸药研成细末，用等量蜂蜜制成丸药，每丸重 9 g，早晚空腹各服 1 丸。

11.消障汤

组成:生石决 30 g,草决明 15 g,谷精草 12 g,生地 12 g,赤白芍各 12 g,女贞子 12 g,密蒙花 12 g,菊花、沙苑子各 12 g,白蒺藜 12 g,党参 12 g,黄芪 12 g,炙甘草 6 g。

加减:中气不足加茯苓、山药、白术;合并高血压和动脉硬化加牡蛎、钩藤;合并糖尿病者加麦冬、天花粉、熟地。

用法:每日 1 剂,水煎服。

(四)古方治疗

1.石决明散

组成:石决明 12 g,草决明 12 g,赤芍 12 g,青葙子 12 g,木贼 12 g,荆芥 12 g,麦门冬 12 g,栀子 9 g,羌活 6 g,大黄 6 g。

服法:每日 1 剂,水煎服,分 3 次,取汁 200 mL,每次 100 mL,分 2 次服。

方解:石决明、草决明为主药,清热平肝,退翳明目;青葙子、栀子、大黄、赤芍清泻平肝;荆芥、羌活、木贼祛风散邪。诸药合用,清热平肝散邪明目。

2.杞菊地黄丸

组成:熟地 25 g,山萸肉 12 g,山药 12 g,泽泻 10 g,茯苓 10 g,丹皮 10 g,枸杞子 12 g,菊花 10 g。

服法:每次 100 mL,每日 2 次服用。

方解:熟地滋阴补肾;山萸肉补肾涩精;茯苓淡渗利湿补心,泽泻宣泄肾浊,丹皮凉血活血而泻胆火;枸杞子、菊花平肝清热明目。全方补中有泻,补而不滞,滋补肝肾而明目。

3.金磁朱丸

组成:磁石 100 g,辰砂 50 g,神曲 200 g。

服法:每服 10 丸,渐渐加至 30 丸,空心饭汤下。

方解:此方以磁石咸寒镇坠肾经为君,令肾水不外移;辰砂为甘寒镇坠心经为臣,肝为其母,此子能令母实也,肝实则目明;神曲辛温,化脾胃宿食为佐,生用者发其生气,熟用者敛其暴气。

4.参苓白术散

组成:人参 6 g,白术 6 g,茯苓 8 g,扁豆 8 g,薏苡仁 6 g,山药 6 g,砂仁 3 g,桔梗 6 g,炙甘草 3 g。

服法:每日 1 剂,水煎服,每次 100 mL,每日 2 次口服。

方解:方中人参、白术、茯苓益气健脾利湿为君。山药助君药以健脾益气,兼能止泻;白扁豆、薏苡仁助白术、茯苓以健脾渗湿为臣药。砂仁醒脾和胃,行气化湿,是为佐药。桔梗宣肺利气,通调水道,载药上行,炙甘草调和诸药。

5.桃红四物汤

组成:红花 15 g,桃仁 15 g,当归 10 g,熟地 10 g,赤芍 6 g,川芎 6 g。

服法:每日 1 剂,水煎服,每次 100 mL,每日 2 次口服。

方解:当归、熟地、赤芍、川芎为四物汤,活血调血;桃仁、红花活血化瘀止痛。诸药合用活血化瘀,补血明目。

6.泻热黄连汤

组成:升麻 25 g,黄芩(酒炒)、黄连(酒洗)、柴胡(酒洗)、生地黄(酒洗)各 50 g,龙胆草 15 g。

服法:共为粗末,每服 15 g,午食前后热服,则阳不升,临卧休服,反助阴也。

方解:此方为主治客之剂。治主者,升麻主脾胃,柴胡行肝经为君,生地黄凉血为臣,为阳明、太阴、厥阴多血故也,故客者,黄连、黄芩皆疗湿热为佐,龙胆草专除眼中诸疾为使,为诸湿热皆从外来为客也。

7.益气聪明汤

组成:黄芪、人参各 5 g,炙甘草 25 g,升麻、葛根各 15 g,蔓荆子 7.5 g,芍药、黄柏各 10 g。

服法:为末,每服 20 g,睡前服,五更再煎服。

方解:此方以黄芪、人参之甘温,治虚劳为君;甘草之甘平调和诸药,升麻之苦微寒,行足太阳、手阳明、足阳明之经为臣;葛根之甘平,蔓荆子之辛温,皆能生发为佐;芍药之酸微寒,补中焦,顺血脉,黄柏之苦寒治肾水膀胱之不足为使。

(五)针灸疗法

1.方法1

取穴:睛明、球后、攒竹、期门、光明、鱼腰、合谷、肝俞、肾俞、三阴交、足三里、承泣、太阳、申脉、照海等。

操作:每次3~5穴,每日或隔日1次,8~10次为1个疗程。若肝肾亏虚加太冲、肾俞、百会、神阙、太溪以滋补肝肾;若脾胃虚弱加脾俞、胃俞、足三里、合谷、四白等补益脾胃;若肝热上犯,加行间、太冲、风池、阳白、支沟、大敦、印堂等穴,以清肝血热;若阴虚湿热则加脾俞、三焦俞、膀胱俞、复溜、太溪、阴陵泉以养阴清热除湿。

2.方法2

取穴:主穴取承泣、睛明、健明,配穴取球后、翳明、太阳、合谷、肝俞、肾俞。

操作:每次选2~3个穴位,主、配穴交替使用,中、轻刺激。

3.方法3

取穴:主穴取鱼腰、攒竹、睛明,配穴取曲泽、合谷、承泣。

操作:每次选主穴1~2个,配穴选1个,依次更换,轻刺激。

4.方法4

取穴:睛明、球后、攒竹、鱼腰、臂臑、合谷、足三里、三阴交。

操作:每日或隔日1次,每次2~3穴,8~10次为1个疗程,用补法。此法只适用于早期患者,且宜与内服外点药物配合使用。

(六)现代医学疗法

白内障是造成人类致盲致残及低视力的主要眼病,尽管其发病机制还没有彻底被人类揭开,但在治疗上,尤其是手术治疗,是值得肯定、脱盲效率高的最佳手段。

1.药物治疗

在药物治疗方面,人们针对多年来的临床与实验研究关于病因机制的几种学说提出了相应的药物治疗,主要以滴眼液为主,针对早期白内障或不适合手术的患者进行临床试用。

(1)辅助营养类药物:如维生素E、核黄素、利眼明等。

(2)与醌体学说有关的药物:根据生化与药理实验研究发现老年性白内障患者色氨酸、酪氨酸等代谢异常,尿液可分离出代谢异常产物——醌亚氨酸(醌体、醌型物质、quinone),而此物质可以诱发老年性白内障。根据"醌体学说"理论,认为使用对晶状体可溶性蛋白质亲和力比醌体还强的物质可以使其不发生变性,从而防止白内障的发生。如卡他林、法可林、白内停等。

(3)抗氧化损伤类药物:在晶体代谢中可产生活性氧而氧化损伤,因老年晶体中一些与氧化有关酶的活性降低,谷胱甘肽的浓度也较成人低,当晶状体细胞膜被氧化损伤后通透性发生改变,晶状体蛋白变性而发生混浊,如谷胱甘肽等。

(4)其他抗白内障药物:如腮腺素、视明露等眼药水可改善新陈代谢,调整囊膜通透性。

2.手术治疗

随着现代手术治疗及显微器械的发展,白内障的显微手术技术日臻完善、成熟,尤其是在小切口和超声乳化技术方面越来越精细与轻巧;因而在手术时间的缩短,手术创口的减小,手术麻醉的简易(表面麻醉)以及可塑性、折叠式,甚至液体状的人工晶体材料等先进技术的应用,使得白内障手术的效果更佳,毒副作用降低。一方面是降低手术经济成本,让更多的患者接受手术治疗;另一方面是手术时机体前,不需要等白内障成熟,在近成熟、未成熟期即可以采用手术治疗。

但是,人的机体是一个有机整体,白内障的发生与发展是身体疾病的一个方面,而手术即使再精细、轻巧,其术前准备、心里承受、术中操作、手术灯的强光刺激(光损伤)、手术创口的恢复,都离不开围手术期的治疗和护理。现代手术虽然时间短,创口小,无明显的毒副作用,但术后的中医调护重在配合西医防止感染,促进伤口愈合与恢复,消除手术中的视网膜、黄斑区的光损伤以及前房的炎性反应,可以依据中医病机及不同的西医并发症酌情选方调理。

(1)白内障囊外摘除术:白内障囊外摘除术是在刺破晶状体前囊中央部后,将晶体和大部分皮质摘出,并尽量将剩余的皮质冲洗抽吸干净,使晶体后囊、前囊周边部留在眼内。该手术适用于老年性或有硬核的其他类型白内障,和拟植入后房型人工晶体的白内障;及晶体囊膜已破的30岁以上成年人外伤性白内障。

其手术方法为:术前充分散大瞳孔,局部麻醉后,张开眼睑固定上直肌与白内障吸出术相同,并作以角巩缘或穹隆部为基底的结膜瓣。在12点处以截囊刀自角巩缘刺入前房,同上法切开晶体前囊,作开罐式前囊切开,或以由齿晶体囊镊伸入前方,将晶体前囊的中央部镊出。切开并扩大角巩膜切口达130°～150°,用斜视钩或晶体匙和单齿镊子分别轻压下方角巩缘和上方切口后唇附近巩膜,此时晶体核及大部分皮质可以顺利摘出,在12点及鼻、颞侧各做角巩膜缝线一针,然后同上法将抽吸灌注针头,伸入前房,将残留的晶体皮质极有利的晶体前囊抽吸出来(在没有抽吸灌注针头时,可以用连接含冲洗液的18或19号钝头针伸入前房,将残留皮质慢慢冲洗出来),在角巩膜补加缝线4～5针,作球结膜缝合。球结膜下注射庆大霉素加地塞米松,术眼涂阿托品及抗生素软膏,眼遮盖并包扎双眼。

(2)白内障囊内摘除术:白内障囊内摘除术是在离断晶体韧带后将晶体完整摘出。本手术适应于老年性白内障40岁以上有较大硬核的各种白内障及有晶体脱位的白内障。从20世纪30年代到80年代初期,此术式曾被改进和推广,但由于手术后玻璃体失去了晶体后囊的支撑,其活动度增大,使黄斑囊样水肿及视网膜脱离等并发症发病率较高,故在一些发达国家眼科医生较多采用在显微镜下进行白内障囊外摘除术,而较少作此术式。

本术式多采用冷冻摘除法。其方法为:手术前散大瞳孔,麻醉及结膜瓣,角巩膜缝线等均与囊外摘除术的方法相同,但角巩膜缘切口约170°～180°,作虹膜周边切除,先切角膜瓣,使上方瞳孔缘较充分地暴露,推开上方虹膜,露出周边部晶体前囊,以白内障冷冻摘除器的头接触上方晶体前囊,待数分钟后,冷冻头与晶体前囊及其下皮质冷冻黏着后,慢慢提取晶体稍后左右旋转摆动,使晶体韧带断裂,整个晶体便能完整摘除,缝合角巩缘、结膜缝线。球结膜下注射庆大霉素和地塞米松,术眼涂阿托品及抗生素软膏,眼遮盖并包扎双眼。

在没冷冻摘除器时,还可以用镊子夹着硅胶丸或用特制的笔式硅胶棒置于晶体上方前囊表面,接触10 min后使二者粘着,即可像冷冻摘除术一样将晶体摘除。也可以用特制的无齿晶体囊镊夹住上方晶体前囊,或用金属制的晶体吸盘连接滴管作吸引力,将晶体完整摘除,但此二法均不及冷冻方法简便有效。

(3)人工晶体植入术:随着科学的发展,近年在国内外已普遍推行白内障摘除后即在眼内放入一个人工晶体,代替已摘除的混浊晶体,达到更好恢复晶体生理功能的目的,手术后没有配戴白内障眼镜引起的物像放大、周边视野缩窄和配戴角膜接触镜可能引起一系列合并症等的缺点,特别有利于单眼白内障摘除后恢复双眼单视的功能。目前使用的有前房型及后房型人工晶体,大多数是在白内障摘除后即植入人工晶体,也有少数是在白内障摘除后(一般半年以上)植入的,其中常规白内障现代囊外摘除术后即可置入改良型J袢或C袢后房型人工晶体,为最广泛采用方法。

(4)白内障现代囊外摘除联合后房型人工晶体植入:此为在手术显微镜下先进行白内障囊外摘除术,术前散瞳,术时麻醉、开睑、上直肌缝线、作以穹隆为基底的结膜瓣、止血、穿刺进前房、开罐式截囊、剥离前囊膜、挽出晶体核、清除干净残留皮质等均与白内障囊外摘除术相同。然后松除12点钟方位角巩膜缝线,使鼻、颞侧缝线间留有6 mm宽的置入口,在前房及囊袋内注射2%甲基纤维素或Healon后,将人工晶体从6 mm的切口植入。用人工晶体镊夹住人工晶体上1/3部分,使下袢通过切口并送至6点处虹膜后的囊袋中,将上袢送入切口,逆时针旋转镊子,使袢的膝部向后方,当袢的膝部已越过瞳孔上缘时放松上袢,上袢即可进入虹膜后面的囊袋内。调整人工晶体位置,使上、下袢分别位于9点及3点的水平位置。前房注入1%毛果芸香碱或0.1%氨甲酰胆碱缩瞳。缝合角巩膜及结膜切口。球结膜下注射庆大霉素及地塞米松,涂抗生素眼膏,遮盖双眼。

(5)白内障超声乳化吸出联合人工晶体植入术:白内障超声乳化吸出术是利用超声波将晶体核乳化后

吸出。本法具有切口小,术后患者活动不受限制,对角膜表面曲率影响小的特点,术后很少散光,适应于晶体核不是明显坚硬的白内障。其手术步骤为:术前充分散瞳、麻醉、开睑、作以穹隆部为基底的结膜瓣等,均同白内障囊外摘除术。然后做板层巩膜瓣下角膜缘切口 3 mm 长,向前房内注入 Healon,开罐式截囊或圆形撕囊。将超声针头斜面向下插入前房,以免进入时吸住虹膜造成虹膜根部离断,进入前房后立即转动使其斜面向上。从晶体核的前面中央部开始削刨,由浅到深,连续操作直到中央仅剩下一薄层,勿使核松动。当核中央被乳化吸出后,剩余的核呈碗状,此时将针头移到核的上方赤道部,轻轻使针头进入核与皮质间,停止乳化,灌注 Healon 使核与皮质分离,然后用针头轻轻推动核,使之与皮质进一步分离。如果向一个方向转动核有困难时,则向相反方向重复此动作。一旦核可以自由转动,则继续乳化核的周围部分,直至核中央剩下一薄层。最后核的小片需用乳化针头将其分为两半,并被乳化吸收,不可剩余以免术后严重反应。用自动注吸系统清除干净皮质后,扩大原 3 mm 切口至 6 mm 长。如上法囊袋内植入人工晶体,前房内注入 1%毛果芸香碱或 0.1%氨甲酰胆碱。平复巩膜瓣,检查切口有无房水渗漏,缝合或不缝合切口。球结膜下注射庆大霉素及地塞米松,涂抗生素眼膏,遮盖术眼。

(七)其他疗法

除针灸疗法针对常用经穴治疗外,在眼部、眼周及耳部采用的其他疗法亦颇为丰富,如耳穴埋针、贴药、耳穴结扎、埋线;眼周穴按摩、理疗、离子导入,配合电针、电推拿、气功以及穴位冷冻、耳穴穿针等方式多样,各有特色。

1.眼周穴位按摩及理疗法

可用脉冲穴位按摩仪或手法按摩双眼周穴,如睛明、攒竹、四白、鱼腰、太阳等穴位,每天 1～2 次。

2.耳穴埋针或贴药法

可选耳穴有:肝、目、脑、肾、内分泌等穴,每次 2～3 个穴,埋针、埋线或贴决明子、磁朱丸等,埋藏或贴药后一般 3～4 d 后再埋针或埋线或贴药,次数不限。

3.穴位注射法

取穴三阴交、肝俞、肾俞、光明、合谷等,每次选穴 2～3 个,选用维生素 C 注射液,每穴每日每次注射 0.5 mL,每日或隔日 1 次,交替轮取,10 次为 1 个疗程。

4.中药离子导入法

常用中药离子导入的药物有丹参、三七、血栓通、当归、毛冬青、决明子、黄芩、钩藤、洋金花、地榆、五味子、芦荟、蜂蜜、昆布、盐酸罂粟碱、草乌、延胡索、碘化钾、维生素 C、川芎、黄连素等。

5.头针疗法

取穴视区,针尖向下刺入头皮第三层帽状腱膜后,平行皮肤进针 4 cm,快速旋转针体,或可以留针2 小时,10 次为 1 个疗程。

6.刮痧治疗

头部:全息穴区——额中带、额顶带后 1/3、顶枕带下 1/3。督脉——百会。膀胱经一双侧睛明、攒竹。奇穴——双侧太阳。胆经——双侧瞳子髎、风池。三焦经一双侧翳风。

背部:膀胱经——双侧肝俞至肾俞。

上肢:大肠经——双侧合谷至三间。

下肢:胃经——双侧足三里。

7.针挑疗法

取穴:第 6,7 颈椎棘突处,第 1 胸椎棘突处,以上各处旁开约 0.5 cm 处的 6 个点作为挑治部位,每 7 个点构成一个梅花形。

操作:患者取坐势,头略低,暴露局部皮肤后,选取挑治部位。按常规消毒皮肤,然后用针挑破皮肤,从皮下组织中可挑出白色纤维物数十条,至白色纤维物挑净为止,将白色纤维挑断或用手术刀切断。挑治部位有少量出血,用消毒棉球擦干即可。挑治时间一般第 1～4 次,每日挑治。从第 5 次开始,则每周挑 1 次,12 次为 1 个疗程。最初 3 次分别在 6～7 颈椎,第 1 胸椎棘突处挑,第 4～12 次分别在棘突处周围、左右、上下相对称的两个点挑治。(注意:挑治过程中,禁食有刺激性的食物,禁房事。)

8.火罐疗法

取穴:第6,7颈椎棘突处,第1胸椎棘突处。

操作:依上法实行针挑后,挑治部位有少量出血,用消毒棉球擦干,然后在该处拔火罐,吸出少量血液即行起罐,将血擦干,用酒精消毒,盖上消毒敷料,胶布固定,隔日1次,每12次为1个疗程,一般随针挑法相配合同施患处。

9.梅花针疗法

取穴:后颈部、眼周部及大椎穴。

操作:常规梅花针刺法,弹刺后可加罐拔吸10~15 min。隔日1次,5~10次为1个疗程。

10.祛障穴冷冻法

本方法是治疗老年性白内障进行期(初发期、膨胀期)行之有效的方法,是原长春中医学院眼科教研室李永才教授1980年发现并创立的。选穴:在角巩膜缘3,6,9,12点终四个方位为祛障穴,穴位直径2 mm,2/3在巩膜缘上,1/3在角膜缘上,先用0.5%地卡因做表面麻醉3次后,用直径2 mm的无菌棉签蘸液氮0.5 mL之后迅速接触祛障穴表面,不施加压力。冷冻时间为5 s,以穴位表面出现白色冻斑为宜。每周1次,5次为1个疗程。冷冻后无需特殊处理,局部极度充血水肿时,可点用氯霉素眼药水以预防感染。

(八)并发症治疗

1.绿风内障

相当于西医急性闭角型青光眼。发病急剧,眼珠肿痛欲脱,视力急剧下降,甚至失明。白睛混赤,眼睛雾浊,瞳内呈黄绿色,瞳神散大,眼珠变硬,甚坚如石。或伴有头痛如裂,恶心呕吐,眩晕耳鸣。舌质红,苔黄腻,脉滑数。

(1)中药疗法:①治法:平肝泻火,清降痰浊。②方药:羚羊角饮子加减。羚羊角(锉末)、犀角(锉末)、防风、桔梗、茺蔚子、玄参、知母、大黄(炮)、草决明、甘草(减半)、黄芩(炒)、车前子各等分。

(2)针灸疗法:①取上花穴治疗,用泻法。②在选穴上,以足太阳膀胱经、足少阳胆经、足厥阴肝经为多,其次为足阳明胃经、手阳明大肠经、手少阳三焦经、督脉。主穴:睛明、攒竹、风池、行间。配穴:合谷、三阴交、太阳、肝俞、光明、太冲、足三里、肾俞、太溪、球后。

实验研究:睛明、行间、风池为主穴。单独针刺即可有效降低眼压,若联合使用降眼压效果迅速持久。

(3)其他疗法:①甘露醇:使用剂量一般每千克体重1.5 g。本品配成20%水溶液作静脉滴注,每分钟输入5~10 mL,一般在30~60 min滴完。注射后15~30 min开始眼压下降,用药后可出现多尿、口渴后颅内压降低所引起的恶心、头痛、头昏等,输液停止后即可消失。②50%葡萄糖溶液:加入1 g维生素C,静脉注射,每日1次,亦有暂时降低眼压的作用,糖尿病患者禁用。

(4)现代医学疗法:①用药物降低眼压,以解除高眼压对视网膜及视神经的危害。常以缩瞳剂、碳酸酐酶抑制剂、β阻滞剂及(或)肾上腺素α2激动剂联合并用,大多数病例足以降低眼压。②打开关闭前房角,在发作48 h内打开关闭的前方角,越早越好。缩瞳剂、角膜中央加压可以打开对合性前房角关闭。激光周边虹膜成形术、注射BBS于前房可拉开粘得不太牢固的前粘连。③缓解瞳孔阻滞:90%闭青是瞳孔阻滞性的。瞳孔阻滞可造成前房角关闭,切开虹膜根部是改善前后房角交通的有效办法,全部闭眼患者需要行激光虹膜切开术或周边虹膜切除术。④瞳孔阻滞性青光眼一定需要手术进行治疗。在药物将眼压控制,或者用尽全部药物而眼压未能被控制后,必须考虑手术治疗。药物治疗后很快控制眼压者,先复查前房角,判断是何种机制增高眼压的。并采用其相应的手术进行治疗,有激光虹膜切开术、周边虹膜切除术、激光周边虹膜成形术、小梁切除术、白内障囊外摘除术等。

2.晶状体过敏性葡萄膜炎

应及时取除晶状体物质,扩瞳、局部及全身应用类固醇。另一眼如有白内障,需行囊内摘除术。

(谭小波)

第六节　药物及中毒性白内障

药物性和中毒性白内障是一种特殊类型的并发性白内障，它既不是因局部眼病引起，也与全身疾病无关，多由于长期应用或接触某些药物，影响晶状体的代谢，日久导致晶状体混浊。

一、病因病机

有文献报道，药物性白内障是由于长期使用激素类药物，或二异丙基氟磷酸缩瞳剂，引起晶状体后皮质区的混浊性变化，如慢性青光眼长期应用缩瞳剂，慢性过敏性结膜炎长期点用可的松类药物等。引起晶状体混浊的发病机理还有待进一步研究。

中毒性白内障指过量应用某些药物或蓄积中毒引起晶状体的混浊性变化。常见中毒药物有：二硝基酚、三硝基甲苯、铊等。中毒性白内障，除可以问出与毒性物质接触史以外，晶状体混浊的形态也具一定特征，应用裂隙灯检查十分重要。一般在发病早期，晶状体周边部有大小不等的灰黄色小点聚集，多呈环状排列，可伸至晶状体成人核和前后皮质内，在晶状体中央部也可出现环状混浊。此种白内障的发病率与工龄、年龄成正比，接触有毒物质时间越长，发病率也越高，脱离接触后，此种白内障可稳定在某一阶段或缓慢进展。中毒性白内障的特征是双眼受累，发生白内障的时间距药物中毒时间较长，可达数月至数年；组织病理学检查除晶状体本身空泡、液化、蛋白或结晶沉积外，还常见到睫状体、脉络膜和视网膜肿胀。

很多物质可以使实验动物发生白内障已经得到公认。在人类，长期接触有毒化学物质，或长期口服麦角碱、碳酸酐酶抑制剂、肾上腺皮质激素、局部长期点用可的松，均可引起中毒性白内障。局部或全身用药以及毒性物质诱发产生白内障，慢性肾功能不全及血液透析患者也可发生。临床已经有诸多报道，并引起人们的重视。与眼科临床有直接关联的中毒性白内障主要由以下几种药物引起。

(一)糖皮质激素

长期全身或局部应用大量糖皮质激素，可以产生后囊膜下混浊，其形态与放射性白内障相似。最初在后囊膜下出现微细点状或条纹状混浊，裂隙灯下检查可见点彩样反光，间有囊泡样改变，此时如不停药，混浊将进一步扩大加重，最终形成典型的淡棕褐色盘状混浊。白内障一旦形成，在大多数病例减量或停药均不能使其消退。白内障的发生与用药剂量和持续时间有关，用药剂量越大时间越长，白内障的发生率就越高。有报道指出大剂量服用泼尼松 1～4 年，白内障发生机率可达 78%；而中等剂量服用 1～4 年，其发生率为 11%。

(二)缩瞳剂

长期使用抗胆碱酯酶类缩瞳剂，特别是长效缩瞳剂如碘磷定，可以引起前囊膜下产生维系囊泡，晚期可以引起后囊膜下和晶状体核的改变。使用碘磷定超过 1 年，约 50%病例可以产生白内障，停药可以减缓或逆转白内障发展过程。短小缩瞳剂，比如阿司匹林也可以产生同样地结果。应用匹罗卡品超过 2 个月的青光眼患者，约 10%会诱发产生不同程度的晶状体混浊。

(三)氯丙嗪

长期给予氯丙嗪，可以在前囊和皮质浅层出现微细的白色点状混浊，往往可以在瞳孔区形成典型的星形混浊外观。

(四)三硝基甲苯(TNT)

TNT 中毒性白内障常见于铸药、粉碎、制片、包装、搬运等工种。工龄愈长发病率愈高。工龄在 1 年以内者很少见到晶体的改变。因病变起始于晶体周边部，且病变过程缓慢，所以在较长时间内中央视力不受影响，患者多系在体格检查时被检出。

TNT 中毒性白内障起始于双眼晶体周边部，检查时必须散大瞳孔，晶体的混浊形态具有特征性。以直接检眼镜彻照法或裂隙灯后部反光照明法检查，可见晶体周边部呈环形混浊，环为多数尖向内，底向外的楔形混浊融合而成。混浊的环与晶体赤道部之间有一窄的透明区，视力不受影响。白内障进一步发展，除晶体周边部混浊外，晶体中央部出现环形混浊，位于晶体瞳孔区，环的大小近似瞳孔直径，轻的可见不完整的环，重者混浊致密，呈花瓣状或盘状，视力可能减退。再发展，周边混浊与中央部混浊融合，视力明显减退。以裂隙灯直接焦点照明法观察，晶体混浊为密集的大小不等的灰黄色小点聚集而成，周边部混浊位于晶体前后成人核和前后皮质内，中央部浑浊位于前成人核和前皮质内。

(五)白消安

用于治疗骨髓性白血病的药物，服用后可以引起晶状体混浊。

(六)Amiodarone

一种治疗心律失常的药物。患者使用中等剂量及大剂量时可在晶状体前囊膜下观察到皮质混浊，发生率为50%。

(七)金制剂

用于治疗类风湿关节炎的药物，约50%患者用药超过3年后晶状体前囊膜下皮质出现混浊。

(八)血液透析

慢性肾功能不全及血液透析患者其红细胞己糖激酶被抑制，此为晶状体代谢的重要物质，同时有钙代谢障碍；血液透析时血浆与房水间形成梯度，房水中尿素延迟排出肝素对于血钙浓度有影响。因上列原因发生双侧晶状体混浊，先是后囊下彩虹反光样混浊，前皮质可见水裂。白内障发生在血液透析1个月后，或可更早。

(九)金属氧化物

金属氧化物可沉着在晶状体，见于眼内异物、长期服药、职业接触。铁为囊下棕色斑点，铜、金及汞沉着于前皮质，铅沉着于后皮质，银沉着于前囊下。

其他制剂抑制有丝分裂的药物，如二甲磺酸丁酯，硝基化合物如二硝基酚、二硝基邻甲酚。此外尚有萘、丁卡因、铊制剂等也可以诱发，易引起白内障的全身用药有皮质类固醇、毛果芸香碱等。

二、临床表现

(一)症状

(1)皮质类固醇性白内障：后极部分囊下皮质出现小点状混浊，掺杂空泡和黄蓝等彩色结晶，停药后混浊可以逐渐消失，如发现晚、长期用药可以发展为完全性白内障。

(2)缩瞳剂型白内障：混浊位于前囊下、呈玫瑰花或者苔藓状、有彩色反光，一般不影响视力，停药后可以逐渐消失。有些病例发现过晚混浊可以扩到后囊下及核，停药后混浊不易消失，但可以停止进展。

(3)氯丙嗪性白内障：瞳孔区晶状体前囊下出现浅棕色或灰白色小点状混浊，重者呈盘状或花瓣状混浊，并可以向皮部深部发展。

(4)三硝基甲苯(TNT)性白内障：由多数尖向中心的楔形混浊连接构成环形。环与晶状体赤道间有窄透明区。继而中心部出现小的环形混浊，大小与瞳孔相当。重者混浊致密，呈花瓣状或盘状或发展为完全混浊。

(二)体征

光镜和电镜检查显示晶体纤维细胞变性。光镜下可见皮质浅层与深层的纤维细胞透明变性，深层纤维细胞之间可见深嗜伊红色类似血红蛋白的沉积物，核部纤维排列紊乱，也有透明变性。电镜下显示，皮质部纤维细胞的细胞膜模糊不清，断裂、消失，呈裂隙状及髓鞘样结构，核部纤维细胞结构也有破坏。

关于TNT中毒性白内障诊断分期，前苏联学者分为四期，他们认为TNT白内障的形成是证明TNT侵入的首先和唯一的症状。国内文献报道了相当多的分期标准。1989年中华人民共和国卫生部颁布了由北京医科大学第三附属医院负责研制起草的《职业性三硝基甲苯白内障诊断标准及处理原则》作为中华人民共和国国家标准。

标准内容如下。

1.诊断原则

根据密切的职业接触史和以双眼晶体混浊改变为主的临床表现,结合必要的动态观察,参考作业环境调查,综合分析,排除其他病因所引起的晶体损害后,方可诊断。

2.诊断及分级标准

有下列一项表现者,列为观察对象。①彻照法检查:晶体周边部有环形或近成环形的点状暗影。②裂隙灯显微镜检查:晶体周边部皮质内有散在的细点状混浊。

一期白内障:彻照法检查时,晶体周边部有环形暗影。但最大环宽不超过晶体半径的 1/3。环由多数楔形混浊连接而成,楔底向周边,尖端指向中心,或作裂隙灯显微镜检查见晶体周边聚集有多数大小不等的灰黄色细点状混浊,位于前后皮质和成人核内,皮质透明度降低。分布范围同前。

二期白内障:周边部环状混浊范围超过晶体半径的 1/3,但不超过 2/3。部分病例可表现为晶体中央部出现相等于瞳孔直径大小的完全或不完全的环状混浊,此混浊位于前成人核或前皮质内。

三期白内障:晶体周边部混浊超过晶体半径 2/3 以上,或中央部有致密点状或盘状混浊,视功能(视力和视野)受到明显影响。

三、诊断要点

(1)有用药或与化学药物的接触史。

(2)多为双侧发病。

(3)晶状体各具不同形态和部位的混浊。

(4)视力障碍。

四、实验室和其他辅助检查

(1)必要时进行视网膜视力,视网膜电流图及视诱发电位检查。

(2)无法看清眼底者,须行眼部超声波检查,测量眼轴及排除眼内疾患。

(3)注意全身肝功能及造血系统的检查。

五、鉴别诊断

TNT 中毒性白内障虽具有特征的晶体混浊形态,但对于青年眼科医师或非专门研究职业性眼病的眼科医师做出正确的诊断尚有困难。常见晶体周边部混浊的有花冠状白内障、蓝色点状白内障及初起期老年性白内障。在确诊 TNT 中毒性白内障时,需与下面三种类型白内障相鉴别。

(一)花冠状白内障

为一种较常见的先天性发育性白内障,在正常人群查体时常可见到。多在青春期后出现,常为双眼对称。混浊位于晶体周边部深层,呈短棒状、柱状、仙人掌状、水滴状、圆点状等,所有混浊组合成整齐的放射状形如花冠而得名。晶体中央部透明,不影响视力,临床上不做散瞳检查常被忽略。此种白内障为静止性。

(二)蓝色点状白内障

也为较常见的先天性发育性白内障。一般多在 20 岁左右发现,细小的灰白色点状混浊,略带蓝色,散在分布于晶体周边部深层皮质,不影响视力,散瞳后方可发现,亦不进展。

(三)老年性白内障

老年性白内障多见于 40 岁以上的老年人。晶体混浊起始于三个部位:晶体周边部皮质、晶体核及后囊下皮质。这三种类型中,周边部皮质型最为普遍,TNT 中毒性白内障需与该型相鉴别。老年性白内障多起始于鼻下方周边部皮质,呈楔形,尖端指向晶体中心部。以后在上部及两侧也出现楔形混浊,则组合成辐状混浊。应该注意的是老年性白内障的楔形混浊不是由金黄色的细点组合而成,有别于 TNT 中毒性白内障。

六、并发症

(一)TNT 中毒性白内障并发的眼部中毒症状

三硝基甲苯为国防工业和矿山建设常用的炸药,在生产使用过程中不仅可以发生接触性损伤,TNT 还可以通过皮肤,呼吸道和消化道吸收而引起中毒性病变。眼睑、结膜及角膜暴露于空气中,可以直接接触 TNT 粉;眼球内有丰富的血管,也可因 TNT 中毒发生病变。晶体为 TNT 中毒眼部组织最易发病的部位,眼部其他组织也可因 TNT 中毒发生病变。

(1)眼睑:可发生 TNT 中毒性皮炎。眼睑皮肤出现红斑和丘疹,疹后屑。慢性者呈苔藓样改变,也可发生湿疹性皮炎。

(2)结膜与巩膜:球结膜与巩膜的睑裂外露部分出现黄染。应与肝炎黄染及睑裂黄斑相鉴别。肝炎黄染表现为整个巩膜发黄。睑裂黄斑为睑裂部角膜缘附近球结膜肥厚并略带黄色,呈三角形,其基底面向角膜缘。

(3)角膜:角膜缘可见明显的色素沉着,可能为 TNT 粉尘的慢性刺激所致。

(4)视网膜与视神经:TNT 中毒可引起视网膜出血,视神经炎与球后视神经炎,导致视野缩窄及中心暗点。长期在 TNT 高浓度车间劳动,血内高铁血红蛋白增高,出现“青紫面容”,这时整个眼底也呈暗紫红色,脱离 TNT 工作岗位后皮肤与眼底颜色均恢复正常。

(二)TNT 中毒性白内障并发症的全身症状

关于 TNT 白内障与 TNT 全身中毒尤其是中毒性肝损伤的关系,一直是人们力求探讨的问题。有些学者的调查认为两者之间有相关关系,但多数学者的调查结果持否定意见。文献报道,TNT 中毒晶体损害的发生率高于肝脏损害,其原因可能由于 TNT 中毒性白内障是一种特异性不可逆的改变,且病变进展,而肝脏代偿机能强大,肝脏的损伤具有可复性。加之传染性肝炎的干扰不易排除,这些可能是 TNT 中毒性白内障与 TNT 中毒性肝损伤诊断不一致的原因,所以难于推出二者之间的肯定关系。

七、治疗方法

(1)针对病因,注意合理用药及预防中毒,定期检查,早期发现后停止用药或中止接触,如早期发现,部分患者可逆转白内障的发展。

(2)白内障的药物治疗,包括防止晶体代谢异常与蛋白质变性的一类药物,如维生素 B_2、维生素 C 等,醛糖还原酶抑制剂与中医辨证用药。

(3)局部滴白内停、白可停(法可林)等治疗白内障药物。

(4)如患者因病情需要服用上述药物,则视情况而决定停药或逐渐减少用量,或用其他药物代替。服用糖皮质激素应除去安全剂量这一误区,因为这类白内障的发生虽然和用药剂量有关,但仍然有个体差异。患者一旦出现晶状体混浊,应将激素减量或降到最小剂量,如有可能,改为隔日用药,因为晶状体混浊很少发生于间断治疗方法中。

(5)判断患眼的视力下降是否与晶体混浊的程度一致,若不一致,应行验光或查明其他影响视力的眼病。

(6)当白内障引起的视力下降已影响患者的生活,学习与工作时(一般术前矫正视力在 0.3 以下),而患者又要求提高视力时,可以手术摘除白内障或在摘除白内障的同时植入后房型人工晶体。

(7)单纯摘除白内障手术后,应及时配戴合适的矫正眼镜。幼儿或儿童,双眼已摘除白内障者或独眼手术者应在出院时就配戴合适的眼镜,不必等术后 3 个月才配镜。

(张雅丽)

第七节　并发性白内障

本病指眼部的炎症或退行性病变所造成的晶状体营养障碍或代谢紊乱所引起的晶状体混浊，例如葡萄膜炎、眼压过低、青光眼、视网膜色素变性等，其中以葡萄膜炎并发性白内障多见。

中医眼科没有并发性白内障的病名，然在阐述某些眼病时可见提及。历代中医眼科中，记载为“黄风”“青盲翳”“如金内障”“银风内障”“金花内障”等，应归于并发性白内障范畴。如《世医得效方・眼科》谓：“高风雀目，……才至黄昏便不见，经年瞳子如金色，名曰黄风”。类似于患病多年的高风内障，患者瞳子内之晶珠黄色混浊之并发性白内障；《证治泄绳・七窍门》指出：“绿风内障证，久则变为黄风”。其症“瞳神已大而色昏浊为黄也，病至此，十无一人可救者”。类似现代所称之绝对期青光眼并发白内障。

一、病因病机

(一)中医学认识

(1)肝经郁热或外感热邪，致肝胆蕴热，上扰目窍。肝经郁热或外感风热，郁而化火，肝胆蕴热上扰晶体混浊故视物不清，热邪循经上壅致头痛目赤畏光流泪，舌红苔黄，口苦咽干脉数，皆肝胆蕴热之症。常见于角膜病，葡萄膜病并发白内障者。

(2)阴虚挟湿热，上攻头面，邪犯晶珠。素体阴虚，兼脾胃湿热，阴虚挟湿热上攻故目涩眵黏；湿热怫郁于中，精津不能上濡于目，故目涩视昏；热扰心神故心中烦热；湿热郁遏肠胃，升降失常，浊气上泛则口臭，浊气失降则大便不畅；舌红苔黄腻为阴虚挟湿热之象。常见于葡萄膜病并发白内障者。

(3)脏腑亏虚，精血不能上荣于目。肝肾亏虚，精血无力濡润目窍，故眼内干涩，目络精血不充故视物昏朦，头昏耳鸣，梦多寐少皆由肝肾亏虚所致，并见舌红少苔而脉细。多见于久患眼底病变如视网膜色素变性、高度近视年龄较大近视度较高者。

2.西医学认识

由于其他眼病引起的白内障称为并发性白内障，或全身性疾病如糖尿病、甲状旁腺机能不适所引发的双眼性白内障，都是引发并发性白内障的原因。

(1)炎症：严重角膜炎、视网膜脉络膜炎、葡萄膜炎等。

(2)肿瘤：眼内肿瘤。

(3)变性：视网膜色素变形、视网膜血管变形、高度近视等。

(4)眼压变化：绝对期青光眼、眼压过低、视网膜脱离。

二、临床表现

患者常在原有眼病所造成视力减退的基础上，视力进一步减退。晶状体的混浊表现为白色或黄白色，分布不均匀，常可分为两类：一类是并发于眼前部炎症，在炎症引起的虹膜后粘连附近出现局限性晶体囊下混浊。另一类是眼后段炎症、出血、退行性病变致长期循环障碍与营养不良，而晶状体后囊下颗粒状黄色混浊，混浊向晶状体中心及四周发展，后囊下皮质出现放射性带状混浊，行如梅花，分布不均匀，边界不清，呈蜂窝样。混浊继续扩展，先向前皮质蔓延，再扩展至全皮质，继之水分吸收，囊膜变厚，整个晶状体收缩，以晶状体钙化。由高度近视并发者多为核性混浊，而青光眼并发者多由前皮质及核开始混浊。眼内肿瘤的毒性产物可导致晶状体迅速混浊。并发性白内障一般发生在原来眼病的后期，其发展与原发病眼病病情的发展成正比。

三、诊断要点

(1)视力下降。

(2)晶状体后囊锅底状混浊,后囊下皮质菊花状混浊及较多的空泡变性,晶体全混浊。

(3)超声波检查排除晶状体后组织异常。

(4)晶体不均匀混浊,形态多样,均为囊下混浊。

(5)由原发眼病史,晶体混浊出现于原发眼病之后,其混浊程度与原发眼病的轻重成正比关系。

四、实验室和其他辅助检查

(一)视野检查

对于轻度或中度白内障患者,准确的视野检查可以确定有无中心暗点或视物变形,对青光眼和其他同时存在的眼底病诊断具有非常重要的意义。

(二)视觉电生理检查

视网膜电流图(ERG)对于评价黄斑部视网膜功能具有重要价值。闪光 ERG(FERG)可用于低视力眼的检查。闪光 VEP(FVEP)反映视路传导和视皮质功能,黄斑部病变和视神经损害时,其振幅均降低。FVEP 是屈光间质混浊时检查视功能的理想方法。临床上可将两种检查结合起来预测术后视力。

(三)晶状体核硬度分级

主要是根据裂隙灯检查结果,根据其核颜色进行判断之后分为五级,来确定其属于哪种类型的白内障,以及选择适合超声乳化手术的核硬度的白内障,并确保手术顺利。这五级分别是:一级(软核),透明或灰白色;二级(软核),灰或灰黄色;三级(中等硬度核),黄色或浅棕黄色,是超声乳化最主要的适应证;四级(硬核),深黄或琥珀色;五级(极硬核),棕褐色或黑色,不宜做超声乳化手术。

五、鉴别诊断

(一)糖尿病性白内障

有血糖升高病史或伴相关糖尿病性眼底改变。

(二)中毒性白内障

常见有三硝基甲苯(TNT)、二硝基酚、萘、氯普马嗪等,可通过病史及晶状体混浊形态相鉴别。

六、并发症

继发性青光眼是变性的晶体蛋白从晶体囊膜漏出后,在前房角激惹巨噬细胞反应,这些巨噬细胞可以阻塞小梁网,导致眼内压升高。

七、治疗方法

(一)辨证论治

1.肝经郁热或外感风热

主症:视物不清,头痛目昏,或有目赤畏光流泪,舌质红苔黄,脉数,口苦咽干。

治法:祛风清热。

方药:新制柴连汤加减。

方解:本方清热为主,祛风为次,荆芥、防风、柴胡、蔓荆辛散轻扬,祛风散邪,黄芩、黄连、栀子、胆草、木通苦寒清热泻火。如风邪不重,肝热较甚者,可去荆芥、防风,加青葙子、石决明以清热平肝退翳。脾胃不实者去黄连、栀子。

2.阴虚挟湿热

主症:视物昏朦,目涩眵黏,烦热口臭,大便不畅,舌红苔黄腻。

治法:滋阴清热,宽中利湿。

方药：甘露饮加减。

方解：方中以生地黄、熟地黄滋阴补肾；天门冬、麦门冬、石斛滋阴清热，黄芩、茵陈清热利湿，枳壳、枇杷叶宽中降气以助化湿；甘草清热和中。诸药合用，行滋阴清热，兼以利湿之功。

3.肝肾亏虚

主症：视物昏朦，眼内干涩，头昏耳鸣，梦多寐少，舌红少苔，脉细。

治法：补益肝肾。

方药：杞菊地黄丸加减或用加减驻景丸。

方解：杞菊地黄丸补益肝肾，益精明目，是在滋阴补肾的基础方六味地黄汤加枸杞子、菊花以起滋养肝肾明目之效。加减驻景丸以菟丝子、五味子、楮实子、枸杞子、熟地黄、当归以补肝肾滋精血；川椒温阳行气，车前子利水泻热明目，合用有补肝益肾，填精养血之功。若患者偏于气虚，可加参、芪；若偏于阳虚，可加紫河车、鹿角胶等。

(二)中成药治疗

1.鳖甲散

组成：鳖甲 60 g，蛇蜕 30 g，蝉蜕 18 g，郁金 18 g，木贼 18 g，香附 18 g。

用法：每日 2 次，每次 10 g。

2.障眼明片

组成：由山药、茯苓、牡丹皮等组成。

用法：每次 3 片，每天 3 次。用于白内障初发期。

3.复明片

用法：每次 4 片，每日 3 次。用于白内障初发期。

(三)单方验方治疗

1.益精明目汤

组成：桑椹子 9 g，菟丝子 12 g，覆盆子 9 g，谷精草 9 g，熟地黄 12 g，楮实子 9 g，石决明 15 g。

服法：水煎服，煮取 200 mL，早、晚分服。

2.加味磁朱丸

组成：磁石 15 g，朱砂 0.3 g，神曲 9 g，女贞子 12 g，乌豆衣 9 g，刺蒺藜 12 g，山茱萸 12 g。

服法：水煎服，煮取 200 mL，早、晚分服。

(四)古方治疗

1.石斛夜光丸

组成：天门冬(去心，焙)、麦门冬(去心)、生地黄、熟地黄、新罗参(去芦)、白茯苓(去黑皮)、干山药各 30 g，枸杞子(拣净)、牛膝(酒浸，另捣)、金钗石斛(酒浸，焙干，另捣)、草决明(炒)、杏仁(去皮尖，炒)、甘菊(拣净)、菟丝子(酒浸，焙干，另捣)、羚羊角(镑)各 23 g，肉苁蓉(酒浸，焙干，另捣)、五味子(炒)、防风、甘草(炙赤色，锉)、沙苑蒺藜(炒)、黄连(去须)、枳壳(去瓤，面炒)、川芎、生乌犀(镑)、青葙子各 15 g。

服法：诸药除另捣外，均研为极细末，炼蜜为丸，如梧桐子大。每次 30～50 丸，空腹时用温酒送服，盐汤亦可。

方解：方中麦门冬、天门冬、生地黄、熟地黄、五味子、石斛养阴生血；菟丝子、枸杞子、牛膝、肉苁蓉滋阴补肾；人参、茯苓、甘草、山药益脾补肺，以上诸药合用，有益肝肾、补肺脾的作用，构成本方补益的一面。枳壳、川芎、菊花、杏仁、防风、草决明、蒺藜、青葙子疏风清热，平肝明目；黄连、犀角、羚羊角清热凉血。诸药合用，共奏滋肾平肝、清热明目之功。

2.明目地黄汤

组成：生地 15 g，熟地 15 g，防风 9 g，牛膝 9 g，杏仁 12 g，石斛 12 g，炒枳壳 10 g。

服法：每日 1 剂，水煎 2 次，取汁 200 mL，每次 100 mL，每日 2 次服。

方解：二地滋阴而补不足；牛膝、杏仁破瘀下气而润燥；防风祛风化痰而止痛；石斛养阴生津；枳壳宽中理气，破积导滞。

3.除风益损汤

组成：当归、川芎、熟地、白芍、藁本、前胡、防风。

服法：水煎服，每日1剂，早、晚分服。

方解：方中重用四物汤养血活血，养血而不滞，行血而不破，畅达肝血以养目窍；佐以前胡、藁本、防风祛风逐邪通络以助消瘀明目，三药合用，祛风而不燥，无伤阴之弊。风气通于肝，风药则能入肝，目系高位，非轻灵开发之药不能入，故此3味药，既为祛风逐邪而设，又有升引药力的作用。综观全方，因其配伍精当，效专力宏，故后世广泛应用于各种眼外伤的治疗，疗效颇佳。

4.石决明散

组成：石决明(煅)、枸杞子、木贼、荆芥、晚桑叶、谷精草、粉草、金沸草、蛇蜕、苍术、白菊花各等份。

服法：共为末，每服6 g，食后用茶清调服。

方解：石决明、草决明为主药，清热平肝，明目退翳；青葙子、栀子、大黄、赤芍清泻肝热；荆芥、羌活、木贼祛风散邪。诸药合用，清热平肝散邪明目。

(五)针灸疗法

1.方法1

取穴：攒竹、丝竹空、太阳、四白、合谷。肝肾亏损者加肝俞、肾俞、太溪、太冲；脾虚气弱者加足三里、百会、丰隆。

操作：隔日针刺1次，每次留针25 min，隔10 min捻转提插以加强针感。

2.方法2

取穴：太冲、睛明、侠溪、攒竹、合谷。

操作：清热平肝，针用泻法，治疗肝经郁热或外感热邪，致肝胆蕴热，上扰目窍。

3.方法3

取穴：合谷、承泣、四白、阴陵泉、睛明、攒竹、肝俞、肾俞。

操作：滋阴清热利湿，针用平补平泻，治疗阴虚挟湿热，上攻头面，邪犯晶珠。

4.方法4

取穴：承泣、睛明、球后、肝俞、肾俞、光明穴。

操作：补益肝肾，益精明目，针用补法，治疗肺腑亏虚，精血不能上荣于目。

5.方法5

取穴：睛明、风池、足三里、三阴交。

操作：术者取睛明(不施手法)、风池、足三里、三阴交，以捻转及提插补泄为主，结合弹、摇及开阖补泻，得气后留针30 min，每10 min行针1次。3 d针1次，20次为1个疗程。

6.方法6

取穴：睛明、承泣、丝竹空、合谷、阳陵泉、光明、太冲。

操作：用柴胡12 g，石斛、白菊花、蝉蜕、密蒙花、薄荷、谷精草、青葙子各10 g，纱布包煎，水沸后5 min，将核桃壳放入药液浸泡半小时。用铁丝完成框架，镶入两完整半核桃壳，扣患眼上；前外侧各加一铁丝弯成直角，挂25 mm长清艾条2段，艾灸，镜框四周胶布包以隔热。并取穴睛明、承泣、丝竹空、合谷、阳陵泉、光明、太冲等，先针患侧，平补平泻法，留针20 min，行针1次，两侧交替使用，每日1次，10次为1个疗程。

7.方法7

取穴：风池、阳白、肝俞、肾俞、支沟、行间、承泣、光明、期门。

操作：清肝泻热。期门宜浅刺、斜刺、多捻转，一般斜刺1～1.5寸，承泣穴针刺时，注意严格消毒，防止眶内感染出血。余穴按常规针刺，只针不灸，可用泻法。

8.方法 8

取穴:肝俞、承泣、睛明、复溜、阴陵泉、地机、三阴交,养阴清热除湿。睛明穴宜用细毫针针刺,手法应轻,不能大幅度提插捻转。余穴均用平补平泻法。

9.方法 9

取穴:翳明、承泣、胃俞、脾俞、太阳、百会、合谷、足三里、太白、光明、三阴交,补脾益气。

操作:诸穴均施以补法,背部腧穴及百会、足三里可酌情加灸。

10.方法 10

取穴:丝竹空、阳白、承泣、肝俞、肾俞、风池、三阴交、太溪、然谷、悬钟。

操作:滋补肝肾、填精补髓。眼周穴位用平补平泻法;风池宜向对侧眼球方向进针,针感能扩散至头眼部为佳;余穴均用补法。

(六)现代医学疗法

(1)治疗原发病:虹膜睫状体炎引起的并发性白内障,用阿托品类药物散瞳,如阿托品不能扩大瞳孔时,可加用1%可卡因和0.1%肾上腺等量混合液0.3 mL,在粘连附近的结膜下注射,即所谓强力扩瞳。另外,使用皮质激素(地塞米松、氢化可的松等)、非激素性消炎剂(水杨酸钠保泰松、吲哚美辛、阿司匹林等)、抗生素、免疫抑制剂(环磷酰胺、痛可宁)或免疫增强剂(左旋咪唑)等药物有效控制炎症。

(2)严重影响视力者,在眼部炎症稳定3个月后手术治疗。手术疗法有经后房晶体前囊开窗术,视网膜脱离并发白内障的三联手术,穿透性角膜移植、白内障摘除及人工晶体植入联合术等手术术式。

(3)白内障术后,继续控制原发病,术后激素用量大且时间长。

(4)根据情况决定是否植入人工晶体。

(5)视力预后与原发病的种类及程度密切相关。

(七)其他疗法

1.耳针疗法

取肝、脾、肾、眼、肾上腺、内分泌,交替针刺,10次为1个疗程,或在肝、胆、目1、目2、内分泌等埋针或贴压决明子、磁朱丸等,3～4 d取除。

2.头针疗法

取穴视区,针尖向下刺入头皮第三层幅状腱膜后,平行皮肤进针4 cm,快速旋转针体,或可以留针2 h,10次为1个疗程。

3.穴位注射疗法

取合谷、肝俞、肾俞、风池、三阴交,每次取2～3穴,每穴位注射维生素C 0.05 mL,每日1次,10次为1个疗程。

4.电离子导入法

采用直流感应电,将珍珠明目滴眼液导入眼内。由于珍珠明目液内阴阳离子均存在,所以每次导入时,正负极交替使用,电流强度0.5～1.5 mA,时间30 min,隔日1次,每5次为1个疗程。

5.针挑疗法

取穴:第6、7颈椎棘突处,第1胸椎棘突处,以上各处旁开约0.5 cm处的6个点作为挑治部位,每7个点构成一个梅花形。

方法:患者取坐势,头略低,暴露局部皮肤后,选取挑治部位。按常规消毒皮肤,然后用针挑破皮肤,从皮下组织中可挑出白色纤维物数十条,至白色纤维物挑净为止,将白色纤维挑断或用手术刀切断。挑治部位有少量出血,用消毒棉球擦干即可。挑治时间一般为1～4次,每日挑治。从第5次开始,则每周挑1次,12次为1个疗程。最初3次分别在6～7颈椎,第1胸椎棘突处挑,第4～12次分别在棘突处周围、左右、上下相对称的两个点挑治。(注意:挑治过程中,禁食有刺激性的食物,禁房事)。

6.火罐疗法

取穴:第 6、7 颈椎棘突处,第 1 胸椎棘突处。

方法:依针挑疗法实行针挑后,挑治部位有少量出血,用消毒棉球擦干,然后在该处拔火罐,吸出少量血液即行起罐,将血擦干,用酒精消毒,盖上消毒敷料,胶布固定,隔日 1 次,每 12 次为 1 个疗程,一般随针挑法相配合同施患处。

7.梅花针疗法

取穴:后颈部、眼周部及大椎穴。

方法:常规梅花针刺法,弹刺后可加罐拔吸 10～15 min。隔日 1 次,5～10 次为 1 个疗程。

8.敷贴疗法

取穴:寸口。

药物制备:取鹅不食草叶(石胡荽)捣烂,包于薄布袋中。

方法:捣烂后包于寸口处,左眼患病包于右寸口,反之亦然,每日 1 次或每 3 d 1 次,使病情轻重及长短而定。

9.磁疗法

取耳穴:目 1,目 2,肝,眼。

方法:耳所取穴部位用酒精消毒,取直径 3～5 mm 的孝磁珠数粒,分别置于穴点上并用胶布粘贴固定,嘱患者经常按压,每次 3～5 min,每日数次,3～5 d 更换 1 次。

10.祛障穴冷冻法

本方法是治疗老年性白内障进行期(初发期、膨胀期)行之有效的方法,是原长春中医学院李永才教授 1980 年发现并创立的。

选穴:在角巩膜缘 3,6,9,12 点终四个方位为祛障穴,穴位直径 2 mm,2/3 在巩膜缘上,1/3 在角膜缘上,先用 0.5%地卡因做表面麻醉 3 次后,用直径 2 mm 的无菌棉签蘸液氮 0.5 mL 之后迅速接触祛障穴表面,不施加压力。冷冻时间为 5 s,以穴位表面出现白色冻斑为宜。每周 1 次,5 次为 1 个疗程。冷冻后无需特殊处理,局部极度充血水肿时,可点用氯霉素眼药水以预防感染。

11.麝珠明目滴眼液

主要成分:麝香、珍珠、冰片等。

用法:滴眼每日 6～8 次。

(八)并发症治疗

(1)针对各眼原发眼病及全身病进行治疗。

(2)抗青光眼治疗:①药物以全身用药为主,辅以局部用药。②药物治疗和病因治疗均无法控制眼压者,考虑白内障摘除术,根据不同情况选择不同术式。

(张雅丽)

第八节　白内障囊内摘除术

随着显微眼科手术的发展,现代白内障囊内摘除术与传统的囊内摘除术相比有了很大不同,如在手术显微镜下,使用显微手术器械进行手术操作,现代缝合技术和缝合材料以及现代可控式冷冻技术的应用,良好的球后麻醉联合各种软化眼球的方法,术中使用药物控制瞳孔的大小以彻底清除前房内的玻璃体,使用黏弹性物质保护角膜内皮和其他眼内组织,玻璃体切割器对术中并发症的处理等。这些先进医疗器械的应用及手术技术的不断进步,使现代白内障囊内摘除术逐渐淘汰了传统白内障囊内摘除术。

一、手术适应证

白内障囊内摘除术只适用于极个别特殊情况。晶状体完全脱位于前房，可行白内障囊内摘除术；V度核的晶状体完全脱位于玻璃体腔，可联合玻璃体切除注入重水后摘出晶状体。

二、手术操作

(一)开睑

为了减少术中玻璃体脱出的机会，应尽可能减少引起眼压升高的因素，可选用缝线开睑或拉开式开睑器开睑。球后麻醉后如眼球制动良好，可不布置上直肌固定缝线。

(二)结膜瓣

为了便于操作，可采用以穹隆部为基底的结膜瓣，沿角膜缘剪开结膜，切口范围150°～180°，暴露角膜缘及3～4 mm宽的巩膜表面，并做巩膜表面烧灼止血。

(三)角膜缘切口

多采用上方角膜缘切口，由于需将整个晶状体摘出，角膜缘切口范围从10:00～2:00方位，最好采用三面形阶梯式切口。外切口做在角膜缘后1 mm的巩膜上，1/2巩膜厚度，向前分离至角膜缘前界透明角膜处，由此位置进入前房。用角膜剪或穿刺刀向两侧扩大切口，切开时剪刀必须与虹膜面平行，保证切口斜向进入前房，形成阶梯式切口，预置缝线可选择性使用。

若患眼术前已有玻璃体脱入前房，在切开前房后，将黏弹剂注入前房，保护角膜内皮，用玻璃体切割头对前房内的玻璃体进行只切割不注水的“干性”切除，如玻璃体前界膜完整，可注射黏弹剂将玻璃体疝复位。在完成前房玻璃体切除后扩大角膜缘切口至150°。

(四)娩出晶状体

娩出晶状体前应进一步检查切口是否足够大，瞳孔是否充分散大，眼压是否合适，必要时向前房内注射1：(10 000～50 000)肾上腺素灌注液，以减少娩出晶状体时出现并发症的可能。

(1)借助晶状体套圈娩出法：现代囊内摘除术多采用套圈法。向前房内和晶状体下方注射黏弹剂以保护角膜内皮和玻璃体前界膜，将晶状体套圈置于晶状体的后囊下面，托起晶状体从切口娩出。如玻璃体液化、晶状体已完全坠入玻璃体腔内，则只能采用后段玻璃体切除术，通过用眼内导光纤维及角膜接触镜，在直接观察晶状体位置的条件下，进行晶状体切割术或者晶状体超声粉碎术。

(2)冷冻摘出法：传统囊内摘除术采用冷冻法。助手提起角膜瓣暴露晶状体前表面，并用海绵拭子吸去晶状体表面水分，水分过多可影响冷冻向皮质扩散，导致提起冷冻头时撕破前囊。助手或术者将上方虹膜拉开，冷冻头进入前房，黏附于晶状体上方前表面，位于晶状体前囊上1/3与下2/3交界处，停顿数秒后冷冻头周围出现白色圆圈并结成冰球表示晶状体已被粘结牢固，向后上方提起冰球使之离开虹膜，轻轻摇动，使上方晶状体悬韧带离断，然后左右摇摆拉断两侧悬韧带，一旦悬韧带松解虹膜即塌陷至晶状体后，然后将晶状体完整摘出。冷冻时晶状体周围组织有向冷冻头趋附的可能，注意冷冻头不可接触晶状体以外的其他眼内组织，以免造成组织的严重损伤，如发生误粘，应立即用灌注液冲洗冷冻头解冻。冷冻源采用CO_2或液氮，冷冻设备可采用能调节制冷温度的冷冻摘除器，或采用便携式半导体冷冻器、干冰冷冻器、氟利昂白内障冷冻摘除器等。

(3)晶状体已完全坠入玻璃体腔内者，可用后段超声粉碎直接将晶状体摘除。对于V度核，建议联合玻璃体切除注入重水后浮起晶状体再予以摘出。术时先将脱位晶状体周围的玻璃体切除，在前房内注射黏弹剂保护角膜内皮，在晶状体和视网膜之间注入重水(过氟化碳)，使晶状体浮起至瞳孔区，然后从角膜缘切口娩出晶状体，最后将玻璃体腔内的过氟化碳吸出。

(五)缩瞳、周边虹膜切除及清除前房内玻璃体

晶状体娩出后，收紧中央预置缝线，关闭切口。然后向前房注入眼内用匹罗卡品或卡米可林缩瞳，如

瞳孔不是正圆,可能前房内有玻璃体存在,可在相应部位做“干性”玻璃体切除,再做周边虹膜切除。

(六)关闭切口

用10-0尼龙线间断缝合切口7～9针或做连续缝合,最后拆除切口预置缝线。关闭结膜切口将结膜复位后,用电透热法将结膜切口固定。必要时也可用缝线固定结膜切口。

术毕结膜下常规注射抗生素及皮质激素,涂抗生素眼膏后包扎遮盖术眼。

三、手术操作要点

(一)切口位置选择

手术切口不能过于靠后,否则可能会出现大出血,并使睫状体暴露,或使虹膜受损伤。手术刀刺入前房时应与虹膜平行,以避免损伤虹膜。

(二)虹膜切除

虹膜切除的目的主要是预防发生瞳孔阻滞。多数情况下,小范围的基底部周边虹膜切除即可足够。充分散瞳之后可出现虹膜中心部位被粘着的现象,在进行虹膜切除时,应注意切除面积比预计的要大,甚至靠近瞳孔括约肌。所以,最好是在缩瞳后进行周边虹膜切除。如基底部虹膜切除过小,可能会出现只切除了虹膜基质层,而色素上皮却未能切除。这时,可使用楔形海绵将色素上皮穿透。为了避免在虹膜切除过程中损伤睫状体,切除位置不宜过于靠后,应在睫状体边缘前0.5 mm处施行虹膜切除。

四、ICCE的并发症

(一)术中并发症

术中并发症包括晶状体囊膜破裂,玻璃体脱出,虹膜或角膜冻伤,切口错误,角膜后弹力层撕脱,虹膜根部离断,前房积血,瞳孔括约肌撕裂,玻璃体脱出,暴发性脉络膜出血等。

(二)术后并发症

术后并发症包括伤口裂开、脉络膜脱离、前房出血、继发性青光眼、黄斑囊样水肿、视网膜脱离、虹膜炎和瞳孔改变等。较常见的术后并发症有如下两种:

1.瞳孔阻滞性青光眼

瞳孔阻滞性青光眼治疗上首先使瞳孔散大,解除瞳孔阻滞。其次使用Nd:YAG激光做周边虹膜切除术和玻璃体前界膜切开术解除瞳孔阻滞。一旦切穿虹膜,前房即可恢复正常深度。激光治疗无效时可考虑行前段玻璃体切除术,解除玻璃体与虹膜的粘连。当房角已发生粘连,范围已超过两个象限时,必须做抗青光眼滤过性手术。在预防上,应减少术中对虹膜的刺激,以及术中做确切的周边虹膜切除术,有时甚至做2个周边虹膜切除口。

2.大泡性角膜炎

大泡性角膜炎治疗上可行穿透性角膜移植及联合前段玻璃体切除术。在预防上只有及早发现,及早处理前房内的玻璃体疝,才能防止大泡性角膜病变的发生。

(陈世娟)

第九节　小切口白内障囊外摘除术

通过小切口摘除白内障并将人工晶状体植入囊袋,是现代白内障人工晶状体植入术的发展趋势。小切口ECCE是现代白内障囊外摘除术的一种改良方法,与传统ECCE相比,它具有损伤小、术后反应轻、愈合快、散光小、视力恢复迅速且稳定等优点。熟练掌握这一技术可以大大减少术中、术后并发症。

小切口 ECCE 适应证及禁忌证参见传统 ECCE 适应证及禁忌证。

一、切口

与超声乳化手术切口的选择不同，手法碎核的切口大都选择组织结构比较致密、牢固，操作比较方便的上方巩膜面。无论采用水平状巩膜隧道切口，还是反眉状巩膜隧道切口，其隧道宽度主要取决于拟植入人工晶状体光学部的直径。为了减少由切口造成的手术性角膜散光，可将巩膜隧道的外切口做成反眉状。由于巩膜组织相对坚韧，设计弦长 3～4.5 mm，180°圆弧的巩膜隧道外切口，足以使折叠式人工晶状体或光学部直径为 6.5 mm 的 PMMA 人工晶状体通过。为了使隧道外切口更规范、精确，初学者可选用苏州明仁医疗器械厂生产的小切口打印器标记后再做切口。这样的隧道切口不仅增加了弹性，提高了切口在术中的自闭性；而且切口上、下唇不易错位，有利术后良好的自然复位。隧道内切口的宽度应略大于拟植入人工晶状体光学部直径约 0.5 mm。由于隧道切口的自闭性主要取决于内切口的位置，因此，选择离角膜缘 1.0～1.5 mm 的透明角膜进入前房，有利其形成活瓣状，用双刃穿刺刀向两侧水平状扩大到所需的宽度，使隧道切口的平面呈等腰梯形状。

这样设计的隧道切口，不仅最大限度地降低了手术性角膜散光，并使切口达到自闭；宽松的内切口既扩大了双手法操作的范围和空间，又可避免因器械反复进入前房而造成后弹性膜脱离及上方角膜内皮细胞和虹膜组织的机械性损伤。为了使手术操作方便，可在与隧道切口相交 90°的角膜缘做一 1.5 mm 左右的自闭式侧切口，这样做一方面增加了手术操作点，尤其对上方皮质的吸除；另一方面侧切口的自闭性使前房更易维持，大大减少了术中、术后并发症的发生；而且可减少和中和上方巩膜隧道切口可能引起的逆规性散光。

二、前囊膜的截除

居中性前囊膜连续环行撕囊（centred anterior continuous curvilinear capsulorhexis，CCCC）是小切口 ECCE 手术成功的基本保证，直接影响以后几个步骤能否顺利完成。了解囊膜的特性及其在动态中的变化，对完成 CCCC 十分重要。

正常情况下，晶状体囊膜有一定的张力，其张力大小在一定程度上受悬韧带的牵拉和玻璃体压力作用的影响。因此，前囊膜存在着一种潜在的向周围扩散的力，我们称它为离心力。这种力常受到睫状肌功能、玻璃体压力、外力以及眼部疾病等因素的影响而改变。撕囊时必须注意以下几个力的平衡，以克服囊膜潜在离心力的变化，完成满意的 CCCC。

（一）向心力

与撕葡萄皮不同，撕囊时必须首先要注意向心用力，以克服囊膜的离心力。否则囊口缘很容易滑向赤道部。例如，在先天性白内障、浅前房、玻璃体压增高、晶状体膨胀期撕囊，这种情况极易发生。

（二）持续、缓慢的同心圆拉力

在克服离心力的同时，还须保持持续、缓慢的同心圆拉力。处理好这种力，往往可以获得满意的圆形囊口。反之，撕囊时用力不均或快慢不一，囊口极易走形。

（三）与圆平行的剪切力

要掌握好囊瓣走行的方向，正确应用剪切力十分重要。首先，将囊瓣翻转，用撕囊镊夹住囊瓣的起始部，做与圆平行的剪切力，并不断改变夹持部位以控制撕囊的方向。撕囊近半圆时，更应注意与圆平行用力，不宜将囊瓣提拉过高。否则，囊瓣极易偏离轨迹。

前囊膜口的直径通常在 5.0～6.0 mm。一般认为其直径应比拟植入人工晶状体的光学部直径略小 0.5～1.0 mm为宜。这样既可避免囊膜退缩或收缩，又可降低后囊膜混浊的发生率。

三、水分离

通常的水分离可以理解为通过水压对其周围产生均衡的扩散，使组织分离、移动。充分利用这一物理特性可减轻对眼内组织的损伤。水分离的作用包括以下几点。

(一)皮质囊膜分离

用较细的钝头针接平衡液，插入囊膜下，缓慢注入平衡液，可在显微镜下看到液体沿囊膜下、赤道部、后囊下形成一波浪状流动。皮质与囊膜充分分离，有利皮质彻底清除。

(二)晶状体核层分离

皮质囊膜分离后，将钝头针直接插入外核层，继续注入平衡液，即可形成一"金环"，如向晶状体核中央逐层注水，有时可形成"双环"，甚至"多环"。晶状体核彻底分层，可使"核心"缩小，减少碎核在前房内所占空间，避免对眼内组织尤其是角膜内皮细胞的损伤。

(三)水浮核

充分水分层后，可继续往晶状体核后面注平衡液，很容易使小"核心"浮出囊口，甚至浮到前房，免除了旋、拨核的步骤。

(四)水冲核

当小核、软核或切核后碎片残留眼内，可用注水的方法适当增加眼压，迫使碎核从切口被冲出，使手术操作更为简化。

四、核的处理

(一)旋核入前房

对于较小较软的核可采用水浮核的方法，使小"核心"浮出囊口，甚至浮到前房。将大而硬的核从直径5～6 mm的前囊膜口旋拨至前房是手法碎核中技巧性很强、且必须完成的步骤。完整的前囊膜口是旋拨核的基本保证；充分水分层，尽可能缩小核的体积，有助于核的娩出。同时，应了解黏弹剂的特性，利用黏弹剂形成眼内各组织间的间隙，避免操作时损伤眼内组织。旋拨核步骤：①两手各持一把人工晶状体定位钩，在前囊膜口的区域内将核以顺时钟或逆时钟水平方向旋转，充分松动核。②在旋核过程中，右手用定位钩轻轻下压核的下方使上方核的赤道部翘起，左手持定位钩轻轻顶住翘起的上方核赤道部，使上方部分核的赤道部脱出于囊口的平面。③随即将右手定位钩从左手定位钩顶核处紧贴着核向右滑动，将已变形的囊口轻轻拨开，然后，双手法将核的矢状面以接力棒形式顺时钟旋、拨出囊口。切忌将定位钩在囊膜表面拨核，以免使囊口破裂，甚至悬韧带撕裂、后囊膜破裂等严重并发症发生。

(二)几种主要的手法碎核方法及优、缺点

1.二切核法

本法取上方水平巩膜隧道切口。撕囊后，将核旋入前房，用核垫板和切核刀将核切成两块，分别用移核镊取出碎核块。

优点：①切口约为常规ECCE的1/2，降低了由切口造成的角膜散光。②巩膜隧道切口扩大了组织的接触面，有利于切口的愈合。③眼内操作基本上是在闭合状态下进行，减少了术中并发症的发生，尤其是暴发性脉络膜下腔出血的发生率大大下降。

缺点：①切口的自闭性较差，前房不易维持，术后常需布置缝线。②不能确保将人工晶状体植入囊袋。③上方皮质不易被吸尽。

2.三切核法

本法于角膜缘上方做一反眉状巩膜隧道切口，进行水分离，并将核松动、游离、拨入前房，用叉状切核刀将核一次切成3块，然后，用灌注式圈套器娩出核块。

优点：①切口更小，自闭性好，无须缝线。②采用连续环行撕囊技术，减少了由截囊不当而引起的一系列术中、术后并发症

缺点：①操作难度较大，平板状核垫板及叉状切核刀在眼内占据较大的空间，尤其在处理大核时，容易

损伤眼内组织。②叉状切核刀很难将硬核切开。

3.碎核法

本法采用上方透明角膜切口,用截囊针施行CCCC,用水浮核技术将核浮出囊口,进入前房,用特制的垫板和碎核器把核挤碎。

优点:①切口更小、"干净",更适合表面麻醉下手术。②可植入折叠式人工晶状体。③切口设计较简单,很难达到自闭,需加缝线。

缺点:①碎核器和核垫板在眼内占据较大空间,对晶状体核较大的病例,插入碎核器和垫板有一定难度。②由于碎核器接触核的面积较大,很难将硬核切碎。用力过大往往会引起双手力的失衡,造成眼内组织损伤。

4.巩膜袋内碎核法

本法在巩膜隧道向两侧扩大呈腰鼓状,内口较大。用"滑板"插入核下,将核嵌入隧道内做扇形切除,剩余部分通过侧切口器械的辅助将其旋拨出切口。

优点:①眼内操作少,避免了对眼内组织损伤的危险。②碎核在巩膜袋内进行,提高了手术的安全性。

缺点:①巩膜层间创面较大,给隧道制作带来一定困难。②切口过多,带来潜在的感染危险。③较大的隧道内切口可能增加手术性角膜散光。

5.扇形咬切旋出法

本法用特制的扇形咬核器,一次将核咬除约1/4,然后将剩余3/4核依顺时针或逆时针方向旋拨出切口。

优点:①眼内操作少、简便、安全性好。②注重在角膜强子午线方位做切口,可降低手术性角膜散光。

缺点:①对大而硬核,首次完整的1/4咬切较困难。②如隧道稍长,则难将剩余的3/4核旋出切口。③切口自闭性略差,常需要补充缝线。④需要较多的黏弹剂。

6.圈垫式切核法

当核被旋入前房后,用黏弹剂将其包裹。对"核心"较小、软核病例,经水浮核技术将核"浮"入前房后,直接可用"三明治"技术将核娩出。如"核心"较大,则用特制的3 mm×8 mm椭圆形圈垫器伸入核后极部,使其稳坐于圈垫器内,另一手持切核刀沿核表面滑入,双手对等用力,将核均等劈成2块,用移核镊或直接用圈垫器将两块半核逐一娩出。如拟植入折叠式人工晶状体,则先将核的后极部稳坐于圈垫器内,沿圈垫器两侧将核劈成3块,两侧核劈下后,顺势将嵌入圈垫器内的中间核块娩出,随后,分别娩出两侧碎核。圈垫器与以往核垫板不同之处在于:①圈垫器在前房内所占空间少。②切核时稳定性更好。③有良好的光反射作用,切核时可看清其轮廓。必须注意的是:切核时要垂直用力,寻找合适的支撑点,双手用力要均等,以免切核大小不一,造成娩核困难。有时用力不均可将核翻转,造成角膜内皮细胞损伤,甚至后囊膜破裂。

优点:①具有小切口共有的优点。②适应各级硬度的晶状体核,尤其适合大而硬核。③切核方式灵活,器械占用眼内空间小,稳定性好。④使用器械少,操作简便,安全性好。⑤费用低,有利于推广普及。

缺点:①手术技巧有一定难度,需循序渐进。②需备有充足的高内聚性黏弹剂。

五、皮质吸除

调整显微镜焦距,在良好的同轴光照明下准确识别囊膜等精细结构。采用Simcoe注吸管吸除皮质。先清除瞳孔区较大块皮质,使视野清晰,而后再清除周边部的和较微细的皮质。任何吸出的动作都必须在直视下完成。对于周边的和虹膜后的皮质,应先将注吸针头伸至近赤道部,以轻柔的负压吸住皮质后,将其拉向瞳孔区,确信没有吸住囊膜后再加力吸除拉出的皮质。为了保持前房的稳定性,可从侧切口插入注吸管吸除皮质,此方法尤其对上方的皮质吸除是可取的。机械性后囊膜抛光可以清除附着于后囊膜内表面的皮质碎片。操作时用带灌注的注吸管在后囊膜表面前后或左右轻轻摩擦,力量要均匀轻柔,避免任何突然性的动作。后囊膜混浊难以被抛光或年龄较轻的患者,可以考虑施行后囊膜连续环行撕囊。

六、人工晶状体植入

本法与常规现代白内障囊外摘除人工晶状体植入术不同，隧道小切口硬质人工晶状体植入时，其下襻的输送尤为重要。应先将下襻的头部送入前房，切忌将襻的膝部先送入切口，以免在隧道内过分挤压而使下襻变形甚至断裂。人工晶状体光学部植入囊袋后，用定位钩或人工晶状体植入镊将上襻滑(送)入囊袋。

将眼内黏弹剂置换后，切口无须缝合。从侧切口注入平衡液，适当提高眼压，有助于切口的密闭。

应当指出，小切口操作有一定难度，对术者的技术要求较高，千万不能为过分追求小切口而行之。应以循序渐进的态度去获得满意的手术效果。

(陈世娟)

第十节　现代白内障囊外摘除术

现代白内障囊外摘除术是显微手术技术和后房型人工晶状体植入技术发展的必然结果。与 ICCE 相比，它保留了完整的晶状体后囊膜，可以减少玻璃体的脱出及降低黄斑囊样水肿、视网膜脱离等后节并发症的发生率，手术的创伤明显减少，术后解剖和生理功能的恢复明显快于 ICCE。在我国 20 世纪八、九十年代，这种手术方式是我国各大医院主要的白内障摘除手术方式。现在这种手术已经逐步被非超声乳化小切口白内障摘除术和超声乳化白内障吸除术所替代。但是这种手术方式毕竟是各种白内障囊外摘除的基础，许多手术技巧都是在此基础上改良形成的，了解这种手术方式对于掌握其他手术，也不无裨益。

一、适应证和禁忌证

(一)适应证

除了晶状体脱位和明显的半脱位以外，几乎所有类型的白内障均可进行囊外摘除术。

(二)禁忌证

晶状体脱位。

(三)相对禁忌证

晶状体半脱位。

二、操作步骤

(一)制作结膜瓣

1.以穹隆部为基底的结膜瓣

一般采用以穹隆部为基底的结膜瓣，沿上方角膜缘剪开球结膜。切口范围 120°～150°，以略超过预定的角巩膜缘切口为宜。将剪开的球结膜推向上方，暴露角膜缘及 3～4 mm 宽的巩膜表面，目前多采用此方法。

优点：操作简单，方便在直视下进行上直肌吊线。并且在手术中能够充分暴露手术野，不影响手术操作。手术结束时，只需要将结膜拉向角膜缘，不需要缝合或者缝合 1 针。

不足：手术后结膜愈合的时间较长；球结膜有时会发生回退，导致角膜缘切口外露；结膜对切口的保护作用较差。

2.以角巩膜缘为基底的结膜瓣

距角巩膜缘约 3～4 mm，始终平行于角巩膜缘剪开球结膜及结膜下组织，暴露巩膜面。并沿巩膜面向前分离至角巩膜缘。长度一般为 10:30 至 2:30 时钟位，然后将结膜瓣向角膜方向翻转。

优点：结膜瓣可以较快的愈合，术后可起到一个较好的屏障作用，阻止细菌通过切口向眼内扩散；手术时结膜瓣可以用作牵拉眼球的固定作用。

不足：术中结膜瓣覆盖角膜会影响手术操作；手术结束在缝合角膜缘切口时，可能会将筋膜缝入切口；另外球结膜切口也需要缝合。

(二)巩膜表面止血

采用大头针、烧灼器或湿式电凝器烧灼止血。止血时，不应该大面积止血，应该仔细观察，对正在出血或者可能出血的部位进行止血，一般是凝固巩膜表浅血管，切忌对角膜缘血管网进行烧灼，防止对上方角膜缘干细胞的破坏。

烧灼时间过长可造成巩膜组织坏死、收缩，加重术后角膜散光。相对其他两种止血方式而言，湿式电凝器对组织的损伤较小，如有条件，尽量选择。

(三)手术切口

角膜缘是选择制作内眼手术切口的重要解剖标志，它是指透明角膜的周边缘与不透明的巩膜前缘之间的移行区域。在手术解剖学上，角膜缘的前界限为角膜前弹力层的终末线，后界限是巩膜矩状突投影，相当于虹膜根部，大约宽 2 mm。如果前后界限之间再以 Schwalbe 线来划分，大体可以将角膜缘分为前后相等的宽约 1 mm 的两个区域。前 1 mm 为淡蓝色半透明区，为角膜缘的角膜部。后 1 mm 为灰白色，为角膜缘的巩膜部。角膜缘的巩膜部有一些重要的解剖结构：小梁网、巩膜静脉窦(Schlemn 管)。熟悉与角巩膜缘有关的解剖学标志，不仅可以随意选择外切口位置，而且可以准确地确定内切口所在位置。

在传统 ECCE 中，不管选择何种外切口类型，其内切口力求落在 Schwalbe 线及其附近或巩膜静脉窦之前的无功能小梁。内切口过前容易损伤角膜后弹力层及内皮细胞层，内切口过后会损伤小梁网、巩膜静脉窦，使房水外流受阻而导致术后眼压升高。

用宝石刀做巩膜、角巩膜或角膜 1/2 板层切口。手术切口分为外切口和内切口，外切口的位置可以因个人习惯的不同而有不同，但是内切口的位置一般都位于 Schwalbe 线及其附近或巩膜静脉窦之前的无功能小梁。

切口范围在上方约 120°，一般是 10：30 至 1：30 时钟位。切口平行于角膜缘。

根据外切口在角巩膜表面上的位置可分为：

1.巩膜切口

外切口位于角膜缘后 2～3 mm 处不透明的巩膜上，即相当于睫状体处。由于睫状体前动脉和静脉距角膜缘 2～4 mm 处穿入和穿出眼球，该切口比较容易引起出血，因此做这种切口之前要注意进行止血。这是传统 ECCE 常用的手术切口。

根据外切口的形状，巩膜切口可分为弧形切口、直线切口和反眉形切口三种。

2.角膜缘切口

可分为三种。

(1)角膜缘后部切口：外切口位于角巩膜缘的后界，相当于小梁网和巩膜突处。

(2)角膜缘中部切口：外切口位于角巩膜缘中央部分，相当于 Schwalbe 线处。

(3)角膜缘前部切口：外切口位于角巩膜缘的前界，相当于角膜前弹力层末端附近。

3.透明角膜切口

外切口位于透明角膜上，由于角膜切口较小及术后角膜散光较大等原因，ECCE 较少采用透明角膜切口。

(四)截囊

截囊是否充分，直接影响以后步骤的完成。娩核、冲吸残余皮质、植入人工晶状体都是需要在截囊充分的情况下完成的。

将切口做好之后一般是 11 点钟前房穿刺或切开，然后以截囊针做晶状体前囊膜截开术。晶状体前囊膜截开的形状多种多样，常见的有圆形、三角形、近似正方形、D字形等形状。临床上采用最多的是圆形，即所谓的开罐式晶状体前囊膜截囊。晶状体前囊膜截囊处应位于晶状体前囊膜的正中，其四周残留的晶状体前囊膜瓣的大小应基本相等。

截囊针的制作：一般都是在手术过程中由手术者自行制作，采用5号或4号半一次性注射针头制作而成，针头的斜面向上，用显微持针器夹住针头的斜面一半左右，将针尖下弯成90°角，再根据需要把针柄后1/3处折向上方向弯成135°角，再将针柄杆前2/3稍作弯曲，制作成弧形，使接近晶状体表面弧度，有利于手术的操作。对于眼球凹陷、眼窝深的患者，针柄向上弯折的角度可适当再大些，即大于135°角。

囊膜截开的方式：有以下几种。

1.开罐法截囊

使用截囊针，针尖弯端水平位通过穿刺口入前房，在前房充盈（灌注液或者黏弹剂）的条件下，达到下方瞳孔边缘时，旋转截囊针，使针尖朝下垂直于晶状体前囊膜，刺入6点钟前囊，针数应密些。各点互相之间不连接，完成360°。用截囊针由周边向中心划动，撕下完整囊膜。这是在连续环形撕囊之前最常用的一种前囊膜的切开方法。

优点：操作简单，适于初学者进行。

缺点：形成放射状裂口，在核娩出时有可能会造成破裂扩大。

注意事项：①从6点位或12点位开始截囊，要充分，各点之间要均匀，各点相互之间不连接。残留的晶状体前囊膜瓣的边缘要整齐，防止留下残留的囊膜片，影响手术操作，在抽吸皮质时被误吸入针头而牵拉造成后囊膜的破裂。②囊膜截囊针针尖要锋利，根据个人习惯的不同及患者眼睑的大小、眼窝的凹陷程度制作合适角度的截囊针，才能利于操作。③每个点刺开时，深度不宜过深，以刚刺透晶状体前囊膜为宜。如果用力过大，刺开点不仅切透了前囊膜，而且将针尖插入了晶状体皮质，晶状体皮质可能会顺着切开点溢出，进入前房，附着于晶状体前囊膜表面，干扰对前囊膜表面的观察，使进一步操作变得困难。同时，如果用力过大，有可能会撕破晶状体悬韧带。④器械在前房内移动的幅度不宜过大，注意针尖向下，以免误伤角膜内皮，造成角膜内皮失代偿。⑤截囊针必须保持锐利以避免对悬韧带过大的压力。做每个切开点时，可做垂直切开，即针尖上下垂直刺破晶状体前囊膜，然后沿原路退回，只有刺入晶状体前囊膜时，截囊针才有切割作用，截囊针退出时并没有切割作用。也可以做旋转式截开，即针尖垂直性刺入晶状体前囊膜中，旋转式退出，退出时利用针尖的侧面切开晶状体前囊膜。在做旋转式截开时，截囊针旋转的方向应平行于晶状体悬韧带，并向着可使晶状体悬韧带放松的方向，另外，截囊针旋转的幅度也不应该过大，以便使获得的晶状体前囊膜瓣的边缘较整齐。⑥做各个点状截开时，各个点状截开点不应该连在一起，各点相邻，间距小。一开始就将各个点状截开连在一起，在做最后几个点状截开时，可能会由于没有相互连接的晶状体前囊膜产生反作用力，囊膜无法截开，有时囊膜会整片翻转，皮质溢出，无法进一步截囊，残留的囊膜片会增加后续手术操作困难。但是如果各个点状截开相距较远，则不利于最后将各个点状截开连在一起，同时也可能使最后获得的晶状体前囊膜瓣边缘很不整齐。

2.信封式截囊（线形截囊）

以灌注式截囊针在前囊膜上方瞳孔下缘下2点至10点位，做一8 mm的水平或稍弧形线状截开，然后以BBS液的平针头自切口下深入囊膜下做水分离。通过囊膜切口依次完成娩核和抽吸皮质，最后形成一个开口在上方的完整的囊袋。这种方法可将人工晶状体完整地植入囊袋，再以囊膜剪剪开线状开口的两侧，再夹住游离的晶状体前囊膜的右侧缘，然后从右到左撕开游离前囊膜的下界，使之成为一个近似方形的囊膜孔。在进行此操作时，前房是开放式的，要注意用黏弹剂维持前房深度，保护角膜内皮。此操作较开罐式截囊难度要大，前房深度要注意维持好。

3.激光前囊膜切开术

目前国外有采用飞秒激光进行前囊膜的切开。

(五)撕囊

连续环形撕囊是近年来白内障手术技术的一个重要发展。它具备截囊的优点。最为突出的是保证人工晶状体的囊袋内植入，而且术后人工晶状体偏位的发生率低，即使发生，偏移度也较小。理想的撕囊直径应该约是 5 mm，中心、圆形的前囊撕开。典型的人工晶状体直径为 6 mm，5 mm 的撕囊口可以将晶状体的光学部包绕，手术后能使其安全在位。撕囊是一个完整连续的过程，它能维持囊袋的稳定性与强度，同时能保证人工晶状体安全地居于中心。这是确保术后屈光效果良好和患者满意度一致的重要环节，可分为截囊针撕囊和撕囊镊撕囊。

(六)扩大切口

在完成晶状体前囊膜截囊术后，需要延长切口以娩出晶状体核。用角膜剪或者刀片扩大切口。根据核的大小来确定切口的大小，一般是 120°～140°左右。

注意事项：①要保持原切口的构型，即对切口的平面应垂直进入前房，还是应斜行进入前房应有明确的概念。②最后延长的切口大小，即切口内口的大小，应等于或稍大于切口外口的大小。③进入前房的位置应避开小梁网等前房角结构，一般位于 Schwalbe 线之前。④角膜剪下叶伸入切口内，一定要注意并看清下叶确定是在前房内，没有挑着虹膜或者是错误地插入角膜基质层内，然后剪开。⑤刀片扩大切口时尽量保持在同一组织层面。

(七)游离或松动晶状体核

截囊完成后，用截囊针或者晶状体正位钩将晶状体核做左右、上下活动，目的是使晶状体松动，晶状体松动后，再用晶状体正位钩使晶状体核在晶状体囊袋内旋转，旋转没有阻力时，说明晶状体已经与囊膜完全分离。或在扩大切口后用水分离的方法，将晶状体核充分游离，甚至可使其脱位到囊袋外面。

(八)娩核

1.圈套法

先拨核或者直接压后唇暴露上方晶状体核赤道部。将注水晶状体圈套器插入晶状体核与晶状体后皮质之间的潜在空隙中，逐渐伸向 6 点钟方位。向上托起晶状体核，然后一边通过圈套器向前房内注水，一边用晶状体圈下压上方切口后唇，这样，晶状体核会顺着晶状体圈套器娩出。必要时可用有齿镊刺入晶状体核，固定，用“三明治”法夹出晶状体核。

或者在暴露晶状体核赤道部之后在晶状体核的上下方注入黏弹剂，然后在晶状体核的下方伸入晶状体圈套器，再一边后退一边向切口后唇加压，即可将晶状体核娩出。

不管是哪一种方法，都要注意对切口后唇加压的力度，同时观察切口的大小，如果切口不够大，要及时扩大，不要一味的对切口后唇进行压迫，而导致后囊膜的破裂，扩大切口前先在黏弹剂辅助下将核回推至前房。

2.加压法

现已少用。

(1)12 点钟加压法：带水的注吸针头伸入晶状体下方，通过水流及器械的左右摆动使晶状体核与其下的后皮质分离开，此时晶状体浮起，位于虹膜平面或者虹膜上方。再将注吸针头平行于切口，轻压切口后唇，使核的上极抬高。

在 12 点钟角巩膜缘切口后唇，采用斜视钩或者注吸针头向眼球中心方向逐渐加压，此时可见晶状体核随着压力的增加向切口方向逐渐移动。当晶状体的赤道部越过切口后，可以停止加压或者力量减小，整个晶状体也就随之而娩出了。

在操作过程中，如果发现切口过小，不能将晶状体顺利娩出，应该停止加压，要及时扩大切口，再继续加压娩出晶状体核，以免用力过大造成后囊膜以及角膜内皮的损伤。

(2)12 点和 6 点钟同时加压法：在 12 点钟角膜缘切口及 6 点钟角膜缘或稍偏向角膜内侧位置，双手配合，同时向眼球中心加压，在两个力量的作用下，可见晶状体核的上极翘起，核进入切口，当核的赤道部进入切口后，停止按压，可用带钩的器械轻轻按照一个方向转动晶状体核，即可拨转出整个晶状体核。需要注意的是下方加压，加压的位置固定，不要随着核的外移而移向角膜中心，这样会使角膜凹陷，损伤角膜内皮。

(九)皮质吸除

皮质吸除整个操作过程尽量在高倍视野下进行,必须在前房充盈以及尽量看清眼底红色背景反光条件下操作。先以10-0缝线间断缝合切口2针,可保证前房关闭,有利清除皮质以及保护角膜内皮。注吸时先吸住周边皮质,看清皮质和囊膜后将周边部皮质拉至瞳孔区,然后再加大吸力吸出,吸力和拉动幅度不宜过大,以免将前囊膜吸入,致悬韧带断离,后囊膜撕裂及玻璃体脱出;抽吸时应注意注吸平衡,保持前房略深,避免皮质突然被吸入后引起前房塌陷,针吸口应该朝向前面,必要时可以稍微向两侧倾斜,但是切忌将针吸口转向后囊膜,如晶状体皮质块较大,不易吸出时,可以将其拉出切口。应该尽量吸净晶状体上皮细胞及残留皮质;注吸过程中应该随时注意眼底红色反光,如感有阻力时,后囊膜又出现放射状皱折或弧形环时,则提示注吸针头吸住后囊膜,应该立即终止吸力,左手推出灌注液回吐,使晶状体后囊膜复位;抽吸12点位晶状体皮质时,可随时调整注吸针头及抽吸孔方位和角度,针头可取横位从两侧进针或改用弯头、"U"形针头吸出皮质;手术过程中应经常调节显微镜焦距、倍率,使手术操作准确;在整个晶状体皮质清除过程中,要辨清晶状体囊膜情况,并保持后囊膜完整。

晶状体后囊膜抛光主要是去除晶状体后囊、前囊下、周边及赤道部的上皮细胞,以减少术后炎性反应及后发性白内障形成。因晶状体前囊下的上皮细胞被认为是白内障囊外摘除术后后发性白内障的原因和基础,因此这一操作有其重要作用。其操作方法如下:

(1)用抛光针头或注吸针头,在前房充盈下上下来回或同心圆运动后,囊膜上及虹膜后的前囊膜下,以去除残留皮质纤维与晶状体上皮细胞,也可用黏弹剂抛光。

(2)如后囊膜有局限性混浊钙化时,可放大显微镜倍数,谨慎地用截囊针或抛光针头从边缘推起,再吸出。一般建议做YAG激光后囊膜截开,对于机化明显、激光无法打开的病例建议做后囊膜钩开。

(十)人工晶状体植入术

这里重点讨论后房型人工晶状体。

1.后房型人工晶状体一期植入

单手植入法操作方法如下。①完成囊外白内障摘除术后,向前房和后房或囊袋内注入适量的黏弹性物质。②将黏弹剂注射到晶状体囊袋内,使囊袋充分张开。③从固定盒内取出人工晶状体后,避免接触眼睑皮肤及眼球外组织,以防污染。④植入人工晶状体时,用人工晶状体植入镊夹住人工晶状体光学部分的上方,可用显微镊提起切口前唇,将人工晶状体下襻经切口送入前房。⑤调整植入的角度,使人工晶状体下襻进入瞳孔并滑入晶状体囊袋内,如在瞳孔较小的情况下植入"C"襻人工晶状体,应先使近光学部襻的一侧及膝部进入瞳孔。⑥用人工晶状体植入镊将人工晶状体光学部轻轻向下推,使光学部进入瞳孔区或进入囊袋内。⑦以人工晶状体植入镊夹住上襻远端稍内处。当上襻膝部最高点越过瞳孔缘或囊袋边缘时,将其稍向后旋转并下压,松开植入镊使上襻进入瞳孔缘后方囊袋内或虹膜后睫状沟处,完成所谓"推、转、压"三个动作。⑧在瞳孔缩小的情况下,可以采用旋转植入法,在人工晶状体上襻进入睫状沟或者囊袋内后,用"T"形调位钩顶在人晶状体光学部与襻的结合部,在用调位钩轻轻下压人工晶状体光学部的同时顺时钟方向旋转人工晶状体,使上襻转入虹膜后囊袋内。

注意事项:①植入时维持前房深度。植入人工晶状体整个过程必须在前房充盈下进行,以保持植入空间。避免损伤角膜内皮,尤其是人工晶状体不能与角膜内皮相接触,即使接触很短时间也可能造成角膜内皮严重损害。一般在前房注入黏弹剂以维持前房深度及保护角膜内皮。②推移人工晶状体幅度不能过大。植入人工晶状体时,不可将人工晶状体光学部的上缘越过瞳孔区3～9点时钟位的连线,否则可能使下方悬韧带断裂,植入人工晶状体后可能出现向下移位,术后出现"日落"综合征。③注意旋转幅度。植入人工晶状体时,旋转幅度不宜过大,尤其是后囊有所破裂时,否则可以导致悬韧带断离及玻璃体脱出。④注意旋转幅度。植入人工晶状体时,旋转幅度不宜过大,尤其是后囊有所破裂时,否则可以导致悬韧带断离及玻璃体脱出。⑤注意对称植入。人工晶状体植入时,尽量避免一襻植入在囊袋内,而另一襻植入在睫状沟,以免日后发生人工晶状体偏心而影响视力。⑥防止光对视网膜的损伤。人工晶状体植入后,在缝合切口时，应立即启用显微镜上的视网膜保护装置或者用小湿棉片盖在角膜上，以防止强光射入眼内损伤视网膜黄斑组织。

术毕尽可能清洗前房内黏弹剂及残余皮质。如瞳孔过大，人工晶状体又植入于睫状沟位置，可在前房内注射缩瞳剂，如卡米可林，使瞳孔迅速缩小，避免发生术后瞳孔夹持。如术中发生后囊破裂，玻璃体脱出，应做虹膜周边切除，以防术后发生瞳孔阻滞。用 10-0 缝线间断缝合切口 2～3 针，线结埋入角膜或巩膜组织内，烧灼关闭球结膜瓣，结膜下注射抗生素和激素。

2.后房型人工晶状体二期植入术

二期植入是指白内障摘除后经过一段时间再植入人工晶状体，为单纯白内障摘出的患者提供了恢复良好视力的最佳机会，尤其适用于单眼无晶状体眼。

二期植入术的特点有：①手术难度较大。这是因为白内障术后常有虹膜后粘连，尤其外伤性白内障后囊与虹膜可能已发生广泛粘连，人工晶状体植入空间已经消失。②手术情况复杂。在二期植入手术过程中分离粘连时可能引起后囊破裂、玻璃体脱出，或者术前已有后囊破孔，玻璃体与原手术切口粘连。

适应证：有足够囊膜支持 IOL 的无晶状体眼。

禁忌证：①角膜内皮细胞计数已在临界值以下者。②视力不能矫正或矫正不理想者。

操作方法：①有完整晶状体后囊的二期植入：囊外摘除术后如有完整的晶状体后囊，可以采用单纯睫状沟后房人工晶状体植入。一般情况下，囊外摘除术后后囊的周边部与残余前囊发生粘连，囊袋内人工晶状体植入已经不可能。使用黏弹剂分离粘连以减少对虹膜的创伤，可使用虹膜恢复器，注射黏弹剂的钝针头或“T”形人工晶状体调位钩进行钝性推拉分离，如粘连紧密可以用截囊针或囊膜剪进行锐性分离。植入人工晶状体时，将襻置于分离好的部位，术后迅速形成的再粘连使人工晶状体的襻固定。分离范围不宜太大，只要在某一径线相对的位置足以容纳襻和光学部即可，以免引起严重的虹膜和晶状体囊膜损伤导致出血、玻璃体脱出甚至人工晶状体植入困难。②晶状体后囊有破孔情况下二期植入：如果有足够的后囊膜或者前囊膜支持 IOL 及其襻，无悬韧带断裂，前房和瞳孔区无玻璃体嵌顿时，可以采用单纯睫状沟植入，植入人工晶状体时应该使襻避开破孔处。

人工晶状体缝线固定术：当后囊破孔在 2～3 个象限，或破孔虽只有 2 个象限但是部分悬韧带断裂、玻璃体脱入前房者，可采用单襻巩膜缝线固定，或双襻巩膜缝线固定后房型人工晶状体植入。后囊破孔极大或后囊不能支撑人工晶状体者，应采用双襻巩膜缝线固定后房型人工晶状体植入，或者处理好玻璃体采用前房型人工晶状体植入。

（刘邦强）

第十一节　白内障超声乳化手术

一、适应证和禁忌证

近年来白内障超声乳化手术技术和设备的迅速发展，使此术式可适用于绝大多数的白内障患者。即便是以前的手术禁忌证，如黑色硬核、伴悬韧带病变的白内障等，目前越来越多的有经验的手术医生也可以成功地行超声乳化白内障摘除术。超声乳化手术患者的选择、手术适应证和禁忌证的范围，应根据术者的手术技巧和经验来确定，并根据自身手术水平的提高进行不断地修正。手术者术前要对患者全身和眼局部条件进行全面评估，以此决定该患者是否适合进行超声乳化手术。对于初学者来说，应根据下述条件选择合适的患者，以避免出现严重的手术并发症。

（一）晶状体核的硬度

这是初学者选择患者时最重要的指标之一。

在白内障发生发展过程中，晶状体核从透明、淡黄色、黄色、棕色到黑色逐渐变硬。核的颜色代表了核的硬度，但同时还要考虑患者的年龄和其他特殊情况：如 80 岁患者的黄色核比 60 岁患者的黄色核硬；高度近视和糖尿病患者的核也要比相同颜色的老年性白内障的核要硬。核越硬，所需的超声能量越强，手术时间越长，手术难度也越大。

Ⅰ度核（软核）：多见于皮质型或后囊下混浊型白内障。核为透明或略带淡黄色，手术所需超声乳化能量小，要求术者对超声乳化能量和单纯吸引之间的转换有很好的控制能力，有时还需要特殊的手术技巧。对于初学者来讲，由于对超声能量判断和控制不足，很容易造成超声能量过强，直接打穿后囊膜，所以不适合初学者。

Ⅱ度核：常见于后囊下混浊白内障。核为淡黄色，术中很容易被乳化，对劈核技巧要求不高，比较适合初学者。

Ⅲ度核：这是老年性白内障最常见的核的硬度，核为深黄色。此类型白内障最适合初学者。

Ⅳ度核：核为棕黄色，常见于年龄较大、病史较长的患者。此类患者的核较硬，在术中需要运用较多的碎核技术，初学者往往会在术中遇到较大的麻烦，但对于有经验的超声乳化医生而言则比较容易处理。

Ⅴ度核：核为棕色或黑色，为极硬的核。这种核见于高龄患者，核硬且大。极有经验的资深白内障超声乳化医生可尝试行超声乳化白内障摘除术。

另外，还可以根据眼底红色反光来判断核的硬度，利用术前裂隙灯以及术中手术显微镜综合评价晶状体核的硬度。若能通过眼底的红色反光看清晶状体前囊膜则核的硬度在Ⅲ°以下，随着核的硬度增加，眼底的红光反射会逐渐减弱，瞳孔区会出现相应的暗区，前囊膜细节模糊不清。有经验的手术者可以根据术前的眼底的红光反射来判断核的硬度和核的大小。

（二）眼球暴露良好

良好的眼球暴露条件可以提供很好的手术视野和手术操作平台。清晰的手术视野可以使术者密切观察术中前房组织结构，及时发现前房涌动等异常情况；充分的手术操作平台可以使术者很好地控制超乳或 I/A 头，避免手术器械对手术切口不必要的压迫造成切口漏水，前房不稳定。初学者应避免一些小睑裂、深眼窝患者，此类患者不仅手术操作平台局促，而且术中易造成眼球表面局部积水，强烈的手术显微镜反光无法看清眼内结构。

（三）角膜条件

透明的角膜是提供清晰手术视野的必备条件。超声乳化手术中产生的热量可以对角膜内皮产生不可逆的损伤，术前角膜内皮计数检查十分重要，对于术前角膜计数小于 1 500 个/mm^2 的患者初学者要慎重选择。

（四）虹膜条件

建议手术者术前一定要进行散瞳检查，以观察瞳孔是否能散到足够大。健康的虹膜对散瞳药物反应灵敏，且对术中手术操作的轻微搔动、术中的高灌注、黏弹剂反应良好，术中可以维持手术所需的散瞳条件。对于瞳孔散不大或虹膜功能不良者，如假性囊膜剥脱综合征、青光眼急性发作后、葡萄膜炎患者，均不适合超声乳化的初学者。

（五）前房深度

前房过深或过浅都会增加手术难度。前房过浅使手术操作空间缩小，更容易损伤角膜内皮和晶状体后囊膜，出现一系列并发症；前房过深，超声乳化手柄位置要竖直才能更好地乳化核，手柄的控制性会明显下降，另外由于显微镜景深的限制，无法看清后囊膜。

（六）晶状体的条件

晶状体的前囊膜、晶状体核、晶状体后囊膜与晶状体悬韧带是否正常与手术难度休戚相关。健康的晶状体前囊膜有很好的张力，正常的紧张度有利于前囊膜的环形撕囊；晶状体核的硬度如前所述是手术者术前重点评估对象；破裂的晶状体后囊膜在超声乳化高灌注条件下，囊膜口会进一步撕裂，造成晶状体核后脱位、玻璃体溢出等并发症；由于超声乳化术中转核的需要，会对晶状体悬韧带造成一定的压力，不健康的悬韧带（如假性囊膜剥脱综合征）就会出现悬韧带断裂，或已经有部分悬韧带断裂的患者（如外伤性白内障）会出现悬韧带断裂范围进一步扩大，整个晶状体坠入玻璃体腔的严重并发症。所以术前对晶状体的全面评估十分重要，对于硬核，并且合并有晶状体囊膜或悬韧带病变的患者是初学者的手术禁忌证。

(七)眼部的其他病变

初学者尽可能避免做合并有其他眼病的超声乳化手术。

1.外伤性白内障

绝大多数外伤性白内障伴有眼部的其他损伤，如角膜穿孔、挫伤、水肿，晶状体悬韧带断裂，玻璃体嵌顿，房角损伤，睫状体分离，继发性青光眼。48%患者合并眼后段的损伤，如玻璃体积血，视网膜脱离，脉络膜脱离，球内异物等等。术中常常会出现各种“意外”，处理不当会造成患者不可逆的视功能损伤。

2.并发性白内障

合并角膜病变时，术中手术视野不清，各个步骤的操作难度均增大，而且超声能量对角膜内皮的损伤易造成术后角膜内皮失代偿；合并葡萄膜炎病变时患者瞳孔后粘连，无法散大，易出现虹膜咬伤，后囊破裂，甚至沉核等严重并发症，而且术后炎症反应重；合并闭角型青光眼患者，因长期运用散瞳剂瞳孔无法散开，而且前房偏浅，手术操作空间狭小；合并有眼后段疾病的患者，术中眼底红光反射差，眼压偏低，前房深，悬韧带松弛，手术操作困难。

3.高度屈光不正的患者

高度屈光不正患者需要特殊的人工晶状体度数计算公式。高度远视患者眼球小，手术空间小，真性小眼球脉络膜脱离，爆发性脉络膜上腔出血恶性手术并发症发生率高，手术风险大；高度近视患者术中前房过深，后囊膜观察不清，术中前房波动多易造成眼后段并发症。

总之，比较适合初学者行超声乳化手术的白内障类型为中等硬度、中等大小核的老年性白内障，不需要太大的超声能量太长的超声时间，并且有足够的软核和皮质保护。同时，患者角膜内皮功能良好，眼底红光反射佳，瞳孔可以散到足够大。当术者的技巧和经验进一步丰富后，可以逐步扩大手术适应证。

二、切口

自从Kelman曾预言3 mm的手术切口可以不产生手术源性散光，此宽度成为白内障超声乳化手术的标准主切口宽度。Kratz被认为是第一位提出将手术切口从角巩膜缘向后移至巩膜部的眼科医生，这样既可以增加切口面积促进愈合，也减少了对角膜的牵拉，降低术后散光。Girard、Hoffman和Kratz一起最早提出了隧道切口的概念，并指出内切口必须在透明角膜进入前房，从而产生一个自闭的角膜瓣，即可以维持术中正常前房，防止虹膜脱出，在手术结束时切口可以达到水密。目前白内障超声乳化手术的标准切口为角膜/角巩膜缘/巩膜隧道主切口和角膜侧切口。可以先做主切口，穿刺入前房后，前房内注满黏弹剂维持一定眼压再做侧切口；也可先做侧切口，前房注入黏弹剂后再做主切口。这种方法可以使眼压维持稳定水平，更利于主切口平整和标准化。

(一)角膜隧道切口

透明角膜隧道切口自1992年Fine报道运用于超声乳化联合折叠式人工晶状体手术后，由于操作步骤简单，缩短了隧道长度，可选择任何轴向及在表麻下进行手术，是目前最常用的白内障超声乳化手术切口。该切口不需要打开结膜瓣，无须烧灼止血，大大加快了手术速度，缩短手术时间，为规模化的白内障手术提供了很好的基础；同时，由于不打开球结膜，尤其适合同时合并青光眼的患者，很好地保护了球结膜，可有效避免青光眼滤过泡瘢痕化，为青光眼手术创造了很好的条件；另外，该切口隧道相对较短，超声乳化手柄操作灵活，不会因牵拉产生角膜条纹造成术中前房视野不清，使刻槽、劈核、抽吸皮质等超声乳化手术操作更方便。

透明角膜隧道切口可为倾斜单平面切口、垂直一斜两平面切口或垂直一倾斜一垂直三平面切口，其操作步骤相对比较简单。切口部位可选择在颞侧或上方，一般建议避免在正上方或正颞侧，建议略偏向利手侧，与侧切口形成约90°角，方便术中操作和减少手术性散光。

倾斜单平面切口：选定切口位置后，在角巩膜缘内直接以钻石刀平行虹膜表面穿刺角膜，在角膜板层内前行1.75 mm后，刀尖指向后弹力层进入前房，继续前行，直至两侧刀刃均通过角膜全层，进入前房为止。

垂直一倾斜两平面切口：选定切口位置后，在角巩膜缘内先做一个垂直眼球壁的角膜板层切口，再做一个倾斜切口在角膜板层内前行1.75 mm后，穿刺进入前房直至两侧刀刃均通过角膜全层。

垂直一倾斜一垂直三平面切口：先做垂直的板层角膜切口，然后水平向前剥离隧道，再向深层垂直切开进入前房。

透明角膜切口是一自闭隧道切口，手术操作不复杂，但对切口质量要求很高，标准的透明角膜切口要平整、密闭、并达到标准的宽度和隧道长度。故部分学者建议最好使用钻石刀或锐利的宝石刀或一次性钢刀，并且先做辅助侧切口，前房注满黏弹剂升高眼压后，再做主切口，这样操作更容易一些，可控性更强一些。

(二)角巩膜缘隧道切口

在做角膜隧道切口的时候，有学者注意到角膜隧道切口缺乏结膜瓣的覆盖而存在着潜在感染的可能性；另外，当后囊膜破裂改成大切口圈核时，切口手术源性散光和术后切口缝线暴露不可忽视。有部分学者提出了角巩膜缘隧道切口，这种切口属垂直一倾斜两平面或垂直一倾斜一垂直三平面切口。具体操作步骤如下：做上方以穹隆部为基底5 mm×2 mm球结膜瓣，并双极电凝止血。2点钟透明角膜缘处先做边孔，并注入黏弹剂使眼球维持一定眼压。上方距透明角膜缘后做0.75 mm长弧形半层垂直切口，然后改用钻石刀直接从角巩膜缘切口开始并在透明角膜中潜行约2～2.25 mm后刺入前房，形成一与钻石刀头相似的梯形切口，内口为3.2 mm，外口为3.5 mm，隧道长度为2～2.25 mm。除了比角膜切口多做5 mm×2 mm球结膜瓣之外，其余操作和便捷程度基本与角膜隧道切口相同，但换取了术后切口的球结膜瓣覆盖和手术中需扩大切口时仍有球结膜覆盖和有效避免手术源性散光的优点。

角巩膜缘隧道切口与透明角膜隧道切口相比，手术操作略微繁琐，但增加了预防感染和后囊膜破裂扩大切口时的安全性，对于初学者更为适用。

(三)巩膜隧道切口

自闭式巩膜隧道切口是经典的白内障超声乳化手术切口。McFarland于1990年介绍了巩膜隧道自闭式切口超声乳化白内障摘除及折叠式人工晶体植入术，证实术后不需缝合并且几乎不产生散光，视力恢复快和炎症反应轻等优点。巩膜隧道切口属垂直一倾斜两平面或垂直一倾斜一垂直三平面切口。具体操作步骤与角巩膜缘隧道切口类似：做上方以穹隆部为基底球结膜瓣，并双极电凝止血。2点钟透明角膜缘处先做边孔，并注入黏弹剂使眼球维持一定眼压。上方距透明角膜缘后约2.0 mm处做3.2 mm长弧形半层垂直切口，然后改用特制的半月形巩膜隧道刀自外切口向前分离巩膜板层，直至潜行进入透明角膜。最后用3.2 mm的穿刺刀至隧道顶端后，改变方向与虹膜平面平行穿刺入前房。巩膜隧道切口的内口必须保证在透明角膜内，并且要形成一个具有活瓣功能的透明角膜瓣(后唇)，以确保在眼压的作用下，内切口呈关闭状态，保证隧道切口的自闭性。这种隧道切口长达3.5～4.0 mm，从而限制了超声针头在眼内的运动，会因牵拉产生角膜条纹造成术中前房视野不清，使刻槽、劈核、抽吸皮质等超声乳化手术操作更困难；另外，当植入人工晶状体时也会因隧道较长而使操作困难，尤其是小睑裂者手术更加困难。目前，此种手术切口运用较少。

三种切口的优缺点比较见表22-1。

表 22-1 三种不同切口超声乳化和折叠式人工晶状体植入术的优、缺点比较

切口	手术操作	球结膜瓣	术中角膜皱折	前房出血	术中改变切口加用缝线	睑裂大小依赖	潜在感染
角巩缘隧道切口	稍繁杂	需要	少	无	易隐蔽	无	无
角膜隧道切口	便捷	不需要	少	无	较难暴露	无	有
巩膜隧道切口	稍繁杂	需要	易产生	有	较难隐蔽	有	无

三、撕囊

环形撕囊技术是现代超声乳化手术的基本手术技巧和基础，由 Howard Gimbel 和 Thomas Neuhann 医生最早提出和使用。环形撕囊技术的关键在于提供了囊袋口的光滑边缘，保证了囊袋口在超声乳化手术操作过程中不易向周边部裂开，确保了囊袋的完整性。环形撕囊的成功完成，往往意味着白内障超声乳化手术成功完成了一半；而不成功的环形撕囊会大大增加超声乳化手术的难度，手术并发症的发生率也会随之上升。

(一)撕囊的基本技巧

环形撕囊手术技巧主要有撕和扯两种用力方式。撕是指用力方向与撕囊口的走行方向一致，撕囊镊或截囊针做圆弧运动完成撕囊，这是常规的撕囊技巧；扯是指用力方向与撕囊口的走行方向相垂直，常用于需改变原撕囊口方向时，如撕囊口过大时需用此方法改变撕囊口的走行方向，以避免撕囊口向周边部裂开。

环形撕囊的手术步骤如下：显微镜镜头调节至＋2°或－2°，保证良好的眼底红光反射可以看清前囊膜。完成手术切口后，前房内注满黏弹剂，将晶状体下压，保持前房压力和玻璃体腔的压力平衡，然后开始撕囊。环形撕囊的手术器械可选用撕囊镊或截囊针。若选用撕囊镊，进入前房后，先略倾斜撕囊镊，利用撕囊镊头部下方的尖锐部位刺破囊膜，“抓”起囊膜后，观察囊膜瓣起始的方向，根据囊膜瓣走势，进行顺时针或逆时针环形撕囊，一般需要通过 3 到 4 次换手完成整个 360°撕囊过程。换手撕囊镊抓囊膜时，要看清楚翻起的囊膜瓣，抓住囊膜瓣根部做弧形运动“撕”囊，若撕囊口过大，可采用“扯”的技术改变撕囊口的走行方向。若选用截囊针，先用锐利的截囊针头挑起瓣，然后翻转此瓣，用截囊针钩住此瓣后通过“撕”和“扯”的技巧完成撕囊。

一般术者在手术时需灵活运用“撕”与“扯”的技巧。如图 22-1 所示，图 A“撕”囊形成大小适中、光滑的囊袋口；若在术中发现囊袋口滑向赤道部，此时应前房内注入黏弹剂加深前房，并将虹膜推开，看清囊袋口的边缘，及时将“撕”囊改为图 B 中“扯”囊，通过“扯”的力量改变囊袋口走行的方向，重新将囊袋口拉回中央区；恢复到原计划囊袋口的大小后，再将“扯”囊重新改为“撕”囊(图 22-1C，D)，完成撕囊。值得注意的是，术者要密切注意囊袋口有无延伸至晶状体悬韧带附着区(一般当撕囊口至 8 mm 时)，撕囊口若裂至悬韧带附着区，无论“撕”或“扯”都会使撕囊口裂向赤道部，并进一步裂向后囊，导致后囊破裂，若撕囊口大至 8 mm 时，禁忌再做任何操作。术者重新回到撕囊口的起始点，用截囊针或囊膜剪反方向剪开囊膜，做一个新的囊膜瓣，反方向撕囊至囊袋口裂开处，完成撕囊，并在后续的超声乳化术中，注意保护此囊袋口裂开处。

撕囊时视野不清和撕囊口偏小是初学者常见的毛病。撕囊时视野不清，首先仔细检查显微镜的设置，然后将眼球放置水平位，抓囊膜片时不可用力过大，避免搔动浅层皮质，对于眼底红光反射不佳的患者必要时通过眼球转动和囊膜片的走行来判断撕囊口的位置。撕囊口偏小会给后续的超声乳化核和吸皮质增加难度，为克服撕囊口偏小，初学者可通过角膜表面 Mark 笔标记 5～5.5 mm 大小范围或通过瞳孔大小进行粗略的估计。对于撕囊过小，无法超声乳化的病例，应用截囊针或囊膜剪剪开囊袋口，再做一个撕囊起始点和新的囊膜瓣，二次撕囊形成大小合适的囊袋口；对于能完成超声乳化的病例，为避免术后前囊袋口囊膜收缩综合征，在植入人工晶状体后，再按上述方法完成二次撕囊，扩大撕囊口。初学者可通过增加换手的频率，更好地控制撕囊口的走行；另外，无论使用截囊针还是撕囊镊，均建议首选逆时针撕囊，因为上

方(或颞侧)是主切口,存在一定的盲区,撕囊较困难,首先完成此区域的撕囊有利于最终形成满意的囊袋口。

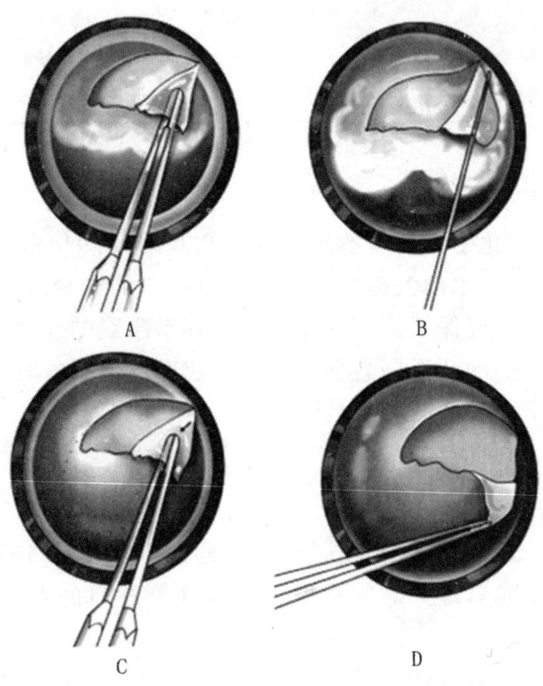

图 22-1 在手术时需灵活运用"撕"与"扯"的技巧

(二)撕囊辅助技术

对于眼底红光反射极差的病例,如乳白色全混的白内障,可采用吲哚青绿或亚甲基蓝囊膜染色技术。完成辅助切口后,从辅助切口注入消毒空气泡保护角膜内皮,将染色剂(原液或稀释液)注入至空气泡和晶状体前囊膜之间使前囊膜着染,再从辅助切口注入黏弹剂,边打边轻压后唇排出空气泡,使前房充满黏弹剂并使晶状体下压,保持前房和玻璃体腔压力平衡。然后做主切口,进行撕囊。对于晶状体膨胀的病例,因为前囊膜张力大,直接撕囊囊膜口极易裂至赤道部,建议先用 1 mm 注射器和截囊针刺入晶状体浅皮质层,抽取晶状体乳化液和部分皮质,使前囊膜减张后再进行撕囊。也有学者主张在完成主切口,前房注满黏弹剂后进行囊膜染色,操作更简便,但不如前者染色效果佳。

近年来,微切口白内障超声乳化手术得到了强劲的发展。由于手术切口只有 1.5~2 mm,它所采用的撕囊镊与常规的不同,分为两种,一种为类似后段手术采用的剥膜镊,其头部可分开距离较小,撕囊时先"抓"开中央前囊膜,再划至所需的撕囊半径,开始撕囊,由于该种撕囊镊可活动范围较小,要注意及时换手,撕囊速度相对来说略慢,但由于手术切口小,撕囊过程中黏弹剂不易流出,使得前房始终保持稳定,便于操作;另一种在常规撕囊镊的基础上稍做改进,外观不变,整个撕囊镊更为细小,以便能通过微切口进行操作,撕囊过程与常规的撕囊过程相比差别不大。

四、水分离

水分离是超声乳化手术中的重要步骤之一,通常包括严格意义上的水分离以及水分层两个步骤。在完成连续环形撕囊后,用冲洗针头向前囊下注入灌注液,通过液体在皮质和后囊膜之间的播散,使晶状体皮质与后囊膜分离,即为水分离。然后将冲洗针头插入硬核,或者硬核与皮质之间注水,使核与皮质分离,即水分层。水分离完成后,晶状体可以在囊袋内转动,核又可在皮质中转动,有利于核的超声乳化,同时解除了晶状体皮质与后囊膜的粘连,有利于皮质的吸除。

(一)水分离的操作方法

水分离的好坏对超声乳化手术的成功与否起很重要的作用,尤其在采用囊袋内超声乳化技术时须进行充分的水分离。在红光反射较好的病例中，水分离比较彻底和理想的效果是整个晶状体皮质和核在囊袋内自由转动，以及晶状体核周围出现完整的金色光环。

1.水分离

水分离操作的意义在于将皮质与晶状体后囊膜完全分开，简化了皮质的吸除过程，甚至在超声乳化的过程中将已分离的皮质一并吸除，大大降低了因皮质吸除过程中采用高负压导致后囊膜破裂的风险。

操作方法：撕囊完成后，将冲洗针头伸入撕囊口的边缘，轻轻挑起前囊膜，确信针头位于囊膜与皮质之间。将灌注液缓缓注入，边注射边将针头向晶状体赤道部推进，此时可见液体在囊袋和皮质之间播散，绕过赤道部直至后囊。液体在晶状体后极部积聚后，晶状体核微微浮起，此时用针头中后部轻压核并继续注入液体，则液体继续扩散，漫过对侧赤道部自对侧撕囊口溢出。选择数个注射点，反复操作，使囊膜与皮质分离开，晶状体核可以在囊袋内自由转动，充分游离。若水分离不充分，则超声乳化过程中核转动困难，加大了手术难度。

2.水分层

是将灌注液注入晶状体核的各层，将其分离的操作过程。其目的不仅在于转动晶状体核，还使更贴近囊膜的软核与硬核分开，在超声乳化时先粉碎吸除硬核，此时软核有保护后囊膜的作用，再采用较小的能量乳化吸除软核，可降低术中后囊膜破裂的发生率。

操作方法：将冲洗针头从撕囊口边缘进入，倾斜向下刺入晶状体核，在核的不同层次注入灌注液，当看到不同层次的核周围出现不同颜色的反光环时，表明分离较为充分。

(二)水分离过程中的注意事项

(1)良好的连续环形撕囊是进行水分离的前提保证。若撕囊口边缘不光滑，特别是出现了向后方的放射状撕裂，水分离时应特别慎重，注水不宜过多过快，否则极易使撕裂口向后扩散，甚至导致整个后囊的撕裂。

(2)保持瞳孔区良好的眼底红光反射。一般除了乳白色混浊和极硬核白内障之外，均可看到弥散至整个晶状体核的红光反射。调整显微镜照明光和目镜之间的夹角，必要时调整患者的头位，直到瞳孔区出现明亮均匀的红光。

(3)多点量少的注水方式。仅在一侧且多量注水，不仅容易使晶状体核翻转翘出囊袋甚至脱入前房，使超声乳化变得困难，而且容易损伤囊膜。对部分初学者来说，前囊撕囊口通常偏小。若仅在一侧多量注水，液体不易从对侧撕囊口流出，过量液体积聚在囊袋内压力升高，损伤后囊。避免的方法是在撕囊口两侧多点注水，或一边注水，一边用灌注针头向下轻压晶状体核，使过多的液体从晶状体囊袋内挤出。

(4)水分层的操作主要针对 4 级核以下的白内障，对于硬核白内障或皮质液化性白内障，水分层没有实际操作意义，在操作中也难以完成。

(三)水分离过程中初学者易出现的问题

1.水分离不彻底

尽管水分离技术难度不大，一旦疏忽也可发生严重的手术并发症，其中水分离不彻底是常见的并发症之一，可以影响核在囊袋中的转动或不动，强行的转动可以产生过度的悬韧带牵拉和囊袋的张力，增加在囊袋内的劈核或超乳的难度。此时应重新进行水分离直至核转动。不经水分离而强行转核会产生一些并发症，如囊袋撕裂，悬韧带断离等。

水分离不彻底引起的另一个问题是清除皮质困难，特别是赤道部皮质不易吸干净，如加大吸引则会吸住后囊膜造成囊膜破裂。皮质吸不干净也是术后后发障发生率高的原因之一。

水分离不彻底常发生在小瞳孔病例，此时水在囊膜和核之间的扩散不易观察到，过分注水又怕后囊膜破裂。遇此情况可改用两把拨核针或劈核刀，用双手法帮助转核，或配以黏弹剂转核。也可以采用多点量少的方式进行水分离，但需要一定的耐心，同时需花费更多时间。

2.晶状体核脱入前房

液体进行分离时，压力一般在后极部囊膜处最大，如果压力过猛或水量太多时会产生囊袋口撕裂而使晶状体核脱入前房。对于软核白内障，晶状体核脱入前房不会产生任何问题，只要用超乳针头在前房内吸除或伴极小的超声波振荡吸除软核。但对于硬核病例，则需要用第二器械把晶状体核压回到囊袋内。如果晶状体核不能回到囊袋内，也可采用 Maloney 技术（囊袋上超乳），把晶状体核压在前囊膜上进行超乳。如果晶状体核已完全脱入前房，则需用黏弹剂注射于核与角膜内皮之间以保护角膜内皮。

为避免上述问题，水分离时一次注入液体的量不要过快过猛。通常一次注入灌注液的量不应超过 1 mL，配合多方位和多次注水的方式进行水分离。

3.囊袋撕裂

只有在撕囊完整的情况下才能采用水分离。当囊袋撕裂时进行水分离，有可能使裂口一直延伸至后囊膜。如果采用开罐式截囊技术，水分离也需十分小心，整个过程必须密切观察。对于囊袋撕裂的病例，一般不用水分离即可使核转动或加用少许水使核转动。有经验的医生仍可通过一些手术技术的改良来完成超声乳化整个过程。如果囊袋裂口位于上方，下方囊袋是完整的，采用劈核技术来避免囊袋进一步撕裂。但初学者遇此情况时，可以改成开罐式截囊的方法，在虹膜表面进行超声乳化，或者干脆改成囊外摘除法。

4.后囊膜破裂

多发生于水分离时液体量过大或注入速度过快。可以见于三种情况：①水分离时注水针头插的太深直接刺破赤道部囊膜。②液体注入囊袋过量或过快，对于后囊膜不健康者（先天性后极性白内障）更容易发生。③类似囊袋阻滞综合征（CBS），即因水分离时核上移造成囊袋口阻塞，水不能通过囊袋口返回前房，直接作用于后囊膜而使后极部囊膜破裂。因此适量、适速、泄压的水分离方法是预防水分离时后囊膜破裂的有效对策。

五、晶状体核的超声乳化

自从上世纪 60 年代 Kelman 首创晶状体超声乳化技术以来，核去除先后经历了前房超声乳化、瞳孔平面超声乳化、后房超声乳化阶段，并最终发展为目前广为接受的囊袋内超声乳化。目前临床上应用的超声乳化技术种类繁多，手术者可根据患者白内障的类型、晶状体核硬度、术者自身偏好与熟练程度灵活选择手术方式，术中可以综合应用多种手术技巧以快速、安全地完成晶状体核的乳化吸除。一般原则是用较小的超声能量和较短的超声时间完成晶状体核的乳化吸除，以尽可能减少对角膜内皮细胞的损伤。

在顺利开展晶状体核的超声乳化之前，初学者必须掌握一些基本操作技术，这些基本操作技术可应用于各种超声乳化方法之中。

（一）超声乳化基本操作技术

1.雕刻和刻槽

雕刻是超声乳化晶状体核的最基本操作技术，即以一定角度和吃口深度将超乳针头与晶状体核相贴，在乳化吸除部分晶状体核的同时，不断向前推进超乳针头，从而形成具有一定深度和宽度的沟槽的过程。根据超乳针头的吃口深度将雕刻方式分为三种：①浅雕刻，超乳针头吃口深度小于1/3，主要用于切削性雕刻。②深雕刻，吃口深度在 1/3 以上，主要用于刻槽。③全堵雕刻，超乳针头全部埋入晶状体核内，此时超声乳化和负压吸引的效率最高。

刻槽是雕刻技术的扩展和延伸，是指在一条或多条径线上反复进行雕刻，直至形成深而宽的沟槽的过程，可分为纵向刻槽和弹坑式刻槽。纵向刻槽是由 12 点钟向 6 点钟方向反复雕刻而成，弹坑式刻槽是在晶状体核中心区反复雕刻形成深坑。刻槽是将晶状体核分成若干碎块的预备性操作技术。刻槽的长度原则上不超过内核的直径，可以术中水分层时出现的金色环为参照。刻槽的宽度一般为超乳针头直径的 1～3 倍。一般说来，刻槽的深度应达到晶状体核厚度的 80%～90%，或者是 3 个超乳针头直径（核中央部）或 2 个超乳针头直径（核周边部）。建议通过红光反射来判断刻槽是否已经达到适宜深度，晶状体核混浊严重者的眼底红光反射不明显，刻槽到一定深度时始出现红光反射，随着刻槽深度的增加而逐渐增强。

2.碎核

包括分核和劈核。分核是指在晶状体核刻槽到足够深度后，将超乳针头和辅助器械(如劈核器)抵在沟槽底部相对立的侧壁上，适度用力将核一分为二。劈核是指把超乳针头深埋至核的中心使其固定，然后以劈核器从晶状体核赤道部向超乳针头方向劈拉(水平劈核)，或者是将劈核器从超乳针头的上方向下劈拉(垂直劈核)，利用劈核器与超乳针头之间相对运动产生的剪切力将核劈开。

3.旋转核

选择在晶状体核中央部所刻沟槽的侧壁作为抵止点，以超乳针头或(和)辅助器械按照顺时针或逆时针方向将核轻柔旋转。核旋转是完成多次分核和劈核操作的重要辅助手段。

4.核块处理

硬核碎块底部往往具有锐利的尖端，在乳化吸除这些核块前，应先以高负压吸住核块中下部，使其尖端对准超乳针头，从而远离后囊膜以避免碎块尖端刺破后囊膜，然后将其拉向瞳孔中央，同时逐渐加大超声能量将核块乳化吸除。

(二)超声乳化方法

目前临床上常用的超声乳化技术主要分为两类：①不使用碎核操作的超声乳化技术。②使用碎核操作的超声乳化技术。前者以原位超声乳化法(挖碗法)为代表，其优点为操作简单、易于掌握，尤适于初学者。缺点为仅适用于软核和中等硬度核，乳化硬核时需要消耗大量超声能量和时间而易造成角膜内皮的损伤。目前，越来越多的手术者倾向于应用碎核操作的超声乳化技术。后者以分而治之、原位碎核、乳化劈核和拦截劈核技术为代表，其优点在于术中使用机械劈核代替部分超声乳化操作，对硬核的处理能力增强，同时降低了超声能量和时间的消耗，从而减少了对角膜内皮的损伤。但是，碎核操作需要熟练的技巧，存在学习曲线，初学者不易掌握。

1.原位超声乳化法(挖碗法/单手法超乳法)

原位超声乳化法是最基本的超声乳化技术，适用于软核和中等硬度核的白内障。尤适于初学者学习超声乳化操作。该手术操作主要包括三个基本步骤：

(1)核中央部刻槽：连续环形撕囊、水分离和水分层后，将超乳针头伸入前房，针头斜面向上贴到晶状体中央部前表面，踏板踩至2挡，吸除皮质。然后自上而下移动针头，同时踏板踩至3挡，逐渐增加能量进行弹坑式刻槽，将核刻蚀成碗状，刻槽范围不要超过前囊膜撕囊口。当看到眼底红色反光时，应及时降低超声能量。术中对刻槽深度的要求与核的硬度相关，晶状体核越硬，刻槽应该越深。一般要求刻槽深度达到80%～90%核厚度。对于初学者而言，必须在分辨清楚核的不同层次的基础上，逐渐增加刻槽深度以确保手术安全。

(2)旋转晶状体核，乳化吸除核周边部：将超乳针头伸至6点钟位的前囊膜下方，吸住核周边部，轻轻拉向瞳孔中央并以低能量乳化吸除。踏板复位后踩至1挡，将超乳针头顶到3点钟或9点钟的碗壁上，沿顺时针或逆时针方向将核转动90°至6点钟位。若核难以转动，可以将踏板踩至2挡，利用负压吸住碗壁将其旋转。也可使用双手操作，自侧切口伸入辅助器械，协助超乳针头旋转核。重复上述操作，逐渐扩大蚀刻范围，直至核周边部全部被乳化吸出。在蚀刻过程中，超乳针头要放在核层上，乳化时针头轻轻向下用力，不要把针头置于要蚀刻的核层之下向上超声乳化。

(3)乳化吸除后核板：核周边部全部被乳化吸除后，部分患者的晶状体后囊表面可能会残留一层后核板。乳化吸除后核板的方法是：将踏板踩至0挡，后核板会在玻璃体压力作用下浮向瞳孔平面，此时迅速将踏板踩至2挡，以超乳针头吸住后核板，将后核板拉向瞳孔区，同时以低能量将其乳化吸除，或直接用负压吸除。注意超声乳化的能量不宜突然加大，这样可能误吸而引起后囊破裂，建议将针头斜面朝上，缓慢增加能量，对于术中玻璃体压力较高的患者，操作更需特别小心。

如果后核板难以分离下来，可将辅助器械从侧切口伸入，自后核板边缘轻轻将其游离，并向前房中央的方向推动，待后核板完全游离后，将踏板踩至2挡将其吸住后乳化吸除。也可先把超乳针头退出切口，利用玻璃体压力把后核板抬高后，在其下方注入黏弹剂使其游离，再伸入超乳针头将其乳化吸除。有些残余的后核板比较坚硬，可能会在已空的囊袋内远离针头打转，此时可先用超乳针头吸住后核板，再在其上方放置辅助器械，夹住后进行乳化吸除。

2.分而治之法和 shepherd 原位碎核技术

分而治之法由 Gimbel 于 1986 年首创，其原则是将晶状体核分成若干小块，再依次将核块乳化吸出，包括刻槽式分块清除法和弹坑式分块清除法。前者适用于中等硬度核，后者适用于硬核。1989 年 Shepherd 在 Gimbel 分而治之法的基础上提出了原位碎核技术，后者随之成为目前最为广泛应用的分核技术。本节以原位碎核法为例介绍分核技术，并简要介绍刻槽式分块清除法和弹坑式分块清除法。

(1)Shepherd 原位碎核技术：其基本原理是先将晶状体核分成 4 块，然后再分别将核块乳化吸除。原位碎核技术适用于软核和中等硬度核，尤其适于初学分核技术者操作。

第一步：刻槽。将超乳针头置于靠近撕囊口上缘的核表面，脚踏踩至 3 挡，自 12 点钟向 6 点钟方向边超声乳化边推动针头。根据核的硬度调节超声能量的大小，一般建议刻槽时采用较高的能量和较低的负压。当超乳针头到达 6 点钟位撕囊口边缘时即停止超声乳化，脚踏复位至 1 挡，并将针头抽回到 12 点钟位。重复上述操作，在晶状体中央部刻出一沟槽，并将其逐渐加深。刻槽时超乳针头应根据核乳化吸除的速度逐渐向前推进，以避免引起机械性推核，造成局部晶状体悬韧带损伤，甚至断裂或玻璃体溢出。

该步骤的关键在于正确掌握刻槽的深度，这需要有完整的晶状体解剖组织学知识支持。只有刻槽到足够的深度，才能顺利完成下一步的分核以及各个核块的依次乳化。初学者常常因刻槽偏浅，造成分核困难，无法顺利完成手术。那么，什么时候刻槽足够深了呢？一般说来，槽的深度应达到晶状体核厚度的 80%～90%，或者是 3 个超乳针头直径(核中央部)或 2 个超乳针头直径(核周边部)。但因每个患者的核硬度不同，很难通过具体的数值来判断，尤其是硬核往往是中央底部的核质最硬且韧，常常在分核时造成藕断丝连。部分学者的体会是，透过核槽可观察到眼底的红色反光时即为合适的刻槽深度。

第二步：旋转核再刻槽。以超乳针头抵于沟槽底部侧壁，或者自侧切口插入辅助器械，籽辅助器械抵于沟槽底部侧壁，沿顺时针或逆时针方向将晶状体核旋转 90°，重复上述操作步骤雕刻出另外一沟槽，与第一个沟槽呈十字交叉。

第三步：分核。将超乳针头和辅助器械分别抵于槽底的两侧壁，向两侧轻轻用力将核一分为二。将晶状体核旋转 90°，重复上述分核操作，将两个半核分别进一步一分为二。分核时切忌将超乳针头和辅助器械未抵至沟槽底部就匆忙分核，这样不仅无法有效分核，而且会造成用力过猛出现一系列并发症。

第四步：乳化吸除核块。以辅助器械抵住核块顶部，将其轻轻后推，使核块底部尖端对准超乳针头。将脚踏踩至 2 挡，用超乳针头吸住核块尖端。然后将核块拉向瞳孔中央，与此同时将脚踏踩至 3 挡，逐渐加大超声能量将核块乳化吸除。重复上述操作，将核块逐一乳化吸除。超声乳化核块时应注意保持负压不变，以避免超声产生的推斥力将核块推开或造成核块跳动。乳化核块时要密切关注前房的稳定性，尤其在最后一块核块被乳化吃进，全堵消失瞬间，容易发生大量房水被吸引至眼外而致前房涌动，后囊破裂。

(2)刻槽式分块清除法：刻槽式分块清除法操作方法与原位碎核技术相似，以超乳针头在晶状体核中央区雕刻出一深的沟槽后，即用辅助器械和超乳针头在近沟槽底部的两侧壁向相反方向用力，将核分为 2 块。然后根据核硬度对每个半核再次或多次刻槽，然后在辅助器械帮助下分核，从而将晶状体核分为数个小核块，最后将小核块逐一乳化吸除。对于核硬度较高者，也可在掰下每一个小核块后即将小核块乳化吸除，以增加囊袋内操作空间，提高手术安全性。

(3)弹坑式分块清除法：在晶状体核中心区雕刻出尽量深而大的碗样坑洞，以尽可能去除致密而坚硬的晶状体内核。

将辅助器械和超乳针头交叉抵于 6 点钟坑底侧壁，向相反方向轻轻用力将核分开。

用辅助器械和超乳针头旋转晶状体核，重复上述操作再次分核。

反复重复上述操作步骤，可将晶状体核分成若干小块，最后将小核块逐一乳化吸除。也可边分核，边将核碎块乳化吸除。

3.乳化劈核法

在人的一生中,晶状体纤维持续生成,并不断地被压向核心,故晶状体核是由晶状体纤维逐层环绕而形成的层状结构,与树木的年轮类似。受劈柴动作的启发,Nagahara 于 1993 年提出了新的超声乳化技术——劈核法,从而开创了低能量、高负压超声乳化手术的时代。劈核技术以晶状体核为"原木",超乳针头为"砧板",劈核器为"刀",如同用刀劈木头那样将晶状体核劈成碎块,然后将核碎块超声乳化吸除。该技术的优点为应用机械力替代部分超声能量,通过高负压、低能量的超声乳化模式,减少了对眼内正常组织,尤其是角膜内皮的损伤。缺点是对软核(Ⅰ度)和极硬核(Ⅴ度)不太合适。

操作方法:连续环形撕囊、水分离和水分层后,将超乳针头伸入前房,脚踏踩至 2 挡,吸除晶状体核中央部皮质。然后将脚踏踩至 3 挡,采用连续超声模式,以高能量、低负压进行超声乳化,从而将超乳针头深埋至晶状体核中心。随后将脚踏复位,踩至 2 挡,以高负压用超乳针头牢固吸住晶状体核。

将劈核器从侧切口伸入前房,自前囊撕囊口下缘伸至晶状体核赤道部,然后从 6 点钟向 12 点钟方向拉劈核器,当劈核器接近超乳针头时,将劈核器和针头向两侧分开,从而将晶状体核劈成两半。

将核旋转 90°,重复上述操作将晶状体半核进一步劈成若干小核块。然后将另一晶状体半核旋转至囊袋下方,使用同样操作将该半核劈成若干小核块。最后将小核块逐一乳化吸除。也可在劈下每一个小核块后即将小核块乳化吸除,以增加囊袋内操作空间,提高手术安全性。术中劈核次数依据晶状体核硬度而定。

4.拦截劈核法

劈核技术的最大优点在于通过使用机械碎核节省了大量超声能量,对于小核块的处理可以在高负压、低能量下完成,因而大大降低了术中超声能量消耗,减少了对角膜内皮和囊袋的损伤,显著提高了手术安全性。

单纯乳化劈核技术对于中等硬度核性白内障是有效的,但是,对于硬核白内障的处理则比较困难。单纯采用劈核技术时,部分硬核病例的晶状体核虽已劈开,但核碎块仍紧密相连而难以分开,因此,术者在囊袋内超声乳化第一块碎核时,往往较为困难。1994 年 Koch 将分而治之法和劈核技术相结合,提出了拦截劈核技术,即先在晶状体核上刻槽,然后将核逐步劈成小块并乳化吸除。拦截劈核技术联合了蚀刻和乳化劈核操作技术,为分割碎核提供了较大的操作空间,有助于将坚韧的硬核分割成多个小的核块后安全地乳化吸出,是当今大多数白内障手术医生首选的碎核方法,也是可以用于各种软硬核的方法。

操作方法:以超乳针头吸除晶状体核中央部皮质,然后自 12 点钟向 6 点钟方向刻槽,接着将核掰成两半。

将核旋转 90°,采用高能量、低负压进行超声乳化,将超乳针头自断面侧壁埋入到半核的中心,然后将劈核器自晶状体核赤道部向针头方向劈拉,从晶状体半核上劈下一小块核,并将其乳化吸除。重复上述操作,将晶状体半核再分成若干小核块,并分别将其乳化吸除。术中将晶状体半核劈为多少碎块依据晶状体核硬度而定。

将另一半核旋转到囊袋下方,重复上述操作将其劈成若干小核块并乳化吸除。

5.其他劈核技术

(1)拦截劈核填入法:由 Vasavada 等于 1996 年在拦截劈核技术基础上提出,其特点在于术中劈核后,应用劈核器钩住核块,将其送至超乳针头开口处以加速核块的超声乳化。

(2)迷你劈核技术:最早由 Groden 提出,随后 Stasiuk 等应用乳化劈核技术对迷你劈核技术进行了改良。该手术操作与拦截劈核相似,在纵行刻槽、掰核操作完成后,再将晶状体半核劈成 2 个 1/4 象限核,术中可根据晶状体核硬度对 1/4 象限核进行多次一分为二劈核操作,最终将核块劈至小到适于超声乳化吸除。

六、个性化超声乳化方法

(一)预劈核技术

原创于日本学者 Ashahoshi,其特点为采用特制的预劈核器以机械力量将晶状体分为若干小块,然后将其逐一超声乳化吸除。这样可以大大节约超声能量的使用,将术中角膜内皮损伤减少到最低。不足之处为硬核和软核不能采用此项技术,学习曲线长,技术很难掌握。

操作方法:连续环形撕囊、水分离和水分层完成以后,向前房内补充足量黏弹剂以加深前房,将特制的预劈核器经角膜隧道切口伸入前房。

从晶状体核中央部上方将预劈核器头部刺入晶状体核,方向略倾斜向下,边向斜下方刺边开合预劈核器,使得预劈核器所经过路径的晶状体纤维被分开。重复操作数次,使得晶状体核从上至下被彻底地一分为二。

将晶状体核在囊袋内旋转 90°,采用同样的方法,对位于上、下方囊袋内的晶状体半核进行预劈核,从而将晶状体核分为 4 个 1/4 象限核块。

根据核的硬度和操作需要,可将 1/4 象限核块分成更小的碎块,然后采用超声乳化将核碎块逐一清除。

在手术过程中,可以选择单手操作,也可以根据手术者的习惯和需要结合双手技术,或采用其他辅助器械协同完成手术操作。

(二)快速劈核技术

快速劈核技术又称为垂直劈核技术,由 Dillman 在 Nagahaura 水平劈核技术基础上改进而来。传统的水平劈核技术要求将劈核器自撕囊口下方伸至晶状体核赤道部,在此过程中有可能引起劈核器损伤囊膜,在小瞳孔病例的风险更大。而应用快速劈核技术时,劈核器仅需置于超乳针头的上方或周围,无须伸至晶状体赤道部,降低了损伤囊膜的风险。垂直劈核技术对大而硬的晶状体核以及小瞳孔病例的效果更佳。

操作方法:在连续环形撕囊、水分离和水分层后,以超乳针头吸除晶状体中央部皮质,然后以高能量、低负压进行超声乳化,将超乳针头深埋至晶状体核中央部的中心。建议术中将针头套管末端稍拉向手柄方向,暴露更多针头以利于针头埋入。

将劈核器从侧切口伸入,置于超乳针头的前上方。以高负压让超乳针头吸附固定住晶状体核,将劈核器自前上向后下拉向超乳针头。当劈核器和超乳针头接近时,将两者向两侧分开,从而将核劈成两半。

将晶状体核旋转 90°,重复上述操作将晶状体半核劈成 2 个 1/4 象限核。

将另一个半核旋转至下方,采用同样方法将其一分为二。根据核的硬度和操作需要,可将核碎块分成更小的碎块,然后将核碎块逐一超声乳化吸除。

(三)超乳针头斜面向下的超声乳化技术

1997 年 Joo 等首先报道了超乳针头斜面向下的超声乳化技术,并将该技术命名为 Phaco drill。与传统超声乳化采用的超乳针头斜面向上的操作方式不同,Phaco drill 采用的是针头斜面向下的超声乳化方法,其优点是超乳针头斜面与晶状体核紧贴,因而可以最大限度地利用超声能量,提高超声乳化效率。另外,由于超乳针头斜面背离角膜内皮,避免了超声能量直接作用于角膜内皮细胞,从而减少对角膜内皮的损伤。该技术尤其适用于硬核和极硬核的超声乳化。但是,由于超乳针头斜面直接面向后囊膜,超声能量可直接作用于后囊膜而引起其损伤,故该操作仅适用于熟练的超乳手术者。Phaco drill 可与劈核或分核技术联合使用,但在处理硬核和极硬核时,多联合应用劈核技术。

操作方法:连续环形撕囊后,充分水分离、水分层。将超乳针头斜面向下插入前房,吸除晶状体中央区皮质和外核层,然后保持超乳针头斜面向下,在晶状体核中央部刻槽,当通过槽底部看到眼底红光反射时停止刻槽。以高负压使超乳针头吸住晶状体核,联合使用辅助器械将核掰成两半,或者使用劈核器将核劈成两半。然后旋转晶状体半核，重复上述操作将半核进一步分为多个小核块，同时分别将小核块超声乳化吸除。

目前，Phaco drill 联合劈核技术主要采用两种操作方法：传统的钻凿劈核技术和最近报道的钻凿碎核技术。该两种术式主要用于硬核，尤其是极硬核的超声乳化处理。

1.钻凿劈核技术

该手术操作除了以针头斜面向下进行超声乳化操作外，其余操作方法与传统的乳化劈核技术完全一致。连续环形撕囊后，充分水分离、水分层。调节超乳针头顶端露出套管部分至2.5 mm，将超乳针头斜面向下插入前房，吸除晶状体中央区皮质和外核层，然后保持超乳针头斜面向下，采用连续超声模式、能量设置为 60%、低负压(20 mmHg)进行超声乳化，在晶状体核内挖出一个深而窄的洞，从而使超乳针头深埋至核的中心。当超乳针头顶端露出套管部分完全没入晶状体核内后停止超声乳化，以高负压使超乳针头吸住晶状体核并稍上提，将劈核器从下方前囊撕囊口下缘伸至赤道部，并由赤道部向超乳针头方向劈拉，将核劈成两半。旋转晶状体半核，重复上述操作将半核进一步一分为二。最后将核块逐一超声乳化吸除。

2.钻凿碎核技术

该操作技术由 Hwang 等于 2010 年在超乳针头斜面向下的超声乳化和预劈核技术的基础上提出。与钻凿劈核技术相比，该技术操作相对简单、易于掌握，而且可适用于小瞳孔患者。另外，由于 Phaco drill 预先在晶状体核内挖出一个深洞，使得预劈核操作获得更大的前房空间，因而预劈核和继后的核块超声乳化吸除较传统的预劈核操作都更为容易，尤其有利于极硬核的处理。钻凿碎核技术的不足之处在于仍然存在后囊膜破裂的可能性，而且需要特制的 Ashahoshi 预劈核器。

操作方法：连续环形撕囊后，充分水分离、水分层。采用上文所述的 Phaco drill 操作，在晶状体核内挖出一个深而窄的洞，从而使超乳针头深埋至核的中心。当超乳针头顶端露出套管部分完全没入晶状体核内后停止超声乳化，将超乳针头退出，向前房内注入足量黏弹剂，将 Ashahoslli 预劈核器插入 Phaco drill 在晶状体核挖出的洞内，将核分成两半。旋转晶状体半核，重复上述操作将半核进一步一分为二。最后将核块逐一超声乳化吸除。

(四)囊袋上方超声乳化技术

鉴于囊袋内劈核易于损伤囊膜，而且硬核的底部不易劈开而呈现为藕断丝连的状态，Maloney 于 1997 年提出了囊袋上方超声乳化技术。

操作方法：角膜切口完成后，向前房内注入足量黏弹剂，然后做一大的连续环形撕囊(直径为 6.5～7.0 mm)，彻底水分离、水分层，使用辅助器械或注水针头将晶状体核倾斜、翻转，核后极向上置于囊袋上方。以超乳针头固定晶状体核，用劈核器将核劈成碎块，再将核碎块逐一超声乳化吸除。

该方法适用于高度近视等前房较深的术眼。前房较浅的术眼则因为囊袋上方空间狭小，术中容易引起明显的角膜内皮损伤而不适合采用此操作技术。因术中环形撕囊口较大，宜植入光学区直径较大的人工晶状体，或者术毕时前房内注入缩瞳剂，以免人工晶状体光学区嵌顿于瞳孔。

囊袋上方超声乳化技术的优点在于超声乳化操作远离后囊膜，降低了后囊膜破裂的可能性。同时，可以充分使用高负压、高流量，因而大大提高了超声乳化效率。但是，由于超声乳化操作距离角膜内皮较近，术中要注意保护角膜内皮；同时，由于术中撕囊口较大，术后后发性白内障的发生率可能会较高。另外，囊袋上方超声乳化法不适于小瞳孔和晶状体半脱位者。

(五)翻转法

由 Brown 在囊袋上方超声乳化法基础上改进而成，区别在于该术式的超声乳化操作在囊袋内进行。初学者在做分核或劈核操作时往往有一定困难，且易于造成后囊膜和晶状体悬韧带损伤。应用翻转法可以较为迅速、安全地完成超声乳化操作。翻转法仅适用于软核和中等硬度核，而且要求前囊撕囊口不能过小，否则核翻转困难，且易于造成晶状体悬韧带损伤，甚至离断。

操作方法：做一大的连续环形撕囊(直径 6 mm)，彻底水分离和水分层。将辅助器械自侧切口伸入前房，轻压上方晶状体核赤道部，使下方晶状体核赤道部倾斜、翘起，以辅助器械使核翻转，呈后极部朝上状态。然后在辅助器械协助下，联合使用分核或劈核技术，完成对晶状体核的超声乳化吸除。

(六)旋转切削技术(又称为削梨法)

操作方法：角膜切口完成后，向前房内注入足量黏弹剂，做一直径为 6 mm 的连续环形撕囊，充分水分离和水分层。然后从主切口伸入 45°超乳针头，从辅助切口伸入定位钩，轻压晶状体核的边缘，以超乳针头斜面迅速贴住脱出囊袋的晶状体核侧面边缘，与此同时踏板踩至 1 挡，后囊被灌注液压向后方。此时晶状体核处于一半在囊袋内，一半脱位于囊袋外的位置，辅助定位钩与超乳针头合力将晶状体核固定在半脱位的状态，并使超声超乳针头斜面紧贴于脱出的晶状体核的切线部。踏板踩至 2 挡，牢牢吸住晶状体核，然后将踏板踩至 3 挡，进行超声乳化。晶状体核在双手合力协调的机械推压与吸引作用下，始终被旋转切削，如同削梨般逐渐变小直至完全被乳化清除。

削梨法超声乳化核时能量利用率高，用较少的总能量即能完成核乳化全过程，并且核旋转乳化过程中眼内器械活动范围小，对眼内组织影响较少，安全性高，更适合于硬核、过熟核，以及小瞳孔、术中后囊破裂等复杂病例的处理。削梨法对术者脚感控制的要求较高，而对手感控制的要求相对于拦截劈核、原位碎核等操作技术而言，则相对低一些。

(七)挤压碎核技术

操作方法：角膜切口和环形撕囊完成后，进行水分离和水分层。将超乳针头从主切口内伸入前房，吸除晶状体中央区皮质，然后以高能量、低负压进行超声乳化，将超乳针头刺入核内深达 1/2 核厚度。随后以高负压固定住晶状体核，并使核略微倾斜，将劈核器经 3 点钟方位绕过晶状体核赤道部进入核下，将劈核器和超声乳化头相向用力，使用挤和切的手法将核碎成数块，然后应用超声将核碎块分别乳化清除。

挤压碎核技术与普通劈核法的区别在于要求术者在劈核时双手同时、相向用力，因此劈核操作过程中应注意控制双手用力的均衡，用力方向需相向，力度需一致，以避免晶状体核因双侧用力不一致而发生骤然偏斜，以致引起不必要的囊膜或悬韧带组织损伤。

七、皮质的清除

晶状体核吸除后，残余皮质一定要完全从囊袋内清除。绝不允许在白内障手术结束时还残留大块晶状体皮质，因为这样可能引发葡萄膜炎甚至非感染性眼内炎，加重术后不良反应，影响患者的视力和舒适度。皮质清除要求操作精细，此时后囊膜完全暴露，极易受到损伤。与超乳头相比，注吸手柄的开口小很多，对残留小块晶状体核及软核的清除效率很低。因此在换成注吸手柄前，应当用超乳手柄吸除尽可能多的晶状体核和近皮质的软核。

清除皮质的操作方法：在 1 挡保持灌注的情况下，插入注吸头并靠近欲吸除的皮质。此时在灌注的状态下，前房很深，后囊膜向后膨出，操作相对安全。注吸头接触皮质后，将脚踏踩到 2 挡，此时灌注和吸引同时工作，将漂浮的部分皮质牢牢吸住。在观察清楚没有吸住囊膜的前提下，保持脚踏位置不变，将皮质拖到囊袋中央，黏附在囊袋上的皮质也被剥下与囊膜分离。此时加大吸引力度将这部分皮质吸除。重复上述操作直至皮质完全清除。

对于有一定基础的手术者，可在确保安全的前提下，迅速高效的清除皮质，大大缩短手术时间提高工作效率。在操作时可将上述动作连贯，吸住皮质后，一边将皮质向中间拖动，一边加大吸引，在拖动的过程中即将皮质吸除，一气呵成。另一种高效吸除皮质的关键是沿圆周运动，首先至少应当用圆周移动的方法吸住几个时钟方位的皮质，然后将手柄沿半径向中心带动。目的是吸出几大块皮质而不是拉成很多皮质小条。这样使皮质吸出更安全高效，不易在囊袋上残留晶状体皮质。常用的方法是从三点或任一时钟方位开始用圆周技巧清除皮质，吸到切口下皮质时，将注吸手柄开口向下朝向囊袋，吸住皮质后，用手柄将皮质拉向中间，开口向上翻转加大吸引将其全部清除。

若囊袋内仍有残留的漂浮小核块，也可以用注吸手柄与辅助器械包括劈核钩或调位钩，通过边孔切口将其吸除。当小核块堵在注吸手柄开口时，简单地用辅助器械将其推入开口即可。这一动作好比用器具捣碎食物，是一种迫使核块进入注吸手柄小口的机械方法。

对瞳孔过小无法散大的患者，牢记要从囊袋的赤道部吸除皮质。这样虽然可能会在视野外操作，被虹膜组织所遮挡，但仍要尽可能多的吸除皮质，降低术后炎症反应和后囊混浊的发生率。此时用硅胶保护的软注吸手柄会更安全些。

1.清除皮质过程中的注意事项

(1)瞳孔充分散大。大瞳孔可充分暴露囊袋内的皮质，使术者在清晰直视的情况下进行操作，为减少错误操作和避免损伤眼内组织提供了有利条件。若在超声乳化过程中因刺激虹膜而引起瞳孔缩小，可以向前房灌注适量的肾上腺素，待瞳孔扩大后再进行操作。特别对于初学者，尽量保持在直视下操作，不可将注吸头伸到虹膜下盲吸，极易损伤周边部的后囊膜。

(2)保持良好的前房深度和稳定性。注吸平衡是维持前房深度和稳定性的关键。在灌注状态下注吸头进入前房，在 2 挡灌注和抽吸同时运行的情况下，观察前房深度，若前房过浅，则提示灌注不足，升高灌注瓶的高度至恢复正常前房深度，若前房过深，则可降低灌注瓶至适当高度。此外抽吸负压高低及切口是否漏水也是影响前房深度的重要因素，选择合适的负压水平，做到切口密闭避免漏水，是维持前房深度和稳定的前提。

(3)操作过程中保持后囊膜清晰可辨。晶状体核去除以后，通常都能获得良好的红光反射。术中应不断冲洗角膜，使之保持湿润透明状态。操作过程中随时调节显微镜的焦距，使撕囊口及后囊膜始终清晰可辨，有利于判断后囊膜状态，减少并发症的发生。

(4)避免误吸囊膜。清除皮质的过程基本都在囊袋内完成，此时后囊膜失去晶状体核的支撑而完全暴露，误吸后囊膜在这时很容易发生。在良好的红光反射下，一旦注吸头吸住后囊膜，则出现明显的皱褶，此时应立即停止抽吸，待清楚看到后囊膜从抽吸孔回吐后，再继续操作。

除了避免误吸后囊膜外，有时会误吸前囊膜而导致囊膜撕裂，一般发生在撕囊口不连续，有前囊残片的情况下。其操作方法同前，切不可试图用抽吸的方法去除前囊残片，这样极易使撕裂口延伸至后囊。若前囊残片较大，可在皮质清除后，在黏弹剂的保护下用囊膜剪剪除。

(5)皮质清除完全。原则上应将皮质完全清除干净，避免残留。残留的皮质不仅可能加重术后炎症反应，而且影响术后视力恢复，增加后囊混浊的发生率。但若部分皮质极难清除，例如上方皮质，或皮质粘连嵌夹在赤道部，则不要冒着后囊膜破裂的风险硬将其清除，可先将人工晶状体植入，再通过在囊袋内旋转晶状体，将粘连的皮质松动后再吸除，此时有晶状体保护后囊膜，吸引时相对安全。有时少量皮质极难清除，无论是技术原因还是其他原因，则宁可将其残留，也要避免因强行吸除而导致后囊膜破裂甚至玻璃体脱出等严重并发症。

2.清除皮质过程中初学者易出现的问题

(1)后囊膜破裂:在清除皮质过程中最易发生此并发症。后囊膜在正常情况下一般不易被吸破，往往当后囊膜被吸住后，术者未松开脚踏板或发生牵拉后导致破裂。所以一旦发现后囊膜被吸入抽吸孔出现放射状皱褶时，应立即松开脚踏板，不要移动注吸手柄，必要时踩回吐键，吐出已吸入抽吸孔内的后囊膜。最易被吸破的位置在上方 12 点位，此时灌注孔会被隧道切口阻挡或切口漏水增加导致前房变浅而吸住切口处的后囊膜，因此在该位置应非常小心。

清除皮质过程中导致后囊膜破裂的相关因素包括以下几个方面:①灌注不足，而真空负压和吸引流量过大。②吸引孔被后囊膜堵塞后，负压吸引仍在进行。③在浅前房的情况下进行抽吸皮质。④后囊膜本身存在缺陷，如先天性后囊膜病变，过熟期白内障等。⑤注吸头受损后毛糙或锐利。⑥设备故障。⑦切口下方囊袋内的皮质与囊膜粘连较紧密。

为了预防这种并发症，可以把同轴注吸改成非同轴双手注吸技术。因同轴注吸皮质，尤其在切口处操作时，漏水过多及注水孔被隧道切口阻挡，减少了前房内的注水量。双手法则可以从主切口灌注，而从侧切口伸入吸引头于下方的囊袋内吸除残留的皮质。

后囊膜被吸破并不意味着玻璃体立即脱失。在很多情况下，一旦发现后囊膜破裂，不要马上从切口抽出注吸针头。注吸针头移除后会由于前房突然变浅而使后囊膜破口加大，玻璃体界膜破裂导致玻璃体脱出。此时应停止注吸，而保持注吸针头于前房不动，由侧切口注入空气泡或黏弹剂，使前房稳定后再拔出注吸针头。然后可在反复注入黏弹剂的情况下，采用干吸技术，吸除残留在囊袋中的皮质，当干吸部分皮质后，前房塌陷时在补充黏弹剂后再吸。

(2)玻璃体脱出：如果在注吸的过程中，在吸破后囊膜的同时玻璃体前界膜也破裂，就可能出现玻璃体脱出。偶尔也可见注吸皮质时造成的悬韧带断裂。出现玻璃体脱出并发症时处理方法同前述。在切除突入前房和切口的玻璃体后，酌情吸除残留在囊袋内的皮质。皮质残留引起眼内过敏性葡萄膜炎及高眼压的发生率要远低于核的残留，所以对皮质的残留与前囊膜撕囊环的保留要有正确的认识，后者更为重要。因为完整撕囊环的前囊膜的存在，可以用睫状沟来固定后房型人工晶状体。

(3)悬韧带断裂：往往发生在晶状体悬韧带本身脆弱的病例。当注吸阶段吸除周边囊袋内皮质时，由于皮质粘连较紧密或被吸除的皮质过大，易发生悬韧带断裂。此时皮质与囊袋粘连紧密致使被吸引的皮质力量大于悬韧带的张力，造成皮质还未被吸除时悬韧带已离断。还有一种多见的情况，即前囊边缘的碎片被注吸孔吸入，在此时向中心移动注吸手柄时，也易使悬韧带离断。

(4)环形撕囊口破裂：当撕囊口太小时，为了吸除囊袋边缘和切口下方的皮质，同轴注吸针头的活动可能会崩裂撕囊口。这不是严重的并发症，术者仍可小心的吸除所有皮质，把人工晶状体植入囊袋。但术后由于囊袋的收缩，部分病例可能出现人工晶状体的偏位。因此建议遇此情况时，可把人工晶状体植入睫状沟，而把晶状体的光学部嵌入囊袋内，用这种方法可保持人工晶状体的正位。

(5)皮质残留：可以发生在以下的几种情况。①散瞳不充分而致皮质不能充分暴露。此时需检查输液瓶中是否加入肾上腺素，常规量为 500 mL BSS 液体中加入 0.5 mg 肾上腺素，必要时可加大浓度至 1：100 000，短暂直接作前房灌注，使瞳孔散大。若瞳孔还不够大时，可借助第二器械劈核刀、拨核针等拨开不同部位的虹膜，暴露未被吸除的皮质。升高输液瓶，使囊袋尽可能加深，把 I/A 头伸至囊袋的赤道部，待皮质阻塞针孔时插至瞳孔中央安全区，加大吸引，吸除皮质。②玻璃体压力过高而致后房和囊袋呈关闭状态。由于囊袋未张开，周边的皮质就处于封闭状态，I/A 头不易伸入囊袋赤道部吸除皮质。遇此情况时，可升高输液瓶，加大灌注压，使前房和后房加深。必要时剪断缝合切口后再灌吸。③皮质与后囊膜粘连过紧。此时尽管抽吸力量很大也不易撕下这部分皮质，反而很易吸破后囊膜。遇此情况，可用黏弹剂针头在适量的黏弹剂下像抛光器一样慢慢分离这些皮质。④撕囊孔太小或撕成椭圆形。这种情况下 I/A 头不易伸入赤道部抽吸赤道部的皮质，尤其是上方的皮质。上方的残留皮质不能吸除时，可在囊袋内先植入并转动人工晶状体，用人工晶状体的襻松动和分离囊袋赤道部的皮质，然后在人工晶状体光学部的保护下吸除上方囊袋内的皮质。

(6)抛光失误：不管用机械的方法或是负压的方法抛光，都有可能造成后囊膜破裂。主要与以下几种情况有关。①抛光器用力过大。②抛光器械不合适，表面不光滑或尖端纤细。③囊膜太薄被吸破。④浅前房时进行抛光因玻璃体张力过大而导致囊膜破裂。

当后囊膜破裂时，玻璃体界膜也可能同时破裂而导致玻璃体脱出的严重并发症，因此在是否进行抛光的选择上，宁可不做而不冒险的原则是有道理的。

八、人工晶状体植入术

白内障超声乳化吸除术后，患眼就成了无晶状体眼，因此需要在囊袋内植入人工晶状体以解决白内障摘除术后的高度远视状态。目前临床上使用的人工晶状体按其硬度分为硬性和软性(折叠式)。软性人工晶状体按其材料分为硅凝胶和丙烯酸酯人工晶状体，后者又包括疏水性丙烯酸酯和亲水性丙烯酸酯人工晶状体。聚甲基丙烯酸甲酯是硬性人工晶状体的主要成分。近年来随着超声乳化设备的改进、手术技巧的提高，以及折叠式人工晶状体的广泛应用，超声乳化联合折叠式人工晶状体植入术已经成为白内障手术治疗的主要手段。超声乳化术后植入硬性人工晶状体仅见于少数特殊病例。术中人工晶状体的植入部位取决于晶状体囊袋的完整程度,一般而言,应该首选植入囊袋内,其次为睫状沟(前囊膜支撑或缝线固定)或前房(前房角支撑或虹膜固定)。

(一)折叠式人工晶状体植入

折叠式人工晶状体植入方法包括折叠镊植入法和推注器植入法。折叠镊植入法最初是折叠式人工晶状体的主要植入方法,近年来随着人工晶状体推注器制作工艺以及折叠式人工晶状体材料和设计的改进,推注器植入法逐渐占据主导地位。

1.折叠镊植入法

此方法通过应用人工晶状体折叠镊和植入镊,将人工晶状体光学部对折后经切口植入晶状体囊袋内。也可以仅使用两臂呈弧形弯曲的植入镊完成人工晶状体的折叠和植入操作。按照人工晶状体光学部折叠轴线与襻轴线的关系,可将折叠镊植入法分为纵向植入法和横向植入法。

(1)纵向植入法:①以无齿镊夹住人工晶状体襻或光学部上方,将其从包装盒内取出,将其水平放置到折叠镊两臂内侧的平台上,使与人工晶状体襻轴线平行的两侧光学部边缘恰好位于折叠镊的卡槽内,然后合拢折叠镊将人工晶状体光学部纵向折叠。②张开植入镊两臂,使其分别紧贴折叠镊两臂上缘夹住折叠后的人工晶状体光学部外1/4区域,植入镊前端以刚超出光学部边缘为宜,然后松开、移走折叠镊。③以折叠缘居左的方式将人工晶状体前襻和光学部经切口送入前房,并将前襻送入下方囊袋内。④待光学部完全进入前房后,顺时针旋转植入镊,使折叠缘转向上方,慢慢放开植入镊使人工晶状体展开。⑤退出植入镊,以黏弹剂针头沿顺时针方向旋转人工晶状体,将后襻旋入囊袋。继续旋转人工晶状体将其调整至水平位固定。

(2)横向植入法:①以无齿镊夹住人工晶状体襻或光学部上方将其从包装盒内取出,将其水平放置到折叠镊两臂内侧的平台上,使与人工晶状体襻轴线垂直的两侧光学部边缘位于折叠镊的卡槽内,然后合拢折叠镊将人工晶状体光学部横向折叠。②张开植入镊两臂,使其分别紧贴折叠镊两臂上缘夹住折叠后的人工晶状体光学部外1/4区域,植入镊前端以刚超出光学部边缘为宜。然后松开、移走折叠镊。③以两襻所在侧对准切口插入,待两襻和光学部进入切口隧道后,将人工晶状体顺时针旋转90°,将其送入前房。④待光学部和两襻完全进入前房后,顺时针旋转植入镊,使折叠缘转向上方,慢慢放开植入镊,使人工晶状体光学部和襻同时释放到囊袋内。⑤退出植入镊,以调位钩或黏弹剂针头顺时针旋转人工晶状体将其调整至水平位固定。

2.推注器植入法

推注器注入法最初设计用于闭合襻平板式硅凝胶人工晶状体的植入,近年来已经广泛应用于各种折叠式人工晶状体的植入。推注器植入法通过使用一种专门的植入器械,将人工晶状体在植入器械内卷曲后通过手术切口植入囊袋内。尽管不同厂家、不同型号人工晶状体使用的推注器有所不同,但各种人工晶状体推注器的主要结构相似,一般由配备有螺旋杆的金属手柄或配有滑杆的注射器样塑料手柄和人工晶状体折叠夹(即临床上俗称的“飞机头”)两部分组成。金属手柄可以重复使用,塑料手柄和“飞机头”为一次性使用耗材。由于不同厂家生产的不同型号人工晶状体往往配有各自不同的植入器,其植入方法也不尽一致。我们以临床上常用的三片式人工晶状体、单片式蓝光滤过型人工晶状体和单片式4襻人工晶状体的植入过程为例来介绍推注器植入术操作步骤。

(1)三片式人工晶状体推注器植入术:①将“飞机头”盒盖侧向翻开,向“飞机头”内注入适量黏弹剂。②以植入镊夹住人工晶状体光学部上方将其从包装盒内取出,然后以前表面向上的方式将人工晶状体水平纵向滑入“飞机头”舱内底部,使光学部边沿置于“飞机头”舱内侧壁的沟槽内。③以植入镊向下轻压人工晶状体光学部中央,关闭“飞机头”,将“飞机头”插入推注器金属手柄,注意此时人工晶状体后襻应位于螺旋杆的左外侧。慢慢旋转活塞,使螺旋杆向前推动人工晶状体,直至前襻到达推注器头端。④将推注器斜面向下插入切口,左右旋转使其进入前房,慢慢旋转活塞,同时根据人工晶状体光学部的展开方向旋转、调整推注器,将人工晶状体前襻和光学部送入囊袋内,退出推注器。⑤以黏弹剂针头、注吸针头或植入器头端轻轻旋转人工晶状体,将后襻送入囊袋内。

(2)单片式蓝光滤过型人工晶状体推注器植入术:其操作过程与三片式人工晶状体推注器植入术相似,两者的区别仅在于将人工晶状体放入"飞机头"内的操作不同。①向"飞机头"内注入适量黏弹剂。②以植入镊夹住人工晶状体光学部上方将其从包装盒内取出,然后以前表面向上的方式将人工晶状体水平纵向放入"飞机头"舱内底部。③以植入镊夹住人工晶状体后襻,将其置于光学部上方,向前推送人工晶状体,直至其光学部不能再向前移动为止。④将"飞机头"插入推注器金属手柄,慢慢旋转活塞,使螺旋杆向前推动人工晶状体,直至前襻到达推注器头端。⑤将推注器斜面向下插入切口,左右旋转使其进入前房,慢慢旋转活塞,同时根据人工晶状体光学部的展开方向旋转、调整推注器,将人工晶状体前襻和光学部送入囊袋内,退出推注器。⑥以黏弹剂针头或注吸针头轻轻旋转人工晶状体,将后襻送入囊袋内。

(3)单片式 4 襻 Akreos adapt 人工晶状体推注器植入术:①将注射器样塑料手柄前端的人工晶状体盒盖侧向翻开,向人工晶状体盒内注入少量黏弹剂。②以植入镊夹住人工晶状体光学部上方将其从包装盒内取出后水平纵向放入人工晶状体盒内底部,并将光学部后部边沿送入推注杆前端的凹槽内。③以植入镊向下轻压人工晶状体光学部和襻,将其边沿置于人工晶状体盒侧壁的沟槽内。④关闭人工晶状体盒盖,向"飞机头"前端近喷嘴处的管腔内注入少量黏弹剂,然后将"飞机头"套到"人工晶状体舱"表面,慢慢向前推动滑杆,直至人工晶状体前襻到达推注器头端。⑤将推注器斜面向下插入切口,左右旋转使其进入前房,慢慢旋转活塞,同时根据人工晶状体光学部的展开方向旋转、调整推注器,将人工晶状体前襻和光学部送入囊袋内,退出推注器。⑥以黏弹剂针头或注吸针头轻轻旋转人工晶状体,将后襻送入囊袋内。

3.预装式人工晶状体植入法

预装式人工晶状体植入是近年来出现的新的人工晶状体植入方式,除了无须将人工晶状体装入"飞机头"外,其余操作与传统的推注器植入法相同。

操作方法:①取掉预装式推注器的保护帽,将黏弹剂针头从喷嘴前端伸入管腔,注入适量黏弹剂,使黏弹剂刚好到达或略超过人工晶状体光学部边缘。②按下绿色按钮,向前推动滑杆直至人工晶状体前襻到达推注器头端。③将推注器斜面向下插入切口,左右旋转使其进入前房,慢慢旋转活塞,同时根据人工晶状体光学部的展开方向旋转、调整推注器,将人工晶状体前襻和光学部送入囊袋内,退出推注器。④以黏弹剂针头、注吸针头或植入器头端轻轻旋转人工晶状体,将后襻送入囊袋内。

预装式人工晶状体植入省略了将折叠式人工晶状体装入"飞机头"的一切复杂操作,避免了人工晶状体光学部和襻在装载过程中发生损伤。同时,由于植入器一次性使用,使得细菌感染的几率几乎降为零。但是,对于初学者和手术操作不熟练者,预装式人工晶状体植入术中仍然存在推注操作引起人工晶状体光学部或襻损伤、人工晶状体反转,甚至植入困难等并发症。

4.折叠镊植入法和推注器植入法的优缺点比较

(1)折叠镊植入法的优点有:适用范围广,可应用于除闭合襻之外的所有开放弹性襻折叠式人工晶状体;操作简单、方便;无须一次性耗材,可节约成本。其缺点有:植入时需要扩大手术切口,延长了术后视力恢复时间,并可引起手术源性角膜散光;与人工晶状体推注法相比,折叠镊植入法增加了人工晶状体与外界组织的接触机会,增加了术后眼内感染的机会。植入镊在眼内操作时,有可能造成角膜内皮和虹膜组织损伤,尤易发生于闭角型青光眼和术中浅前房患者:与推注器植入法相比,折叠镊植入法由于人工晶状体襻缺乏有效保护,在其穿过手术切口时有可能受到损伤。另外,初学者在折叠人工晶状体时,有可能损伤人工晶状体光学部,造成人工晶状体表面划痕、戳痕或折痕。

(2)推注器注入法的优点有:术中无须扩大手术切口,减轻了手术源性散光;降低切口附近人工晶状体污染的可能性,减少了眼内炎的发生;不易造成对角膜内皮和虹膜组织的损伤,尤适于浅前房患者;减少了因使用镊子而造成的人工晶状体光学面的损伤和划痕。缺点:不同厂家、不同型号人工晶状体使用的推注器不同,需要一个学习熟练过程;人工晶状体装入"飞机头"时需要注入黏弹剂,"飞机头"为一次性耗材,或者一次性推注器的使用,均增加了手术成本;人工晶状体自推注器释放出的瞬间可控性较差,尤其对于硅凝胶人工晶状体而言;人工晶状体装载需要特殊技巧,有可能造成反向植入,人工晶状体光学部和襻在装载或推注过程中有可能发生损伤。

近年来,随着人工晶状体推注器制作工艺的改进和提高,以及人工晶状体材料的改进,推注器植入过程中人工晶状体损伤已经不多见。目前,推注器植入法已成为折叠式人工晶状体的主要植入方法。

(二)硬性人工晶状体植入

白内障超声乳化术后硬性人工晶状体的植入,与传统的白内障囊外摘除术后人工晶状体的植入操作相似。但是,与硬性人工晶状体光学区直径相比,超声乳化手术切口偏小。因此,在植入硬性人工晶状体前,需要扩大手术切口以利于人工晶状体的顺利植入。

1.操作方法

(1)在乳化吸除晶状体核和清除残余皮质之后,向前房和囊袋内注入足量黏弹剂以加深前房、扩大囊袋。

(2)根据人工晶状体光学区直径大小相应扩大主切口,一般需要将切口扩至5.5 mm。

(3)以晶状体植入镊夹住人工晶状体光学部上方,将人工晶状体前襻和光学部经切口送入前房并继续向前推进。当前襻到达6点钟处前囊膜撕囊口下缘时,将人工晶状体后襻轻微上抬以利于光学部进入囊袋。

(4)用植入镊夹住后襻的顶端,通过切口将后襻送入前房,然后使后襻稍弯曲,经前囊膜撕囊口上缘植入囊袋内。也可用晶状体调位钩轻轻向下推压光学部,同时将其沿顺时针方向旋转,从而使上襻滑入囊袋内。调整襻的位置,使人工晶状体固定在水平位。

(5)若术中发现后囊膜破裂或晶状体悬韧带离断范围较大,不适宜将人工晶状体植入囊袋内,而残留的晶状体前囊膜尚可以对人工晶状体提供足够支撑时,则建议将人工晶状体植入睫状沟内。此时应将黏弹剂注入虹膜与前囊膜之间,并将人工晶状体固定于残余前囊膜能够提供最大支撑的方位,其余操作与囊袋内植入相似。

(6)以注吸针头充分清除囊袋和前房内残留的黏弹剂,10-0尼龙线间断缝合角膜切口1针。

2.注意事项

囊袋内植入和睫状沟植入对人工晶状体全长(总直径)的要求不同。总直径过大的人工晶状体植入囊袋内后会引起与其固定方位平行的后囊膜皱褶,有可能引起视觉不适,并会有利于术后残余晶状体上皮细胞的迁移而促进后囊膜混浊的发生。而总直径过小的人工晶状体植入睫状沟后,因为其在睫状沟内固定不牢而易于出现晶状体左右摇摆现象(雨刷综合征),此时视功能会受到不同程度的影响。另外,长时间的晶状体襻与葡萄膜组织的摩擦可以引起明显的葡萄膜炎症反应。术者应该参考患者眼轴长度选择合适的人工晶状体。一般而言,适于囊袋内植入的人工晶状体的全长为11.5～12.0 mm,适于睫状沟植入的人工晶状体的全长为13.0～13.5 mm。另外,与囊袋内植入相比,睫状沟植入后人工晶状体的固定位置稍微前移,因此,人工晶状体的屈光度也需相应加以调整,通常是在后房型人工晶状体计算结果基础上减去0.5 D。

(三)人工晶状体植入术中的注意事项

人工晶状体植入术中并发症少见,且多见于硬性人工晶状体植入操作。初学者在植入人工晶状体的过程中应该注意避免对以下眼内组织的损伤,并掌握相应的预防和处理措施。

1.角膜内皮损伤

多由于术中操作失误,导致人工晶状体进入前房后与角膜内皮接触或摩擦所致,尤其多见于闭角型青光眼或术中浅前房患者。植入人工晶状体前应该向前房内注入足量黏弹剂,充分加深前房,以避免人工晶状体与角膜内皮接触。

2.虹膜损伤

多见于角膜切口过于靠后,导致术中前房不稳定,虹膜反复脱出的患者。若植入术中未使用足量黏弹剂加深前房,人工晶状体前襻或光学部易与虹膜摩擦使其损伤,甚至推挤虹膜根部造成根部离断。植入人工晶状体前向前房内注入足量黏弹剂,充分加深前房,并将虹膜推向后方,可以避免手术源性虹膜损伤。

3.后囊破裂

多由于植入术中前房过浅或不稳定，以及操作失误所致。在将硬性人工晶状体襻旋入囊袋内的过程中若用力过猛，也会造成后囊破裂。如果后囊裂口较小，应及时在裂口处注入黏弹剂，防止玻璃体溢出，人工晶状体仍可植入囊袋内。若后囊裂口较大，无法行囊袋内植入，而残留前囊膜尚足以支撑人工晶状体，可在彻底切除进入前房的玻璃体后行人工晶状体睫状沟植入术。如果残留前囊膜不足以支撑人工晶状体，应根据术中的选择，将进入前房的玻璃体全部切割清除后植入前房型人工晶状体或行人工晶状体(睫状沟)缝线固定术。

4.晶状体悬韧带离断

是一种不常见的并发症，多发生于术前即有晶状体悬韧带脆弱的患者，如剥脱综合征等。也可继发于植入人工晶状体的过程中过分推压其光学部分，使其上缘越过 3 点至 9 点钟的中线，造成晶状体悬韧带撕裂。如果悬韧带离断范围不超过 90°，可用调位钩顺时针旋转人工晶状体襻，将其固定在悬韧带断裂方向，如合并有玻璃体溢出，建议使人工晶状体襻避开悬韧带离断区域，将其固定在与悬韧带断裂相垂直，悬韧带正常的部位。

九、切口的闭合

(一)切口闭合的操作方法

无缝线是超声乳化白内障手术的特点之一，手术切口的闭合依靠术后水密切口来完成。具体操作是：以注吸针头彻底清除囊袋和前房内残留的黏弹剂后，用冲洗针头向角膜隧道切口两侧注射灌注液，使角膜实质水肿，再从边孔向前房注射灌注液，以恢复眼压，切口闭合前房形成良好。如果采用以上方法后切口仍有漏水，可用 10－0 的丝线在切口处缝合 1 针。

(二)与切口闭合相关的注意事项

切口闭合不良通常由以下因素引起：

1.切口过大

不仅使术中切口漏水前房不稳定，而且易导致切口自闭困难。在切口闭合时，若无法形成水密的自闭隧道切口，则需用 10－0 的丝线缝合。

2.内切口太靠后或隧道过短

使切口自闭功能消失，甚至会在术中损伤虹膜，造成虹膜根部离断或虹膜脱出，术后切口往往闭合困难需缝合。

3.边孔过大或太陡直

其后果是术中术后容易漏水，使前房变浅。切口闭合时可在边孔的一侧注水，使角膜实质水肿，达到切口密闭的效果。

4.切口缝合指征

有下列情况者，一般需要缝合切口：①主切口隧道过短，切口无法水密，切口漏水不能形成前房。②术中超乳针头烧灼切口，使切口形成鱼嘴状哆开，导致切口闭合不良。③术中后囊膜破裂，玻璃体脱出并行前段玻璃体切割术后应缝合切口。④婴幼儿先天性白内障或外伤性白内障术后。⑤可疑或确诊发生爆发性脉络膜上腔出血，应紧密缝合切口。

(三)切口闭合不良可能发生的并发症

通常超声乳化手术的切口闭合相对容易掌握，但若处理不好，也会产生相应的并发症，甚至直接影响手术的效果。这些并发症包括以下方面。

1.前房浅甚至消失

严重时可损伤角膜内皮。

2.虹膜嵌顿在切口或是脱出

这在切口隧道较短的情况下更容易发生。

3.眼内感染

切口闭合不良引起的眼内感染可发展为严重的感染性眼内炎，是白内障术后最严重的并发症之一。表现为眼球剧烈疼痛、结膜水肿充血、前房及玻璃体大量渗出、病情发展急骤，有时形成前房积脓。切口对合严密，阻断前房与外界相通是预防其发生的有效措施。

4.术后散光

超声乳化术后散光除了与切口的大小、方式和位置等有关外，还与术后切口闭合不良密切相关。

十、白内障超声乳化的手术护理配合

(一)超声乳化仪的规范化使用与维护

手术室护士对于白内障超声乳化手术的熟练配合；超声乳化仪器的规范化使用及维护等对手术的顺利进行至关重要。手术护理配合具体表现在以下几个方面：

1.环境

100 级或 1 000 级洁净手术室，温度保持在 22～24 ℃，湿度控制在 40%～60%。

2.人员

使用专门的手术上岗护士，上岗前手术室护士参加手术室专科及眼科专业技术培训；了解白内障手术的进展；熟悉白内障超声乳化手术基本步骤及手术意外的处理；掌握超声乳化仪器的使用原理，程序设置，参数范围，设置及使用方法等，避免因术中使用和配合不当影响手术效果。

3.设备

显微镜；超声乳化仪及相关手柄和管路及积液盒等；白内障超声乳化手术器械等。目前白内障超声乳化使用的仪器常用品牌主要有爱尔康、眼力健、博士伦、国产品牌机等。现主要介绍常用的超声乳化仪的规范化使用及维护。

(1)开机前检查：电压电源、各分机间的连接、氮气源是否正常，做好连接，将脚踏开关放置合适位置，打开电源开关；悬挂眼内灌注液，使用输血器连接管，管道保持通畅，连接无缝隙，排气后管道内无气泡；超声手柄及注吸头连接注水，外测试套标定圈完整无破损。

(2)手术中使用：①开机后通过提示进入超声乳化模式界面，插入积液盒，连接超乳管和超乳手柄，设定各项参数：能量、吸引、脉冲、灌注液平高度等，连接灌注管及手柄，屏幕上闪烁 U/S Calibrate 键，开始标定。标定必须在手柄及注吸针头注满水后紧套标定套进行，严禁无水状态下标定。②眼内灌注液的连接及液平高度的调节。灌注液排尽气体，连接灌注管，大部分超乳仪带有灌注液自动升降杆，一般灌注液瓶高为 60～100 cmH_2O，自动升降杆液平高度选择 60～100 cm，术中根据晶状体核的度数、眼压变化、仪器机型等调整灌注液高度，自动升降。护士在手术过程中必须密切观察灌注液使用情况，保证灌注液充足，管道流量通畅、无气泡，避免因灌注液不足或液体中混有气泡、管道扭曲、注吸头堵塞等而引起术中眼压不稳定、前房稳定性差、角膜内皮损伤等术中并发症，从而影响手术效果。③能量与吸引的选择：一般根据仪器已设定的参数使用，术中可以根据医师要求做调整，手术过程中角膜内皮损伤与超声能量和时间呈正相关，一般 Max U/S 为 0～60 mmHg，Max Vacum 0～300 mmHg，蠕动泵机器需设置流量。④术毕记录当次超乳手术的能量与时间，清空数据，为下一例手术做好准备。

4.术后处理及维护

(1)灌注和吸引管处理：如灌注和吸引管材料为一次性的，按医疗废弃物处理。使用灭菌蒸馏水高压冲洗，去除残留晶状体核碎片及皮质等，冲洗通畅后管腔使用压力气枪干燥处理，表面使用纱布清洗擦干，送供应室进行环氧乙烷消毒。

(2)手柄处理：外表面使用纱布清洗擦干，管腔使用注射器灭菌蒸馏水抽吸，软细毛刷轻微旋转式刷洗，然后用 95%乙醇干燥处理。清洗过程中注意轻拿轻放，防止碰撞，针头处使用保护套保护，检查超声针头如有弯曲或针孔不规则和毛糙现象时，及时更换备用针头，更换针头用专用扳手锁紧。

(3)仪器处理：术毕退出各模式，按提示逐步退出各界面，待屏幕出现系统完全关机时，关电源开关，拔出电源线，断开氮气源。清洁仪器表面，整理导管连线及脚踏开关，放于固定位置，专人保管，定期维护检测，在仪器登记本上记录仪器使用及维护情况。

5.体会

超声乳化仪器是一种高度精密的设备，必须由专人管理、使用及保养。术前仪器的准备、手术器材、配件的使用、术中参数的设置、观察及术后维护是白内障手术成功的重要保障。加强对超声乳化仪器的使用及维护的规范化管理，能提高手术效率，减少损耗，节约成本，实现手术安全与效益双赢。

(二)白内障超声乳化手术显微器械的清洗与保养

白内障超声乳化手术操作精细，手术器械精密而昂贵，维持手术器械的正常性能是白内障手术成功的重要前提和保障。器械的清洗与维护是灭菌合格的重要前提。建立专门的白内障器械清洗与维护的流程，并使操作规范化是保证手术器械的良好性能，提高手术效率的必需条件。

1.清洗

(1)分类预处理：将显微器械、超乳手柄、超乳管分类放置于平底托盘中，流动水(水温 15 ℃～30 ℃)下冲洗，轻拿轻放，初步清除污物。

(2)洗涤：冲洗后将置有显微器械的平底托盘浸泡于 1∶100 mmol/L 安必洁多酶清洗液中超声清洗，水温 30 ℃～40 ℃，根据器械污染情况，时间一般 3～5 分钟，不超过 10 分钟，超声工作时应将器械放置于水面下进行。

(3)漂洗：洗涤后予以蒸馏水或纯净水冲洗。

(4)除锈：漂洗后发现显微器械残有水污、锈渍，将其置于平底托盘内，浸泡于 1∶7 鲁沃夫除锈液中，10 分钟后蒸馏水冲洗干净。

(5)干燥：检查器械无破损，打开各轴节、宝石刀头，检查性能良好后，用软布擦干，放于专门的显微器械盒内，放入电热恒温干燥箱内，设定温度 100 ℃、10 分钟烘干，妥善放置备用。

2.保养及维护

根据白内障超声乳化手术特点，制定专门的白内障显微手术仪器盒，盒内上下使用缓冲装置(网状塑料垫等)，固定显微器械，避免局部碰撞，器械锐利端使用保护套。保持器械盒干燥，盒内器械性能完整、无破损、无污渍，每次使用前检查，使用后按显微器械清洗、保养流程清洗和维护，检查轴节缝隙是否灵活，发现性能不好及时更换。每周对显微器械进行一次彻底保养，用一定比例的石蜡油与小苏打混合，对显微器械进行大的清洗，轴节部位进行特殊处理，所有器械由专人负责管理，定位放置。

通过对白内障显微手术器械的专业清洗与保养，标准化管理，可以提高白内障手术的效率，为手术安全提供了良好的准备。

(张雅丽)

第十二节　微切口白内障超声乳化手术

目前，随着超声乳化设备的不断完善及眼科手术医生操作技术的不断提高，3 mm 小切口的超声乳化手术技术已趋成熟，效果满意，已成为治疗白内障最广泛的手术方式。然而，传统小切口超声乳化手术仍存在一些不足，如术中切口热损伤、角膜内皮水肿、术后角膜散光等，从而促使广大眼科工作者寻求更为安全、高效、理想的手术方式，在手术切口、手术效率和术中产热等方面实现突破。白内障手术追求更小的切口，不但是为了提高手术的屈光效果，同时也是为了进一步减少手术损伤。微切口(切口在 2.0 mm 以下)白内障超声乳化手术，以其更加安全高效的手术过程、稳定的前房、无角膜热损伤、术后恢复快等优势成为最近白内障手术的关注焦点。

一、双手微切口白内障超声乳化术

早在 20 世纪 70 年代，Girard 就曾试图将超声乳化和灌注、抽吸分开，但因组织热损伤而放弃了该术式。1998 年，Agarwal 首次采用无套管超声乳化头和灌注式晶状体核劈核器在普通脉冲模式下进行双手白内障吸除术，手术切口仅为 0.9 mm，术中通过持续灌注和不断向超声乳化头喷淋低温平衡盐溶液以达到冷却效果。由于手术切口明显减小，该双手技术命名为“Phakonit”，但由于当时没有与该切口匹配的人工晶状体，切口最终被扩大至 2.0 mm，植入折叠式人工晶状体。术后角膜散光程度明显低于传统超声乳化手术，无角膜切口发生热损伤者。1999 年 Crozafon 等提出使用聚四氟乙烯（Teflon）镀膜超声乳化头取代硅胶套，采用高频脉冲模式进行冷超声乳化的设想。2001 年，随着 Allergan 公司开发出白星技术，采用新的脉冲模式，优化了脉冲的间歇时间和频率，提高超声能量的应用效率，有效降低热量的产生，同时不影响乳化和切割的效率，超声乳化头无须隔热套或隔热膜，也不需持续喷淋平衡盐溶液，促使了真正意义上的双手微切口超声乳化术的产生。该术式采用灌注和抽吸分离的方法，由主切口伸入无硅胶套管的钛金属乳化针头，而灌注液则由集灌注和劈核功能于一体的灌注式劈核器进入眼内。整个手术过程由双手的协同操作来完成，既缩小了切口，又明显提高手术效率。冷超乳模式的改良和推广以及适合微切口的人工晶状体的研制和生产，使得双手微切口超声乳化术得到越来越多白内障手术医生的认可和接受。

微切口双手超声乳化术如今日趋成熟，其主要特征如下：主切口缩小至 0.9～1.4 mm，自微小主切口伸入无套管乳化针头完成晶状体核的超声乳化吸除；灌注系统与乳化、抽吸系统分离，自侧切口伸入的灌注式晶状体核劈开器在提供眼内灌注液的同时辅助劈核、碎核及乳化抽吸；用双手注吸技术吸除晶状体皮质；结合 White Star 系统等新型超声乳化能量释放模式，在实现微切口的同时降低术中产热，为植入折叠性更强的人工晶状体创造前提条件。

双手微切口超声乳化术与传统超声乳化术在操作技术上的不同点主要表现在双切口。行双手微切口白内障人工晶状体植入手术时，可用一次性穿刺刀或 1.0～1.5 mm 的钻石刀在鼻上方及颞上方做两个 1.5 mm或更小透明角膜切口。若用 MVR 刀（mcirovitreoretinal blade）做切口，可取 19 号 MVR 在颞侧做外切口长 1.4 mm、隧道长 1.5 mm、内切口长 1.2 mm 的透明角膜隧道切口作为主切口；取 20 号 MVR 在右眼 12 点位或左眼 6 点位做 1.2 mm×1.0 mm 的透明角膜隧道切口作为辅助切口。切口的大小应稍大于术中使用的超乳头及带灌注的劈核器，以减少切口的张力，同时使得切口周围少量的灌注液溢出降低切口温度，达到保护切口角膜组织的作用。在前房注入黏弹剂后，使用 24 G 的针头或特制的 23 G 撕囊镊行连续环形撕囊，常规水分离晶状体皮质与晶状体核。在双手法超声乳化时，右手优势的手术医生，左手持 19 G 或 20 G 的带灌注的劈核器，右手持超乳手柄，在灌注时分别进入颞侧和鼻侧切口行超声乳化，术者需稍稍调整超乳参数，即降低负压同时提高灌注瓶高而增加灌注压。完成白内障晶状体核乳化后，在两个切口分别伸入灌注手柄和抽吸手柄吸除皮质。在传统小切口超乳手术中，上方切口下皮质通常较难吸除。而在双手微切口术中，术者可交换手柄从两个切口分别进行皮质吸除和灌注，这样更有助于上方皮质吸除。在皮质吸除完毕后，可通过 1.5 mm 切口（若切口更小者需扩大至 1.5 mm）植入微切口人工晶状体至晶状体囊袋内。彻底吸除黏弹剂，水密切口直至前房形成良好。

与传统的超声乳化白内障吸除术相比较，该术式具有以下优点：①手术切口更小。配合新型超声乳化头，所需切口宽度可小至 1.0～1.5 mm，甚至小于 1.0 mm。②超声乳化效率提高。主要体现在有效超乳时间的减少，总能量减小。③降低术源性散光，接近零散光，角膜成像质量更好。由于其切口宽度较传统小切口大大缩小，使得术源性散光明显减小。Tsuneoka 等的相关研究结果表明，3.0 mm 透明角膜切口术后角膜散光度数较 1.4 mm 切口大一倍以上。也有学者证实 1.5 mm 微切口透明角膜术后术源性散光较传统小切口超乳术后明显减小。④减少角膜切口热损伤。由于术中能量输出采用高频脉冲模式，微切口双手超声乳化术的实际超声乳化时间缩短，使超声乳化过程中热量的产生和传导均减少。同时超声乳化头质硬细小，缩短了与切口局部组织持续受热的时间，同时保留乳化针头周围的适量切口漏液，起到隔热冷却作用。其灌注与超声乳化完全分离的特点也保证了前房内灌注液循环连续不中断及对超声乳化头和切口处的有效冷却。2003 年，Donnenfeld 等报道采用白星技术进行无灌注套的双手超乳手术，切口温度最高不超过 24 ℃～34 ℃，远远低于可导致角膜胶原收缩变性的温度。同年，Braga-Mele 等报道采用早期 Millennium 系统进行无灌注套的双手超乳手术，切口温度无明显上升。⑤角膜内皮损伤减轻。有报道术后1 天的角膜透明率较传统术式明显增加。⑥超声乳化时核块的随行性增加。灌注与抽吸的分离，及高频脉冲模式下两次连续脉冲能量释放之间的间歇期瞬间略增加的液体流量可吸住晶状体核块，同时也避免了持续空穴振动波对晶状体核块的反推力。⑦手术操作更灵活。双手操作，可自由变换，上方皮质易吸除。

然而在实际操作过程中，双手微切口白内障超声乳化术仍然存在一些问题，如：①术中灌注不足。由于灌注头细，术中灌注不足，需要增加瓶高而提高灌注压或增压系统。②前房稳定性不够。无套管超乳针头圆而质硬，无法与切口内壁密切接触，并且手术切口需略大于超乳针头外径，使得针头周围发生切口漏液，虽然可起到冷却作用，却是导致前房不稳定的主要因素。有学者认为可以通过增大超声乳化仪流量参数的设定值和改良手术器械等措施维持良好的术中前房稳定性。③变换技术需经历学习曲线，这使得手术的难度增加。④在部分国家与此相匹配的超高折叠性的超薄人工晶状体没有上市，所以植入人工晶状体前需扩大切口至 2.0 mm，随着超高折叠性的超薄人工晶状体在全世界范围内的面世，可能会使微切口双手白内障超声乳化术的优点更为凸显。

近年来，该项技术已成为广大学者讨论的重点，但其存在的不足也让部分医生产生质疑，同时，随着超声乳化设备及技术的不断改进，出现了微切口的同轴白内障超声乳化术，即不需要学习曲线，可用同样的技术，甚至更好的前房稳定性和高效性来完成整个手术。

二、同轴微切口白内障超声乳化术

2005 年 Takayuki Akahoshi 博士提出，双手微切口白内障超声乳化术由于前房的不稳定性，不能够加大仪器的参数设置，甚至可能会延长超乳时间。同年，他报道了一项新的同轴超乳技术，运用 Alcon 公司的 Infinite 超乳系统，采用传统的 1.1 mm 超声乳化头，特别改良的袖套称为 Nano 袖套，这项技术使得超乳针头可通过 2.0 mm 切口手术，植入人工晶状体后切口为 2.2 mm。自此，更多的公司开始致力于开发和研制同轴微切口技术。现在最新一代适合同轴微切口白内障超声乳化术的系统为博士伦公司的 Stellaris 超声乳化仪等。而正是由于超乳模式和液流系统的不断改进，更小的超乳头以及更薄的袖套的出现，使更多的医生倾向于选择同轴微切口超乳术。

同轴微切口白内障超声乳化术最大的优点就是在沿用传统白内障超声乳化术方法的基础上采用了更小的切口。只需要使用特制的手术器械及超乳系统，手术医生无须改变手术技巧，学习曲线减到最小。以采用 Stellaris 超声乳化系统进行同轴微切口超声乳化手术为例，术者可用一次性穿刺刀在鼻上方及颞上方分别做大小为 0.9 mm 和 1.8 mm 的透明角膜切口。在前房注入黏弹剂后，使用专门的 23 G 微切口撕囊镊或经改良的能通过 1.8 mm 切口的精细常规撕囊镊，行连续环形撕囊，常规水分离晶状体皮质与晶状体核。晶状体核的超乳技术与皮质的吸除方法均与常规小切口超声乳化手术相同。在植入人工晶状体时，无须扩大切口即可顺利植入 M160 微切口人工晶状体。

同双手微切口白内障超声乳化术相比较，同轴微切口手术具有一定的优势。

(1)前房稳定性极好：特殊设计的超乳针头和袖套配合大小合适的切口，切口渗漏减小，独有的前房稳定液流系统更保证了稳定的前房，甚至在高负压情况下也相当稳定。

(2)切割效率高：其超乳针头前端采用高效率切割设计，最大化空穴效应，提高了切割效率。

(3)基本没有学习曲线，手术医生可以保持其原有的手术技巧。

(4)无须改变原有的机器能量设置，采用传统的超声能量释放模式即可，而使用总能量低于传统术式。

(5)在超乳参数的设置上，双手法由于其低灌注、低负压的特点，需要提高灌注，而同轴法的参数基本与传统 3 mm 切口超声乳化手术相同。

(6)切口渗漏的可能性减到最低:灌注袖套可以减小切口的压力和渗漏,Berdahl JP 等报道与双手微切口和传统同轴白内障超声乳化吸除术相比较,同轴微切口手术眼的切口未发生渗漏。

(7)角膜热损伤减到最低:在将双手与同轴微切口超乳术进行比较后,有报道称双手微切口超乳术中裸露的超乳针头会造成切口隧道和内口角膜胶原组织的水肿甚至收缩,并伤及 Descemet 膜,而同轴微切口超乳术几乎不会引起切口形态学的改变。

(8)更快的伤口愈合。

(9)更快的视功能恢复:术后第二天角膜透明度高,有学者 1.8 mm 同轴微切口手术结果(采用 Stellaris 超声乳化仪)也证实整个手术时间与传统 3 mm 切口手术相同,但散光要减少一半。

同轴微切口白内障超声乳化术的灌注/抽吸不分离,上方皮质的吸除稍困难,不如双手法。而在撕囊过程中,同轴微切口白内障超声乳化术要求术者采用微切口撕囊镊,需要手术医生有一个少许学习的过程。

(谭小波)

第十三节　飞秒激光辅助白内障手术

一、早期激光白内障乳化技术

(一)铒激光和钕激光乳化仪

最早见于临床报告的激光白内障乳化设备,主要有铒激光(Er:YAG)和钕激光(Neo:YAG)乳化仪。Er:YAG 波长 2.94μm,被水吸收后产生空穴效应,即在空穴泡塌陷时释放能量,使得晶状体物质乳化。Neo:YAG 的激光波长为 1064nm,通过钛金属板反射后产生大量等离子体,使晶状体物质裂解。激光乳化设备的最大优点是,工作时不产生能量,因而无热损伤发生。Er:YAG 激光和 Nd:YAG 激光是一种多用途的激光,可用于眼内多种组织的切削及乳化。其在水中有最大吸收率,因此十分适合于对含水量较高的晶状体等组织的操作,激光对晶状体的乳化作用,主要是通过光切削(photoablation)和光声震(photoacoustic)效应来实现。

用于前囊膜切开,主要是利用光切削效应。即调整能量输出,使其高于前囊膜切开阈值,这样可以切出连续而光滑的前囊膜开口,以激光进行晶状体乳化,主要是利用光声震原理。光声震与超声振动产生的生物学效应是相似的。其中以空穴效应和直接破碎效应为主。

激光乳化仪器由激光发生器、导光纤维、激光乳化头及注－吸系统组成。激光发生器相当于超声发生器;导光纤维相当于超声手柄的动力线;激光乳化头则相当于手柄和乳化针头。当仪器开始工作后,激光以一定能量水平、脉宽和脉冲频率,通过导光纤维即乳化头释放,被乳化破碎的晶状体物质则可通过注－吸系统被吸出。

激光乳化头是一结构复杂的特殊激光释放系统,根据需要可设计成不同形式。无论何种类型的乳化头,其最重要的部分是导光纤维和反射镜片,两者的质量直接影响工作效率。早期为 Nd:YAG 激光设计的乳化头,其反射镜片为内反射式,通过 300μm 的导光纤维将激光导入头端,经钛制镜片反射,直接作用于被吸入的晶状体碎片,使其乳化(图 22-2)。

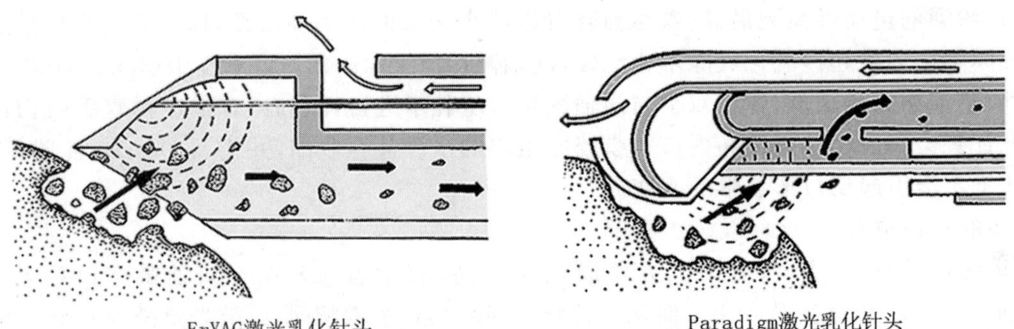

图 22-2　早期激光乳化头工作原理模式图

1.激光乳化与超声乳化的比较,其主要优点

(1)光导纤维输出:如与注一吸系统分置,则仅需 1.0mm 切口即可完成手术。

(2)激光波长与水对光波的最高吸收峰一致:特别适于含水量高的晶状体组织破碎,同时最大限度减少了对周围组织的损伤。

(3)无热损伤:激光为脉冲输出,基本不会使靶组织温度升高,因此减少了眼组织热损伤的机会。

(4)可同时用来行前囊膜切开。

(5)组织穿透力限定在一定范围内,对后囊膜有最大安全性。

2.早期激光乳化手术也还存在一些缺点,主要包括

(1)导光纤维极易衰减,特别是高能量输出条件下更是如此,因此导光纤维作为耗材,花费比较大。

(2)乳化时间长,由于激光的组织穿透力弱,乳化有效作用范围小,因此乳化效率尚不满意。

(3)目前与之相配的人工晶状体极少,因此超小切口的优势尚得不到充分显现。

(二)俄罗斯 LCE 手术技术

从 1994 到 1997 年,莫斯科眼科显微手术研究所的 Fyodorov 教授领导的团队(V.G.Kopayeva,Y.V. Andreyev)开发了独特的激光白内障摘除(LCE)手术技术。据称这种技术可以破碎任何类型的核,包括最致密的白内障而不需要手动碎核。命名为 RAKOT 的激光仪(NELA Company,St. Petersburg, Russia)为 Nd:YAG 激光,波长 1.44μm,以脉冲模式发射,脉冲持续时间 250nsec,脉冲能量范围 5～500mJ,频率 10～30Hz。其灌注/抽吸系统不需要堵塞模式,也不需要压缩空气,是与以往不同的操作类型。

从 1997 起,经过了一系列实验研究,LCE 一直在莫斯科 S.Fyodorov 的眼科显微手术国家研究所以及俄罗斯联邦范围内 11 个国内分支机构使用;从 1998 年起开始在俄罗斯,乌克兰,吉尔吉斯斯坦,乌兹别克斯坦和塞浦路斯其他诊所使用。在 2008 年,这项激光白内障摘除手术获得俄联邦居民健康与社会发展监督部批准(＃2008/263－Nov.26,2008)。截止 2005 年莫斯科主要的诊所完成了 20 000 多例手术。

研发者声称,对于任何级别密度的晶状体核,激光的安全性和有效性比超声要高 2～3 倍,不需要手动碎核。总的激光眼内操作时间没有限制。其基本操作技术是双手操作,抽吸管是一种对手术医生眼和激光辐射透明的材料制成,因此辐射不会破坏工作部分,不会在眼内残留细小的异物。抽吸管壁的特殊工艺可以将激光能量集中到抽吸头部。因此,晶状体物质是在灌注/抽吸头内外被破坏。这能够防止抽吸头腔堵塞。LCE 与 1.06mcm Nd:YAG 和 2.94mcm Er:YAG 不同,可以不使用劈核器和超声转换处理任何密度的核。手术中,使用激光的最大参数破坏晶状体和最中心最致密的部分。当做中央挖槽时,晶状体周边的宽脊保持完整,这样就能维持囊袋的自然形态,从而避免后囊膜活动和睫状突牵拉,虹膜和睫状体也没有受累,手术本身达到了一个新的安全和有效性水平。操作周边不太致密的晶状体核部分时,则会降低激光能量 2 倍。1.5～3.0mm 宽的核周皮质则仅用单纯负压而不用能量清除。

技术推广者认为,作为一种更先进的容错的手术技术,LCE 的优势非常明显,尤其是在处理困难病例时——高密度核和复杂白内障;糖尿病,无玻璃体眼,假性囊膜剥脱综合征,晶状体半脱位,膨胀期和过熟

期白内障，以及有病变的角膜。这种说法的客观证据是眼部液体动力学，睫状体 UBM，角膜厚度测量，电生理，角膜内皮镜，扫描和透射电镜的研究中发现有统计学显著性差异。

由于学术交流不畅，对这一技术的细节还需要进一步了解。

三、飞秒激光辅助的白内障手术

(一)基本工作原理

飞秒激光(Femtosecond laser)，作为一种超短脉冲激光，具有瞬时功率大、聚焦精准，穿透性强，精密度高的优点，近年来逐渐被成功应用于屈光手术。其中包括白内障摘除、青光眼手术、老视矫治、角膜移植等领域，为眼科手术扩展提供了一种新的技术平台，标志着激光应用于白内障手术的一个新阶段。飞秒激光临床应用的最大优势，是靶向区域精准聚焦，不损伤周围组织，因此也称为精准手术。

目前，飞秒激光在白内障手术中，主要还限于几个特定步骤的完成，因此被称为飞秒激光辅助的白内障手术(FSL－assisted cataract surgery，FLACS)。其中，比较成熟、显示独到特色的手术操作，分别是制作透明角膜切口、前囊膜切开和核裂解。飞秒激光辅助的白内障手术强调相关参数的最优化设置，并要求在整个手术过程中，保持眼球的稳定性和患者良好的依从性。

用于白内障手术的飞秒激光仪，由频域 OCT 实时监控系统和激光发射系统组成。OCT 可以对角膜、虹膜和晶状体精确成像，术者可以通过触摸屏直观显示控制每个操作细节，确保对每个手术步骤精准完美(图 22-3)。

飞秒激光前囊膜切开的最大特点，是撕囊的模式化，其质量不受术者的经验和技巧影响。撕囊开口在大小、形状、位置上，有非常好的可预测和可重复性，而且安全性可以得到绝对保障。这主要得益于飞秒激光量可以量化撕囊过程，从而形成光滑对称的撕囊口，并最大限度的减少并发症的发生。有实验表明，飞秒激光制作的前囊膜开口的抗伸拉力(152±21mN)显著高于手动撕囊(66±22mN)，这一结果提示，激光前囊膜切开可减少超声乳化和人工晶状体植入过程中囊膜口撕裂的可能性。特别是对于复杂病例，如晶状体脱位、悬韧带松弛、假性囊膜剥脱综合征等，由于不存在对晶状体的压迫和牵拉，最大限度排除了手法干扰，安全性大大提高。此外，飞秒激光可以进行精确定位，其制作的前囊膜开口精确度可达微米级，是手法撕囊无论如何无法比拟的。一项临床研究比较了飞秒激光和手法两种前囊膜切开方法对术后屈光影响发现，前者的屈光度误差(－0.18D±0.515D)显著低于后者组(＋0.41D±0.40D)，证明其优越性(图 22-4)。

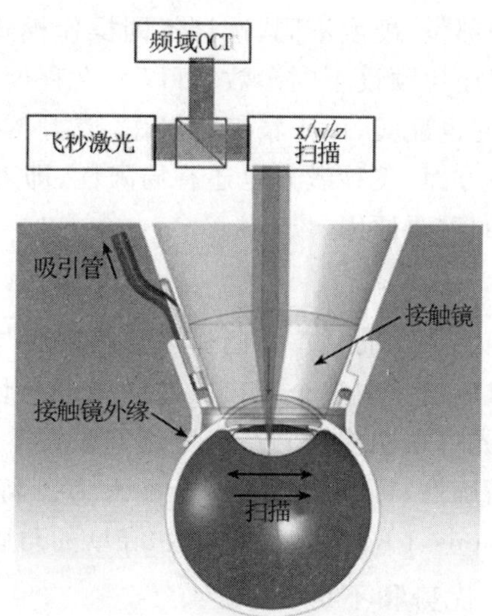

图 22-3　飞秒激光工作原理

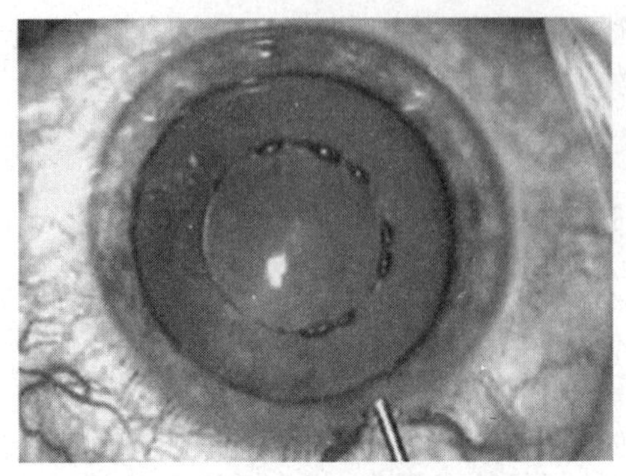

图 22-4 飞秒激光前囊膜切开术后

（二）晶状体前囊膜切开

一项超微结构研究显示，飞秒激光切开缘光滑平整，为前囊膜开口的稳定性提供了组织学基础（图 22-5）。

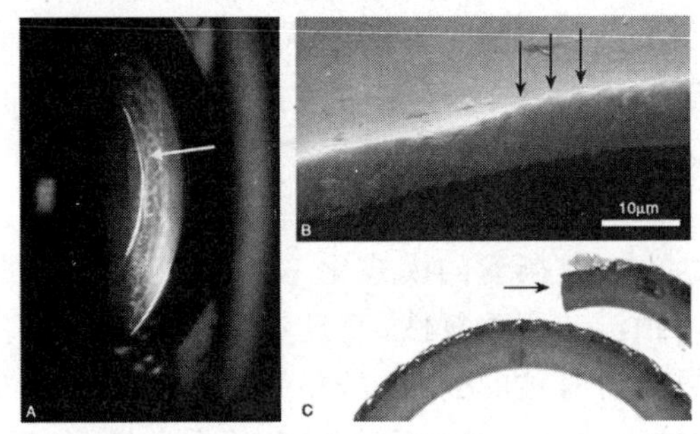

图 22-5 前囊膜切开超微结构观察

A：术后一天裂隙灯下所见；B：电子显微镜观察前囊膜切缘；C：组织学观察断面光滑均一

（三）晶状体核裂解

国内外学者先后尝试用不同波长的激光来进行晶状体核的乳化，包括准分子激光、Nd：YAG 激光、Er：YAG 激光等，但都表现出较多的并发症。而飞秒激光不同，高分辨率眼前节显像系统，可将混浊的晶状体构建为一个清晰完整的立体影像，使手术过程更加直观，实现按预设深度和宽度进行精确切割。在辅助碎核过程中，可以根据晶状体核的部位、硬度不同，选择不同操作模式，进行格栅状、十字交叉或联合同心圆形状的任何几何切割。同时，程序化预设不同参数，可以最大程度简化其后操作步骤和所需能量，提高手术整体效率和安全性。很多研究也证实，由于精细化操作，使得飞秒激光对于眼内组织的损伤作用明显减少。直言不讳，在破碎晶状体核方面，飞秒激光也还有局限性，即对较硬的核质尚显力不从心，这也是飞秒激光尚不能完全取代超声乳化的重要原因。

（四）透明角膜切口

飞秒激光制作角膜切开并非一次完成，而是首先制作出角膜表面与基质中间的部分阶梯，然后先去完成碎核操作，再用显微器械进入切口隧道完成整个切口。在激光部分切开角膜到超声乳化手术过程间隔内始终保持眼球的密闭性。飞秒激光可在图像检测系统定位下设置不同的切口长度、深度等参数，从而构建最优形状的角膜切口，使切开的精确性、可预测性和安全性大为提高。此外，飞秒激光还可通过构建角膜缘松解切口（limbal relaxing incisions，LRIs）纠正最高达 3.5D 的角膜散光。

（五）飞秒激光辅助白内障手术优势和不足

飞秒激光辅助白内障手术的优势非常明显，并得到大多数临床医生的肯定。其优势主要是：

（1）精确的角膜切口：可以做到随心所欲，所设即所得；特别是角膜切口矫正散光有非常大的应用潜力。

(2)精准的撕囊:撕囊中心定位的能力是手动撕囊做不到的;同时也为今后设计新型注塑成型人工晶状体时,需要任何大小和部位的囊膜切口提供了技术条件。

(3)静态碎核:解除对悬韧带施加的任何压力;减少内皮细胞丢失;防止囊膜破裂;更好地控制 IOL 的位置。

(4)三维成像系统提供令人惊叹的处理致密核的能力,目前切割范围已经做到前囊膜后 500μm－后囊膜前 1500μm,即大约晶状体厚度的 1/3。

飞秒激光白内障手术的意义,还在于可能创新一种全新的手术模式,即所谓"静态手术模式",这种手术模式要求手术中的每一个步骤,都是在没有任何机械干扰的情况下完成的。可以想象,这种几乎没有附加任何机械损伤的手术是多么的令人期待。

然而,要达到这一目标,还需要相当一段时间的摸索、总结和提高的过程。因为飞秒激光白内障手术还存在一些问题。从"辅助"的角度出发,也有一些临床情况限制其应用,比如角膜白斑、角膜营养不良,以及眼球震颤等术中不能固视,瞳孔散大小于 7mm、瞳孔后粘连,硬核白内障等患者,还不得不排除在适应证之外。也有文献报道,手术并发症不容忽视,比如前囊膜片残留、激光后瞳孔收缩、前囊膜放射性撕裂等,提示飞秒激光辅助白内障手术学习曲线,并非简单的术式改变。此外,等离子体的产生,激光射线辐射等是否会引起眼组织损伤,尚需进一步证实。手术流程复杂化,即飞秒激光和超声乳化过程脱节,两者衔接和移动需要额外的时间和场地,以及医疗成本的高投入(激光仪和显像设备的高额费用)等,都还需要在技术发展的同时予以很好解决。

(刘邦强)

第二十三章

青光眼

第一节　概　述

一、青光眼的概念

青光眼(glaucoma)是一组以视神经萎缩和视野缺损为共同特征的疾病。病理性眼压增高是其主要危险因素。病理性高眼压、视神经萎缩、视野缺损以及视力下降是本病的主要特征。

二、眼压及其影响因素

(1)眼球内容物作用于眼球壁的压力即称为眼内压(惯称为眼压),维持正常视功能的眼压称为正常眼压。从统计学概念,把我国正常人眼压值定义在 1.3～2.8 kPa(10～21 mmHg)。正常人和青光眼患者的眼压分布有一定的重叠,所以了解和掌握正常眼压与病理眼压,对青光眼的诊断和治疗有着重要意义。

(2)影响眼压的因素主要是房水生成率及房水排出率,二者处于动态平衡状态,是保持正常眼压的重要因素。如果这种动态平衡失调,将出现病理性眼压。

(3) 房水的循环途径:房水由睫状突产生后,首先进入后房,经瞳孔入前房,再通过前房角的小梁网,经 Schlemm 管及集液管、房水静脉,最后进入巩膜表层的睫状前静脉。这是房水循环的主要途径。少量房水可能通过虹膜或脉络膜上腔吸收,如果房水通道任何部位受阻,将导致眼压升高。

三、青光眼的检查

青光眼的检查主要有前房深度检查、前房角形态的检查、眼压的检查、眼底检查和视野检查等。

(一)前房深度测量方法

前房深度包括前房轴深和前房周边深度两个概念,轴深即角膜中心后面与瞳孔区晶状体前囊表面间的垂直距离,正常前房轴部深度约为 2.5～3 mm。周边深度是指角膜周边后壁与虹膜表面之间的距离,其宽窄因人而异。前房深度随年龄的增长而逐渐变浅。

(1)手电筒照射估计法:将手电筒光在外眦处与虹膜平行方向照向内眦,如鼻侧虹膜全被照亮,为深前层;如鼻侧虹膜仅被照亮 1 mm 或更少,则为浅前房。

(2)角膜厚度比较法:用于检查前房周边深度,测量时以角膜厚度(CT)与周边深度之比作为标准。常用的有国内陆道平测量法、Van Herick 测量法和 Kessler 测量法。测量时用裂隙灯与显微镜的夹角为 35°～45°,于 6 点钟角膜缘处做窄光带光学切面,估计该处最周边前房深度与角膜厚度之比。正常周边前房深度为≥1 角膜厚度(1CT)。

(3)Haag-Streit900 型裂隙灯检查法:用 Haag-Streit900 型裂隙灯厚度测量器测量 2～3 次,取平均值。

(4)超声波测量法、眼前节分析系统检查法也在临床上应用。参阅有关章节。

(二)前房角检查

1.前房角的解剖结构

前房角是由角巩膜缘内面与睫状体和虹膜所形成的夹角，是眼内房水排出的主要途径，是维持正常眼压的重要解剖部位。在前房角镜下前房角的解剖标志由前向后依次如下：

(1)Schwalbe 线：为一灰白色略凸起的细线，位于角膜后弹力膜的终端。

(2)小梁网：从 Schwalbe 线向后方延伸到巩膜突的组织，宽约 0.5 mm，因网上沉积的色素量不一致而呈浅褐色，后 2/3 为小梁的滤过功能部分，Schlemm 管位于其内，在房角镜对眼球加压时，可见 Schlemm 管被倒流的血液充盈。

(3)巩膜突：紧接于小梁网之后的一条细的突出的白线。

(4)睫状体带：为棕黑色带，位于巩膜突与虹膜根部之间。

(5)虹膜末卷：虹膜的最周边处，构成房角后壁。

2.前房角镜检查的操作方法

(1)于患者结膜囊内点表麻药 1～2 次。如角膜上皮水肿混浊(如闭角型青光眼急性发作期)可滴消毒甘油或 50%葡萄糖液 2～3 次，恢复角膜透明后再检查。

(2)将清洗后的前房角镜倒置，在房角镜的凹面内放适量生理盐水、甲基纤维素、抗生素眼液或黏弹剂。

(3)患者坐在裂隙灯显微镜前，将头部固定在托架上。

(4)检查者以一手的食指和拇指分开眼睑，另一手持充满充填液的前房角镜靠近眼部，倾斜前房角镜，使其同眼球的 6 点钟部位接触，紧靠下睑缘或利用镜边将下睑缘向后推，然后对着角膜面快速向前上方翻转，以免充填液溢出气泡进入。

(5)裂隙光线聚焦在房角镜中的倾斜镜面上，通过房角镜的顺时针或逆时针旋转结合裂隙灯的移动，就可看到整个 360°的房角。

(6)先静态下观察房角，即令患者向正前方注视，房角镜位于角膜中央，不偏斜也不对眼球加压，此时所见的为前房角的宽度如为窄角，则令患眼转动使房角镜倾斜或对眼球加压，以便能看到更多的前房角结构，并鉴别有无周边前粘连。如仍看不到功能性小梁部分，则将光带改成裂隙投照在所能见到的房角的最顶部，观察来自房角前壁的光线和来自后壁的光线在此处是错开的还是相交的(光带相交表示房角真性关闭)，从动态所见可决定房角的开闭状态。

(7)观察完后取下前房角镜，用水冲洗干净，棉球擦干后放入镜盒中收藏。

3.前房角形态的记录方法

按 Scheie 分类法，根据所见到的房角结构范围分为：

(1)宽角(W)：静态能看到所有的房角结构。

(2)窄角Ⅰ(N_1)：静态下看不见睫状体带。

(3)窄角Ⅱ(N_2)：静态下看不见巩膜突。

(4)窄角Ⅲ(N_3)：静态下看不见小梁网的后半部。

(5)窄角Ⅳ(N_4)：静态下仅见 Schwalbe 线，但光带错开。

N_3 和 N_4 是发生闭角型青光眼的高危因素。

(三)眼压检查

1.眼压指测法

本方法用于不允许用眼压计测量者或无法使用接触式眼压计测量者(如圆锥角膜)，仅需粗略了解眼压者以及对表面麻醉剂过敏者。

令患者双眼向下看，检查者以双食指尖放在被查眼上眼睑睑板上缘处，通过眼睑双食指尖交替轻力触压眼球反复多次，以手指感受到的眼球波动感来估测眼压的高低。

眼压正常记录为 Tn，如眼压轻、中、重不同程度升高，分别记录 T+1、T+2、T+3，若眼压轻、中、重不同程度下降，则分别记录为 T-1，T-2，T-3。

2.Schiotz 眼压计测量法

除外眼急性炎症、眼球穿孔伤及角膜表面不平整外，本方法适用于一切需测眼压者。

检查前持眼压计将脚板平放在眼压计盒中的测试盘，调整指针于刻度“0”处，并用 75%乙醇溶液消毒眼压计的脚板，用棉球擦干后备用，或用乙醇灯火焰消毒眼压计的脚板，并晾凉后备用，注意防止灼烧角膜。

①患者平卧于检查床上，结膜囊内点表麻药 1～2 次。②令患者注视正上方目标（通常以患者自己举起的手指为调试目标），使角膜处于水平位置。③检查者以左手的食指和拇指轻轻分开被检眼的眼睑并固定在上、下眶缘上，右手持眼压计垂直将脚板搁置于角膜中央，眼压计整个重量落在角膜上，可见压针移动不受阻碍，指针随眼球搏动而波动，读出指针所指的刻度。④如刻度≤3，移动眼压计，换上 7.5 mg 或 10 mg砝码，重复测压 1 次，记下刻度。⑤查 1955 年 Schiotz 校正换算表，得出眼压数值，如用了两种不同重量砝码测压，应查压力与眼球壁硬度表。⑥使用后从压针上取下砝码，压针管柱的腔壁及压针用蒸馏水冲洗，脱脂棉擦干，再重新装好备用。

3.压平式眼压计测量法

压平式眼压计测量法以 Goldmann 压平眼压计最为常用。当测压头压平角膜产生 3.06 mm 直径的压平面时使用到眼上的力（转盘上的读数）乘以 10 即等于以毫米汞柱为单位眼压数值。由于这种方法几乎不引起房水移位，测出的眼压数值和静止时相比无显著差异，是目前公认的较准确的眼压测量法。

4.非接触性眼压计测量法

测量时眼压计不直接接触角膜，仪器内气流脉冲吹向角膜，使 3.6mm 直径的角膜变平，以压平所需的时间计算机自动计算其眼压值。压力的增加与时间呈线性关系，由压力监视系统及时确定角膜压平的出现，再经过一特殊用途数字的计算机和综合以上的活动处理数据，最后以数字形式显出眼压的数值。

5.测量 24 h 眼压

一天 24 h 中，人的眼压都是有波动的，大多数人眼压清晨起床前最高，起床活动渐降低。眼压日差（高低间差距）应在 0.7 kPa(5 mmHg)以内，如>1.1 kPa(8 mmHg)，为病理范围。开角型青光眼患者的眼压日差常>1.1 kPa(8 mmHg)。特别是在青光眼早期，眼压不是持续升高，而日差的变化常在病理范围，因而 24 h 测眼压有助于查出眼压高峰，在慢性开角型青光眼的诊断中常须测量 24 h 眼压。另外，可以根据一天中眼压的峰值，决定和调整青光眼用药的时间和次数，并了解用药后眼压是否都能控制到正常范围。

测量 24 h 眼压的方法：①用 Schiotz 眼压计测量眼压。②每 4 h 测量 1 次眼压，最重要的是清晨 6 时起床时的眼压。

全国青光眼学组规定 24h 眼压测定的时间为上午 5:00、7:00、10:00，下午 2:00、6:00、10:00。

6.电眼压描记应用

①辅助青光眼诊断。②有助于正常眼压性青光眼与缺血性视盘病的监测。③诊断分泌过多性青光眼。④决定青光眼的手术方式。

电眼压描记的检查方法：①患者平卧于检查床上，被检眼滴表麻药 2 次。②用 Schiotz 眼压计测量眼压，以决定行眼压描记采用的砝码重量[眼压<2.7 kPa (20 mmHg)，采用 5.5 g 砝码，眼压于2.7～3.9 kPa (20～29 mmHg)，采用 7.5 g 砝码，>4.0 kPa (30 mmHg)，采用 10.0 g 砝码]。③被检眼上开睑器：眼向正上方注视目标。④打开描记开关。⑤按照 Schiotz 眼压计测量眼压的方法将测压头放在角膜上，记录 P_0，开始计时，直到4 min。在此时间，被检者的眼及检查者的手均应尽量不动，保持平稳。⑥4 min 后记下 P_t，撤除测压头，关掉描记开关。读出记录图纸上的 P_0、P_t、C 值，P_0/C及 F 值。⑦休息 15 min 后可测另一眼。

若没有电眼压描记仪,可用 Schiotz 眼压计放在角膜上 4 min,记录 P_0 与 P_t 即可根据简化眼压描记换算表,得出房水流畅系数,房水流量和压畅比。

眼压描记数据的正常及病理范围:我国眼科学会青光眼学组(1990 年)规定,①房水流畅系数(C)[μl/(min·kPa)]:正常值为0.19～0.65,病理值为≤0.12。②房水流量(F)(μl/min):正常值为1.838±0.05。③压畅比(P_0/C):正常值≤100,病理值>120。

眼压描记的临床意义①提供房水流畅度的临床数据,但有其局限性。②作为青光眼手术方式选择的依据之一,如闭角型青光眼药物治疗后,眼压正常,前房角开放达 2/3 以上,C 值≥0.18,可做激光虹膜切除术或周边虹膜切除术。③作为青光眼预后的指标之一。如 P_0/C 是估计开角型青光眼预后的较好指标,如能保持P_0/C<100,治愈率可达 90%,P_0/C>100,治愈率则大大降低。④可作为青光眼发病机制探讨的一种方法,以及用于药物作用机制的研究,有一定的价值。

(四)眼底检查

青光眼的眼底检查对于诊断、病情程度的判断、治疗效果的评估等具有十分重要的意义。可利用眼底镜、眼底照相机联合计算机图像处理技术、OCT 等技术,对视神经、视网膜进行观察和分析,了解视神经有无损害,特别是杯/盘比(C/D)的改变、盘缘改变、视网膜神经纤维层有无变薄和缺损等,是青光眼临床不可缺少的检查。

(五)视野检查

1.动态视野检查法

①面对面视野检查法:这是一种粗略估计视野的方法,简单易行,检查者视野必须正常才能进行。②弓形视野检查法:主要检查受检眼的周边视野。③Goldmann 视野计检查法:Goldmann 视野计是半球状投影视野计,其弧度半径为 30 cm,视标大小及亮度均可调,检查结果比较准确。④平面视野屏检查法:用于检查中央 30°视野,能发现中央 30°范围内近 90%的各种视野缺损。

2.静态视野检查

①半自动的 Goldmann 视野计。②全自动视野计:如 Humphrey 视野分析仪、Octopus 视野分析仪等电脑自动控制的投射型视野计,灵敏度高,能早期发现视野改变,有定量的指标,有利于随访视野的变化,提高早期青光眼,视野检出率,指导青光眼的诊断与治疗,被认为是诊断青光眼最有效的检查方法。

四、青光眼激发试验

对可疑青光眼的患者,针对不同类型青光眼的发病机制,用人为的方法,激发其眼压升高称为青光眼激发试验,它是青光眼早期诊断和排除青光眼的重要检查方法之一。

检查前应先测眼压及 24 h 眼压曲线,并观察房角,根据房角情况采取不同的激发试验。

(一)闭角型青光眼

暗室试验、俯卧试验、暗室加俯卧试验、读书试验及散瞳试验(应酌情慎重考虑),其中以暗室俯卧试验较为常用。

(二)开角型青光眼

饮水试验、眼压描记试验、葡萄糖静脉注射试验、妥拉苏林试验、压迫试验、皮质类固醇反应等,现已较少应用。

(三)青光眼激发试验的临床意义

1.暗室试验

①正常值:试验前后眼压相差≤0.7 kPa (5 mmHg)。②病理值:相差≥1.1 kPa (8 mmHg),提示闭角型青光眼(+)。

2.暗室加俯卧试验

病理值:试验前后眼压相差≥1.1 kPa (8 mmHg),提示闭角型青光眼(+)。比单纯暗室试验阳性率高,在临床较为常用。

3.饮水试验

①正常值:饮水前后相差≤0.7 kPa (5 mmHg)。②病理值:≥1.1 kPa (8 mmHg),提示开角型青光眼(+)。

五、青光眼分类

临床上根据房角形态、发病原因、发病机制及发病年龄等因素,一般将青光眼分为以下几种类型:

(一)原发性青光眼

(1)开角型青光眼:①原发性开角型青光眼;②正常眼压性青光眼。

(2)闭角型青光眼:①急性闭角型青光眼。②慢性闭角型青光眼。

(二)继发性青光眼

继发性青光眼是由于其他眼病或某些全身病引起的眼部改变,影响房水排出,导致眼压升高的一类青光眼。

(三)混合型青光眼

混合型青光眼即同时具有两种或两种以上原发性青光眼、继发性青光眼或原发与继发性青光眼合并存在者。

(四)先天性青光眼

①婴幼儿型青光眼。②青少年型青光眼。③先天性青光眼合并其他先天异常。

(付金营)

第二节　原发性青光眼

原发性青光眼指没有与其他可以认识的眼病有确切联系的青光眼,为双侧性疾患,但可不同时发病。本病与遗传有关,多见于女性,发病年龄多在40岁以上。据统计,1949年前因青光眼而失明者占盲人的4.9%,1959年则为7.5%,1964年上升到19.62%。这是由于沙眼和其他感染性眼病的致盲率不断下降,致使青光眼成为主要致盲眼病之一。1987年全国抽样调查显示,双眼盲中由青光眼致盲者占8.8%,位居主要致盲眼病第四位。原发性青光眼有两个基本类型,即闭角型青光眼及开角型青光眼。

一、原发性急性闭角型青光眼

原发性急性闭角型青光眼(acute primary angle-closure glaucoma,APACG)是指由于房角关闭引起眼压急性升高的一类青光眼。因其发作时常出现眼前部充血,过去又称之为“充血性青光眼”。此病为中、老年性疾患,好发于40岁以上妇女,尤以50～70岁多见,男女两性之比约为1∶4。虽为双侧性疾患,但常一眼先发病,双眼同时发病者较少,APACG与遗传有关。本病的发作与季节有一定关系,冬季较夏季多,可能与冬季光线较暗而使瞳孔开大有关。根据目前对发病机制的研究认为:本病属于一种因某些身心和环境因素导致敏感人群房角急性关闭,进而导致眼压升高的一类青光眼;基本病因与房角状态相关,故称之为原发性急性闭角型青光眼(APACG)更恰当。其发病与前房深度有肯定的关系,瞳孔阻滞是这类青光眼发生的主要机制。对本类青光眼进行早期干预,不但可阻止病情进展,甚至有些患者可预防其发病。

根据本病的临床表现，将 APACG 分为 6 期，即临床前期、前驱期、急性期、缓解期、慢性期、绝对期。其中急性期不但症状明显，而且急性高眼压对眼球的破坏性强，为眼科急重症，应及时治疗，否则可在短时间内致永久失明。解除瞳孔阻滞，扩大房水引流途径，降低眼压是主要治疗目标。目前所采用的主要治疗手段仍以手术为主，如虹膜周边切除术（激光或手术）、小梁切除术、小梁切开术、睫状体光凝术、深层巩膜咬切术等。

本病可归属于中医“绿风内障”范畴。

（一）病因病理

1.西医病因病理

（1）原发性急性闭角型青光眼的基本病因与眼前节的解剖结构尤其是房角状态有关。由于虹膜周边部机械性地堵塞了房角，阻断了房水的出路而使眼压升高。小梁和 Schlemm 管等房水排出系统一般正常。另外，情绪激动、精神创伤、过度劳累、药物散瞳，或长时间在暗环境工作及近距离阅读、气候变化、季节更替等都可能导致其急性发作。由于睫状体局部肿胀充血，将虹膜根部挤向房角，引起房角关闭，导致眼压急剧升高。

（2）原发性急性闭角型青光眼患者的眼前节较小，前房浅，房角窄，晶状体前后径相对较大而角膜直径小于正常值，屈光状态以远视居多。由于虹膜与晶状体接触面大，特别是晶状体随年龄的增加而变厚，进一步引起晶状体虹膜隔向前移位，形成一种生理性瞳孔阻滞。房水流经瞳孔区的阻力相对增大，使后房压力大，推挤虹膜向前，且虹膜根部拥向周边与房角入口处黏附，房水外流受阻，导致眼压升高。眼压升高可引起眼球的病理组织学改变。早期和急性期阶段，主要表现为循环障碍和组织水肿，如角膜水肿，虹膜睫状体充血、水肿、渗出，视网膜血管扩张、充血或出血等。病程晚期和慢性期阶段，表现为组织变性和萎缩，如角膜变性所引起的大泡性角膜病变和血管翳、虹膜睫状体萎缩及色素脱失，以及典型的青光眼视乳头凹陷等。

2.中医病因病机

中医学认为本病根本原因为“内肝管缺”，致使眼内神水阻滞而成。但与五脏及气血功能失调亦有密切关系，如悲郁忧思，暴怒忿郁，气结于肝，肝失疏泄，气机郁滞，郁火内生，上灼于目；或肝胆火热亢盛，热极生风，风火相煽，上攻于目；或气郁化火，气火上逆，壅塞目中玄府，神水排出不畅，蓄积于目中；或暴饮暴食，损伤脾胃，脾湿生痰，痰郁化热，痰火郁结，上攻于目，阻塞玄府，神水滞留目内；或劳倦太过，真阴暗耗，肾阴不足，水不制火，上炎于目；或水不涵木，阴不济阳，肝阳失制，亢而生风，阴虚阳亢，上扰清窍；或肝胃虚寒，饮邪上逆等。归纳上述，不外由风、火、痰等邪导致阴阳偏盛，气机失常，气血失和，经脉不利，目中玄府闭塞，气滞血瘀，诱发神水瘀滞，酿成本病。

（二）临床表现

原发性急性闭角型青光眼有典型的临床症状和体征，发病急，患者反应强烈，短时间内对眼部的损害重，并可导致不可逆性损害，是眼科常见的急症。根据急性闭角型青光眼的临床经过及疾病转归，可将其分为临床前期、前驱期、急性发作期、间歇期、慢性期、绝对期。但是，个体病情临床表现可以有很大差别，从毫无症状到剧烈疼痛、视力丧失、呕吐等，尤其对仅有临床主诉而缺乏阳性体征的个体，有必要适当地选择激发试验，仔细检查房角，密切观察 24 h 眼压变化，以免误诊或漏诊。

1.症状

（1）临床前期：即出现临床表现之前的阶段，凡一眼曾有急性发作，另一眼无发作史和临床表现，但具有浅前房和窄房角的解剖特征，目前没有青光眼发作史，但激发试验阳性者均属临床前期。

（2）前驱期：此期的眼压升高足以引出临床症状，但没有急性发作期那样剧烈，症状较急性发作轻，如中度眼球胀痛、一过性视矇、虹视，并伴有轻度同侧偏头痛、鼻根和眼眶部酸痛和恶心，经休息和改善光照强度等，症状可自行缓解。发作持续时间一般短暂而间隔时间较长，通常在 1～2 h 或数小时后，症状可完全消退。多次发作后则持续时间逐渐延长，而间隔时间缩短，症状逐渐加重而至急性发作期。

(3)急性发作期：是急性闭角性青光眼的危重阶段，起病急，患者有剧烈眼胀痛及同侧头痛。虹视，视力极度下降，严重者仅见眼前指数，甚至只存光感，常伴有恶心、呕吐，有时可伴有发热寒战、便秘以及腹泻等，全身衰竭，电解质紊乱，并常因此被误诊为脑血管疾病、心血管疾病或消化系统疾病。

(4)间歇期：指青光眼急性发作后，经药物治疗或自行缓解，房角重新开放，眼压和房水流畅系数恢复正常，视力恢复至原有水平或稍低，病情暂时缓解，眼压不需药物即可维持在正常范围。

(5)慢性期：急性发作期未经及时、恰当的治疗或反复发作后房角关闭已形成组织粘连，范围达1/3～1/2以上，房水引流减少，则可迁延为慢性期。此期患者自觉症状减轻甚至消退。

(6)绝对期：是所有青光眼晚期的最终结局，视力完全丧失，无光感，临床自觉症状轻重不一，有些人已耐受了高眼压，可无症状或轻度眼胀头疼。

2.体征

(1)眼前节充血，眼睑水肿：球结膜呈睫状充血或混合性充血，浅层巩膜充血，并有球结膜水肿。充血水肿越明显，疼痛亦越严重。

(2)角膜水肿：如果眼压升高至5.3 kPa(40 mmHg)以上，即可出现角膜水肿，以角膜上皮水肿最为常见，角膜上皮呈哈气样混浊，裂隙灯显微镜检查上皮呈颗粒样反光。角膜后壁有棕色沉着物，一旦眼压下降，水肿则消失。但如角膜内皮失代偿后，则水肿持续存在。重度急性发作患者可以有角膜基质水肿并增厚。绝对期，角膜上皮轻度水肿，有时可反复出现大泡或上皮剥脱而有明显疼痛等刺激症状，角膜也可发生带状混浊。

(3)前房浅：由于角膜水肿和虹膜膨隆，使前房变得更浅；由于静脉充血，一些蛋白质溢出到房水，导致房水闪辉及浮游物，这是常见的眼部体征，但较虹膜睫状体炎轻微。偶有渗出甚至积脓，极易导致瞳孔和房角粘连。

(4)虹膜萎缩、后粘连及周边虹膜前粘连：虹膜水肿，隐窝消失。在高眼压状态下，供给虹膜的动脉可能发生局部循环障碍，致使局部缺血，发生节段性虹膜基质萎缩，有时上皮层也萎缩，通常发生于上方虹膜，其他部位也可出现，接近瞳孔缘的萎缩较明显；如高眼压持续时间长，可使限局的1～2条放射状虹膜血管闭锁，造成相应区域的虹膜缺血性梗塞而出现扇形虹膜萎缩。由于急性发作期晶状体前囊同虹膜接触面比较密切，加上虹膜充血及蛋白渗出，可能会出现轻度虹膜后粘连，但一般不太严重。虹膜水肿及角膜等有助于周边虹膜前粘连的形成，这一类患者在眼压下降后，房角仍然闭塞不再开放。

(5)瞳孔散大：由于眼压升高超过动脉灌注压水平可导致瞳孔括约肌麻痹或部分括约肌萎缩，结果使瞳孔散大，这是青光眼与虹膜睫状体炎重要鉴别点之一。瞳孔中度散大呈竖椭圆形或形态不规则，与虹膜萎缩的部位以及是否有瞳孔后粘连有关；另一原因是由于括约肌缺血，瞳孔常呈固定状态，对光反应及集合反应均消失，且对缩瞳剂不敏感。

(6)晶状体改变：严重急性闭角型青光眼可以引起晶状体改变，检查瞳孔区的晶状体前囊下可出现灰白色点状、条状和斑块状混浊，称为青光眼斑。这些斑点混浊不出现于晶状体后皮质及被虹膜遮盖的晶状体前面。青光眼斑的发生，被认为是高眼压下造成的营养障碍的结果。这种混浊有些可吸收，有些则持续存在，以后被新的晶状体纤维覆盖，从青光眼斑在晶状体内的深度，可以估计急性发作以后所经过的时间。因此青光眼斑对急性闭角型青光眼的诊断特别是回顾性诊断有一定价值。

(7)眼底：在急性发作期眼压急骤升高，可直接造成对视神经的损害，视乳头充血、轻度水肿，有动脉搏动，视网膜静脉扩张，偶见小片状视网膜出血；有时可发生视网膜中央静脉阻塞；急性高眼压可造成视神经纤维及视网膜节细胞以及光感受器的损害。当病情发展到一定阶段时，将遗留下不可逆性严重损害，视乳头出现病理性凹陷和萎缩。

(8)眼压：急性发作期眼压突然升高，常在5.3 kPa(40 mmHg)以上，甚至超过13.3 kPa(100 mmHg)。

(9)房角：前房角镜下可见虹膜周边部与小梁紧相黏附，房角关闭，如急性发作持续时间不长，眼压下降后房角尚可重新开放，或有局限性粘连，小梁上有色素沉着；如持续时间长，则形成永久性房角粘连。

(10)视野：急性期多为非特异性的向心性或上方视野缩窄，也可见到生理盲点扩大和中心视野缺损、视神经纤维束损害性视野缺损等。随着眼压的正常化，视野也可以恢复正常。有些人留下永久的色觉减退、视敏度降低或固定缺损。

3.并发症和后遗症

当眼压升高，尤其是急性高眼压时，眼睛的各个组织均可发生病理改变和功能损害，例如眼睑、球结膜充血水肿；角膜水肿、角膜失代偿、带状角膜变性；虹膜萎缩、粘连及虹膜睫状体炎；房角粘连闭锁；晶状体混浊；眼底出血、动静脉阻塞；视神经损害等等。如不给予及时处理，其后果往往是严重而永久性的。

(三)实验室及其他检查

本病无需特殊实验室检查，其他检查如下。

1.激发试验

由于闭角型青光眼发病机制主要是瞳孔阻滞和虹膜根部阻塞房角，房水不能与小梁网接触，因此可以针对性地利用这些原理人为造成眼压升高，对可疑青光眼提前作出诊断。凡具有浅前房、窄房角而眼压正常，并有发作性虹视、眼胀、视力一过性下降、头痛、眼眶或鼻根部酸胀以及青光眼家族史者，可考虑做激发试验。对于闭角型青光眼，激发试验的主要机制有二：①增加瞳孔阻滞力。②虹膜根部堆积阻塞房角。目前常用闭角型青光眼的激发试验主要有暗室试验、俯卧试验、散瞳试验等。结果分析：实验前后眼压升高≥1.1 kPa(8 mmHg)，或试验后眼压≥4.0 kPa(30 mmHg)为阳性，实验前后眼压升高＜0.8 kPa(6 mmHg)为阴性。试验前后配合眼压描记及房角镜检查，如果C值(房水流畅系数)下降25%～30%，房角关闭，即使眼压不高也是阳性。激发试验仅是人为诱发高眼压的手段，阴性并不能排除将来发生闭角型青光眼的可能性，阳性也不是都会发生急性房角关闭；但不能否认激发试验对诊断和治疗的意义，需结合临床及其他检查作综合考虑。

2.前房角镜检查

使用特定的房角镜对房角宽窄及开放或关闭情况进行检查，是诊断本病及进行本病与其他类型的青光眼相鉴别的关键因素之一。

3.超声生物显微镜检查

超声生物显微镜(UBM)对于精确检查周边房角宽度及关闭情况、晶状体膨胀及瞳孔阻滞情况等很有帮助，也可检查并评价抗青光眼手术的效果。

4.B超

B超可测定前房深度、晶状体厚度，并明确晶状体位置。

5.视觉诱发电位

视觉诱发电位(VEP)可用于客观检查和判断青光眼患者视神经损害程度。

(四)诊断与鉴别诊断

1.诊断要点

(1)中老年人，好发于40岁以上年龄，女性多见。

(2)眼痛、眼胀，同侧偏头痛；虹视，雾视；常伴有恶心、呕吐、发热、寒战、便秘等。

(3)视力下降，甚者仅存光感。

(4)眼压升高。

(5)瞳孔散大，光反应消失；眼部充血，呈睫状充血或混合充血；角膜水肿，呈雾状或毛玻璃状；前房变浅及房角闭塞；虹膜节段性萎缩；晶状体改变，晶状体前囊下出现青光眼斑。

2.鉴别诊断

(1)急性虹膜睫状体炎：急性闭角型青光眼急性发作时前房浅，瞳孔散大呈竖椭圆形，眼压明显升高，角膜上皮明显水肿，后壁没有或仅有少量沉着物，自觉症状如眼痛、头痛剧烈，视力突然明显下降。急性虹膜睫状体炎前房深度正常，前房闪光明显阳性、有浮游物，瞳孔缩小，虹膜有后粘连，眼压正常或偏低或稍高，角膜后壁有较多灰白色沉着物，疼痛较轻，视力逐渐减退。

(2)急性结膜炎:急性结膜炎临床表现为眼部灼痛、畏光、流泪,有分泌物,常呈黏性;严重者伴有耳前淋巴结肿大,以及病毒性上呼吸道感染症状。眼部检查所见:视力正常,或偶有一过性虹视;球结膜充血,角膜浅层点状浸润;前房深浅正常,房水闪光(—);瞳孔正常大小,眼压正常。

(3)消化道及脑血管疾病:因急性闭角型青光眼急性发作期常伴有剧烈头痛、恶心、呕吐、脉搏加快、体温升高等症状,可被误诊为消化系统或脑血管疾患,而忽略了眼部的检查,常因此而延误青光眼的治疗,造成严重后果甚至失明。故应详细询问病史并进行眼部检查,尤其是眼压检查,以避免这一情况的发生。

(4)继发性青光眼:除急性闭角型青光眼外,眼前段炎症所致青光眼,眼内出血所致血影细胞性青光眼,晶状体膨胀、晶状体溶解性、晶状体半脱位所致青光眼,新生血管性青光眼等均可引起眼压急性升高,甚至遗留下高眼压造成的眼部损害体征。与上述疾病进行鉴别,其中最重要的是作对侧眼的检查,对于原发性闭角型青光眼而言,双眼具有同样的解剖特征。如果发现对侧眼不具有同样特征,则应作进一步检查,做出鉴别诊断。对眼部病史及全身情况详细追查也十分重要,具体鉴别详见后述各疾病。

(5)恶性青光眼:由于本病与原发性恶性青光眼临床表现及眼部解剖体征有许多类似情况,很易误诊,因为两病的处理原则不同,所以两者的鉴别诊断是非常重要的。恶性青光眼也具有眼前段狭小的特征,但往往和本病相比眼前段更狭小,晶状体厚度更厚,眼轴更短,晶状体相对位置更靠前。前房变浅和本病不同,虹膜表现为和晶状体前面一致性向前隆起,最为重要的是当用缩瞳剂治疗后病情恶化。

(五)治疗

急性闭角型青光眼治疗的目的:解除瞳孔阻滞及其他房角关闭的诱因;重新开放房角;降低眼压,防止再次发作;预防或终止视神经进一步的损害。为达到此目的,在治疗急性闭角型青光眼中需要遵循以下原则:①急性闭角型青光眼属眼科急诊范畴,应紧急给予恰当处理,以免造成视功能不可逆的损害。②未经适当而有效的药物治疗前,高眼压情况下切勿实施手术,否则会产生严重并发症。③眼压控制后,切忌突然停药,应逐渐减药。可先停全身用药,以后再停局部用药。④停药后 48 h 以上,1/2 以上房角开放,眼压恢复正常范围者,选择周边虹膜切除术是一种有效的治疗方法;虽经用药使眼压下降,但不能降至正常范围,房角开放不到 1/2 者,不必停药,应及时施行滤过性手术。⑤对侧眼如果合并浅前房、窄房角者应滴用缩瞳剂并及早行预防性周边虹膜切除术或激光治疗,以免激发其发作。

1.西医治疗

(1)原发性急性闭角型青光眼的临床前期、前驱期、间歇期,可以首选 YAG 激光虹膜打孔术或周边虹膜切除术。

(2)急性发作时的治疗:①高渗剂:高渗溶液可以升高血液渗透压,使眼内脱水,从而降低眼压。特别是使玻璃体脱水,晶状体后移,前房加深,房角开放。给药 15 min 后眼压可下降,30～60 min 后眼压下降显著,效果持续 5～6 h,重复给药一般不短于 6 h。因高渗剂具有降低颅内压的作用,故可致头痛,静脉给药者,应卧床休息。所有高渗剂可使体内钾离子丢失,故对于心肾功能不全者应慎用或禁用高渗剂。如甘露醇,常用 20% 甘露醇 250～400 mL,静脉滴注,45 min 内滴注完毕;甘油,用生理盐水将甘油配制成 50% 溶液,男性 120 mL,女性 100 mL,顿服,糖尿病患者禁用。②碳酸酐酶抑制剂:这类药物可降低眼压,对急性闭角型青光眼非常有效。常用有乙酰唑胺(醋氮酰胺),成人口服一般首次药量 500 mg,以后每次 250 mg,每 6～8 小时一次。③辅助药物治疗:便秘者给予硫酸镁 30 g 溶于 60 mL 水中,口服,既能起到通便作用又有降眼压作用。如患者烦躁不安而失眠时,可给予苯巴比妥 30 mg,口服。对于呕吐者给予氯丙嗪 12.5～25 mg,一日 2～3 次。

2.中医辨证论治

(1)肝胆火炽。

证候:发病急剧,眼珠胀痛难忍,痛及目眶,头痛如劈,视力锐减,抱轮红赤或白睛混赤,黑睛雾状混浊,瞳神极度散大,呈淡绿色,珠硬如石;全身伴有恶心、呕吐,恶寒身热,溲赤便结。舌红、苔黄,脉弦数。

治法:清热泻火,凉肝熄风。

方药:绿风羚羊饮或羚羊钩藤汤加减。绿风羚羊饮以清热泻火为主,适用于肝胆火炽、风火攻目之证。

羚羊钩藤汤治以凉肝熄风为主，适用于热极动风、阴血已伤之证。头痛甚者，加川芎、菊花、石膏以清散热邪；伴有恶心、呕吐者加代赭石、竹茹以清热降逆止吐；目珠胀硬、神水积滞者加猪苓、通草、泽泻以利水泻热。

(2)肝郁气滞。

证候：头眼胀痛较轻，抱轮微红，视物微朦，瞳神略大；情志抑郁，胸闷嗳气；口苦纳呆，泛恶呕吐。舌红、苔黄，脉弦数。

治法：清热疏肝，降逆和胃。

方药：丹栀逍遥散加减。伴恶心、呕吐者，加左金丸以清肝泻火，降逆和胃止吐；胸闷胁肋胀痛者，加郁金、香附以疏肝行气止痛；目珠胀硬、黑睛雾状混浊者，加通草、猪苓、泽泻以利水泻热。

(3)痰火动风。

证候：眼部表现类似肝胆火炽之证，而头痛如劈，身热面赤，动则眩晕，恶心、呕吐，溲赤便秘。舌红、苔黄腻，脉弦滑数。

治法：降火祛痰，平肝熄风。

方药：半夏羚羊散加减。若抱轮红赤或白睛混赤显著、胀痛较剧者，去川乌、川芎，加赤芍、丹参，以凉血活血。

(4)阴虚阳亢。

证候：头眼剧痛，视力急降，常伴有头痛眩晕、耳鸣耳聋，心烦失眠，口燥咽干。舌红少苔，或舌绛少津，脉弦细数或细数。

治法：滋阴降火，平肝熄风。

方药：知柏地黄丸加味或阿胶鸡子黄汤加减。知柏地黄丸治以滋阴降火为主，适用于肝肾阴虚、虚火上炎为重者；阿胶鸡子黄汤以滋阴养血、柔肝熄风为主，适用于热邪灼伤真阴、阴亏血虚、肝风内动之证。

3.局部治疗

(1)缩瞳剂：缩瞳剂的作用是收缩瞳孔，将周边拥塞于小梁网的虹膜展平，是治疗急性闭角型青光眼的重要手段。急性闭角型青光眼发作愈重、时间愈长，点缩瞳剂就愈要频繁。临床较多用1%～2%毛果云香碱液滴眼，每5分钟1次，瞳孔开始缩小后改为每15分钟1次，直至发作缓解后改为每天4次。

(2)肾上腺皮质激素：急性闭角型青光眼发作时常引起明显虹膜睫状体炎性反应，可造成虹膜肿胀、瞳孔后粘连和房角粘连。采用肾上腺皮质激素滴眼，能促使炎症尽快消退，缩短病程，减少并发症。如泼尼松龙滴眼液或地塞米松滴眼液，每天3～4次，滴眼。

(3)肾上腺素β-受体阻断剂：目前，肾上腺素β-受体阻断剂有很多种，以局部滴眼液为主。如马来酸噻吗洛尔、美开朗滴眼液等。本类药与乙酰唑胺、毛果云香碱等联合应用均能产生协同作用。降压原理主要是减少房水生成。0.25%～0.5%马来酸噻吗洛尔滴眼液，每日1～2次，滴眼；或1%～2%美开朗滴眼液，每日1～2次，滴眼。其他如贝他根、贝特舒等新一代β-受体阻断剂，在维持了马来酸噻吗洛尔的降压作用的同时减少了一些不良反应。

以上用药后2 h，若眼压下降，必须检查视力及测量眼压，以判断视功能的损害程度及制定下一步的治疗。若眼压下降至正常，可逐渐减少毛果云香碱和乙酰唑胺用量及次数，至停药或仅用低浓度药物眼压仍能维持正常，再根据前房角开放情况选择药物、激光或手术治疗；若药物治疗或减药不能维持眼压则需尽早手术。

4.慢性期的治疗

在用以上药物控制不理想时，应尽早做青光眼外引流手术。

5.绝对期的治疗

以解除痛苦为主要治疗目的。不能长期口服降眼压药物，以免损害肾脏功能。控制眼压可采取如下方法。

(1)药物：以局部用药为主，如拉坦前列腺素、贝美前列腺素等滴眼液。

(2)球后注射药物:如氯丙嗪、无水酒精等。

(3)手术治疗:对于疼痛难忍者,主要采取睫状体破坏性手术治疗,如二极管睫状体光凝或睫状体冷冻术。

(4)外滤过术、引流管植入术等,原则上不做眼内手术。

6.中成药及验方

(1)石斛夜光丸:每次 6 g,每日 2 次,温开水送服。适用于阴虚火旺型。

(2)逍遥丸:每次 6 g,每日 3 次,温开水送服。适用于肝气郁结型。

7.针刺治疗

主穴:睛明、球后、太阳、风池;配穴:攒竹、丝竹空、四白、翳明、合谷、阳白、外关、太冲、内关、足三里。

方法:每次选主穴 1~2 个,配穴 4~5 个,交替应用。每日 1~2 次,留针 30 min。

急性期可在太阳、太冲、大敦、合谷等穴以三棱针放血。

8.激光治疗

青光眼的各种传统手术均可逐渐为激光治疗所取代或大幅度的减少,凡具有行周边虹膜切除术指征的急性闭角型青光眼均可采用激光虹膜穿孔术治疗。由于中国人虹膜色泽深,组织结构不同于欧美人,所以常采用氩激光联合 Nd∶YAG 激光。当周边前房极浅,不易行激光周边虹膜切除术时,先采用氩激光行虹膜成形术加深周边前房,再行激光周边虹膜切除术;但如术后周边前房无加深、房角未增宽,可再行激光虹膜成形术,加深周边前房。

9.手术治疗

(1)周边虹膜切除术:在前房角处的虹膜周边部切除一小块虹膜组织。手术原理是:沟通前后房,解除房水在眼内流动的阻力,使后房房水直接经过虹膜缺损区进入前房;再从开放的前房角小梁网房水引流系统外流,解除了瞳孔阻滞及其伴随的周边虹膜阻塞前房角的病理状况,使前后房压力平衡,虹膜变平,房角加宽,房水流入小梁的阻力消失。

适应证:①原发性急性闭角型青光眼临床前期、前驱期和间歇缓解期。②急性发作后全部或大部分房角开放,眼底视神经乳头和视野无损害。③眼压正常或单用缩瞳剂(1%毛果云香碱滴眼液)每日 2~3 次能够控制在 2.8 kPa(21 mmHg)以下的患眼。④未发作眼。⑤激光虹膜穿孔失败或激光孔反复被堵塞。⑥周边角膜混浊,不利于行激光周边虹膜切除术。⑦由于身体其他原因不能配合激光手术者。

(2)滤过性手术:滤过性手术常指眼外滤过性手术,即使房水通过角膜缘滤口流入结膜及 Tenon 囊下间隙,大部分被周围组织吸收,小部分透过结膜与泪膜融合,或被切口周围的血管淋巴管吸收。手术目的是建立新的房水外排途径,使眼压降至正常水平。一般房水的生成率与排出率为动态平衡才能维持正常眼压。由于房水外流发生阻力,而使眼压增高发生青光眼。为解除因房水通过小梁网到 Schlemm 管排出途中发生组织结构的变化产生阻力影响房水外流,需采用滤过性手术,如小梁切除术、深层巩膜咬切术。

适应证:①原发性闭角型青光眼及解除瞳孔阻滞后加局部用药病情不能控制者。②部分继发性青光眼。③原发性开角型青光眼,局部用药病情不能控制或青少年青光眼。④先天性青光眼,在做小梁切开术时同时作小梁切除或小梁切开术后眼压不降再作小梁切除。⑤某些特殊类型青光眼。

(3)睫状体冷冻术:是治疗难治性青光眼的一种睫状体破坏性手术之一。手术目的是通过冷冻的低温效果,间接破坏睫状上皮细胞及其血管系统,以减少房水生成,使眼压降低,缓解疼痛。因此只在视功能已全部或基本全部丧失者才能施以本术式。

适应证:①绝对期青光眼。②滤过性手术后眼压不能控制的难治性青光眼,如重症眼外伤后继发青光眼、新生血管性青光眼、葡萄膜炎晚期青光眼、视网膜玻璃体手术后继发青光眼、再无条件做其他手术的青光眼。③其他类型的青光眼,若手术易发生眼球穿孔者。

(六)预防与调护

(1)进行广泛宣传,提高人们对青光眼疾病知识的了解及认识,以便及时就诊。

(2)凡出现看灯光时有彩色的虹视圈、眼胀、视物模糊或视力减退,伴同侧头痛者,应立即到医院检查,及时诊治。

(3)本病常与情志忧郁或情志过激有关,故应力戒暴悖忿怒,要心胸开阔,恬静平和,保持精神愉快,减少诱发因素。

(4)避免在暗室内停留过久,避免阅读时间过长。

(5)禁食辛辣,勿暴饮暴食,保持大便通畅。

(6)凡一眼曾有急性发作,另眼虽无发作史,但具有浅前房和窄房角等解剖特点者,应局部点缩瞳剂或行激光虹膜切除术,预防急性发作。

(七)治疗参考

青光眼是一种伴有视乳头损害和特征性视野缺损的神经病变。随着对青光眼病理机制研究的深入,尤其对青光眼性视功能丧失认识的不断深入,临床工作者已认识到青光眼视功能损害是多因素的,而非单一眼压升高因素所致。因此,青光眼的视神经保护的研究,成为青光眼领域研究的热点之一。

(1)灯盏细辛:由灯盏细辛制成的益脉康片、美尔瑞片、青光康片是一类安全、无毒副作用的中草药,治疗晚期青光眼能够有效改善患者的视野,可作为视神经保护剂应用于治疗眼压已控制的青光眼。王宁利等观察美尔瑞片对眼压控制后的青光眼具有视神经保护作用,有助于扩大/保持视野。认为灯盏细辛治疗眼压已控制的青光眼患者视野改善,不是通过改变血液流变学途径,而很可能是与其具有扩张血管、降低血管阻力、增加血流量、改善视乳头的微循环有关。视神经轴浆流的阻滞可能与高眼压造成的 RGCS 损伤有关。灯盏细辛注射液对大鼠高眼压状态造成的 RGCS 细胞色素氧化酶活性的改变具有恢复作用。

(2)川芎嗪:川芎嗪能够抑制血小板聚集,促进血小板解聚,降低血小板活性,具有良好的抗栓效应,对微循环障碍及体内血栓等具有较好的治疗作用。宋宗明在实验研究中发现川芎嗪对慢性高眼压下视网膜节细胞和双极细胞有保护作用。

(3)银杏叶:银杏叶提取物由多种成分组成。其中的黄酮醇类物质具有抗氧化、能够抑制自由基产生、清除自由基、对抗细胞膜脂质过氧化等作用。保护细胞膜结构和内脂的完整性,对缺血再灌注、光毒作用、炎症等引起的视网膜结构和功能的损害具有保护作用。宋愈等用银杏叶片和安慰剂对 50 例(89 眼)慢性青光眼抗青光眼术后眼压已控制者进行治疗,应用彩色多普勒成像技术观测血流动力学的变化显示,使用银杏叶片 3 个月后,其收缩期峰值血流速度(PSV)、舒张末期血流速度(EDV)明显增加,阻力指数(RI)明显降低。

(4)一项长期研究表明,激光周边虹膜成形术对解除虹膜切开术后残留的房角关闭非常有效。周少博等对 26 只治疗眼随访平均 6 年以上,87%一次治疗获得成功,剩余的 3 只眼分别在 5～9 年内房角关闭,经一次重复治疗后无再复发,无一只眼需要滤过性手术。

二、原发性慢性闭角型青光眼

原发性慢性闭角型青光眼是一类由目前尚不完全清楚的原因而导致房角突然或进行性关闭,周边虹膜阻塞小梁网而使房水排出受阻,眼压急剧升高或进行性升高的一类青光眼。在我国,慢性闭角型青光眼占原发性闭角型青光眼总数的 50%以上。发病年龄较急性闭角型青光眼早,可早到 17 岁;30 岁以下发病者占 6%,30 岁以上发病者占 94%;男女比例约为 1∶1;双眼发病者占 85.2%,单眼者占 14.8%。此型的特点是发作时眼前部没有充血,自觉症状不明显,甚至在偶尔查体中发现严重视功能损害甚至失明,它是我国最常见的不可逆性致盲眼病。根据房角的形态可分为两型,即虹膜膨隆型、虹膜高褶型。

本病可归属于中医“黑风内障”范畴。

(一)病因病理

1.西医病因病理

(1)原发性闭角型青光眼的解剖特征:眼轴较短,前房浅,角膜曲率半径小,晶状体曲率半径小,晶状体厚,晶状体相对位置靠前。当前房深度小于 2.5 mm 时,瞳孔括约肌接触的晶状体前表面的区域处于虹膜根部附着点之前，这时可增加瞳孔阻滞的发生。

(2)房角结构：房角的宽度及房角隐窝深度与闭角型青光眼的发生密切相关，闭角型青光眼患者的房角为窄而浅，特别是上方和鼻侧象限房角表现更窄、更浅。这种房角结构为这类青光眼提供了房角关闭的另一解剖基础，由于虹膜结构异常(周边虹膜肥厚、虹膜根部前移)及睫状体位置异常，使周边虹膜挤压小梁网堵塞房角，导致眼压升高。此类型即使做了虹膜周边切除，也不能防止青光眼再发作。

(3)有学者研究分析认为闭角型青光眼是眼科典型的心身疾病，患者虹膜自主神经功能不平衡，交感神经紧张性高，副交感神经紧张性低。一些研究发现，在虹膜及睫状体处还可能有前列腺素、缓激肽、血浆心钠素受体，并发现闭角型青光眼的发生可能和它们之间有一定的联系。

根据上述病因研究结果，无论哪种因素、哪种途径，最终都会影响眼前段血管，使其发生舒缩功能障碍、毛细血管扩张、睫状体水肿、房水产生增加、后房压力增加、虹膜膨隆，结果使具有窄房角特征的眼引起房角关闭，导致闭角型青光眼的发生。

2.中医病因病机

肝肾亏虚，虚火上炎；肝郁气滞，痰湿内生，目络受阻；忧思郁怒，肝气郁结，化火生风，风火升扰。以上诸因导致气机郁闭，气郁生火，气火上逆，壅塞目中玄府，目中玄府闭塞，气血失畅，神水排出受阻，积于眼内所致。

(二)临床表现

约 2/3 以上的慢性闭角型青光眼患者有反复发作的病史。发作时表现为眼部不适、视矇及虹视，伴有头痛或头昏。冬季较夏季多见。常因情绪紧张、疲劳、阅读时间过久、看电影、失眠等诱因发作。有些妇女在月经期前后或月经期有规律性的发病。所有患者认为经过充分休息和睡眠后可使自觉症状消失，眼压恢复正常。但是晚期患者症状不能完全缓解。随疾病的发展则发作间隔时间越来越短，发作时间越来越长。约 1/3 以下的患者无任何自觉症状，偶尔发现患眼已失明或视力严重障碍，易误诊为原发性开角型青光眼。

1.症状

(1)虹膜膨隆型：此型患者常有小发作，发作时症状轻微，仅有轻度眼胀、视力稍模糊及头痛，但常有虹视。早期患者的发作持续时间短而间隔时间较长，随病情发展，间隔时间逐渐缩短。

(2)虹膜高褶型或房角缩短型：此型较少见，约占闭角型青光眼的 6%。患者多无自觉症状，有时有虹视，偶尔可有充血性发作。

2.体征

(1)眼前节：发作时球结膜无充血，角膜透明或上皮性轻微水肿，周边前房极浅，前房轴深基本正常，虹膜稍有膨隆，瞳孔正常或轻度散大，对光反应存在或略迟钝。

(2)眼底：早期视乳头完全正常，到了发展期或者晚期，出现程度不等的视乳头病理性凹陷及视神经萎缩。

(3)眼压：眼压升高是发作性的。早期的慢性闭角型青光眼患者，在两次发作之间，眼压是正常的，24 h眼压差也在正常范围内。但随病情发展，由于反复发作后，房角逐渐发生粘连，前房角的持续闭塞，使基础眼压逐渐升高，房水流畅系数下降，在间歇期眼压也不能恢复至正常水平，眼压一般在 5.3～6.7 kPa (40～50 mmHg)。

(4)前房角：眼压升高时，房角表现为多个象限内不同程度的关闭，关闭区和开放区分界清楚。另外，有部分慢性闭角型青光眼，房角开放区和关闭区之间呈逐渐过渡性分界。这种房角形态的慢性闭角型青光眼多表现为无任何症状。

(5)超声生物显微镜(UBM)显示：周边虹膜肥厚，睫状体位置偏前。视野检查：慢性闭角型青光眼早期如果未能得到及时有效的治疗，眼压持续性增高、房角粘连性关闭，会出现视乳头萎缩及视杯扩大、视神经纤维丢失，还可出现相应的视野损害。

3.并发症和后遗症

慢性闭角型青光眼，如果失去早期治疗的机会，可造成严重的视功能损害、房角粘连性关闭、视神经萎缩等。

(三)实验室及其他检查

本病无需特殊实验室检查，激发试验如下述。

(1)暗室试验：其优点是比较安全，不需特殊设备，方法简单易行。试验前需停用各种抗青光眼药48 h，让被检查者在绝对暗室内呆1～2 h，保持清醒状态。试验后在暗光(或红光)下迅速测量眼压，眼压升高1.1 kPa(8 mmHg)者为阳性。

(2)俯卧试验：试验方法是嘱患者面向下卧于床上，前额靠在手背或稳固的枕头上，在清醒状态下闭眼俯卧1 h，俯卧后若眼压上升1.1 kPa(8 mmHg)则为阳性。

(3)暗室超声生物显微镜房角镜检查：此项激发试验和暗室试验相同，但不同之处为此技术可对自然状态下的房角及周边虹膜、睫状体的变化进行实时观察记录，采用这一技术进行暗室试验可使诊断的特异性提高到100%，敏感性提高到68.2%。

(四)诊断与鉴别诊断

1.诊断要点

(1)患者眼部具备以下特征：眼轴较短，前房浅，角膜曲率半径小，晶状体曲率半径小，晶状体厚，晶状体相对位置靠前，远视眼。

(2)反复发作出现虹视、眼痛、头痛、恶心症状或无自觉症状。

(3)眼压升高。

(4)房角窄，高眼压状态下房角关闭。

(5)进展期至晚期可见视盘病理性凹陷及视野损害。

(6)眼前节无急性高眼压造成的缺血性损害体征。

2.鉴别诊断

(1)急性闭角型青光眼伴瞳孔阻滞：前房中轴深度浅，整个虹膜膨隆；而本病前房周边极浅，前房轴深基本正常，虹膜稍有膨隆。

(2)窄角性开角型青光眼：高眼压下房角的检查是至关重要的，如果在高眼压时检查房角是关闭的则可诊断为慢性闭角型青光眼；如果高眼压时房角虽然窄，但完全开放则为开角型青光眼。

(3)恶性青光眼/房水流向异常综合征：白内障或青光眼术后整个前房极浅，伴眼压升高。

(五)治疗

1.西医治疗

(1)慢性闭角型青光眼，应早期手术治疗，可行虹膜周边切除术或Nd：YAG激光虹膜打孔术。手术方式的选择与急性闭角型青光眼相同。

(2)激光虹膜周边切除术一周后，如虹膜周切口通畅，应用托吡卡胺散瞳后眼压升高，则可确诊为高褶虹膜综合征。对此型患者应做虹膜周边切除术，大多数可以治愈，少数术后仍有发作者，可长期应用0.5%～1%毛果芸香碱滴眼液，每天3～4次。应慎用散瞳剂，必要时，可用肾上腺素类药物而不用睫状肌麻痹剂。

(3)对侧眼的治疗应行虹膜周边切除术或Nd：YAG激光虹膜打孔术。

(4)对进展期及晚期慢性闭角型青光眼房角关闭，用药后眼压不能控制、视功能进行性损害时，应尽早施行青光眼滤过性手术。

2.中医辨证论治

(1)肝肾阴虚，虚火上炎。

证候：白睛不红或抱轮隐隐带红，黑睛无异常，瞳神略大或正常，瞳神内气色微显昏黑，目珠略增硬；兼见颧红口苦，五心烦热，失眠盗汗。舌红、少苔，脉弦细。

治法：滋阴降火。

方药：用知柏地黄丸或补肾丸加减。

(2)肝郁气滞。

证候：头眩目痛，抱轮微红，黑睛微昏似雾状所罩，瞳神略散大，气色偏黑，兼见烦躁易怒，胸肋胀满。舌红、苔薄，脉弦。

治法：疏肝解郁，熄风通络。

方药：丹栀逍遥散。

(3)痰湿阻络。

证候：头眩目痛，抱轮微红，黑睛微昏似雾状，瞳神略散大，气色偏黑，兼见胸闷泛恶。舌苔厚腻，脉濡滑。

治法：涤痰解郁。

方药：柴胡疏肝散合温胆汤加减。

3.针刺治疗

主穴：风池、完骨、天柱、上精明、精明、承泣、球后；配穴：太阳、头维、合谷、四白、百会、上星。

方法：每次选主穴 2～3 个，配穴 3～4 个，交替应用。每日 1～2 次，留针 30～40 min。

4.手术治疗

参见"原发性急性闭角型青光眼"的相关内容。

(六)预防与调护

原发性慢性闭角型青光眼的发病与某些环境因素和身心因素导致敏感人群房角急性关闭，进而导致眼压升高有关，基本病因与房角状态相关。因此，预防的关键在于：①避免情志过激及情志抑郁，保持心情舒畅。②避免情绪紧张、过度疲劳、长时间阅读，或近距离工作、看电影以及失眠等诱发因素。

(七)治疗参考

(1)近 2～3 年来 SLT 激光用于开角型青光眼，可改善眼压 0.7～0.9 kPa(5～7 mmHg)，加用局部降眼压药使适应证范围扩大，部分病例免除手术之忧，部分不再用局部降眼压药。联合激光治疗对慢性闭角型青光眼在眼压是适应证的范围内有降眼压作用，对于高龄患者而又拒绝手术的患者而言又多了一条治疗途径。在激光设备完善的医疗单位，联合激光周边虹膜切除，增加一次虹膜透切的成功率，并能使其切孔维持足够大，远期不易闭合。周边虹膜成形增宽房角，使 SLT 有可能操作。因慢性闭角型青光眼患者的小梁有不同程度损害，SLT 激光选择性的击射小梁网的色素细胞，作用于小梁网细胞内靶生色团，没有直接破坏小梁组织，使小梁组织中巨噬细胞增多参与清除小梁带残留代谢物质，刺激健康小梁形成，使慢性闭角型青光眼过程中损伤的小梁组织得以一定程度的修复，达到降低眼内压的作用。由于 SLT 降低眼内压幅度有限，因而要根据眼压、房角开放程度选择适应证。

(2)韩霞等观察白内障的疗效以及术后房角形态的改变。观察 36 例，对其手术前后的视力、眼压、视野、中央前房深度、房角形态进行对照 3～7 个月。结果：术后视力较术前明显提高，中央前房深度均加深，眼压明显降低；术后 3 个月房角镜和 UBM 检查未发现房角再次粘连，术后 6 个月复查视野无缩小。结论：白内障超声乳化房角分离术可有效治疗合并白内障的慢性闭角型青光眼。

三、原发性开角型青光眼

原发性开角型青光眼是一种慢性进行性前部视神经病变，伴有典型的视神经凹陷、萎缩及视野缺损。眼压升高时房角是开放的，大多为宽角，少数为窄角，但并不是所有患者眼压均高于"正常"。眼压升高是主要的危险因素，但并非是原发性开角型青光眼所有损害的原因，本病可能并非是一种孤立的眼病，存在有共同的导致视网膜神经节细胞和视神经的损害病理因素。

原发性开角型青光眼发病隐蔽，病情进展极为缓慢，常无自觉症状，故不易早期发现，多为常规眼部检查或健康普查时被发现。本病具有遗传因素，随年龄增长发病率增高，老年人和中年人多见，但也可发生于年轻人。欧美的多数研究中，40 岁以上人群患病率为 0.5%～1.0%。在美国，原发性开角型青光眼占青光眼患者的 60%～70%。我国的胡铮在北京顺义县调查后发现，原发性开角型青光眼的患病率为 0.11%，原发性闭角型青光眼的患病率为 0.41%，与原发性开角型青光眼患病率之比为 3.7∶1。两性间的患病率无明显差异，但有报道男性多于女性，为双眼发病。本病归属于中医之“青风内障”范畴。

(一)病因病理

1.西医病因病理

原发性开角型青光眼眼压升高是由于房水排出通道的病变，使房水排出阻力增加所致，阻力主要位于小梁网的内皮网。近年来的研究，倾向于小梁细胞的形态和功能异常，使房水排出阻力增加而导致眼压升高。有人认为血管神经和大脑中枢对眼压的调节失调也可使房水排出阻力增加。

病理检查可见小梁变性、硬化和内皮细胞增生、Schlemm 管和外集液管阻塞。电镜检查发现，小梁的基底膜增厚并有玻璃样变性，使小梁板变厚达正常人的两倍，因而使小梁孔变小。有学者发现小梁细胞外基质，如黏多糖、胶原蛋白、弹性蛋白、非胶原糖蛋白等的成分及含量的改变使小梁网网眼狭窄和塌陷；小梁细胞内的细胞骨架，如微丝、微管、中等纤维等的含量和成分异常，使小梁细胞的收缩性下降，小梁细胞间网眼变小，而使房水流出受阻从而导致眼压升高。

2.中医病因病机

本病多因忧思恼怒，肝气郁结，气郁化火生风，风火上灼于目；脾虚运化失司，津液内聚，湿从内生，聚湿生痰，痰郁化火，痰火相结，上炎于目；劳瞻竭视，真阴暗耗，致肝肾亏虚，虚火上炎于目；先天禀赋不足，命门火衰，不能温运脾阳，水谷不化精微，生湿生痰，痰湿流窜目中脉络，阻滞目中玄府。

以上诸因，皆可导致气血失和，脉络不利，目内气机失畅，玄府郁闭，神水运行不畅而滞留于目酿成本病。

(二)临床表现

1.症状

原发性开角型青光眼为双眼患病，发病隐蔽，进展极为缓慢，故不易被察觉，多数患者不是通过主诉发现的。早期常无任何症状，当病变进展到一定程度时，可有轻度眼胀、视力疲劳和头痛。中心视力一般不受影响，晚期双眼视野严重受损呈管型，则出现行动不便和夜盲等症状。有些晚期患者有虹视或视物模糊，最后视力完全丧失。

2.体征

(1)眼前节：发病早期球结膜无充血，角膜透明，前房深度正常。晚期角膜上皮可轻微水肿，瞳孔稍开大，对光反应迟钝，虹膜纹理疏松，晶状体混浊。

(2)眼压升高：测量眼压是检查青光眼的简单而重要方法之一。眼压正常范围为 1.3～2.8 kPa(10～21 mmHg)。开角型青光眼的眼压波动幅度大，眼压水平升高，多数患者眼压在2.9～5.3 kPa(22～40 mmHg)之间，有些病例可明显高于此值。正常眼压在一日内有波动，因此，不能仅凭几次眼压测量来确定患者的眼压状况，应做眼压日曲线检查，即测量 24 h 眼压情况。中华眼科学会青光眼学组暂定测量时间为：上午 5、7、10 时，下午 2、6、10 时。眼压日差小于 0.7 kPa(5 mmHg)为正常，大于 1.1 kPa(8 mmHg)者或双眼眼压差大于 0.7 kPa(5 mmHg)时为病理性。

(3)房水流畅系数(C 值)降低：开角型青光眼房水流畅系数下降，可作为参考。

(4)房角镜检查：原发性开角型青光眼在高眼压下前房角是开放的。高龄者，因晶状体增厚，也可出现浅前房和窄房角，但在高眼压下房角镜检查，前房角是开放的且无房角粘连和闭合。

(5)眼底检查：视乳头的青光眼性凹陷萎缩是诊断本病的可靠体征之一。视网膜神经纤维层萎缩可直接反映青光眼所致轴索的丢失，可发生于视野缺损以前。原发性开角型青光眼，早期视乳头可无明显变化。如果视乳头凹陷扩大，垂直径大于水平径，杯盘比大于0.6(非特异性指标)，两眼杯盘比相差大于0.2，盘沿宽窄不均，或有切迹，盘缘神经纤维层线状出血，神经纤维层缺损，均应考虑为青光眼性损害。青光眼晚期视乳头颜色苍白，凹陷大而深，边缘呈悬垂状，盘沿几乎消失，视网膜血管移向鼻侧，并由凹陷边缘呈屈膝状爬出。

(6)典型视野缺损：早期视野缺损主要表现有孤立的旁中心暗点，鼻侧阶梯状暗点(不超过水平子午线)或与生理盲点相连的弓形暗点。随着病情的发展，出现环形暗点、鼻侧视野缺损及向心性视野缺损，晚期为典型的管状视野或只有颞侧岛状视野。

(7)荧光血管造影：原发性开角型青光眼患者眼部荧光血管造影显示视盘普遍性弱荧光。在视盘的上下极近边缘处可有限局性、绝对性充盈缺损，常与视野缺损的部位和严重程度相一致。

(8)视觉电生理检查：视觉电生理检查也应用于青光眼视功能的检测，由于青光眼是一种损害视网膜神经节细胞及视神经的疾病，所以主要是视觉诱发电位检查，尤其是图形视觉诱发电位，其典型青光眼性改变为潜伏期延长和振幅降低。

(9)其他检查：用于青光眼视功能损害评价的主观视功能检查方法。除视野外，尚有色觉分辨力和对比敏感度。青光眼早期可选择性损害蓝－黄视觉，这些改变可发生在视野缺损以前，色觉障碍与视野缺损程度相关。青光眼患者的对比敏感度也有改变，早期表现为高频部色觉障碍，与视野缺损程度相关。早期表现为高频部分的空间对比敏感度下降，部分为低频空间对比敏感度下降，晚期为全频率下降。

3.并发症和后遗症

视盘损害和视网膜神经纤维萎缩是本病最严重的后果，与其预后直接相关。

(三)实验室及其他检查

需要时做遗传学及基因学检查。

(四)诊断与鉴别诊断

1.诊断要点

原发性开角型青光眼的诊断标准采用全国青光眼学组提出的标准。

(1)眼压＞2.8 kPa(21 mmHg)。

(2)前房角开放。

(3)青光眼性视乳头损害和(或)视网膜神经纤维层缺损。

(4)青光眼性视野缺损。

具有以上 4 项或具有(1)(4)项与(2)或(3)项者才能诊断为原发性开角型青光眼，激发试验阳性不作为诊断依据。

2.鉴别诊断

(1)青光眼睫状体炎综合征：临床特点为眼压升高，伴有轻度睫状体炎症。多见于青年或中年患者，角膜上皮有轻度水肿，后壁有大小不等的灰白色沉着物。眼压升高时房角仍开放。预后较好，一般数天到2 周内眼压可自然恢复正常，角膜后壁的灰白色沉着物消失，但易复发。

(2)高眼压症：临床特点为无症状性持续性眼压升高，一般大于 2.9 kPa(22 mmHg)，房角镜检查见前房角结构正常，无视乳头改变及视野缺损，神经纤维层正常。

(3)视神经周围脉络膜萎缩环：视野缺损保持稳定或与眼压无关的进展，视乳头很少出现杯状凹陷，检查时常发现脉络膜萎缩环。

(4)生理性大视杯：C/D 大，上方或下方盘沿宽度比颞侧或鼻侧宽，无盘沿切迹，无视野缺损，眼压正常。

(五)治疗

原发性开角型青光眼治疗的目的是控制疾病的发展或延缓其进展，尽可能降低眼压，阻止或延缓视神经损害，使患者在存活期能保持好的视功能；如果视神经损害已经很严重，降低眼压幅度应更大。降低眼压应达到目标眼压，约为引起青光眼性损害临界眼压的30%以下。因为患者的视神经对压力的耐受力不同，因而不可能规定一种眼压水平可保持病情稳定。一般认为，眼压越高，可能发生进行性损害的危险越大，因此应加强治疗，进一步降低眼压。目标眼压还取决于疾病的严重程度和进展速度。

原发性开角型青光眼的治疗方法有：药物治疗、手术治疗、中医辨证治疗，对于多数患者，药物治疗是一线治疗方法。如果青光眼视功能损害程度严重且速度快，药物不能控制眼压时，应选择手术治疗。

1.全身治疗

(1)西医治疗：全身性碳酸酐酶抑制剂：甲酰唑胺 25～50 mg，每日 2～3 次，口服；乙酰唑胺125～250 mg，每日 2～4 次，或 500 mg，每日 2 次。此药不良反应有抑郁、嗜睡，以及其他精神症状、疲劳、恶心、感觉异常、性欲低下、肾结石、电解质紊乱。血液系统不良反应有再生障碍性贫血，少见，但很严重。因现在已有多种新的抗青光眼局部药物可选择，故已不长期应用全身碳酸酐酶抑制剂作为开角型青光眼的治疗。

(2)中医辨证治疗：包括如下内容。

气郁化火：①证候：情志不舒，头目胀痛，烦躁易怒，胸肋满闷，食少神疲，心烦口苦。舌红、苔黄，脉弦而数。②治法：清热疏肝。③方药：丹栀逍遥散加减。

肝肾亏虚：①证候：病久瞳神渐散，视物不清，视物范围明显缩窄，目珠胀硬，视盘苍白，可伴有精神倦怠，头晕耳鸣，腰酸软，舌淡苔薄，脉沉细无力；或面色㿠白，手足不温，少气乏力。舌淡、苔白，脉沉细。②治法：补益肝肾。③方药：肾气丸或杞菊地黄丸加减。肝肾不足、肾阳偏虚者，可用肾气丸；肝肾不足、偏阴虚者，可用杞菊地黄丸。

痰火上扰：①证候：头晕目痛，心烦少寐，胸闷恶心，食少痰多，口苦。舌红苔黄腻，脉弦滑或滑数。②治法：清热化痰，和胃降逆。③方药：温胆汤加减。头晕甚者，加天麻；目痛明显，加夏枯草、蔓荆子。

(3)中成药及验方：五苓散，用于痰火上扰证，口服，每次 6～9 g，每日 2 次。

(4)针刺治疗：①主穴：睛明、承泣、鱼腰、风池；配穴：太阳、百会、四白、合谷。②主穴：上睛明、球后、瞳子髎、完骨；配穴：太阳、外关、肝俞、肾俞。③主穴：下睛明、四白、丝竹空、天柱；配穴：太阳、臂臑、足三里、三阴交。

以上各组交替轮流应用，或根据辨证选用配穴，每日 1～2 次，留针 30 min，30 次为一疗程，根据病情坚持治疗 3～5 疗程。

2.局部治疗

(1)β-肾上腺素能受体阻滞剂：0.25%～0.5%左布诺洛尔（贝他根）或噻吗洛尔滴眼液，每日 2 次；1%～2%卡替洛尔（美开朗），每日 2 次。此药不影响瞳孔及调节，降低眼压的作用可维持 12～24 h，降低眼压的机制是减少房水的生成。因可产生心动过缓、血压下降、晕厥、支气管痉挛、哮喘血管收缩等不良反应，故有如下疾病的患者要慎用或禁用，如慢性阻塞性肺病、心脏传导阻滞、充血性心力衰竭、哮喘等。0.25%～0.5%贝他洛尔（贝特舒），每日 2 次，此药为选择性 β-阻滞剂，选择性阻断 β_1-受体而不阻断 β_2-受体，故减少发生支气管痉挛的危险，不影响血管调节，很少导致肺部并发症，但对心率仍有影响，用药前后要监测心率。

(2)肾上腺素能神经药物：此类药物的优点是每日只需 1～2 次，对调节没有明显影响，但可产生局部过敏反应，特别是在无晶状体眼或假晶状体眼易引起黄斑病变，其发生率约为 20%，但停药后可自愈。具体包括：①0.2%酒石酸溴莫尼定（brimonidine，Alphagan，阿法根）：为 β_1-肾上腺素能受体兴奋剂，具有高度 β-受体选择性，降眼压机制是减少房水生成及增加巩膜－葡萄膜外流。临床应用 0.2%阿法根，每日 2～3 次，降低眼压效果与噻吗心安相似，优于贝他舒，无心肺不良反应。有视神经保护作用，可作为一线药物。②前列腺素类药物：0.005%适利达，为新一类抗青光眼药物，是青光眼药物治疗的又一重大进展。其降低眼压机制是增加巩膜－葡萄膜外流，而不影响房水生成，对眼前节组织营养有益。优点：具有显著的降低眼压作用，可持续至少 24 h，每晚 1 次可持续恒定降低眼压，为最有效的局部用药，无全身不良反应，可作为一线用药。局部不良反应：结膜充血、虹膜黑色素增加、刺痛、睫毛变粗变长和黄斑囊样水肿。

③肾上腺素类药物:0.1%地匹福林(dipivefrin),每日2次,或0.5%~2%盐酸肾上腺素,每日2次。其降低眼压机制是增加房水排出。此药降压程度轻,很少有全身不良反应,局部不良反应有眼红,无晶状体眼患者可导致黄斑囊样水肿。④局部碳酸酐酶抑制剂:2%多佐胺(dorzolamide)或1% brinzolamide,每日3次,如与β-受体阻滞剂联合应用有协同作用,可每日2次。如哮喘、心脏病等不能耐受β-阻滞剂者用此药安全。不影响瞳孔大小。常见不良反应有烧灼感、干涩和局部过敏。长期应用不伴全身应用碳酸酐酶抑制剂的不良反应。⑤缩瞳剂:1%~2%毛果芸香碱,每日4次。一般从低浓度1%开始,根据眼压需要升到高浓度。此药的降眼压效果好,局部和全身不良反应小,其缺点为作用时间短,用药次数多,年轻人可引起波动性睫状肌痉挛和近视,老年人患白内障者可因瞳孔缩小而视力下降。⑥激光治疗:氩激光小梁成形术(argon laser trabeculoplasty)可作为开角型青光眼在进行滤过手术以前的治疗方法,这种治疗可使70%~80%的患者眼压下降,但其降低眼压幅度较小,且效果不持久,每年有5%~10%的患者眼压还会升高。

3.手术治疗

对原发性开角型青光眼,当药物治疗或氩激光小梁成形术不能将眼压控制到理想水平时,则应积极采用手术治疗。多数研究结果表明,小梁切除术比药物治疗及氩激光小梁成形术眼压控制成功率高,早期手术者很少发生视野损害的进展。

(1)小梁切除术:是一种滤过性手术,与全层滤过手术的区别是在小梁切除的外面有一板层巩膜瓣覆盖,从而使房水外流时增加一定阻力,使术后并发症,如低眼压浅前房或无前房、眼内炎、滤过泡炎症等发生率大为减少。

适应证:参见“原发性急性闭角型青光眼”。

(2)非穿透性小梁手术:是一种非穿透滤过手术,通过一自然的薄膜小梁狄氏膜作为滤过层,术中在使房水通畅外渗的同时有一些阻力使眼压逐步降低,也保持了眼球的完整性,避免或减少术后并发症的发生,不易发生白内障。本手术的目的就是针对有病理改变的小梁网,因为开角型青光眼的房水外流阻力在于Schlemm管内壁和近管组织小梁网,且此手术并发症少。

适应证:①开角型青光眼。②高度近视青光眼,因本手术是逐步缓慢降低术中的眼压,对此类患者更为安全。③色素性青光眼,本病病因是色素影响房水外流,本手术可重新建立小梁网滤过机制。④葡萄膜炎继发青光眼,如炎症控制、持续高眼压、无广泛虹膜前粘连者。⑤窄角青光眼,如有白内障,做联合手术时可选择本手术。

(六)预防与调护

(1)对有眼胀、头痛、不明原因的视力下降及视力疲劳的患者,应进行各项必要的排除青光眼的检查。

(2)对可疑者应长期观察,定期随访检查眼压、眼底、视野变化,预防的关键在于早期诊断,及时治疗。

(3)对开角型青光眼伴有高血压的患者,血压不宜降得过低。否则,使睫状动脉灌注压降低,视功能在短期内迅速恶化。

(4)调情志,避风寒,防止便秘、暴饮暴食,有助于减轻症状,缓解病情。

(七)治疗参考

(1)庞有慧等为了观察葛根、三七、银杏叶三种中药制剂对青光眼视神经的保护作用,将60例110只青光眼视神经萎缩患者,单盲随机分为4组,4组分别给予葛根注射液、银杏叶注射液、三七注射液和脑组织蛋白水解物。在视力、视野、视觉诱发电位方面进行治疗前后的比较及各种药物的比较。结果:治疗后,4组视力恢复有效率分别为64.00%、55.56%、65.52%、27.59%;四组视野平均光敏度均有所增加,各组视野平均缺损率亦有所减少,但$P>0.05$,无统计学意义。中药制剂治疗后在视野平均光敏度及P-VEP的P100波组间对比有统计学意义($P<0.05$)。结论:葛根、三七、银杏叶三种中药注射制剂能改善视网膜微循环,减轻视网膜超微结构损伤,对青光眼视神经萎缩有较好的治疗作用。各组药物可以稳定患者视力,改善视野,增强视神经电活动。病程与疗效有关系,发病早期治疗,疗效好。

(2)张殷建等用中医药辨证论治对原发性开角型青光眼进行干预治疗。方法:两组均外用0.5%噻吗心胺滴眼液,每日2次,每周测一次眼压,如眼压高于4.0 kPa(30 mmHg),则加服乙酰唑胺125～250 mg,每日1～2次。对照组口服维生素B_1,每日3次,每次50 mg。将治疗组分为气郁化火、痰火升扰、肝肾阴虚三型,采用辨证加减的方法,内服中药汤剂3个疗程(4周为一疗程)。结果:辨证论治组较单纯西药组治疗具有更好的疗效,无论是局部、全身症状,还是眼压、视功能等指标的改善,通过与单纯西药组对照观察,经统计学处理,均显示具有显著差异。

(3)苏航等观察了夏枯草膏治疗原发性开角型青光眼的临床疗效。方法:选择符合纳入标准的原发性开角型青光眼患者共30例(60只眼),比较患者服用夏枯草膏前后的视力、眼压、视野及临床症状。结果:服用夏枯草膏前后患者的视力差异没有显著性($P>0.05$);眼压及视野平均光敏感度(MS)和平均缺损(MD)的改变差异有显著性($P<0.05$);多数患者的临床症状有明显改善。结论:夏枯草膏对于治疗原发性开角型青光眼有一定的临床疗效,作用机制有待进一步研究。

(付金营)

第三节　继发性青光眼

继发性青光眼是因某些眼病和全身病破坏或干扰了房水生成、正常循环及房水排出受阻而引起眼压升高所致的青光眼。发病占全部青光眼的20%～40%,多为单眼发病,因原发眼病的不同,临床表现亦不同,应根据原发眼病进行治疗,同时用药物控制眼压,必要时进行手术治疗,以积极保护视功能。本节重点介绍几种常见的继发性青光眼。

本病可归属于中医的"乌风内障"范畴。

一、糖皮质激素性青光眼

糖皮质激素性青光眼(glucocorticoid induced glaucoma,GIG)是由于全身或眼局部使用糖皮质激素而引起的一种开角型青光眼。近年来有逐步增多的趋势,在临床上,不断发现因使用糖皮质激素而发生青光眼的患者,常见的用药途径有眼局部表面给药和眼周组织内给药,如球后、球旁、球结膜下及玻璃体腔内注射。局部用药较全身用药引起眼压升高多见。地塞米松、倍他米松、强的松龙、曲安奈德局部用药较易引起眼压升高,而氟甲松龙、可的松较少发生。四氢氟羟泼尼松龙和羟甲基孕酮不引起眼压升高。

糖皮质激素引起的眼压升高是可逆的,停药后可恢复正常,约20%可发生青光眼性视野改变,停药后可消失;若被忽视则易发展为开角型青光眼,导致永久性的视乳头和视野损害。其临床表现与开角型青光眼相似,但有自愈倾向。本病类似于中医的"青风内障"等病证。

(一)病因病理

1.西医病因病理

本病病因主要为医源性滥用糖皮质激素,多与眼局部应用皮质类固醇制剂有关,也可见于全身用药者。患者全身或眼局部使用糖皮质激素后没有随诊监测眼压及眼底的变化等。

糖皮质激素性青光眼的病理改变及发病机制:有学者通过电子显微镜观察,发现小梁网的板层增厚,小梁细胞之间的间隙窄,小梁细胞明显减少,细胞的功能不活跃,细胞外间隙有纤维物质堆积。小梁细胞存在高浓度的特异性皮质类固醇受体,导致小梁细胞功能和细胞外基质的病理改变,使小梁细胞吞噬、清除房水中的碎屑功能障碍,造成房水中的碎屑沉积于小梁网,使房水流出道被阻塞引起眼内压升高而发生青光眼。糖皮质激素性青光眼的发病机制还有遗传学说,推测人类可能存在(常染色体)显性遗传的激素敏感基因,对CG的眼压反应是由遗传基因决定的。还有葡胺多糖(GAG)学说,GAG可堆积于角膜组织,阻碍房水的流出,导致眼内压升高。

糖皮质激素性青光眼易感人群有高度近视、糖尿病、原发性开角型青光眼、类风湿性关节炎患者。

2.中医病因病机

本病中医认为属风轮范畴,病在肝经,主要因风痰忧郁忿怒,致肝气郁结,经脉不利,肝郁化火生风,风火上扰于目;或因风痰之人,内蕴肝火,致风、火、痰相结,上攻于目;或因劳瞻竭视,致肝肾阴虚。以上诸凶导致气血不和,目内气机失畅,神水积滞而发为本病。

(二)临床表现

糖皮质激素性青光眼大多具有类似原发性开角型青光眼的临床表现,包括高眼压、青光眼杯、视网膜神经纤维层缺损和视野缺损。多数易感者常在眼表面滴用皮质类固醇后2～6周内表现出眼压升高,也可发生在数年内,大部分患者的眼压是逐步上升的,其发生时间及程度与所用糖皮质激素药物的时间长短以及药物的种类与剂型等相关,还与个体反应、存在的其他眼病和全身性疾病有关。临床上多见于春季卡他性结膜炎和近视眼手术(RK、PRK、LASK等)后的皮质类固醇治疗。引发潜在眼压升高最常见的糖皮质激素是倍他米松、地塞米松和泼尼松龙,而氟甲松龙、甲羟孕酮则很少引起眼压升高。

1.症状

一般无自觉症状。

2.体征

(1)眼压升高,一般在局部应用激素2～4周后出现,也见于其他方式长期大量使用激素者,如鼻吸入、球结膜下注射、外用皮肤药膏等。

(2)停止使用皮质激素后眼压会降到用激素前的水平,但如眼压仍持续升高,可能因房水排出通道受损所致。

(3)眼底视盘凹陷增大,青光眼杯。

(4)视野缺损。

(5)前房角为开角。

3.并发症和后遗症

长期使用糖皮质激素可出现以下眼部并发症:眼睑皮肤萎缩、上睑下垂、瞳孔散大、后囊下型白内障、眼部感染、伤口愈合迟缓、角膜溃疡。其中后囊下型白内障为最常见。

(三)实验室及其他检查

(1)眼压测量:眼压呈较慢上升趋势,与用激素时间长短和用量相关。

(2)房角镜检查:房角为开角。还要注意有无前房角新生血管及Schlemm管充血、房角色素、虹膜周边前粘连等。

(3)全自动视野检查。

(4)立体视盘照相。

(四)诊断与鉴别诊断

1.诊断要点

(1)有明确的长期眼局部或全身使用糖皮质激素药物史,尤其是局部应用者。

(2)存在糖皮质激素性青光眼的高危因素。

(3)眼压升高,停用糖皮质激素后数天至数周眼压逐渐恢复正常。

(4)有特征性晶状体后囊下混浊。

(5)典型的青光眼视功能损害,其损害程度与使用糖皮质激素药物病史基本一致。

(6)无其他继发性青光眼的证据,如葡萄膜炎继发青光眼、房角后退性青光眼、色素性青光眼。

2.分型

临床上有多种分类方法,现一般采用以下分类方案。

Ⅰ型:①眼局部用药＞3个月。②具有类似原发性开角型青光眼的临床表现。③视神经损害程度和用药时间基本相称。④可伴有或不伴有后囊下型白内障。⑤停药后眼压可恢复正常。

Ⅱ型:同Ⅰ型,停药后眼压下降但不能恢复到正常水平,大多数伴有后囊下型白内障。

Ⅲ型:用药持续时间和视功能损害不相称,即用药时间短,视功能损害重。

双眼同时用药,同样用药时间及剂量的情况下,双眼视功能损害明显不对称;停药后眼压不下降,甚至进行性升高。

采用此种分类在Ⅰ、Ⅱ型中基本上排除了原发性开角型青光眼,仅在Ⅲ型的病例中部分病例可能合并原发性开角型青光眼。此种分类对指导糖皮质激素青光眼的治疗具有意义。

3.鉴别诊断

除了在上述诊断分型中提到的和原发性开角型青光眼的鉴别要点外,应和以下情况作出鉴别。

(1)炎症性开角型青光眼:由于炎症也可导致眼压升高,又需用糖皮质激素治疗,糖皮质激素可通过抑制炎症使房水生成增多及通过诱发青光眼的途径导致眼压升高,易与本病混淆。在使用激素治疗后炎症反应消失,但眼压仍高,则提示为糖皮质激素性青光眼。

(2)外伤性房角后退、剥脱综合征、色素播散综合征:都有发生青光眼的可能,同时也都有对糖皮质激素高敏感性的可能,如果上述病例眼压升高应首先排除有无使用糖皮质激素,如果有用药史应停药观察眼压再做出诊断。

(五)治疗

最重要的是早期诊断并及时处理糖皮质激素性青光眼。任何采用糖皮质激素治疗的患者,均需定期测量眼压,关键在于预防。如若发现眼压升高,应改用非甾体类抗炎药物,尽量用较少引起眼压升高的激素类药物,或改用对眼压影响较小的类固醇激素如0.05%氟米龙(fluorometholone,FML)、1%甲羟松(Medrysone),停用长效作用的皮质类固醇激素,如地塞米松或泼尼松龙眼水。

1.西医治疗

(1)停用糖皮质激素或减少应用次数(激素不能突然中断,而应逐渐减量),多数病例眼压会逐渐下降,如小梁功能正常,则可完全恢复。如小梁功能部分损害,则需加用降眼压药物治疗,部分患者可经长期的药物治疗逐步恢复小梁的房水引流功能。

(2)减少糖皮质激素的浓度或剂量。

(3)抗青光眼药物治疗包括:①高渗剂,20%甘露醇250 mL,静脉点滴,30 min内滴完,但心、肾功能不全者慎用;或口服50%甘油盐水120 mL,糖尿病者禁用。②碳酸酐酶抑制剂,如甲酰唑胺,25~50 mg,每日2~3次;或乙酰唑胺250 mg,每日3次。

(4)局部治疗包括:①选用对眼压影响较小的糖皮质激素滴眼液,如氟甲松龙、羧甲孕酮。②应用非甾体类抗炎药,如双氯芬酸钠滴眼液。③局部降眼压滴眼液,如布林唑胺(派立明)滴眼液,每日2次,点眼;或0.3%美替洛尔滴眼液,每日1次,点眼。

2.中医辨证论治

(1)肝气郁结。

证候:眼压升高多与情绪波动有关,兼见情志抑郁、急躁易怒、头眩而痛、胸闷纳少,口苦。舌红、苔薄白,脉弦。

治法:疏肝解郁,活血散结。

方药:丹栀逍遥散加减。肝郁兼有热者加丹皮、炒栀子;眼压明显高者加羚羊角粉(冲服)、夏枯草、石决明、郁金,平肝解郁降压。

(2)肝肾阴虚。

证候:多于劳瞻竭视而发病,或患病日久,而兼有头晕目眩,健忘失眠,耳鸣如蝉,口干咽燥,腰膝酸软,五心烦热。舌红、少苔,脉弦细。

治法:滋养肝肾,平息肝风。

方药:杞菊地黄丸加减。

(3)痰火上扰。

证候:头晕目眩,口苦恶心,烦躁少寐,胸肋痞满。舌苔黄腻,脉弦而滑。

治法:清泻痰火,熄风通络。

方药:羚羊角散加减。

3.针刺治疗

(1)取大敦、行间穴,此2穴为肝经起始穴,每日1次,10次为1个疗程。

(2)取攒竹、太阳、风池、合谷、行间、三阴交穴,每日1次,10次为1个疗程。采用平补平泻手法。

4.中成药及验方

逍遥丸,每次6 g,每日3次,温开水送服。功效:疏肝解郁,适用于肝气郁结型。

5.手术治疗

主要采取各种滤过性手术:房水是由睫状体上皮细胞分泌后进入后房,极大部分经瞳孔流到前房,由前房角经小梁网到Schlemm管,再到集液管进入房水静脉排出眼球,小部分经虹膜睫状体间隙到脉络膜上腔。一般房水的生成率与排出率为动态平衡,以维持正常眼压。由于房水外流发生阻力,继而眼压升高导致青光眼。滤过性手术原理为解除因房水通过小梁网到Schlemm管的排出途径发生组织结构的变化产生阻力影响房水外流,建立新的房水外排途径,使眼压降至正常水平。

对于病程长,停用皮质类固醇后使用抗青光眼药物仍不能控制眼压的皮质类固醇性青光眼,特别是伴有视功能严重损害者,以及原发病不能停用糖皮质激素药物治疗的患者,适用于滤过性手术。手术后为了控制炎症反应,防止滤道的瘢痕形成,仍可局部滴皮质类固醇,或结膜下注射,但需密切观察眼压情况。

(六)预防与调护

预防:首先注意不要滥用皮质类固醇药物,特别是对原发性开角型青光眼患者及其子女、高度近视眼以及对皮质类固醇呈高敏反应者,更应慎重。对于病情需要者,在使用皮质类固醇的同时,注意观察眼压,并选用对眼压影响较小的皮质类固醇药物,以防止发生皮质类固醇性青光眼。

二、青光眼睫状体炎综合征

青光眼睫状体炎综合征是以单眼发生青光眼,伴有睫状体炎为临床特征的眼部综合征(简称青一睫综合征),也称Posner-Schlossman综合征。多见于20～50岁中青年人,50岁以上罕见,60岁以上者更罕见,男性多于女性。发病特点为单眼反复发作的睫状体炎,伴有眼压升高;发作时眼部轻微疼痛、虹视,视力可有轻度下降;有些发作可全无症状。本病有自限倾向。

本病可归属于中医“青风内障”的范畴。

(一)病因病理

1.西医病因病理

青一睫综合征眼压升高的原因:一般认为与房水生成增加合并房水流畅系数降低有关,亦有主张是因房水排出障碍导致眼压升高。近年来,综合国外一些研究资料,从前列腺素(简称PG)的生物效应阐明本综合征的发病机制,动物试验证明PG可诱发眼压升高,可能与PG的血管扩张作用导致血一房水屏障通透性增加和超滤性眼压升高有关。应用能直接拮抗PG生物效应,保护血一房水屏障的磷酸聚根皮素,可以遏止眼压升高,说明PG可诱发眼压升高。另一方面,有学者对PG浓度的研究,特别是PGE,在青一睫综合征发作时房水中浓度显著增高,当病情缓解后,又恢复到正常,由此可以证明PG是诱发青一睫综合征发作的介质。由于房水中PG增加,也可能通过它对去甲肾上腺素双重抑制效应,从而小梁网失去正常调节,导致房水流畅系数降低,其结果造成眼压升高。

临床上还观察到青一睫综合征与免疫功能异常、病毒感染、劳累、精神紧张有关。

2.中医病因病机

本病从中医角度看属风轮范畴,病在肝经。其病因病机主要为:肝胆实热,升犯目络,或阴虚阳亢;或气血瘀滞，水湿结聚成痰，风痰为患，上壅于目，阻闭目络。

以上诸因皆可导致目络阻滞，玄府闭塞，神水滞积，发为本病。

(二)临床表现

1.症状

本病起病急，单眼发病，可反复发作，少数病例系双眼发病，但不同时发作，多在 2 周左右自行缓解。发作时眼部轻微疼痛，视力轻度下降，虹视。

2.体征

(1)发作性眼压升高，多在 5.3～8.0 kPa(40～60 mmHg)。

(2)发作时眼不充血或轻度睫状充血。

(3)角膜上皮水肿，角膜内皮见灰色羊脂状 KP，也可见细小灰白色 KP。

(4)前房水轻微混浊。

(5)患者反复发作，但无虹膜后粘连及虹膜周边前粘连，前房角开放。

(6)发作期间瞳孔可稍大，但从不发生后粘连。

(7)玻璃体无炎症细胞。

(8)发作间歇期，房水流畅系数及眼压均恢复正常，激发实验为阴性。

(9)视野与视乳头正常，若与原发性开角型青光眼并存时可出现视神经及视野改变。

(10)发作期为数小时到数周。

3.并发症和后遗症

部分反复发作病例，可呈原发性开角型青光眼的表现，即使在间歇期眼压也升高，导致视神经萎缩及视野损害。

(三)实验室及其他检查

(1)房水前列腺素检测：发作时房水前列腺素 E_1、E_{2a} 含量明显增高，缓解期降至正常。

(2)血免疫功能检测：血清免疫球蛋白的含量及淋巴细胞转化率，以观察其与免疫性疾病的关系。

(3)其他检查：①房角镜检查：房角为开角，无周围前粘连。②视神经及视野评估：眼底检查发现视盘无青光眼损害改变；视野检查，本病急性发作时可能出现血管暗影扩大。③青光眼激发试验为阴性。

(四)诊断与鉴别诊断

1.诊断要点

(1)多见于中青年患者，多为单眼反复发作。

(2)眼压升高，多在 5.3～8.0 kPa(40～60 mmHg)。

(3)发作性视物模糊、眼球胀痛、虹视。

(4)结膜无充血或轻度睫状充血。

(5)角膜上皮水肿，后壁可见灰白色羊脂状 KP。

(6)房水轻度混浊，但无虹膜后粘连。

(7)高眼压时房角开放，无粘连。

(8)眼压描计：发作时 C 值下降，F 值在正常范围或升高；缓解期 C 值、F 值均正常。

2.鉴别诊断

(1)本病应与炎症性开角型青光眼相鉴别。后者双眼发病、疼痛、睫状充血、房水混浊明显、虹膜周边前粘连。

(2)本病应与新生血管型青光眼相鉴别。后者虹膜和房角可见新生血管。

(3)本病应与急性闭角型青光眼相鉴别。后者患眼胀痛、混合性充血、角膜水肿、前房浅、房角关闭，另一眼房角为窄角。

(4)本病应与色素性青光眼相鉴别。后者散瞳或运动后见急性眼压升高，前房可见色素细胞，角膜后壁见垂直三角形色素细胞沉着，房角为开角，房角镜下见小梁网有色素沉着。

(五)治疗

青一睫综合征属一种自限性疾病，局部使用皮质激素可以控制炎症，但不应长期使用，以避免发生皮质激素性青光眼。在发作期眼压升高时，可口服碳酸酐酶抑制剂，局部使用肾上腺素、α-肾上腺素能促效剂、β-肾上腺受体拮抗剂，可使眼压下降。

1.西医治疗

(1)消炎痛：可以抑制 PG 的生物合成，能阻断由花生四烯酸合成 PGE_2，是有效的治疗药物。每次 25～50 mg，每日 3 次，饭后服。

(2)碳酸酐酶抑制剂：如甲酰唑胺 25～50 mg，每日 2～3 次；或乙酰唑胺 250 mg，每日 3 次。

(3)高渗剂：20%甘露醇 250 mL，静脉点滴，30 min 滴完。

(4)氟灭酸：是治疗偏头痛的有效药物，它不仅能抑制 PG 的生物合成，并且可直接拮抗 PG 的生物效应，故比消炎痛的疗效更好，每次 200～400 mg，每日 3 次，口服。

2.中医辨证论治

(1)肝气郁结。

证候：眼压升高多与情绪有关，视物昏矇，头眼胀痛，怕光流泪，抱轮红赤，瞳神或大或不大，目珠胀硬，黄仁膨隆，可兼有口苦咽干、心烦面红。舌红、苔薄白，脉弦细。

治法：疏肝理气。

方药：逍遥散加减。若眼胀剧烈者，可选加羚羊角粉、白菊花、石决明、夏枯草、郁金以平肝解郁降压；通畅目中玄府，选加茯苓、木通、车前子以助利水泻热。

(2)阴虚阳亢。

证候：反复发作头晕目胀，眼珠胀痛，兼有耳鸣，口干咽燥。舌质红或绛、苔薄，脉涩。

治法：滋阴潜阳，平肝熄风。

方药：镇肝熄风汤加减。眼压高者加羚羊角、石决明、钩藤、车前子；角膜后沉着物较多者以滋阴清热为主，加生地、女贞子、鳖甲、知母、黄柏；反复发作者以补益肝肾为主。

(3)风痰壅目。

证候：眼胀目痛，视力下降，抱轮微红或红赤，瞳神散大，可兼有头晕而眩、胸闷气短。舌苔厚腻，脉濡或滑。

治法：涤痰化湿，清肝除风。

方药：白附子散加减。

3.局部治疗

(1)局部应用皮质激素滴眼液：于本病发作时滴眼，可以稳定细胞膜，抑制 PG 的释放，减少血一房水屏障的通透性，如 1%醋酸泼尼松龙(百力特)或典必殊，每日 4 次，点眼；双氯芬酸钠滴眼液，每日 4 次，点眼。

(2)β-受体阻滞剂滴眼液：可以作用于肾上腺素能受体而降低眼压，如 0.25%噻吗洛尔、卡替洛尔(美开朗)、左布诺洛尔(贝他根)、贝特舒(0.25%倍他洛尔)，每日 2 次，滴眼。

4.针刺治疗

主穴选大敦、行间穴(此两穴为肝经起始穴)、睛明、球后、合谷；配穴选头维、太阳、风池、三阴交。

方法：每次选主穴 2～3 个，配穴 3～4 个，交替应用，每日 2 次，留针 30～40 min。

5.中成药及验方

逍遥丸，每次 6 g，每日 2 次，温开水送服。功效：疏肝解郁，适用于肝气郁结型。

6.中药注射液

清开灵注射液 30 mL，加入 0.9%氯化钠注射液 250 mL 中，静脉点滴，每日 1 次，14 天为一个疗程。功效：清热解毒，适用于肝气郁结、兼有热症者。

7.手术治疗

青－睫综合征一般不宜手术治疗，因手术不能阻止其复发，应严密观察。如有严重复发或与原发性或继发性开角型青光眼同时存在引起进行性视神经及视野损伤时，应考虑滤过性手术治疗，参见“开角型青光眼”。

(六)预防与调护

(1)防止情绪过激或情绪抑郁，心胸要开阔，减少诱发因素。

(2)若确诊为本病，应积极治疗原发病，降低眼压，保护视功能。

(3)注意休息，避免劳累，锻炼身体，增强体质。

(4)调节饮食，防止便秘。

三、新生血管性青光眼

新生血管性青光眼(neovascular glaucoma，NVG)是由一系列缺血原因引起的新生血管膜长入房角组织结构及虹膜导致的青光眼。多伴有眼底血管性病变、顽固性眼压升高。发病初期房角为开角，但被血管膜覆盖，纤维血管膜最后收缩，引起虹膜周边前粘连和继发性闭角型青光眼。本病极顽固，患者异常疼痛，常很快导致失明。

本病类似于中医的“乌风内障”或“绿风内障”。

(一)病因病理

1.西医病因病理

新生血管性青光眼的病因多由于眼部缺血性疾病引起，据文献报道，最多者列出41种疾病能够引起新生血管性青光眼，而在其病因的疾病谱中，糖尿病性视网膜病变(DR)和视网膜中央静脉阻塞(CRVO)占绝大多数；在其他各种病因中，多见于颈动脉阻塞性疾病。对上述疾病通过眼底荧光血管造影显示可致视网膜毛细血管无灌注，即视网膜缺氧；而毛细血管无灌注的程度越重，新生血管形成的机会越大。当视网膜缺血、缺氧时，可产生一种有毒的代谢产物——血管形成因子或血管刺激因子，然后向前扩散，刺激虹膜产生新生血管。

当眼球前或后节缺氧时视网膜及虹膜均有新生纤维血管膜形成，且都是由间质细胞分化而来。这些新生血管开始于瞳孔缘，以后遍及整个虹膜面，并越过睫状体面及巩膜嵴而达小梁网。小梁网被纤维血管膜阻塞影响房水排出，特别是当纤维组织收缩时，房角即开始出现虹膜周边前粘连以至于房角完全闭塞，导致眼压增高。

2.中医病因病机

本病中医病因病机多为气滞血瘀，目窍闭塞，火毒内盛，或因痰火内盛，上乘清窍循目系入脑所致。

(二)临床表现

新生血管性青光眼的临床表现具有特征性，易于诊断。

1.症状

发作时出现剧烈的眼胀、偏头痛、眼红、畏光、视力明显下降至指数或手动，甚至失明，也可无任何不适。

2.体征

(1)眼压升高，可高达6.7～8.0 kPa(50～60 mmHg)以上。

(2)结膜中度到重度充血。

(3)裂隙灯检查可见角膜水肿，前房闪光(＋)，瞳孔散大，虹膜表面密布新生血管，纹理不清，瞳孔缘色素层外翻。

(4)眼底检查可见青光眼视杯及原发病的相应表现，视网膜血管性病变，如出血、渗出及新生血管形成；或因出血而眼底无法窥入。

(5)视野检查可见视野缺损。

(6)NVG 前期可见瞳孔缘或小梁网出现微小新生血管丛,外观类似血管球,无青光眼体征。

(7)青光眼房角开放期,可见 NVG 前期体征及眼压升高。

(8)青光眼房角关闭期可见虹膜表面新生血管,遮挡原来虹膜的表面结构。小梁网上新生血管膜形成,导致房角部分或全部关闭,引起闭角型青光眼。

3.并发症和后遗症

本病未经早期诊断并及时、有效治疗或病情较重者,视力、视野难以恢复,最终丧失视功能。

(三)实验室及其他检查

1.实验室检查

针对病因进行相应化验,如血生化全项、血液流变学检查,其结果异常者,内科做相应治疗,对控制本病有一定意义。

2.其他检查

(1)房角镜检查:了解房角新生血管范围、多少,以及房角关闭程度。

(2)眼底荧光血管造影(FFA)检查:了解视网膜异常情况,并为视网膜激光治疗做准备。

(3)眼部 B 超检查:排除眼内占位性病变及视网膜脱离,了解玻璃体混浊情况。

(四)诊断与鉴别诊断

1.诊断要点

(1)有原发病史。

(2)典型的临床症状,患眼疼痛、眼红、畏光、视力下降,伴头痛。

(3)眼压升高,可高达 8.0 kPa(60 mmHg)以上。

(4)结膜中度到重度充血。

(5)角膜水肿、前房闪光轻微、早期前房正常、晚期前房变浅,甚至房角关闭。

(6)虹膜有新生血管,瞳孔缘色素外翻,瞳孔固定、散大。

(7)视力、视野明显损害。

2.鉴别诊断

(1)本病应与原发性急性闭角型青光眼相鉴别。后者虹膜无新生血管,双眼前房浅、房角窄。参见"原发性急性闭角型青光眼"。

(2)本病应与急性虹膜睫状体炎相鉴别。后者眼压升高,前房可见大量炎症细胞、虹膜血管充血扩张,但无新生血管及瞳孔缘色素外翻,瞳孔缩小,房角为开角。

(五)治疗

早期应针对本病的原发病因进行积极的预防性治疗。常见于视网膜中央静脉阻塞(缺血型)、糖尿病性视网膜病变,只要视网膜可见度允许,均应进行眼底血管造影,应尽早予以全视网膜光凝(PRP)治疗。现已发现 PRP 治疗以后,视网膜色素上皮产生一种尿激酶抑制剂,与尿激酶纤溶酶原激活剂产生竞争性抑制作用,从而抑制新生血管形成。

对已发作新生血管性青光眼的患者应积极给予药物治疗,降低眼压,缓解疼痛;中医辨证施治;如经保守治疗无效者,则积极采取手术治疗。

1.西医治疗

西医治疗以降低眼压为主。

(1)碳酸酐酶抑制剂:甲酰唑胺 25～50 mg,每日 2～3 次;或乙酰唑胺 250 mg,每日 3 次。

(2)高渗剂:20%甘露醇 250～500 mL,静脉点滴,每日 1～2 次;或 50%甘油盐水 120 mL,顿服,糖尿病患者禁用。

2.局部治疗

(1)β-受体组滞剂:0.5%噻吗洛尔、左布诺洛尔(贝他根)或倍他洛尔(贝特舒),每日2次,点眼。

(2)肾上腺素能激动剂:0.2%酒石酸溴莫尼定(阿法根),每日2次,点眼。

(3)前列腺素药物:适利达、卢美根、苏为坦,每日1次,每次1滴,睡前滴用。

(4)局部应用皮质激素:1%醋酸泼尼松龙滴眼液,每日3~4次。

(5)睫状肌麻痹剂:1%阿托品,每次1滴,每日3次。对房角已关闭者,阿托品可通过脉络膜途径增加房水外流,降低眼内压,减轻疼痛。

注意:缩瞳剂,如毛果芸香碱(匹罗卡品)应禁用,一是因存在广泛的粘连性房角关闭从而对房水外流无效,二是反可引起炎症和充血。如地匹福林,一般无效。

3.全视网膜光凝

如因视网膜缺血导致虹膜新生血管,NVG进入晚期,存在着粘连性房角关闭,仍需进行全视网膜光凝(PRP)或周边视网膜冷冻治疗,以消除形成新生血管的刺激因素,防止进一步的房角关闭,增加滤过性手术的成功机会。

4.手术治疗

(1)滤过性手术:手术原理参见"原发性急性闭角型青光眼"。适用于新生血管性青光眼、虹膜新生血管较少者。

(2)睫状体扁平部造瘘术:于睫状体扁平部深层巩膜做约2 mm×2 mm切口(即造瘘),一并切除其下的睫状体组织,并行玻璃体次全切除;造瘘口上的浅层巩膜瓣不缝合。手术相对简单,不容易出血,术后恢复快,降眼压效果理想;术后虹膜新生血管可以很快萎缩。适用于青光眼绝对期、新生血管性青光眼等药物降压无效者。

(3)房水引流物植入术:对于继发性青光眼,如新生血管性青光眼、葡萄膜炎性青光眼施行滤过性手术,由于滤过泡区的纤维增生,难以建立有效的滤过通道导致手术失败,其成功率为11%~52%。而新生血管性青光眼,主要是由于纤维血管膜可以长入滤过口,直接导致滤过泡失败。另外,新生血管造成血一房水屏障的破坏和伴随的血浆蛋白渗漏,更刺激成纤维细胞的增生和细胞外间质诸如胶原蛋白和多糖成分的合成,手术区组织纤维化形成瘢痕,阻碍了房水引流和扩散,难以形成功能性滤泡,手术最终失败。近年来逐渐成熟的房水引流物植入术,即在前房与结膜一筋膜下安置人工引流装置,以建立房水外引流通道而降低眼压,效果良好。

手术适应证:因房水引流物的安置需要特殊的手术技术,术中及术后可能会出现严重的并发症,所以房水引流物植入术仅适用于对常规滤过性手术效果差的难治性青光眼,包括:①各种原因所致的新生血管性青光眼:视网膜中央静脉或动脉阻塞、糖尿病性视网膜病变、慢性葡萄膜炎、视网膜静脉周围炎、颈动脉栓塞性疾病等所致的新生血管性青光眼。②其他类型的继发性青光眼:虹膜角膜内皮综合征、外伤性青光眼(房角后退及上皮内生继发性青光眼)等。

(4)睫状体冷冻术:是治疗难治性青光眼的一种睫状体破坏性手术。通过冷冻的低温效果,间接破坏睫状上皮细胞及其血管系统,以减少房水生成,从而降低眼压。

手术适应证:①视功能完全丧失的绝对期青光眼,为保留眼球、缓解疼痛者。②局部及全身用药无效,且疼痛明显者。③抗青光眼手术无效或滤过手术难以建立有效通道的难治性青光眼,包括新生血管性青光眼等,以及再无条件做其他手术的青光眼。

(5)睫状体光凝术:是一种破坏性手术,通过激光直接破坏睫状体或间接引起葡萄膜炎而使房水生成减少,以降低眼压。

手术适应证:各种临床上难以控制的晚期青光眼,如新生血管性青光眼。因可发生诸多并发症,故仅在多次滤过手术失败或不宜行滤过性手术时才采用。

5.中医辨证论治

(1)风寒外客,火毒内盛。

证候：视力下降，眼压升高，球结膜混合充血，角膜水肿，瞳孔散大，虹膜满布新生血管，纹理模糊不清，眼底可见视网膜出血并有渗出，兼有发热恶寒、便结溲赤。舌红、苔黄或白，脉浮数。

治法：表里双解。

方药：菊花通圣散加减。呕吐者加草豆蔻、藿香以降逆止呕。

(2)痰火内盛。

证候：除眼部症状外，还兼有头眼胀痛，小便赤涩，大便秘结，舌红、苔黄，脉洪数等症状。

治法：通泻火毒。

方药：泻肝汤加减。眩晕者加枳实、钩藤、胆南草；呕吐者加草豆蔻、藿香，以降逆止呕。

6.针刺治疗

主穴：风池、完骨、天柱、上睛明、睛明、承泣、球后。

配穴：太阳、头维。

方法：每次选主穴 2～3 个，配穴 3～4 个，交替应用。每日 1～2 次，留针 30～40 min。

7.中成药及验方

(1)龙胆泻肝丸：每次 9 g，每日 2 次，温开水送服。功效：清肝泻火，适用于肝胆火盛型。

(2)逍遥丸：每次 6 g，每日 2 次，温开水送服。功效：舒肝益气，用于肝气郁结型。

8.中药注射液

(1)清开灵注射液 30 mL，加入 0.9％氯化钠注射液 250 mL 中，静脉滴注，每日 1 次，14 天为一个疗程。功效：清热解毒，用于痰火内盛型。

(2)血栓通注射液 200～400 mg，加入 0.9％氯化钠注射液 250 mL 中，静脉点滴，每日 1 次，14 天为一个疗程。功效：活血化瘀，用于治疗新生血管性青光眼早期或视网膜静脉阻塞。

(六)预防与调护

(1)全视网膜光凝是预防虹膜红变和新生血管性青光眼的有效措施，使已形成的新生血管消退，可防止新生血管性青光眼的发生。

(2)对于发生青光眼的高危人群，应特别注意，要积极控制及治疗原发病并监测眼压及视功能。

(3)对青光眼患者详细介绍青光眼的知识，使其积极配合治疗，以便保存有用视功能。

(4)避免情绪激动，如忧愁、生气、恐惧，保持精神愉快。

(5)勿暴饮暴食，勿晚睡，劳逸结合，保持大便通畅。

(七)治疗参考

(1)NVG 的治疗较棘手，目前临床多倾向于治疗视网膜缺血和控制眼压，或为预防并发症而采用辅助疗法的综合治疗方案，而 Hamard、Baudouin、Sivak 等则强调治疗原发病。马成等的 1 例患者通过动脉支架扩张颈内动脉，改善了眼动脉的血液供应，使眼部缺血缓解，新生血管消失，眼压下降，视网膜供血改善，视力明显提高，NVG 得以治愈。近几年有对由颈动脉狭窄引起的眼缺血综合征患者，采用颈动脉内膜剥离术来治疗者，通过彩色多普勒血流显像进行长期监测，发现患者的眼动脉收缩峰速度升高，眼动脉反流控制，虹膜新生血管和 NVG 消退，大部分患者视力有不同程度的提高，随访中没有复发病例。而部分学者则认为必须合并有神经症状者才能采用颈动脉内膜剥离术，这可能与该手术的危险性有关。亦有文献报道，颈动脉内膜手术可使睫状体循环增加、眼压升高、黄斑水肿。因此，这种手术方法还需要进一步探讨。

(2)有学者对新生血管性青光眼分阶段考虑个体差异，采用不同波长的激光治疗，经 12 个月的观察，效果较好。

方法：青光眼前期激光治疗，Nd：YAG 532 倍频激光器进行全视网膜光凝，光斑大小 300～500 μm，曝光时间 0.3 秒，功率 0.3～0.5 W。青光眼期激光治疗：810 nm 半导体红外线激光仪带手柄光导纤维，光束直径为 600 μm，为 1.5～2.25 W，照射时间设定为 2 秒。将激光光凝头位于睫状体冠部，即距角巩膜缘后约 1 mm，光线入射角度与视轴垂直。

结果：23 例新生血管性青光眼前期患者经 532 nm 激光治疗后，对其中 18 例患者随访 12 个月，治疗后眼压为 2.1±0.3 kPa(15.73±2.46 mmHg)，与随访时比较差异无显著性(P＞0.05)，其中视力提高 1～2 行者 6 只眼，视力无变化 7 只眼，未出现眼部并发症。35 例新生血管性青光眼期患者术后 2 周至随访期内的平均眼压为 3.6±0.4 kPa(27.25±3.15 mmHg)，与术前相比，t＝14.56，P＜0.001。术后经治疗除 1 只眼前房反复出血外，其余均好转。术后 12 个月，1 只眼眼压下降至 0.7 kPa(5 mmHg)，14 只眼眼压下降至 3.3～4.0 kPa(25～30 mmHg)，12 只眼眼压为 4.0～4.7 kPa(30～35 mmHg)，8 只眼眼压为 4.7～5.3 kPa(35～40 mmHg)，但自觉症状明显改善，未发现结膜烧灼斑、脉络膜脱离及交感性眼炎。

四、虹膜角膜内皮综合征

虹膜角膜内皮综合征(iridocorneal endothelial syndrome，ICE)是一种包括角膜内皮营养不良、虹膜萎缩、结节样虹膜痣及青光眼的综合征，可诱发青光眼，一般可引起轻、中度眼压升高，诊断及治疗参见本章节相关内容。

五、眼钝挫伤房角后退性青光眼

眼钝挫伤引起睫状体表面的外伤性撕裂，称为前房角劈裂或房角后退，可导致继发性青光眼，是眼前节挫伤最常见的合并症。可在损伤后立即发生，也可迟至数月、数年才表现出来；眼压升高可以是暂时性的，也可是持续性的，可是轻度的，也可是显著的，依据眼部钝挫伤的程度和眼压升高的原因而不同。根据文献报道，在眼前节挫伤者，伴有不同程度的房角后退和小梁损伤的发生率可达 60%～94%。眼挫伤中多数为 30 岁以下年轻人，儿童发生率为 27%～48%，男性多见。

本病可归属于中医的“乌风内障”范畴。

(一)病因病理

1.西医病因病理

本病损伤原因多为体育运动、交通、生产事故等。通常认为，挫伤是由于钝性物体平行运动作用于眼部，物体的冲击使角膜和前部巩膜向后移位、眼球前后压缩、外力向眼内传递，使眼球赤道扩张。由于虹膜、前房角、晶状体及其悬韧带、玻璃体不能对抗急骤的冲击力量，因此使这些组织突然扩张和撕裂。

房角后退主要表现在睫状体的环行肌和纵行肌两者之间发生撕裂和分离，因环行肌与虹膜相连，环行肌挛缩将引起虹膜根部后退，而纵行肌仍附着在原位的巩膜突，所以房角加深，同时，发生小梁组织的损害炎症、变性吸收等病变。早期因小梁组织水肿、炎症介质释放和组织碎片阻塞等，使眼压升高。伤后数月到数年发生的慢性眼压升高，多见于房角后退范围≥180°的患眼，为小梁组织损伤后产生的瘢痕修复阻碍了房水外流，导致眼压升高。

2.中医病因病机

本病中医病凶病机为因各种钝器所产生的撞击而使眼球及其附属器损伤，导致络伤出血或气血淤滞所致目络阻滞，玄府闭塞，神水滞积，发为本病。

(二)临床表现

1.症状

患眼有外伤史，可发生在外伤后 1 年以内，或 10 年以上甚至更长时间才发生青光眼，起病常无任何症状。晚期可见受伤眼视力下降、视野损害、眼痛等。

2.体征

(1)患眼周边前房加深，或不同象限前房深度不同；虹膜不平，房角镜下见特征性改变：虹膜根部离断且后退，睫状体带明显变宽。

(2)眼部外伤的体征：瞳孔括约肌撕裂、外伤性白内障。

(3)眼压升高。

3.并发症和后遗症

如未经及时有效治疗则造成视功能的严重损伤。

(三)实验室及其他检查

(1)前房角镜检查:直接发现房角后退,并对房角后退分级。

Ⅰ度:浅层撕裂,睫状体表面色素膜小梁撕裂,睫状体带于巩膜突裸露。

Ⅱ度:中度撕裂,睫状肌撕裂,房角深而宽,睫状体带宽度为正常的1～3倍,后退范围超过180°。

Ⅲ度:重度撕裂,睫状肌内有深裂隙,其尖端不能窥见。

(2)超声生物显微镜(UBM)检查:可发现房角后退病变。

(四)诊断与鉴别诊断

1.诊断要点

(1)询问病史、眼外伤史,对诊断有重要价值。

(2)眼压升高。

(3)做前房角镜检查,可见房角后退特征。

(4)眼部其他病变:瞳孔括约肌裂伤、虹膜异色、小梁色素增多、虹膜根部离断、晶状体不全脱位、外伤性视网膜脉络膜炎等,应想到伴有房角后退的可能。

2.鉴别诊断

本病应与原发性开角型青光眼相鉴别。后者患者无眼外伤史,房角结构无睫状体带变宽。

(五)治疗

眼钝挫伤房角后退性青光眼的治疗原则是,早期主要用糖皮质类固醇激素和降眼压药物治疗及中药辨证施治,后期选择滤过性手术治疗。

1.西医治疗

(1)糖皮质激素:强的松1～1.2 mg/(kg·d),采取早晨顿服的给药方式,用药1～2周,眼部炎症减轻,此时应逐渐减量,再以维持量巩固疗效至停药。

(2)降低眼压:高渗剂,如20%甘露醇250～400 mL,静脉点滴,每日2次;或碳酸酐酶抑制剂,如乙酰唑胺250 mg,口服,每6小时一次。

2.局部治疗

(1)碳酸酐酶抑制剂:1%派立明(布林唑胺)等,每日3次。

(2)1%美开朗滴眼液,每日2次。

(3)睫状肌麻痹剂:1%阿托品滴眼液,每日1～2次,滴眼。

(4)因缩瞳剂可减少脉络膜巩膜的房水流出而导致眼压升高,应避免使用。

3.手术治疗

滤过性手术效果较好。参见“原发性急性闭角型青光眼”等章节。

4.中医辨证论治

(1)气滞血瘀。

证候:视力下降,眼球胀痛,伴头痛、情志不舒、胸肋满闷。舌紫、苔白,脉弦或涩。

治法:行气活血,化瘀止痛。

方药:桃红四物汤加减。若疼痛剧烈,加乳香、没药以化瘀止痛;若角膜混浊,羞明流泪,加木贼、当归、蝉蜕、羌活、防风。

(2)脉络损伤,血溢脉外。

证候:前房积血,玻璃体积血,兼见眼胀、头痛,烦躁易怒,肋痛耳鸣,口苦咽干。舌质红、苔黄,脉弦数。

治法:凉血止血祛风。

方药：十灰散合除风益损汤加减。出血较多者，加三七、生蒲黄，以凉血活血；头痛、呕吐者为肝火上冲所致，加生石决明、川芎，以清肝行气，活血止痛。

5.针刺治疗

(1)主穴：睛明、球后、承泣、瞳子髎、攒竹；配穴：太阳、头维、合谷、风池、外关。

(2)方法：每次选主穴 2～3 个，配穴 3～4 个，交替应用。每日 1～2 次，留针 30 min。

6.中成药及验方

(1)加味逍遥丸：每次 6 g，每日 3 次，温开水送服。功效：舒肝解郁，适用于气滞血瘀型。

(2)血竭胶囊：每次 3 粒，每日 3 次，温开水送服。功效：活血祛瘀，适用于兼血瘀型。

(3)复方丹参滴丸：每次 10 粒，每日 3 次，温开水送服。功效：活血祛瘀，适用于兼血瘀型。

7.中药注射液

(1)清开灵注射液：每次 30 mL，加入 0.9%氯化钠注射液 250 mL 中，静脉点滴，每日 1 次，14 天为一个疗程。功效：清热解毒。

(2)血栓通注射液：每次 400 mg，加入 0.9%氯化钠注射液 250 mL 中，静脉点滴，每日 1 次，14 天为一个疗程。功效：活血祛瘀通络，适用于气滞血瘀型。

(六)预防与调护

加强安全意识，防止眼部外伤是预防本病发生的最佳措施。

六、白内障膨胀期青光眼

白内障膨胀期所致青光眼是指老年性白内障的膨胀期或晶状体外伤后混浊肿胀时所致的一种继发性闭角型青光眼。本病常见于小眼球浅前房的老年患者，也可见于外伤性白内障。老年性白内障膨胀期所致青光眼时多为单眼发病。

本病属中医眼科学“绿风内障”范畴。

(一)病因病理

1.西医病因病理

白内障膨胀期所致青光眼患者因眼前节较小，前房浅，房角较窄，随着年龄增长，晶状体前后径逐渐增加，晶状体膨胀，体积增大、变厚，使晶状体虹膜隔前移，前房变浅，房角变窄，虹膜瞳孔缘与晶状体之间的间隙越来越窄，房水经过瞳孔区时阻力增加；如在暗环境停留过久、情绪异常、药物等作用下，使瞳孔中度散大，而发生完全性瞳孔阻滞，导致后房压力升高，将膨隆的周边部虹膜向前推，使周边部虹膜紧贴于小梁面，发生房角阻滞引起眼压升高。

2.中医病因病机

中医学认为其病因病机多由气郁化火或肝胆火炽，上攻头目，神水滞积，玄府闭塞而致。

(二)临床表现

患者有老年性白内障或外伤性白内障病史。在老年性白内障者有长期视力减退病史。

1.症状

白内障膨胀期青光眼的临床表现与原发性急性闭角型青光眼合并白内障相似。

(1)患侧眼剧烈胀痛，伴同侧头痛、恶心呕吐。

(2)视功能进一步下降。

2.体征

(1)眼压升高。

(2)球结膜混合性充血。

(3)角膜水肿，前房极浅，瞳孔散大。

(4)晶状体混浊、肿胀。

3.并发症和后遗症

本病如未经早期诊断和及时有效的治疗或病情较重者,视力、视野难以恢复,最终丧失视功能。

(三)实验室及其他检查

(1)前房角镜检查:可见不同程度的房角闭塞,如高眼压持续时间较长,可导致永久性房角粘连。

(2)超声生物显微镜(UBM)检查:可较精细地了解房角及晶状体与虹膜睫状体间隙的狭窄情况。

(四)诊断与鉴别诊断

1.诊断要点

(1)外伤性者有明确的眼外伤史。老年性白内障膨胀期所致者,有长期视力缓慢减退病史。

(2)球结膜混合性充血,角膜水肿,前房浅,瞳孔散大,晶状体混浊、肿胀兼有水裂。

(3)眼压升高,一般高于(4.0 kPa)30 mmHg。

(4)患侧头部剧烈胀痛,伴有恶心呕吐。

(5)前房角镜检查可见程度不同的房角闭塞。

2.鉴别诊断

本病应与原发性急性闭角型青光眼鉴别。二者的临床表现相类似,而原发性急性闭角型青光眼无外伤性白内障或老年性白内障病史,眼部检查晶状体无明显肿胀及混浊。

(五)治疗

本病的治疗原则:应及时采取中西医结合的方法治疗,首先使用药物治疗,迅速控制眼压,减轻炎症反应,待眼压控制在正常水平或接近正常水平后 48 h,再进行晶状体摘除等手术治疗。因在此期间,眼部血管舒缩反应基本恢复正常,眼球处于相对稳定状态,术后反应较轻。

1.西医治疗

立即控制眼压,保护视功能,适时施行手术治疗。

(1)20%甘露醇注射液 250～400 mL,静脉点滴,45 min 内滴完。降眼压效果可维持数小时,必要时可再次应用,但 1 日内不宜超过 3 次,同时应注意肾功能及血糖情况。

(2)50%医用甘油液,每次 100 mL,每日 1～2 次,顿服。糖尿病者禁用。

(3)碳酸酐酶抑制剂,如甲酰唑胺 25～50 mg,每日 2～3 次;或乙酰唑胺,每次 250 mg,每日 3 次。

2.局部治疗

(1)缩瞳剂:1%～2%毛果芸香碱滴眼液,点眼,开始每 5 min 一次,共 4 次,然后每 30 min 滴眼一次,共 4 次,以后每一小时滴眼一次;瞳孔缩小后改为每日 4 次。缩瞳剂使瞳孔缩小后,眼压可下降,使虹膜的张力增加,将虹膜拉向中央区,减少或避免虹膜前粘连,为手术治疗及术式选择奠定良好的基础。但少部分患者使用缩瞳剂后可能会加重瞳孔阻滞,晶状体肿胀使虹膜隔前移,前房更浅,对此应使用其他降低眼压的药物。

(2)β-受体阻滞剂:0.25%～0.5%噻吗洛尔、1%～2%美开朗、0.25%贝特舒等滴眼液,每日 2 次。

3.手术治疗

膨胀期白内障继发性青光眼的手术治疗,手术方式可根据患者的眼部具体情况加以选择,如晶状体混浊程度、病程长短、眼压控制情况、前房角的改变以及对视功能的要求等,分别采用白内障摘除联合青光眼滤过性手术,或白内障囊外摘除与人工晶状体植入联合青光眼滤过性手术,或白内障囊外摘除联合人工晶状体植入术。

(1)如果晶状体已完全混浊或近完全混浊,则应在前房角未发生病理性闭锁前施行白内障摘除联合人工晶状体植入术。

(2)如果病程较长,前房角有广泛虹膜周边前粘连,可选择白内障摘除联合滤过性手术,或再联合人工晶状体植入术。

(3)如果晶状体未完全混浊,仍有一定视功能,可选择虹膜周边切除或激光虹膜切除术。

4.中医辨证论治

(1)肝胆火炽,风火攻目。

证候:发病急剧,头痛如劈,目珠胀痛欲脱,视功能进一步下降,眼压升高,胞睑红肿,混合充血,黑睛雾状水肿,瞳孔散大,眼压升高,房角闭塞;伴有恶心呕吐,恶寒发热,溲赤便秘。舌红、苔黄,脉弦数。

治法:清热泻火,平肝熄风。

方药:绿风羚羊饮方加减。头痛甚者,加川芎、菊花、石膏以清散热邪;恶心呕吐甚者,加竹茹、法半夏,以降逆止吐;目珠胀硬、神水积滞者,加猪苓、通草、泽泻以利水泻热。

(2)肝郁气滞,气火上逆。

证候:患侧头眼剧烈胀痛难忍,视功能进一步下降,混合充血,角膜雾状混浊,瞳孔散大,晶状体混浊,眼压升高;伴有胸闷嗳气,情志不舒,食少纳呆,恶心呕吐,口苦。舌红、苔黄,脉弦数。

治法:清热疏肝,降逆和胃。

方药:丹栀逍遥散加减。眼胀甚者加石决明、草决明、猪苓、泽泻以平肝利水泻热;恶心呕吐甚者,加左金丸以清肝泻火,降逆和胃止吐;胸闷胁肋胀痛者,加郁金、香附以疏肝行气止痛。

5.针刺治疗

取穴:攒竹、太阳、合谷、内关、神门、足三里。

方法:每次选穴 2～3 个,以泻法进针,提插捻转半分钟,留针 30 min,每日 2 次。

6.中成药及验方

(1)逍遥丸:每次 9 g,每日 2 次,温开水送服。上逆型。

(2)舒肝丸:每次 9 g,每日 3 次,温开水送服。上逆型。功效:疏肝理气,适用于肝郁气滞、气火功效:疏肝解郁,适用于肝郁气滞、气火

(3)龙胆泻肝丸:每次 9 g,每日 3 次,温开水送服。功效:清肝泻火,适用于肝胆火炽、风火攻目型。

(六)预防与调护

(1)对膨胀期白内障应尽早手术摘除,是预防继发性青光眼发生的最佳措施。

(2)预防情志过激及情志抑郁,心胸开阔,减少诱发因素。

(3)调节饮食,防止便秘。

(陈世娟)

第四节　青光眼激光治疗

随着激光技术的发展,它在眼科领域的应用日益广阔并已成为治疗青光眼的一个重要治疗手段。

一、激光对眼组织的基本特性

由于激光具有的独特性质,已在青光眼的治疗中得到广泛应用,因此熟悉激光的基本特性和激光作用于眼组织的生物学特性,对于正确选择和使用眼用激光是必要的。

激光具有相干性、单色性、方向性等特点。不同的激光器输出不同波长的激光,不同波长的激光在眼组织内穿透性和吸收率各异。位于 400～1 100 nm 波长范围内的激光容易穿透角膜、房水、晶状体和玻璃体。波长小于 400 nm 的激光和波长大于 1 200 nm 的激光,其穿透率低。由于眼组织对激光的吸收率不同,需注意选择合适的波长,使激光在靶组织上发挥最大效应,但对其邻近组织则产生最小的损害。

激光与眼组织相互作用时,入射激光发生反射、散射、传导、吸收和等离子体形成。其生物效应与激光的波长、功率密度、光斑大小、作用时间、工作效率和靶组织的成分有关。激光对眼组织的有效生物效应,可分为三类:光化学效应(光辐射,光切除),热效应(光凝固,光汽化和光切除)和电离效应(光分裂)。青光

眼的激光治疗，主要应用热效应和电离效应两种机制。

(一)热效应机制

即眼组织的黑色素(吸收激光的主要色基)、血红蛋白、叶黄素或水吸收激光光子产生光的定向限制作用。激光能量聚集使组织温度升高，引起蛋白质变性和凝固，临床上将这种热效应应用于激光周边虹膜成形或封闭血管出血。组织内升温与组织吸收入射激光能量(激光辐照度=功率/照射区面积)成正比。如果激光辐照度增加和组织温度升高超过 60 ℃，其热能将导致局部靶组织进一步凝固和破裂，临床上将这种热效应的光凝固机制用于激光周边虹膜切除术、小梁成形术和睫状体光凝术。常用的光凝固激光类型有：氩激光、氪激光；半导体二极管激光和染料激光(激光周边虹膜切除术或激光小梁成形术)；二极管激光和连续波 Nd：YAG 激光(睫状体光凝术)。如果激光辐照度显著高于组织光凝固所需的量，组织温度可达到水的沸点，快速膨胀的水蒸气(光汽化)在组织凝固前将引起组织破裂(光切除)。如果组织温度超过水的沸点，组织将发生炭化。临床上将这种热效应的光汽化机制用于激光热巩膜切除术，常用激光类型有 CO_2 激光、YAG 激光。

(二)电离效应机制

即极短脉冲，高功率和小光斑激光，通过高辐照度使激光束焦点处于小范围空间的靶组织发生电离子化，蜕变为离子和电子的共同体(等离子体)。等离子体一旦形成，将发生如下变化：①吸收或散射即将到来的脉冲，挡住其下面组织免受随之而来脉冲光子的作用(等离子体屏障)。②等离子体快速膨胀，产生冲击波和声波，机械性分裂蜕变区周围组织，由于潜在压力使其他组织也发生分裂。临床上，将这种电离效应的光分裂机制用于激光周边虹膜切除术。由于这种光分裂机制不依赖于色基，尤其适合于具有浅色虹膜的患眼，常用激光类型有短脉冲的 Nd：YAG 激光。

(三)光化学效应机制

应用于青光眼激光治疗报道虽然不多，但波长小于 300 nm 的紫外光(如准分子激光)对眼组织的光化学效应具有光切除作用，其紫外光光子有足够能量打断目标的分子键，分裂靶组织并以超音速驱逐打断的分子碎片，从而实现激光对眼组织的切割作用。临床上，曾有应用准分子激光行激光巩膜切除或激光非穿透性滤过小梁手术的报道。

二、激光周边虹膜切除术和激光周边虹膜成形术

(一)激光周边虹膜切除术

激光周边虹膜切除术是治疗瞳孔阻滞性闭角型青光眼的一种有效方法，它应用激光的光凝或光分裂作用机制切除虹膜，使前、后房直接沟通，解除瞳孔阻滞而达到治疗目的。因其操作简单容易、并发症发生极少，故几乎取代了外科手术虹膜切除术。适应证：原发或继发性瞳孔阻滞性房角闭合(房角粘连小于1/2圆周，无青光眼性视盘或视野损害)，可疑的原发性房角闭合，色素播散综合征(矫正逆向性瞳孔阻滞)。禁忌证：角膜水肿，极浅前房，房角完全闭合，房角闭合并非由于瞳孔阻滞所致(如新生血管纤维膜或 ICE 膜)。

可采用的激光包括：连续波氩激光，氪激光，红宝石激光，染料激光，二极管激光，调 Q 或锁模的脉冲 Nd：YAG 激光或短脉冲激光，目前临床上多采用连续波氩激光和调 Q 脉冲 Nd：YAG 激光。由于 Nd：YAG激光周边虹膜切除效果远远优于氩激光周边虹膜切除术，故氩激光仅用于 Nd：YAG 激光周边虹膜切除术有出血倾向或没有 Nd：YAG 激光仪时。

1.适应证

(1)激光虹膜切除术的主要适应证是由于原发或继发瞳孔阻滞所引起的闭角型青光眼。

(2)一只眼确诊为原发性闭角型青光眼的对侧眼。

(3)手术虹膜切除术后未将虹膜全层切透者。

(4)一只抗青光眼手术后发生恶性青光眼，对侧眼应施行预防性激光虹膜切除术，避免对侧眼急性闭角型青光眼的发作和恶性青光眼的发生。

(5)在小眼球中,预防性虹膜切除术可以避免内眼手术。小眼球的内眼手术具有发生脉络膜上腔渗出的高度危险。

(6)激光虹膜切除术可以帮助高褶虹膜综合征和恶性青光眼的诊断。

(7)在眼压升高、前房角窄的眼中,激光虹膜切除术可以鉴别眼压升高是由于开角型还是闭角型青光眼引起。

(8)窄前房角的原发性开角型青光眼进行激光小梁成形术之前,可先行激光虹膜切除术,以便容易地观察前房角,提供施行激光小梁成形术的条件。

2.禁忌证

在角膜中度水肿或混浊、瞳孔极度散大、角膜与虹膜相接触或严重葡萄膜炎、前房角完全粘连关闭或虹膜角膜内皮综合征的眼中,不宜做激光虹膜切除术。

3.术前准备

术前缩瞳,采用具有特置聚焦镜的 Abraluma 或 Wise 接触镜,虹膜切除时最佳位置是在 11∶00 或 1∶00方位之间,尤其在虹膜隐窝的基底,技术关键是合适聚焦。一些医师喜欢在虹膜前表面聚焦后,操纵稍向前推进,使焦点位于虹膜基质内。如果发生出血,采用接触镜压迫约 60 s 直到出血停止。

4.手术方式

(1)氩激光周边虹膜切除术:氩激光的能量吸收率较高(色素依赖性),能减少虹膜出血发生,色素脱落较少,特别是对眼部慢性炎症或者全身正在应用抗凝治疗的患者可防止虹膜出血。影响氩激光穿透虹膜的最主要因素是虹膜颜色(色素密度),浅蓝色或暗棕色虹膜较难穿透。常用技术参数:光斑 50 μm,能量 500~800 mW,时间 0.1~0.2 s,约 50 次。对浅蓝色虹膜,可先做 2~4 次收缩性烧灼以产生小丘状隆起(500 μm 大光斑,200~400 mW 低量和 0.5 s 的较长时间),其后在小丘内做穿透性烧灼(光斑 50 μm,能量 600~1 200 mW,时间 0.01~0.02 s)。对暗棕色虹膜,也许需要较高能量 800~1 250 mW,较短的时间 0.01~0.05 s 和较多的次数 50~100,然而,如果激光超过 1 000 mW 或时间超过 0.1 s 应考虑与Nd∶YAG激光联合作用。

(2)Nd∶YAG 激光周边虹膜切除术:其光裂机制为非色素组织依赖性,故虹膜颜色与色素密度并不那么重要。通常应用 5~7 mJ 能量,1~3 次即可穿透,随后增加额外次数和采用低能量扩大切口边缘。对于浅色、周边隐窝显著的虹膜或手术周边虹膜切除术后的色素上皮残留,采用 2.5~4.0 mJ 能量,1~2 次脉冲即可击穿。对深色或缺乏周边隐窝的虹膜,理想的击射位置不应拘泥于最佳的鼻上或颞上位置,而是首先选择存在隐窝的其他周边部位。如果确实缺乏隐窝,可将能量增加到 5~8 mJ。然而单纯采用 Nd∶YAG 激光,有时很难获得一次穿透成功,若多次脉冲击射仍未能穿透虹膜,治疗区虹膜基质厚,其支架组织蓬松呈海草状,可在支架组织上再采用氩激光做收紧烧灼,其后再以 Nd∶YAG 激光穿透,全部病例均能一次治疗成功。然而,对深色无隐窝虹膜,有学者更喜欢开始就采用顺序性氩激光与 Nd∶YAG 激光联合治疗,所需能量较小,对周围组织损伤轻,且对角膜内皮没有或仅有轻微的损伤。Nd∶YAG 激光的主要优点是术后虹膜孔洞再闭合的发生率甚低。

(3)顺序性氩激光与 Nd∶YAG 激光联合周边虹膜切除术:主要用于深色无隐窝虹膜和有出血性疾病的患者,首先采用氩激光在虹膜表面做深达 2/3~3/4 基质层的分层击射,随后采用 Nd∶YAG 激光做穿透性击射。联合技术的特点是既应用了氩激光的光凝固效应,又应用了 Nd∶YAG 激光的光分裂效应,既克服了单用氩激光难于穿透和远期的孔洞闭合多的缺点,又克服了单用 Nd∶YAG 激光易引起术中出血、过多的色素和组织碎片沉积等缺点。

(4)二极管激光周边虹膜切除术:开始先用光斑 200 μm、能量 200 mW 和时间 0.25 s,做 5~7 个烧灼点,随后用光斑 75 μm、能量 700~1 000 mW 和时间 0.05~0.1 s 做穿透性烧灼。

成功的激光周边虹膜切除术后(孔>0.2 mm)常可见到后房水夹带着色素颗粒或组织碎屑,从切口渗入前房,周边前房加深和房角增宽,但中央前房深度无变化。虹膜透照存在不是穿透的明确证据。

5.常见并发症

包括前葡萄膜炎症(轻度和短暂),视朦(短暂),暂时性眼压升高,虹膜孔洞闭塞(氩激光),角膜上皮和

(或)内皮损伤,晶状体前囊下局限性混浊,晶状体前囊破裂(Nd:YAG 激光),瞳孔向击射部位移位变形(氩激光),虹膜出血(Nd:YAG 激光),虹膜后粘连(氩激光),视网膜损伤(氩激光),复视与眩光。

(二)氩激光周边虹膜成形术

氩激光周边虹膜成形术(ALPI)又称氩激光房角成形术,其作用机制是通过氩激光(大光斑、长时间和低能量)对周边虹膜基质热收缩,从而使周边虹膜机械性收缩变平和房角增宽。

1.适应证

(1)药物治疗无效的急性闭角型青光眼:由于其角膜水肿,前方浅和严重炎症反应,不宜进行虹膜切除。用激光周边虹膜成形术进行治疗,可能会有良好效果。在闭角型青光眼急性发作期,虹膜根部直接与小梁组织相接,尚未形成周边前粘连。在虹膜周边击射一圈收缩烧灼,就足以使虹膜收缩,将虹膜周边部与小梁分开。

(2)高褶虹膜综合征:这种综合征引起的闭角型青光眼不是由于瞳孔阻滞,而是由于虹膜根部的位置异常靠前,而使周边虹膜与小梁组织接触所致。激光周边虹膜成形术可使前房角开放。

(3)与晶状体有关的闭角型青光眼:由于晶状体从后面"前推"虹膜的机制所致的闭角型青光眼中,虽然瞳孔阻滞可能存在,但虹膜切除术常无效。这类青光眼包括睫状体环组织、晶状体膨胀、晶状体半脱位,以及各种原因引起的睫状体水肿所致的晶状体向前移位所致的闭角型青光眼。后者的原因有全视网膜光凝固治疗、巩膜环扎术后。在这些情况下,激光虹膜切除术后,虹膜周边部仍与前房角壁接触,前房角仍然关闭。激光虹膜成形术常使关闭的前房角全部或部分开放。

(4)激光小梁成形术的辅助治疗:有些开角型青光眼的前房角变窄,进行激光小梁成形术很困难。可施行 360°范围的激光周边虹膜成形术,使前房角加宽。有些眼中大部分前房角可见,但由于虹膜不规则或由于虹膜上皮细胞囊肿,使前房角局部区域变窄。用激光进行局部收缩灼伤,足以将这些区域变宽,以便施行。

(5)激光小梁成形术:当需要周边虹膜成形术和激光小梁成形术联合进行时,术后可立即施行激光小梁成形术。若需要广泛周边虹膜成形术时,最好隔天进行激光小梁成形术。这是因为这两种激光治疗都可以引起眼压升高。

(6)小眼球:因这些患眼的解剖因素,容易发生闭角型青光眼,即使进行激光虹膜切除术,其前房角仍会持续关闭。激光周边虹膜成形术常可以开放前房角,避免可能发生严重手术并发症的手术治疗。

2.禁忌证

(1)严重角膜水肿或混浊:闭角型青光眼急性发作进行药物治疗后,其角膜轻度水肿,并不是施行激光周边虹膜成形术的禁忌证。严重角膜水肿或混浊时,激光治疗可能会遇到困难,因为角膜水肿或混浊时,需要较高的激光能量,才能达到治疗目的。但高能量激光会损伤角膜。甘油可暂时促使角膜透明。

(2)无前房:这种情况下,激光烧灼虹膜将会损伤角膜内皮细胞层。此时没有必要进行周边虹膜成形术,因为周边虹膜收缩,对增宽前房角没有什么作用。无前房时,周边部虹膜与角膜相贴,粘连性房角闭合,ALPI 为禁忌证。由于 ALPI 不能松解持久的粘连性房角闭合,因此不能用于葡萄膜炎性、新生血管性或虹膜角膜内皮综合征的闭角型青光眼。临床上,ALPI 常与激光周边虹膜切除术联合应用,这可避免因术后长期使用缩瞳剂的不良反应和减少重复 ALPI 再治疗的机会。

(3)ALPI 操作:最常采用氩激光,术前缩瞳,表面麻醉下用 Abraham 或 Goldmann 三面镜中的前房角镜操作。激光参数以产生周边虹膜基质足够的压缩和活跃性收缩,但不引起组织产生气泡、色素逸出或破裂为准。常用参数为光斑 200~500 μm,时间 0.2~0.5 s,能量 200~400 mW,击射次数约为 20~30 个点。击射点尽可能靠近最周边的虹膜,避免损伤虹膜放射状走向的血管。如果为非常陡峭的高褶虹膜,可借助前房角镜使激光束能达到更周边的虹膜,避免损伤虹膜放射状走向的血管。如果为非常陡峭的高褶虹膜,可借助前房角镜使激光束能达到更周边的虹膜。但需注意因房角镜使激光束与虹膜表面更相切,可产生范围较大而虹膜基层收缩较小的烧灼。。

(4)ALPI 的常见并发症:包括轻度前葡萄膜炎症、暂时性眼压升高、角膜内皮灼伤和瞳孔变形等。

三、氩激光小梁成形术

Wise 和 Witter(1979 年)首先采用低能量氩激光对开角型青光眼的小梁网进行光凝以来，氩激光小梁成形术(ALT)已成为治疗开角型青光眼的方法之一。既往的激光小梁网穿刺或切开，曾试图通过改善房水外流达到降眼压目的，但终因短期内瘢痕闭合而告失败。ALT 降低眼压的确切机制尚未完全了解，研究表明激光治疗后眼房水生成无显著性改变，但房水外流增加。房水外流增加可能与下列机制有关：①小梁网胶原皱缩，内部小梁环向心性缩短与位移，引起小梁薄板分开和小梁网内房水小管开放，可对抗小梁网间空隙 schlemm 管管径发生病理性塌陷。②激活小梁网的内皮细胞产生更多的糖氨多糖。③破坏不健康的小梁细胞，刺激具有更强吞噬能力的新的内皮细胞移行到治疗区。④促进激光治疗区邻近的小梁细胞分裂和再生，引起细胞及细胞外基质的生物学改变。⑤促进小梁细胞产生前列腺素。因此，ALT 的降压机制，可能是小梁网结构和生化改变的共同结果。

理论上，ALT 可适用于治疗任何类型开角型青光眼(原发或继发性)，或原发性慢性闭角型青光眼周边虹膜切除术后的残余性青光眼、色素性青光眼、假性剥脱性青光眼。后部小梁网色素沉着显著，无眼部炎症和年龄超过 50 岁患者，治疗效果好。葡萄膜炎性青光眼、房角后退性青光眼、青少年型青光眼和慢性粘连性房角闭合的青光眼，疗效较差。ALT 的绝对禁忌证：房角完全性粘连闭合，影响房角观察的角膜混浊，新生血管性青光眼或 ICE 综合征；相对禁忌证：葡萄膜炎性青光眼，年轻患者(＜30 岁)房角后退性青光眼，进行性或晚期青光眼视神经损害患者，对侧眼 ALT 术后眼压未能控制者。

ALT 治疗时机选择仍存在争议。目前临床资料显示它是一种相对安全和有效的治疗方法，故有医师将它作为治疗开角型青光眼的首选，但更多的医师倾向于对需要采用 2～3 种抗青光眼药物治疗的患者。ALT 也常用于开角型青光眼行滤过手术前的眼压控制，但它仅能将眼压降低 0.93～1.33 kPa (7～10 mmHg)范围。如果需要获得 2.0 kPa(15 mmHg)以下的安全靶眼压，治疗前眼压大于6.0 kPa (45 mmHg)，年轻患者倾向采用滤过手术。术前缩瞳，表面麻醉下采用 Goldmann 接触镜或小梁成形术激光镜，选择蓝绿波段的氩激光。治疗参数：光斑 50 μm，时间 0.1 s，能量 500～1 200 mW，治疗范围 180°～360°(击射点数 50 点/180°，100 点/360°，击射点间隔 3°～4°)。击射位置选择在有色素性和无色素性小梁网交界处。开始先一次性治疗 180°的范围(右眼颞侧或左眼鼻侧)，如数周后眼压控制不良，可第二次治疗剩余的另 180°范围。瞄准光束准确聚焦(边界清晰的圆点)才发射激光是取得最佳组织反应的保证，故瞄准光束始终应保持在反射镜中央及正前方注视(静态)眼位以防止变性。良好的组织反应标志是击射点处小梁变白、轻微的组织收缩、脱色素或轻微小气泡形成。治疗过程中需随时调整激光能量，先从500 mW开始，反应不明显时按 100 mW 幅度逐渐上调，注意组织反应不可过强或不足。一般来说，气泡爆裂形成表示能量过高，击射点不变白表示能量过低。根据小梁网色素调整能量水平以期待在治疗区域产生理想的漂白或细小气泡形成反应是关键性因素，例如色素重的小梁网可能只需 200 mW，无色素的小梁网则可能需 1 500 mW，这种个性化治疗的能量调整，可减少过热导致小梁网的损害加重、激光后葡萄膜炎发生和激光后眼压高峰出现风险增加，另一方面可减少治疗不足影响降眼压的治疗效果。

有关 ALT 的疗效评价和再治疗问题亦存在争议。ALT 治疗常需经过数天或数周眼压才逐渐下降，治疗成功患眼的平均眼压下降率为 25%～30%，大约持续 5 年，随着时间流逝治疗效果会逐渐减弱或眼压再度升高，1 年成功率约 85%，5 年仅有 30%～60%，大多数患眼仍需应用抗青光眼药物。对已施过 360°范围 ALT 而失败的患眼，再次重复行 ALT 治疗，其成功率显著降低，仅有 30%的成功率。然而，如果第一次 ALT 治疗后眼压就未能降低，最好不要重复治疗。最近认为 ALT 再治疗不可能有效，并且可能有害，因再治疗后可能会出现显著的眼压升高。

ALT 的并发症：眼压升高，前葡萄膜炎，周边虹膜前粘连，前房出血，角膜损伤或中心视力丧失等。ALT 治疗后需要密切监测眼压，以防止术后眼压高峰对已遭受严重损害的视功能造成进一步损害，乃至视野及中心视力完全丧失。

四、选择性激光小梁成形术

由于常规的 ALT 造成激光光斑与周围组织之间形成膜样瘢痕组织，使小梁网结构改变，术后疗效逐渐下降或眼压再度升高，并限制了激光的重复应用。组织的固有特性可使激光击中的目标具有选择性，即该激光只作用于色素性小梁网细胞，而不会影响到其他结构。1995 年 Latina 和 Park 根据这个理论提出了一种新的激光小梁成形术的方法——选择性激光小梁成形术(SLT)。

SLT 的原理基于激光的选择性光热解效应，也就是激光对靶组织具有高度特异性。这种特异性基于以下条件：①细胞内靶结构含量远多于周围组织。②激光脉冲时间短，激光波长与靶组织吸收波长相符。③激光脉冲时间小于或等于靶组织热释放时间，也就是靶组织将电磁能转化为热能所需要的绝对时间。研究发现当激光脉冲时间在 1 μs～10 ms 时，选择性作用于色素性小梁细胞，而对邻近的无色素细胞无热损伤或结构破坏。倍频 Q 开关 532 nm Nd：YAG 激光对色素颗粒浓度为 3×10^7/mL 小梁细胞选择性作用的阈值能量为 17 mJ/cm^2，随着激光波长的延长、激光脉冲时间的增加以及色素含量的减少，激光选择性作用的阈值能量会相应增加。SLT 采用倍频 Q 开关 532 nm Nd：YAG 激光，选择性作用于色素性小梁网细胞。这种激光脉冲时间短(3 ms)，限制了激光能量转化为热量，减少了对周围组织的间接的凝固性热损伤。SLT 采用的激光光斑直径只有 400 μm，所需激光能量一般在 0.7～1.1 mJ 之间。

关于 SLT 对人眼小梁网结构影响的病理报道较少。Kramer 等比较了人 ALT 和 SLT 对小梁网组织结构的影响。他们采用扫描电镜和透射电镜对 8 只尸体眼进行了观察，发现 ALT 后小梁网结构的改变包括在色素和非色素性小梁网结合部的葡萄膜小梁形成火山口样结构，在火山口样结构的基底部和边缘出现凝固状损害，表现为胶原束的破坏，纤维素渗出，内皮细胞溶解以及细胞核与细胞浆的碎片。而 SLT 术后尸眼的组织病理学检查发现没有凝固性损伤现象或角巩膜和葡萄膜小梁的组织结构破坏，SLT 导致的机械性损伤的改变极其轻微，而是胞质内的色素颗粒浓聚和小梁内皮细胞裂解。Cvenkel 等观察 SLT 和 ALT 激光术后早期(1～5 天)小梁网的超微结构变化，结果显示均可引起小梁束的崩解，但 SLT 的损伤范围更小。小梁束的胶原成分大部分为无定形，长的胶原纤维在棚后极少而在 SLT 后则更为丰富，在小梁间隙可见到碎裂细胞、组织碎片、少许的色素细胞和有些内皮细胞剥脱，但是 SLT 的损害明显小于 ALT，而且其长纤维和细胞比 ALT 保留得更多。因此现有的病理研究结果表明与 ALT 相比，SLT 只选择性作用于色素小梁组织，无热损伤，可重复治疗并且更加安全。病理研究结果亦提示小梁结构的凝固性变化不是降眼压作用发生的主要机制。SLT 降眼压可能是在激光作用下，通过巨噬细胞侵入并吞噬小梁网碎屑，或者通过刺激健康小梁网组织使房水的流出途径得以改善。另有研究发现 SLT 术后猴眼小梁网的单核细胞和巨噬细胞数量显著增加，由此推测色素小梁损伤导致多种细胞因子或趋化因子释放，从而激活单核细胞转化为巨噬细胞吞噬、清除小梁网碎屑和色素颗粒，达到清理通道、降低眼压的效果。

SLT 的操作方法与 ALT 相似。患者经表面麻醉后，安置 Goldmann 三面镜，把瞄准激光光束聚焦于色素小梁网区域，在 180°范围内照射 50 个光斑，各光斑相邻但不重叠。直径 400 μm 的光斑足够覆盖整个色素性小梁网区。激光的终末反应不同于 ALT，不会出现 ALT 造成的“气泡”形成的现象。如果有气泡产生，说明激光能量过大。对于色素比较丰富的小梁网组织，所用激光能量应相应降低。根据小梁网色素量调整能量水平的个性化治疗也是 SLT 的关键性因素，例如明显色素区域可能需要 0.2 mJ，而无色素区域则可能需要 1.8 mJ，理想的治疗反应是在每个治疗点上产生细小的香槟泡。

SLT 简单、安全、易耐受和有效的降低眼压而作为多种开角型青光眼的治疗选择。目前认为其安全性优于 ALT，而且可用于 ALT 失败病例并可以重复治疗。因此，SLT 可作为开角型青光眼早期治疗的辅助手段，特别是可作为不能耐受或不能依从药物治疗的开角型青光眼的首选治疗方法，它并不会影响将来手术的成功率。最近有报道，对于色素重的小梁网(如色素性青光眼)和(或)既往眼治疗或外伤对小梁网有过损伤的患眼，SLT 治疗后可能由于激光瞄准和分裂色素效率很高而导致小梁网色素过量爆破及播散；另外这些患眼的小梁束存在融合，小梁网不能清除裂解的色素颗粒，二者进一步阻塞小梁网的房水外流和引起短暂眼压高峰或长期眼压升高危险，甚至加重视神经和(或)视野恶化。因此 SLT 本来对色素重的小梁网是很有效的治疗方法,但也会引起术后眼压升高的危险,必须重视个性化治疗的调整能量原则。

SLT 的疗效各家报道不一。一般认为不同类型的激光小梁成形术(氩激光、半导体或倍频 Q 开关 532 nm Nd:YAG 激光)其有效性和安全性相当。理论上,SLT 选择性作用于色素性小梁网,对小梁结构或非色素细胞没有凝固性损伤,因而安全性和可重复性应比 ALT 好。然而 ALT 的随诊资料比 SLT 要长,SLT 还需要循证医学的证据来证明。影响疗效的因素包括治疗前的基础眼压、激光治疗的能量和范围以及房角小梁网的色素多少。有报道 70% 青光眼患者对 SLT 反应良好,SLT 术后 IOP 平均下降 5.8 mmHg,比术前基础眼压下降了 23.5%,而且对 ALT 治疗失败的青光眼患者同样有效,有 ALT 手术史患者行 SLT 术后,IOP 下降幅度与没有 ALT 手术史患者是相似的。另有报道 45 名初诊 POAG 的患者行 SLT 治疗后 IOP 下降了 7 mmHg,比基础眼压下降了 30%,而且术后一过性眼压升高的几率很低。Lai 和 Chua 用随机分组的方法对 129 名初诊 POAG 或高眼压症的患者双眼分别给予药物或 SLT 治疗,即随机选一眼药物治疗,另一眼 SLT 治疗。尽管 SLT 治疗眼 5 年内使用的药物数量较少,药物和 SLT 治疗有效率分别为 32.1% 和 33.2%,两者间疗效差异无统计学意义。在一组用药物控制眼压良好的 POAG 和剥脱综合征患者中行 SLT 治疗,在治疗后的 6 个月和 12 个月分别有 97% 和 87% 患者减少了降眼压药物的用量。在一个比较了 154 名 ALT 治疗患者和 41 名 SLT 治疗患者术后 5 年的长期疗效回顾性研究中,有学者把没有加用降眼压药物或手术治疗而 IOP 至少下降 3 mmHg 定义为成功。术后 1、3、5 年 ALT 治疗成功率分别为 58%、38%、31%,SLT 治疗成功率分别为 68%、46%、32%。这个发现与之前所认为 ALT 与 SLT 治疗降眼压效果类似的结果不同。

关于激光范围对眼压的影响也有报道,但结果并不一致。一组随机对照、前瞻性临床研究中,比较了 90°、180°、360° SLT 和 0.005% 拉坦前列腺素治疗高眼压症和 POAG 的效果,以治疗后眼压较基础眼压下降 30% 定为治疗成功。拉坦前列腺素治疗较 90° 和 180° SLT 治疗成功率高,而与 360° SLT 治疗相比无差异。180° 和 360° SLT 治疗均明显较 90° SLT 治疗眼压下降多。另一研究发现在 90° 范围色素性小梁网照射 25 个点和在 180° 范围照射 50 个点的降眼压效果无差异。有作者以 IOP 下降小于 3 mmHg 或 IOP 下降低于<20%,为失败标准,随访 4 个星期以上,研究结果表明 180° SLT 的治疗成功率低。

SLT 治疗并发症很少,可能与 SLT 所用能量低,仅为 ALT 的 1% 有关。SLT 术后早期暂时的并发症包括有眼痛、葡萄膜炎反应、术后一过性眼压升高,但并不常见。有报道 SLT 组治疗后 1 h 的前房反应、眼痛和烧灼感都较 ALT 组轻,两治疗组均有 2 名患者激光治疗术后眼压一过性升高超过 5 mmHg,并在 24 h 内恢复正常。很少有 SLT 导致严重术后并发症的报道,然而最近有报道 SLT 治疗色素重的小梁网,如色素性青光眼,如果不注意调整能量水平和(或)治疗范围(减少能量或范围)可引起术后早期眼压高峰或长期眼压升高,甚至加剧视神经和视野损害。

五、睫状体光凝固术

睫状体光凝固术与睫状体冷冻术相比,睫状体光凝固术减少了完全破坏睫状突房水分泌功能的风险和改善了术后的舒适性,因此它已成为现代睫状体破坏性手术的金标准。

睫状体光凝术的降眼压机制主要有:①直接破坏睫状突上皮或睫状体组织毛细血管,使房水生成减少。②间接引起葡萄膜炎使房水生成减少。③睫状体组织收缩,促使房水经葡萄膜-巩膜通道的外流增加。

根据激光到达睫状体的途径不同,睫状体光凝术分为下列三种类型:经瞳孔的,透巩膜的或经眼内的。

(一)经瞳孔的睫状体光凝术

表面麻醉,采用 Goldmann 前房角镜,将氩激光光束聚焦于睫状突上。合适的组织反应是击射处睫状突变白,小坑形成,气泡产生和色素分散。治疗参数:光斑 50~100 μm,时间 0.1~0.2 s,能量 600~1 000 mW,每次光凝至少 16 个睫状突。经瞳孔途径只适用于瞳孔能充分散大或可看到足够数量睫状突的特大瞳孔(如无虹膜,晚期新生血管性青光眼和大节段虹膜切除术后)。低的成功率可能与激光能量不足,烧灼强度不够以及经房角镜仅能见到及治疗睫状突的顶部有关。

（二）透巩膜的睫状体光凝术

1.非接触性透巩膜睫状体光凝术

球后或球周麻醉，采用 Shields 接触镜，热型 Nd：YAG 激光仪经调节裂隙灯释放系统传递激光能量。接触镜的角巩膜部压迫球结膜和漂白血管，有助于激光聚焦和从外路透过巩膜壁。激光光束聚焦在离角膜缘后 1.0～1.5 mm 的球结膜位置。治疗参数：光斑 75 μm，时间 20 ms，能量 4～8 J/脉冲。在 3 个象限（9 个方位）结膜和巩膜上治疗 30～40 个点，注意避开 3：00 和 9：00 位置，以免损伤睫状后长动静脉。

如采用半导体二极管激光，治疗参数为：光斑 100～500 μm，时间 900 ms，能量 900～1 200 mW，聚焦位置在角膜缘后 1.5～2.5 mm，于 360°范围内治疗 70～100 个点（保留 3：00 和 9：00 位置）。

2.接触性透巩膜睫状体光凝术

球后或球周麻醉，经特制的 600 μm 导光纤维系统（或称青光眼探头），垂直紧贴在离角膜缘后 1.5～2.0 mm（前缘位于 0.5～1.0 mm）处结膜上，透过巩膜将连续波 Nd：YAG 激光能量导向睫状突上皮。应用能量 5～6 J，于 360°范围内治疗 30～40 个点（保留 3：00 和 9：00 位置）。接触性 Nd：YAG 激光与非接触性 Nd：YAG 激光比较，前者优点是采用能量较少，组织破坏及并发症亦较轻。

采用波长 810 nm 半导体二极管激光接触性透巩膜睫状体光凝术，优于较大程度依赖黑色素吸收的连续波 Nd：YAG 激光。导光纤维探头的前缘置于手术角膜缘附近，中央激光束指向后方 0.5～1.0 mm 位置。治疗参数：时间 1.0～2.0 s，能量 1 500～2 500 W，总数 16～18 个点（保留 3：00 和 9：00 位置）。

非接触性与接触性 Nd：YAG 激光透巩膜睫状体光凝术的结果是可比较的，45%～72%患者有满意的眼压下降，29%～48%患者需要 1～2 次以上再治疗。并发症包括疼痛、球结膜水肿、葡萄膜炎、视力减退（>1 行）、浅前房伴有低眼压和脉络膜脱离、恶性青光眼、巩膜变薄、角膜上皮缺损和移植片失败、前房和玻璃体积血、持续性低眼压和眼球萎缩、交感性眼炎。曾报道新生血管性青光眼患者有较高的持续性低眼压和视力丧失的发生率。二极管激光接触性透巩膜睫状体光凝术的结果和并发症与连续波 Nd：YAG 激光睫状体光凝术类似，但并发症较少，曾报道有中心视力减退。

（三）经眼内的睫状体光凝术

在行玻璃体切除术同时，经平坦部插入眼内光凝器对睫状突进行直接光凝，合适的组织反应为睫状突变白和皱缩。应用氩激光，治疗参数：光斑 100～150 μm，时间 0.5～1.0 s，能量 500～700 mW，治疗范围需达 180°。该法在控制眼压方面可获得 76%～78%的成功率。并发症包括玻璃体积血、视网膜脱离、视力减退和低眼压。然而，在有晶状体眼和瞳孔不能散大情况下，本法较难有效执行。

眼内窥镜系统发展为微创伤下进行眼内睫状体光凝术提供了新的途径。早期的眼内窥镜仪，探头经无晶状体眼的平坦部（可能需要玻璃体切除或与晶状体联合切除）介入。最新的配有电视监测器的眼内窥镜仪探头集导光纤维、摄影、图像显示和激光（810 nm 二极管激光）于一体，通过注入粘弹性剂加深前、后房并经角膜缘介入对侧虹膜后方观察和光凝睫状体，或经睫状体扁平部巩膜切口（角膜缘后 3 mm）介入眼内进行对侧睫状体光凝，整个操作过程都在视屏监视下对睫状突进行选择性和控制性光凝，初始设置的激光能量为 0.4～0.5 W，光凝时间为 5 s。手术中应根据睫状突的光凝反应调整激光能量，最佳光凝反应是睫状突变白、塌陷皱缩，如光凝后睫状突组织产生泡样隆起或听到爆破声，则应适当调低激光能量和（或）光凝时间，或增加探头与睫状突之间的距离。如睫状突对光凝无反应，需提高激光能量和（或）光凝时间，应对睫状突的前、后部均行连续光凝，光凝范围至少连续 180°。适应证：无晶状体或人工晶状体眼各种难治性青光眼，也有报道可用于有晶状体眼的先天性青光眼和开角型青光眼。有限的临床实践显示眼压控制效果良好，1～2 年的成功率为 66.7%～82%，但需要进一步评价其远期疗效。

选择何种睫状体光凝术，取决于所拥有的设备和医师的选择。眼内光凝需在手术室施行并存在所有眼内手术的共同风险，另外眼内窥镜因其价格昂贵而限制其在临床上的推广应用。透巩膜睫状体光凝则较容易掌握，损伤轻和易为患者接受。所有睫状体光凝术均能有效降低眼压，最大降压幅度发生于治疗后 4～6 周，重复治疗不应早于此时间。

六、激光巩膜切除术

应用新型激光装置行巩膜打孔与造瘘(称激光巩膜切除术或造瘘术)来替代传统的青光眼滤过手术,曾引起过短暂的兴趣。其优点是可在表面麻醉下和只需极小的结膜切口,快速和重复造孔。用于此技术的激光类型包括连续波 Nd:YAG 激光,准分子激光,脉冲染料激光,钬:YAG 激光和铒:YAG 激光等。激光巩膜切除术可通过内路和外路两种途径进行。

(一)内路激光巩膜切除术

内路方法是在前房内应用激光自 Schwalbe 线处向巩膜表面击穿巩膜,形成全层巩膜瘘道,可分为非接触法和接触法。非接触法是激光束通过前房角镜反射后击射在 Schwalbe 线附近,接触法是将激光导光纤维探头介入前房和直接伸到 Schwalbe 线附近进行击射。

1.非接触法

在角膜缘部用电离子透入探针将甲烯蓝透入待切除区内,结膜下注入平衡盐溶液,使球结膜隆起。在前房角镜观察下,脉冲式染料激光器的瞄准光束聚焦于染色区前界中点上击射(每脉冲 100~300 mJ),形成一个圆孔,其后逐渐完成全层造孔。

2.接触法

应用连续波 Nd:YAG 激光做全层巩膜造孔,尤其适用于无晶状体或人工晶状体青光眼。方法:手术室球后或球周麻醉下,先在计划造孔处结膜下注入平衡盐溶液或粘弹性剂隆起球结膜,其后在其对侧周边角膜上做 1.5 mm 大小前房穿刺切口,向前房内再注入粘弹性剂加深前房。从此切口插入激光光纤探头(顶端直径 200 μm),在房角镜指引下越过瞳孔区,将探头垂直对准拟造孔处的角巩膜接合部,角巩膜接合部位于内部 Schwalbe 线附近(避开后部小梁网)和外部球结膜附止的后方。开始激光击射采用能量 10 W 和时间 0.2 s,其后能量增加直到完成造孔。以探头进行无阻力,球结膜弥散隆起或在结膜下窥见探头或前房变浅作为完成造孔的标志,缓慢拔出探头,角膜切口用 0~10 尼龙线闭合。成功率约 44%~60%。并发症包括:滤过泡破裂,角膜与虹膜损伤,前房出血,局限性白内障,前葡萄膜炎,低眼压和浅前房,虹膜嵌顿和切口愈合等。类似方法可应用脉冲铒:YAG 激光,治疗参数:能量 7~8 mJ,时间 250 ms,击射 6~8 次,总能量约 40~60 mJ。其降压效果较佳且并发症亦较少。

(二)外路激光巩膜切除术

外路方法是在结膜瓣下应用激光自巩膜表面向邻近 Schwalbe 线处击射,直至产生全层巩膜孔。

1.铒:YAG 激光巩膜切除术

球后或球周麻醉,在选择作巩膜切除区后约 10 mm 处做 1~2 mm 的球结膜切口,结膜下注入平衡盐溶液或粘弹性剂隆起球结膜。激光探头自结膜切口伸入到角巩膜缘处邻近 Schwalbe 线位置,启动激光朝前房并平行虹膜方向击射。治疗参数:频率 2 Hz,能量 4 mJ。当巩膜穿通后能在前房内见到小气泡,结膜下弥散的滤过泡和前房变浅。缓慢拔出探头。用 0~10 尼龙线缝合结膜切口。

2.钬:YAG 激光巩膜切除术

方法与铒:YAG 激光巩膜切除术近似,但需注意激光应从探头侧面击射,操作者需熟练操作,否则易穿破球结膜。激光探头的长轴与角膜缘成切线方向放置,转动探头使激光束垂直角膜缘并朝向前房及平行虹膜方向击射。治疗参数:能量 80~120 mJ,时间 200 ms,频率 5 Hz。

3.准分子激光巩膜切除术

球后或球周麻醉,做以穹隆部或以角膜缘为基底的结膜瓣和前房穿刺。瞄准光束聚焦于角膜缘后界,结膜囊内滴 2%荧光素有助于准分子激光的可见度,注意保持治疗区干燥。当激光切除深达 Schlemm 管和邻管小梁时可见房水喷出,术毕用 0~10 尼龙线或可吸收缝线缝合结膜瓣。

激光巩膜切除术后形成的滤过泡,易趋向局限化、血管化和丧失功能,联合应用抗代谢药物可能有助于功能性滤过泡形成和提高手术成功率。并发症包括低眼压、浅前房、虹膜嵌顿、瘘口堵塞、前房或脉络膜出血或眼内炎等。目前激光巩膜切除术尚处于临床实践和积累经验阶段，但它可作为对一些滤过性手术失败眼的替代选择，一个新的进展是应用配有电视监测系统的眼内窥镜，经前房直视下行激光巩膜切除术或小梁手术。

七、其他青光眼激光治疗

（一）激光巩膜滤过口重建术

青光眼滤过性手术失败可能是由于滤过通道内口（巩膜切口）被色素组织或非色素组织（炎症膜、内皮膜、玻璃体或晶状体囊）阻塞，此时需尽早应用激光复通内口，以免因房水流出中断而续发滤过道外口瘢痕闭合。

适应证：①滤过道外侧巩膜瓣下或结膜下尚未瘢痕愈合之前。②能清晰见到巩膜内切口。③堵塞切口组织为虹膜组织（用氩激光）或不含色素的半透明膜样组织（用 Nd：YAG 激光）。④无明显活动性炎症。

方法：表面麻醉，采用 Goldmann 前房角镜或 Ritch 镜。①氩激光治疗参数：光斑 50～100 μm，时间 0.1～0.2 s，能量 800～1 200 mW；②Nd：YAG 激光治疗参数：能量 3～10 mJ。

并发症：治疗后眼压升高、前葡萄膜炎和前房出血。在非穿透性滤过性手术后，当房水通过小梁一后弹力膜的渗透功能不足或有 PAS 形成，可辅助应用 Nd：YAG 激光或氩激光行小梁膜穿刺、切开或 PAS 分离。

（二）激光巩膜瓣缝线切断术

小梁切除或具有巩膜瓣的防护性滤过术后，常遇到巩膜瓣缝线过多及结扎过紧而致眼压偏高问题，如果滤过泡区域按摩失败可行激光断线术。术后选择性控制激光断线或拆除巩膜瓣可调整缝线（术中预置）是现代小梁切除术的新趋向，它有助于调节术后滤过量，提高手术成功率和有效地减少术后低眼压、浅前房及其常见的一系列并发症。激光断线术前，需排除其他的眼压升高原因，如巩膜切口内阻塞、恶性青光眼或脉络膜出血。

激光巩膜瓣缝线切断需要特殊的接触镜：带手柄的 Hoskin 接触镜，镜式 Mandelkorn 接触镜，镜式 Ritch 接触镜，或用 Zeiss 房角镜代替。需要强调的是激光断线术所能击断的缝线应是黑色尼龙线。激光类型：连续波氩激光，倍频 Nd：YAG 激光（532 nm），氪激光（647 nm）或染料激光（810 nm），术后结膜下存在出血时，最有效的激光为 610 nm 波长激光。因该波长被血红蛋白吸收较少，从而减少形成结膜钮扣孔的危险。如果存在结膜下出血，黄色（585 nm）或桔红色（610 nm）激光可减少结膜损伤。

术中未应用过抗代谢药物的激光断线最佳时间为 4～14 天（有效期 0～21 天），14 天后成功率显著降低。如果术中应用过抗代谢药物（5-FU 或 MMC）则可延迟到术后 30～60 天或更长时间。断线指征：术后 4～5 天，眼压＞12.39 kPa（18 mmHg），前房深，滤过泡变平坦者。方法：表面麻醉，滴入 2.5％苯肾上腺素眼液收缩结膜血管（易于透见其下黑色尼龙线），激光断线接触镜轻压需断线处水肿的结膜，透见尼龙线及在结膜面准确聚焦后，稍向前推进并立即击射断线。缝线断端崩开即为有效，如果未见缝线断端崩开或按压滤过泡后亦未见结膜隆起，可酌情寻觅另一根缝线切断；1～2 天后若滤过量不足，可重复激光断线，但切记应逐根切断，以每次切断一根为宜，切断每根缝线后，必须核查眼压。治疗参数为光斑 50 μm，时间 0.1 s，能量 400～800 mW。常见并发症有球结膜小穿孔（聚焦不准或结膜出血存在）、低眼压浅前房、脉络膜脱离（断线过早或过多致滤过太强）和恶性青光眼。

（三）滤过泡渗漏和破裂的激光处理

滤过泡渗漏和破裂可导致低眼压、浅前房及一系列并发症。氩激光能使结膜上皮凝固和结膜收紧，激光对结膜组织的刺激反应也能在渗漏处产生某种程度炎症物质沉积，从而迅速、局限和合适地封闭渗漏孔，尤其更适合于早期结膜充血和水肿变厚的结膜，但曾用过抗代谢药物的渗漏滤过泡需小心应用。氩激光治疗参数：光斑 500 μm，时间 0.2～0.5 s，能量 400～700 mW。

激光也可用于封闭外伤性或手术引起的睫状体分离裂隙，恶性青光眼的处理（无晶状体眼或人工晶状体眼后囊膜和玻璃体前界面 Nd：YAG 激光玻璃体切开和氩激光睫状突光凝），新生血管性青光眼早期房角新生血管的光凝（联合全视网膜光凝）及瞳孔后成形术（激光扩瞳术、瞳孔成形术、括约肌切开术及瞳孔后粘连切开术）等。

（胡　艳）

第五节　青光眼手术治疗

青光眼手术治疗的目的是降低眼压，保护视功能和提高生活质量。青光眼的手术种类很多，一般可分为三类：①解除机械性阻塞，疏通生理性房水循环的途径，常见术式有周边虹膜切除术、小梁切开术。②重建房水外流途径的滤过性手术，常见术式有小梁切除术、非穿透滤过性手术、房水引流物植入术。③破坏睫状体，减少房水生成的手术，常见术式为睫状体冷冻术。

一、术前准备工作

（一）详细的全身和眼部检查

1.全身检查

评价重要脏器如心、肺的功能，尤其合并全身疾病者（高血压、糖尿病、心脏病、肺部疾病等）对手术的耐受程度。检查项目包括血常规、尿常规、肝、肾功能、凝血功能等生化检查和血压、心率、脉搏、心电图等。

2.眼部检查

眼部检查包括视功能检查，如视力、视野、视觉电生理检查；患眼解剖结构检查，如角膜大小、前房深度、前房角结构、虹膜形态、晶体厚度、视乳头结构和视网膜神经纤维层厚度、眼轴长度。以明确青光眼的分型分期诊断，推测可能的发病机制，结合术前眼压水平、用药情况和患者自身条件，个体化制定手术方案。

（二）术前准备

1.解释和指导

术前解释应让患者充分了解自己所患的疾病和病变程度、手术目的、利弊、预后和可能出现的并发症，以及术后视力可能的变化、术后可能仍然需要应用抗青光眼药物以获得合适的靶眼压控制，以征得患者和家属的同意和合作。同时，术者应该明确告知患者终生随访的必要性和重要性。

2.全身准备

术前需确保患者全身状况能耐受手术，必要时需请专科医生会诊并在监护下进行手术；术前最好停用口服抗凝药物；其他术前全身准备同常规内眼手术要求。

3.眼部准备

（1）控制高眼压，原则上青光眼患者应在眼压控制正常后才进行手术，对于眼压能控制的患者，术前尽量停用强缩瞳剂和肾上腺素及地匹福林药物，将能减少术中出血和术后炎症反应。

（2）清洁结膜囊，术前 2～3 天局部应用广谱抗生素滴眼液。

（3）控制眼部炎症，对于伴有前葡萄膜炎者可使用非甾体类抗炎药物和皮质类固醇激素药物。

（4）止血和镇静药术前应用同其他内眼手术。

二、麻醉

青光眼手术可选择在局部麻醉或全身麻醉下进行，前者包括球后麻醉、球周麻醉、筋膜囊下麻醉和表面麻醉。

1.球后麻醉

相对并发症较多，尤其是对晚期、小视野的青光眼患者行球后麻醉有引起一过性黑朦的危险，原因是麻醉剂误注入视神经鞘内或者蛛网膜下，或者是注射到球后间隙的麻醉剂经硬脑膜鞘扩散，导致视网膜中央动脉痉挛而引起暂时性失明。一旦出现这种并发症需立即进行抢救视功能治疗，暂停手术。

2.球周麻醉、筋膜囊下和表面麻醉

相对常用且并发症较少，对于非常配合的患者，特别是晚期青光眼患者，行小梁切除术可采用筋膜囊下和表面麻醉。

3.全身麻醉

主要适用于婴幼儿和儿童。

4.注意事项

(1)所有局部麻醉药物中均不应加入稀释浓度的肾上腺素，因为后者不仅抵消了局部麻醉的血管扩张作用，而且可能威胁到晚期小视野青光眼患者的视神经血液供应。

(2)球后麻醉剂不宜单用利多卡因，而是采用布比卡因或者利多卡因与布比卡因的混合液，因为利多卡因对组织渗透力强、扩散快、对颅神经有较强的阻滞作用，引起一过性黑朦的危险大。

三、术后常规观察和处理

1.术后观察内容

重点观察眼压、前房变化、滤过泡形态功能和视力，同时重视患者症状，如明显眼痛时，应注意葡萄膜炎、高眼压、感染的发生，也可能是前房出血的先兆。

2.术后常规处理

(1)抗生素和皮质类固醇激素预防感染和抗炎治疗，术后 1 周局部 1 次/2 h 频用，第 2 周起可 4 次/日使用，连续用 4 周。

(2)除了非穿透性滤过手术、小梁切开术术后早期缩瞳外，其他青光眼手术后常规散瞳。

(3)对侧眼继续抗青光眼治疗，在眼压可控制的情况下停用口服碳酸酐酶抑制剂。

(4)术后 3 个月内需密切随访观察眼压和滤过泡功能，终生随访监测眼压和视神经结构功能的变化。

四、周边虹膜切除术

1.手术原理

通过角膜缘或者透明角膜切口，在虹膜周边部切除一小块全层虹膜组织，使房水可以直接经此处流入前房，从而解除了因瞳孔阻滞导致的周边虹膜膨隆及阻塞前房角。

2.手术适应证

(1)原发性急性闭角型青光眼的临床前期、先兆期和间歇缓解期。

(2)原发性慢性闭角型青光眼的早期和相对“正常”的对侧眼，如果合并有高褶虹膜，宜同时进行周边虹膜成形术，否则术后仍需用缩瞳剂。

(3)伴有病理性瞳孔阻滞的继发性青光眼，且未发生周边虹膜前粘连或者范围较小，不足以影响原来的小梁网正常房水引流的功能。

由于激光技术的普及使用，激光周边虹膜切开术与该术式原理相同，且具有手术损伤小、操作简单、并发症少等优点，因此该术式临床应用逐渐减少。

3.手术方法要点

(1)在上方沿角膜缘作以穹隆部为基底的小结膜瓣，长 3～5 mm。

(2)在角膜缘后界前约 0.5 mm 处，作与角膜缘平行并与眼球壁垂直的宽 2～3 mm，深达 3/4 角膜缘厚度的切口。

(3)经此切口向前穿刺入前房，扩大切口内口，使内外口宽度一致且切缘光整。

(4)见房水外涌，周边虹膜自行脱出，或者轻压切口后唇使周边虹膜脱出。

(5)显微镊提起嵌于切口外的虹膜组织，显微剪平行角膜缘并适度切除小块全层周边虹膜组织。

(6)回复虹膜,见虹膜周切口出现并且瞳孔正圆,0～10 尼龙线缝合角膜缘切口一针,结膜切口烧灼闭合。

(7)术毕球结膜下注射抗生素和激素。

4.术后观察和处理

术后重点观察眼压、虹膜周切口位置和形态、前房炎症等。预防感染和抗炎对症常规治疗,可用短效散瞳剂活动瞳孔,并作为检验是否存在高褶虹膜综合征的一种激发试验。术后 2 周可行前房角镜检查。

5.手术并发症及处理

(1)出血及前房积血一般量少时可保守治疗,极少数需行前房冲洗术。

(2)虹膜色素上皮残留可在术后行激光穿透术。

(3)伤口渗漏或者球结膜下滤过泡形成常伴有浅前房和低眼压,需加压包扎密切观察,必要时立即重新缝合角膜缘切口。

(4)术后眼压升高常见原因为残余性青光眼、高褶虹膜综合征、混合机制性青光眼、虹膜切除口阻塞和恶性青光眼,根据不同原因选择治疗方案。

(5)反应性虹膜炎局部用皮质激素类眼液加强抗炎治疗,根据病情可用短效睫状肌麻痹剂点眼。需与感染性眼内炎相鉴别,后者需抗感染抢救治疗。

(6)眩光和单眼复视因虹膜周切口过大或者暴露在睑裂区引起,需患者逐渐适应,必要时手术修补。

五、小梁切除术

滤过性手术是在角膜缘建立一条新的房水外引流途径,将房水从前房直接或者间接引流至球结膜下间隙,形成滤过泡,房水经球结膜下组织引流吸收。小梁切除术是最有代表性的控制性滤过手术,临床应用至今盛行 50 多年,并经过不断改良,如使用可调整缝线,与抗代谢药物、以及一些能减少瘢痕形成的植入物的联合应用,在确保安全性的前提下争取达到最理想的降压效果,目前也是抗青光眼手术研究的热点。

(一)小梁切除术

1.手术原理

通过板层巩膜瓣减少房水流出量,从而防止术后早期滤过太强的并发症;通过术后巩膜瓣缝线的控制性拆除,以及滤过泡按摩,以获得合适的靶眼压控制和理想的功能性滤过泡。

2.手术适应证

(1)局部用药病情控制不良的原发性开角型青光眼。

(2)解除瞳孔阻滞因素后用药病情控制不良的原发性闭角型青光眼。

(3)先天性青光眼,其中婴幼儿型青光眼可与小梁切开术联合进行。

(4)部分继发性和特殊类型的青光眼。

3.手术方法要点

(1)上直肌或角膜牵引缝线暴露术野。

(2)作以角膜缘或以穹隆部为基底的结膜瓣,在应用巩膜可调整缝线或抗代谢药物时,多采用以角膜缘为基底的高位结膜瓣(离角膜缘 8～10 mm,宽度约 12～15 mm),分层剪开球结膜、筋膜囊和表层巩膜组织。

(3)作以角膜缘为基底的 4 mm×3 mm 大小横长方形板层巩膜瓣,1/2～2/3 巩膜厚度。也可作 3～4 mm长的等边三角形巩膜瓣,向前剖切至透明角膜内 1～2 mm。

(4)经颞侧周边透明角膜做前房穿刺。

(5)在巩膜瓣下标划出 1.5 mm×1.5 mm～2 mm×2 mm 大小待切除的内滤口组织,其前切口位于巩膜瓣的基底部(透明角膜带的最前面),后切口位于透明角膜带与灰蓝色带交界处(不含小梁组织)或者灰蓝色带与白色带交界处(包含小梁组织)。两侧切口离巩膜床两个侧边约 1.0 mm。

(6)从两侧切口切穿入前房,并由此伸入显微小梁剪切除该内滤口组织。

(7)在内滤口处作一宽基底部的周边虹膜切除,其宽度超过内滤口宽度;回复虹膜,检查瞳孔复圆和虹膜周切口情况。

(8)0～10 尼龙线缝合巩膜瓣,后角处固定缝合两针(跨度较大,便于术后激光断线),两侧作可调整缝线各一针,外露活结固定于周边角膜上。若三角形巩膜瓣则顶角处一针固定缝合,两侧同样可作可调整缝线各一针。检查房水流出和前房形成情况,调整缝线松紧度。

(9)分层缝合筋膜切口,水密缝合结膜瓣。检查滤过泡形成情况。

(10)术毕球结膜下注射抗生素和激素。

4.术后观察和处理

重点观察滤过泡形态、前房深度、前房内炎症反应程度和眼压及视力。治疗主要是预防感染、控制前葡萄膜炎症反应、维持瞳孔适度散大、避免并发症和促进功能性滤过泡形成。术后滤过泡的形态分类如下。

(1)薄壁微囊泡:相对无血管、透明、薄壁隆起,结膜上皮内有微囊样改变,有滤过功能。

(2)平坦弥散泡:弥散、半透明、泡壁较厚,可透见其下巩膜瓣,有滤过功能,随着时间迁移可能逐渐变扁平,眼压升高。

(3)包裹囊样泡:局限且边界明显、光滑圆顶"囊肿"样高隆起,泡壁厚而充血,无滤过功能,常伴有眼压升高。

(4)平坦瘢痕泡:平坦、结膜下无液腔,无滤过功能,常伴有眼压升高。

术后早期理想的情况是:①滤过泡呈相对贫血状态,无明显局限边界,轻、中度隆起。②前房恢复到术前深度或稍浅。③眼压在 8～15 mmHg 之间。

术后滤过泡和眼压的观察处理:如果前房变深、滤过泡平坦且眼压高于 20 mmHg,应拆除可调整缝线(通常在术后 5～14 天);通常两根缝线先后松解、拆除,结合滤过泡按摩,以产生理想的功能性滤过泡和维持靶眼压控制。如果术后滤过太强导致前房变浅、滤过泡高隆且眼压低于 6 mmHg,应加强散瞳及抗炎、滤过泡加压包扎,延期松解及拆除调整缝线,密切观察。

5.手术并发症和处理

1)术中并发症和处理:①结膜瓣撕裂或者小孔:0～10 尼龙线水密缝合;同时更换手术切口部位,以防术后伤口渗漏。②脉络膜上腔出血或者驱逐性脉络膜出血:多发生在眼压突然过低时。一旦发现需立即关闭巩膜瓣,用平衡盐溶液、粘弹剂或者气体重建前房;若出血仍在扩展,需做后巩膜切开引流,静滴甘露醇降低眼压、稳定病情。③虹膜或者睫状体出血:维持巩膜瓣开放、表面柔和冲洗(避免血液流入前房内),通常数分钟后出血自行停止;持续出血需要前房注入粘弹剂填塞压迫止血。④中心视力突然丧失:为球后麻醉和视网膜中央动脉痉挛所致,多见于晚期小视野青光眼患眼。立即停止手术、吸氧、扩张血管、神经营养药物抢救治疗,监测血压,检查眼底情况。⑤玻璃体脱出:嵌于滤口和滤过通道的玻璃体应仔细清除干净,否则容易导致滤过泡失败。⑥晶状体损伤及不全脱位。⑦后弹力层撕裂。

2)术后并发症和处理。

(1)术后浅前房低眼压:常见原因为滤过功能过盛的薄壁微囊泡、结膜瓣渗漏、睫状体脉络膜脱离、睫状体低分泌。

滤过功能过盛者主要通过滤过泡加压包扎、使用促进伤口愈合药物、减少皮质类固醇药物应用、滤过泡自家血注射、散瞳和必要时行滤过泡修补术处理。结膜瓣渗漏者通过 Seidel 荧光素钠试验可发现,应用抑制房水生成药物和促进伤口愈合药物,滤过泡加压包扎、滤过泡自家血注射处理,当伤口裂开退缩、巩膜瓣边缘外露或者持续浅前房危及到角膜内皮和晶状体时,需立即手术修复伤口。睫状体脉络膜脱离者需要局部和全身使用皮质激素治疗,通常 10～14 天复位,必要时采用手术引流脉络膜上腔液体、修复睫状体分离裂隙、重建前房。睫状体低分泌者立即停用碳酸酐酶抑制剂和肾上腺素能 β 受体阻滞剂。

(2)术后浅前房高眼压:见于恶性青光眼、术后瞳孔阻滞、伴有睫状体前移和房角闭合的环形脉络膜脱离和迟发性脉络膜出血。①恶性青光眼经局部使用强效睫状肌麻痹剂、抑制房水生成药物、皮质类固醇药物，全身应用高渗剂和碳酸酐酶抑制剂，50%患者有效，需密切观察；若病情控制不良，危及角膜内皮和晶状体混浊时需手术治疗，以超声乳化摘除晶状体联合后房型人工晶体植入术相对安全有效，必要时术中联合晶状体后囊切开和前段玻璃体切除术。②术后瞳孔阻滞常见原因为虹膜周切口残留色素上皮层，需激光修补。③UBM 和 B 超检查有助于伴有睫状体前移和房角闭合的脉络膜脱离的诊断，药物治疗失败者需行扁平部睫状体-脉络膜上腔引流排液和前房重建术。④迟发性脉络膜出血与术后持续低眼压和脉络膜渗漏有关，保守治疗无效者手术行后巩膜切开引流排液。

(3)滤过泡失败：失败原因为滤口内部或者外部阻塞、包裹囊状泡形成，是后期最常见的并发症，约占10%～30%。前房角镜和 UBM、前节 OCT 检查有助于明确原因和正确处理。

滤口内部阻塞：因虹膜、睫状突、未切除的后弹力膜、血凝块、炎症渗出物、玻璃体或者晶状体囊膜阻塞滤口。根据前房角镜等检查明确原因后对症治疗，激光切除阻塞物，或者手术修复。

滤口外部阻塞：巩膜瓣缝线过紧，巩膜瓣下或者结膜瓣与巩膜之间的血凝块或纤维渗出物，均可导致房水流出受阻，滤过泡按摩后仍不形成，前房角镜等检查可见滤口通畅。处理方法包括巩膜瓣可调整缝线拆除、氩激光断线、滤过泡针刺分离结膜瓣和巩膜瓣、滤过泡对侧结膜下注射 5-FU 或滤过泡旁注射干扰素、前房或滤过泡内注射组织纤维蛋白酶原激活剂(tPA)、手术修复等。

滤过泡纤维包裹：早期常发生在术后 1～4 周，后期可复发，术后 16 周内是治疗的关键时期。通过局部使用皮质类固醇药物、滤过泡按摩、囊壁针刺分离、结膜下注射 5-FU 以及囊壁切除修复术等方法处理。

(4)前房积血：多由于术中和术后早期虹膜或者睫状体出血、浅层巩膜出血流入前房所致。量少时待其自行吸收，量大时需做前房冲洗术，或前房内注入 tPA 有助于血凝块溶解吸收和防止滤过泡瘢痕化。

(5)白内障：2%～53%术眼术后白内障发生或混浊发展加重。

(6)低眼压性黄斑病变：长期眼压低于 4 mmHg 可能发生中心视力下降，根据低眼压的病因处理。

(7)前葡萄膜炎：局部加强皮质类固醇激素点眼，眼压情况允许可用短效睫状肌麻痹剂。

(8)角膜后弹力膜脱离：少见，与手术操作和扁平前房、内皮功能不良有关。脱离范围小者保守治疗，范围大者采用前房注气、粘弹剂复位，失败者行手术缝合复位。

(9)滤过泡感染和眼内炎：可在术后数月或数年发生，一旦发现早期滤过泡感染或者前房反应时，应立即取滤过泡表面分泌物和房水、玻璃体等做病原学检查和药敏试验；同时局部和全身使用广谱抗生素；除真菌感染外，12～24 h 开始眼部使用皮质类固醇激素，以防止滤过泡瘢痕化。

(10)交感性眼炎：罕见，使用睫状肌麻痹剂、皮质类固醇激素和免疫抑制剂治疗。

(二)联合抗代谢药物的小梁切除术

1.手术原理

小梁切除术中或者术后联合应用抗代谢药物，可有效地抑制滤过区伤口活跃的生物愈合反应；同时，与巩膜瓣的暂时牢固缝合和术后巩膜缝线的可调整松解拆除，三者互相制约，扬长避短，可减少术后早期滤过太强所致的并发症，同时保证长期靶眼压的控制和功能性滤过泡的维持。

2.手术适应证

主要是难治性青光眼。

(1)无晶状体眼或者人工晶状体眼合并青光眼。

(2)新生血管性青光眼。

(3)炎症性青光眼。

(4)外伤性青光眼。

(5)虹膜角膜内皮综合征。

(6)筋膜囊肥厚的青少年型青光眼。

(7)既往滤过性手术失败的再手术青光眼。

(8)巩膜环扎术后或者角膜移植术后青光眼。

(9)前房角发育不良或者小梁切开手术失败的先天性青光眼。

3.手术方法要点

在小梁切除术中辅助应用抗代谢药物：将浸泡了 0.2～0.4 mg/mL 丝裂霉素 C(MMC)或者 25～50 mg/mL的 5-氟尿嘧啶(5-FU)的棉片，在前房穿刺前置于结膜瓣和巩膜瓣下，1～3 min 后取走并用 60～100 mL 平衡盐溶液反复冲洗。其他步骤同常规小梁切除手术。可根据患眼青光眼类型、个体特性以及期望达到的靶眼压水平，灵活选择抗代谢药物的浓度、留置时间和放置部位。

小梁切除术后应用抗代谢药物：应用 5-FU 5mg 在滤过泡对侧 180°球结膜下注射，隔天 1 次，共约 5～7 次。也可追加 0.01～0.02 mg/mL MMC 的稀释溶液在滤过泡旁球结膜下注射。

4.术后观察和处理

由于术中联合应用了抗代谢药物，可调整缝线拆除时间可适当延长；密切观察滤过泡和眼压情况；注意观察结膜切口房水是否渗漏和角膜上皮是否损害。其他同前述小梁切除术。

5.手术并发症和处理

不能滥用抗代谢药物，浓度越高、剂量越大、时间越长则抗代谢作用越强，由此并发症可能越严重。

(1)结膜切口愈合不良、贫血坏死、切口渗漏。保守治疗无效则需行滤过泡加厚或者修补术。

(2)低眼压及低眼压性黄斑病变发生率增加，通常需行滤过泡加厚或者修补术。

(3)巨大薄壁悬垂泡：由于眼睑挤压滤过泡移行到角膜表面，引起异物感、泪膜异常、角膜干燥斑等症状，需手术切除包括悬垂部在内的部分滤泡组织并修补加固原滤过泡。

(4)5-FU 可致角膜上皮毒性损害，发现后立即停药，予营养角膜上皮药物治疗。其他同前述小梁切除术。

(三)联合结膜下植入物的小梁切除术

结膜下植入物，如可生物降解胶原基质植入物，是一个三维多孔结构支架，动物实验和临床研究已经证实，它可以引导成纤维细胞的随机生长，减少瘢痕增殖，有助于形成结构松散的功能性滤过泡，发挥对房水的储集缓冲和引流调控作用。在小梁切除术中植入在巩膜瓣上，可减少术后早期低眼压、浅前房、滤过泡渗漏的并发症，以及滤口外部阻塞和滤过泡纤维包裹的发生率，远期的眼压控制和功能性滤过泡的维持也取得了令人满意的效果。操作简单、安全。目前临床研究主要适用于难治性青光眼，可在小梁切除(应用 MMC)联合超声乳化白内障手术中使用。

六、非穿透性滤过手术

非穿透性滤过手术是一种发展中的青光眼滤过性手术，不同学者给了它不同的名称，如深层巩膜切除术、粘小管切开术、外部小梁切除术、非穿透性小梁手术等，这些手术共同的基础技术是深层巩膜切除和外部小梁切除两种技术的结合。非穿透性滤过手术建立了符合生理性的房水排出的通路，具有安全性高、并发症少的优点，为了进一步增强手术降眼压的效果，术中将可降解的植入物置于巩膜减压腔内，并联合抗代谢药物的应用，显著地提高了手术成功率。由粘弹剂小管扩张术改进的管道成形扩张术，利用了非穿透性小梁手术的所有优点，提供特殊压力使房水通过生理途径排出，该术式临床初步应用效果令人满意。

(一)非穿透性小梁手术

1.手术原理

通过精细制作的具有良好渗透性的小梁-后弹力膜(TDM)，房水经 TDM 窗渗入巩膜减压腔，再从巩膜瓣边缘流出到结膜下间隙，形成滤过泡。由于房水流出量及速率比小梁切除术低，而且不进入前房操作，手术安全性好。术中巩膜减压腔内植入可降解的材料和抗代谢药物的应用，有助于增强并维持降眼压的效果和功能性滤过泡的形成。该术式其他房水流出途径还包括：房水经残留巩膜组织渗入脉络膜上腔直接吸收，或者经葡萄膜-巩膜途径流出；或者经 Schlemm 管开放端，沿 Schlemm 管、外集合管和睫状前静脉流出。

2.手术适应证和禁忌证

(1)适应证:①原发性开角型青光眼。②高度近视合并开角型青光眼。③色素性青光眼。④剥脱综合征。⑤无晶状体眼或者人工晶状体眼合并青光眼。⑥先天性青光眼。⑦Sturge-Weber综合征。⑧葡萄膜炎继发开角型青光眼。

(2)禁忌证:①新生血管性青光眼侵犯了房角。②房角广泛粘连闭合的原发性闭角型青光眼。③ICE综合征和葡萄膜炎继发的闭角型青光眼。

3.手术方法要点

(1)多采用局部麻醉,表面麻醉联合球结膜下麻醉,或球周浸润麻醉。

(2)上直肌或角膜牵引缝线暴露术野,作以角膜缘或以穹隆部为基底的结膜瓣,分层剪开球结膜、筋膜囊和表层巩膜组织。

(3)作以角膜缘为基底的6.0 mm×5.5 mm大小、1/4～1/3巩膜厚度的弧形浅层巩膜瓣,或者5.0 mm×5.0 mm大小、1/4～1/3巩膜厚度的方形浅层巩膜瓣,其前端应剖入透明角膜内至少1.0 mm。

(4)在浅层巩膜瓣下作第二个4.0 mm×4.0 mm大小三角形(弧形浅层巩膜瓣)或方形(方形浅层巩膜瓣)深层巩膜角膜瓣,仅保留能透见其下暗黑色葡萄膜组织的薄层巩膜。巩膜瓣前端剖切至能辨认出平行角膜缘排列的亮白色巩膜嵴纤维,即为Schlemm管外壁、巩膜突的位置。

(5)将浸泡了0.2～0.3 mg/mL丝裂霉素C溶液(MMC)的棉片,分别置于深层和浅层巩膜瓣下约2 min后,用60～100 mL平衡盐溶液大量冲洗。

(6)将Schlemm管外壁纤维掀开,可见少量房水渗出,前房深度没有变化。

(7)从深层巩膜角膜瓣两侧沿后弹力膜前角膜基质水平继续剖切该瓣的角膜部(约1.0～1.5 mm),接着完成包含Schlemm管外壁的深层巩膜角膜组织块切除。

(8)钝性轻柔地暴露后弹力膜,撕除Schlemm管内壁,保留由内部小梁和后弹力膜组成的渗透性良好的TDM窗。

(9)巩膜腔内植入可吸收降解的材料(如三角形的透明质酸植入物,简称SKGEL,约3～6个月吸收;或者方形的胶原植入物,约9个月吸收),0～10尼龙线缝合植入物一针固定于巩膜床上。

(10)间断缝合浅层巩膜瓣两针,分层缝合筋膜切口,水密缝合球结膜切口。

(11)术毕球结膜下注射抗生素和激素。

4.术后观察和处理

术后需要缩瞳、避免滤过泡按摩,以防止周边虹膜嵌入TDM窗或发生前粘连。其他观察处理基本同前述小梁切除术。

5.手术并发症和处理

非穿透性小梁手术的并发症显著少于小梁切除术。相对常见并发症为TDM窗破裂、虹膜嵌入TDM窗和眼压升高。术中发现TDM窗破裂及周边虹膜脱出时应改做小梁切除术;术后应避免滤过泡按摩、用力揉术眼和外伤。前房角镜和UBM、前节OCT检查有助于发现TDM窗是否存在周边虹膜前粘连(PAS)以及TDM窗的形态改变和滤过通道异常。早期眼压升高与手术操作、巩膜腔血肿和PAS有关,后期眼压升高与TDM窗、巩膜腔、巩膜瓣边缘或巩膜与结膜之间纤维组织增生有关。激光分离PAS、TDM窗穿刺切开或者手术修复和药物治疗等方法有助于恢复滤过通道功能、降低眼压。SKGEL排斥是一种罕见的术后并发症,有学者曾报道过3例患者植入SKGEL后发生结膜自溶和SKGEL排斥现象。

同一课题组还对32例非穿透性小梁手术联合透明质酸钠生物胶植入治疗开角型青光眼的手术成功率和并发症进行了观察。术后随访时间为3～24个月。结果发现完全成功21眼,部分成功5眼,两者合计为26眼(96%)。观察到的并发症中,TDM窗破裂2眼,6眼出现术后眼压升高,其中5眼经局部用药可控制眼压,3眼前房出血,浅前房1眼。据观察,非穿透性小梁手术联合透明质酸钠生物胶植入成功率与复合式小梁切除术接近,而术后视力恢复快,并发症发生率低,但更远期疗效还有待观察。

(二)管道成形扩张术

通过义管和粘弹剂机械性扩张全周 Schlemm 管腔,使房水经 TDM 窗渗出,经 Schlemm 管引流至集合小管和表层巩膜静脉,从而达到房水从生理通路排出的目的。

义管如 iTrack 250A,是一条末端带有光纤的柔软细管,末端直径 250 μm。经 Schlemm 管断端将 iTrack 250A 无创性末端插入 Schlemm 管内,在插管过程中同时注射 1.4%透明质酸钠扩张管腔,末端发光设计在插管过程中起定位、引导作用。iTrack 250A 插入并扩张全周 Schlemm 管后,顺着插管的方向取出并置换为 0～10 聚丙烯缝线,在 Schlemm 管断端处将该缝线结扎,并保留一定张力向心性牵拉 Schlemm 管内壁,起到扩张管腔的作用。

该术式目前研究仅限于开角型青光眼,可单独手术或者联合超声乳化白内障摘除和人工晶状体植入手术。术后早期和 1 年随访结果令人满意,远期效果令人期待。有关术后并发症还有待于进一步研究。其他植入义管还有可膨胀水凝胶聚合物,其插入 Sehlemm 管腔吸收房水后直径可膨胀 4～5 倍,从而达到解除狭窄、扩张管腔的目的。

七、房水引流物植入术

各种房水引流物植入术在青光眼手术中的应用,使临床上各种预后不良的难治性青光眼的手术成功率得以提高,成为当代抗青光眼手术的新动向。目前常见的房水引流物,根据其有无限制房水流动的压力敏感阀(活瓣)而分为:非活瓣性房水引流物,如 Moheno、Baerveldt 引流物;活瓣性房水引流物,如 Ahmed、Krupin 引流物。本节以 Ahmed 引流物为例进行手术介绍。最近的新房水引流物,如 Ex-press 微型引流钉和 GOLD 微型金质引流器,以及类似的 Eyepass,I-stent,trabectome 等,国外已经有临床应用报道,并发症相对较少,眼压控制稳定,手术操作简单,但是价格较贵。

(一)房水引流物植入术

1.手术原理

房水引流物由两部分组成:引流管和引流盘。前者负责将房水从前房、后房或玻璃体腔直接分流到位于眼球赤道部附近巩膜表面的引流盘;房水经过后者周围形成的纤维包裹囊腔(后部滤过泡)被动扩散或者渗透,进入眼眶周围组织间隙,由毛细血管和淋巴管组织吸收。囊壁越薄和囊腔越大则降压效果越好。

2.手术适应证

房水引流物植入术主要适用于难治性青光眼,如:①无晶状体眼或者人工晶状体眼合并青光眼。②新生血管性青光眼。③炎症性青光眼。④有广泛虹膜前粘连的闭角型青光眼。⑤角膜缘周围结膜广泛瘢痕化的青光眼。⑥上皮植入继发性青光眼。⑦虹膜角膜内皮综合征。⑧角膜移植术后或者视网膜玻璃体术后继发性青光眼。⑨多次小梁切除术失败(尤其联合应用过抗代谢药物)的再手术眼。⑩多次小梁切开术失败或者联合小梁切除术失败的先天性青光眼。

3.手术方法要点

(1)房水引流物的准备,用平衡盐溶液冲洗 Ahmed 引流物的引流管并测试引流物是否通畅,排出管腔内气体,确保活瓣阀门打开。

(2)在两条直肌间作以穹隆部为基底的结膜瓣,通常选择在颞上象限。

(3)沿巩膜表面潜行分离,暴露赤道部巩膜。可应用浸有 0.4 mg/mL MMC 的棉片,置于赤道部巩膜表面,5 min 后取出并用平衡盐溶液 60～100 mL 反复冲洗。

(4)将引流盘插入巩膜表面,非吸收缝线通过其上的固定孔,固定引流盘于浅层巩膜上并使其前缘距离角膜缘 8～10 mm,引流管位于两相邻直肌之间并与角膜缘垂直。

(5)确定角膜穿刺位置和引流管长度(插入前房约 2.0 mm)和斜面方向,修剪引流管。

(6)23 号注射针头在角膜缘后 0.5～0.7 mm 处穿刺入前房,注入适量粘弹剂维持前房深度和眼压。

(7)将引流管沿此通道插入前房,使其接近虹膜面、远离角膜内皮面,斜面向上;0～10 尼龙线将引流管固定缝合在巩膜表面。

(8)将预先制备的 4 mm×6 mm 大小异体巩膜片覆盖于引流管上,缝线固定之。

(9)0～10 尼龙线分层原位缝合筋膜及球结膜切口。

(10)术毕球结膜下注射抗生素和激素。也可制作以角膜缘为基底的巩膜瓣,引流管在巩膜瓣下经角膜缘穿刺通道入前房,引流管固定于巩膜瓣下面,无需异体巩膜片覆盖。

对于非活瓣性房水引流物,术中还需要结扎引流管断端,管腔内放置可去除的外部缝线(管内阻塞芯线技术),或者可吸收缝线于管外结扎,其目的是限制术后早期房水的流出量,减少术后早期浅前房、低眼压等并发症的发生。

4.术后观察和处理

重点观察引流管在前房的位置、长度、开口方向、与角膜内皮和虹膜的关系,前房深度的变化和眼压,其他观察处理基本同前述小梁切除术。

5.手术并发症和处理

并发症相对较多,低眼压、浅前房、前房出血、后部滤过泡渗漏和纤维包裹、瞳孔阻滞、恶性青光眼、脉络膜脱离或出血等并发症与小梁切除术相似。与引流物有关的并发症如下。

(1)术中角膜缘穿刺口过大导致管周房水渗漏,需缝合切口,重新作与管径大小一致的穿刺口。

(2)引流管损伤、接触角膜内皮、虹膜或晶状体。

(3)引流管被虹膜、炎症碎屑、纤维素、血凝块、玻璃体或者硅油阻塞,可采用激光或者手术方法清除。

(4)引流管移位和退出。

(5)植入物外露、排斥。

(6)眼外肌功能失调,复视。

(二)新的房水引流装置

1.Ex-press 微型引流钉

Ex-press 微型引流钉是一个长 2.96 mm,外径约 400 μm,内径约 50 μm 的不锈钢钉状物,前部约 2 mm可植入眼内。它有一个宽 75 μm 的侧突以防止植入过深和一个外盘以避免被排斥挤出。侧突和外盘设计成一定角度符合巩膜相应部位的解剖结构,从而避免该装置相对眼球壁发生移动。Ex-press 微型引流钉在近末端处有 3 个侧孔,当虹膜阻塞主孔道时,侧孔可以确保房水流出。根据房水不同流量有不同规格可选择,无晶体眼与有晶体眼也有不同大小规格。

Ex-press 微型引流钉前部穿刺头经 Schlemm 管插入前房,后部置于巩膜瓣下,将房水从前房引流至巩膜上腔和巩膜瓣下,因此形成的结膜滤过泡隆起较浅。手术不需要切除巩膜和小梁组织,不需要虹膜周切,仅将引流钉前部经 Schlemm 管穿刺入前房,因此操作相对简单、安全性好。通过独特的房水流出调节机制,早期低眼压和晚期高眼压的发生率较小梁切除术低,术后眼压控制较稳定、并发症少。手术适应证广,开角型和闭角型青光眼,以及新生血管性青光眼等难治性青光眼均适用。

2.GOLD 微型金质引流器(SOLX,Waltham,MA)

GOLD 微型金质引流器(SOLX)是一个长 5.2 mm、宽 3.21 mm、厚 68 μm 的金质薄片,内部有微管设计。经巩膜切口,用特制的器械帮助将其一端植入前房,一端植入脉络膜上腔,从而将房水从前房引流至脉络膜上腔,不形成结膜滤过泡。手术操作相对简单,不需要作巩膜瓣和组织切除,安全性较好。有研究报道 28%术眼术后早期出现前房积血,但均在术后 1 周内恢复。术后眼压控制稳定满意。可联合超声乳化白内障摘除手术,手术源性角膜散光小。

八、小梁切开术

小梁切开术包括外路(小梁切开术)和内路(前房角切开术)两种术式,常用于治疗先天性婴幼儿型青光眼。外路小梁切开术与前房角切开术比较,具有以下优点:手术成功率高;解剖定位更精确、技术操作相对较容易;前房操作较少、相对安全;无需辅助前房角镜的使用。外路小梁切开术手术成功率取决于房角异常的类型,而不取决于青光眼的严重程度,后者往往是前房角切开术成功与否的主要影响因素。因此,外路小梁切开术是治疗先天性青光眼的首选术式。

(一)小梁切开术

1.手术原理

小梁切开术从外路切开 Schlemm 管内壁和小梁网,使房水从前房直接进入 Schlemm 管而排出。

2.手术适应证

①单纯性小梁发育不良的先天性青光眼。②前房角切开术失败的单纯性房角发育不良的先天性青光眼。③角膜直径大于 15 mm,角膜水肿或瘢痕性混浊的晚期先天性青光眼。后两种情况预后较差,可能需要联合小梁切除术或者小梁切除联合抗代谢药物治疗。

3.手术方法要点

(1)在 12∶00 方位作以穹隆或者角膜缘为基底的结膜瓣。

(2)在 12∶00 方位作以角膜缘为基底的方形或三角形巩膜瓣,3.0 mm×3.0 mm 大小、2/3～3/4 巩膜厚度,向前剖入透明角膜内 1.0～1.5 mm。

(3)于角膜缘灰蓝色带和白色带接合处,前 1.0 mm 至后 1.0 mm 作垂直切口。

(4)高倍显微镜下逐渐加深切口,寻找并切开 Schlemm 管外壁(位于深层的淡黑色点),暴露 1.0～2.0 mm长管腔。

(5)0～5 尼龙线插入拟定的 Schlemm 管内,证实其管腔是否真正打开。

(6)小梁切开刀的下刃插入管腔内缓慢推进 8.0 mm、旋转刀柄,切开 Schlemm 管内壁、小梁网,进入前房,上刃在管外引导。

(7)同样方法切开另外一侧小梁。

(8)0～10 尼龙线缝合巩膜瓣,0～8 可吸收线缝合球结膜切口。

4.术后观察和处理

术后常规局部使用抗生素和皮质激素药物。术后 4～6 周应全身麻醉下复查眼压、角膜直径、房角改变和眼底视乳头结构。若病情控制,可在 1 个月后再复查,之后每 3～4 个月复查一次,第 2 年复查两次,第 3 年后每年复查一次。如果复查发现眼压升高、伴有角膜水肿或者直径增大、杯/盘比增大,提示青光眼病情未控制,手术失败。

5.手术并发症和处理

(1)前房出血大多术后 2～3 天能自行吸收,极少数需行前房冲洗术。

(2)周边虹膜脱出应在术中切除脱出的虹膜组织,避免虹膜前粘连致手术失败。

(3)虹膜根部离断小梁切开刀的顶端太靠后或者过早穿破小梁进入前房,关键在于术中细心操作。

(4)角膜后弹力层撕脱小梁切开刀的顶端太靠前或者进入巩膜内假道所致,需确保切开刀真正位于管腔内,切开时注意角膜板层内是否有小气泡出现。

(5)手术失败和持续性高眼压通常可进行第二次小梁切开术,或者联合小梁切除术。

(6)结膜滤过泡形成观察,一般无需处理。

(二)前房角切开术

1.手术原理

从内路切开阻塞房水外流的 Barkan 膜和压缩的小梁网形成的膜样组织,使房水直接经深部小梁网进入 Schlemm 管而排出;同时使虹膜后退,解除睫状肌对小梁的牵拉所致的网眼缩窄,从而增加房水排出。

2.手术适应证

主要适用于单纯性小梁发育不良的先天性青光眼。

3.手术方法要点

(1)患儿全麻下,用齿镊或者缝线固定眼球,角膜上皮水肿者可刮除上皮。

(2)放置前房角镜于角膜偏鼻侧部位。

(3)房角切开刀在颞侧角膜缘内 1.0～2.0 mm 斜形刺进前房,与虹膜面平行越过瞳孔至对侧房角。

(4)刀尖对准并紧靠 Schwalbe 线下面的小梁网慢慢切开 60°范围小梁组织;接着同法切开相反方向的 60°小梁组织。房角镜下可见一条白色的细的小梁组织分离线,周边虹膜后退,房角隐窝加深。

(5)平稳迅速退刀。角膜切口自行闭合。

4.术后观察和处理

与外路小梁切开术相似。

5.手术并发症和处理

与外路小梁切开术相似。

(三)小梁切开联合小梁切除术

1.手术原理

联合手术提供了两条引流通路,即使一条通路阻塞,眼压仍可维持正常。角膜混浊者可作为首选。

2.手术适应证

①瘢痕样房角、虹膜小梁发育不良或者虹膜小梁角膜发育不良的先天性青光眼。②角膜直径大于 15 mm,角膜水肿或瘢痕性混浊的晚期先天性青光眼。③既往两次小梁切开术或者前房角切开术失败的再手术眼。

3.手术方法要点

①患儿全麻下,作以角膜缘为基底的结膜瓣。②作以角膜缘为基底 4 mm×5 mm 大小、1/3 巩膜厚度的巩膜瓣,前端剖入透明角膜内 1.0～1.5 mm。③结膜瓣和巩膜瓣下放置 MMC 棉片并冲洗。④同小梁切开术方法寻找 Schlemm 管并行小梁切开。⑤切除 1.5～2.0 mm 大小内滤口组织块和周边虹膜组织。⑥0～10 尼龙线缝合巩膜瓣。⑦分层缝合筋膜和结膜组织,切口水密关闭。⑧术毕球结膜下注射抗生素和激素。

4.术后观察和处理

同小梁切开术和小梁切除术。

5.手术并发症和处理

同小梁切开术和小梁切除术。

九、睫状体破坏性手术

睫状体破坏性手术是通过不同途径破坏及减弱睫状突分泌功能,减少房水生成量,从而达到降低眼压的目的。传统的睫状体冷冻术曾经是最常用的睫状体破坏性手术方式,但是其降压效果预测性欠佳,有视力丧失和眼球萎缩的危险,近年来发展起来的激光技术,尤其是眼内窥镜直视下的睫状体光凝术,具有降压效果好和相对安全的优点,因此传统的手术方式逐渐被睫状体激光光凝取代。

1.手术原理

手术原理通过冷冻的低温效应直接破坏睫状突上皮、血管和基质成分,使一定数量的睫状突上皮细胞达到轻度至中度坏死,房水生成量减少,眼压降低,但仍可维持眼的正常生理功能。手术目的为保留眼球、缓解疼痛。

2.手术适应证

①绝对期青光眼。②其他方法治疗无效或者无条件行其他手术的难治性青光眼。③角膜过大(横径大于 15 mm)、混浊,其他手术极易发生眼球穿破的婴幼儿青光眼。

3.手术方法要点

①球后或者球周麻醉。冷冻头直径选择 2.5 mm。②冷冻头位置:上方象限距离角膜缘前界后 1.5 mm处,其他象限则位于 1.0 mm 处。③冷冻范围:在上方或者下方 180°范围以内,做 1～2 排,每排 6～8 个点,两排间各点错开。④致冷温度－70～－80 ℃,冷冻头紧压巩膜,周围形成冰球区后持续冷冻

40～60 min。⑤如需要再次冷冻治疗，一般相隔 1 个月后进行，再次冷冻范围可与第一次范围重叠 1/2，总的冷冻范围不超过 300°。

4.术后观察和处理

重点观察眼压和前房炎症反应，术后早期应用降眼压药物，同常规观察处理、对症治疗。

5.手术并发症和处理

(1)葡萄膜炎反应：加强皮质激素抗炎和睫状肌麻痹剂治疗。

(2)术眼疼痛：若为周围组织冻伤反应所致，一般 24 h 后好转。

(3)早期高眼压：术后早期一过性高眼压常发生在术后 6 h，术后常规应用抗青光眼药物，必要时静脉滴注甘露醇。观察眼压控制情况及患者自觉症状，若高于 35 mmHg、持续一个月且疼痛明显者可再次追加治疗。

(4)晚期低眼压：过度冷冻所致，最终眼球萎缩。

(5)前房积血：尤其见于新生血管性青光眼，一般常规处理后数天吸收。

(6)眼前节缺血：多见于新生血管性青光眼 360°睫状体冷冻术后。

十、青光眼白内障联合手术

临床上常常遇到青光眼和白内障同时存在的情况，在某些情况下需要两者联合手术。抗青光眼手术根据病情需要可选择小梁切除术、非穿透性滤过手术和房水引流物植入术，白内障手术最常采用超声乳化白内障摘除联合人工晶体植入术，因为它角膜切口小且可位于颞侧或上方透明角膜内，术中眼压和前房相对稳定，安全性好，同时可以避开青光眼手术区域。

1.手术原理

晶状体摘除术后，可解除多种青光眼的发病因素，前房明显加深，改变了术眼窄房角的解剖结构，去除了瞳孔阻滞性闭角型青光眼的发病基础，解除了瞳孔一晶体阻滞、晶体一睫状环阻滞因素，减少了恶性青光眼的发生率。同时，合理安排术式的入路，可以减少手术对眼组织的损伤和结膜瘢痕，从患者心理和经济的角度考虑也更容易接受。

2.手术适应证

①药物不能控制眼压到理想水平而具备青光眼手术指征，同时患眼白内障明显，不具备两期手术条件又迫切需要改善视力的患者。②抗青光眼术后滤过泡失败、眼压控制不良的白内障患者。③晶状体膨胀期继发性或者混合性闭角型青光眼、房角粘连大于 180°者。④晶状体溶解性青光眼或过熟期白内障且房角器质性损害需要行滤过性手术者。

3.手术方法要点

(1)手术切口分类：①经同一切口手术：即由上方巩膜隧道切口做超声乳化和小梁切除术。②经不同切口手术，即小梁切除或非穿透性小梁手术(开角型青光眼)经上方巩膜瓣下切口，超声乳化经颞侧透明角膜切口。

(2)手术注意事项：①经不同切口的联合手术，可先行超声乳化术，再行小梁切除术；为避免超声乳化植入人工晶状体后，眼球较软，也可先剥离板层巩膜瓣，再行超声乳化术。②经同一切口的联合手术，常作以穹隆部为基底的结膜瓣，并将小梁切除术改良，在巩膜隧道切口的后唇应用微型巩膜咬切器靠前切除小块角膜缘组织。③需重视充分清除残留的皮质和核碎片，因为它们可能会加重术后前葡萄膜炎症反应和影响滤过性手术的成功率。④强直性小瞳孔和瞳孔固定散大状态增加了白内障手术的难度。⑤小梁切除术或非穿透性小梁手术均可联合应用抗代谢药物和巩膜瓣缝线松解技术。⑥房水引流物植入术手术并发症相对较多，但是引流管可直接将房水从后房或玻璃体腔分流，在联合白内障、玻璃体视网膜手术治疗复杂的顽固高眼压性青光眼时具有优势。

4.术后观察和处理

重点观察视力、眼压、滤过泡形态、前房深度、前房内炎症反应程度和角膜情况等。治疗主要是预防感染、控制前葡萄膜炎症反应、控制眼压和对症治疗。

5.手术并发症和处理

包括抗青光眼手术和白内障手术的术后并发症。

十一、Bevacizumab(avastin)玻璃体腔内注射治疗新生血管性青光眼

(一)药物作用机制

Bevacizumab(商品名 avastin)是一种重组人源化 VEGF 单克隆抗体,分子量 149 kD,能与 VEGF 的所有异构体及活性降解产物结合,从而阻止 VEGF 与其受体结合,抑制新生血管形成和渗出等一系列病理反应。

Bevacizumab 玻璃体腔注射可治疗眼内新生血管性疾病,最早应用于年龄相关性黄斑变性(AMD)、糖尿病视网膜病变(PDR)和视网膜中央静脉阻塞(CRVO)等。由于其快速抑制新生血管的生物学效应,近来应用在新生血管性青光眼中,可使虹膜新生血管明显消退、眼压降低,并作为新生血管性青光眼手术治疗的辅助手段,在联合 MMC 应用的小梁切除术前玻璃体腔给药,能减少术中出血,有助于抑制虹膜新生血管,控制靶眼压和维持功能性滤过泡,提高手术成功率。

(二)手术方法要点

无菌操作:经睫状体平坦部穿刺进针入玻璃体腔;常用剂量:1.0～1.25 mg/0.1 mL;联合小梁切除术者有报道术前 1 周给药,待虹膜、房角的新生血管消退后行滤过性手术;如果房角开放范围超过 180°,则不需行滤过性手术。

(三)术后观察和并发症

术后常规重点观察眼压、虹膜及视网膜新生血管情况,葡萄膜炎症反应情况。

与操作有关的并发症包括晶状体损伤(0.01%)、眼内炎(0.01%)和视网膜脱离(0.04%),可能与药物有关的并发症包括轻至中度葡萄膜炎(0.14%)、白内障发展(0.01%)、进展性视网膜下出血(0.06%)、视网膜色素上皮层撕裂(0.06%)等。

此外,有研究者在小梁切除术毕时,滤过泡旁结膜下注射 Bevacizumab,也取得了减少术后滤过泡瘢痕化的良好效果;还有研究者应用于滤过性手术后出现瘢痕增殖的滤过泡,经囊壁针刺分离后滤过泡旁注射 Bevacizumab 1.0 mg,发现滤过泡变得弥散而且表面新生血管明显消退。虽然 Bevacizumab 玻璃体腔注射治疗新生血管性青光眼的效果令人满意,但是由于缺乏有关安全性及有效性的长期的、前瞻性随机对照研究,在给药时机、方式、剂量和重复给药等方面尚存在争议。

有学者对玻璃体内注射 Bevacizumab 联合复合式小梁切除术治疗新生血管性青光眼疗效和安全性进行了探讨。对 2007 年 1 月至 2008 年 4 月在其所在门诊收治的闭角期新生血管性青光眼 13 例 13 眼,其中视网膜中央静脉阻塞 3 例 3 眼,视网膜中央动脉阻塞 1 例 1 眼,视网膜分支动脉阻塞 1 例 1 眼,增殖性糖尿病视网膜病变 4 例 4 眼,视网膜静脉周围炎 2 例 2 眼、慢性葡萄膜炎 1 例 1 眼、原发性闭角型青光眼绝对期 1 例 1 眼。先行玻璃体腔注射 Bevacizumab,待虹膜新生血管消退或萎缩后,再行复合式小梁切除术。观察玻璃体腔内注射 Bevacizumab 后虹膜及房角新生血管消退的时间、眼压的变化、并发症以及复合小梁切除术后眼压、滤过泡的形态、术后反应。术后随访 4～16 个月,平均 6.92±2.96 个月。结果发现注药后 13 眼中 11 眼虹膜新生血管 2～7 天完全消退,平均 3.92±2.47 天,2 眼注药后虹膜新生血管萎缩,保留少许残迹直至注药后 2 周。注药前眼压 29.0～51.0 mmHg,平均 40.2±7.58 mmHg,注药后 1 周眼压 25.0～50.0 mmHg,平均 32.92±7.64 mmHg,注药前后眼压变化无统计学意义($t=1.85$,$P>0.05$)。复合式小梁切除术后第 1 个月眼压为 4.80～12.0 mmHg,平均 8.73±2.08 mmHg,第 3 个月眼压 4.0～26.0 mmHg,平均 11.32±5.44 mmHg,最后一次随访眼压 6.0～18.0 mmHg,平均 11.57±3.19 mmHg;

13 眼中 12 眼(92%)形成功能性滤过泡,1 眼(8%)为非功能型滤过泡;与复合式小梁切除术前相比,最后一次随访视力提高者有 7 眼(53.85%),保持不变者有 6 眼(46.15%)。全部病例在玻璃体腔注射 Bevacizumab 及复合式小梁切除术后均未观察到严重手术并发症。由此可见,玻璃体腔注射 Bevacizumab 可使新生血管青光眼虹膜新生血管迅速消退或萎缩,再联合行复合式小梁切除术可避免术中术后出血,减轻术后炎症反应,提高手术的成功率,有益于保护残留的视功能,但应注意对原发病进行治疗。

(马小飞)

第二十四章

视网膜疾病

第一节　概　述

视网膜可分为内外两层，外层为色素上皮层，内层为神经上皮层。两层之间黏合不紧密，是发生视网膜脱离的解剖基础。

视网膜是由大脑向外伸延的视觉神经末梢组织，其结构复杂、精细、脆弱，而代谢旺盛。其血管属于终末血管系统，故任何病理性的破坏和血管梗阻，营养中断等引起的组织缺氧，即使时间短暂，均能导致组织坏死及丧失其感受和传导光刺激的功能。

视网膜循环障碍常可反映其他器官血液循环障碍的情况，而视网膜血管的病变是能够通过检眼镜或荧光血管造影等方法直接观察到的，所以，通过对视网膜血管的检查，可了解全身血管情况。

（张红振）

第二节　视网膜血管病

一、视网膜动脉阻塞

本病在临床上并不常见，但预后较差，如不及时处理，终将失明，是眼科的急症。

（一）发病原因

(1)在血管壁硬化或血管内膜炎的基础上，由于血管口径变狭窄而导致闭塞。

(2)从病变的心内膜或心瓣膜脱落的赘生物(栓子)，通过血流运行，在视网膜中央动脉或其分支造成管腔栓塞。

（二）临床表现

(1)主干阻塞时，表现为突然发生一眼无痛性完全失明，状似关闭电灯开关引起光线的顷刻消失，伴瞳孔散大，对光反应迟钝或消失。

(2)分支阻塞者则为视野某一区域突然出现遮挡。

(3)眼底表现：中央动脉主干阻塞时，视网膜呈青灰色水肿，动脉变细，黄斑区呈“樱桃红点”；分支阻塞时，则相应部位的视网膜呈青灰色水肿。

（三）治疗

应分秒必争，积极抢救。

(1)一旦诊断明确,可嘱患者自行按摩眼球,具体操作是:闭眼后用手指压迫眼球数秒钟,然后立即松开手指数秒钟,重复数次。可行前房穿刺。全身用降眼压药物,局部球后给阿托品。

(2)血管扩张剂,可选用硝酸甘油 0.3～0.6 mg 舌下含服,或亚硝酸异戊酯 0.2 mL 吸入。

(3)吸氧 15～30 min,每日 3 次。

(4)静脉滴注低分子右旋糖酐 500～1 000 mL,每日一次。

(5)支持药,如肌注 ATP,维生素 B_1、B_{12} 等。

二、视网膜静脉阻塞

本病是一种较为常见的眼底病,多见于老年人。

(一)发病原因

(1)动脉硬化使静脉受压阻塞。

(2)静脉壁硬化,使内膜增厚。

(3)高血压,因小动脉痉挛,末梢血循环差,使静脉回流减慢,血栓易于形成。

(4)其他因素而造成血管腔变细或血栓形成,从而产生阻塞。

(二)临床表现

(1)视力减退,但不如动脉阻塞一样急骤。

(2)眼底检查,视乳头边界欠清,可见火焰状出血,静脉高度迂曲。

(三)治疗

1.西医治疗

(1)药物治疗:血管扩张剂,如地巴唑 10 mg,每日 3 次。维生素 C 0.1 g,每日 3 次;维生素 E 50 mg,每日 3 次等。

(2)激光治疗:对有大面积缺血或新生血管者,可采用激光进行全视网膜光凝术,以防止新生血管的发生或促使已发生的新生血管闭塞。

(3)应长期随访,定期做眼底荧光血管造影检查,以便观察有无进行性视网膜毛细血管的闭塞及新生血管的形成而使患眼失明。

(4)可球内给抗 VEGF 药物。

2.中医治疗

(1)早期用止血法。①处方:生蒲黄 24 g,旱莲草 24 g,丹参 15 g,荆芥炭 12 g,郁金 15 g,生地 12 g,川芎 6 g,牡丹皮 12 g。②方解:方中生蒲黄、旱莲草、生地黄、荆芥炭凉血止血,其止目内出血。眼内出血若只止血而不散瘀,则瘀血存积眼内,为患极大,甚至导致失明,故加丹参、牡丹皮、郁金、川芎凉血活血散瘀。③用法:水煎服,每日 1 次。

(2)出血停止后宜治血祛瘀。①处方:当归 6～9 g,川芎 3～9 g,生地 5～15 g,赤芍 6～12 g,红花 3～6 g,桃仁 6～9 g。②服法:水煎服,每日 1 次。

(3)末期积血仍较甚者,宜破血祛瘀。①处方:刘寄奴、红花、生地、赤芍、菊花、苏木、牡丹皮、桔梗、生甘草。②服法:酌情用量,水煎服。

三、糖尿病性视网膜病变

糖尿病的视网膜并发症是发达国家引起失明的四大主要眼病之一。我国近年来糖尿病患者日渐增多,故其并发症也应受到注意。其最严重的并发症是糖尿病性视网膜病变。

(一)发病原因

由于糖尿病主要损害视网膜的微小血管,使毛细血管失去屏障功能而发生渗漏,引起视网膜水肿及小点状出血,以后毛细血管进一步损害,可使毛细血管闭塞,产生微血管病及棉绒状渗出斑。最后,长期毛细血管闭塞,可使视网膜广泛缺血,产生血管生长因子,进而产生视网膜新生血管,造成玻璃体出血及机化膜形成，进而形成牵引性视网膜脱离，使患者失明。

(二)临床表现

(1)有糖尿病史。

(2)视力逐渐下降。

(3)眼底检查：可发现视网膜微血管病，小出血点，渗出斑，严重者有玻璃体出血、新生血管形成及机化膜形成。

(4)通过眼底荧光血管造影术做进一步检查，可发现更早期的病变。

(三)治疗

(1)目前尚无特效药物治疗，应控制血糖。

(2)可考虑行全视网膜光凝术，以防新生血管形成。黄斑水肿可以球内给激素、抗 VEGF 药物或玻璃体手术。

(3)如有玻璃体积血及视网膜脱离者，应手术治疗，但效果不好。

(张红振)

第三节　视网膜脱离

视网膜脱离是指视网膜的色素上皮与神经上皮层的脱离，不是指整层视网膜的脱离。本病在临床上比较多见，可分为裂孔性视网膜脱离、非裂孔性视网膜脱离与牵引性视网膜脱离三大类型。

一、发病原因

(1)裂孔性视网膜脱离多见于高度近视眼、白内障术后的无晶体眼、老年人和眼外伤患者。病因是视网膜变性或外伤形成裂孔，液化的玻璃体经裂孔进入视网膜神经上皮与色素上皮之间积存，从而引起视网膜脱离。

(2)非裂孔性视网膜脱离是由于其他眼病产生的渗出液积聚于视网膜下，而使视网膜脱离。

(3)由于玻璃体积血、炎症等，玻璃体产生机化、粘连并牵引视网膜使之脱离。

二、临床表现

(1)前驱症状：眼前黑影飘浮和闪光感。

(2)视力减退，视物变形，或感到眼前某一方向有固定不动的黑影挡住视线，其范围逐渐扩大，如病变累及黄斑区者，则中心视力锐减。

(3)眼底表现：脱离的视网膜呈青灰色波浪状隆起，色青灰，在视网膜的周边部，常可发现有裂孔。牵引性视网膜脱离者，常可发现有牵引条索从玻璃体腔延伸至视网膜。

三、治疗

(1)一般原则：以手术为主。裂孔性网脱关键是封闭裂孔。可选择冷凝、巩膜外硅胶垫压、巩膜环扎等手术方法。

(2)如视网膜有裂孔，但无视网膜脱离，可采用激光光凝裂孔，以防止视网膜脱离的发生。

(3)牵引性视网膜脱离，常需同时行玻璃体切割术，以解除玻璃体牵引。

(4)非裂孔性视网膜脱离，可用药物促进网膜下积液的吸收，治疗原发病，如长久大量积液不消失者，可手术引流视网膜下积液。

(张红振)

第四节　视网膜色素变性

一、视网膜劈裂症

(一)病因

视网膜劈裂症多因老年人视网膜周边部外丛状层上有囊样变性,继之发展成巨大的囊腔时,而成劈裂。劈裂多位于外丛状层。

(二)临床表现

1.视力与视野

有飞蚊症、闪光幻觉、视力减退或视野缺损。

2.眼底表现

(1)早期视网膜周边部可见局限性半透明半球形囊样隆起,表面呈丝网状反光的条索,有时呈雪花状,隆起境界清晰,体位改变时,隆起形态不变。

(2)劈裂的视网膜内层或外层均有裂孔形成。

(3)裂孔同时波及内层及外层。

(三)治疗

(1)裂孔发生视网膜全层时,则按孔源性视网膜脱离治疗。

(2)已发生视网膜脱离者施行视网膜脱离复位手术。

二、原发性视网膜色素变性

(一)概述

原发性视网膜色素变性是一种慢性进行性遗传性视网膜变性。为常染色体隐性遗传。多开始于幼年或青壮年,随年龄增长病情加重,常累及双眼。其特征为视网膜感光上皮呈退行性变,伴有眼底色素变化。随着病变的进展,视网膜色素上皮层逐渐萎缩,色素逐渐游离并积集在视网膜血管的周围间隙,形成典型的骨细胞样色素沉着。

(二)临床表现

1.视野的改变

较为典型,初期为环形暗点,逐渐形成环形缺损,局限于赤道部,以后向周边及中心部扩张,及至周边部视野全部消失,而中心仍保留管状视野,持续很长时间,最后中心视野亦消失。

2.中心视力

一般不受影响,即使病变晚期,视野呈管状时,中心视力仍能保留较佳状态。病程延缓数十年,到达中年之后,中心视力逐渐消失,患者可完全失明。

3.眼底表现

病变早期眼底可完全正常,以后随着病变发展,视盘成为蜡黄色乃至萎缩,视网膜色泽变浅逐渐为青灰色,视网膜中央动脉和静脉普遍狭细,尤以动脉为显,晚期呈线状。色素开始沉着于赤道部,以后向周边部及后极部扩展,但很少向黄斑区侵犯。色素斑点有呈分支状,呈骨细胞样,也有呈团块状或斑点状。病变后期,色素脱失后,脉络膜暴露呈豹纹状,血管硬化呈黄白色条纹。

(三)诊断

(1)夜盲,偶尔有近视。

(2)幼年或青春期发病,延缓数十年至中年。

(3)家系调查有遗传性病史。

(4)眼底改变:①视盘呈蜡黄样萎缩。②视网膜呈青灰色,有骨细胞样色素沉着于赤道部。③视网膜血管普遍狭窄。④视野呈向心性狭缩或环形暗点,晚期呈管状视野。

(四)治疗

(1)大量应用血管扩张剂及能量药物。

(2)可试行外直肌脉络膜上腔移植术,改善视网膜血液供应。

(3)中医中药疗法:可用针刺疗法或服用活血化瘀药物。

三、结晶样视网膜变性

(一)概述

结晶样视网膜变性是一种遗传性变性疾病,多见于男性,20～30 岁发病,为隐性遗传,其家族中可能有视网膜色素变性的患者。

(二)临床表现

1.视力

起初就有夜盲、视力进行性下降,最后丧失有用视力。

2.视野

早期正常,而后出现旁中心暗点,部分或全部环形暗点,周边视野呈向心性缩小。

3.眼底表现

早期视盘正常,晚期可褪色,视网膜呈青灰色,后极部污秽状,整个视网膜散布着很多结晶样闪辉亮点,大小不一,多位于血管后,不隆起,愈近黄斑中心凹,亮点愈密集,可融合成块状,其周围可有不规则色素,偶尔可见少许骨细胞样色素沉着,黄斑部有出血者可逐渐机化变为灰白色膜样物。

(三)诊断

1.病史

有夜盲史,视力逐渐下降。

2.眼底表现

(1)后极部视网膜呈污秽状青灰色,整个视网膜散在着结晶样闪辉亮点,大小不一,整个眼底呈椒盐状。

(2)病变区有色素游离斑,可有小出血点,或白色机化膜。

3.视野

在早期可有旁中心暗点,晚期呈向心性缩小。

4.视网膜电流图(ERG)

b 波的波峰降低或熄灭。

5.眼底荧光血管造影

早期透见荧光,有局部渗漏。

(四)治疗

(1)维生素、血管扩张剂及碘剂应用。

(2)试用外直肌脉络膜上腔移植术。

(3)可试做体外反搏术,促使脉络膜血液循环,改善局部营养状况。

四、白点状视网膜变性

(一)概述

白点状视网膜变性为家族遗传病，与原发性视网膜色素变性见于同一家族类型。童年早期发病，有家族性有血族联姻史。

(二)特征与临床表现

(1)夜盲。

(2)中心视力差。

(3)视野缩小。

(4)特殊的眼底改变。

眼底表现：视盘色淡，血管变细，整个眼底色调淡，眼底遍布小白点，呈圆形或卵圆形，大小均匀一致，小点密集于后极部，为数很多，但不侵犯黄斑部，有时除黄斑部以外密布白点，宛如繁星，有些病例白点可夹杂有色素沉着且可发展为色素变性。

(三)治疗

本病迄今尚无有效疗法。可参照视网膜色素变性的治疗。

五、遗传性黄斑变性

遗传性黄斑变性为遗传性疾病，眼底所见可多种多样。一个家族中的受累者，在发病时间、发病速度、眼底表现和一般演变都有些相似。病变也不向周围视网膜扩展。时间愈久则病变愈不对称，可出现于各种年龄，但易发生于生理改变明显的时期。

(一)卵黄样黄斑变性

1.概述

发病在 15 岁前，常是双侧，可为散发或显性遗传。

2.眼底改变

病变是圆形或卵圆形，界限清楚，覆盖于黄斑或其相邻近处，范围约 1/2～4 PD，颜色可为浅黄或红黄，好像卵黄，最后因卵黄样物质被吸收，遗留一圆形萎缩，有时色素的瘢痕可永久存在。本病常有中心暗点，而致旁中心注视。周边视野正常。

3.诊断

本病应结合年龄、病史、家族及症状而确诊，晚期则不可能鉴别确诊。

(二)青少年型遗传性黄斑变性

1.概述

在 6～20 岁发病，隐性或显性遗传，多为散发病例。

2.临床表现

开始时视力下降；眼底无改变，无法确定诊断。继之色觉消失，白天视力困难，此时黄斑中心反光点消失或弥散，中心部似有水肿，变为灰色或发金属光，以后可有灰、黄、棕等颜色表现。最后色素变性，呈水平卵圆形，病变范围大小不一，有时可包绕视神经和黄斑。

(三)成人型遗传性黄斑变性

临床表现：与青年型相同，不过是症状开始较晚，常为显性遗传。

(四)老年前期和老年型遗传性黄斑营养不良症

50 岁以后中心视力改变而眼底正常，通常至 70 岁时才出现黄斑变暗，有色素点，以后变为色素团，最后形成瘢痕，早期视力减退，后期变为中心暗点。

六、视网膜囊样变性

(一)概述

视网膜囊样变性,是由于神经成分的分解,在组织之间形成的空隙,为一种变性病变。

(二)眼底改变

眼底镜检查下呈蜂窝状。在囊样变性处,视网膜神经成分表现疏松、萎缩甚至消失等退行性病变。若有炎症,还可有蛋白性渗出物。

(张红振)

第五节　黄斑疾病

一、中心性浆液性视网膜脉络膜炎

本病多见于20～45岁男性,病变能自行好转,预后较为良好。但易复发。

(一)发病原因

发病原因目前尚不清楚,精神紧张、情绪激动、感染、过敏、调节功能衰竭等均能促发本病。

(二)临床表现

(1)症状:常有中、低度视力减退,视物变形变小。

(2)眼前出现固定暗影。

(3)体征:眼底表现为黄斑区水肿、中心凹光反射消失,可见周围有细小渗出点。

(4)眼底荧光血管造影可见荧光素渗漏。

(三)治疗

1.西医治疗

(1)本病有自愈倾向,视力可逐渐恢复,药物治疗可适当缩短疗程。可选用血管扩张剂,如地巴唑10 mg,每日3次。

(2)激光治疗:在眼底血管造影时,如发现有渗漏点时,可用激光予以封闭,能缩短病程和预防复发。

2.中医药治疗

中医认为,本病是湿痰内聚,郁久化热,瘀阻经络而致或肾气不足,精气不能上荣于目而成。

(1)早期可用温胆汤等治疗。①处方:陈皮9 g,半夏9 g,白茯苓12 g,甘草3 g,枳实6 g,竹茹10 g。②用法:水煎服,每日1剂。

(2)中期用丹栀逍遥散治疗。①处方:牡丹皮12 g,栀子9 g,甘草6 g,当归9 g,茯苓15 g,白芍30 g,白术9 g,柴胡9 g。②用法:水煎服,每日1剂。

(3)晚期用杞菊地黄汤、明目地黄丸等治疗。①处方:熟地黄20 g,山萸肉12 g,淮山药12 g,泽泻9 g,茯苓9 g,牡丹皮9 g,枸杞子12 g,菊花10 g。②用法:每日1剂,水煎服。

二、老年黄斑变性

本病是西方国家老年人最常见的致盲眼病之一。近年来,我国本病发病率逐步增高。

(一)发病原因

本病病因尚不清楚。

(1)可能与黄斑区长期慢性光损伤有关。

(2)可能与脉络膜血管硬化有关。

(二)临床表现

(1)发生于50岁以上的老年人,双眼对称,视力缓慢进行性下降,此为干性型。眼底检查视网膜黄斑区附近有萎缩灶。

(2)一眼突然发生视力障碍,此为湿性型。眼底检查可见黄斑区有新生血管膜及深层出血。

(三)治疗

(1)无特殊治疗。可采用血管扩张剂等治疗,也可以服维生素E和补充锌剂。

(2)对湿性型老年黄斑变性可采用激光光凝视网膜下新生血管。

(张红振)

第六节 高血压视网膜病变

一、原发性高血压

长期持续性血压升高除了诱发心、脑血管系统的动脉血管痉挛、动脉狭窄的反应性等功能性改变外,随着病程进展,血压继续升高导致动脉管壁增厚,管腔狭窄等一系列动脉硬化的器质性改变,同时在眼底也引起相应改变,如视网膜血管痉挛、硬化,以致视网膜缺血、水肿、出血或渗出,甚至视盘水肿,从而严重影响视力,这些改变统称为高血压视网膜病变。

小动脉硬化常与原发性高血压同时存在,它是原发性高血压发展的结果,眼底血管的改变是高血压病在全身较为突出的表现,高血压视网膜病变与血压升高,特别是舒张压升高的急缓程度和病程有关,观察了解眼底血管的变化对于掌握高血压病的病情具有重要的临床意义。

通过检眼镜简单设备就可以直接观察到眼底视网膜血管变化,有条件者应进行眼底照相,便于对照比较,从而有助于了解和掌握高血压的严重程度和病程长短以及判断治疗预后。

为此,特将视网膜病变按照诊断标准分列于(表24-1)。

表24-1 视网膜病变血管主要特征

眼底病变名称	主要特征
视网膜动脉痉挛	动脉管径普遍性或局限性狭窄,动静脉管径之比为1:2,无动静脉交叉异常
视网膜动脉轻度硬化	动脉管径狭窄,动静脉管径之比大于1:2,动脉管壁反光轻度增强,动静脉交叉轻度异常
视网膜动脉中度硬化	动静脉管径之比大于1:3,动脉管壁呈铜丝状反光,动静脉交叉中度异常
视网膜动脉重度硬化	动静脉管径之比大于1:4,动脉管壁呈银丝状反光,动静脉交叉重度交叉异常
高血压性视网膜病变	动脉呈痉挛或硬化性改变,视网膜广泛水肿、出血、渗出
高血压性视盘病变	除上述改变外,视盘水肿为主要指征

二、继发性高血压

肾性高血压由于血压的升高和肾衰竭,使眼底发生显著的改变,形成典型的肾性视网膜病变。由此可见,肾炎和眼底病变的关系甚为密切。本病多见于青少年,病变的表现与肾炎的类型不一致。急性期肾炎很少引起眼底改变,慢性患者早期可因视网膜血管痉挛引起眼底改变,但在晚期由于视网膜血管痉挛引起的循环障碍和营养代谢障碍而导致视网膜水肿、渗出和出血等病变。视力障碍以病变部位和范围而定,如侵犯黄斑区,视力明显减退。如有视网膜水肿、视盘水肿和棉絮状渗出斑等眼底改变者其预后不良。

(张红振)

第七节　糖尿病性视网膜病变

糖尿病性视网膜病变是糖尿病微血管并发症中最重要的病变之一，是一种具有特异性改变的眼底病变。

一、诊断要点

1.单纯性糖尿病性视网膜病变

(1)微动脉瘤：这是视网膜微循环障碍最早的一种体征。在黄斑及其周围可见大小基本相同，多少不一的针尖样大小红点，这是毛细血管内周细胞部分消失后，该处管壁薄弱形成的局限性囊样或梭样膨隆所致。

(2)硬性渗出：是黄蜡色边缘清晰的硬化渗出小点，成簇状凝集，数个或数十个相互融合成片状或排列成环形，在黄斑周围可呈星芒状，此种渗出多为视网膜水肿后神经组织的分解产物。

(3)视网膜静脉改变：糖尿病早期眼底可见到静脉扩张、充盈，管径粗细不均，严重者呈串珠状，行径迂曲或呈扇形，流速较慢，可形成静脉阻塞。

2.增生性糖尿病性视网膜病变

长期进行性视网膜微血管的损害，引起大片视网膜毛细血管闭塞，进而引起大面积的视网膜缺血，形成下列各种改变。

(1)新生血管：由于视网膜的广泛缺血，产生血管生长因子，诱发新生血管，新生血管多位于视盘上下血管弓附近及黄斑颞侧，以及赤道部视网膜的内界膜与玻璃膜之间，并伸向玻璃体，常伴有大量纤维组织增生而形成增生膜。

(2)软性渗出：由于视网膜毛细血管闭塞，视网膜出现很多棉绒状渗出，多见于视盘及黄斑周围呈松缓分散的灰白色大小约 1/4～1 PD，其边缘常可见出血斑，微血管瘤，有时可见到扩张迂曲的毛细血管，此种棉绒状渗出能自行消失，为增生期的先兆。

(3)视网膜前出血：新生血管无正常的血管结构而非常脆弱，易于破裂出血，出血量多时，呈舟状形成视网膜前出血。

(4)玻璃体积血：当出血突破内界膜进入玻璃体时，可致玻璃体积血，积血量大而不能完全吸收而呈条索状或伴随新生血管束的纤维膜，形成机化膜，为增生性视网膜病变。

(5)牵引性视网膜脱离：机化膜形成后其中一部分有新生血管，新生血管破裂后出血，加重了玻璃体积血及机化膜增生，最终引起牵引性视网膜脱离。

二、治疗

1.控制糖尿病

如控制饮食、用降血糖药物、胰岛素治疗等。

2.单纯型及增殖型Ⅳ期视网膜病变

根据眼底血管荧光造影视网膜微血管渗漏情况，选择氩激光光凝治疗。

3.严重的玻璃体出血或伴有增殖性视网膜病变

此型应行闭合式玻璃体切割术。

4.牵引性视网膜脱离

有牵引性视网膜脱离应行玻璃体视网膜联合手术。

5.支持疗法

一般用肌苷、ATP、复方丹参片、芦丁、维生素 B_1 及维生素 C 等。

(张红振)

第八节　视网膜母细胞瘤

本病是恶性肿瘤，发病率占婴幼儿眼内肿瘤的首位，好发于3岁以内的幼儿，单眼发病占60%～82%。

一、发病原因

病因目前未明，为起源于视网膜原始细胞的恶性肿瘤。约40%的病例属遗传型。遗传方式有两类：一类是常染色体显性遗传；另一类是体细胞染色体畸变，以散发形式发病。

二、临床表现

根据视网膜母细胞瘤的发展过程可分为眼内期、青光眼期、眼外期及转移期四期。

(一)眼内期

瞳孔区出现黄白色反光(称为猫眼样反光)。大部分是因为黄白色反光而被家长发现，也有部分患儿因患眼视力障碍而表现为斜视而被家人发现。

(二)青光眼期

因肿瘤不断增长而引起眼内压增高，表现为眼球充血、疼痛、哭闹不安等症状。眼球变大形成“牛眼”。

(三)眼外期

肿瘤穿出眼球壁，表现为眼球表面肿块或眼球突出等。

(四)转移期

肿瘤经视神经、淋巴管、血管等转移至全身，最终导致死亡。

三、鉴别诊断

本病应与一系列眼内病加以鉴别。

(1)转移性眼内炎。

(2)渗出性视网膜炎。

(3)早产儿视网膜病变。

(4)原始玻璃体增生症。

以上这些疾病均可出现瞳孔区黄白色反光，应从各方面加以鉴别。

四、治疗

本病为恶性肿瘤，应考虑控制肿瘤的生长，抢救患儿生命，其次才考虑能否保留眼球。

(一)手术治疗

手术治疗是目前采用的主要治疗手段。采取眼球摘除方法，如肿瘤已到眼外期，术后还需联合放射治疗或化学治疗。

(二)激光光凝

激光光凝仅限于早期肿瘤较小者。

(三)冷冻治疗

冷冻治疗限于早期肿瘤较小者。

(张红振)

第九节　视网膜手术

一、原发性视网膜脱离手术

原发性视网膜脱离的手术原则是寻找裂孔和封闭裂孔。这里介绍单纯性原发性视网膜脱离复位手术的方法。

(一)麻醉

视网膜脱离手术可在全麻或局麻下进行。儿童、手术时间长及多次手术的病例选择全麻，不能承受全麻的手术患者或手术时间短的病例使用局麻。

1.局麻

建议用2%利多卡因和0.75%布比卡因以1∶1比例混合，行球后麻醉和睑面神经封闭注射，待眼球运动消失和痛觉消失后，才可开始手术。

2.全麻

吸入麻醉联合非去极化的神经肌肉阻滞剂。

(二)暴露手术野

(1)开睑器撑开眼睑，用抗生素冲洗结膜囊。

(2)打开结膜囊 可沿角膜缘打开一个象限、两个象限，或360°环形打开。行360°打开结膜囊后分别在颞上、鼻下，或者颞下、鼻上作放射向切口。打开结膜囊也可距角膜缘远些进行。Tenon囊应与结膜一同剪开。

(3)作直肌牵引线 以钝剪分离直肌间巩膜上组织，用眼肌钩从直肌下方全部钩起肌纤维，组织镊撕开两侧的筋膜组织和牵制韧带。从肌肉下方穿过一根4-0丝线，全部吊起直肌，线的两端打结或用小夹子夹住。环形打开结膜囊时，悬吊四条直肌，可随意转动眼球。

(4)暴露直肌间巩膜，检查涡静脉位置，并注意是否悬吊全部直肌纤维，有无牵引斜肌纤维。

(三)裂孔定位

(1)裂孔定位最好在间接眼底镜下进行，定位器轻压巩膜，从锯齿缘部向着赤道部方向移动，并360°全方位寻找裂孔。检查包括从锯齿缘到视乳头的任一部位。

(2)发现裂孔用定位器顶压，助手协助暴露顶压点，用烧灼器或甲紫标记。

(3)小裂孔标记裂孔后缘，大的马蹄形裂孔标记裂孔后缘和两角；锯齿缘离断标记离断的两端点和中央部的后缘。视网膜脱离较高时，定位点容易比实际裂孔位置偏后，放液后应重新校正裂孔位置。

(四)视网膜裂孔凝固术

对裂孔周围的视网膜进行光、冷或电刺激，使视网膜和脉络膜发生粘连，从而封闭裂孔。

1.裂孔冷凝术(cryocoagulation)

(1)适应证：①视网膜周边部裂孔，或较大的裂孔；②屈光间质混浊、瞳孔小使用光凝固困难时；③视网膜裂孔或变性区的预防性治疗：冷凝适于周边部裂孔，和屈光间质混浊行光凝困难者。

(2)操作技巧：冷冻机的压力取决于环境温度，巩膜、脉络膜厚度和冷冻笔的通畅。正常情况下压力为6 kPa，温度－80 ℃时，冷冻持续5～10 s，冷冻持续时间最好在间接眼底镜的直视下，出现白色反应为准。

视网膜脱离较高的术中冷凝：用冷冻笔在裂孔方向的巩膜上轻压滑动，直到顶住裂孔。注意用笔头而不是笔杆顶压裂孔。视网膜脱离较高，与视网膜接触困难时，先放掉视网膜下液再行冷凝。冷冻反应透过巩膜、脉络膜、达到视网膜。眼底镜下出现视网膜泛白时，终止冷冻。视网膜的白色反应要包围全部裂孔，时间过量常可导致视网膜坏死。

视网膜裂孔预防性冷凝：大的裂孔和变性区冷凝需要球后麻醉，小的裂孔和变性区冷凝时可行局部结膜下麻醉。冷凝可在结膜上进行。裂孔偏后时，也可打开结膜囊行巩膜上冷凝。直肌附着点附近的裂孔最好打开结膜囊，以便必要时冷冻笔伸到肌肉下方冷凝。

(3)并发症：①脉络膜出血：在冷冻笔头部尚未完全解冻时，强行移走冷冻笔所致；②视网膜坏死、视网膜裂孔：冷冻过量所致，发生后一般无需处理，周围组织因冷冻反应可形成瘢痕；③脉络膜脱离、渗出性视网膜脱离：一般不造成远期并发症，但要和视网膜脱离鉴别；④眼睑皮肤冻伤。

2.电透热凝固术(电凝术，diathermy)

(1)适应证：①巩膜板层切开后，巩膜瓣下巩膜床的凝固；②巩膜上裂孔位置标记。

(2)操作技巧：①仪器：时间调到 1.0～2.5 s，电流强度 30～80 mA；②技巧：巩膜切开术见下述。进行电透热的巩膜床要保持干燥，电凝灶不要融合，每灶之间相隔 1～2 mm，电凝灶应包围裂孔，眼底镜下可看到白色反应。

(3)并发症：①巩膜上大面积全层电透热凝固易导致巩膜坏死，再次手术时易引起巩膜破裂。因而电透热凝固术仅限于巩膜板层切开术中使用；②电凝笔用力大时可穿透巩膜；③水平方向电凝伤及睫状长动脉，可导致眼前段缺血性反应。

由于上述并发症，当前不再提倡使用电透热凝固术。

(五)巩膜扣带术(sclera buckling)

手术目的是减轻玻璃体对视网膜的牵引。

1.巩膜外加压(scleral explant)

(1)适应证：①子午线方向外加压适于稍大的马蹄形裂孔；②平行角膜缘方向外加压适于封闭较多的小圆形裂孔和锯齿缘离断(dialysis)。

(2)操作技巧：①子午线方向外加压：裂孔标记和冷凝后，用 4-0 到 6-0 双针涤纶线分别垂直角膜缘方向进针作 U 字缝线，进针部位距裂孔侧缘 2～3 mm，针在巩膜内行走 3～5 mm，外加压物多选择硅胶海绵，其直径应大于裂孔边缘至少 1 mm。固定硅海绵的缝线第一结绕三周，每对缝线打三个结；②平行角膜缘方向外加压：裂孔标记和冷凝后，于裂孔前后用 4-0 到 6-0 双针涤纶线平行于角膜方向进针，作 U 字缝线，进针部位距裂孔前后缘分别 2～3 mm。外加压物多选择硬脑膜，将其作成卷，厚度 2 mm，宽度和长度根据裂孔大小。针在巩膜内行走 3～5 mm，每对针之间相距 2～3 mm；③外加压的物质中硅海绵可塑性大于硬脑膜，硬硅胶块的可塑性小，外加压物在眼底显示高度不够时，应增加两侧缝线的宽度并用力结扎缝线；④硅海绵和硬脑膜使用前最好在抗生素溶液中浸泡几 min。

2.巩膜板层切开和巩膜缩短术(lamellascleral resection)

(1)适应证：①牵拉性视网膜脱离；②高度近视患者视网膜脱离伴周边部多发的小圆形裂孔或锯齿缘离断。

(2)操作技巧：①裂孔定位后估计巩膜缩短范围，用冰球刀在裂孔前后作平行于角膜缘切口，深达 2/3 巩膜深度，宽约 2～3 mm；②在切口之间的板层巩膜上围绕裂孔行电透热凝固；③切口两侧作 U 字形缝线，宽约 3～4 mm，巩膜内行走约 2 mm；④放出视网膜下液后收紧巩膜切口的缝线并打结；⑤操作中断开的肌肉应进行缝合，结膜囊缝合。

3.环扎术(encircling)

(1)适应证：①多发性裂孔超过两个象限，或位于相对的两个象限；②视网膜脱离伴 C 期以上的增生性玻璃体视网膜病变；③视网膜脱离伴巨大裂孔，裂孔缘尚未翻转；④视网膜脱离尚未发现裂孔；⑤无晶状体眼视网膜脱离。

(2)操作技巧：①360°打开结膜囊并牵引四根直肌；②裂孔标记和冷凝后，于四条直肌间巩膜赤道部用 4-0 白色丝线平行于角膜缘方向进针，作 U 字形缝线，用 2.5～3.5 mm 宽硅胶带从肌肉下方穿出，并穿过赤道部的预置缝线，结扎巩膜预置线。用 3-0 涤纶线将环扎带交叉后结扎。结扎部位一般位于颞上象限；③放出视网膜下液后缩短环扎带，保持眼压 20～30 mmHg，玻璃体牵引不明显时，不要过分缩短环扎带；

④环扎带应位于赤道部，未能顶压裂孔时应作外加压。注意不要在一个象限内作两个相邻的外加压，以防止两个外加压之间的视网膜形成新裂孔。存在两个裂孔时，一个裂孔通过环扎带加压，另一个靠中心的裂孔可用硅海绵外加压；⑤放液后出现"鱼嘴现象"，稍放松环扎带，同时眼内注入空气；或者裂孔部作一垂直向硅胶海绵的外加压；⑥观察眼底：裂孔位于环扎嵴或外加压物脊上，周围视网膜下液消失，可见冷冻反应灶，此时可剪断肌肉牵引线，关闭结膜囊。

(六)引流视网膜下液

1.引流视网膜下液适应证

(1)视网膜脱离较高，作了巩膜环扎或外加压后，裂孔下仍有较多视网膜下液，影响裂孔与脉络膜闭合。

(2)巩膜冷冻未能穿透到视网膜。

2.不引流视网膜下液适应证

视网膜脱离较浅，环扎或外加压后裂孔位于脊上，周围无视网膜下液。

3.操作技巧

(1)选择放液部位的原则：①为避免损伤涡静脉，最佳放液部位应选在内、外直肌上、下缘和上、下直肌的下方；②选择视网膜脱离高的部位放液；③鼻侧放液较颞侧安全，下方放液较上方安全；④环扎带和外加压物的部位放液，可不作预置缝线，避免视网膜嵌顿。

(2)选择放液仪器：①电解放液：电解针头接触组织出现电解气泡，产生碱源性组织溶解而达到组织穿通。优点为穿通后不引起组织收缩。针头长度一般选择 1.5 mm 长度，如果巩膜较厚，或不作巩膜切开时选用 2.0 mm 长度；②电凝放液：电透热穿刺造成组织坏死而穿通，穿通后引起组织明显收缩，致使放液后很快关闭；③针头放液：因针头直径较粗造成穿通口较大，穿通时既无热效应、又无化学效应，故需用力，因此容易误伤视网膜。

(3)控制放液速度：放液速度快时易导致视网膜嵌顿和脉络膜出血，控制放液快的措施有：①放液口两侧作预置缝线(U 字缝合)；②穿刺口要小。

4.放液不成功的原因和措施

(1)针头未垂直巩膜穿通，造成"活门"效应。可调整方向重新穿刺，或另选刺穿部位。

(2)巩膜和脉络膜较厚，可进一步切开巩膜，直至暴露脉络膜。视网膜脱离较高时，可换用 2.0 mm 长度的电解穿刺针。

(3)眼压低：可缩紧环扎增加眼内压，或用组织镊夹住放液口两侧的巩膜，再行穿刺。

5.并发症

(1)脉络膜出血：发生在穿刺放液后。此时先收紧放液口缝线，并缩短环扎带使眼内压升高，出血停止后另作放液切口。

(2)视网膜嵌顿：常因放液口距视网膜裂孔近，放液速度快造成。发生后行视网膜嵌顿区冷凝，然后用硅海绵外加压，使眼内产生较高的脊。

(3)视网膜裂孔：很少由电解放液引起，处理同"视网膜嵌顿"。

(七)玻璃体腔注射

放液后眼压过低而裂孔尚未被顶压者可考虑玻璃体腔注射。常用的填充物为空气和膨胀性气体。

1.填充物特点

(1)空气：有较高的表面张力，注入 1mL 空气，大约四天可完全吸收。

(2)SF_6(sulfur hexafluoride，六氟化硫)：有较高的表面张力，填充 24～48 h 体积约膨胀一倍。注入 1 mL SF_6 大约 7 d 到 10 d 可完全吸收。也可使用空气、SF_6 混合气体填充，例如含 30%～50%的 SF_6，在玻璃体切割、气液交换后行膨胀气体空气交换。使用笑气(N_2O)行全麻时，在玻璃体腔注入 SF_6 前15 min 关闭笑气，否则 SF_6 膨胀增强，引起眼内压急剧升高而致黑。

(3)C_3F_8(Perfluoropropane,全氟丙烷):有较高的表面张力,填充 72 h 体积约膨胀 4 倍。半衰期 10 d,存留在眼内的小气泡长达四十天。气泡长时间与晶状体接触,常导致晶体后囊混浊,加快白内障形成。可注入 C_3F_8 0.2~1 mL,也可和空气混合成 14%~30%C_3F_8,用于玻璃体切割、气液交换后作膨胀气体空气交换。在手术使用笑气(N_2O)全麻时,注入 C_3F_8 的注意事项同 SF_6。

2.注射技巧

用注射器抽吸空气或惰性气体前,先安上一滤过器,可滤掉一般细菌。吸入气体后换上 TB 针头,选择高位扁平部,从距角膜缘 3.5 mm 处进针,在巩膜内行走 2~3 mm,再向眼球中心方向插入。当看到晶状体后的针点时推动活塞,气体进入眼内。注入空气时,眼内压可以正常或稍高;而注入纯 SF_6 时,眼压要稍低,注入量一般为 1~1.5 mL。

3.术后护理

(1)眼内注气后不要仰卧位,因气泡向上与晶状体接触可引起晶状体混浊,惰性气体膨胀后可向前推压虹膜晶状体引起青光眼急性发作。正确的体位或头位应使气泡顶压裂孔。

(2)SF_6 填充术后 6 h 气体膨胀到达其最大膨胀体积的 50%,眼压开始明显升高,6~12 h 是眼压上升最快的时间段,这时应密切监测眼压,检查光感。

(八)术中困难和并发症

1.术中困难

(1)球后出血:球后麻醉引起球后出血时眶压增高,眶压持续增高可导致视网膜中央动脉闭锁,光感消失。此时行外眦切开,并迅速 360°打开结膜囊。

(2)小瞳孔:点托品酰胺眼水和 2.5%新福林眼水,或缩紧环扎带使眼内压升高。手术结束前调整环扎带,勿使环扎过紧。

(3)角膜水肿:角膜上皮水肿可用棉棍擦去角膜上皮,眼底像立刻变得清晰。这种方法于必要时使用。

(4)眼内压高:术中眼压高时应观察视网膜中央动脉是否闭锁,注意视网膜中央动脉闭锁不能超过 10 min。降低眼压的办法:①视网膜下液多时可放液;②视网膜下液少不易放液时,可稍稍放松环扎带;③如果视网膜下液少、环扎带的松紧合适,可进行前房穿刺,放出少量房水。

(5)“鱼嘴现象”:环扎术后过多的视网膜形成子午线方向皱褶,使裂孔开放称“鱼嘴现象”。如果裂孔位于上方可进行眼内注气关闭“鱼嘴”。注气后裂孔仍开放,或裂孔位于下方,可先稍稍放松环扎,并在裂孔部增加子午线方向硅海绵外加压。

2.术中并发症

(1)巩膜缝线穿通:巩膜缝线穿通眼球后,未溢出玻璃体时可在穿通部两侧作 U 字缝线并结扎,继行冷凝或光凝;溢出玻璃体时应剪断溢出的玻璃体,再行 U 字缝合,冷凝或电凝,并要在穿通部作外加压。

(2)脉络膜出血:见“引流视网膜下液”的“并发症”。术后体位应有利于避免视网膜下出血流向黄斑部。

(3)眼球破裂和巩膜坏死:眼球破裂和巩膜坏死在第一次手术时很少发生,而往往发生于巩膜全层电透热凝固术后和窄硅胶带、硅胶海绵外加压物的下方。

眼球破裂和小面积巩膜坏死的处理:取出原硅胶带,在破裂部或坏死部巩膜上下作 U 字缝线并结扎。破裂部或坏死区被折叠向内。破裂部进行冷凝,然后重新作环扎预置线,安置环扎带。

大面积巩膜坏死的处理:取出原硅胶海绵,用硬脑膜或人工心瓣膜覆盖坏死区,并于四个角分别作四对缝线固定,重作环扎时,环扎带固定线缝于硬脑膜或心瓣膜布上。

二、原发性视网膜脱离的预防性治疗

(一)手术适应证

1.容易发展为视网膜脱离的裂孔特点

①存在漂浮物、眼前闪光感等玻璃体出血症状;②裂孔周围已出现确切的视网膜脱离,范围较限局;

③裂孔上存在玻璃体牵引盖；④当合并下列状态时，危险因素升高：急性玻璃体后脱离；无晶状体眼；近视眼；另一只眼曾发生过视网膜脱离。

2.视网膜赤道部格子样变性

当发生在近视眼、同时伴有小圆形孔时，应密切观察或者给予预防性治疗。如果一眼视网膜格子样变性已发展为视网膜脱离，对侧眼相应部位的格子样变性应作预防性治疗。

(二)治疗措施

1.激光光凝固封孔

封闭视网膜裂孔可选用氩激光、氪激光、二极管激光和 YAG 倍频激光等。曝光时间应大于 0.2 s，光斑大小最好选用 500～1000μm，输出功率以光凝部出现Ⅲ级反应为准。光斑之间融合，包围裂孔。

2.冷凝固封孔

通常选择位置靠前、接近锯齿缘的裂孔或变性区行冷凝固治疗。冷凝范围应包围裂孔或变性区。冷凝可在球后麻醉或结膜下麻醉下进行。

(三)注意事项

(1)下列情况形成视网膜脱离的危险小，可观察：①萎缩性圆孔不伴牵引盖，或裂孔伴有一游离的盖，或裂孔周围有色素；②非近视眼的黄斑裂孔(如老年特发性黄斑孔)；③晶状体眼和非近视眼锯齿缘部的小孔。

(2)下列视网膜变性不作预防性治疗：①蜗牛痕样变性；②含色素的变性；③铺路石样变性；④无压迫时视网膜发白区。

(张红振)

第二十五章

视神经疾病

第一节　视神经炎

一、概述

视神经炎泛指视神经的炎性脱髓鞘、感染、非特异性炎症等疾病，能够阻碍视神经传导功能，引起视功能一系列改变的视神经病变。

临床上常分为视神经乳头炎和球后视神经炎。球后视神经炎一般可分为急性和慢性，后者为多见。

病因：①局部炎症。②病毒感染。③全身感染。④营养和代谢性疾病。⑤中毒。⑥特发性：多发性硬化、糖尿病、甲状腺功能障碍与本病关系密切。

病理：早期白细胞渗出，慢性期以淋巴细胞和浆细胞为主。中等度损伤形成少量瘢痕，而严重损伤则神经纤维被神经胶质细胞增生代替，引起视神经萎缩。

二、诊断思路

(一)病史要点

视神经乳头炎症常突然发病，视力障碍严重，多累及双眼，多见儿童或青壮年，经治疗一般预后较好，我国 40 岁以下者约占 80%。临床表现：视力急剧下降，<0.1。眼痛：早期前额部疼痛，眼球转动痛。

球后视神经炎突然发病，视力突然减退，甚至无光感。多单眼发病，眶深部痛或眼球转动痛。因球后视神经受累部位不同有以下几种类型：①轴性球后视神经炎，病变主要侵犯乳头黄斑束纤维，表现为视力下降严重，视野改变为中心暗点。②球后视神经周围炎，病变主要侵犯球后视神经鞘膜。梅毒多见，表现为视野向心性缩小。③横断性视神经炎，病变累及整个视神经横断面，表现为无光感(黑矇)。

(二)查体要点

1.视神经乳头炎

瞳孔不同程度散大，直接对光反应迟钝或消失，间接对光发射存在，单眼患者出现相对性传入性瞳孔障碍，称 Marcus-Gunn 瞳孔。眼底：视盘潮红，乳头表面毛细血管扩张，边缘不清，轻度隆起(<2～3D)，筛板模糊，生理凹陷消失，可出现少量出血点。视盘周围视网膜水肿呈放射状条纹，乳头表面或边缘有小出血，静脉怒张弯曲或有白鞘。

2.球后视神经炎

瞳孔中等大或极度散大。直接对光反应消失，间接对光反应存在。眼底：早期无变化，3～4 周时视神经色泽改变，颜色变淡。“两不见”症状：患者看不见，医生早期检查无异常。

(三)辅助检查

1.必做检查

(1)视野检查:视神经乳头炎表现为巨大而浓密的中心暗点、重者有周边视野缩小,色觉改变(红绿色觉异常)。球后视神经炎表现为中心、旁中心暗点或哑铃状暗点。

(2)头颅眼眶 CT:排除颅内病变。

(3)FFA:动脉期见视盘表层辐射状毛细血管扩张,同时见很多微动脉瘤,早期荧光素渗漏,视盘成强荧光染色。

2.选做检查

视觉电生理检查,了解视神经功能。VEP 可表现为不同程度的振幅降低,潜伏期延长。病变侵犯视盘黄斑束纤维,主要表现为振幅降低;病变侵犯球后视神经鞘膜,主要表现为潜伏期延长。

(四)诊断步骤

诊断步骤(图 25-1)。

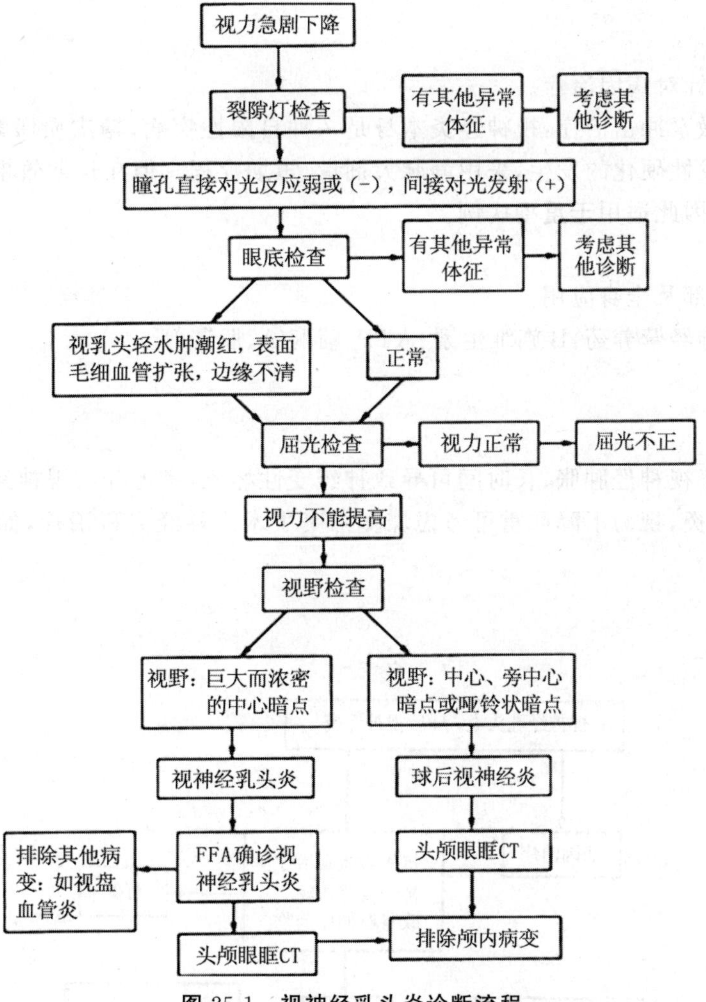

图 25-1 视神经乳头炎诊断流程

(五)鉴别诊断

视神经乳头炎需与以下疾病鉴别:

1.视盘水肿

常双眼,视盘肿胀明显,隆起高达 6~9D,但视功能多正常,或有阵发性黑曚史。视野早期生理盲点扩大而周边视野正常。常伴有其他全身症状,如头痛呕吐等。

2.缺血性视神经病变

发病年龄多在50岁以上,突然发生无痛性、非进行性视力减退,早期视盘轻度肿胀,后期局限性苍白。视野检查:弓形暗点或扇形暗点与生理盲点相连。FFA示视盘早期低荧光或充盈缺损,晚期视盘强荧光。

3.视盘血管炎

多见于年轻女性,视力轻度减退,视盘充血潮红,轻度隆起(<2~3 D),乳头表面或边缘有小出血。视野可为生理盲点扩大。FFA显示乳头表面毛细血管扩张渗漏明显。激素治疗效果好。

4.假性视乳头炎

常双侧,乳头边界不清,色稍红,隆起轻,多不超过1~2屈光度,无出血渗出,终身不变。视力正常,视野正常。FFA正常。

球后视神经炎需与头颅或邻近组织肿瘤鉴别,其症状与体征均与球后视神经炎相似,头颅CT或MRI提示颅内占位。

三、治疗措施

(一)经典治疗

(1)积极寻找病因,针对病因治疗。

(2)大剂量糖皮质激素冲击治疗:视神经炎本身是一种自限性疾病,糖皮质激素治疗在短期内能促进视力的恢复,并延缓多发性硬化的发生,采用静脉大剂量、短期疗程。但在长期效果上没有明显的疗效,对最终的视力没有帮助。因此适用于重型病例。

(3)配合抗生素。

(4)血管扩张药:局部及全身应用。

(5)改善微循环及神经营养药:B族维生素、ATP、辅酶A、肌苷等。

(6)中医中药。

(二)新型治疗

球后视神经炎,由于视神经肿胀,长时间可导致神经变性坏死,考虑开放视神经管治疗。如为蝶窦、筛窦炎症导致球后视神经炎,视力下降严重可考虑蝶窦筛窦手术。神经内科治疗,如多发性硬化,脱髓鞘性疾病等。

(三)治疗流程

治疗流程(图25-2)。

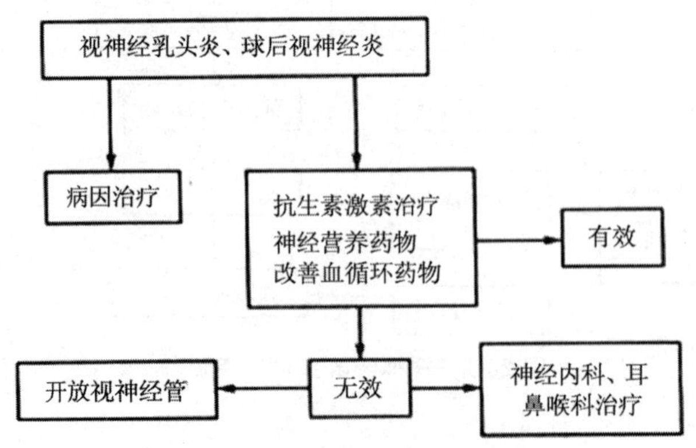

图25-2 视神经炎治疗流程

四、预后评价

大多数视神经乳头炎病例经过积极治疗都可恢复正常,而且病程较短,预后良好,视盘颜色变淡或苍白。少数重症患者治疗效果缓慢或无效,病程较久,炎症消退后视盘苍白萎缩,视力障碍,预后欠佳。

家族性球后视神经炎病例预后较差,家族性者,多发生于青春期后男性,女性则多为遗传基因携带者。

五、最新进展和展望

视神经炎的基础研究取得了很大的成绩,如研究表明 HLA-DRB1 * 15 基因可能是部分视神经炎患者的遗传易感基因。

很多家族性视神经炎都有特异性基因位点改变,因此基因治疗是目前研究的热点,基因治疗技术已开始应用到视神经炎的动物实验模型中。基因治疗可能会为那些严重的进行性视神经脱髓鞘的患者带来益处。

随着脂肪抑制和 DTI 等磁共振成像新技术的应用,以及钆喷替酸葡甲胺(Gd-DTPA)增强检查等,能更好地显示活体组织内的细微结构,是显示视神经炎的较好检查技术。功能性成像已开始用于评价视神经炎累及的视神经功能及追踪视神经恢复的情况。

(马英慧)

第二节 视神经萎缩

一、概述

视神经萎缩是指任何疾病引起视神经发生退行性变性,导致视盘颜色变淡,视力下降。视神经萎缩不是一种单独的疾病,它是多种眼部病变的一种结局,可严重影响以至丧失视功能。

(一)病因

原因很多,但有时临床上很难查出病因。常见病因有:①视盘水肿。②蝶鞍、额叶等颅内占位性病变、脑膜炎、脑炎等。③视神经炎症、视神经缺血、视神经肿瘤、多发性硬化等。④药物中毒、重金属中毒及外伤等。⑤遗传性 Leber 视神经病变等。⑥脉络膜炎症、视网膜炎症、变性。⑦营养障碍,如恶性贫血,严重营养不良等。

(二)病理

①视神经纤维变性、坏死、髓鞘脱失而导致视神经传导功能丧失。②视盘苍白系视盘部位胶质细胞增生、毛细血管减少或消失所致。

原发性视神经萎缩由筛板后的视神经交叉,视束及外侧膝状体以前的视路损害,继发性视神经萎缩由于长期视盘水肿或视神经盘炎而引起,其萎缩过程是上行性。

二、诊断思路

(一)病史要点

临床表现:严重视力减退,甚至失明。视野明显改变,色觉障碍。可有一些特殊病史如中毒外伤史、家族遗传性病变史。

(二)查体要点

1.瞳孔

瞳孔不同程度散大,直接对光反应迟钝或消失,间接对光发射存在。患眼视力严重下降但未失明者 Marcus Gunn 征阳性。

2.眼底检查

视盘变苍白为主要特征。原发性者视盘苍白,边界清晰,筛板可见,视网膜血管变细。继发性者视盘灰白污秽,边界模糊,因炎症导致大量神经胶质细胞覆盖,筛板不可见,视盘附近网膜血管变细有白鞘。可查出颅内病变、视神经视网膜原发性疾病等。

(三)辅助检查

1.必做检查

(1)视野检查:不同类型、不同程度的缺损,如中心暗点,偏盲,向心性缩窄。

(2)头颅眼眶 CT:排除颅内病变。

(3)电生理检查:了解视神经功能。VEP 可表现为不同程度的振幅降低,潜伏期延长。

2.选做检查

FFA:视盘一直呈弱荧光,晚期轻着染(图 25-3)。

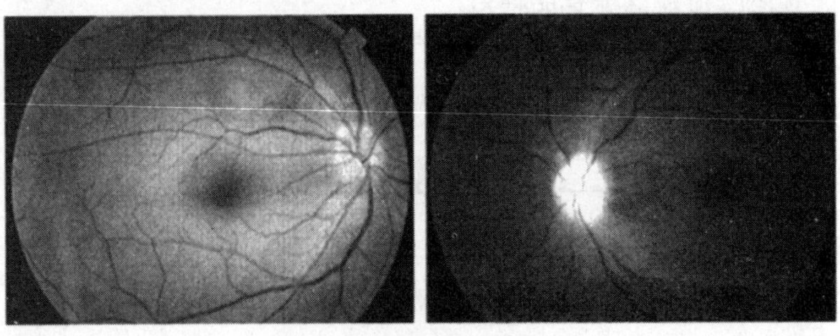

图 25-3　视神经萎缩 FFA

表现视盘早期呈弱荧光,晚期轻着染

(四)诊断步骤

诊断步骤(图 25-4)。

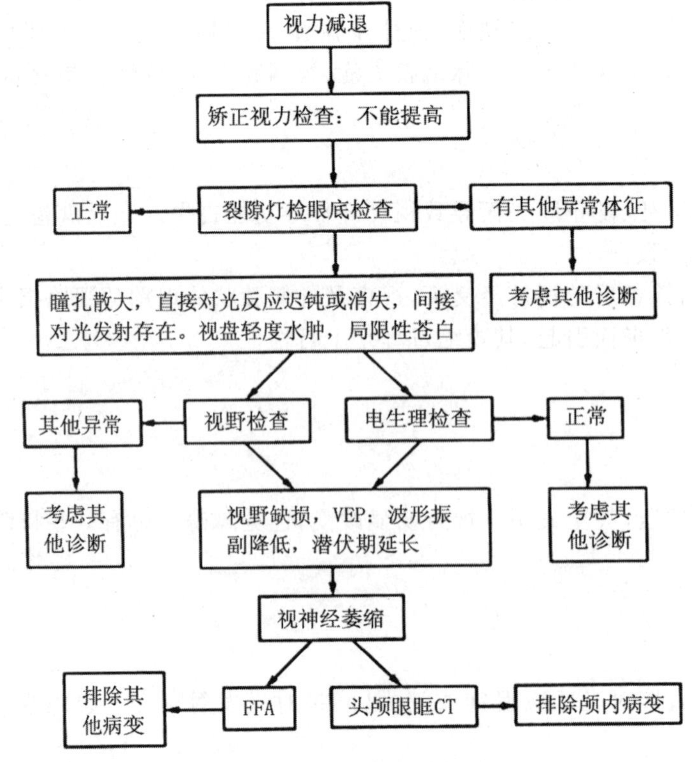

图 25-4　视神经萎缩诊断流程

(三)治疗流程(图 25-5)

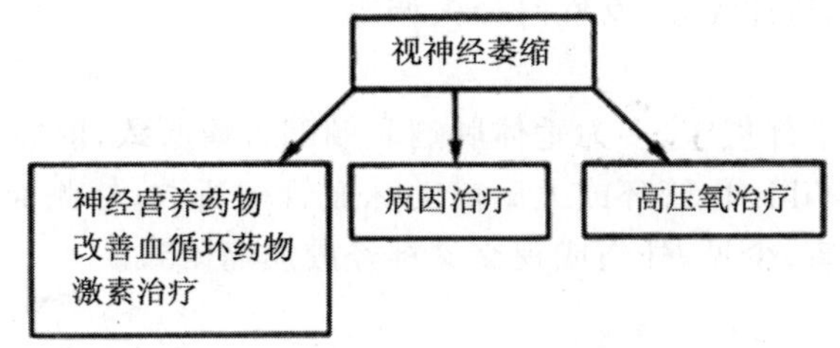

图 25-5 视神经萎缩治疗流程

三、治疗措施

(一)经典治疗

积极病因治疗。试用药物:①糖皮质激素。②神经营养药:B 族维生素 ATP、辅酶 A、肌苷、烟酸。③活血化瘀扩张血管。

(二)新型治疗

预后较差,无特殊治疗。

四、预后评价

视神经萎缩为视神经严重损害的最终结局,一般视力预后很差。患者最后多失明。但垂体肿瘤压迫导致的下行性视神经萎缩,绝大多数手术切除肿瘤后视力可有很大恢复。

(马英慧)

第三节 视交叉病变

一、概述

视交叉位于鞍隔上方,其后缘为第三脑室,漏斗隐窝下方为垂体,位于颅底的蝶鞍内。

病因:蝶鞍部占位性病变为多见原因。①垂体瘤、颅咽管瘤、鞍结节脑膜瘤、大脑前动脉血管瘤、颈内动脉瘤等。②个别病例由第三脑室肿瘤、视交叉部蛛网膜炎、神经胶质瘤、脑积水等引起。

二、诊断思路

(一)病史要点

常见症状:

(1)视力渐进性减退,而早期眼底无异常,易误诊为球后视神经炎。

(2)视野缺损,如双颞侧偏盲为重要体征。

(3)可伴有全身症状或全身疾病病史。

(二)查体要点

1.眼部检查

多为正常,有时可见视神经萎缩或视盘水肿。

2.瞳孔改变

如双侧偏盲性瞳孔强直。

3.垂体肿瘤

常伴有肥胖,性功能减退,男性无须,女性月经失调等。

4.后部损害

多为第二脑室疾病所致;下部损害,多为垂体肿瘤和颅咽管瘤所致;前面损害,蝶窦后壁病变如骨瘤或脑膜瘤所致;上部损害,多为 Willis 血管环或大脑前动脉血管瘤所致;外侧面损害,少见颈内动脉瘤、颈内动脉硬化所致;视交叉本身损害,少见,外伤或视交叉神经胶质瘤所致。

(三)辅助检查

1.必做检查

(1)视野检查:鞍上肿瘤视野改变不规整。垂体肿瘤可见双颞侧偏盲(图 25-6)。

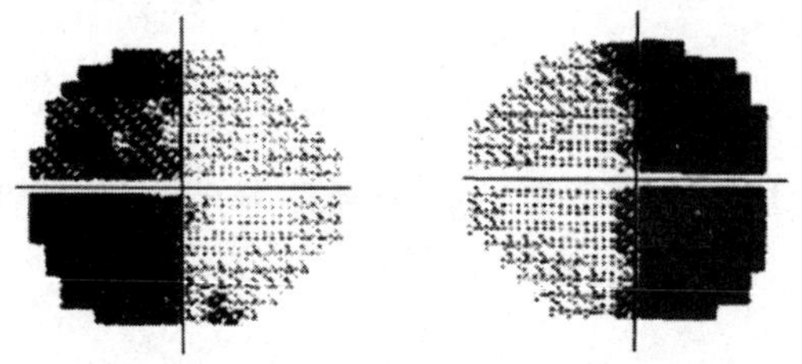

图 25-6　脑垂体瘤病例视野

双颞侧偏盲

(2)CT、MRI 检查:显示局部肿瘤、局部骨质破坏,颅咽管瘤常显示钙化斑。

2.选做检查

(1)DSA 可发现脑血管病变。

(2)垂体内分泌功能检查。

(四)诊断步骤

诊断步骤(图 25-7)。

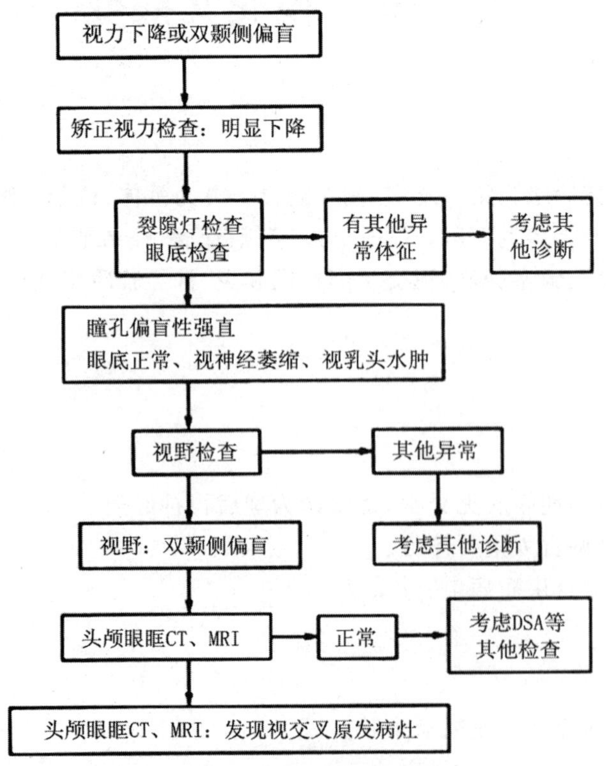

图 25-7　视交叉病变诊断流程

三、治疗措施

(一)经典治疗

尽早发现和手术摘除肿瘤。视神经萎缩发生后视功能恢复较难。

(二)治疗流程

治疗流程(图 25-8)。

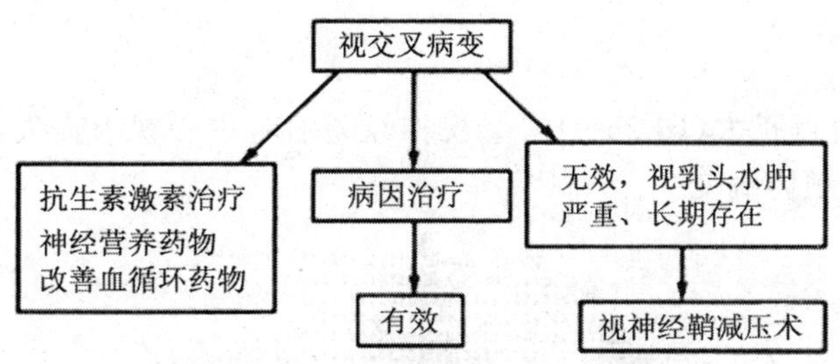

图 25-8　视交叉病变治疗流程

四、预后评价

视神经萎缩发生后视功能恢复较难。　　(马英慧)

第四节　视盘水肿

一、概述

视盘水肿指视盘被动水肿，无原发性炎症，早期无视功能障碍。多是其他全身病的眼部表现。

(一)病因

引起视盘水肿的疾病很多。①颅内原因有颅内肿瘤、炎症、外伤、先天畸形等。②全身原因有恶性高血压、肾炎、肺心病等。③眶内原因有眼眶占位、眶内肿瘤、血肿、眶蜂窝织炎等。④眼球疾病有眼球外伤或手术使眼压急剧下降等。

(二)发病机制

视神经的轴质流的运输受到阻滞。

二、诊断思路

(一)病史要点

1.症状

①常双眼，视力多无影响，视功能可长期保持正常的特点是视盘水肿的一个最大特征。少数患者有阵发性黑矇，晚期视神经继发性萎缩引起视力下降。②可伴有头痛、复视、恶心、呕吐等颅内高压症状，或其他全身症状。

2.病史

可有高血压、肾炎、肺心病等其他全身病病史。

(二)查体要点

1.早期型

视盘充血，上、下方边界不清，生理凹陷消失，视网膜中央静脉变粗，视网膜中央静脉搏动消失，视盘周围视网膜成青灰色，视盘旁线状小出血。

2.中期进展型

视盘肿胀明显，隆起 3～4D，呈绒毛状或蘑菇形，外观松散，边界模糊，视网膜静脉怒张、迂曲，盘周火焰状出血和渗出，视盘周围视网膜同心性弧形线。

3.晚期萎缩型

继发性视神经萎缩，视盘色灰白，边界模糊，视网膜血管变细。

(三)辅助检查

1.必做检查

(1)视野：①早期生理盲点扩大(图 25-9)。②视神经萎缩时中心视力丧失，周边视野缩窄。

(2)头颅眼眶 CT，排除颅内病变。

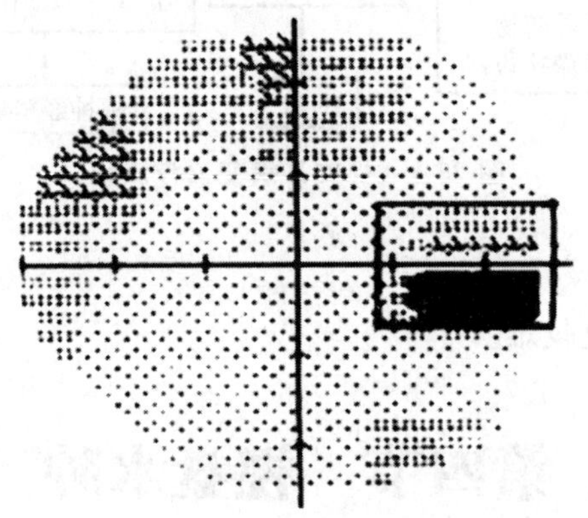

图 25-9　视盘水肿视野表现为生理盲点扩大

2.选做检查

(1)视觉电生理：了解视神经功能。VEP 表现为大致正常。

(2)FFA：动脉期见视盘表层辐射状毛细血管扩张，很快荧光素渗漏，视盘成强荧光染色。

(四)诊断步骤

诊断步骤(图 25-10)。

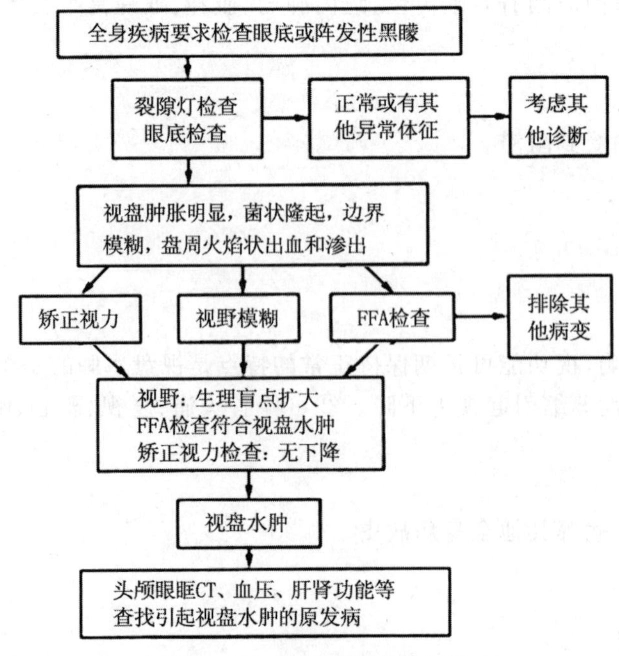

图 25-10　视盘水肿诊断流程

(五)鉴别诊断

1.视神经乳头炎

突然发病,视力障碍严重,多累及双眼,多见儿童或青壮年,经激素治疗预后较好。伴眼痛。眼底:视盘充血潮红,边缘不清,轻度隆起,表面或边缘有小出血,静脉怒张迂曲或有白鞘。视野检查为中心暗点,色觉改变(红绿色觉异常)。

2.缺血性视神经病变

发病年龄多在50岁以上,突然发生无痛性、非进行性视力减退,早期视盘轻度肿胀,后期局限性苍白。视野检查:弓形暗点或扇形暗点与生理盲点相连。FFA示视盘早期低荧光或充盈缺损,晚期视盘强荧光。

3.视盘血管炎

多见于年轻女性,视力轻度减退,视盘充血潮红,轻度隆起,乳头表面或边缘有小出血。视野可为生理盲点扩大。FFA显示乳头表面毛细血管扩张渗漏明显。激素治疗效果好。

4.假性视乳头炎

常双侧,视盘边界不清,色稍红,隆起轻,多不超过1～2屈光度,无出血渗出,终身不变。视力正常,视野正常。FFA正常。

5.高血压性视网膜病变

视力下降,视盘水肿稍轻,隆起度不太高,眼底出血及棉绒斑较多,遍布眼底各处,有动脉硬化征象,血压较高,无神经系统体征。

6.视网膜中央静脉阻塞

视力下降严重,发病年龄较大。视盘水肿轻微,静脉充盈、怒张迂曲严重,出血多,散布视网膜各处,多单侧发生。

三、治疗措施

(一)经典治疗

1.寻找病因及时治疗

在早期和中期进展时治疗时能提高视力。

2.药物治疗

高渗脱水剂降低颅内压,如口服甘油、静注甘露醇。辅助用能量合剂(ATP、辅酶A、肌苷等)、B族维生素类药物。

3.长期视盘水肿患者

经常检查视力及视野。

(二)新型治疗

不能去除病因,药物无效,在观察过程中发现视力开始减退、频繁的阵发性黑矇发生,必须及时行视神经鞘减压术。

(三)治疗流程

治疗流程(图25-11)。

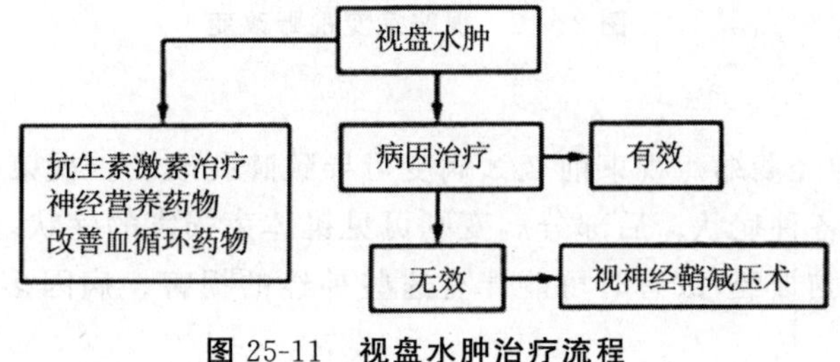

图25-11　视盘水肿治疗流程

四、预后评价

视盘水肿可逐渐加重，视力障碍发生较晚。病因及早去除，视盘水肿可于1～2月内消失，预后良好。然而，长期严重的视盘水肿的预后很差。视盘水肿长期高于5屈光度以上对视功能威胁很大；视网膜静脉明显怒张、迂曲，视网膜上广泛大片出血以及棉绒斑的早期出现常表示视功能濒临危险关头，视网膜动脉明显狭窄变细表示视神经已经发生严重变化；视盘颜色变白表示视神经已经发生萎缩。

（马英慧）

第五节　视路病变

一、概述

视交叉后视路病变不很常见，包括视束病变、外侧膝状体病、视放射病变、枕叶皮质病变。瞳孔反射纤维在视束中伴行，外侧膝状体之前离开视路进入E-W缩瞳核。

二、诊断思路

(一)病史要点

双眼同时视力下降，双眼同侧视野缺损，伴有颅内各种症状。

(二)查体要点

眼部检查正常，视束、外侧膝状体病变者病程长时可见视神经萎缩。

瞳孔改变表示病变位于视束，表现为Wernicke偏盲性瞳孔强直。外侧膝状体以上的视路损害瞳孔反应正常。表现为同侧偏盲(图25-12)。

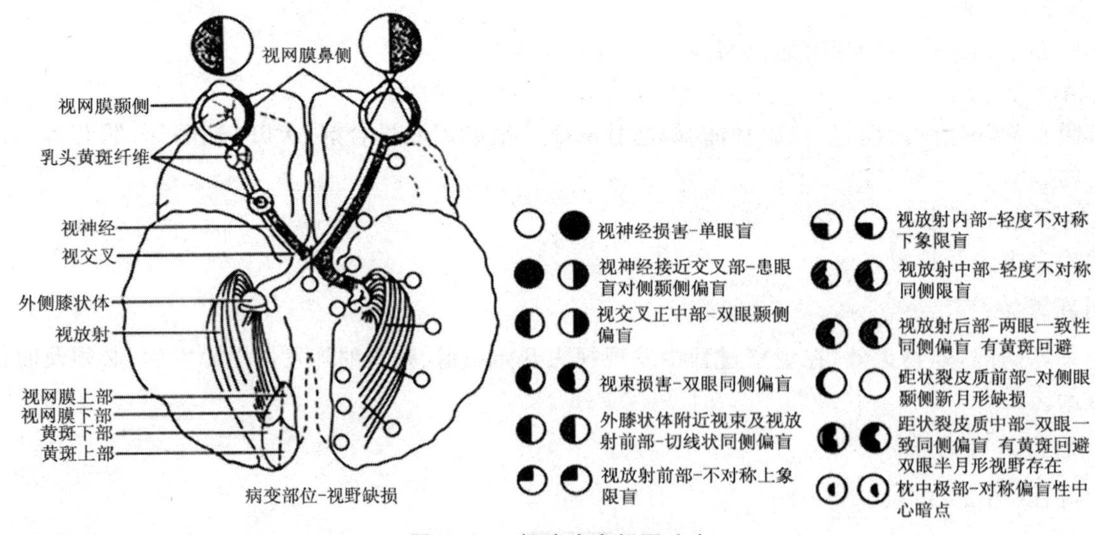

图25-12　视路病变视野改变

1.视束病变

同侧偏盲和下行性视神经萎缩。视束前2/3病变可导致瞳孔改变。视束前部分病变多由于垂体疾病所引起，常伴有垂体疾病的各种症状。后部分病变则可见锥体束损害的症状，如对侧偏瘫和不全麻痹。视束下方有第Ⅲ、Ⅳ、Ⅴ、Ⅵ等脑神经，故有时可能伴有这些神经的损害。病因多为附近组织疾病的影响，如炎症、肿瘤、脱髓鞘性疾病。

2.外侧膝状体及其以上损害

共同特征为:同侧偏盲、瞳孔反应正常、眼底无视神经萎缩。伴有脑部症状。

(1)外侧膝状体病:视野改变特征:一致性同侧偏盲或同侧象限盲,常伴有黄斑回避。但视野缺损无定位诊断依据。

(2)视放射病变:放射神经纤维病变多发生于内囊部。由血管病变或肿瘤引起,视野改变特征:一致性同侧偏盲,可有黄斑回避,可出现颞侧月牙形视野缺损(图 25-13 及图 25-14)。

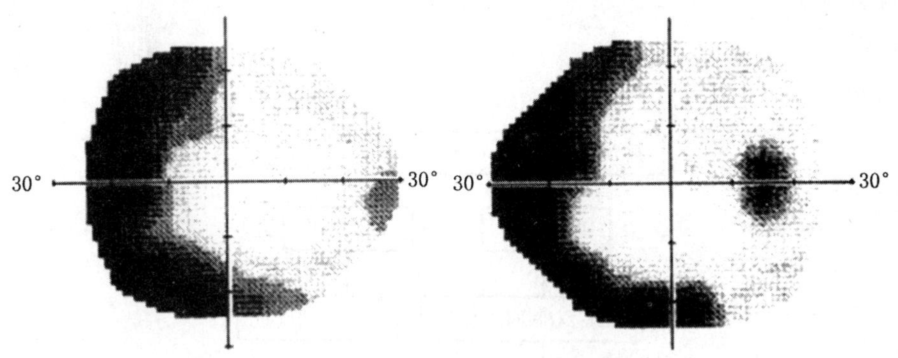

图 25-13　视放射后部损伤视野

双颞侧月牙形视野缺损

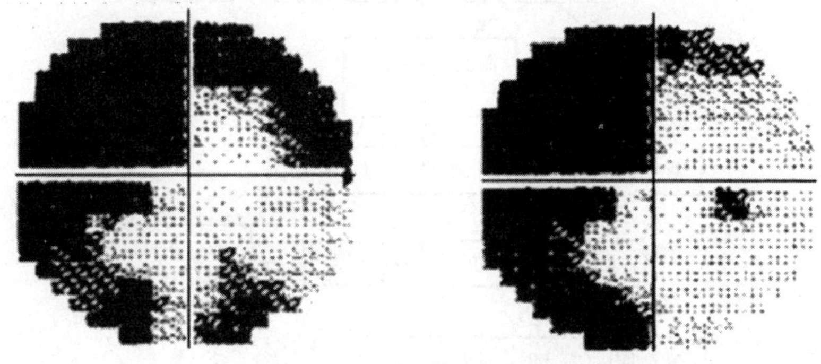

图 25-14　视放射损伤视野

双眼同侧偏盲

①内囊病变:表现为同侧偏盲。②颞叶病变:病变累及视放射下部纤维,可引起病灶对侧的视野的双眼上象限同侧偏盲。一般由于颞叶后部病变。③顶叶病变:病变累及视放射上部纤维,可引起病灶对侧的视野的双眼下象限同侧偏盲。

3.枕叶皮质病变

视中枢位于两侧大脑枕叶皮质的纹状区。最常见的病因为血管性疾病,其次为肿瘤和外伤。视野表现为同侧偏盲并伴有黄斑回避。

(1)距状裂前部受损:病变对侧眼的颞侧月牙形视野缺损。

(2)距状裂中部受损:同侧偏盲伴有黄斑回避,还有病变对侧眼的颞侧月牙形视野缺损。

(3)距状裂后部受损:同侧偏盲性中心暗点。

(4)皮质盲:是由枕叶(距状裂皮质)广泛受损引起,表现为双眼全盲,但瞳孔对光反射依然存在,视盘无异常。常见病因为血管性障碍,其次有炎症、外伤等。

(5)黄斑回避:一般发生在外侧膝状体以上的视路损害。在同侧偏盲的患者中其视野内的中央注视区可保留有 1°～3°的视觉功能区。发生机制不清。

(三)辅助检查

1.必做检查

(1)视野:损害的对侧的双眼同侧偏盲,外侧膝状体以上的视路损害可见黄斑回避。

(2)头颅眼眶 CT、MRI:检查显示局部肿瘤、出血或血管改变。

2.选做检查

DSA:可发现脑血管病变。

(四)诊断步骤

诊断步骤(图 25-15)。

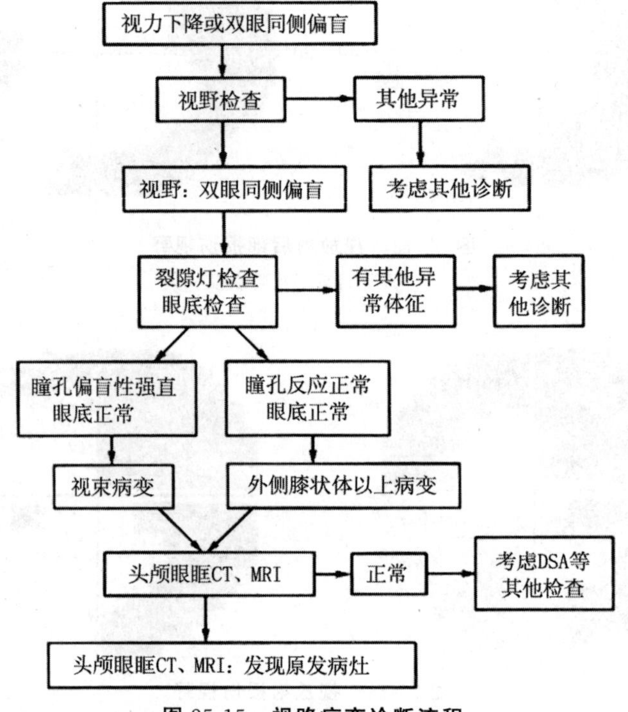

图 25-15　**视路病变诊断流程**

三、治疗措施

原发病治疗,尽早发现和手术摘除肿瘤。视神经萎缩发生后视功能恢复较难。

四、预后评价

视神经萎缩发生后视功能恢复较难。

(马英慧)

第六节　缺血性视神经病变

一、概述

缺血性视神经病变系视神经的营养血管发生急性循环障碍所致。一般以视网膜中央动脉在球后约9～11 mm进入视神经处为界限,临床上分为前部和后部缺血性视神经病变:①前部缺血性视神经病变(AION)由于后睫状动脉循环障碍造成视神经盘供血不足,使视神经盘急性缺氧水肿。②后部缺血性视神经病变(PION)筛板后至视交叉间的视神经血管发生急性循环障碍,因缺血导致视神经功能损害的疾病。

病因:全身疾病为主要原因。①老年动脉硬化、高血压糖尿病等。②红细胞增多症、颞动脉炎、贫血等。③低血压、休克、青光眼等。

病理:营养视神经的睫状血管发生阻塞引起神经纤维缺血、缺氧。前部缺血性视神经病变发生于视盘筛板区小血管,也称缺血性视盘病变。本病较常见。一般说来,每人两眼的解剖结构和血管排列都比较一致,因此,两眼常先后发病,病变位置极为相似。

二、诊断思路

(一)病史要点

(1)发病年龄多在50岁以上,国内平均49岁。

(2)突然发生无痛性、非进行性视力减退。

(3)常累及双眼,先后发病间隔不一,可数周、数月或数年。

(4)伴有高血压、糖尿病、动脉硬化、颞动脉炎等。

(二)查体要点

①多见于小视盘无视杯者。②早期视盘轻度肿胀,边界模糊,视盘可有局限性颜色变淡区域,少数人可表现为视盘轻度充血,视盘周围有一些细小的出血,视网膜血管改变不明显。③后期视盘局限性苍白。

(三)辅助检查

1.必做检查

(1)视野检查:弓形暗点或扇形暗点与生理盲点相连,也可出现水平偏盲或垂直偏盲(图25-16)。

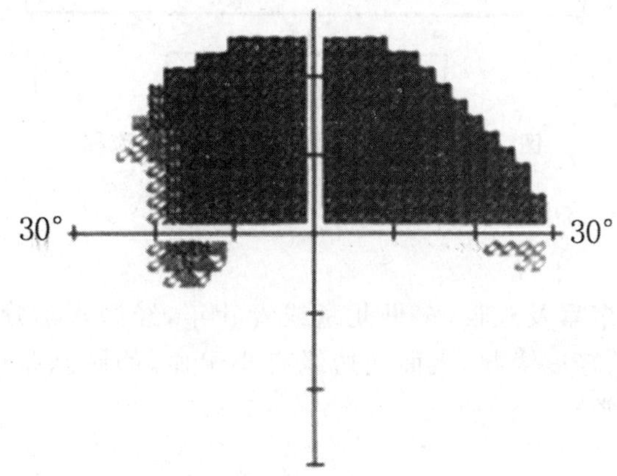

图25-16 缺血性视神经病变

视野表现为水平偏盲

(2)FFA:示视盘早期低荧光或充盈缺损,后期视盘荧光素渗漏着染呈强荧光(图25-17)。

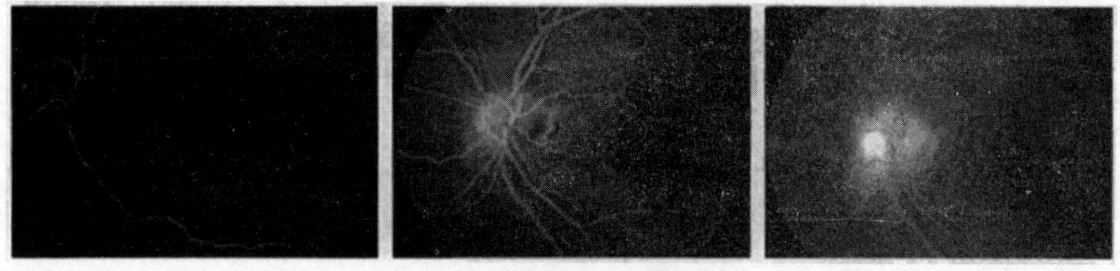

图25-17 缺血性视神经病变FFA

早期视盘鼻侧低荧光,后期渗漏成高荧光

(3)头颅眼眶 CT：排除颅内病变。

2.选做检查

视觉电生理检查，了解视神经功能。VEP 特点一般认为是以振幅减低为主，潜伏期没有明显改变，1/3的患者可出现 VEP 潜伏期的延长，但很少超过 122 ms。

(四)诊断步骤(图 25-18)

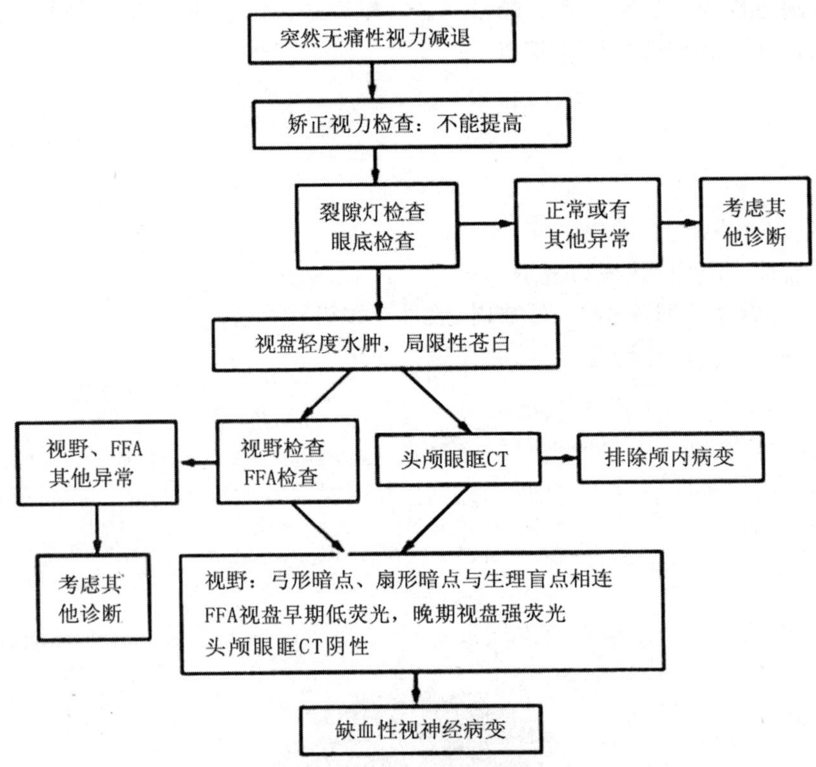

图 25-18　缺血性视神经病变诊断流程

(五)鉴别诊断

1.视神经盘炎

突然发病，视力障碍严重，多累及双眼，多见儿童或青壮年，经激素治疗预后较好。可伴眼球转动痛。眼底：视盘充血潮红，边缘不清，轻度隆起，表面或边缘有小出血，静脉怒张迂曲或有白鞘。视野检查为中心暗点，色觉改变(红绿色觉异常)。

2.视盘水肿

常双眼，视盘肿胀明显，隆起高达 6～9D，但视功能多正常，或有阵发性黑矇史。视野早期生理盲点扩大而周边视野正常。常伴有其他全身症状，如头痛呕吐等。

3.视盘血管炎

多见于年轻女性，视力轻度减退，视盘充血潮红，轻度隆起(＜2～3D)，视盘表面或边缘有小出血。视野可为生理盲点扩大。FFA 显示乳头表面毛细血管扩张渗漏明显。激素治疗效果好。

4.假性视乳头炎

常双侧，视盘边界不清，色稍红，隆起轻，多不超过 1～2 屈光度，无出血渗出，终身不变。视力正常，视野正常。FFA 正常。

三、治疗措施

(一)经典治疗

(1)病因治疗：如高血压、糖尿病等。

(2)激素治疗:减轻水肿和渗出。

(3)扩血管药物和营养神经药物。

(4)高压氧。

(5)降低眼压药物:如口服乙酰唑胺,改善后睫状短动脉的灌注压。

(6)活血化瘀的中药治疗。

(二)治疗流程(图 25-19)

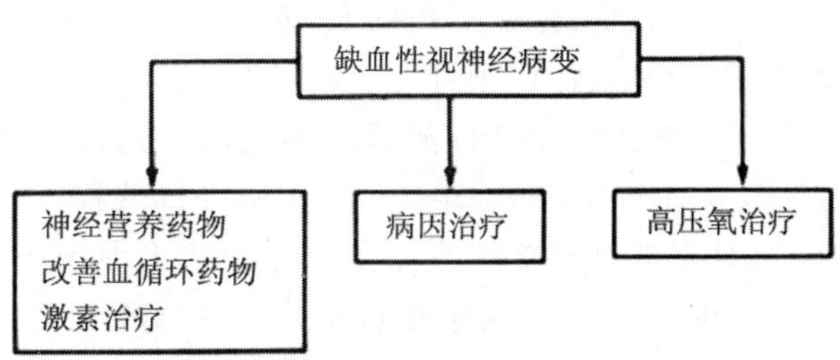

图 25-19 缺血性视神经病变治疗流程

四、预后评价

缺血性视神经病变常在半月至两月内,其视神经盘的水肿即可自行消退,留下局限性的苍白区。如及时治疗,视功能预后较好,如治疗不及时,可导致视神经萎缩。

(马英慧)

第七节 瞳孔反射异常与瞳孔路疾病

一、瞳孔的正常状态

瞳孔的大小取决于虹膜括约肌和扩大肌的拮抗活动,瞳孔括约肌呈环状排列,位于虹膜基质的表面,分布于瞳孔边缘 2～4 mm,由副交感神经支配,起主导作用;放射状的扩大肌起自虹膜根部,延伸至瞳孔边缘 2 mm,由交感神经支配。

正常情况下,瞳孔直径为 3～4 mm,双眼相等,直径小于 2 mm 者称为瞳孔缩小,超过 5 mm 者称为瞳孔散大,双瞳孔大小差别可小于 1 mm,大于 1 mm 属于异常,正常人群中亦有 3%不等。瞳孔大小可受各种因素影响,临床上检查时应注意:

(1)年龄:新生儿、婴儿及老年人瞳孔均较小,新生儿、婴儿因瞳孔括约肌较扩大肌发育早且明显;在老年人则因虹膜血管呈放射形走向,随着年龄增加而硬化,使血管变直、变长所致。幼儿、成人瞳孔较大,而青春期瞳孔最大。

(2)种族:白种人虹膜色素少、瞳孔大;黑种人色素多、瞳孔小。

(3)性别:女性较男性瞳孔大。

(4)屈光状态:近视眼瞳孔比正视眼瞳孔大,而远视眼瞳孔比正视眼瞳孔小。调节作用的冲动本身不会直接产生瞳孔收缩,只有调节作用引起集合运动时才会间接引起瞳孔反应,即双眼集合时瞳孔收缩。

(5)精神因素:在惊恐等强烈的感情冲动时瞳孔散大。

二、瞳孔的异常状态

(一)相对性传入性瞳孔反应缺陷

相对性传入性瞳孔反应缺陷(relative afferent pupillary defect,RAPD),即往常所称的 Marcus Gunn

瞳孔征。瞳孔对光反射传入弧与视觉传入纤维皆由视网膜、视神经、视交叉至视束，走向是一致的，但在视交叉，交叉纤维与不交叉纤维中所占的比例不相等，交叉纤维稍多于未交叉纤维，即约 53%为交叉的，47%是非交叉的，致使被检眼的直接对光反射与间接对光反射不对称，即当一眼的瞳孔传入纤维受损致直接对光反射减弱时，该眼的间接对光反射可正常。瞳孔传入纤维两次交叉，此乃 RAPD 的解剖学基础。视交叉损害难以查到瞳孔改变，视束检查则不会引起瞳孔改变。检查时应在暗室或较暗室中进行，嘱患者双眼平视，需用明亮聚光手电，从一眼至另一眼来回数次分别检查，间隔 1～2 秒。如发现一眼瞳孔较大和(或)瞳孔收缩幅度小、速度慢，即遮盖健眼、患眼瞳孔散大，遮盖患眼、健眼瞳孔无变化，或持续光照患眼，瞳孔开始缩小继而散大，则说明该侧眼 RAPD 阳性；相反，正常人双眼瞳孔轮流被遮盖时，另一侧未被遮盖的瞳孔无变化，双瞳孔大小相等，则称为 RAPD 阴性。如利用不同透光率的滤光片置于健眼或相对健眼前以减弱刺激光强度，以滤光片的透光率(对数单位)表示 RAPD 的程度，用光源分别照射患眼和健眼，观察双眼的直接对光反射和间接对光反射到平衡所需滤光片的透光率大小，透光率越高，RAPD 越轻；透光率越低，RAPD 越严重。如 RAPD 大于 3 个对数单位则有临床诊断意义。RAPD 阳性说明视交叉前瞳孔传入神经纤维受损，可作为判断任何原因所致的单侧视神经病变的一种客观观察瞳孔的检查方法。

(二)黑矇性瞳孔强直

指无光感合并瞳孔反应异常的一种状态，当一侧视网膜或视神经有病变而出现黑矇者，患眼瞳孔散大，无直接对光反射，健眼也无间接对光反射，但患眼可有间接对光反射，即光照患眼时，由于光线不能进入光反射中枢，健眼与患眼瞳孔纤维由双侧供应，故双侧瞳孔均可有收缩反应。在颅脑损伤患者处于昏迷状态下如有此征，提示该侧尚有严重视神经受损，且可能有颅底骨折。双瞳孔的集合反射及闭睑反射等其他各种瞳孔反应均可存在。

(三)Argyll-Robertson 瞳孔

病因以梅毒最多见，占半数以上，该征的出现常提示有中枢神经系统梅毒，可作为脑膜血管性梅毒、脊髓痨、麻痹性痴呆的特殊病症，因中脑顶盖前区至两侧缩瞳核(E-W 核)之间病损所致。其他如脑炎、脑外伤、糖尿病等亦可引起非典型 A-R 瞳孔。

病变一般认为位于中脑被盖前核的中脑导水管附近或被盖前核至动眼神经核之间。推测单眼者病变在病侧被盖前核至动眼神经的 Edinger-Westphal 核或至瞳孔括约肌核之间，而双侧者为双侧被盖前核至双瞳孔括约肌核之间的病变。中枢性损害因部位不同可出现下丘脑、脑干以及脊髓受累征象，如 Wallenberg 综合征。因支配的睫状肌和括约肌的纤维并不相同，已知 E-W 核支配睫状肌的细胞数量占 90%以上，而支配瞳孔括约肌的细胞数仅约 4%，因此调节反射和瞳孔对光反射可分别出现障碍，此乃中脑病变时出现该综合征的解剖学基础。

临床表现典型者双瞳孔缩小，小于 3 mm，不规则，直接、间接对光反射消失或非常迟钝，而近反射时瞳孔反应并不减弱，甚至增强，即调节反射和集合反射存在，有光近点反应分离现象，调节反射中瞳孔缩小，副交感神经核间的联系和瞳孔括约肌本身未受到损害，在暗室瞳孔不散大，单侧或双侧均可发生，一般为双眼，对阿托品散瞳反应迟钝，滴毒扁豆碱瞳孔可再度缩小，因病变损害程度及部位不同，故该征在临床上并不全是典型的，如集合反射亦减低，可排除梅毒性病变，常见于脑炎、脑出血和脑外伤等。

(四)Horner 综合征

该综合征又称颈交感神经麻痹综合征，凡交感神经径路自下丘脑至眼球之间任何部位受损均可引起该综合征。Horner 综合征导致颈交感神经麻痹的第一神经元的病变，如脑干的出血，炎症、肿瘤、梅毒、脊髓空洞症、多发性硬化等；引起第二神经元的病变，如肺尖结核、肺部肿瘤、甲状腺腺瘤、颈交感神经切除术后等引起第三神经元的病变，如食管癌、颈内动脉瘤、颈部创伤等。

临床表现为瞳孔缩小，轻度上睑下垂和眼球凹陷三大症状，其中以瞳孔缩小为最主要的体征。瞳孔虽缩小，但直接、间接对光反射尚存在。此外，尚可见颜面部潮红，是由于早期交感神经受累使局部血管扩大所致，此时尚可见瞳孔散大，其后由于交感神经麻痹而出现典型瞳孔缩小、颜面苍白。

药物滴眼试验对于确定病变部位有诊断意义。常用可卡因和肾上腺素试验，即用4%可卡因每3 min滴眼一次，共3次，能使瞳孔散大，而用0.1%肾上腺素对神经节后部位病变，能引起瞳孔散大，在可卡因配合下，正常眼扩大作用更加显著。对可卡因有反应和肾上腺素滴眼有反应者，病变在第一神经元，如可卡因不能使瞳孔散大，而肾上腺素能使瞳孔散大者，病变在第二神经元，对以上两种药物均无反应者，为第三神经元病变。

(五)强直性瞳孔和Adie综合征

强直性瞳孔和Adie综合征系一组以瞳孔散大为特征的良性疾病。Adie综合征又称Holmes-Adie综合征，除瞳孔散大外，同时伴有膝腱反射消失；而强直性瞳孔虽有瞳孔散大，但膝腱反射正常。临床上常易误诊而怀疑为颅内恶性病症，做一些不必要的检查，值得指出的是，该病虽少见，但近年来确实有增多趋势，可能与对该病认识提高有关。一般认为，该病与自主神经系统紊乱有关，但公认该病与中枢神经系统梅毒无关。

该综合征多见于20～40岁女性，90%单眼受累，多数在无意中发现，亦有主诉突然发病者，左眼多于右眼；亦有认为多双眼受累，但迟、早或轻、重不等。

病因尚未最后阐明，有中枢性及周围性神经学说，前者病变可累及瞳孔反射核、视丘下部、间脑和中脑移行区，可发生于脑炎后、慢性酒精中毒、糖尿病、伤寒、白喉、多发性硬化等；后者见于球后酒精注射后、视网膜脱离手术后等。少数病例病理检查提示睫状神经节有神经元退变，骶髓背根神经节细胞变性与腱反射消失可能有关。

临床表现为瞳孔散大，瞳孔运动呆滞、缓慢，呈一种特殊的瞳孔紧张状态。看近呈强直性缩瞳，看远呈强直性散瞳。一般常规在诊室内检查瞳孔对光反射迟钝或消失，近反射亦差。但如在暗室内停留15～40 min，患侧瞳孔可缓慢散大和健侧相等，此时如再照射两侧瞳孔，健侧瞳孔立即缩小，而患侧瞳孔缩小缓慢，但数分钟后可比健侧更小，注视近物时瞳孔缩小和注视远物时瞳孔散大都极缓慢。调节反射和集合反射慢而持续较久，即调节时收缩和松弛都要经过几秒。如持续5 min或更长时间集合时瞳孔可缓慢缩小，甚至最后可小于健侧。停止调节集合反射后，瞳孔可缓慢地散大至原来大小。瞳孔对光反射缓慢和延长可能是由于变性的神经尚残存部分神经末梢未被波及之故。亦有认为可能系通过反射的调节和集合作用所产生的乙酰胆碱以及泪液中可能有少量的乙酰胆碱进入前房刺激瞳孔括约肌而使瞳孔缓慢缩小。如瞳孔对光反射完全丧失，则提示支配瞳孔的所有副交感神经纤维已完全变性，裂隙灯下检查尚可见虹膜节段性蠕动样收缩。0.1%毛果芸香碱滴眼剂对诊断及治疗均有一定效果。对正常瞳孔无反应。既往应用2.5%乙酰胆碱眼液可使其瞳孔缩小。

由于强直性瞳孔和Adie综合征在临床上易被误诊为其他原因所致瞳孔散大，神经科医师常考虑为动眼神经麻痹，可能为颅内占位性病变所致，经全面体检及头颅CT等影像学检查常为阴性，而眼科医师则多考虑有无外伤或高眼压等，经询问病史及眼压测定，也易于排除。该征只要定期随访，不一定要常规做颅脑影像学检查。应当指出的是，对于这类患者应告知其瞳孔散大为良性疾病，以减少患者精神负担，长期可滴用0.1%毛果芸香碱，如给医学鉴定卡，嘱其随身携带，以免一旦这类患者突然发生意外昏迷，误诊为颅内血肿所致瞳孔散大。

(六)急性颅内高压的瞳孔改变

常见颅脑外伤或化脓性脑膜炎引起，在临床上有一定的诊断意义。

(1)单眼瞳孔缩小，小于1 mm，易疏忽，一旦出现，有一定的临床意义，提示该侧为病变侧，与颅高压动眼神经或中脑瞳孔收缩核受刺激有关，应随访观察。

(2)双瞳孔缩小，小于1 mm者，多见于早期弥漫性轴索损伤、脑桥出血或损伤等，与颅高压导致双侧动眼神经或瞳孔收缩核受刺激有关。

(3)单侧瞳孔中等散大，对光反射减弱，多见于急性瞳孔收缩核由于受到刺激而开始发生麻痹，如能及时治疗，解除病因，瞳孔会恢复正常。

(4)单侧瞳孔散大,对光反射消失,病变在瞳孔改变同侧,此乃急性颅内高压中、晚期造成单侧动眼神经或瞳孔收缩核全麻痹的结果,常伴有眼球固定、上睑下垂,为颞叶沟回疝的典型症状,是急诊开颅手术的绝对适应证,常见于同侧硬膜外血肿。

(5)双瞳孔散大、固定,对光反射消失,提示急性颅高压晚期,使脑干移位、双动眼神经或瞳孔收缩核受到严重损害而导致的全麻痹,乃脑疝晚期,即先发生小脑幕切迹疝,如病情继续恶化,脑干和脑扁桃体下移,挤入枕骨大孔,发生枕骨大孔疝,提示伤情严重,预后差。

(6)双瞳孔大小变化无常,这是颅脑外伤后,双瞳孔收缩核受到多种刺激所造成的,多见于脑干周围出血、挫伤水肿或交感神经中枢受损所致,临床上常见原发或继发脑干损伤、弥漫性轴索损伤等。

(七)中毒性瞳孔

毒物进入体内达到中毒表现时,瞳孔可出现变化,有些具有一定的临床诊断价值,但必须结合详尽的病史及其他全身中毒表现,有时需结合实验室检查的结果。

1.有机磷中毒

由于有机磷可抑制胆碱酯酶的活性,使乙酰胆碱大量蓄积,产生毒蕈样、烟碱样的中毒症状,瞳孔缩小如针孔状为其特征。血液检查胆碱酯酶活性降低对诊断有价值。

2.阿托品类中毒

阿托品类中毒多由于全身应用引起,眼科局部使用在婴幼儿及过敏体质患者,滴用1%阿托品而未能压迫泪道,由于吸收过多中毒者亦可见,一般多为轻度至中等症状表现。如常见口干、瞳孔散大、发热等。

3.安眠药中毒

这类药物如巴比妥、氯丙嗪等急性中毒初期瞳孔常缩小,对光反射存在,一般临床医师不易发现,中毒晚期瞳孔呈麻痹性散大,对光反射消失。

4.氰化物中毒

主要为氢氰酸、氰酸盐等,苦杏仁、桃仁等中亦含有氰苷,其氰离子能抑制许多酶的活性,可导致细胞内窒息,发生中毒,重者瞳孔可散大。

5.急性酒精中毒

由于饮酒过量而发生急性酒精中毒,其昏睡期可表现为瞳孔散大、神志不清等症状,除瞳孔散大外,对光反射消失,而且视力严重受损,双眼底可有视盘充血、境界不清等急性视神经炎改变,亦可表现为球后视神经炎的临床征象。

6.麻醉剂中毒

麻醉早期瞳孔缩小,麻醉加深后由于中脑功能被抑制,瞳孔括约肌减弱使瞳孔相对散大,谵妄期瞳孔亦散大。

(马英慧)

第八节　视神经手术

一、概述

视神经为自视神经乳头致视交叉部分,在解剖上分为颅内段(长约 10 mm)、视神经管内段(5～10 mm)、眶内段(25～30 cm)和球内段(约 1 mm)4 段。在视神经管内上方,视神经鞘中三层脑膜紧密相连,并黏附于骨膜上,形成视神经的固定点,防止视神经被拉入颅内或眶内而受到损伤。在其他各段,视神经均无骨管约束。由于视神经炎症、挫伤、血肿压迫、骨折压迫、视神经肿胀等,可因此限制和坚硬骨管管壁的勒束,使视神经受到严重损害,无论是药物治疗还是手术治疗,其疗效很难预测。视神经的手术包括视神经管减压术和视神经鞘减压术，前者切除视神经管骨管内下壁，解除视神经的压迫，去除骨折碎片，开放视神经管，可分为经眶、经颅和经鼻内镜三种手术方法；后者是将视神经鞘切开，在打开视神经管的同时，切开视神经鞘膜。

二、视神经管减压术

（一）适应证

1.创伤性视神经病变

眼眶或头部受伤，视力急剧下降或丧失，可造成创伤性视神经病变，这种损伤可以是直接的，多为瞬间发生；也可以是间接的，多为迟发性。有 50%损伤造成永久性视力丧失。可以是因机械性视神经管骨折造成损害，也可以是在肿胀缺血以后造成损害。损伤后伤眼最好视力为0.05～0.1。一般认为伤后 8 h 内即应开始治疗，大量的皮质类固醇激素、高渗脱水剂和抗生素的联合运用是首选的治疗方案。治疗 48 h 无效，即应考虑视神经管减压术。受伤后 3 周，神经节细胞出现较明显变性，受伤后 6 周，这种变性即相当广泛。当神经节细胞已呈现明显变性时，即使做视神经管减压术也无济于事。CT 可显示视神经管骨折，MRI 可显示视神经水肿、增粗，可显示视神经周围血肿。单侧视神经损害的患者有伤眼瞳孔传入性障碍，视诱发电位检查，潜时延长，振幅降低。伤眼黑矇，视诱发电位熄灭，手术效果极差。

2.急性球后视神经炎

急性球后视神经炎即在排除了颅内和神经系统其他疾患以后，经系统药物治疗 2～3 周仍然无效，视乳头颜色开始变淡者，可试用本手术。

（二）手术方法

视神经管减压术，可根据医师熟知的业务范围进行选择。①鼻外眶缘－筛窦径路为眼科医师所首选。②经颅径路则需有神经外科医师的协作。③经鼻腔内镜径路则多由耳鼻喉科医师协作完成。术中应除去至少 50%圆周的骨性视神经管，除去整个视神经管全长的骨质，纵向切开包括 Zinn 环在内的硬脑膜鞘。

1.鼻外眶缘－筛窦径路视神经管减压术

(1)在内眦和鼻中线的中点稍外侧 1～2 mm，自眉弓起，沿内眦部眶缘弧形向下直达眶内下缘相当于鼻泪管入口部画线入路。

(2)分离创口达骨壁，切开骨膜，沿眶内侧骨壁分离骨膜。将滑车、内眦韧带、泪囊和骨膜一起推向眼球侧，用钝性拉钩予以保护。剥离中，可能先后与筛前、筛后血管相遇，可以予以结扎、剪断。

(3)视神经与筛窦、蝶窦共有中壁，大多数患者的视神经管位于筛窦气室之后。可以行筛窦、蝶窦开放术：凿开泪囊窝处纸板，进入筛窦。为了便于暴露，可用咬骨钳将额骨鼻突部分咬除。清除筛窦气层间骨隔以后，蝶窦前壁即被暴露，咬除前壁。为引流方便，可咬除中鼻甲。

(4)沿筛后血管向后，距内眦 4.5～5 cm 处找到视神经孔和视神经管，咬除视神经管内下壁 3～4 mm长。

(5)如果做了筛窦、蝶窦开放术，应安放橡皮引流管，其前端自鼻前孔引出，24～48 h 以内拔除。

(6)缝合骨膜，将滑车、内眦韧带和泪囊复位。分层缝合皮下组织和皮肤。用绷带加压包扎创口，术后第 7 天拆除皮肤缝线。

2.经颅视神经管减压术

(1)冠状切口，单侧额部开颅。

(2)眶顶硬膜十字形剪开，沿视神经走向，向前切开颅底硬脑膜 2～2.5 cm 长。

(3)寻找硬脑膜在视神经管颅口向管内段的反折处，此处有 2 mm 宽游离缘，内无骨组织。确认视神经管顶壁后，用 3 mm 直径左右高速电钻或咬骨钳，自视神经管颅口处开始，向前除去 1 mm 左右厚，全长 3～4 mm 宽，10 mm 左右长的顶壁。

(4)顶壁除去后，一般情况下可见到肿胀的视神经向视神经管外膨出。

(5)仔细止血后颅骨复位,创口分层缝合。

3.经鼻腔内镜径路视神经管减压术

(1)沿伤眼中鼻甲前下缘的外侧壁做弧形切口,分离暴露筛泡,并将中鼻甲推向鼻中隔侧以扩大手术野。

(2)做全筛切除,清除全部中厚筛层。注意清除可能伴有的积血和碎骨片。注意暴露和检查后筛房外侧的视神经管隆突。注意有无脑脊液漏。

(3)暴露蝶窦前壁,除去视神经管隆突的骨质。此时可看到正常情况下呈灰白色的视神经,如视神经受压时间长,则呈充血水肿状。

(4)向内侧除去蝶窦前壁,10 cm 直径大小的开放范围。注意勿触动蝶窦的外侧壁。

(5)在内镜下仔细观察蝶窦外侧壁,分清视神经和颈内动脉向蝶窦内的压迹,判定骨折部位和其损伤程度。仔细沿已开放的视神经管隆突向内除去碎骨片,视神经和颈内动脉间隔切务必处理。

(6)视神经管开放以后,蝶窦内即可见到视神经,此时切开视神经的鞘膜和前端的总腱环,即可有少量脑脊液渗出。

(7)仔细止血,用含妥布霉素的生理盐水冲洗蝶窦和筛窦腔,然后填塞明胶海绵,中筛窦和鼻腔则填碘纺纱布。

(8)术后处理:①半卧位 3 d,以便于筛窦和鼻腔的引流。②术后第 3 天除去碘纺纱布。③全身运用抗生素和激素 7～10 d。④术后 2 周做蝶窦和筛窦冲洗,如有新生肉芽组织,应一并清除。⑤可加用视神经营养性药物,促进视神经功能的恢复。有学者认为视力的恢复约需 6 个月左右,应加强随诊观察。

(9)术后并发症:①脑脊液鼻漏。②化脓性脑膜炎。③鼻出血。应根据情况作相应处理。

三、视神经鞘减压术

视神经鞘是硬脑膜、蛛网膜、软脑膜三层脑膜的延续。颅内压增高时,压力自颅内蛛网膜下腔传导至视神经鞘的蛛网膜下腔。由于视神经鞘的蛛网膜下腔在眼球筛板后成为一个盲端,故在此处造成脑脊液积聚,视神经鞘扩张,视神经中轴浆运输阻滞,形成视乳头水肿。视神经鞘内压力增高是视乳头水肿的一个重要因素,降低视神经鞘内压力,就有可能使视乳头水肿消退。

(一)适应证

原因不明的慢性视乳头水肿,或原因一时无法除去的颅内压增高性视乳头水肿,已出现视功能损害经系统药物治疗病情无改善者可试用此手术。

(二)操作步骤

(1)角巩缘后 3～4 mm,以内眦侧为中心,与角巩缘平行,做 270°结膜切口。

(2)用 0 号白丝线套圈式缝合内直肌后将其自巩膜附着处剪断,在内直肌巩膜附着处缝牵引缝线。在上直肌和下直肌处也各安置一根牵引缝线。

(3)将眼球向颞侧牵引,用牵开器或拉钩拨开眶脂肪,暴露视神经。

(4)用三角刀,自眼球后 3 mm 始,向着眶尖方向,在相对无血管的视神经鞘上,呈纵向做一个小切口。然后换成镰刀状将切口扩大,使其长 4～5 mm。见到清亮的脑脊液自切口呈搏动样涌出,即为手术操作成功的指征。此时可将 Fisher 切腱钩伸入切口内,轻轻纵向移动,分离蛛网膜的粘连。球后 10 mm 处为视网膜中央血管进出视神经部位,故做切口时应靠前,勿超过球后 10 mm。

(5)重复上述操作,再做两个与之平行的 4～5 mm 纵向切口。

(6)也可以不做三条纵向切开,而在视神经鞘上切除一条 3 mm×5 mm 矩形硬膜,使形成一个窗。但是纵向切开方法较开窗方法操作更简便,更能防止眶脂肪的堵塞。

(7)除去眼肌牵引缝线,将内直肌缝合于原巩膜附着处。

(8)缝合结膜创口,单眼包扎。

(马英慧)

第二十六章

斜视及弱视

第一节 隐 斜

隐斜是可以用两眼单一视维持两眼正常眼位，只有破坏两眼单一视（如遮盖法）时眼球才呈内斜视或外斜视。在临床上遇到的显斜，往往是从隐斜发展而来的。

隐斜患者有用眼过度后出现眼疲劳症状，如头痛、眼痛、复视、恶心、呕吐等症状，我们应当详细地询问其病史并作细致的检查。

一、隐斜的检查法

（一）遮盖法

1.遮盖法的目的与意义

（1）通过遮盖试验，发现眼球运动异常与否。

（2）判定眼位异常的性质及量（如内隐斜或外隐斜等）。

（3）确定固视状态如何等。

2.遮盖检查法

检查者与被检者相对而坐，并保持检查者与被检者眼位在同一水平线上，两者距 30 cm，固定好头位不变，检查者用宽 5～6 cm、长 10～15 cm 不透明板作遮眼板，一般须检查视远与视近两种距离的眼位。

在检查时需要用两种视标，近距离视标可用取帽的电筒光或用任何小圆形卡片；远距离目标可用蜡烛光或者窗外任何目标（约 5 m 远）。

检查时，检查者用遮眼板挡住患者一眼后，迅速移到另一眼，此时观察眼位和眼球从被遮眼取消遮盖时运动方向（如取消遮眼时眼球从内向外运动则为内隐斜）。遮盖及移去遮盖时出现如下结果。

（1）不论何眼被遮盖及移去遮盖，该眼不动，此为正位眼。

（2）不论何眼遮盖及移取遮盖，见该眼移动，则有隐斜存在。

（3）不论何眼被遮盖，见其另一眼有移动或移去遮盖时两眼都有移动，证明被遮盖眼为斜视的固视眼，用遮盖法时出现眼球运动，其偏斜度 2△以上。

（4）根据移去遮眼板时，眼球移动的方向可分为：眼球由内向外运动者为内隐斜；眼球由外向内运动者为外隐斜；眼由上向下或由下向上运动者为垂直隐斜；如左眼为斜视的固视眼，当遮盖左眼时右眼固视，移去遮盖时，因再用左眼固视，故可见两眼移动，此种情况出现在两眼交替性斜视。

（5）检查视近距离眼位与视远距离眼位的意义：用遮盖法检查近距离眼位时，外隐斜程度小于远距离的斜视程度，为分开过强型外隐斜，反之为辐辏功能不足型外斜，如近距离内斜度大于远距离内斜视度时，为辐辏过强型内隐斜，反之为分开不足型内隐斜。

(6)用遮盖法检查,发现正视眼被遮盖时,斜视眼不能固视眼前目标时,证明斜视眼不能固视。

(7)交替性内隐斜当移去左眼遮盖时,在两眼协调下,右眼持续保持着固视。此种斜视,在两眼竞争下,可以取得任何一只眼中心固视,即双眼交替固视,当外隐斜时,只是眼位和移动方向与内隐斜相反(图 26-1)。

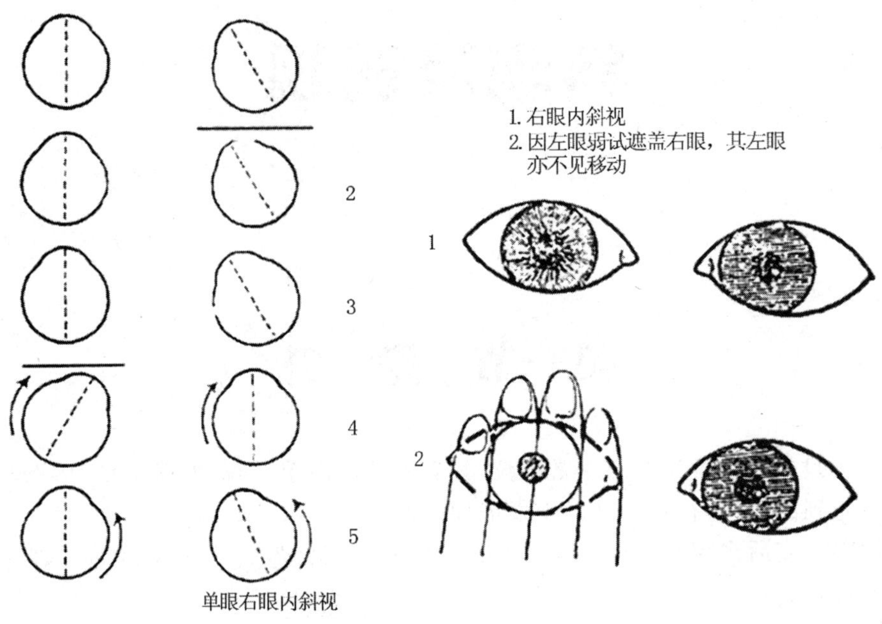

图 26-1　遮盖法示意图(左内斜)

(二)三棱镜遮盖试验

三棱镜遮盖试验是利用三棱镜折射功能,即通过三棱镜的光线向基底部折射,物像向尖瑞方向移动的原理。在检查隐斜时,三棱镜的尖端朝向眼球偏斜方向并置于眼前。用遮盖法查隐斜度,于遮盖固视之前先放三棱镜,当移上遮盖时眼球仍然运动,则增加三棱镜度数,直到移去遮盖眼球为止,此时,三棱镜的度数为隐斜度数(图 26-2)。

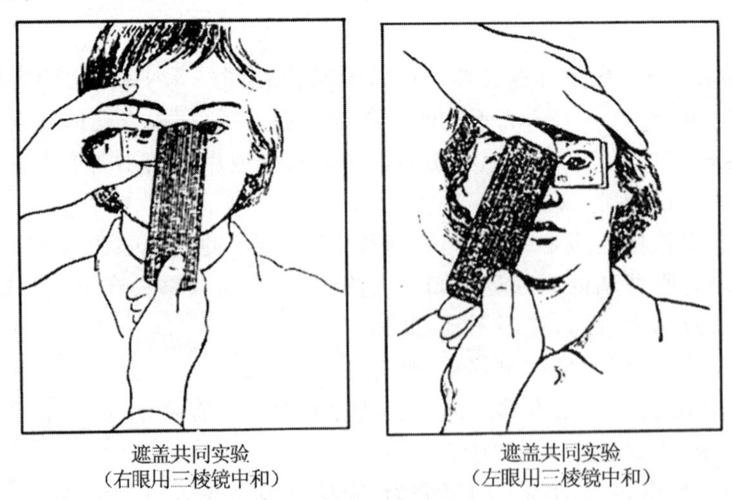

遮盖共同实验
(右眼用三棱镜中和)
遮盖共同实验
(左眼用三棱镜中和)

图 26-2　遮盖共同实验

检查时,可用单个三棱镜块,用三棱镜串镜较方便,检查者因用一手持三棱镜,另一手持遮眼板,因此,固视目标由患者自已拿或助手拿。

用三棱镜加遮盖法检查内隐斜视时,三陵镜的基底向外侧方向;外隐斜时基底向内侧方向;上斜位时三棱镜的基底向下,下斜位时基底向上,如遇水平斜位合并垂直斜位者三棱镜的基底向内、外、上、下合并使用。

(三)Maddox 小杆检查法

小杆为一根或数根并排的玻璃圆柱构成，嵌装于金属小框内(图 26-3)。

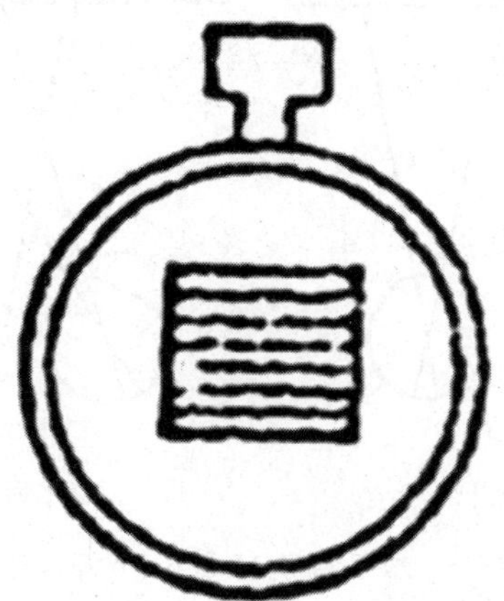

图 26-3　Maddox 小杆

检查时，被检者通过 Maddox 小杆看点状光源则成一条光线，线条光与小杆的方向呈垂直，如今被检者用两眼固视点状光源，于一眼前放 Maddox 小杆，则于两眼视网膜上形成截然不同的影像。从而妨碍其发生融像。本检查法为自觉检查法。

检查法：本检查在半暗室中进行，做远距离(5 m)与近距离(0.5 m)两种距离检查。如检查水平斜视，则 Maddox 小杆水平放在一眼前，如检查垂直斜视，则将小杆垂直方向放在一眼前。此时，Maddox 小杆侧眼前出现的细条光线，出现如下情况：如被检眼为外斜视，Maddox 小杆线条在光源的对侧；被检眼为内斜视时线条在光源的同侧；上斜者线条在光源的下边；下斜者为光源上边。

为了定隐斜量，可以同时用 Maddox 小杆和正切尺(图 26-4)。其检查方法同前，只在正切尺中心安放小电光，用 Maddox 小杆水平放在斜视眼前时，出现小细线条能准确的读出细线条在正切尺的位置。比如，右眼内斜视时，将 Maddox 小杆放在右眼前，注视正切尺中央的电光时，细线条在正切尺右侧某位置上，此时令患者读此位置的数，即内隐斜度。

如有旋转性隐斜时，在两眼前放置水平方向小杆，两条线相重合时出现倾斜，用三棱镜重合为一条线时可知其度数。

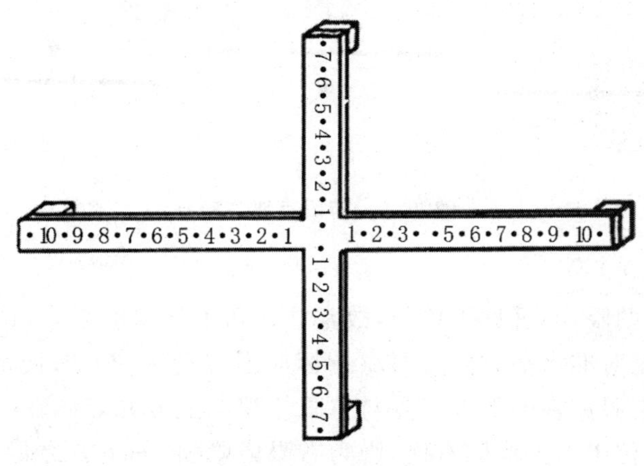

图 26-4　正切尺

检查 Maddox 小杆注意事项：①将戴小杆眼用手遮盖，使另一眼固视光源后，询问移去遮盖后线条光的位置。②如欲测量隐斜度，可用正切尺测量远、近距离隐斜度(图 26-5)，以分清不同种类斜视。比如，在内隐斜情况下，近距离内隐斜度大于远距离内隐斜度，则为辐辏过强型内隐斜；远距离内隐斜度大于近距离内隐斜度为分开不足型内隐斜；在外隐斜时，近距离外隐斜度大于远距离外隐斜度为辐辏不足型外隐斜；远距离度大于近距离者为分开过强型外隐斜；近距离检查因调节参与其结果不同，应反复检查。

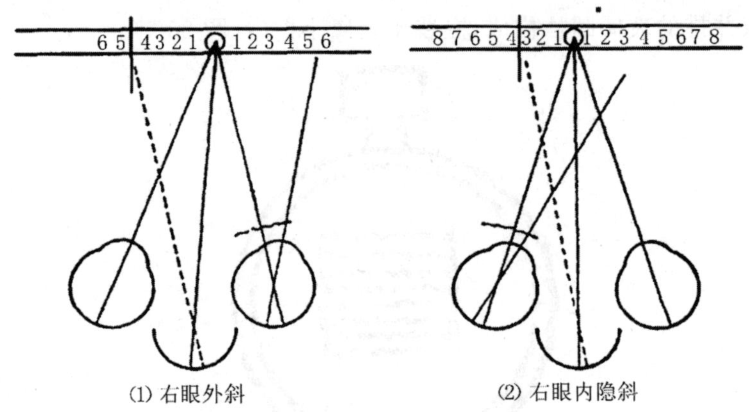

图 26-5　水平隐形 Maddox 小杆检查法

(四)眼肌力检查法

眼肌力计又称为隐斜测量器，利用此法测量隐斜程度及各肌的肌力。其主要结构有瞳孔距离调整仪、水平仪、旋转三棱镜、Maddox 小杆及其附加的一组凸凹及散光镜片。

检查前，要调整瞳孔距离，矫正屈光不正，于 30 cm 处及 5 m 处作一目标光点。其主要应用方法有如下几种。

1.Maddox 小杆检查法

将 Maddox 小杆垂直放于左眼前，今其两眼同时注视 5 m 处或 30 cm 处的光点(必须检查远近两个距离)，此时右眼所见为正常光点，左眼所见为一条水平光线。如两眼垂直肌力平衡，水平直线必然穿过光点[图 26-6(1)]；如水平直线位于光点之上，则为右眼上隐斜[图 26-6(2)]；如水平直线位于光点之下，则为左眼上隐斜[图 26-6(3)]，继续用旋转三棱镜放于眼前，转动三棱镜方向至光点恰好与水平直线一致，从刻度上可读出其隐斜的三棱镜度数。再将 Maddox 小杆水平置于左眼前，则右眼所见为光点，左眼所见为一垂直光线，如光线穿过光点则无水平斜隐，如光线位于光点左侧为内隐斜；如光线位于光点右侧为右眼外隐斜。同样，用旋转三棱镜位于眼前，转动三棱镜至光点恰好在垂直光线上，从刻度上可读出隐斜的三棱镜度。

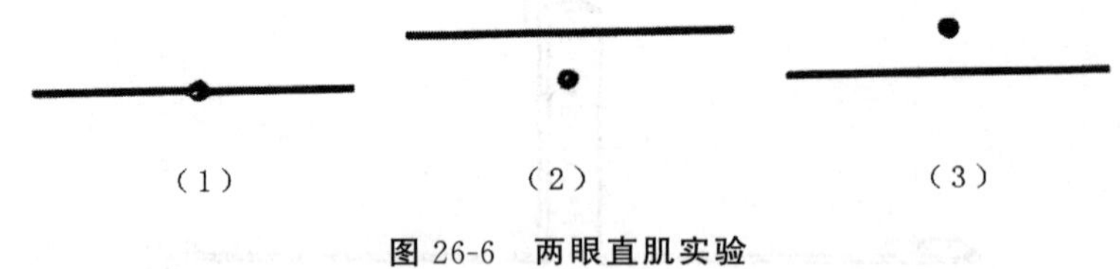

图 26-6　两眼直肌实验

2.单眼直肌试验

因眼外肌平衡失调可见两眼，亦可见于单眼，故常须在两眼分别检查 5 m 及 30 cm 处的眼肌肌力，将旋转三棱镜置于右眼前，零度对准水平方向后再将指标向上移动到 $8^{\triangle}$ 处，使成一基底向上 $8^{\triangle}$ 三棱镜，让垂直方向无法融像。此时，右眼注视的下方光点与左眼注视的上方光点同在一垂直线上则右眼无水平肌肉不平衡现象。如下方之像位于上方像的右侧，则为右眼内隐斜，如下方之像位于上方像的左侧，则为右眼外隐斜、若要测量其隐斜度，可将旋转三棱镜放于左眼前向外或向内旋转指标，至上下两像位于同一垂直线上时，其指标所指的度数即为右眼隐斜的三棱镜度。用同样方法测量左眼眼外肌水平平衡。

测量右眼垂直肌肉平衡，将旋转三棱镜置于右眼前，零度对准垂直方向之后，再将指标向内侧移动到 $12^{\triangle}$ 处(成一基底向内 $12^{\triangle}$ 三棱镜)使物像向尖端移位超出融像能力之外，故成水平复像。此时，右眼所见的像在右侧，左眼所见的像在左侧，如两光点在同一水平面上，则无垂直斜隐；如右侧光点较左侧像低，则为右眼上斜隐；如光点较左侧像为高，则为右眼下斜隐。但习惯上不用下隐斜名称，而用左眼上隐斜名称，继续用旋转三棱镜上下移动，至两光点位于同一水平时，指标所指的度数为隐斜的三棱镜度。用同样方法测量左眼眼外肌垂直平衡。

3.单眼斜肌试验

将旋转三棱镜的指标向上至 8△处，使之成为基底向上 8△三棱镜。其次于左右眼前皆放置轴向垂直的 Maddox 小杆。此时，右眼所见光线平行的位于左眼光线之下，则右眼无旋转性隐斜存在[图 26-7(1)]。若左眼所见较高的光线保持水平方向，而右眼所见的较低的光线有倾斜，则右眼有旋转性隐斜存在[图 26-7(2)]。用同样方法检查左眼有无旋转隐斜[图 26-7(3)]。

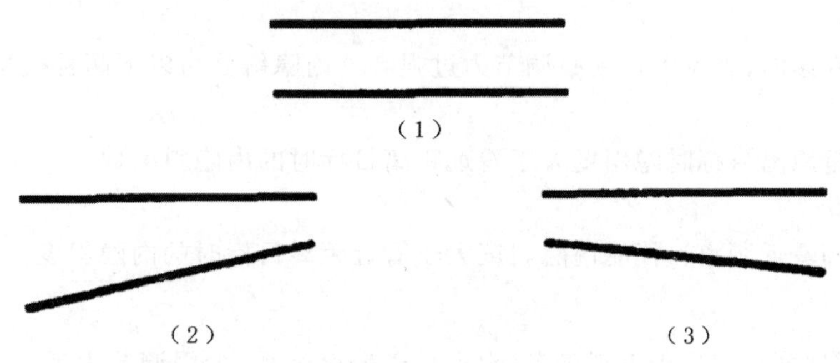

图 26-7 单眼斜肌实验

(1)无旋转斜隐；(2)(3)右眼有旋转斜隐

如将倾斜的 Maddox 小杆旋转至上下两条光线平行时，其 Maddox 小杆镜所指的度数，为旋转隐斜度。

4.斜肌融像试验

于两眼前放置 Maddox 小杆，其轴向水平，正常者见其为一条垂直光线[图 26-8(1)]，如欲测量右眼上斜肌肌力，将右侧 Maddox 小杆向内下旋转，至一条光线分开呈交叉形为止，此时其指标所指的度数，即右眼上斜肌的肌力；如将指标向外下侧旋转，至光线分裂成交叉形为止，此时其指标所指度数为右眼下斜肌肌力。正常斜肌的融像力为 5～20 弧度[图 26-8(2)(3)]。

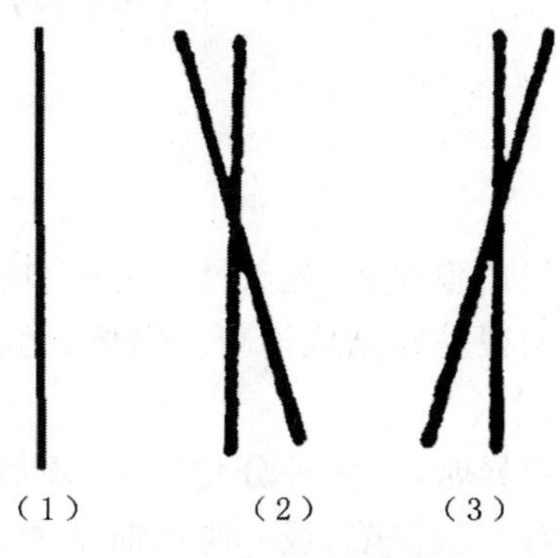

图 26-8 斜肌融像实验

5.融像范围试验

将眼肌力计置患者两眼前，在 5 m 远处放一蜡烛光。然后，将旋转三棱镜由 0°旋转至烛光变为二个时，记录其度数。如此检查一眼四个方向之后，再检查另一眼。在查完远距离后再查近距离。正常人的开散与辐辏时融像范围依远近而异。Kramer 用旋转三棱镜测量开散和辐辏的正常值为如下所示。

开散 {远距离 6△～8△基底向内
近距离 16△基底向内

辐辏 {远距离 $6^{\triangle}$～$20^{\triangle}$基底向外
近距离 $30^{\triangle}$～$40^{\triangle}$基底向外}

垂直 {远距离 $3^{\triangle}$～$4^{\triangle}$基底向上或向下
近距离 $3^{\triangle}$～$4^{\triangle}$基底向上或向下}

此外，可用大弱视镜检查旋转融像范围，其方法是用约 2°视角的正三角形视标，测量其求心方向（向鼻侧）及远心方向，远心性约为 11.5°，求心性约为 8.4°。

用融像画片检查正常人的开散约为 5°，辐辏为 25°～35°，垂直为 3°～4°。

二、隐斜的分类

（一）内隐斜

眼球有潜在性内斜倾向，多见于远视眼调节力过强者。内隐斜分为以下两种类型。

1.调节过强型

调节过强型即看近距离目标时隐斜度大于看远距离目标时的内隐斜度数。

2.分开功能不足型

分开功能不足型即看远距离目标时内隐斜度大于看近距离目标时的内隐斜度。

（二）外隐斜

眼球有潜在性外斜倾向，多见于近视患者（也可见于轻度远视）少用调节力者。外隐斜分为以下两种类型。

1.辐辏功能不足型

近距离外斜度比远距离外斜度大，并有辐辏功能不足。

2.分开功能过强型

远距离外斜度大于近距离外斜度，辐辏功能正常。

（三）上隐斜

单眼有上斜视倾向，对另一眼来说相对的下斜倾向，上隐斜是可保持正常眼位，当患眼被遮盖时，出现上斜视并多伴有水平性隐斜。

三、共同性隐斜的成因

（一）解剖学因素

1.感觉障碍

由于先天性或后天性某些因素，比如角膜混浊、先天性白内障、玻璃体出血、脉络膜缺损、黄斑部缺损、屈光参差等所形成的感觉障碍因素，影响视网膜结成清晰的物像，无法维持两眼眼位平衡。

2.运动性障碍

眼肌先天异常，包括眼肌本身的发育异常，中胚叶分化不全，眼肌分离不良，眼肌附着部异常，肌肉和肌鞘异常及纤维化所致。此外，眼眶骨解剖学缺陷，或一组眼肌功能过强，另一组拮抗肌弹性减弱等，都可以妨碍眼运动的协调一致，失去两眼眼位平衡关系。

3.中枢性障碍

由于先天或后天因素，神经经路的联系受到干扰或分化障碍，不能形成和维持两眼同时知觉和两眼协调一致，进而出现两眼之间的平衡障碍以致发展为斜视。比如婴儿分娩时，头颅受一定的压力，颅内出现微小出血点，此种小出血点被吸收后不留任何后遗症。然而，此种出血发生在支配眼球运动的神经中枢，可造成神经经路的功能障碍发生斜视，还可能由于视中枢神经核分化不完全，影响眼球运动神经路，无法建立联系，造成眼位失去平衡。

(二)神经支配因素

新生儿由于大脑皮层的功能未完善,对皮层下中枢的控制不够完善,各种反射未建立,故出现辐辏过强现象,即非视性辐辏。以后,由于调节和融像功能的发育,逐渐变成视性辐辏。如果因某种原因,出现过量的神经冲动,使婴儿的辐辏功能过强,则形成辐辏过强型内隐斜或内斜视。另外,由于某种原因,婴儿的精神处于紧张状态(惊吓、强烈的精神刺激),可发生内斜视,有时外斜视可呈内转位,内斜视者内斜度增大,可见大脑皮层通过复杂的神经系统进行眼位调整。因此,神经支配因素的异常,可能是形成斜视的一个重要因素。故认为共同性斜视为核上性疾患,与辐辏开散对抗关系间的障碍及大脑皮质的兴奋和抑制不平衡有关。

(三)神经反射因素

在人的视觉发育期间,各种反射冲动关系到建立正常或异常两眼视觉。首先在先天无条件反射基础上形成新的条件反射,比如在本体感受器基础上建立的单眼反射及单眼反射基础上建立起的调节及辐辏反射,前庭反射途径上的两眼固视反射等。由于一系列视觉反射的建立,当两眼注视物体时,即可由随意眼球运动将物像移至黄斑中心窝,立即引起固视反射、调节反射等反应和进行精确的眼球调整运动,以保持两眼协调一致。

两眼接受类似刺激后,相应的影像接受到每只眼视网膜对应点上,然后大脑皮层融合为单一的印象,如果两个截然不同的刺激投射到两眼后产生视网膜斗争或单眼抑制。如果神经反射系统发生障碍,眼肌不能发挥正常的调整作用,则不能建立起正常两眼视觉反射,不能建立起两眼单一视,也可能出现两眼分离状态而形成斜视。

(四)融像因素

融像功能是出生后发展起来的! 新生儿的视觉功能处于原始状态,黄斑中心窝的功能和周边部视网膜相似,出生后由于外界物像的刺激使黄斑中心窝的功能发育。在出生后 6 个月时有中心固视功能,调节功能 2 岁方可建立起来,但形成精确的完善融像功能和两眼视功能是在 5.5 岁到 6 岁。融像功能的发育及趋于完善会更有利于大脑皮层对两眼的控制,使其协调一致,维持两眼视线向同一空间物体固视和融像,形成两眼单一视和具有三维空间的最高级两眼视功能。如果融像功能延迟或不完善,只有原始的两眼相对运动方向的协调,则无法维持视轴向远、近,水平、垂直方向的协调和平衡,从而出现隐斜,可见融像是维持两眼眼位平衡和协调一致的重要因素。

(五)调节因素

新生儿在出生后,因视敏度低看不清物体,睫状肌发育不全,不须用调节。当婴儿发育到2.5~3.5岁时,视网膜有足够的视力敏感度,睫状肌发育较充分,看近目标或远处目标时使用调节力和辐辏,这种过程的辐辏可导致内斜视,称调节性内斜视。但是较高度的远视有未出现内斜视病例,可见调节因素虽在斜视原因中占很重要的因素,但不能是绝对的斜视成因。

能否发生斜视取决于融像功能是否维持两眼球正位;由一定量的调节刺激所引起的辐辏程度(AC/A)的大小。

一般来说,近视眼因少用调节,相对地减少辐辏功能,形成调节性外斜视。但是,近年来文献报道,在外斜视中近视眼的发病率并不高,另外,先天性高度近视的幼儿,因辐辏功能比调节功能发育早,看近距离目标时,辐辏用得多可发生内斜视。

综上所述,斜视的形成不是单一的原因,神经支配因素、解剖因素,融像因素、视反射因素、调节因素间形成不可分割的连锁反应。由于诸因素的弥补或者互相干扰,阻止两眼视功能的发育和眼肌平衡关系形成隐斜或显斜。

四、隐斜的症状

(一)由于持续使用神经肌肉储备力所致症状

(1)头痛、眼睛酸痛:此症状一般在做近距离工作、阅读,做微细工作、长时间操纵计算机、看电视后出现。

(2)改变注视点困难,即看近距离目标后,抬头看远距离目标时视力模糊,在看远距离目标后低头看近距离目标时出现同样现象。

(3)喜暗羞明,在强光下畏光,喜欢戴黑色眼镜,闭眼休息后舒适。

(二)由于不能长时间用两眼单一视引起的症状

如字迹模糊,看书串行,长时间看书可引起头痛,出现间歇性显斜或者间歇性复视。

(三)由于肌肉紧张力改变引起的症状

缺乏肌力传导感,空间定位错误,并且不能从事立体视工作。尤其是选飞行员时,其隐斜度超过 6△ 的不能选。

(四)神经反射性症状

恶心、呕吐、结膜经常充血、失眠等。

五、隐斜视的治疗

(一)屈光矫正

首先在睫状肌充分麻痹下准确地矫正屈光不正,尤其是 16 岁以下少年儿童应当用 1%阿托品,每日点眼 3 次,连续点 3~7 日,检查屈光状态后,佩戴矫正眼镜。青年、中年以上可用小瞳验光矫正,远视眼有内隐斜时应作充分矫正屈光不正,屈光参差引起的隐斜或有散光者充分矫正,使之获得清晰的远视力。如果是近视眼引起的外隐斜,应该给予获得清晰远视力的最低镜片,以促进双眼视及融合反射为原则。轻度远视或者远视散光,因调节紧张视力下降并有外隐斜视,应当用远视或远视散光镜片矫正视力,同时应作辐辏训练。

(二)隐斜引起的各种症状明显者

应适当休息,配合药物治疗。可用能量合剂、维生素 B_1、谷维素、维生素 K_4,同时适当地用镇静剂,目前市场上有消疲灵眼药水,对眼疲劳症明显的患者效果较好,每日点眼 3 次,也可以用红花等活血化瘀药物。

(三)可作眼肌训练

内隐斜者训练较困难,但可以用同视机等训练仪器作训练。辐辏不足型外隐斜者可作辐辏训练。

(四)三棱镜治疗

用基底向内的三棱镜治疗内隐斜,一般矫正隐斜度的 1/3。基底向外的三棱镜治疗外隐斜。上隐斜矫正隐斜度的 2/3。但有的学者认为三棱镜治疗效果不佳,有时,反而加重眼睛疲劳症状。

(五)手术治疗

由于隐斜症状明显,用任何保守方法治疗无效,且难以坚持工作者,可以用手术方法矫正隐斜,但手术一定要慎重,特别是由隐斜逐渐变为间歇性外斜视者,其斜视度超过 $15^{\triangle}$~$20^{\triangle}$ 者应早期做两眼外直肌适量后退术(2~3 mm)。上隐斜视超过 $10^{\triangle}$ 者可做手术矫正。

(石　晶)

第二节　共同性斜视

共同性斜视是指眼外肌功能异常，一对拮抗肌的力量不平衡，在双眼注视同一目标时，一眼注视而另一眼出现偏斜的现象，偏于内侧者为内斜，偏于外侧者为外斜。

一、共同性内斜视

(一)病因

共同性内斜视的融合功能不健全，不能双眼单视，也不能形成正常的立体视觉。

1.调节性内斜

调节性内斜多发生在 3 岁左右的幼儿，因过度调节而增强集中能力，形成内斜视。

2.非调节性内斜

非调节性内斜多在出生后即可发病。两眼视力虽然相等又无明显屈光不正，但因眼外肌解剖异常。集合力过强，特别是外直肌发育不良、功能较弱或者受过损伤，使外展较弱而形成内斜视。

(二)临床表现

(1)眼位向内偏斜，其表现形式可能为单眼性或交替性。①单眼性斜视多一眼视力好，注视眼固定于该眼；另一眼视力差，成为固定性斜视眼。②交替性斜视多因双眼视力都好，任何一眼都可作注视眼或斜视眼，呈交替出现。

(2)眼球运动正常。

(3)角膜映光法检查，一眼反光点在角膜中央，另一眼反光点偏向角膜的颞侧。

(4)一眼或双眼中有中等或中等度以上的远视。

(5)第一斜视角和第二斜视角相等。

(6)经常偏斜眼长期处于被抑制状态，最终形成废用性弱视。

(三)治疗

(1)儿童内斜视合并有远视眼者应验光配镜，以矫正其斜视和恢复双眼单视功能，常可使眼位得到满意的矫正。

(2)滴用阿托品眼膏麻痹睫状肌，消除调节作用，防止和治疗废用性弱视。应先滴健眼使其视力模糊，迫使斜视眼得到锻炼，以提高视功能。如此反复多次，内斜视可得到矫正。经治疗一年以上无效者，可考虑手术矫正，术后仍需配镜。

(3)非调节性内斜可考虑手术治疗，手术应当从幼年时开始，关键时期为 5 岁前；成年以后难以恢复双眼单视功能，因而手术只是解决美容问题。

二、共同性外斜视

(一)分类

共同性外斜视指双眼注视同一目标时，一眼眼轴出现不同程度的外斜征象。根据其发病情况，它可分为以下两类：

1.原发性共同性外斜视

原发性共同性外斜视由中枢性的辐辏与分开兴奋的不平衡或融合功能太差所致。

2.继发性共同性外斜视

继发性共同性外斜视多由辐辏减弱或失去作用所致，可见于没有双眼单视功能的内斜视。其内斜程度随年龄增长而减弱，并逐步形成外斜视。

(二)临床表现

(1)眼位向外偏斜,双眼向同一目标注视时,其中一眼向外偏斜,其偏斜眼根据其类型不同而表现不一。原发性者开始为间歇性,以后为恒定性。继发性者为恒定性外斜,是由原来内斜视自然转化而来。

(2)斜视度变化较大,清晨思想集中时,斜视度明显减小,精神不集中时斜视角加大。

(3)眼球运动正常。

(三)治疗

(1)进行弱视治疗,做融合功能训练,提高辐辏能力。

(2)手术矫正。要尽早进行手术,其原则是两眼外直肌后退。

(3)配戴高度凹透镜,达到最好视力。

(4)建立双眼视觉。

(石　晶)

第三节　非共同性斜视

非共同性斜视是指眼位偏斜,双眼分别注视时和各方向注视时测量的偏斜角不同,第二斜视角大于第一斜视角;眼球向一个或者几个方向运动受限制;可有复视及代偿头位。

一、临床特点

(一)临床表现

复视和眩晕;眼球运动障碍;眼位偏斜,双眼分别注视时和向各方向注视时测量的偏斜角不同,第二斜视角大于第一斜视角;可有复视及代偿头位。

(二)误诊分析

临床上易误诊为非共同性斜视的疾病特点如下。

(1)先天性斜颈:有产伤史,生后即发现颈部胸锁乳突肌呈索条状,头向患侧斜。而眼科斜颈胸锁乳突肌不强硬,闭合一眼后头位改善或消失。

(2)共同性斜视:多在5岁前发病,病因未明。无明显自觉症状,眼球运动正常,第一斜视角等于第二斜视角,向各方向注视的斜视度不变。

(3)牵制性斜视:由于眼眶内肌肉或筋膜的异常对眼球产生牵制力,限制眼球的运动,产生的斜视称为牵制性斜视。病因有先天发育异常或后天外伤手术。此病被动牵拉试验阳性。

(4)Duane眼球后退综合征:先天性眼球运动异常,Ⅰ型有患眼外转受限,第一眼位可视正位,内转时睑裂缩小,眼球后退。有代偿头位。

(5)眼眶肿瘤或炎性假瘤:可引起眼球突出和眼球运动受限;眶壁骨折肌肉嵌顿可导致眼球运动受限,患者自觉复视。

(6)甲状腺相关性眼病:有或无甲状腺功能亢进病史,单眼或双眼突出,上睑退缩和迟落,结膜充血,眼外肌肌腹肥大,常引起眼位偏斜和眼球上转、外运动转受限。患者常有复视。

(7)重症肌无力:可累及提上睑肌和所有眼外肌,根据受累肌肉可有上睑下垂和不同方向眼球运动受限。常在晨起较轻,下午加重,休息后减轻。新斯的明试验阳性。

二、辅助检查

(一)眼球运动检查

观察双眼运动是否对称及有无运动限制或过强。

(二)复像检查

复像检查可有麻痹眼和麻痹肌。

(三)眼科全面检查

眼科全面检查包括裂隙灯检查和眼底检查。

(四)影像学检查

B型超声、眼眶和颅脑CT、MRI等有助于眼眶及神经系统疾病的诊断。

(五)Hess屏检查

Hess屏检查用以明确麻痹眼及肌肉。

(六)试验检查

(1)牵拉试验:检查眼外肌有无运动限制。

(2)考虑重症肌无力时,应作新斯的明试验。

(七)其他检查

(1)视力:分别检查双眼视力(包括裸眼、矫正和小孔视力),确定有无弱视。

(2)用角膜映光法和三棱镜测量眼球在第一眼位和各方位的斜视度。测量第一偏斜角和第二偏斜角。

(3)神经科检查:寻找麻痹性斜视的病因,内科检查除外内分泌疾病。

三、治疗要点

(一)治疗原则

先天性麻痹性斜视患者应早期手术,以给患儿创造发展双眼视觉的条件。对后天性麻痹性斜视患者,应首先弄清病因,针对病因进行治疗。在排除其他疾患,或者病情稳定一段时间后,才可考虑其他疗法。

(二)具体治疗方法

1.药物疗法

全身使用神经营养药,给予维生素 B_1、维生素 B_{12} 或者三磷腺苷等药物治疗,或者针对原发病进行药物治疗。

2.光学疗法

在 $10^{\triangle}$ 以内的斜视,可试戴三棱镜以消除复视。由于麻痹性斜视患者其斜视度随注视方向而变动,所以只能矫正位于正前方以及正下方的复视。

3.手术治疗

在弄清病因或证明其已停止发展、保守治疗无效的情况下,病情稳定3～6个月以后,可考虑手术治疗。

4.眼眶疾病

由眶内炎症引起者经抗感染治疗后可好转。有肿瘤者应手术摘除。眼眶骨折应在发病早期尽早手术,错误手术时间可使肌肉及筋膜组织发生粘连硬化而导致手术失败。

5.甲状腺相关性眼病

甲状腺相关性眼病以内科治疗为主,眼部局部滴用或球后注射皮质激素。眼位稳定后可行手术矫正斜视。

(石　晶)

第四节　麻痹性斜视

一、概述

由于支配眼肌运动的神经核、神经以及眼外肌本身麻痹所致的斜视，称麻痹性斜视。它分为先天性和后天性两种。

二、病因

(一)颅内疾病

病毒或细菌引起的大脑炎、脑膜炎、脊髓前角灰质炎、周围神经炎等导致眼肌麻痹。

(二)肿瘤

颅内、眶内、鼻咽部肿瘤压迫支配眼外肌的神经核、神经或眼肌本身，使眼肌麻痹。

(三)血管病变

颅底动脉瘤、高血压动脉硬化、颅内出血等常可引起眼肌麻痹。

(四)外伤

头颅外伤损伤了支配眼外肌的神经而使眼外肌麻痹。

(五)毒素

急性一氧化碳中毒或铅中毒损伤神经系统，可致眼肌麻痹。

(六)B族维生素缺乏症

B族维生素缺乏它可引起多发性神经炎，也可导致第Ⅰ、Ⅳ和Ⅵ脑神经不同程度的损伤而致眼外肌麻痹。

三、临床表现

(一)眼位偏斜，眼球运动障碍

当某一条眼外肌麻痹时，其拮抗肌力量相对过强，眼向麻痹肌作用相反的方向偏斜，向麻痹肌作用的方向转动受限。如外直肌麻痹，则眼球向外转受限而内斜；若内直肌麻痹，则内转受限而外斜。

(二)复视

因融合功能破坏而产生复视，将一个物体看成两个物体。定向定位障碍，头晕恶心，步态不稳，当遮蔽一眼时，症状明显减轻或消失。

(三)代偿性头位

为克服复视的干扰，患者自动将头倾向麻痹肌作用的一侧。与此同时还可转动脸部克服内外直肌麻痹引起的复视；或将下颏上举或内收，再加上轻度转脸克服上下直肌麻痹引起的复视；或以头向肩部歪和下颏及脸的转动克服上下斜肌麻痹所致的复视，其目的是为获得双眼单视、避免复视。

(四)第二斜视角大于第一斜视角

用患眼注视时大脑皮质需增强对麻痹肌的神经冲动，这冲动也同时传递给麻痹肌的配偶肌，引起健眼大幅度偏斜，故第二斜视角大于第一斜视角。

四、诊断

(一)眼球运动检查

让患者向六个诊断眼位注视以寻找麻痹肌。如一眼向鼻侧、颞侧、颞上、颞下、鼻上、鼻下转动受限,分别表示内直肌、外直肌、上直肌、下斜肌或上斜肌及下直肌等相应眼外肌的麻痹。若眼球固定不动,则为全眼各眼外肌都麻痹。

(二)复像测定

先测定同侧复像;再确定是以水平分离为主还是以垂直分离为主。复像有无倾斜,按六个诊断眼位查出最大分离方位及周边物像属何眼。

(三)综合分析代偿头位

(1)右眼向左侧转动受限,呈同侧复像,水平分离为主。最大分离方位在右侧,周边物像属右眼,患者脸向右转,即是右外直肌麻痹。

(2)右眼向右上方转动受限,交叉复像,垂直分离为主。最大分离方位是右上方,周边物像属右眼,患者下颏上举,脸向左侧转,头稍向左肩歪,即为右上直肌麻痹。

(3)右眼向鼻上方转动受限,同侧复像,垂直分离为主,像朝颞侧偏斜,最大分离方位是左眼颞上方即右眼鼻上方,周边物像属右眼,患者头向右肩歪,下颏上举,脸稍向右侧转,即为右下斜肌麻痹。其余类推。

五、治疗

(1)根据各种病因,采取相应措施,及时准确地进行治疗。对于病因不明者,可采用皮质激素及抗生素常规治疗。常规服用维生素 B 族、血管扩张剂、能量合剂,可辅以理疗、针灸治疗。

(2)遮蔽一眼消除复视,改善代偿头位。

(3)经治疗半年无效,且有明显斜视,眼视角稳定者,应考虑手术治疗。手术原则以达到正常眼位、保持两眼外肌肌力平衡为目的。

(石　晶)

第五节　眼球震颤

一、概述

眼球震颤是指两眼有节律地不随意地往返摆动。这是一种与视觉、迷路及中枢等控制眼球位置有关的因素所致眼位异常,也是为适应身体内外环境改变而出现的代偿性动作。

二、病因与分类

(一)眼性眼球震颤

眼性眼球震颤指黄斑部中心视力障碍使注视反射形成困难而形成的眼球震颤。

1.生理性注视性眼球震颤

本型包括斜性眼球震颤、视觉动力性眼球震颤和隐性眼球震颤等。

2.病理性注视性眼球震颤

本型包括盲性眼球震颤、弱视性眼球震颤、职业性眼球震颤等。

(二)前庭性眼球震颤

①迷路性眼球震颤。②前庭神经损伤性眼球震颤。

(三)中枢性眼球震颤

本型为炎症、肿瘤、变性、外伤、血管性疾病引起前庭或其与小脑干的联系通路发生中断所致的眼球震颤，多为冲动或水平性眼球震颤，一般无眩晕症状，但有时出现震颤性复视。

(四)先天性特发性眼球震颤

本型多为冲动性或水平性，注视时更显，无明显器质病变。视力下降多为物像震颤所致。因此，在慢相方向某一区内可出现震颤减轻现象，即休止眼位时，此处可明显提高视力。

三、临床表现

(一)震颤的形式

眼球震颤的形式有冲动性和摆动性两种。

1.冲动性眼球震颤

冲动性眼球震颤是眼球双节律性地呈不等速度的向两侧运动，以慢相向一侧转动，然后再以快相向相反方向转动。通常以快相做为眼球震颤的方向。

2.摆动性眼球震颤

摆动性眼球震颤是眼球自中点向两侧摆动，其运动幅度和速度相等，无快慢相之分。

(二)震颤的方向

眼球震颤的方向有水平性、垂直性、旋转性、斜动性和混合性，其中以水平性为多见。

(三)眼球震颤的自觉症状

先天者因注视反射尚未发育，一般无自觉症，后天者成年以后可出现自觉症状。

1.视力减退

由于黄斑发育不好或因震颤引起的混乱不利于黄斑进行注视，注视反射不能发展。

2.物体运动感

视外界物体有动荡感、眩晕、恶心、呕吐，常把不动的物体感觉为不停地往返移动。

3.复视

中枢性眼球震颤多有震颤性复视。

(四)代偿头位

头转向眼球震颤侧常伴有先天性白内障或白化症等，有明显的视力障碍，震颤的形式多为速度相等的摆动性、水平性震颤。后天性常为垂直性或旋转性震颤。

四、治疗

(一)病因治疗

眼球震颤不是一个独立的疾病，而是一种临床表现。因此首先要针对病因进行对症治疗。

(二)手术治疗

对先天性特发性震颤，可采取手术治疗。将其休止眼位移向正前方，以增进视力，减少或抑制眼球震颤的出现。其方法是先确定休止眼位，然后将两眼的内外直肌各按 5 mm，6 mm，7 mm，8 mm 加强或减弱进行移位，使休止眼位移至各正前方。

(石　晶)

第六节　弱　视

一、概述

眼球无明显器质性病变，而单眼或双眼矫正视力仍达不到0.8者称为弱视。弱视是一种严重危害儿童视功能的眼病。

二、病因与分类

(一)斜视性弱视

为了克服斜视引起的视觉紊乱及复视，视觉中枢主动抑制斜视眼的视觉，久而久之形成弱视。一般斜视发病越早，产生抑制越快。据统计，约有50%斜视儿童有弱视现象。

(二)形觉剥夺性弱视

形觉剥夺性弱视指婴幼儿因睑裂缝合术而致重度上睑下垂，或长期遮蔽阻止光线入眼，影响黄斑发育而引起的弱视。

(三)屈光不正性弱视

屈光不正性弱视常见于双眼屈光不正而又未配戴矫正眼镜的患者，由于黄斑中心凹视细胞长期得不到充分刺激而引起弱视。

(四)屈光参差性弱视

由于两眼屈光度数相差2.5D以上，双眼黄斑上的物像大小相差约5%，使大脑融合发生困难，导致大脑皮质对屈光度较高的眼(或过小的物像)长期抑制，日久就发生弱视。

(五)先天性弱视

先天性弱视可能与新生儿黄斑部病变有关，从而影响视细胞功能的正常发育，导致眼球震颤，不能注视而出现视力障碍。

三、临床表现

单眼或双眼视力低下，常在0.3以下，且不能用镜片矫正，眼底检查正常。对单个视标的识别力比对同样大小排列成行的视标的识别力要高得多(增进2～3行)，这称为拥挤现象或分开困难。此类患者多伴有眼位偏斜、眼球震颤或注视性质异常等特征。

四、诊断

(1)检查和矫正视力。

(2)鉴定注视性质、知觉视觉、融合功能主体知觉、屈光状态等。

(3)检查内外眼有无明显的器质性病变。

(4)对弱视患者，测定弱视是中心凹注视眼，还是旁中心凹注视眼。以便在治疗时选择适当方法。中心凹注视者用遮盖治疗疗效好，而旁中心凹注视眼用红色滤光胶片法作遮盖治疗效果好。

五、治疗

弱视应在学龄前(5岁前)积极治疗。年龄越小、疗效越好，成年后治疗无效。

(1)验光配镜散瞳验光，戴准确度数的眼镜。

(2)矫正斜视促进双眼单视、提高弱视能力是治疗弱视的最基本方法。

(3)增视疗法常用疗法有以下几种:①遮盖疗法:两眼戴矫正眼镜后,遮盖视力好的眼强迫弱视眼看东西,使其锻炼而提高视力。在遮盖期间,要观察健眼的视力状况,不使其视力减退,故健眼遮盖数天应打开一天,以防健眼发生遮盖性弱视。本法对中心凹注视者疗效好。②红色滤光胶片:将 620～700 mm 波长的红色滤光胶片贴在旁中心注视眼的眼镜片上,每天贴 2～3 h,而健眼仍遮盖住。红光能促使圆锥细胞活跃,使旁中心凹注视自发地转变为中心凹注视。③后像疗法:此疗法对旁中心凹注视转变为中心凹注视有一定效果。④光栅刺激疗法:嘱患儿戴好矫正眼镜,遮住健眼,接通电源使条栅旋转,患儿用彩色铅笔在有图案的玻璃板上重复描画。开始每日 1 次,以后隔日 1 次、3 日 1 次,直至每周 1 次,以巩固疗效。⑤光学药物压抑疗法。⑥判点训练及穿珠训练。

(石　晶)

第七节　斜视手术

一、手术的原则和要点

(一)手术目的

斜视矫正术的目的不仅是为了外观美容,更重要的是将斜视矫正为正位视,使双眼视轴平行,建立正常的视网膜对应关系以便获得舒适的双眼单视功能。成年患者的斜视矫正术一般情况下只能达到外观美容的目的,重新建立双眼单视功能的可能性甚小。因此斜视矫正术应在儿童视觉发育的可塑期内施行,以期达到功能性治愈。

(二)手术原则

1.对术者的要求

术者必须熟悉眼的解剖和生理功能,手术时无论在分离、切断还是缝合时,对结膜、球筋膜、肌肉和巩膜的处理都必须轻巧、敏捷,不可粗暴牵拉或撕扯,以免引起强烈的术后反应和广泛的瘢痕形成,影响眼外肌的自如转动而不能达到理想的手术效果。

2.手术的依据

斜视经非手术方法治疗后,效果不理想或无效时应考虑手术。决定手术的依据应该是:

(1)斜视的程度:水平斜视 8°以上(角膜映光法)或 $15^{\triangle}$ 以上(三棱镜遮盖法);上下斜视 5°以上或 $10^{\triangle}$ 以上;斜视角稳定。

(2)斜视手术的时机:在儿童视觉发育的可塑阶段行斜视矫正术不仅能实现美容的目的,更重要的是术后可以获得正常双眼视觉。因此现在临床眼科学者们都主张早期手术。

凡具备下列条件者,可以考虑早期手术:①斜视角恒定;②非调节性斜视;③先天性斜视;④双眼视力良好;⑤异常视网膜对应;⑥斜视角大;⑦无全麻禁忌证和药物过敏史。

有以下几种情况者,最好待相应时机成熟后再施行手术:①间歇性斜视;②调节性斜视;③后天性斜视;④单眼或双眼弱视;⑤正常视网膜对应;⑥小度数斜视等。

在决定最适合的手术方案之前,应对临床检查结果做出正确的分析和估价,然后根据患者的具体情况,考虑手术的种类以及肌肉的后徙和截除量,而不是用一种常规方法对待所有的各种类型斜视。

二、麻醉

斜视手术时采用何种麻醉方式(全身麻醉或局部麻醉),很大程度上取决于患者的需要,但也要受医生的经验和爱好的影响。

大年龄儿童及成年人,大多能合作,所以斜视手术可以在局部麻醉下完成。婴幼儿不能合作,为确保安全及手术顺利进行,手术必须在全身麻醉下施行。

若手术需在全身麻醉下进行,术前必须进行心、肝、肾功能及小儿科检查,除外全身麻醉的禁忌证,并向家属详细交代全身麻醉有可能发生的意外情况。

一些用碘磷灵治疗的斜视患者,在停药数周后,体内尚残留低浓度的胆碱酯酶。这种患者在全身麻醉时,忌用肌肉松弛剂琥珀酰胆碱,后者可引起长时间的呼吸抑制,产生危险。所以,这种患者在手术前应及早停用碘磷灵,或全身麻醉时不使用肌肉松弛剂。

三、斜视手术的设计

(一)斜视手术的一般规律

(1)患者的年龄愈小,斜视角愈大,则手术效果愈好。眼球后退综合征及有麻痹因素的斜视者手术效果较差。

(2)眼外肌的大小、强弱和节制韧带的状态与手术效果有密切关系。

(3)减弱术与加强术相比较,减弱术优于加强术。

(4)减弱术合并加强术是最有效的手术,在同一眼上同时行减弱术和加强术(直接对抗肌)能产生相辅相成的作用,有利于手术效果的加强和巩固,比分次手术效果好。

(5)具有一定的融合功能者,术后效果容易稳定,远期手术效果好。

(6)调节性内斜视的手术仅限于矫正非调节性部分,因此儿童应在睫状肌充分麻痹下准确验光,合理配戴矫正眼镜 12～14 周,待排除调节因素后,根据其偏斜度再决定手术与否及手术量。

(7)矫正儿童斜视应考虑其发育特点,一般情况下,内斜的手术即刻效果应保留小于 $10^{\triangle}$ 的内隐斜,有利于远期的正位,如果内斜视的即刻效果为正位,则远期多为过矫,呈外斜。外斜视的即刻正位,多为远期的欠矫。

(8)手术眼的选择,原则上选择视力不良眼或非主导眼(也有人主张做在主导眼上,认为这种考虑更符合眼外肌的神经支配定律)。有眼球运动亢进或不足时,以选做运动异常眼为原则,如果做异常眼手术有困难则选做另一眼。

(9)睑裂小的一只眼应少选择加强术,睑裂大的一只眼应少行后退术。

(10)对称性手术,手术的目的是使双眼运动对称,对手术前原有的平衡条件不应破坏。

(11)重度弱视患者的手术效果不易预测。

(12)垂直偏斜伴有水平偏斜时,应针对其主要矛盾进行手术设计,即首先解决斜视度大者。

(13)婴幼儿斜视手术的最小年龄应根据具体情况而定。先天性机械因素所致的斜视,如节制韧带异常及肌肉筋膜异常等固定性斜视应尽早手术,婴儿型斜视应于生后 6 个月～12 岁时手术,以利于双眼视的建立。近年来更多的临床学家的意见是除上述情况外,幼儿斜视手术安全年龄(最早)以 2 岁为宜,而对单眼性内斜视应先试用安全的遮盖法,密切观察下使其成为交替注视后再考虑手术。对于小度数斜视、间歇性斜视以及斜视角不稳定者不应急于手术。对发病较晚的儿童斜视手术可在 3～6 岁期间进行。

(14)如有弱视应先治疗弱视,待双眼视力平衡后再行手术。

(二)手术的选择

在决定做斜视手术前,首先必须决定做哪一根或哪几根眼外肌。只有两种手术方法可以影响眼外肌的运动从而改变眼球的位置。眼外肌的功能可以减弱,直接拮抗肌的功能也可以加强,还可以将这两种方法同时做在一只眼上。在决定最适合的手术方案之前,应对临床检查结果做出正确的分析和估价,然后根据患者本人情况考虑手术的种类以及肌肉的后徙和截除量而不是用一种常规方法对待所有的内斜或外斜。

(三)眼球运动的分析

选择合适手术方案的最重要的一项是患者的双眼运动检查。斜视手术是要平衡眼球的运动量从而自发地消除斜视。如果眼球向某一方向运动过强，应减弱该眼外肌的功能；如果运动不足则加强之。

(四)对称性或非对称性手术

常规地做对称性手术与只做一种手术同样都是不恰当的。斜视手术的方案必须根据患者本人的情况设计。非共同性不存在时，手术不应造成非共同性，但是当非共同性明显存在时则不应做对称性手术。所以应当做平衡性手术而不是对称性手术，即当对称性存在时，应当维持它，而当对称性不存在时，则应当建立它。

(五)手术量问题

眼外肌后徙或截除 1 mm 能矫正多少偏斜很难预知。手术结果主要根据术者的技巧、肌肉暴露方法、肌肉与周围组织和节制韧带之间的联系是否完全离断、安置缝线的位置以及其他种种因素而定。此外还有一些未知的机械因素、感觉因素和神经支配因素都能影响手术的成效。同一术者用同样方法为有同样症状的病例手术，所产生的结果可能不同，但有两条凭经验得出的规律可以帮助决定每个患者的手术量。①大斜视角和眼球转动明显异常的病例，在同样技术操作下能产生更为有效的结果；②在估计肌肉和筋膜已有继发改变的大龄儿童及成人，手术应当做得比同样偏斜的幼年儿童更为广泛和彻底些。婴幼儿的眼球比成人小，一样的手术量能起更大的减弱或加强作用。减弱术在减少偏斜方面较加强术更为有效。此外还应考虑患者的知觉性情况，如果患者术后有获得双眼单视的可能性，则应当做到双眼视轴平行。对那些有深度异常网膜对应和建立双眼视觉无希望者，手术目的仅为美容，则手术不宜太广泛，术后患者无太难看的偏斜及用异常网膜对应获得周边融合及单视即可。

深度弱视的手术量难以决定，通常的手术量不足以矫正偏斜，术后斜视有可能又恢复原状，有些病例又发生过矫，因此对弱视患者应事先告知一次手术不能保证成功，应强调作多次手术的可能性。

眼球的圆周为 72 mm，共 360°，因此眼球在圆周上的每 mm 变位(360°/72)，相当于 5°，即当眼外肌后徙 1 mm 及缩短 1 mm 时，可矫正 5°的斜视度。但实际上这种理论上的推算与临床实践有较大的出入，因手术结果与很多因素有关，如眼外肌的暴露，缝合及固定方法，节制韧带的分离以及手术的操作等如前所述的许多因素而不能机械地计算斜视度与手术量的关系。

一般情况下，眼外肌对减弱或加强术所能承受的负荷量是有限度的，原则上内直肌后退量不超过 5 mm，截除量为 8 mm。外直肌后徙量为 7～8 mm，截除量不超过 10 mm。一条肌肉过多的切除可以引起眼球运动障碍使眼球内陷与睑裂变窄，而过多的后徙可影响眼球运动，使眼球突出及睑裂加宽。不可将大的手术量放在一只眼上，应合理的分配在两只眼上。为美容目的手术，眼外肌的后徙与缩短量可稍加大，如内直肌后徙 6 mm，外直肌可后徙 9 mm(仅限于个别特殊病例)。上直肌下直肌最大的后徙量和截除量都不能大于 5 mm。关于双眼手术量问题，如肌力或偏斜程度相等时，一般多作等同量，如双眼的肌力或偏斜程度不等时，则两眼可行不同的手术量。

1.外斜视手术

为治疗外斜视很少单独减弱一条外直肌或加强一条内直肌，但为个别具有融合力的、斜视度很小的非共同性外斜则可以施行。这类患者很少，多见于前次手术欠矫者。单独一条肌肉手术一般情况下最多只能矫正 $15^{\triangle}$。

双侧外直肌后徙 5mm 可矫正外斜 $20^{\triangle}$～$25^{\triangle}$。双侧外直肌后徙 8 mm 可矫正 $50^{\triangle}$。本术式适用于真正外展过强型外斜。双侧内直肌截除适用于集合功能不足型外斜，双内直肌截除 6～8 mm 可矫正外斜 $25^{\triangle}$左右，双内直肌截除 10 mm 可矫正外斜 $40^{\triangle}$左右。外直肌后徙 5 mm，内直肌截除 5 mm，可矫正外斜 $20^{\triangle}$～$25^{\triangle}$。外直肌后徙 8 mm(有的作者后徙 10 mm)，内直肌截除 10 mm 可矫正 $50^{\triangle}$。本术式适用于基本型外斜。

双侧外直肌后徙 8 mm，一侧内直肌截除 10 mm 可以矫正外斜 $75^{\triangle}$，如双眼视力相似，远近斜视度不同时，可做三条肌肉(斜视度较大者)。

大斜视度(直角外斜)，双侧外直肌后退 8 mm，双侧内直肌截除 10 mm，一般可矫正 $90^{\triangle}$～$100^{\triangle}$斜度。

2.内斜视手术

一般不作一条肌肉手术矫正内斜视。有的学者主张为斜视度数小且具有潜在融合能力者可以选用。单侧内直肌后徙 4 mm,约可矫正内斜 13△,单侧外直肌截除不及单侧内直肌后徙有效,故很少选用。

双侧内直肌后徙 3 mm 可矫正内斜 20△～25△,最大量后徙内直肌 5 mm,可矫正内斜约 40△,婴幼儿效果比成人效果明显。本术式适用于有以下特征的儿童,即:内斜≤40△,双眼视力相等,斜视角看近＞看远,内转过强。

双侧内直肌后徙也适用于≤40△的 A 或 V 型内斜。双侧外直肌截除治疗内斜视的适应证甚少采用。对于大多数先天性内斜视患者,双侧内直肌后徙矫正不足时,可考虑本术式。分开不足或分开麻痹是本术式的适应证。双侧外直肌截除 5 mm 约可矫正内斜 20△,双侧外直肌截除 9～10 mm 可矫正内斜35△～40△。

后徙内直肌加截除外直肌,内直肌最小量后徙 2.5 mm,外直肌截除 5 mm 一般可矫正内斜20△～25△,最大量的后徙与截除因年龄而异,一岁以下内直肌后徙 4.5 mm,外直肌截除 9 mm;三岁以上的儿童内直肌后退 5 mm,外直肌截除 10 mm,可矫正内斜 50△。

双侧内直肌后徙及一侧外直肌截除,适用于内斜视＞50△～75△的患者。一岁以内最大限度双侧内直肌后徙 4.5 mm,外直肌截除 9 mm;三岁以上者可双侧内直肌后徙 5 mm,外直肌截除 9 mm。内斜介于50△～75△之间者可按最大手术量每条肌肉减少 0.5～1 mm。如果仍有内斜,可考虑外直肌截除及在已后徙的内直肌上行边缘性切开术。

双侧内直肌后徙加双侧外直肌截除要十分慎重地采用,只适用于斜视＞75°者。对于儿童,特别是幼儿不宜作四条肌肉的手术,但对少数特殊的成人及较大儿童,内斜在 75△～100△之间,强制性外展受限者可以考虑本术式,一般行双侧内直肌后徙 5mm,双外直肌截除 10 mm。

3.垂直斜视

下斜肌手术(主要是减弱术)是上斜肌麻痹,双下转肌麻痹及 V 型外斜等常选用的术式。手术量根据其亢进的程度而定,一般下斜肌最大后徙量为 10～12 mm,儿童下斜肌最大后徙量为 10 mm。因此量已接近下直肌外侧缘,最大量的后徙可矫正斜度 15△左右,也可以做下斜肌部分切除术或下斜肌断腱术,都可以达到与后徙术近似的效果。后者较前者易于操作,但有可能产生术后粘连综合征,临床较少见。目前这两种术式仍为大家采用(后徙术及切除术),断腱术不如切除术效果好,后徙术更优于断腱术与切除术,因后徙术可以根据下斜肌亢进的程度定量。

四、手术方法和技巧

斜视手术前的准备通常不需用药(除麻醉前给药外),眼部手术野的消毒必须包括双眼以便术中观察。术者对所用的手术器械应清点过目,更重要的是再一次确认患者手术眼、手术肌和手术量。

手术部位的暴露根据手术对象的年龄与睑裂大小的不同,选择合适的开睑器。全身麻醉下应安置牵拉缝线,以便固定眼球,充分暴露手术野,同时还可起到标志作用。水平肌手术在角膜缘处 12 点和 6 点各置一牵拉缝线,带上浅层巩膜组织,将眼球根据手术需要向对侧牵拉固定。下斜肌手术时固定线置于 3 点和 6 点(左眼)并向鼻上方牵引,其他垂直肌手术牵引线置于 3 点和 9 点处。

(一)结膜切口

通过球结膜切口,暴露眼外肌的方法基本有三种,即跨肌肉切口(Swan 切口)、近穹隆部切口及角膜缘切口。三者之间的主要区别在于它们位于睑裂相应的不同位置。

1.Swan 切口(跨肌肉切口)

在肌肉止端后 1 mm 作一与肌肉垂直的结膜切口,长约 10 mm,在内直肌上作切口时,注意避开半月皱襞以免术后在该处形成不雅观的红色肉样瘢痕。将结膜与其下方的前 Tenon 囊分离,注意成年人的球结膜较薄和脆弱易破。用细的有齿镊夹起前 Tenon 囊前在其上做一小切口。将切口沿肌肉的纵轴扩大。将两个斜视钩钩起切口的两侧,暴露眼外肌。在肌间膜上剪一小孔,露出巩膜。将斜视钩伸入该小孔,经肌肉下方直达对侧缘。沿肌肉上下缘剪开肌间膜。当斜视钩已将眼外肌全部钩起后，术者即可随意进行肌肉后徙、截除、边缘切开、移位或前徙术。肌肉手术完毕，分层间断缝合前 Tenon 囊和结膜。

2.近穹隆部结膜切口(Parks 切口)

切口做在由角膜中 1/3 与外 1/3 或内 1/3 交界处的结膜上，距角膜缘约 4 mm，长约 8 mm，与眶顶或眶底平行，剪开结膜和前 Tenon 囊直达巩膜。将一带弯头的大斜视钩由切口伸入，钩住直肌，再将一小斜视钩钩在大斜视钩下面，伸进切口，在前 Tenon 囊下向肌腱方向滑动，然后再跨过大斜视钩向后滑动，分离肌肉与前 Tenon 囊之间的联系。最后将肌肉整个挂在斜视钩上。用小钩拉开结膜和前 Tenon 囊，暴露大钩的尖端。此时可分离前 Tenon 囊和肌间膜，在肌止端安置缝线，如果做肌肉截除术，则用眼睑撑开钩拉大切口，在离肌腱更远处安置肌肉缝线。手术完毕后，整复切口，无须缝合。

这种切口适用于斜肌和上下直肌手术，也可用于水平肌，但组织牵拉较多，有时术后局部反应较明显。其优点是切口小、不外露、不需缝线、拆线，手术时间短，对儿童尤为适用。

3.角膜缘切口

在角膜缘后 1.5 mm，用手术刀或剪子，沿角膜缘剪开融合的结膜和前 Tenon 囊，进入前 Tenon 囊下空隙。在切口的两端作两个 5～7 mm 长的子午线结膜切口。分离肌鞘与前部 Tenon 囊下方之间的联系。内转结膜瓣即可见暴露的眼外肌，在肌止端两侧的肌间膜上作两个小孔，露出下面的巩膜，将斜视钩伸入小孔，经肌肉下方，由对侧小孔穿出。剪开肌肉两侧的肌间膜。手术完毕缝合结膜瓣。必要时可将结膜瓣后退 5～10 mm，将两个柱角与松弛的结膜基底切口缝合，再将结膜瓣中间与浅层巩膜缝合。同时做外直肌和下直肌手术时可以扩大角膜缘切口。

暴露外直肌时可见附着于其下缘的下斜肌。暴露上直肌时，第一次伸入的斜视钩可能将上直肌和上斜肌同时钩住，仔细将两者分开后再重新钩起上直肌。解剖下直肌时，必须将其与 Lockwood 韧带分离。涡静脉位于下直肌一侧或双侧肌腱后 10～12 mm 处，应注意勿伤及。

角膜缘切口有下列优点：①手术后睑裂部的瘢痕不显；②手术野暴露充分；③手术操作方便，牵拉眼外肌的动作少，术后局部反应小；④术后眼球筋膜、肌鞘和巩膜之间无粘连；⑤便于再手术；⑥能松弛紧张牵引的结膜及眼球筋膜。

4.斜肌手术的切口

暴露位于上直肌鼻侧的上斜肌肌腱的切口，由上直肌止端鼻侧开始，距角膜缘约 7.5 mm，向鼻侧延伸 8 mm，与角膜缘平行。切口贯穿结膜、前 Tenon 囊和肌间膜。

暴露上斜肌止端肌腱的切口，由上直肌止端外侧开始(距角膜缘约 8.5 mm)，向外延伸 6 mm，与角膜缘平行。切口贯通结膜，Tenon 囊及肌间膜。暴露下斜肌的切口位于眼球颞下直达巩膜。外直肌和下斜肌联合手术的切口为向下扩大时钟一小时的标准角膜缘切口。

(二)水平肌后徙术

肌肉减弱术包括后徙术、肌腱切断术、腱切除术及肌延伸术等，其中以后徙术为最常作。兹以内直肌为例，其他肌肉后徙方法与之雷同。

在角膜缘 6、12 点钟处安置牵引缝线，将眼球拉向手术肌肉的对侧，作角膜缘切口，轻轻地分离结膜瓣，暴露出内直肌。在肌止端的两侧各做一穿通前 Tenon 囊及肌间膜的小孔直达巩膜。将斜视钩伸入一侧小孔，由肌肉下直达并穿出对侧小孔，再由对侧小孔伸入另一斜视钩，将肌肉全部钩起，然后用剪子分离前 Tenon 囊与肌鞘之间的联系，剪开肌肉两侧的肌间膜，用 4-0 白丝线或 5-0 尼龙线在肌附着点后 1.5 mm处安置套环缝线。在附着点处离断肌肉时必须拉起斜视钩和缝线，以免剪断缝线使肌肉脱失。用两脚规由角膜缘向后测量并标记在巩膜上拟后徙的距离(因内直肌附着点离角膜缘的距离变异很大，目前国外做内直肌后徙术时多以角膜缘而不以肌肉原附着点为测量后退量的标记。将缝针(铲形针)向前呈 45°角刺入标记处的巩膜实质层。注意切勿穿通眼球，要随时看见在巩膜内前进的针尖端将肌肉固定在新附着点，结扎前剪除多余的缝线。缝合结膜瓣，去除眼球牵引缝线。

(三)水平肌截除术

内、外直肌的最小截除量为 5 mm，一般说截除一条水平直肌所起的矫正眼位作用就不如做相同量的后徙术那样大，所以水平直肌的最小截除量也相对地比较大。水平直肌的最大截除量，一岁以下儿童为 8 mm，年长儿童及成人通常为 10 mm。

外直肌截除术：作角膜缘切口，用开睑钩拉开结膜瓣暴露眼外肌。用斜视钩钩住眼外肌并分离其肌鞘与前 Tenon 囊下的联系。剪开肌间膜及节制韧带。用肌肉夹夹住眼外肌，包括肌腱和要截除的肌肉，用两脚规测量由斜视钩后缘到肌肉夹前缘的距离。根据拟定的截除量适当调整肌肉夹的位置。切勿撑长肌肉，动作应轻巧，在附着处剪断眼外肌，留下 1 mm 长的短蒂以便肌肉缝线穿过。肌附着点后的巩膜厚度仅为 0.3 mm，用这短蒂固定肌肉缝线更为牢固。安置双针褥线，缝针由短蒂穿入在肌肉夹后穿出。用止血镊挟住肌肉的断端，将肌肉钩向断端移动。牵拉肌肉钩向前，使经过肌肉的缝线处位于原附着点上，结扎缝线。用止血镊夹压在结扎缝线前的肌肉以便止血，剪去截除的肌肉。

(四)调整缝线术

本手术的主要特点是在术后 1～2 d 内，经用三棱镜遮盖检查法，如果发现手术过矫或欠矫，可通过调整缝线增加或减少手术量，以期获得更为满意的效果，力争一次手术成功。

本术式适用于较复杂的非共同性斜视，如内分泌肌病引起的不对称性斜视、眼外肌组织机化和粘连而影响术前准确检查的再手术者，矫正眼位与双眼协调运动有矛盾者，大斜视角需超常量的眼外肌后徙和截除以及眼球后退综合征等。

做一角膜缘结膜切口，分离结膜瓣，剪开上下肌间膜并分离肌间膜及韧带。在角膜缘结膜切口附近做一个穿过巩膜板层的牵拉套环缝线，以便手术中及次日调整眼位时牵拉眼球用，这样便于操作，创伤小、不易出血，眼位调整后可拆除之。用 3-0 白丝线，为使其光滑，表面涂以消毒骨蜡 3～4 次，或用光滑的 5-0 尼龙线。在肌肉止端两侧后 1～5 mm 处做双套环缝线。然后在肌肉缝线与肌止端之间剪断肌肉。将肌肉缝线由原止端后缘下穿入，从前缘穿出，两个出入口处靠近在一点上，这样有利于在出口处的两根肌肉缝线上再安置滑动结；便于次日调整。

另用一根涂有消毒蜡 3-0 的黑丝线(为与肌肉缝线区别)，在肌止端缝线出口处，围绕两根肌肉缝线打结、扎紧先打 4 个结，做一个小套环后再打 4 个结，然后将这个小蒂(黑色滑动结)沿着肌肉缝线，经返牵拉滑动 5～6 次，滑动的范围约 20 mm，使滑动结能在肌肉缝线上滑动，然后利用滑动结将游离的肌肉断端调整到预计的后徙位置上，最好将肌肉后徙得过矫一点，因为术后调整时，向前牵拉肌肉缝线将滑动结后移比将滑动结前移使肌肉松弛更容易。调整后剪短滑动结线，断端留 10 mm 左右。将结膜瓣后退到原肌肉止端处并将其间断固定在浅层巩膜上盖上肌止端，结膜下注射地塞米松 2 mg、庆大霉素 2 万单位。不用眼膏，以免影响次日调整。遮盖双眼。

调整缝线多在术后第一天进行。双眼分别滴用 0.5％地卡因 3 次。调整时要求患者清醒合作，需在戴矫正镜片下，用三棱镜遮盖法检查原在位的看远及看近眼位及各方向的眼球运动是否协调一致。如眼位及眼球运动满意，则将游离的肌肉缝线剪短；如过矫，可先将肌肉缝线向前牵拉，再将滑动结后移，达到减少肌肉的后退量，如矫正不足，可将滑动结前移，使肌肉缝线松弛，增加肌肉的后退量。每日换药，术后 2 周剪除游离的肌肉缝线和滑动结。后退的球结膜一般在 3 周左右被上皮细胞覆盖。

(五)肌腱延长术

本术式是用于直肌的一种减弱术，在肌腱或肌肉的两侧缘或中央作部分切开，利用肌肉自身的张力产生收缩，将切口拉开，使肌肉延长。肌肉延长的程度与切口的长度和数目有关。

Helveston(1977)曾在离体兔眼上作试验，研究各种不同的边缘切开术可产生的肌腱-肌肉延长量。他发现作双侧 80％的部分重叠的边缘切开术，可以使肌肉明显延长；不完全的、不重叠的多数边缘切开术，基本不引起肌肉延长；一个中央的肌腱切开也不延长肌肉；两个不完全的边缘切开合并 80％的中央肌腱切开术可产生中度延长。

结膜切口方法同一般斜视手术。分离球结膜、Tenon 囊、暴露眼外肌，用斜视钩提起肌肉，剪开球筋膜并分离节制韧带。Grade 和 Stevens 做法是在肌腱中间切开一小口(50%～80%)，此法延长效果有限。O'conor 在前者的基础上又在肌腱两侧各剪一小口，使延长效果加大。Blaskovics 主张在肌腱两侧各切一口，这种切口的效果与切口的长度有关，如果前部切口过于靠近肌腱附着点，则肌腱延长后可能产生旋转作用，对有双眼视的患者可引起复视。为此一般主张多作几个短的切口要比两个长的切口更为安全。在行切开前先用止血钳夹住两个拟作切口处的肌肉再行切开，以防止出血，先切开后边的切口，后切开前边的切口，这样较为方便。这种术式大约可矫正 15△～20△ 斜视(单眼一根肌肉切开)。直肌边缘切开术的近期效果明显，但远期效果易减退。边缘切开术也可以与后徙术同时合并施行。

(六)水平肌肌腱垂直移位术

在垂直非共同性斜视病例(A-V 综合征)如无明显的斜肌功能异常，作水平肌垂直移位可减少或消除垂直非共同性。一般原则是作双侧对称性水平肌手术，将双内直肌或双外直肌后徙并将肌腱向上或向下移位以纠正上转下转时斜视角之间的差异，减弱功能亢进的水平肌较加强功能不足者更为有效。由于内直肌亢进而引起的内斜 A-V 综合征者，应后徙双内直肌并将肌腱向集合加重的方向移位。例如内斜 A 向上移位。内斜 V 则向下移位，也可根据 A-V 现象的程度不同，移位 5～10 mm，但临床很少移位到 10 mm者。由于外直肌亢进引起的外斜视 A-V 综合征，同样可将双外直肌后徙并将肌腱向外斜加重的方向移位。即外斜 V 向上移位，外斜 A 向下移位。如果在一只眼上同时减弱一条水平肌并加强它的直接对抗肌时，在 A 征则将内直肌向上移位，将外直肌向下移位，而 V 征则上移外直肌、下移内直肌。

由于手术后水平肌纤维的平面与眼球旋转中心的关系发生变化，当眼球向上或向下注视时，其上转或下转力加强而内转或外转力则减弱，从而纠正或减弱眼球向上或向下注视角之间的差异。

由双下斜肌亢进引起的外斜 V，可减弱双下斜肌，解决向上注视时与向下注视时斜视角的差异所致的 V 现象，但同时需作水平肌手术以矫正外斜。

只有在非手术眼的下斜肌肯定不亢进时，才能作单侧下斜肌减弱术，否则非手术眼会发生上斜视。

减弱亢进的上斜肌对矫正 A 征具有明显效果，但同时尚需作水平肌手术以纠正水平斜视。功能正常的上斜肌不应减弱，否则术后在向下注视时会发生旋转性斜视。在同侧眼的下斜肌功能亢进或正常时，禁忌作上斜肌减弱术，因为有些患者术后下斜肌进一步亢进而产生继发性 V 征。总之，斜肌手术为减少或消除垂直非共同性是很有效的。

(七)直肌移位术

当一条眼外肌的收缩力完全丧失时，一般的加强术，例如截除、前徙或折叠术都不能恢复该肌肉的转动力。Hummelsheim(1970)设计了一种手术方法，将上、下直肌的部分功能转移到外直肌，治疗第Ⅵ脑神经麻痹。此后又有许多改良方法，但基本原理不变，即在第Ⅵ脑神经麻痹时，将上下直肌的部分功能转移到外直肌；在第Ⅲ脑神经部分麻痹累及内直肌时，将部分上下直肌(功能正常者)转移到内直肌。同样地在双上转肌或双下转肌麻痹时，则作水平肌移位。须强调的一点即是，在一根或多根眼外肌麻痹时可能同时存在机械性牵引，这种牵引必须在术前用牵拉试验证实，并在手术同时解除，否则肌肉移位术不能改善眼球运动。

兹将各种眼外肌移位术简述于后：Hummelsheim 的原始方法是将上、下直肌肌腱的颞侧一半移位到外直肌附着点的下面；Weiner 的方法是将麻痹的外直肌剪断并将断端一分为二缝在邻近的上直肌和下直肌上；Jackeon 为解决第Ⅲ脑神经麻痹的手术方法是折断滑车并将一小段上斜肌肌腱缝在靠近内直肌的巩膜上；Schilinger 建议将上、下直肌的全部肌腱缝在近外直肌肌腱的巩膜上；Beren 和 Girard 则后退内直肌，截除外直肌，并将上、下直肌的颞侧半缝到截除的外直肌上；Knapp 为解决双上转肌麻痹的办法是将内、外直肌的全部肌腱移位缝在近上直肌附着点的巩膜上，也可同时后退下直肌。Jensen(1964)介绍了一种有助于恢复外转功能的方法即肌肉联结术。

(八)直肌联结术

做一个大的角膜缘结膜瓣，并分离结膜、Tenons 囊，暴露外直肌整个附着点及上、下直肌颞半侧附着点，用开睑钩拉开结膜瓣以暴露肌肉，用斜视钩由附着点中央向后将外直肌、上直肌和下直肌沿着它们的长度对半燹开至赤道部稍后，长约 15 mm，用 1-0 白丝线分别在眼球赤道部十点半和七点半经线（右眼）处将外直肌上一半与上直肌外侧的一半相联结，将外直肌下一半与下直肌的外侧一半相联结，并结扎之。操作中要注意勿结扎过紧，以防影响肌肉的血液循环。使肌肉刚接触上结扎线又不滑脱为宜。如果麻痹肌的拮抗肌有痉挛限制了麻痹肌的转动（牵拉试验阳性），则作一小角膜缘结膜切口，将内直肌后徙。（虽然在四条直肌上都作了手术，眼前节的血液供给仍然充足，因为没有手术的半侧肌肉的前睫状动脉依然是完整的）。结膜间断缝合复位。

(九)后巩膜固定缝线术

一条眼外肌的收缩使眼球转到一定程度取决于该肌的肌力及眼球旋转中心与肌肉接触弧之间的杠杆作用。将肌肉缝在正常切点之后，造成第二个赤道后附着点，能缩短该肌肉的有效接触弧，从而减弱杠杆作用。本手术的特点在于它有选择性地只减弱该肌肉在其作用方向的效能而不干扰主动肌与拮抗肌之间的平衡，因此不影响原在位及其他注视方向的肌力作用。

本手术的第二个作用是在眼外肌麻痹病例，例如左下斜肌不全麻痹，患者习惯于用健（右）眼注视，在右眼上直肌（麻痹肌的配偶肌）作后固定缝线，可以加强麻痹眼的上转作用。

正常的上转健眼的神经冲动不足以使麻痹眼上转，作上直肌后固定缝线可以增加该眼上转的神经冲动，同样加大的神经冲动传到其配偶肌（左下斜肌），从而增强了麻痹眼的上转功能。

后巩膜固定缝线（Faden 手术）法：作角膜缘结膜切口，暴露上直肌，由上直肌附着点向后将上直肌与周围组织分离清楚达 15 mm 左右。注意勿伤及上斜肌和涡静脉。在上直肌附着点两侧安置套环缝线，然后由附着点切断上直肌。用 5-0 不吸收缝线及铲形针在上直肌两侧穿过肌附着点后 12 mm 处的巩膜板层，然后从下面穿过肌腹的 2/5 宽度，保留中央部肌肉，或用一根褥线按计划将肌肉固定在巩膜上，结扎固定缝线，将上直肌缝回至原附着点处。也可以适当地后徙上直肌，一般后徙 2.5～5 mm。也可以不离断上直肌。

用铲形针及 5-0 不吸收缝线穿过附着点后约 12 mm 处的巩膜，然后由钩起的上直肌下面穿过肌腹两侧的肌肉，结扎固定在巩膜上，间断缝合结膜。

四条直肌作后固定缝线术时距附着点的位置一般是：内直肌 12～15 mm，外直肌 13～16 mm，上直肌 11～16 mm，下直肌 11～12 mm。

本术式的适应证为分离性垂直位偏斜，眼球震颤阻滞综合征，双上转肌麻痹和双下转肌麻痹等。

后巩膜固定缝线术的合并症：①一过性轻度睑下垂，多在数日至十数日恢复；②矫正不足较多见，其原因多是缝线做的太靠前；③偶见瞳孔散大（持续性）；④术中损伤涡静脉或睫状体后长动脉，此外有人报道发生黄斑部水肿、玻璃体出血及脉络膜脱离等严重合并症。

(十)下斜肌减弱术

1.下斜肌部分切除术

在眼球的颞下象限，距角膜缘 9 mm，作一与角膜缘平行的结膜切口，长为 8 mm，贯穿结膜、眼球筋膜和肌间隙，直达巩膜。切口必须位于眶下脂肪垫之前。将钝头剪子伸入切口，紧贴巩膜，分离巩膜与下斜肌巩膜面之间的丝状联系。在直视下钩起下斜肌。术者先将两个大斜视钩分别伸到外直肌和下直肌附着点后，再用另一小钩钩起结膜、眼球筋膜切口的后唇。在切口深处，位于巩膜与后 Tenon 膜的交界处，可见下斜肌的前缘。用小斜视钩钩起下斜肌的前缘。注意只钩起肌肉的前沿，而避免将肌间膜（后 Tenon 膜）穿通。引起不必要的眶脂肪脱出，产生出血和术后牵引粘连。用剪子或手术刀分离出小斜视钩的尖端露出小斜视钩，再用两个大斜视钩代替小斜视钩，将与下斜肌有联系的筋膜层组织全部分离干净，露出 5～8 mm长的下斜肌（在钩住下斜肌时，即可撤出外直肌和下直肌附着处的斜视钩）。用两个止血钳，分开 6～8 mm 距离，钳住下斜肌肌腹。用剪或手术刀切除夹在两个止血钳之间的 5～8 mm 长的斜肌。用电烙器烧灼肌肉断端以止血。撤走止血钳，使下斜肌退缩。间断或连续缝合结膜切口也可不缝切口。

残留下斜肌切除术：手术应注意，在作下斜肌切除术时很容易残留部分下斜肌肉不被切除，因而影响手术效果，造成欠矫，因此在切除肌肉后应仔细检查下斜肌后缘，如果发现有窄条肌肉遗留则切除之。为了避免这一手术合并症，可在切除肌肉之前先找到下斜肌后缘，另用一斜视钩钩起遗留下的肌肉与肌肉全部一并切除。

2.下斜肌后徙术

下斜肌后徙术的切口、定位和暴露方法与切除术同，将两根针和线或一根双针褥线穿过在近外直肌下缘的下斜肌两侧，安置套环缝线(套环缝线安置在距离下斜肌附着点 2 mm 处)。注意仔细观察，必须将全部肌肉纤维包括在缝线内，因此必须分离出下斜肌的整个宽度，将肌肉与其下的巩膜完全脱离剪断下斜肌并将其固定在拟后徙处的巩膜上。缝合结膜切口。

下斜肌后徙术的优点是可以根据下斜肌功能亢进的程度决定后徙量。为“＋”的亢进，则后徙下斜肌 6 mm。为“＋＋”的亢进后徙 10 mm，为“＋＋＋”的亢进后徙 14 mm，这是最大的后徙量，但仍不足以纠正“＋＋＋＋”的亢进。Parpe 的规定是做 6 mm 后徙时，将离断的下斜肌前角(鼻侧角)缝线固定在下直肌附着点颞侧 4 mm 的巩膜上，后角(颞侧角)缝在颞侧 7 mm 处；做 10 mm 后徙时，将前角缝在下直肌附着点颞侧 2 mm 向后 3 mm 处，后角缝线安置在再向后 3 mm 处，做 14 mm 后徙时则将两根缝线缝在颞下涡静脉穿出巩膜处的两侧。本术的缺点是操作比下斜肌切除术或截腱术更较困难。

3.下斜肌断腱术

下斜肌断腱术是仅将下斜肌与巩膜附着处离断，听其自动退缩，断端无需烧灼，也不用缝线，操作迅速简便，不足处是无法控制断端重新附着的位置。一般趋势是该肌肉又附着在原附着点附近或在外直肌下缘。疗效不如下斜肌部分切除术。

在所有的垂直肌手术中，下斜肌加强术(折叠术和前徙术)的效果最差，适应证很少，一般很少施行，故不作介绍。

(十一)上斜肌手术

上斜肌手术可以用腱切除术，断腱术或后徙术有效地减弱上斜肌功能。手术时应尽少地破坏腱鞘和附带的筋膜层。

1.上斜肌断腱术

由上直肌附着点鼻侧开始，向鼻侧延伸，作一与角膜缘平行，长约 8 mm 的结膜切开，贯通结膜、眼球筋膜及肌间膜，直达巩膜。用两个斜视钩分别钩住上直肌及内直肌的附着点，再用第三个斜视钩将切口后缘的结膜、眼球筋膜及肌间膜钩起。将三个斜视钩向外拉开，使切口形成一个等边三角形。在切口深处可见一珠光白色的条带，即在肌鞘内的上斜肌肌腱。此处的上斜肌肌腱宽约 3 mm，将斜视钩伸入切口深处，钩起上斜肌肌腱及极少量附带的眼球筋膜及肌间膜，剪开斜视钩尖端上的组织，使钩由上斜肌后伸出。沿肌腱的长轴剪开肌腱鞘膜，再用一小钩仅钩起肌腱并剪断之，在断腱前先决定拟剪断的位置。靠近上直肌鼻侧断腱所起的减弱作用小，越靠近滑车断腱减弱作用越大，肌腱切除术所起的减弱作用不决定于肌腱切除的多少而在于肌腱切除的鼻侧端离滑车的距离。所以断腱术与肌腱切除术能起到同样的效应。断腱完毕后，肌腱自动退缩，连续或间断缝合切口。

2.上斜肌前部前徙术(Harada-Ito 术)

正常的上斜肌附着在眼球颞上象限，有下转、外转及内旋眼球功能。将肌腱的前一半向前移位 5～8mm可以加强上斜肌的内旋作用而不影响上斜肌的其他功能。本手术专为治疗上斜肌麻痹所引起的眼球外旋。

先在角膜缘 12 点处安置一根穿过结膜及浅层巩膜的固定眼球缝线，将眼球向下牵引。在眼球颞上象限，由上直肌附着点颞侧开始向外延伸，作一个与角膜缘平行的、长 5～8 mm 的结膜切口，贯通结膜及球筋膜。将上直肌向鼻侧牵拉，暴露上斜肌附着点。用斜视钩将上斜肌肌腱劈分为前、后两部。在前部肌腱上，离附着点 2～3 mm 处，安置 5-0 可吸收缝线。由附着点剪断前部肌腱，并将其缝在向前 5～8 mm 处的巩膜上。断端的新附着点恰好位于上直肌的颞侧。

3.上斜肌折叠术

在颞上象限,由上直肌颞侧缘开始向外,作一与角膜缘平行的结膜切口,约5～8 mm长,贯通结膜、眼球筋膜及肌间膜。将两个斜视钩分别钩住上直肌附着点及切口后唇,暴露上斜肌附着处的肌腱,用斜视钩由上直肌下钩出上斜肌肌腱,将折叠器代替斜视钩钩起上斜肌,目前还不能定出每一例的折叠量,但多做比少做的效果好。垂直偏斜愈大,上斜肌肌腱愈松弛,则所需的折叠量也愈大。一般折叠12 mm。折叠起一定数量的上斜肌后,在折叠肌肉的两侧,安置并结扎缝线;将折叠器撤出。将折叠肌的尖端将顺着肌肉走行的方向,缝在浅层巩膜上。该处巩膜较薄,注意勿穿通眼球。此外,在钩上直肌及暴露上斜肌时,操作必须十分轻巧,不容许粗暴的动作,因该处特别容易形成瘢痕。缝合结膜切口。

五、手术后处理

斜视手术结束时,应清理手术野,眼局部上抗生素眼膏,调整缝线术为便于次日调整则不用眼膏。一般情况下仅遮盖手术眼3～4 d,拆去结膜缝线后可去掉遮盖。术后每日换药一次,局部清洁后,滴用抗生素液,结膜缝线一般在术后4～5 d拆除,肌肉缝线一般在术后8～10 d拆除(可吸收或埋藏线除外)。

Helveston和von Noorden根据多年经验,主张术后不盖手术眼,即便是双眼手术(每眼仅做一条眼外肌)也不予遮盖。他们极力反对双眼包扎,认为术后遮盖双眼并不影响手术愈后,相反地,它引起患者的严重精神不安、恐惧和生活不便,尤其是年幼儿童。但在较复杂的再手术后,尤其是暴露巩膜病例,遮盖手术眼24～48 h可以控制术后水肿和促进巩膜表面上皮再生。调整缝线术后也遮盖术眼,以免不注意或疏忽地牵拉缝线,影响手术效果。我们主张单眼手术后(截除加后徙)可以盖手术眼,双眼手术后则盖双眼1～2 d,然后打开一眼。术后盖眼可以减少眼球运动,减轻术后反应、缝线刺激及流泪,同时还可防止儿童用手揉眼,引起感染。

术后两周可以开始作功能训练,一般情况下,儿童斜视手术,外斜的即刻效果以保留$10^{\triangle}$以内的过矫,内斜保留$10^{\triangle}$以内的欠矫为宜,因为这样远期效果最好。反之,如外斜手术的即刻效果为正位,其远期效果多为欠矫;而内斜即刻手术效果为正位则意味着远期效果的过矫。成人手术则以外观美容为主,不似儿童正处于发育期,斜视手术的主要目的为双眼视功能的恢复与重建,因此手术的远期效果尤为重要。

关于再次手术的时机:多数人主张,应在前一次手术后6周进行再次手术,这样有利于观察已较稳定的前次手术效果,眼前节的血供给也得以恢复。

六、斜视手术的并发症及处理

手术并发症有时难以避免,但术者应随时保持警惕,了解可能发生的并发症及其防治和处理办法。术前的准确诊断,正确的治疗方案,精湛的手术技巧和熟练处理并发症的措施都可以减少并发症发生的次数和减轻其严重程度。

兹将斜视手术可能引起的意外和并发症以及预防、处理措施简述于后:

(一)麻醉导致的意外

1.局部麻醉

局部麻醉时要详细了解患者以往有无对某种药物,特别是麻醉药物过敏史,必要时应作敏感试验以防意外。有时患者对手术有恐惧心理,过度紧张,当注射麻药或牵动眼组织时,可出现虚脱状态(出汗、面色苍白、呼吸困难等),与过敏反应、眼心反射相似,应立即停止手术操作,如为过度紧张所致则当停止手术后,症状即可缓解。但对年龄过大,在心血管疾病者,则有可能导致脑血管意外而死亡。因此,对年迈老人及心血管系统不正常的斜视者,不应轻易考虑手术。所有局部麻醉患者均应作好解释工作,解除顾虑,使情绪稳定。

2.全身麻醉

全麻意外的防止,除麻醉师的监护外,手术者也应时刻注意与麻醉师配合。手术操作要轻巧,避免不必要地牵拉眼外肌,注意保持呼吸道通畅,在选用全身麻醉前,应仔细问病史与接触史,如有接触农药有机磷或其衍生物如强缩瞳剂“碘磷灵”等情况，则应停止用药3～6周后(或接触停止3～6周后)，待血中蓄积的这种物质代谢排除后，再进行全身麻醉，以防呼吸肌麻痹，发生意外。

全身麻醉导致手术失误：全身麻醉下患者的眼居于休息眼位，可以变为正位或轻度外斜，有时表现为外上斜。术者稍不留意时，可将内直肌或外直肌误认为上直肌或下直肌。为防止发生错误，有必要作标志缝线。术前必须反复验证患者的手术眼和手术肌，并核对手术方法和手术量以防止失误。一旦术毕如果发现手术眼和手术肌错误，应立即进行手术纠正，直至眼位恢复。

(二)眼球壁损伤

眼球壁损伤(巩膜穿孔、巩膜破裂)。较多见的是巩膜被缝针穿通，多发生在肌肉后徙术和截除术缝针穿过肌附着处和巩膜时，常常由于进针角度过于垂直或因用力过大所致。有时因缝针不当，例如利刃在下面的弯针或圆针，三角形针以及不锐利的钝头针都可造成穿孔。

(三)眼内炎

斜视手术引起眼内感染比较罕见，主要由于眼球壁的穿通，细菌侵入而造成，后果严重。

(四)眼一心反射

加压眼球或牵拉眼外肌可引起心率减慢，心律异常，伴有胸闷等异常感觉，这种现象称为眼一心反射。多见于儿童，全身麻醉多于局部麻醉。

麻醉师要随时掌握麻醉的深度，能尽早诊断麻醉的危急情况，如眼、心反射引起的心律失常、心搏徐缓，甚或心搏停止。发生心搏徐缓时应立即停止所有的眼肌操作直到恢复正常为止。如果眼肌操作又引起心搏徐缓，则可静脉注射阿托品，儿童的静脉注射量每公斤体重为0.01 mg。注射后如果心搏仍然徐缓，则可在球后注射1%或2%利多卡因。心搏停止时可给氧，同时作体外心肌按摩，如果几分钟后仍无心搏跳动，可静脉注射肾上腺素。

预防眼心反射，应注意以下几点：①术前应仔细询问患者有无心血管系统疾病，并请儿科或内科会诊；②术前作好解释工作，减少患者的恐惧心理，使其情绪稳定；③必要时可注射安定，以减轻或预防眼、心反射；④手术时注意尽量少牵拉肌肉，动作要轻巧，特别是牵拉内直肌及下斜肌时，尤应小心；⑤手术全过程中麻醉师应密切注意心率及呼吸的变化，以便及时发现，尽快采取急救措施。

(五)眼前节缺血

眼前节缺血为一较为严重的斜视手术合并症，是由于同时切断3或4条直肌，致使供给眼前节血流的前睫状动脉血流中断而引起。术后24 h即发生角膜上皮水肿，角膜混浊、增厚，有后弹力膜皱褶，角膜后壁沉着物及房水闪光。以后出现虹膜部分萎缩，瞳孔不规则和晶体混浊。病情严重时可导致视力极度减退甚或眼球结核。

人们对眼前节血流量减少的耐受程度不同，儿童比成人的耐受力强。眼前节缺血多发生在做Hummelsheim或Jensen术同时合并1～2条直肌手术的老年人。为了减少眼前节缺血的潜在危险，各家主张一次手术绝对不容许离断四条肌肉。在成年人或老年人离断两条邻近的直肌时应慎重考虑。成人每次手术不得超过两条直肌。为成人做Jensen术时必须十分小心，应保证在没有被离断的一半肌腹中的前睫状动脉的完整性。广泛的斜视手术，应分期进行。第二次手术最早应在第一次手术后6～8周，待手术肌血管形成侧支循环后再施行，以保证安全。

(六)肌肉滑脱

肌肉滑脱是斜视手术中最严重的手术合并症之一，可发生在手术过程中，也可在术后早期发现，常见的原因是缝线松脱或在离断眼外肌时误将缝线剪断所致。如果发生在手术时，一般没有很大困难，可以找回肌肉，继续进行手术。如在后徙中发生，则用大量生理盐水冲洗肌肉滑脱区域，常能暴露呈白色的肌腱断端，可夹持之并将其缝回至原定位置。处理在截除术中滑脱的肌肉比较困难，因为术者处理的是一个没有肌腱断端的、已被剪断的肌肉。此时术者应保持镇静，切勿惊慌失措。

(七)复视

斜视术后,少数患者可能出现复视,但大多数患者复视在术后数日或数周内可自行消失,儿童较成人更易克服。对于成人特别是双眼视力较好而又有异常视网对应者,术后尤易发生复视,因此应在术前做牵拉试验或用三棱镜试验,以预测术后发生复视的可能性。如正前方和前下方有不能耐受的复视干扰时,则更应慎重考虑决定手术与否,并应将情况向患者及其家属交代清楚。

对于术后的轻度复视,一般不需处理,数周后可消失,对于因内斜视过矫的复视,如融合力差,可用底向内的三棱镜矫正,同时减少远视镜片度数,待12～24周无效时再考虑是否有手术指征。

在手术设计时,要根据患者的融合功能情况,决定手术过矫或欠矫。如患者具有一定的融合力,估计术后能获得功能性治愈者,则可稍行过矫(<$10^{\triangle}$),以利取得双眼单视;反之,如无融合功能,估计术后不可能得到双眼单视者,只为美容时,以略欠矫为宜(<$10^{\triangle}$～$15^{\triangle}$)。

(八)角膜上皮剥脱

角膜上皮剥脱一般为手术过程中角膜暴露时间过长所致,患者有眼痛、异物感。为防止发生,在手术中应用生理盐水经常湿润保护角膜。

(九)粘连综合征

粘连综合征多见于下斜肌部分切除术后,眼球逐渐处于下斜位,被动牵拉试验显示下方有牵制。其原因是手术损伤了前下方的Tenon膜,使下方的脂肪突入眼眶,导致脂肪纤维组织增生形成瘢痕,牵拉眼球向下。一旦发生,治疗极度困难,因此重要的是预防。手术时要轻巧操作,避免损伤Tenon膜。

(十)急性过敏性缝线反应

在用有机物缝线的斜视手术患者中,约有10%～20%发生不同程度的急性过敏性线反应,初起时在肌肉新附着点结膜下,有一暗红色光滑肿块,一般的无手术合并症的患儿,术后一周仅有轻微结膜充血,而术后发生缝线过敏反应者,则在术后10～14 d忽然充血明显加剧,这与肠线或胶原缝线的开始分裂和被吸收有关,临床上急性缝线反应多见于截除术,因截除术比后徙术所用的缝线较多而且缝线更靠近角膜缘。缝线反应一般不影响手术结果。术后2～4周可不经治疗自动消退。用人造纤维缝线可以避免发生此合并症。发生后局部可用考的松眼膏一日二次共7～10 d。

(十一)缝线脓肿

缝线脓肿较为少见,多因缝线污染所致。术后一周左右,在肌肉新附着处发生局限性水肿及充血。处理方法为局部滴用或结膜下注射抗生素,作热敷,脓肿成熟后则切开引流。炎症一般很快消退,但以后在脓肿处形成粘连,产生机械性牵引,限制眼球运动而需再次手术。

(十二)结膜囊肿

缝合结膜切口时如有结膜上皮断片被埋藏在结膜下,可引起结膜囊肿。一般为2～3 mm大,包含液体,除有碍美观外,并不影响手术结果。仔细缝合结膜切口可防止此并发症,发生后可用针挑破囊肿,放出液体,如若失败则切除之。

(十三)角膜小凹

角膜小凹(dellen)位于角膜周边部,为微小角膜变薄凹面区,由于邻近角膜缘的结膜隆起,使角膜发生局限性干燥,组织缺水,收缩所致。角膜上皮完整,荧光素不着染。由于是小凹面,荧光素常储存在其中,而造成着色感。

细致平整地缝合结膜,尤其在角膜缘处,可以防止发生角膜小凹。术前如果发现患者泪液形成减少,则术后遮盖该眼和(或)滴用人工泪液,中年妇女在术前应作Schimmer试验。

术后遮盖手术眼的同时,涂抹抗生素眼膏。

(十四)睑裂异常

垂直肌肉手术后可能引起睑裂异常。截除过度上直肌后可造成上睑下垂,下直肌过度后徙可引起下睑下垂；上直肌过度后徙将导致上睑退缩；下直肌过度截除可使下睑上升；因此上下直肌过度截除使睑裂变窄，上下直肌过度后徙将使睑裂变大。在这四种可能性中，上直肌的后徙，最不容易引起睑位异常。

为了避免术后发生睑裂异常，上直肌的后徙或截除都应以 5 mm 为限，下直肌的后徙或截除一般也不得超过 5 mm。此外，手术时还必须将上、下直肌与其周围组织完全分离。

由于上、下直肌手术而引起的睑裂异常必须作睑成形术矫正，将撕脱或滑脱的垂直肌复位，可以改善所引起的睑位异常。

(十五)下斜肌持续性亢进

作下斜肌切开或部分切除时，如有部分下斜肌纤维未被剪断，则术后下斜肌功能持续亢进。为避免此并发症，手术时应作为常规，将下斜肌后缘仔细暴露并将剩余的下斜肌纤维全部剪断。发生后则探查下斜肌并将遗留的后部肌纤维剪断。

(十六)出血

手术时剪断结膜血管或暴露眼外肌时剪到肌肉，可引起出血，或在离断肌肉时，附着在巩膜的肌肉短蒂出血，形成结膜内或肌肉内血肿。如果发生出血则在继续手术前必须先止血，因为机化的血凝块以后形成瘢痕，必然影响手术效果。烧灼组织促进瘢痕形成，所以除非能直接烧灼一根在出血的血管，否则应尽量少用烧灼。绝大多数出血，尤其是毛细血管引起的出血，在用 1∶10 000 的肾上腺素蘸湿的棉花拭子加压下，多可止血。在出血没有被控制之前，切不可缝合结膜切口。轻巧的手术操作和将肌肉的边缘血管结扎在肌肉套环缝线内部都可以止血。

手术时误将涡静脉剪断或因患者有血质不调，都可以引起眼眶出血。切断涡静脉能产生眶前部血肿，造成眼睑水肿及瘀斑。血质不调患者则产生极为严重的所有眶组织渗血。熟悉涡静脉位置和仔细的解剖可减少或防止由此产生的出血。怀疑有出血趋势者，应有内科会诊。如果切断涡静脉，可用局部加压法制止出血，禁忌用烧灼术。

(十七)术后过矫或欠矫

手术过矫可能在术后早期，数月或数年后发生。高度过矫可由于极度减弱一条肌肉的功能或由于极度加强其拮抗肌的功能所引起。轻度过矫病例需严密观察，等待 6 周或更多时间后，决定是否需要再次手术。在计划手术前，应作牵拉试验，检查过矫是因为截除过多或后徙过多所致。后徙过多者牵拉试验为阴性，但截除过多肌肉势必牵制眼球不能向对侧转动，牵拉试验阳性，再手术时应后徙那条截除过多的肌肉。

1.间歇性外斜

轻度的过矫为年长儿童或成人更较合适，这样能使获得的功能性结果更稳定。为视觉未成熟的婴幼儿，不宜轻度过矫，以免引起微型内斜视。

2.外斜过矫的处理

如果术后第一天发现眼位极度过矫并伴有运动障碍，应立即进行手术探查。机械因素例如内直肌截除过多，或外直肌截腱都可以引起过矫。术后少量过矫多为共同性，可以观察。$10^{\triangle}\sim15^{\triangle}$ 的连续性内斜(外斜过矫形成的内斜)可以完全自发地消失，因此必须待 6 个月后方可考虑再手术。在等待期间可采用非手术治疗，以减少术后的偏斜度或维持融合。术后头 2 周，如为轻度过矫可不采取任何措施。两周后如果患者有复视，可滴强缩瞳剂或戴远视眼镜以减少偏斜度到患者能融合为止。AC/A 比值高的患者，能适应戴稍为过矫的远视镜片，如果看近的内斜大于看远者，可考虑戴双光眼镜。

上述治疗如果失败，则交替遮盖一眼以消除复视和减少偏斜度。术者必须耐心等待，因连续性内斜有时需经长时间方能自行消失。再手术的指标为：患者不能接受非手术治疗，戴三棱镜后斜视角无改善或继续进展，以及由于非共同性或运动障碍引起的持续性复视，例如由于内直肌截除过多或外直肌过度后徙引起的连续性内斜，不会随时间的消失而改善，则不需等 6 个月后再手术。

3.外斜欠矫的处理

多数外斜欠矫患者需再次手术。有主张戴过矫的底向内的三棱镜矫正，以便促进集合从而减少外斜。

Handeety 等强调戴用与外斜度相等的底向内三棱镜矫正。以改善融合范围。

4.内斜过矫的处理

多数的内斜视过矫是由于诊断不充分，术前没有考虑到调节因素，高度远视或 A-V 综合征。除了怀疑有肌肉滑脱病例必须立即探查外，连续性外斜需等待观察。非手术治疗包括远视者戴欠矫的远视镜片，如为近视则戴过矫的近视镜片。Jampolsky 建议从 −2.00D 增加到 −5.00D，这样能减少连续性外斜的度数，但可引起调节性的视力疲劳。5 岁以下的儿童可考虑戴底向内的三棱镜，以防止形成异常视网膜对应，在成人可消除复视。随着时间的消失，连续性外斜有自发减退趋势，必须等到 6 个月再考虑是否需再手术。

5.内斜欠矫的处理

内斜欠矫比过矫为多见。根据各家统计，内斜过矫的发生率为 2%～8%，但欠矫的发生率则为 40%～50%。低度欠矫为幼年儿童可能有利。已建立融合的先天性内斜患者，偏斜度常不稳定，所以 $<10^{\triangle}$ 的交替性内斜，双眼视力良好，具有粗浅或周边融合者可能为良好的手术结果，不必处理，但 $>20^{\triangle}$ 的残余内斜则有碍外观美容，需等待再次手术。

（石　晶）

第二十七章

屈光不正

第一节　概　述

一、引言

当光从一种介质进入另一种不同折射率的介质时，光线将在界面发生偏折现象，该现象在眼球光学中称为屈光。光线在界面的偏折程度，称为屈光力。屈光力的单位是屈光度(D)，是光学系统焦距(f)(以 m 为单位)的倒数，即 D=1/f。

二、眼的屈光

眼的屈光系统由角膜、房水、晶状体、玻璃体构成。眼球总的屈光力在调节静止的状态下为58.64 D，最大调节时为 70.57 D。最主要的屈光成分是角膜和晶状体，角膜的屈光力为 43 D，晶状体的屈光力约为 19 D。

屈光状态主要由屈光系统的屈光力和眼轴长度决定。正常眼的屈光力和眼球前后轴的长度是互相匹配的。正视眼是指在调节静止的状态下，平行光线经过眼的屈光系统，焦点落在视网膜上，在视网膜上形成清晰的物像。在调节静止状态下，平行光线经眼的屈光系统屈折后，焦点不能落在视网膜上，或者不能形成焦点，统称为非正视眼或屈光不正。包括近视、远视和散光。

因眼轴异常引起的屈光不正称为轴性屈光不正；因屈光力异常引起的屈光不正称为屈光性屈光不正。另外，近视、远视、散光都是相对于单眼而言的，如果双眼在一条或者两条子午线上的屈光力存在差异，称为屈光参差。双眼屈光度数相差超过 2.50 D 以上者通常会因融像困难出现症状。

三、眼的调节与集合

(一)调节

1.调节

欲看清近距离物体，就必须增加眼的屈光力，使落在视网膜之后的焦点前移到视网膜上。这种为了看清近物而增加眼的屈光力的现象，叫做调节。

调节以屈光度为单位。正视眼注视某一距离处物体所用调节力的大小为以米为单位的注视距离的倒数。使用调节力的大小，与注视距离有关，注视距离越近则所需调节力越大。

2.调节幅度与年龄

眼所能产生的最大调节力称为调节幅度。调节幅度与年龄密切相关。调节力与年龄的关系如下：最小调节幅度=15−0.25×年龄(Hoffstetter 最小调节幅度公式)。

3.调节范围

眼在调节静止状态下所能看清的最远一点称为远点，眼在最大调节时所能看清的最近一点称为近点。

远点与近点的间距为调节范围。

(二)集合

当眼调节静止状态下注视远处物体时,两眼的视轴是平行的,当要看清近处物体时,眼产生调节的同时,两眼的视轴也要转向被注视物体,这样才能使双眼物像落在视网膜黄斑中心凹,这种运动称为集合或辐辏。

调节和集合是一个联动过程,调节越大集合也越大,两者保持协同关系。集合程度的强弱以米角为单位(Ma),大小以1/集合距离表示。集合距离以米为单位。

表达集合程度亦常用棱镜度,如:某正视者双眼瞳距为60 mm,阅读40 cm的目标,其集合量为6 cm/0.4 m=15$^{\triangle}$。

(三)三联动现象

调节时还将引起瞳孔缩小,因此调节、集合和瞳孔缩小为眼的三联动现象。通过眼的三联动可以使近距离物体保持在视网膜上形成一个清晰的像,而且使这两个影像都落在双眼黄斑上,这样才能完成双眼单视。

(柳　园)

第二节　近　视

近视是眼在调节松弛状态下,平行光线经眼的屈光系统屈折后聚焦在视网膜前方,视网膜上只能形成弥散光圈,因此看不清远处目标。同理,从近视眼视网膜发出的光线称为集合光线,其焦点位于眼球和无限远之间,称为近视眼的远点。如果目标恰好位于近视眼的远点,则可在视网膜上形成焦点,所以近视眼看近距离目标时清晰。近视眼的发生主要与遗传和环境两大因素有关。近视眼按其性质可分为轴性近视、曲率性近视和屈光指数性近视;按其程度可分为轻度近视、中度近视和高度近视。

一、分类

(一)按近视的性质分类

1.轴性近视

眼轴过长,但眼屈光力正常者。

2.曲率性近视

角膜或晶状体的表面弯曲度过大,而眼轴正常者。

3.屈光指数性近视

屈光指数性近视多由于晶状体屈光指数增大所致。

(二)按近视的程度分类

1.轻度近视

−3.00 D以下。

2.中度近视

−3.00～−6.00 D。

3.高度近视

−6.00～9.00 D。

4.超高度近视

−9.00 D以上。

二、临床特点

(一)主要表现

(1)视力障碍:特点为远视力减弱,近视力正常。

(2)出现视疲劳。

(3)眼球突出,眼轴变长。

(二)次要表现

(1)出现外隐斜或外斜视:集合功能减弱所致。

(2)引起弱视:为儿童时期的近视影响视觉发育所致。

(3)玻璃体液化、混浊、后脱离。

(4)眼底改变:较高度者可出现眼底改变,如近视弧形斑,或环形斑;豹纹状眼底;黄斑部出血或有脉络膜新生血管膜、形状不规则的白色萎缩斑及色素沉着呈圆形的 Fuchs 斑;巩膜后葡萄肿;周边部视网膜格子样变性、囊样变性、视网膜裂孔、继发视网膜脱离周边部视网膜变性等。

(三)误诊分析

1.假性近视

由于睫状肌过度收缩而引起的调节痉挛造成的近视,即调节痉挛性近视,当应用睫状肌麻痹剂后这部分近视即消失。

2.高度近视眼

有眼底改变时应与年龄相关性黄斑变性、眼组织胞浆菌病、回旋状脉络膜萎缩和眼弓形虫病相鉴别。

三、辅助检查

(一)主要检查

屈光检查呈近视屈光状态。

(二)次要检查

眼超声检查显示眼轴长。

四、治疗要点

(一)治疗原则

配戴合适的凹透镜进行矫正。必要时可行屈光性角膜手术治疗。

(二)具体治疗方法

1.非手术疗法

(1)配戴框架眼镜:是矫正近视最传统、最安全的方法,即在眼前放置一片适度的凹透镜片,使平行光先在进入眼前先分散,经过镜片与眼睛共同组成的屈光系统后恰好聚焦于视网膜上。在配镜前,要进行详细的屈光检查,对青少年近视者,屈光检查要在睫状肌麻痹下进行,12 岁以下者最好在 1%阿托品,12 岁以上用 2%阿托品或快散瞳剂进行散瞳验光,以除外假性近视的干扰;配镜的原则为选择能矫正至最好视力的最低度数镜片,同时应注意瞳距准确。

(2)配戴角膜接触镜:角膜接触镜的优点是对成像放大率影响较小,视野较大,不影响外观。透气性好的硬性角膜接触镜对青少年近视的发展有一定的阻止作用。置于角膜前,所用屈光度比框架眼镜低。但存在个别人配戴不适,有角膜、结膜刺激征,过敏性结膜炎,眼干燥等表现。配戴时应注意清洁及卫生;避免划伤角膜造成感染。

(3)角膜塑形术治疗镜:应用非球面逆转技术而特殊设计的透氧性角膜接触镜,通过压迫角膜中央视区，使角膜中央区率变小，从而使角膜屈光力降低，起到矫正近视的作用，并可在摘镜后的一段时期内保持这一作用，但无防止近视发展的作用。一旦停戴，迅即回退。如使用不当，可发生严重并发症，因此，使用时应严格掌握适应证和使用规则。

目前建议适用的筛选原则有①近视屈光度≤－3.00 D。②近视散光≤1.50 D，且为顺归性散光。③角膜屈折力为43.0～45.0 D。④矫正视力＞0.8。⑤年龄≥7岁的合并发作者。⑥已配戴接触镜者，需停戴2个月以上。⑦无眼部疾患且角膜正常。

2.手术疗法

(1)角膜屈光手术，如准分子激光角膜切除术、准分子激光原位角膜磨镶术、角膜基质环植入术等。

(2)眼内屈光手术，如晶状体摘除及人工晶状体植入术、有晶状体眼人工晶状体植入术等。

(3)巩膜屈光手术：后巩膜加固术适应于高度近视的发病初期，期望巩膜加固阻止近视眼的发展。

(4)准分子激光手术：①适应证：年龄满18周岁以上。近2年屈光度稳定，其发展速度每年不大于0.50D。矫正屈光度的范围：近视≤－15.00D，散光≤6.00D。双眼屈光度不等的屈光参差者。配戴角膜接触镜者：软镜应停戴1周以上，硬镜应停戴3周以上。角膜厚度大于450 μm。眼部检查无活动性眼病者。患者本人有摘镜的需求。②禁忌证：有眼部活动性炎性病变者；患有圆锥角膜、青光眼、兔眼、眼干燥症、角膜内皮变性等眼科疾病者；曾经发生过眼底出血、视网膜脱离者；矫正视力极差的重度弱视者；高度近视且瞳孔过大者；常夜间行车的驾驶员；具有瘢痕体质、糖尿病、结缔组织病等影响角膜伤口愈合的疾病患者；有精神疾病且正在服药者。

（柳　园）

第三节　远　视

远视是眼在调节松弛状态下，平行光线经眼的屈光系统屈折后聚焦在视网膜后，在视网膜上形成一弥散光圈，不能形成清晰的物像。眼在通过调节作用后，使屈折力增强，部分降低远视的屈光度，轻微的远视甚至可以全部消失，表现为正视眼（潜伏性远视），只有当应用睫状肌麻痹剂后才能表现出来。

一、分类

(一)按远视的性质分类

1.轴性远视

眼轴较正常眼短，是远视眼中最常见的一类。

2.曲率性远视

任何屈光面的弯曲度变小所表现的远视，如扁平角膜。

3.屈光指数性远视

屈光指数性远视由屈光间质的屈光指数降低造成。

4.无晶状体性远视

术后无晶状体或晶状体全脱位均可表现出高度远视。

(二)按远视的程度分类

1.轻度远视

＋3.00 D以下。

2.中度远视

＋3.00～＋6.00 D。

3.高度远视

+6.00 D 以上。

二、临床要点

(一)主要表现

1.视觉障碍

视觉障碍与远视程度有关。轻度远视可表现为隐性远视,无视力障碍。随着远视度数增加,先表现为近视力下降,远视力可正常。高度远视时远、近视力均下降。视力下降程度也与患者年龄、所具有的调节能力有关。

2.视疲劳

出现视疲劳症状,如眼球和眼眶胀痛、头痛,甚至恶心、呕吐等,尤其在近距离工作时明显,休息后减轻或消失。

3.眼位偏斜

由过度调节所伴随的过度集合导致内斜视。

4.引起弱视

高度远视且未在 6 岁前适当矫正的儿童易发生。

5.眼底改变

较高度远视者可表现为视盘较小,色红,边界尚清,微隆起等。常伴有慢性结膜炎、睑缘炎等疾病。

(二)次要表现

眼球改变:角膜扁平,弯曲度小。眼球各部分均较小,晶状体大小基本正常,前房浅。

(三)误诊分析

1.视盘炎或水肿

视盘炎或水肿可有视力下降。远视眼视盘呈假性视盘炎表现,但矫正视力正常,或与以往相比无变化,视野无改变,长期观察眼底无变化。

2.原发性青光眼

远视眼的症状可与原发性青光眼相似,但眼压正常。

三、辅助检查

(一)眼超声检查

显示眼球小、眼轴短。

(二)屈光检查

呈远视屈光状态。

四、治疗要点

(一)治疗原则

配戴凸透镜片,选用矫正视力最好、屈光度高的镜片。

(二)具体治疗方法

1.戴镜治疗

需用凸透镜片矫正。轻度远视者,视力正常,并且无症状者,不需配镜。轻度远视者如有视疲劳和内斜视者,应配镜矫正。中度以上远视应配镜矫正,以便增加视力,解除视疲劳和防止内斜视发生。

2.手术治疗

(1)准分子激光屈光性角膜手术:应用准分子激光切削周边部角膜组织,以使角膜前表面变陡屈折力增加。此手术对+6.00 D以下的远视矫治效果良好。

(2)钬激光角膜热成形术:手术区位于角膜周边部,但准确性不及准激光分子。

(3)角膜表面镜片术:适用于高度远视,以及不适合植入人功晶状体的无晶状体眼者。 **(柳　园)**

第四节　散　光

散光是指眼球各条径线的屈光力不等,平行光线进入眼内后不能形成焦点而形成焦线的一种屈光状态。角膜各径线的曲率半径不一致是散光的最常见原因。这一类散光称作曲率性散光,又分为规则散光和不规则散光。

一、分类

(一)规则散光

角膜各径线的曲率半径大小不同,在角膜上一个主径线的曲率半径最小,即屈光力最强,而与此径线垂直的另一主径线的曲率半径最大,即属光力最弱,这种散光能被圆柱镜矫正,是平行光线聚焦于视网膜上称为规则散光。自然形成的散光多数为规则散光。规则性散光又有以下两种分类。

1.根据轴的位置分类

(1)顺规性散光:当最陡的径线(屈光力最强)位于或接近90°时,为顺规性散光,能用轴位于或接近90°的正柱镜矫正,或用轴位于或接近180°的负柱镜矫正。

(2)逆规性散光:当最陡的径线(屈光力最强)位于或接近180°时,为逆规性散光,能用轴位于或接近180°的正柱镜矫正,或用轴位于或接近90°的负柱镜矫正。

(3)斜轴散光:当主径线既不接近90°也不接近180°时,为斜轴散光。

2.根据各径线的屈光状态分类

(1)单纯近视散光:一个焦线在视网膜上,另一个焦线在视网膜前。

(2)单纯远视散光:一个焦线在视网膜上,另一个焦线在视网膜后。

(3)复性近视散光:两个焦线均在视网膜前,但屈光力不同。

(4)复性远视散光:两个焦线均在视网膜后,但屈光力不同。

(5)混合散光:一条焦线在视网膜前,另一焦线在视网膜后。

(二)不规则散光

眼球的屈光状态不但各经线的屈光力不相同,在同一径线上各部分的屈光力也不同,没有规律可循。

二、临床特点

1.主要表现

(1)视力障碍:除轻微散光外,均有远近视力障碍。单纯散光视力轻度减退,复性及混合散光视力下降明显。

(2)视力疲劳:是散光眼常见的症状,表现为眼痛、眶痛、流泪,看近物不能持久,单眼复视,视力不稳定,看书错行等。

(3)眯眼视物:看近看远均眯眼,以起到针孔及裂隙效果,减少散光。

(4)散光性儿童弱视:多见复性远视散光及混合性散光。

2.次要表现

代偿头位:为消除散光的模糊感觉,求得较清晰视力,出现头位倾斜和斜颈等。

3.误诊分析

视力疲劳时应与青光眼鉴别。

三、辅助检查

屈光检查呈散光屈光状态。

四、治疗要点

(一)治疗原则

配戴柱镜片,原则上散光需全部矫正,但也要根据患者的适应程度进行调整。

(二)具体治疗方法

1.规则散光

配戴圆柱透镜进行光学矫正,远视散光用凸透镜,近视散光用凹透镜。轻度散光如没有临床症状则不必矫正。儿童,尤其是学龄前儿童,一定充分矫正散光,这样有助于视觉发育,是防治弱视的必要手段。

2.不规则散光

(1)非手术治疗:可配戴角膜接触镜矫正。

(2)手术矫正:散光性角膜切开术(AK);准分子激光屈光性角膜手术可有效矫治散光。

(柳　园)

第五节　老　视

随着年龄的增长,晶状体弹性逐渐下降,睫状肌的功能也逐渐变弱,从而引起调节功能减弱,年龄在40岁以上者,会逐渐出现阅读及近距离工作困难,这种由于年龄所致的调节功能减弱即称为老视。

一、临床特点

(一)主要表现

(1)出现阅读等近距离工作困难。

(2)初期常将阅读目标放得远些才能看清,光线不足时尤为明显。

(二)次要表现

常产生因睫状肌过度收缩和相应的过度集合所致的视疲劳症状。

(三)误诊分析

需要与远视鉴别:远视是一种屈光不正。高度远视时视远物不清楚,视近物更不清楚,需用镜片矫正。

二、辅助检查

屈光检查:在屈光度的基础上加上年龄应戴的老视镜度数。

三、治疗要点

(一)治疗原则

正视眼45岁时需要增加+1.51 D,50岁需增加+2.0 D,随着年龄增加,每5年需增加+0.5D,60岁需戴+3.0 D的眼镜。

(二)具体治疗方法

1.非手术治疗

(1)进行远、近视力检查和验光。

(2)根据被检者工作性质和阅读习惯,选择合适的阅读距离进行老视验配。

(3)可选用单光眼镜、双光眼镜和渐变多焦滴眼镜的凸透镜矫正。

2.手术治疗

(1)准分子激光多焦点切削方式矫治老视。

(2)巩膜扩张术:将巩膜扩张,增加睫状肌的张力,增加晶状体悬韧带的运动幅度,达到矫治老视的作用。

(柳　园)

第六节　屈光参差

双眼屈光状态不等,无论是屈光不正的性质不同,还是度数的不同,均称为屈光参差。

一、临床特点

(一)主要表现

(1)双眼视力不等。

(2)视疲劳:如双眼屈光度相差 2.50 D 以上,为了使双眼同时视,双眼的调节产生矛盾而出现视疲劳。

(二)次要表现

1.双眼单视障碍

因双眼物像大小不等,产生融合困难而破坏双眼单视。

2.交替视力

一眼看近,另一眼看远。

3.弱视与斜视

屈光参差大者,屈光度大的眼睛常发展为弱视或斜视。此种弱视称为屈光参差性弱视。

二、辅助检查

屈光检查见双眼屈光度不等。

三、治疗要点

(一)治疗原则

根据患者的适应程度充分矫正。

(二)具体治疗方法

(1)如能适应戴镜,应予以充分矫正,并经常戴镜,以保持双眼单视功能且消除症状。

(2)对不能适应戴镜,对低度数眼应充分矫正使达到最好视力,对另眼适当降低度数。

(3)屈光参差太大,无法用镜片进行矫正时,可试戴角膜接触镜。

(4)可行屈光性角膜手术。

(5)无晶状体眼性屈光参差,应行人工晶状体植入术。

(6)如有弱视,应行弱视训练与治疗。

(柳　园)

第二十八章

眼外伤

第一节　概　述

眼是位于人体最暴露的器官，也是人体组织最精密、最脆弱的器官，因而容易受到外伤的侵害，往往造成视力障碍甚至眼球丧失，是单眼失明的最主要原因。眼外伤多见于男性、儿童或青壮年，后果严重。对眼外伤的诊断、治疗和预防应引起极大的重视。

一、眼外伤的分类

（一）按致伤原因分类

可分为机械性眼外伤和非机械性眼外伤。机械性眼外伤又包括顿挫伤、穿通伤和异物伤；非机械性眼外伤包括热烧伤、化学伤、辐射伤和毒气伤等。

（二）国际外伤学会提出的分类法

可分为开放性和闭合性外伤。其中，锐器造成眼球壁全层裂开，称眼球穿通伤。一个锐器造成眼球壁既有入口又有出口的损伤，称贯通伤。进入眼球内的异物引起的外伤称眼内异物。钝器所致的眼球壁全层裂开，称眼球破裂。闭合性外伤，则没有眼球壁的全层裂开。

二、眼外伤的检查与处理原则

（一）询问病史

在不影响及时抢救治疗的情况下要全面询问病史，亦可边检查边询问。着重了解受伤的时间、地点、周围环境，时间对疗效很有影响，受伤至检查和处理的时间越长，则感染的机会越多，伤口不易愈合，地点和环境情况对判断估计伤口的污染程度有价值；同时了解致伤物的性质、大小、形状、作用方向、距离、速度及力量大小等；还要了解受伤的性质及受伤后的症状、是否经过伤后处理等。同时还应注意伤前病史如全身及眼部的疾病。

（二）检查

眼外伤检查时要按照解剖部位循序渐进进行检查，以免遗漏。因外伤可致各个部位的损伤，检查时要细心、轻柔，不遗漏病变也不要给患者增加痛苦，不加重外伤的损伤。如患者合作，应查双眼视力。怀疑有异物或骨折、颅脑损伤时可行 X 线、超声、CT 或磁共振等辅助检查。一定要注意全身情况，树立全局观念。

（三）处理

眼外伤可造成多种眼内结构的损伤，外伤后的并发症还可造成更大的危害。正确的诊断及初期救治对挽救伤眼极为重要。首先注意全身情况，有休克和重要器官损伤时，应首先抢救生命；其次封闭伤口，及时封闭伤口可防止感染、出血及眼内容物的脱出，促进伤口愈合。化学性眼外伤要立即治疗，争分夺秒地冲洗；开放性眼外伤要肌肉注射破伤风抗毒素。合理应用抗生素预防感染。

三、预防

眼外伤能引起很严重的后果，而大多数眼外伤是可以预防的。应加强宣传教育、严格执行安全制度、改善劳动条件、开展群众防治、禁止玩弄危险玩具、乱放鞭炮等。

（谢家国）

第二节　眼球钝挫伤

钝挫伤是机械性钝力造成的外伤，可因直接或间接外力导致眼球多个组织部位的损伤。常见的致伤原因有砖石、拳头、工具、球类、树枝、交通事故，以及爆炸物、高压液体、高压气体等。

一、角膜挫伤

（一）角膜上皮擦伤

由于感觉神经末梢暴露，伤后立即出现明显眼痛、畏光、流泪等症状。检查时，若刺激症状明显，可滴表面麻醉剂后轻轻分开眼睑，缺损区荧光素着色。应用抗生素眼水及眼膏预防感染，滴表皮生长因子滴眼液，患眼包扎，促进愈合。

（二）角膜水肿

挫伤使内皮层受损，后弹力膜破裂，导致角膜水肿。表现为水肿区域灰白色混浊，后弹力层皱褶。可局部点糖皮质激素滴眼液，必要时用散瞳剂。

（三）角膜破裂（层间或全层裂伤）

角膜层间裂伤较少见。患者可表现有明显的疼痛、畏光、流泪、眼睑痉挛等刺激症状，检查可见睫状充血或混合充血，角膜撕裂处水肿，创缘可以裂开、翘起，裂隙灯下可见后弹力层无破裂，前房深度正常，一般较易诊断。若怀疑可能存在穿孔性角膜撕裂伤，则可行 Seidel 试验以明确诊断。救治方法为：用 1% 荧光素溶液滴入结膜囊内，在裂隙灯显微镜下进行观察，同时用手指轻压上睑或下睑。若为穿孔性伤口，虽已闭合，但由于渗漏而出现绿色的溪流现象。

角膜层间裂伤的治疗目的是预防感染、促进上皮再生及基质愈合，尽量避免瘢痕形成及术后角膜表面不规则而引起的散光。单纯的层间撕裂，范围不大、无组织缺损、伤口无裂开时可不缝合，整复撕裂的角膜瓣后戴软性治疗性角膜接触镜即可，或涂抗生素眼膏，单眼加压包扎，全身应用抗生素预防感染。若角膜层间撕裂范围较大、伤口不规则或闭合不良时应行手术治疗即角膜层间撕裂伤修复术。

二、虹膜睫状体挫伤

由于虹膜睫状体的组织结构特点，外伤后可呈现多种多样的表现如瞳孔的异常、虹膜睫状体的炎症反应、前房角后退、瞳孔括约肌撕裂或虹膜根部离断、睫状体脱离、虹膜萎缩、前房出血等。

（一）挫伤性虹膜睫状体炎

虹膜受到刺激后可释放出组胺类物质，使血管扩张毛细血管通透性增加，房水内蛋白质含量增加，挫伤也可使虹膜色素脱落从而导致房水内出现前房闪辉、角膜后沉着物（KP）、色素颗粒浮游，重者可发生挫伤性虹膜睫状体炎。其表现与一般虹膜睫状体炎大致相同，如眼疼、畏光、流泪等刺激症状，视力下降。检查可见瞳孔改变、房水闪辉、KP、虹膜后粘连等，眼压降低或升高，严重者可发生虹膜及睫状体的急性坏死而出现虹膜萎缩、眼压降低甚至眼球萎缩，但一般无反复发作史。

治疗与一般虹膜睫状体炎相同。原则是散瞳、防止虹膜后粘连，迅速抗炎以防止眼组织破坏和并发症的发生。常用睫状肌麻痹剂、糖皮质激素滴眼液、非甾体消炎药点眼，根据虹膜炎的严重程度，重者可选用眼周及全身用药治疗。若出现并发症如继发性青光眼则根据具体情况行药物或手术治疗。

(二)虹膜根部离断

虹膜组织厚薄不一，最厚处为瞳孔缘处，此处的虹膜基质内有环形分布的瞳孔括约肌，而虹膜根部最薄。当眼球受压时，一方面角膜巩膜环扩大，虹膜也因括约肌的收缩而被拉伸从而使虹膜组织变得更薄；另一方面眼前节的压力通过房水迫使虹膜根部后退靠近晶状体，前房内的压力向前房角或抵抗力最小的组织部位扩散，从而造成虹膜根部与睫状体分离，同时还可造成晶状体脱位、房角后退、睫状体脱离、房角损伤等。

虹膜根部离断根据挫伤的严重程度不同，其范围、大小不定，亦可同时数处离断，甚至整个虹膜根部全部离断形成外伤性无虹膜。小的离断仅在房角镜下才能看见，在虹膜周边呈现新月形黑色裂缝，通过此裂缝可看到晶体周边部或睫状突，甚至有时可见有玻璃体自此疝出。大的断离直接用斜照法即可见到虹膜周边部的黑色空隙。断离侧瞳孔缘变直故瞳孔呈“D”形。由于虹膜根部血管较大，故离断后常有前房出血。

治疗：虹膜小的离断或发生在上方的离断由于眼睑的覆盖可无任何不适症状，视力亦无影响可不处理。若离断发生在睑裂部或离断较大，则可出现视觉混乱、单眼复视，需手术治疗。

(三)瞳孔异常

眼球受挫伤后瞳孔括约肌受到刺激，可表现为瞳孔立即缩小，但多为暂时性。睫状肌亦可同时受到挫伤而表现为调节痉挛或调节麻痹，出现暂时性的假性近视及近视力障碍。短时间后或使用散瞳剂后痉挛可消失，瞳孔即恢复常态或散大。如若挫伤较重可使神经纤维损伤引起瞳孔立即散大，多为中等度散大，因虹膜各部麻痹程度不一致，瞳孔可呈现不规则形状。对于单纯挫伤引起的瞳孔异常一般不需特殊处理。轻者可以自行恢复，重者往往不能恢复。可以对症治疗，如瞳孔缩小者可滴阿托品眼液，瞳孔散大者可滴缩瞳剂，如匹罗卡品眼液。但常同时伴有睫状肌损伤所致调节功能减弱或麻痹，则不能通过滴用缩瞳剂而治愈。若有视远视近不清、视疲劳等症状，应验光后长期配戴视远、视近的矫正眼镜。

(四)前房积血

外伤性前房积血指前房内出现血液，多为虹膜血管破裂引起。微量出血仅见房水中出现红细胞，出血较多时血液积于前房呈一水平面。

1.分类

分类方法多样，可按受伤种类、出血来源、出血性质、出血量、出血持续时间、出血特点、患者全身情况等分类。临床上外伤性前房出血常按出血性质分为原发性、继发性、连续性前房出血及按出血量分为Ⅲ级。临床上常将外伤后立即发生的出血称为原发性出血；积血吸收后或在吸收过程中再次出血者称为继发性出血，多在伤后 1 周内发生，其出血量常较第一次多，不易吸收，易引起并发症。根据积血占前房的容量分三级，少于 1/3 为Ⅰ级；介于 1/3～2/3 为Ⅱ级；多于 2/3 为Ⅲ级。或记录血平面的实际高度(mm 数)。

2.临床表现

患眼疼痛、视力减退，检查可见前房出血。少量出血，前房仅见弥散的红细胞；大量的出血，前房下方可见液平有时见凝血块；严重时前房完全充满血液而呈黑色。前房出血常伴有虹膜炎的表现。可无或有眼球破裂伤口。若积血量大，或出现继发性出血，可引起继发性青光眼。角膜内皮的损害、高眼压和积血多，会引起角膜血染，即大量出血伴眼压增高时，由于含铁血黄素进入角膜基质层而使角膜基质呈棕黄色，也叫含铁血黄素沉着症。角膜中央呈盘状混浊，以后渐变为黄白色，长期不消退，视力严重受损。

3.治疗

(1)卧床休息,取半卧位,头部抬高30°,使血液下沉,也便于早期眼球后段检查。适当应用镇静剂。

(2)止血药物应用。可联合应用糖皮质激素。

(3)可不缩瞳不散瞳。虹膜反应重时及时散瞳。

(4)观测眼压。升高时应用降眼压药物。

(5)每日观察积血吸收情况,积血多,吸收慢,尤其有黑色血块时,伴眼压升高,经药物治疗眼压仍不能控制,为避免角膜血染,应做前房穿刺冲洗术。

(五)房角后退

房角后退是指眼球挫伤时,前方来的外力将房水压向前房角,使睫状肌的环行纤维和纵行纤维分离。表现为虹膜根部向后移位,前房角加宽、变深。房角镜下可看到睫状体带变宽,有些色泽变淡变模糊,甚至像巩膜。在原虹膜附着处可见虹膜组织残留。组织学上睫状体纵行肌、斜行肌及环行肌连接较弱。房角后退时,纵行肌仍附着于巩膜突,后期由于环行肌及斜行肌萎缩,使虹膜根部及睫状体平坦部后移。此时睫状体外形从三角形变为梭形,同时形成小梁网损伤,可引起青光眼。

房角后退继发性青光眼主要发生在外伤后1年以内和10年以上这两个时期,以后一时期发病者为多。长期随访发现青光眼发生的比例在10%左右,房角后退愈重、范围愈大,发生青光眼的比例愈高。表现同开角型青光眼。生理凹陷扩大,视野改变,最后致视神经萎缩,管状视野。

治疗同原发性开角型青光眼。

(六)睫状体脱离

睫状体脱离同房角后退不同,为整个睫状体(包括纵行肌)从巩膜脱离,使房水进入脉络膜上腔。临床表现多样:前房变浅甚至消失、前房积血、虹膜根部离断、眼压降低、脉络膜浅层脱离、眼底视盘充血水肿、视网膜静脉扩张、后极部视网膜水肿、黄斑部呈放射状皱褶等。房角镜下可见睫状体向中心及向后脱离退缩,露出白色的巩膜内面附有色素沉着。UBM可清晰地显示睫状体与虹膜分离。脉络膜上腔有液体存在。睫状体脱离后,由于悬韧带松弛,晶状体变凸,位置前移,患者可呈现近视状态,调节力下降。也可由于眼压低,角膜受到眼睑和眼外肌的压迫出现散光。

治疗原则是将脱离的睫状体复位,封闭睫状体脱离的裂隙,闭塞内引流通道。睫状体脱离范围小于30°者经散瞳等治疗多可自行闭合,大于60°者一般需手术治疗。由于单纯挫伤性低眼压恢复及睫状体脱离自愈者均在伤后1个月内,故脱离不大者也可保守治疗,应用1%阿托品散瞳,糖皮质激素全身及局部应用,观察到1个月左右。若无效,可采用手术治疗,行睫状体脱离缝合复位术。

三、晶状体损伤

包括晶状体脱位或半脱位及挫伤性白内障。

四、玻璃体积血

玻璃体本身无血管,但其周围视网膜或葡萄膜血管破裂时血液可侵入并积聚于玻璃体内,称为玻璃体积血。少量出血,开始局限,而后散开,眼前有黑影飘动。检查见玻璃体内有点状、片状混浊。大量积血则视力突然减退,可仅有光感,吸收缓慢,长期不吸收,可引起机化及增殖性视网膜病变导致视网膜脱离。介质混浊者,应B超检查,可判断有无视网膜或脉络膜脱离、玻璃体后脱离。

玻璃体积血的治疗,早期可应用止血药物,出血稳定后,应用帮助吸收的药物。若伤后3个月出血仍不吸收可考虑行玻璃体切除术。若在观察过程中,出现了视网膜脱离,则应及时手术治疗。

五、脉络膜挫伤

(一)脉络膜出血

小的出血在脉络膜层间,根据出血的部位可对视力造成不同的影响。大量的出血,积在脉络膜和巩膜之间形成脉络膜脱离。若 Bruch 膜和色素上皮层受到损伤,屏障功能破坏,出血可渗出到视网膜下或视网膜内,形成视网膜的出血。

早期应用止血药物,出血稳定后,应用改善循环及帮助吸收的药物。

(二)脉络膜破裂

脉络膜破裂多发生在后极部或视盘周围,可单一或多发,呈弧形或新月形,凹面朝向视盘。伤后早期,破裂处常被出血掩盖,待出血吸收后,显露出黄白色瘢痕。对视力的影响要看破裂的部位,延伸到黄斑部的破裂会严重影响视力。荧光素眼底血管造影可帮助诊断。

无有效的治疗方法。

(三)外伤性脉络膜脱离

脉络膜脱离分为两种类型,浆液性和出血性。在眼球挫伤时,眼内压突然降低,脉络膜血管扩张,从脉络膜血管壁渗出的浆液至脉络膜上腔,可发生浆液性脉络膜脱离。睫状后长或睫状后短动脉破裂,可导致出血性脉络膜脱离。

轻度的脉络膜脱离患者,表现为轻度视力下降和视物变形,若累及黄斑区,视力减退明显。在非眼球破裂的眼外伤,浆液性脉络膜脱离时表现为低眼压(通常小于 0.8kPa)、浅前房、轻度房水细胞和闪光,透照检查正常。在非眼球破裂的眼外伤,出血性脉络膜脱离时表现为高眼压、浅前房、轻度房水细胞和闪光,透照检查不透光,患者通常主诉疼痛。眼底周边部可见棕红色、棕黑色或褐色、灰褐色的局限性隆起,大小、高低、形态可有不同,表面光滑,边界清楚,可见正常脉络膜血管,在其上的视网膜正常或同时脱离。对于未破裂的眼球,可通过超声明确诊断。超声还可鉴别脉络膜脱离属浆液性或出血性。

一般脉络膜脱离后数日内可自行消失,局部或全身可用皮质类固醇治疗,以降低脉络膜血管的渗透性。对于出血性脉络膜脱离。可以用止血及帮助吸收的药物。长期不吸收者可手术放出脉络膜上腔液体,以恢复眼压与脉络膜毛细血管内血压之间的正常平衡关系。

六、视网膜震荡与挫伤

视网膜震荡是指钝挫伤后轻度的视网膜水肿,可以是直接或间接的损伤所致。一般无视网膜出血,视力轻度下降,经 1～2 周或数周水肿消退后,检查眼底正常,视力恢复。视网膜挫伤指挫伤后重度的视网膜水肿,范围大,多伴有眼底出血,视力明显下降。水肿消退后,可见眼底脱色素区或色素紊乱与增殖,中心视力永久受损。荧光素眼底血管造影可准确地了解眼底组织受损害的层次、范围和程度,为治疗及判断预后提供有价值的依据。

视网膜震荡与钝挫伤后早期应用糖皮质激素,可减轻视网膜水肿引起的损害。神经营养药、血管扩张剂、维生素类药物的疗效尚未肯定。

七、视网膜裂孔与脱离

眼球钝挫伤可以引起视网膜裂孔和脱离。挫伤引起视网膜脱离的裂孔多种多样,且可见于眼底任何部位,但多见于颞下方锯齿缘离断。可在伤后立即出现,亦可在伤后数月或数年发生。双目间接检眼镜及三面镜检查可发现视网膜裂孔及脱离部位,屈光介质不清时,B 超可帮助诊断。视力的影响程度与裂孔及视网膜脱离的部位有关。

外伤性视网膜裂孔发生视网膜脱离的可能性较小,可临床观察,一旦出现脱离,应手术治疗,但术后视力多无明显改善。未引起视网膜脱离的裂孔可观察或行激光光凝封闭裂孔,伴有视网膜脱离者均应手术治疗。

八、视神经撕脱

视神经受到强力从巩膜管向后脱位,引起视神经撕脱。可见于眼球受力极度旋转,向前移位,挤压使眼内压突然升高致筛板破裂，眶穿通伤使视神经向后牵拉等。表现为视力丧失，不可逆，眼底视盘处呈坑状凹陷，后部出血，挫伤样坏死。

无有效治疗方法。

九、眼球破裂

由严重的钝挫伤所致。常见部位在角巩膜缘。有的发生在结膜、直肌下或后部巩膜，外部检查不易发现称“隐匿性巩膜破裂”。常见的临床表现为严重的结膜充血、结膜下出血；眼压多降低，但可正常或升高；前房或玻璃体积血；眼球运动在破裂方向上受限；视力光感以下。B超有时可发现巩膜破裂部位，有助于诊断和定位。眼眶CT扫描可见眼环不完整，球内大量积血影像。

治疗时仔细检查伤口，必要时探查，尽可能缝合。多采用二步手术，先做初期缝合，2周左右行玻璃体手术，有可能保留眼球，甚至有用视力。除非眼球不能缝合，不应做初期眼球摘除。手术时必须很好地暴露伤眼所有象限以确定伤口的整个范围，保证其他区域没有隐蔽的破裂。不能因找到一个破裂口而满足，应提防有多处破裂伤的可能。在分离过程中，尽量不要扰动脱出的眼内组织。从伤口前面开始缝合并向后延伸，一直向后直到技术上难以达到或需要对眼球施加不适当的力为止。非常靠后的裂伤可依赖眼眶组织的有效生理性填塞。近后极部小的双穿孔伤口，多能自行闭合，1～2周后可愈合。如果强行缝合，暴露伤口时可引起眼内容脱出和出血，因此不必缝合。

（谢家国）

第三节　眼球穿通伤

由锐器的刺入、切割造成眼球壁的全层裂开，称为眼球穿通伤，可伴或不伴有眼内损伤或组织脱出。

一、致伤原因

常见的致伤原因有锐器伤如刀、剪、针等的刺伤或切割伤；异物伤如快速溅起的金属碎屑或碎片、石块、子弹等；植物性外伤如树枝、竹刺等以及严重挫伤也可致角膜裂伤。

预后主要取决于损伤的严重程度和伤口部位及范围，其次是否有感染或其他并发症，以及治疗是否及时。

二、临床表现

按伤口部位，可分为三类。

（一）角膜穿通伤

患者多有受伤时一过性患眼疼痛，刺激症状明显，在受伤的一瞬间有一股热泪自伤眼涌出，视力可有不同程度的下降，严重者可以视力丧失。检查可见角膜存在穿通伤口。较小的伤口，常自行闭合，伤口处呈点状或线状混浊，无眼内容物脱出；大的伤口常有明显的眼痛流泪和视力下降，检查可见前房变浅、虹膜脱出及嵌顿、虹膜损伤，可伴有晶状体破裂及白内障。

（二）角巩膜穿通伤

伤口累及角膜和巩膜。有明显的眼痛和刺激症状，视力明显下降，可引起虹膜睫状体、晶状体和玻璃体的损伤、脱出及眼内出血。

（三）巩膜穿通伤

较少见。小伤口易忽略，表面仅有结膜下出血；大伤口常伴有脉络膜、玻璃体和视网膜的损伤及玻璃体积血，预后差。

三、治疗

立即包扎。尽早手术缝合伤口以恢复眼球的完整性;防治感染等并发症;必要时行二期手术。

(一)伤口处理

(1)单纯的小伤口(3mm)以下,如果伤口对合良好,前房存在,无房水外溢及组织嵌顿,可不缝合。

(2)伤口较大、不整齐的,要尽早缝合,恢复前房。最好在显微镜下仔细对位缝合。

(3)合并有组织嵌顿的伤口,脱出的虹膜无明显污染及坏死时,用抗生素溶液冲洗后还纳,否则可予剪除;脱出或嵌顿的睫状体应复位;脱出的晶状体、玻璃体要切除。

(4)对角巩膜伤口,应先固定缝合角膜缘一侧,再缝合角膜,然后缝合巩膜。巩膜伤口应自前向后,边暴露,边缝合。

(5)复杂的眼球穿通伤,多采用二步手术,即初期严密缝合伤口,恢复前房,控制感染;1～2 周内再行内眼手术,处理外伤性白内障、玻璃体出血、异物或视网膜脱离等。

(二)治疗外伤后炎症和防治感染

眼球穿通伤后应常规注射抗破伤风血清,全身及局部应用抗生素和糖皮质激素,散瞳。

四、并发症及处理

(1)外伤后眼内炎:眼内炎是指眼内的感染。尽管眼内炎是指各种病原体的眼内感染,但是通常是由于细菌或真菌感染造成的。外伤性眼内炎通常病原体致病力强,故破坏力强。常见的致病菌有绿脓杆菌、葡萄球菌等。起病急,发展快。眼痛、头痛剧烈,刺激症状明显,视力严重下降,甚至无光感。检查可见眼睑肿胀,球结膜高度水肿、充血,角膜混浊,前房内大量渗出、积脓,瞳孔缩小,瞳孔区呈黄色反光,玻璃体雪球样混浊,脓肿形成。炎症反应一般发生在伤后或术后 24～48h,目前由于术后常规局部及全身应用抗生素和皮质类固醇,炎症可延至术后 2～5 d 出现。真菌性眼内炎发病缓慢,在术后或伤后 2～3 周出现症状。

根据眼内炎有关危险因素和临床表现特征,症状体征典型的患者诊断并不困难,但症状体征不典型者,其早期诊断就比较困难。患者出现的上述症状体征很难与原有的外伤伴随症状完全区分开。对于可疑病例应密切观察。除动态观察眼前节和玻璃体有关变化外,及时行 B 超检查也有助于诊断。当怀疑眼内炎时,超声有助于诊断玻璃体炎症,尤其对于不能看到后极情况的病例,超声显示为玻璃体混浊、脉络膜增厚或脉络膜脱离。外伤怀疑有球内异物时应行 CT 检查。微生物检查是眼内炎最有价值、最可靠的方法。

当眼球穿通伤或合并球内异物怀疑眼内炎时,应行眼内组织和球内异物的细菌培养。玻璃体和房水的培养都应做。

取材方法如下:①表面取材,用棉拭子在开放性伤口、结膜分泌物处取材培养。②取房水,放置无菌开睑器,4 号半针头行前房穿刺,取 0.1mL 房水。③取玻璃体,放置无菌开睑器,在角膜缘后 4mm(有晶体眼)或 3mm(人工晶体眼和无晶体眼)穿刺,针应直接指向眼球中心以免损伤有晶体眼患者的晶状体,进针深度应小于 1cm。

获得的标本应立即接种至培养皿中,每个标本应立即行革兰、吉姆萨和抗酸染色。

治疗应充分散瞳,全身、眼表及眼周应用大剂量抗生素和糖皮质激素。由于血一眼屏障的存在,全身或眼局部使用抗生素难以在玻璃体内及时达到有效浓度。近 20 年来,眼内注药和玻璃体切除术已经成为治疗眼内炎的最有效也是最主要的手段。怀疑为感染性眼内炎者:妥布霉素 200 μg＋地塞米松 300μg;万古霉素1 mg;万古霉素 1 mg＋妥布霉素 200μg。怀疑真菌感染者可经验性给予两性霉素 B 5μg 或那他霉素 25 μg,或咪康唑 10～50μg/0.1 mL,或氟康唑 100μg/0.1 mL。因三代头孢抗菌谱广,对革兰阴性菌有较强作用且对视网膜毒性较低,故有人建议用三代头孢代替氨基糖甙类。头孢他啶 2mg/0.1 mL,头孢噻甲羧肟1.0～2.0 mg/0.1 mL，头孢噻啶 0.25mg/0.1mL，头孢唑啉 1.0～2.5mg/0.1 mL，头孢哌酮2.0～10.0 mg/0.1 mL。其他常用玻璃体内注射的药物还有：庆大霉素 0.1～0.4 mg/0.1 mL，丁胺卡那霉素0.1～0.4 mg/0.1 mL，链霉素 0.1 mg/0.1 mL。环丙沙星 0.1mg/0.1mL。林可霉素 0.5～2.0 mg/0.1 mL。怀疑真菌性眼内炎者禁忌用激素，其余可适量应用激素以减轻病原微生物对眼部的损害，减轻炎症反应，有助于视功能恢复。一旦高度怀疑眼内炎，发病 12～48 h 炎症无控制趋势，眼底无红光反射，玻璃体高度混浊，则应尽早行玻璃体切除。

(2)交感性眼炎。

(3)外伤性 PVR：伤口和眼内过度的修复反应，导致纤维组织增生，引起牵拉性视网膜脱离，可适时行玻璃体切除术以挽救视力。

（谢家国）

第四节　眼异物伤

眼异物伤较常见。大多数异物为钢、铁等磁性异物，其余非磁性异物如铜、铅等金属异物，石块、玻璃、磁片等非金属异物，木刺、竹签等植物性异物及毛、刺等动物性异物。不同异物引起的损伤和处理各不相同。

一、眼球外异物

(一)眼睑异物

多见于爆炸伤，可使眼睑布满细小的火药渣、尘土及沙石。对较大的异物可用镊子夹出。

(二)结膜异物

多隐藏在睑板下沟、穹隆部及半月皱襞处。结膜异物可引起眼磨、眼红、流泪等不适症状，暴露结膜后可直接查见异物。用无菌湿棉签拭出异物后滴抗生素眼液。

(三)角膜异物

存留于角膜表层或嵌入角膜中的异物称为角膜异物。可为单个或多个。常见的有金属碎屑、沙尘、煤屑、石屑、玻璃屑、谷壳、细刺等，偶有动物的虫毛或羽翼。异物的深浅与其速度及动能成正比。角膜异物表现为明显的异物感、畏光、流泪、眼睑痉挛等刺激症状，症状的轻重与异物的深浅及异物的理化性质有关。

用焦点灯斜照法或裂隙灯检查可直接发现角膜异物。

对角膜异物一般均应尽快除去。可选用不同的方法，尽可能减少角膜组织的进一步损害。位于角膜的表浅异物用冲洗或擦拭法取出；异物未露出角膜表面，或虽露出但嵌顿牢固者用剔除法；角膜深层异物用切开取出法；多发深浅不等的角膜异物用分次取出法；如果是深层异物，但位于角膜深层后已穿透角膜全层或异物半进入前房时，应行显微手术摘除异物；异物较多、刺激症状较重、异物多位于前弹力层及浅层基质内、角膜厚度仍在正常范围者，应选择行治疗性板层角膜移植术。取角膜异物一定注意无菌操作，否则有引起化脓性角膜溃疡的危险。取异物后，应用抗生素眼液及眼膏预防感染。

(四)眶内异物

常见的有金属弹片、气枪弹、玻璃或木、竹碎片。可有局部肿胀、疼痛。若并发化脓性感染时，可引起眶蜂窝组织炎或瘘道。眶内金属异物多被组织包裹，可不必勉强取出，但植物性异物会引起慢性化脓性感染，应尽早完全取出。

二、眼内异物

眼内异物是指各种异物穿透眼球壁,留置于眼内而言。眼内异物约占眼外伤的6%,其中磁性异物占82%～90%,非磁性异物中以铜异物居多,其次为石头、玻璃、铅弹等。眼内异物是眼外伤中常见的一种急症,是严重危害视力的一类眼外伤。异物不仅造成机械性损伤,还可致化学及毒性反应导致眼组织的进一步损伤,并可带入病原菌引起眼内感染等。

眼内异物并发症多,失明率高,延误诊断和处理常会导致眼内炎、眼内铜、铁锈沉着症,甚至眼球萎缩。

(一)病理和临床表现

眼内的反应取决于异物的化学成分、部位和有无感染。

1.不活泼的无菌异物

如石、沙、玻璃、瓷器、塑料、睫毛,一般能耐受,反应不大,铁、铜、铝、锌是常见的反应性异物,后两种引起轻微炎症,可包裹。若异物很大可刺激炎症,引起细胞增生、牵拉性视网膜脱离、眼球萎缩。异物也可移位。

2.铜质沉着症

铜异物因铜含量的不同可引起急性或慢性铜质沉着症。表现为以黄绿色的碳酸铜沉着于各部眼组织,典型的可见在后弹力层沉着,绿色房水颗粒,虹膜变绿色,向日葵样白内障,棕红色玻璃体混浊,条索形成,视网膜血管上和黄斑区有金属斑。金属弥散后,摘除异物不能减轻损害。最终造成视力丧失、眼球萎缩。

3.铁质沉着症

铁异物在眼球内经过氧化成为氧化铁,与组织蛋白结合成一种不溶性的含铁蛋白,沉着在上皮组织、虹膜括约肌开大肌、无色素睫状上皮和晶状体上皮、视网膜。铁离子氧化与扩散,引起脂质过氧化、细胞膜损伤、酶失活。光感受器和视网膜色素上皮细胞对铁质沉着最敏感。损害后症状为夜盲、向心性视野缺损、视力丧失。检查可见角膜基质铁锈色沉着、虹膜异色、瞳孔扩大、光反应迟钝、晶状体前棕色沉着、白内障、玻璃体混浊、视网膜色素增生、视神经萎缩。

(二)诊断

①外伤史。②临床表现。③异物及异物通道的发现。④特殊检查如X线、超声波、UBM、CT、磁共振成像等。磁共振成像不能用于磁性异物检查。

(三)治疗

进入眼内的异物,原则上应尽早摘除,尤其是异物引起炎症反应时,应在积极控制炎症的同时,早做手术,除去病原菌以减轻炎症。强调眼内异物的摘除不是治疗眼内异物的目的,而是治疗的手段,治疗的目的是恢复或保存视功能。因此,要考虑伤眼功能、手术难度、双眼和全身情况,权衡利弊,并非每例异物都必须摘除。若需摘除,则要精确定位、细心手术。

1.前房和虹膜表面异物

前房异物可使用异物镊由伤口或角膜缘角巩膜切口取出。黏附于虹膜的异物可使用黏弹剂或针头分离,一旦分离异物,由异物所在经线角膜缘切口,磁性异物以磁铁吸出,非磁性异物用显微异物镊夹出。

2.晶状体异物

晶状体异物伴晶状体混浊者,在晶状体摘除的同时摘除异物。磁性异物,用磁铁或磁棒接力法摘除;非磁性异物,较小的异物用注吸针头吸引拖出,较大的异物在黏弹剂辅助下,用显微异物镊夹出。晶状体内极小的异物,晶状体透明或仅有局限性混浊者,可考虑暂不手术,密切观察。一旦混浊扩大,或有铁质沉着的迹象,则可及时手术。

3.眼后段异物

在距异物最近的巩膜表面做切口取出异物,是传统的手术方法。由于此法易造成玻璃体牵拉及视网膜嵌塞，因此多于伤后即有感染或角膜混浊又无玻璃体切除条件的情况使用。术中按异物所在位置，板层切开巩膜，预置褥式缝线，切穿巩膜，磁石吸出异物，整复伤口，避免眼内组织嵌塞，结扎巩膜线，局部冷凝，硅胶或硅海绵外垫压。如果异物大、包裹、粘连、无磁性，需玻璃体手术摘除，同时处理玻璃体混浊积血、视网膜脱离等并发症。若异物较小、且已完全包裹在球壁内，无反应，不一定勉强取出。

（谢家国）

第五节　眼部酸碱伤

化学物品的溶液、粉尘或气体接触眼部所引起的眼部损伤称为化学性烧伤。常见的是酸性和碱性烧伤。多发生在工厂、实验室和施工场所。

化学物质作用于眼部组织造成损伤的轻重首先决定于化学物的种类、毒性、物理化学性能、作用方式、接触时间、接触面积、化学物的量及浓度、化学物质穿透眼组织的能力以及伤后是否接受及时合理急救等因素。化学物的浓度与对组织的损伤程度成正比，渗透力大和溶解度大者，其组织损害亦较重。化学物对组织的损伤主要是破坏机体的蛋白质的物理和化学状态，产生变性凝固坏死。组织接触到致伤性化学物后，引起的化学反应不同其结果也不相同，一般来说，气体对组织的损伤比液体轻，液体比固体轻。因为气体易被空气淡化，而液体易被泪液稀释及冲洗。

角膜的上皮、内皮和结膜是亲脂性组织，水溶性物质不易透过，角膜实质层和巩膜属于亲水性组织，脂溶性的物质不易通过，而既具有水溶性又具有脂溶性的物质则易于透过眼组织。眼球壁的这种特性，只是对稀薄的化学药物在治疗上而言，若较高浓度的酸碱物质进入结膜囊内，菲薄的眼组织是不能抵御的，而且极易被毁坏。

一、致伤原因及发病机制

（一）酸性烧伤

酸性物质对眼的损伤称为酸烧伤。酸性物质基本上是水溶性的，不溶于脂肪。鉴于角膜结膜上皮是嗜脂性的，酸性物质易被角膜上皮所阻止。酸性物质与组织接触后，使组织蛋白凝固坏死，形成一凝固层，可阻止酸性物质继续向深层渗透，因此酸向眼内组织渗入较慢，组织损伤相对较轻。但高浓度强酸不能轻视，也可引起严重后果。

（二）碱性烧伤

在眼部化学伤中，碱烧伤发展快，病程长，并发症多，预后不良。常见的碱性物质有氢氧化钾、氢氧化钠、氢氧化钙、氢氧化铵（氨水）和硅酸钠（泡花碱）等。碱能与组织细胞结构中的脂类发生皂化反应，形成的化合物具有双相溶解性，既能溶于水又能溶于脂，使碱类物质能很快穿透眼组织，故碱性物质极易渗入深部组织，在组织表面的碱性物质即使被冲洗干净或停止接触后，已渗入组织内的也可继续扩散，引起内眼组织的破坏。因此，碱烧伤时，组织的破坏是持续性，后果严重。

二、临床表现

根据酸碱烧伤后的组织反应，可分为轻、中、重三种不同程度的烧伤。

（一）轻度

多由弱酸或稀释的弱碱引起。眼睑与结膜轻度充血水肿，角膜上皮有点状脱落或水肿。数日后痊愈，视力不受影响。

（二）中度

多由强酸或稀释的碱性物质引起。眼睑皮肤可有水疱或糜烂，结膜水肿，小片缺血坏死，角膜明显水肿混浊,上皮脱落或形成白色凝固层。治愈后遗留角膜斑翳,影响视力。

(三)重度

大多为强碱引起。结膜广泛缺血性坏死,角膜全层混浊,并可出现角膜基质溶解、溃疡形成或穿孔。巩膜可出现坏死。碱性物质渗入前房,引起葡萄膜炎、继发性青光眼、白内障等发生。遗留角膜白斑、睑球粘连、假性胬肉、角膜葡萄肿、眼球萎缩。眼睑、泪道的烧伤还导致瘢痕性睑外翻、睑闭合不全、泪溢等。

三、诊断原则

根据明确的眼部接触化学物或在短时间内受到高浓度化学物刺激的职业史,以及眼睑、结膜、角膜和巩膜等组织腐蚀性损害的临床表现,参考作业环境调查,综合分析,排除其他有类似表现的疾病,诊断不难。

四、急救和治疗

(一)急救

(1)最重要的是争分夺秒在现场彻底冲洗眼部。因化学物质与眼组织接触的时间越长,损害越重,及时彻底的冲洗能将烧伤减低到最小的程度。应立即就地取材,用大量净水或其他水源如自来水、井水、河水反复冲洗。冲洗时应翻转眼睑,撑开睑裂,暴露穹隆部,上下左右转动眼球,将结膜囊内的化学物质彻底洗出。应至少冲洗 30 min。若无冲洗设备,可将头伸入水桶或水盆中做眨眼及转动眼球运动,送至医疗单位后,根据时间早晚也可再次冲洗并检查结膜囊内是否还有异物存留。医疗单位应常备 25 mg 高锰酸钾粉,急用时加入 500 mL 无菌生理盐水内,配成1∶20000浓度,立即冲洗 10～15 min。因高锰酸钾液释放活性氧,兴奋细胞内呼吸,具有解毒防腐作用。此种冲洗应在伤后几分钟内完成才有效。对角膜、结膜的坏死组织亦应用 1∶20000 高锰酸钾液冲洗掉,每日换药时均应进行此种操作,直到坏死组织脱净为止。对石灰烧伤者,并可加用 1%～2.5%依地酸二钠(EDTA-2Na)液冲洗,以排出渗入角膜的钙质。以胶原溶解酶抑制剂如 2.5%～5%半胱胺酸等,频频滴眼,对治疗碱烧伤的角膜溃疡有效。

(2)球结膜切开:结膜显著水肿可施行,主要用于中、重度碱烧伤。放射状或角膜缘切开,切除坏死组织,达到排出结膜下碱性液体及解毒、解除组织压力、改善角膜供血的目的。

(3)前房穿刺:可清除房水中的碱性物质,减少其对内皮细胞与眼内组织的腐蚀作用。而且新产生的房水亦有消炎和营养作用,有助于受伤组织的修复。宜早不宜晚,一般认为应在伤后1～2 h内进行,时间过久则临床价值不大。

(二)后继治疗

(1)局部和全身应用抗生素预防感染,糖皮质激素使用以抑制炎症反应和新生血管形成。但在伤后2～3周内,角膜有溶解倾向,应停用糖皮质激素。全身及局部大剂量应用维生素 C,维生素 C 可抑制胶原酶,促进角膜胶原合成。

(2)切除坏死组织,防止睑球粘连。每天用玻璃棒分离上下穹隆部,结膜囊内涂布大量抗生素眼膏,必要时行羊膜移植、对侧球结膜移植或口腔黏膜移植、角膜移植。移植的结膜或黏膜可起桥梁作用,加速受伤组织和血管的再生,增进营养。一般认为黏膜移植最好在伤后 48～72 h 进行。

碱烧伤后的角膜移植并发症多,危险性大。常见的并发症有伤口愈合不良、移植片感染、排斥反应后移植片自溶、迁延性葡萄膜炎及眼球萎缩等。在烧伤早期,穿透性角膜移植成功率低,须待 1 年以后炎症反应完全静止,应采用新鲜角膜材料,保留上皮,用极细缝线,术后正确使用皮质类固醇及胶原酶抑制剂点眼,以期获得较好的效果。

(3)应用胶原酶抑制剂,防止角膜穿孔。烧伤后,病损区嗜中性白细胞浸润释放大量胶原酶,造成角膜基质溶解,出现角膜溃疡或穿孔。可局部滴用 10%枸橼酸钠或 2.5%～5%半胱氨酸点眼。高浓度的胶原酶抑制剂对角膜有一定毒性,可致角膜水肿混浊,并延迟上皮形成,胶原酶抑制剂应在伤后 2 周开始应用。

大剂量维生素C全身及局部应用。也可点自家血清、纤维连接蛋白等。结膜下注射自家全血。

(4)中和疗法:中和组织内的酸性及碱性物质,但中和液在临床上实际意义不大,不宜过分强调。因为作为中和剂的酸碱性物质必须对眼部无害,且又能很快渗入组织中并中和有害的化学物质,能符合这条件的物质不多;其次是在就诊时多数已形成不可逆变化。

(5)晚期治疗:针对并发症治疗。如矫正睑内翻、睑外翻、睑球粘连、角膜白斑等。

(谢家国)

第六节　其他类型的眼外伤

一、眼部热烧伤及冻伤

(一)眼部热烧伤

灼热的金属碎屑、熔化的金属或塑料、沸水、热油或火焰可引起眼部热烧伤,使眼组织坏死、眼球穿破,致睑球粘连和眼球萎缩。热烧伤可分为接触性烧伤和火焰性热烧伤两大类,直接接触高热液体致伤称为烫伤。

1.临床表现

轻者眉毛及睫毛烧焦,由于热浪刺激引起的瞬目反射,使双眼紧闭,从而防止了火焰直接作用于眼球,保护了角膜及结膜。眼部表现为充血、水肿、浅层角膜损伤,2～3 d之内即愈合。重者如铁水溅入眼内,可发生眼睑皮肤全层坏死,角膜呈瓷白色混浊,结膜呈白色缺血坏死,甚至角巩膜穿孔,眼内容物流失或继发感染而失明。若眼球未破坏,烧伤后往往导致睑球粘连、假性翼状胬肉、眼干燥症、睑内外翻、倒睫、眼睑缺损及暴露性角膜炎甚至眼球萎缩。

2.治疗

原则是防止感染,促进创面愈合,预防睑球粘连等并发症。

(1)轻度热烧伤:局部点散瞳剂及抗生素滴眼液。

(2)重度热烧伤:应去除坏死组织,处理大致同严重碱烧伤,晚期根据病情治疗并发症。

(二)冻伤

由寒冷引起的原发性组织冻结和继发性血循环障碍造成。多发生于足、手和颜面部。轻度冻伤复温后皮肤发红,有刺痒发热感,痛觉过敏,触觉迟钝,可有水疱出现,疱液橙黄色透明,疱底为鲜红色;重度冻伤可累及深层组织,出现坏死,复温前局部苍白,复温后冻区肿胀,有血性水疱。眼球被冻伤的机会较少,在特殊情况下可能出现眼睑或角膜冻伤。诊断主要依据临床表现及受冻史,应对症处理。并搞好宣传教育,普及防冻知识。制定防冻措施,开展耐寒锻炼,增强抗寒能力。

二、辐射性眼损伤

辐射性损伤包括电磁波谱中各种辐射线造成的损害,如紫外线、红外线、可见光、X射线、γ射线、中子流和质子束等都能引起这类损伤。

(一)离子辐射性眼损伤

X线、γ线、中子或质子束等所致之损伤称离子辐射性损伤,其中以中子危害性最大。眼部表现有眼睑皮肤线斑、脱毛(眉毛、睫毛),放射性皮炎,皮肤溃疡及癌;结膜水肿、充血、坏死、结膜血管阻塞膨胀,形成串珠状;角膜知觉减退、消失、点状上皮剥脱、溃疡、坏死、新生血管形成;虹膜睫状体炎症、萎缩;视网膜血管损伤,可见神经纤维层梗塞、视网膜出血、微动脉瘤、血管白鞘、毛细血管扩张和渗出等。眼底荧光血管造影可见有无灌注区和新生血管形成。晶状体对电离辐射很敏感,可引起电离性白内障,习惯上也称放射性白内障。初期晶状体后囊膜下有空泡和灰白色颗粒状混浊。小点状混浊逐渐发展为环状混浊。前囊膜下皮质有点状、线状和羽毛状混浊，从前极向外放射。后期可有盘状及楔形混浊，最后形成全白内障。

治疗应注意防护。一旦发生了离子辐射性损伤，应对症治疗。白内障尚无特效药物，当视力下降影响工作或生活时，可行手术治疗。眼底病变则根据具体情况，可用局部或广泛视网膜光凝治疗。

(二)红外线

红外线对眼睛的伤害主要是热作用。高温导致角膜基质蛋白损伤，角膜混浊，晶状体局部混浊引起白内障。玻璃加工和高温环境可产生大量红外线，所以红外线的眼损伤通常见于玻璃工人和高炉工人。其中短波红外线(波长 800～200 nm)可被晶体吸收，造成白内障(以往称为吹玻璃工人白内障)。晶体是一个很活跃的吸收组织，其透光率随年龄及晶体核硬化的程度而异，其吸收率则与晶体内的类蛋白含量有关。可表现为后极部皮质外层的金黄色网状混浊，逐渐形成边缘不规则的盘形混浊，并向皮质伸展或发展为板层混浊，最后形成完全性白内障。接触红外线人员应戴含氧化铁的特制防护眼镜。

(三)可见光损伤

直视太阳光或受强烈弧光的直接照射所造成的眼部损伤，可表现为黄斑烧伤，如观察日食造成的“日食性视网膜病变”。眼科的强光源也可能造成这种损害。最初羞明、眩光，严重者有中央暗点，视物变形，头痛。眼底头几天可见中心凹黄白色点，有色素晕，2 周后在中心凹或其旁边出现小而红色的板层裂孔。中心视力有不同程度的下降，严重者可形成中心暗点、视力减退。应加强宣教防护，在强光下应戴有色镜。

(四)紫外线

对于紫外线，当其波长缩短时，透过角膜的能力也随之减少，但吸收率却显著增加，紫外线对眼的伤害主要是短波(远)紫外线引起的。一般认为，紫外线波长在 280 nm 时，对角膜的损伤力最大，而波长在 310 nm以上或 254 nm 左右时，其作用相对减低。紫外线照射引起的组织损伤取决于吸收的总能量，因此与辐射强度和持续时间密切相关。

工业电焊、高原、雪地及水面反光都可造成眼部紫外线损伤，又称为电光性眼炎或雪盲。紫外线对组织有光化学作用，使蛋白质凝固变性，角膜上皮坏死脱落。电光性眼炎是暴露于短波紫外线的结果，是最常见的职业性眼病。电弧光中包含大量紫外线，眼部角膜和结膜组织吸收后引起了电光性损害，使细胞核破裂，上皮细胞层脱落，神经末梢暴露，产生疼痛感。这是一种光电反应，需要一定的感应时间，一般是 3～8 h产生症状，所以常在夜间发作。照射强度越大及照射时间越长，潜伏期就越短，症状越厉害，维持时间也越久。多为双眼，有强烈的异物感、剧痛、畏光、流泪及睑痉挛。检查眼睛发现有结膜混合性充血，角膜上皮有弥散的点状混浊，荧光素染色阳性，角膜知觉减退，瞳孔痉挛性缩小。一般在 24 h 后症状减轻或痊愈，不遗留永久性损害。反复的紫外线照射，可引起慢性睑缘炎和结膜炎，甚至角膜变性，造成永久性视力损害。

治疗主要是对症处理，减轻疼痛，可涂抗生素眼膏包扎。0.5%地卡因滴眼可缓解症状，但禁忌过量表面麻醉剂点眼，因可导致角膜上皮糜烂，影响愈合。

本病防重于治。必须积极做好防护工作：①电焊作业人员和协助扶持焊件的人员应戴好防护面罩。避免弧光直接照射眼球。②改善工作环境，如室内同时几部焊机工作时，最好中间设有隔离屏障，以免互相影响，墙壁上涂刷锌白、铬黄等物质，以吸收紫外线。尽量不要在室外进行电焊作业，以免影响他人。③在电焊机周围的人或路经机旁的行人，当出现电弧光时，应将脸部转向侧后方。应加强宣传教育，使人们认识电光性眼炎的危害性，认真遵守操作规程，做好预防工作。近紫外线辐射还与老年性皮质性白内障的发生有明显关系。损伤晶体的紫外线为长波紫外线(近紫外线)，其波长为 400～320 nm 的紫外线，主要被晶体所吸收。但动物试验证明，只有使用足够破坏角膜的大剂量紫外线，才能损坏晶体。

(五)微波对眼的损伤

微波来源于太阳射线、宇宙射线和电视、微波炉等，其频率为 300 M～300 kMHz，穿透性较强，大剂量的微波可产生类似于红外线的作用。晶状体对微波敏感。因微波的剂量不同可产生晶状体不同的损害。

表现为皮质点状混浊,后囊膜下混浊和前皮质羽状混浊。大剂量微波也可能引起视网膜出血。微波在工农业生产及日常生活中的广泛应用,人们接触微波辐射的机会也相应增多,微波辐射已成为可以危害人体健康的一种因素。预防微波的损害主要是加强防护。

(谢家国)

第七节　机械性眼外伤手术

机械性眼外伤常见者为挫伤及穿通伤。眼挫伤伴有组织断裂、眼球穿通伤及球内异物均需手术治疗。有条件的应用显微手术器械及在手术显微镜下进行手术,以减少对组织的损伤和促进视功能的恢复。

一、眼睑裂伤手术

(一)伤口处理

首先清洁伤口,用生理盐水冲洗,如伤口过脏应边冲洗,边用棉棒擦拭,以除去伤口内异物。为防止厌氧菌的繁殖,应用双氧水冲洗。伤口内可滴入抗生素溶液。防止破伤风菌感染应作 TAT(破伤风抗毒素)皮试,阴性后注射 1500 单位。阳性则由小剂量,分次注射。

(二)手术步骤

(1)局部浸润麻醉。婴幼儿需作全身麻醉。

(2)水平的眼睑皮肤裂伤,因与眼轮匝肌走行一致,可直接对合,作间断缝合或作真皮内连续缝合,愈合后瘢痕不明显。与睑缘垂直的裂伤但未伤及睑缘者也可作间断缝合。

(3)有支离破碎的组织,即使完全解离或仅留一蒂的组织,除非皮肤过于松弛者可剪除外,不可轻易剪除,因眼睑组织血管丰富,营养供应良好,应尽量对合原位,做间断缝合能成活。否则有造成组织缺损,术后形成外翻等并发症。

(4)眼睑组织全层裂伤波及睑缘,直接对合会产生切迹,采用 Wheeler 法,将创缘剖开呈前后两叶,前叶有皮肤皮下组织及眼轮匝肌,后叶为睑板及睑结膜,将前叶的一侧作一三角形切除,另一侧后叶作同样大小三角形切除。然后将前叶与前叶和后叶与后叶分别对拢缝合,将前后叶作一褥线缝合。痊愈后不会出现切迹。

二、泪器损伤手术

泪器损伤中常见者为泪小管断裂,下泪小管损伤较上泪小管多见。偶见上下泪小管同时断裂。如处理不好会终身流泪。泪小管断裂鼻侧断端常不易寻见,历来采用的方法有多种。

(一)直视法

新鲜的断裂在清创后,用镊子牵开伤口,由于泪小管水肿,在手术显微镜下泪小管鼻侧断端在创面内呈一小白环,放入支撑物连接到颞侧断端,两端进行缝合。

(二)注液法

从上泪小点注入消毒牛奶,或注入消毒色液(如荧光素液),或注入黏弹性物质堵塞鼻泪管,然后再注入消毒生理盐水,可从泪小管鼻侧断端流出,找出断端后放入支撑物后缝合。

(三)探通法

用猪尾巴探针(pigtail probe)法极易寻找到泪小管鼻侧断端。

手术步骤:①以棉棒蘸 0.5%地卡因或 2%利多卡因液放在上下泪点间作表面麻醉;②用泪点扩张器充分扩张上下泪点及上下泪小管;③用猪尾巴探针从上小泪点伸入,旋转探针按泪管走行方向行走,能较容易从下泪小管鼻侧断端穿出，在探针的针孔穿入一尼龙线或细硅胶管作为支撑物，然后由原路把探针退出，此时支撑物即留在泪管内，从上泪小点出，取出支撑物，然后再用探针从下泪小点伸入，由下泪小管颞侧断端出。留在鼻侧泪小管外的支撑物穿入探针孔，退出探针，支撑物把泪管两断端连接，并分别走过上下泪管和从上下泪点穿出；④缝合泪小管断端最好取血管吻合方式安置缝线。以不超过 2/3 管壁厚度为宜，用 9-0 或 10-0 尼龙线缝 2～3 针，结扎后泪小管断端裂口轻度外翻，以防止吻合口狭窄、收缩。从上泪点穿出的支撑物固定在鼻旁，下泪点穿出的支撑物固定在眉端，或将支撑物两端结扎。

备注：猪尾巴探针可取缝被子的大针以有孔侧弯曲，去掉针尖，焊于一金属棒上，两端应取不同方向弯曲，以适应左、右眼及上、下泪点进针。

(四)切开泪囊法

找不到泪小管鼻侧断端时，逆行寻找。可按泪囊摘除法切开皮肤，分开眼轮匝肌及内眦韧带，沿颞侧泪囊长轴切开泪囊，并拉开泪囊，从颞侧壁找见泪总管，将 14 号针头插入，找出泪小管断端，用硬膜外导管从下泪小点插入，从泪小管颞侧断端出，在针头引导下，将导管插入鼻侧泪小管并进入泪囊，抽出导管金属芯，在血管钳帮助下将导管插入鼻泪管内，泪小管断端缝合如前。

又上下泪小管同时断裂，找不到鼻侧断端的裂口，如下泪管长度够 6～8 mm 可作泪小管泪囊吻合术。

(五)吻合成功后再度阻塞的陈旧性断裂的患者修复

用带针芯的硬膜外穿刺针从泪点进入探查泪管阻塞部位，并探通阻塞瘢痕(因断裂口缝合时间较近，故易探通，不易造成假道)。将针芯取出，放入 YAG 激光光导纤维在该处作烧灼。置入硅胶棒或硬膜外导管，进入泪囊、鼻泪管，从鼻腔内出，作为支撑物。

支撑物有多种，如丝线、塑料管、尼龙线、硅胶棒等，但以硬膜外麻醉用聚乙烯小管为好，该管柔软，管径适中，头部钝圆，标有尺度，便于掌握深度，从泪点穿入通过泪囊盲端及鼻泪管易进入鼻前庭。从下泪点进入的一端，可固定在眉弓部，防止下泪点撕裂，上泪点穿入的一端，可固定在鼻旁。

取出支撑物的时间，每个医师意见不同。有认为 4～6 周、2 个月、3 个月等，有人谓支撑物放置过长可刺激泪小管发炎或损伤黏膜，但应不少于 4 周，放置时间太短可因纤维化或收缩，再度阻塞。

三、结膜裂伤手术

眼睑穿通伤常伴有睑结膜及穹隆结膜的创伤，在缝合眼睑的创伤时，将睑结膜的创伤一并缝合，注意线结节要处理好，不可造成角膜的损伤。穹隆结膜松弛，球结膜富有弹性、血管丰富，受伤后易于愈合，但球结膜裂伤多伴有结膜下出血，常掩盖其他组织裂伤的存在，故在处理前应详查是单纯结膜裂伤，还是伴有巩膜破裂。甚至有眼内容物脱出，球结膜损伤部位多为睑裂部。

手术步骤：①表面滴药麻醉及浸润麻醉；②用生理盐水冲洗、清洁伤口，用开睑器撑开眼睑；③没有球结膜组织缺损的裂伤：以 5-0 的黑丝线或 8-0 的尼龙线作连续或间断缝合。注意勿将眼球筋膜嵌顿在伤口内，影响伤口的愈合。小于 4 mm 的裂伤可不必缝合。术后涂抗生素眼药膏，单眼遮盖，每日换药，5 天后拆线；④伴有球结膜组织缺损的裂伤：结膜伤口常常是不规则和不整齐的。破碎不洁的或无法对合的结膜可剪除。根据缺损面积的大小决定手术方法，如面积较小，则修整创缘后可向创缘两侧作结膜下潜行剥离，然后作连续或间断缝合。缺损面呈三角形而不能直接缝合修复者，可沿创缘一侧延伸切开，将两侧向结膜下分离呈两个三角形结膜瓣，作间断缝合。若缺损面呈长方形，可作移动结膜瓣，根据缺损大小，取上端或下端(或同时取上下两端)带蒂的结膜瓣转移至缺损区，用丝线或尼龙线作间断缝合，少量不足以覆盖缺损区，结膜上皮可自行长过。如仍有大片区，可取健眼游离的结膜片修复。

四、巩膜裂伤手术

眼球挫伤引起的巩膜破裂伤多发生在鼻上侧距角膜缘 3 mm 处，伤口与角膜缘平行或向前倾斜侵及巩膜静脉窦。创口表面的球结膜可以不破，晶状体、玻璃体和葡萄膜可以由裂口脱出，如挫伤后眼压极低，而眼球前部未发现破裂,应考虑有眼球后部巩膜破裂的可能性。眼球穿通伤可发生在巩膜的任何位置,巩膜伤口常较结膜者大,有时伸延到眼外肌下方,需暂时离断眼外肌才能察觉。有时裂伤不止一个,需详查。

手术步骤:①成人可用表面滴麻醉药及结膜下浸润麻醉,儿童需用全身麻醉;②先作局部伤口的细菌培养及药物敏感试验,然后用生理盐水冲洗、清洁伤口,一般用开睑器撑开眼睑,如果伤口较大并有眼内组织脱出或有脱出的可能性,应作眼睑牵引缝线拉开眼睑。具体手术方法要依受伤时间长短、伤势轻重、破裂的大小和有无眼内组织脱出或嵌顿等情况而异。③锯齿缘前的裂伤:A.结膜完整而巩膜裂伤伤口较小,无组织嵌顿,且已基本愈合者,可不予处理。如巩膜伤口大,或有组织嵌顿,应打开球结膜将色素组织送回眼内,用 8-0 尼龙线将巩膜裂口作直接缝合,缝合深度达巩膜全厚1/2～2/3,进出针应距伤口 1 mm,如果晶状体脱出在结膜下,则可取出,缝合巩膜。B.伴有结膜裂伤的巩膜破裂,应轻巧地扩大球结膜裂口,如果色素组织完整,可送回眼内,并直接缝合巩膜裂口。如嵌顿的组织已破碎、污秽,则应将脱出的组织剪除并透热止血,然后缝合巩膜。注意勿将眼内组织嵌顿在伤口内,大的伤口应切除一段缝合一段,直至全部缝合完毕,以免眼内组织大量脱出,缝合结膜伤口应与巩膜伤口错开,不在一条线上,必要时可将结膜作瓣状转移。如巩膜裂口有玻璃体脱出,则应作前部玻璃体切割术;④锯齿缘后的裂伤有大量结膜下出血,眼内组织脱出,则眼压极低;如眼内大量出血则眼压升高。裂口内有玻璃体脱出,证明脉络膜及视网膜均有破裂。清洁伤口,切除脱出的玻璃体缝合巩膜时勿将脉络膜和视网膜嵌顿在裂口内,伤口作冷凝。同时在扁平部作封闭式玻璃体切割术;⑤术后结膜下注射抗生素及激素,散瞳,用抗生素眼膏,双眼遮盖。

五、角膜外伤手术

角膜外伤有擦伤、抓伤、角膜异物及角膜裂伤等。前两者不需手术治疗。

角膜异物可为机床上飞溅的金属碎屑、沙轮的沙粒、爆炸时的火药、随风吹进的煤渣、谷壳及昆虫或植物的细刺,可存于角膜的表面、实质浅层或实质深层,可以是一个、数个或极多个,裂伤可位于角膜不同部位、大小范围不同。

(一)角膜异物取出术

手术步骤:①表面麻醉或浸润麻醉;②角膜表面的异物用生理盐水不能冲出者,可用消毒棉棒蘸以生理盐水,在角膜表面轻轻拭去;③嵌入角膜表层的异物,需用异物针或连有注射器的 PPD 针头(即注射结核菌素试验的)在裂隙灯下剔除。避免损伤周围健康组织或针头刺入过深穿透角膜,针与角膜平面成 45°角,从异物边缘伸入其后,轻轻挑起,当日进入的铁屑应尽量取净,未取出的次日即会留有铁锈环,取时较难,如留有铁锈环,在 3～4 d 后周围组织软化,可能更好取出。伤及前弹力膜的异物,取出后会留有混浊,术后结膜下注射抗生素,单眼遮盖,每日换药,直至上皮修复;④位于角膜实质内的异物,应在大手术室内在显微镜下进行。如具有磁性,在异物两侧略作分离,注意切勿将异物推进更深层,用手持磁石对准切口,通电后吸出。非磁性异物,可用尖刀作一"V"形角膜板层切开,"V"尖端向角膜缘,深达异物的平面,将角膜瓣掀起,露出异物,用无齿镊子夹取,或用异物针挑出,将角膜瓣复位,用 10-0 尼龙线在尖端缝一针,或不缝,结膜下注射抗生素,涂眼膏,单眼遮盖;⑤爆炸伤所致的多数异物:假使在上皮层较多,可在角膜缘内 1～2 mm 内放 95%酒精或乙醚棉片,放置 5 min 后,角膜上皮即易与前弹力层分离,用盐水棉棒将上皮与带有的异物一同拭去。角膜缘 1～2 mm 处的异物再用异物针剔除。角膜上皮可于数日内生长,将裸露面修复好。稍深的异物,可过一段时间,待部分异物移至浅层再取。如异物甚多,可作角膜板层移植;⑥达实质深层,且部分进入前房的角膜异物,手术前要缩瞳,在靠近异物侧的角膜缘内,用线状刀刺入前房,前房内注入黏弹剂如透明质酸钠(Healon)或甲基纤维素,使前房加深,将虹膜恢复器自切口伸入,到异物后方将异物托住,用刀扩大异物入口,磁性者可用手持磁石吸取,非磁性者则用无齿镊子,从角膜面取出,缝合角膜。用生理盐水置换出黏弹剂,缝合穿刺切口;⑦如异物大部分在前房,从前面取出有困难,则在角膜缘作大切口,将角膜瓣翻转,自内面取出。直接缝合角膜瓣,术后注射抗生素,涂眼膏,单眼遮盖。

(二)角膜裂伤手术

角膜裂伤必须尽早处理,以减少眼内感染的机会,术前作结膜囊细菌培养及药物敏感试验。处理原则为清洁伤口、除去伤口内的污秽物及异物，送回清洁完整的脱出组织，切除污染、撕裂、脱出的组织，缝合伤口及预防眼内感染。伤口在 3 mm 以下对合良好、无组织嵌顿的裂伤，可不予缝合。4 mm 以上、对合不整齐、或有色素组织嵌顿，需作细致处理后缝合。伤口缝合最好能在受伤后数小时内进行，超过 24 小时的伤口边缘水肿，组织变脆，缝合需跨度大些。

1.手术步骤

(1)成人表面滴药麻醉，伤口大者为减少压力，可加眼轮匝肌麻醉或面神经眼支阻滞麻醉。儿童需作全身麻醉。

(2)没有组织嵌顿裂伤，作眼睑牵引缝线，拉开眼睑，在手术显微镜下，用微型单齿小镊子夹住角膜创缘的一侧用 9-0 或 10-0 尼龙线作间断缝合，距创缘 1 mm 处角膜面进针，从创缘内角膜 2/3 厚度出针，再从对侧角膜创缘 2/3 厚度进针，距创缘 1 mm 处出针结扎，剪短线头，用镊子夹住缝线，轻轻一拉，将线结埋入针眼内。每间隔 2 mm 缝合一针，或作鞋带式缝合。清除伤口上残留的上皮，防止上皮细胞长入伤口和前房。注意尽量避免在角膜正中心安置缝线，以减少术后影响视力。

大的伤口第一针应缝在伤口的中间，弯的伤口应先缝在拐弯处，缝毕，在角膜缘外 1 mm，用外划开法作一斜坡状小切口经此向前房内注入平衡盐液或生理盐水，促使前房形成，也可看出缝合的伤口是否有漏水，如有漏水，需追加缝合。

术后结膜下注射抗生素及眼膏，伤口在中央应散瞳，在周边者可缩瞳，以防止虹膜与伤口发生前粘连。

(3)伤口内有虹膜组织嵌顿，脱出的虹膜组织较小，新鲜，完整且清洁者，可用虹膜恢复器沿伤口两侧轻轻分离，使虹膜松动，从伤口附近的角膜缘作一小切口向前房内注入黏弹剂，伸入一窄的虹膜恢复器在虹膜表面由周边向中央作 90°摆动，抚摸虹膜从伤口离开而复位，俟瞳孔恢复圆形后缝合角膜伤口。由角膜缘切口用平衡盐液置换出黏弹剂。角膜小切口无漏水可不缝合。

如脱出的虹膜组织多，且污秽或破碎，则剪除之，先将虹膜组织与伤口周围分开，用虹膜镊子轻轻提起脱出的虹膜，把嵌顿在伤口的虹膜也稍拉出，用虹膜剪子紧贴角膜面将其剪除。用虹膜恢复器从角膜表面按摩，或另作切口用虹膜恢复器抚摸虹膜复位，再安置缝线并结扎。注意伤口内不要有色素组织嵌顿，从另作的小切口注入平衡液，使前房形成。

(4)角膜裂伤合并有晶状体外伤：晶状体囊已破则缝合角膜，另作切口，晶状体作超乳或囊外摘除(见白内障手术)，条件许可也可同时植入人工晶状体。

(5)角膜裂伤延及巩膜，应先在角巩膜缘固定一针，然后再分别缝合角膜及巩膜伤口，以保证创缘对合良好。

2.术后处理

为预防感染，术后全身使用广谱抗生素至少 3 d，待获得结膜囊细菌培养和药物敏感试验后的结果，再根据具体情况处理，术后每天换药，涂抗生素眼膏，根据需要使用散瞳剂，单眼遮盖，术后2～3 个月拆线。

六、前房手术

眼外伤可引起前房积血，少量前房积血可双眼遮盖，取半坐位，给予止血敏、云南白药、三七粉等，待其自行吸收，不需手术。量大时可引起房角阻塞，继发青光眼、角膜血染，需行前房穿刺术。眼球破裂伤可带进细菌，引起前房积脓，需做前房穿刺、冲洗，术毕前房内注入抗生素和(或)地塞米松。

七、虹膜根部离断手术

虹膜根部离断较小范围不产生复视，或在上方为上睑所遮盖者可不予以处理。大范围的离断则呈一新月形裂隙，瞳孔呈“D”形，发生在睑裂部可以产生复视。受伤早期缝合可不影响视力和美观，晚期因虹膜失去弹性，不易恢复原有形状，手术需在显微镜下进行。

手术步骤：①表面麻醉和局部浸润麻醉；②McCannel 缝合法：用于不太大的离断，在虹膜解离处角巩膜缘作一小切口，如前房消失可自切口注入黏弹剂，自切口后缘处巩膜，用 9-0 或 10-0 尼龙线弯针穿过，并穿过离断的虹膜近根部，自角膜出针，将留有稍长的缝线剪断，取去缝针，用虹膜小钩自切口伸入前房，将缝线钩出眼外，与巩膜端的缝线结扎，剪去断端，用生理盐水置换出黏弹剂，角膜小切口缝一针。国内有专家用带10-0尼龙线的双直针在解离的对面作一小穿刺口，在前房内注黏弹剂(可加深前房及展平虹膜)，分别将双直针自穿刺口进针，穿过对侧的虹膜根部，穿过房角在角膜缘后1 mm出针，两针相距1小时，结扎。此法用双直针通过穿刺口，也可作数根缝线作较大范围的虹膜根部离断。③大范围的虹膜根部解离需加球后麻醉以降低眼压，角巩膜切口需大于离断的范围，在角膜瓣侧作一牵引缝线，将角膜翻转，暴露出离断部分，显微镜下用10-0尼龙线从虹膜离断根部进针，穿透虹膜，然后从巩膜的后唇穿出，结扎，剪短缝线，作角巩膜缝合，手术注意勿伤及晶状体。④术后用抗生素及散瞳剂，单眼遮盖。

八、睫状体离断手术

睫状体离断房水经睫状体和巩膜间排出，可引起低眼压，低眼压导致黄斑水肿，视力下降，因此需行睫状体离断缝合手术。

手术步骤：①术前需在房角镜下定出离断的精确位置，或用UBM定出离断范围。②术前缩瞳，表面麻醉及球后麻醉。③于睫状体脱离部位作以穹隆为基底的结膜瓣。④距角膜缘后3 mm作平行于角膜缘的板层巩膜切开，其范围要超过离断的睫状体两端各1个h，并剥离至角膜缘。⑤于角膜缘后1.5 mm作平行于角膜缘的深层巩膜切开，暴露出睫状体。⑥用10-0尼龙线圆针穿深层巩膜前唇，横行穿过睫状体浅层长约1 mm，再由巩膜后唇穿过，结扎缝线，剪断。每一象限约缝4针，为避免切通巩膜时睫状体脱出，每次最好只切1个半钟点，缝合的手术范围要超过脱离区两端至少1个钟点，多发脱离应逐一缝合。⑦浅层巩膜瓣用10-0尼龙线间断缝合，球结膜两端各缝一针。⑧术毕结膜下注射抗生素和激素，用散瞳剂。术后可能眼压会暂时升高，可滴0.5%噻吗心安或美开朗(盐酸卡替洛尔)，必要时或加用乙酰唑胺口服。

九、晶状体手术

(1)挫伤性白内障如无晶状体囊破裂，可暂不处理。俟晶状体混浊影响视力或引起视敏度下降，可作白内障超声乳化手术并植入人工晶状体(见白内障手术)。

(2)如晶状体囊已破裂，皮质进入前房可继发青光眼，应争取及早手术，后囊完整者可植入后房型人工晶体，如后囊已破裂有玻璃体进入前房应将晶状体皮质吸出，作前部玻璃体切割术(见前玻璃体切割术)，并植入前房型人工晶状体。

(3)如晶状体混浊且伴有无虹膜，则做超乳术同时植入伴有虹膜的人工晶状体，解决视力的同时也解决患者术后畏光及美容的效果。

(4)外伤性晶状体半脱位范围小，无复视，晶状体透明，未引起眼压升高者，可暂不处理。

(5)如半脱位的晶状体已混浊，可在白内障手术时用晶状体囊袋张力环插入以稳定囊袋，植入人工晶状体(减少不对称的悬韧带张力，保持人工晶状体居于中心)。

(6)晶状体全脱位至前房可继发青光眼，应在缩小瞳孔下作大的角膜缘切口，用冷冻法或用囊镊子夹出晶状体，如有玻璃体在前房，应作前部玻璃体切割，以免玻璃体阻塞瞳孔，引起青光眼。

(7)如晶状体脱位于结膜下，角巩膜缘伤口多位于鼻上方，应切开结膜取出晶状体，如无色素组织嵌顿，则缝合伤口。如有色素组织嵌顿，应将色素组织恢复原位后缝合。

(8)晶状体脱入玻璃体内应作后部玻璃体切割，连同晶状体一并切除(见后部玻璃体切割术)。植入前房型人工晶状体。

十、眼外肌外伤

眼外肌断裂伤多见于穿通伤。如在肌腱的附着点，肌肉退缩，眼球运动受障碍，应尽力寻找到肌腱，缝合到肌腱的附着点可恢复眼球运动机能，如伤及肌腹，退缩后难于寻找，缝合后运动常不完全。

挫伤造成眶骨骨折，可引起眼外肌嵌顿，常见是眶底骨折，特别是儿童骨片弹性好，眶骨裂开向下弯曲进入上颌窦,使下直肌疝入骨折的裂口,甚至进入上颌窦内,伤后立即出现垂直复视、眼球上转受到限制。少见的是眶内壁骨折、内直肌嵌顿、外转受限,在CT片上可见组织的嵌顿。应及时手术处理,将嵌顿的肌肉取出,眶骨壁用硅板垫铺,早期手术可减轻复视,但术后仍留有复视,用Hass屏可查出复视恢复的状况。术后眼球可向受限的方向作锻炼,也可减少术后复视。

眶顶骨折可造成眶上裂综合征需请神经外科行眶尖减压术。

十一、眼球穿孔伤手术

眼球穿孔伤的处理要看穿孔的部位、范围和有无球内异物,以及来诊时间而决定。眼球穿孔伤常带来眼内感染,因此除治疗穿孔伤及早取出异物外,尚应注意预防感染(所有穿孔伤都应用抗生素及抗破伤风菌素预防)。眼球穿孔伤可分为无异物和有异物两种。①无异物:对眼球严重的穿孔伤,内容物大量脱出,视力确实恢复无望者,可行眼球摘除术。如已发现全眼球炎始来诊,需行眼内容摘除术。如外伤眼有微弱视力,或为双侧严重创伤,则应先施以适当处理,不要放弃治疗。以免丧失治疗机会,造成不可挽救的损失。如先切除脱出的虹膜组织,取出破裂混浊的晶状体,有玻璃体脱出则作玻璃体切割术,缝合角膜或巩膜伤口。术后应严密观察,如受伤眼出现非化脓性葡萄膜炎,应警惕健眼有无交感性眼炎发生;②有异物:眼球穿孔伤有异物进入是眼科常见的疾患之一,异物有金属异物与非金属异物。金属异物有磁性与非磁性。球内异物除造成机械性眼损伤外,某些金属异物还可引起化学反应,造成损伤。如铁锈、铜锈沉着症,有的异物可能具有毒性,甚至引起失明,因此异物进入眼球内,应迅速而准确地定位,及时摘除,控制感染,努力促使视功能恢复。异物可通过角膜或巩膜进入眼内,停留于前房、虹膜、晶状体、睫状体、玻璃体或眼球壁,此外异物也可贯穿眼球进入眶内。

(一)球内异物定位

异物的准确定位是异物取出的关键。在CT应用于眼科前,国内使用张效房教授所设计的眼内及眶内的各种定位器和方法为异物能顺利取出作出了重大贡献。CT的使用提供了X光在不同的层面扫描,显像密度分辨率极高,明确异物在眼内的准确位置,简化了定位的操作。从而进一步提高了手术成功率。

(1)超声定位 B超可以看出异物的位置,异物与眼球壁的距离,但<2 mm而紧贴球壁的异物常不易发现。有时分不清是玻璃体内机化物还是异物。

(2)电子计算机X线体层摄影法(computertomography CT):能显示金属异物和非金属异物。同时能清楚地显示眼球壁的轮廓,取横断面、冠状面和矢状面,断层以间隔2 mm为宜,有条件作CT三维重建,可精确认出异物在球内与球壁的关系,异物在眶内或与视神经的关系。CT可发现<1 mm的不透光的金属异物,如铜、铁,但不能显示木屑、玻璃等。

(3)磁共振成像(magnetic resonance imaging,MRI)对软组织显像较CT更好,可显示木屑等植物性能透X线的异物,异物在眶内与眼肌和视神经的关系。但不适用于磁性异物。

(4)在没有CT、MRI的条件下,还应使用张效房教授设计的异物定位器作正位、侧位和矢状位X光片定位,以确定异物所在处。

(二)眼内异物摘除术

1.眼内前部异物摘除术

手术步骤:用表面滴药麻醉及浸润麻醉,必要时作眼轮匝肌麻醉或面神经眼支的阻滞麻醉及球后麻醉。①位于前房角的异物:术前应缩瞳,手术中不可使用肾上腺素,以免瞳孔开大,异物落入后房或伤及晶状体。用眼睑牵引缝线牵开眼睑,依照前房角镜确定的异物经线位置作角膜缘切口,切口正对异物且与虹膜表面垂直,切口应大于异物,磁性异物一般用手持磁石由远及近,对准切口反复通电,异物向切口移动时不可断电,一般异物均可经切口吸出,非磁性异物在显微镜下可用无齿镊子夹取;②位于虹膜的异物:位于虹膜表面极细小非磁性异物,在角膜切开注入黏弹剂后,可用钝头针头经角膜切口进入吸取,注意勿伤及透明的晶状体。虹膜实质内磁性异物,用磁石吸引时常将虹膜带出切口,断电后用虹膜恢复器将异物剔下,恢复虹膜。如异物被包裹可切开包裹吸取出异物,或用剪子将包裹的异物连同虹膜一并剪除,恢复虹膜。非磁性者用无齿镊子夹取;③位于晶状体内的异物:如为磁性,撕囊后用磁石吸出,作超声乳化吸出晶状体皮质植入人工晶状体。如为玻璃碎屑前囊已闭合,晶状体还透明,可暂时观察,如晶状体已混浊,可在超声乳化时一并吸出。

2.眼内后部异物取出

(1)球内异物:异物进入球内两周极易形成包裹,因此摘除异物应在两周以内作,如为金属异物更应及早摘除。晶状体透明者需作封闭式玻璃体切割术,在玻切时看到异物如为磁性可用磁石接力棒吸出,或与非磁性异物同样用异物双爪或三爪镊子抓取。晶状体混浊则先切割晶状体再作玻切及取异物。

(2)眼球壁异物:视网膜下或嵌顿于球壁的异物,在玻璃体切割时直视下切开视网膜,用视网膜剥离子分离异物后,用眼内异物镊子夹出,行气液交换,裂孔用光凝,硅油充填。条件不具备时,需从外路取出。作好定位,冷凝周围,切开板层巩膜安置缝线,切通巩膜,撑开预置缝线,用刀尖挑开葡萄膜,由于玻璃体压力异物常与被包裹的机化物同时自切口排出。用刀尖刺破机化物,磁性者可用磁石吸取或用镊子夹出,拉紧预置缝线结扎。注意任何时候都不能把镊子从外部伸入切口内盲目试夹。

十二、眶内软组织异物手术

眼眶软组织异物取出较难,眶内小于 3 mm 异物或嵌入骨质内的异物一般影响不大,除注意防止感染,可不考虑取出。但如异物压迫或刺激眶内神经或眼肌引起肌肉麻醉、复视。准确的异物定位是取出异物的关键。

用 CT 或眶内异物定位法作出准确的定位,在异物相应邻近的皮肤作切口,伸入钝头血管钳子深达异物的位置,磁性异物可在血管钳的外端通电将异物吸在血管钳上,不可断电,取出血管钳,带出异物。非磁性异物最好在 X 线下,由荧屏上指示异物所在处,用钝头血管钳伸入夹取之。术后伤口止血,缝合,包扎,全身用抗生素,防止感染。

(谢家国)

第二十九章

糖尿病眼病

糖尿病可有多种眼并发症，是糖尿病重要的慢性并发症，也是当前主要的致盲原因。

一、糖尿病视网膜病变(DR)

DR 的患病率在城市糖尿病患者中约 50%。本病的发病因素主要与糖尿病病程的长短及糖尿病控制的好坏有关，随着糖尿病病程增加，病程 30 年者高达 90%，约 1/4 2 型糖尿病患者诊断时有 DR。DR 病理基础是糖尿病微血管病变，毛细血管的周细胞减少，内皮细胞脱落，基底膜增厚以致微血管瘤形成和通透性增加。患者视力是否减退，取决于黄斑区是否受累，以及眼底出血、渗出的数量和范围。

具体诊断与治疗见第二十四章第七节。

二、糖尿病黄斑病变

糖尿病性黄斑病变占 DR 的 10%，占增殖期 DR 的 70%，包括黄斑水肿、黄斑出血以及增殖性 DR 对黄斑的影响，是糖尿病患者视力下降以致失明的主要原因。

(一)糖尿病性黄斑病变的临床表现

(1)黄斑水肿：是由于局部视网膜内微循环的异常，微血管瘤及扩张毛细血管渗漏所致。程度不同，可为局限性黄斑水肿，或弥漫性黄斑水肿，长期存在黄斑水肿的可引起黄斑囊样变性甚至黄斑裂孔。

(2)黄斑缺血：当眼底出现棉絮斑，白线状小动脉以及明显的视网膜内微循环异常时应考虑黄斑缺血。轻微的缺血荧光血管造影显示黄斑拱环扩大及局部毛细血管消失，严重时末梢小动脉闭塞使大片毛细血管无灌注。

(3)增殖性玻璃体视网膜病变对黄斑的影响：眼内异常的牵拉伴随广泛的增殖，以及瘢痕取代黄斑的正常组织，不同程度地影响视力。

(二)黄斑水肿的治疗

(1)局限性水肿：对微血管瘤及其局部渗漏处做局部光凝。

(2)弥漫性水肿：水肿及无灌注区距离黄斑中心 2DD 内，可做格子状或大 C 字形光凝。

美国早期治疗糖尿病视网膜病变小组(ETDRS)总结证明：局部光凝糖尿病黄斑水肿，不仅能降低视力丧失的危险，还能增加恢复视力的机会，降低持续黄斑水肿的发病率。

三、糖尿病性视乳头病变

糖尿病患者的视乳头在 DR 中常被波及，如增殖性 DR 中可见视乳头新生血管性或机化增殖。有时可单独出现视乳头病变，有以下两种情况：

(一)糖尿病性视乳头病变(DP)

1980 年 Appen 等首先命名。其特征为：多为青年糖尿病患者，多双眼发病，视力减退不严重。视乳头充血水肿，表面毛细血管扩张，荧光血管造影(FFA)视乳头渗漏明显。视野可见生理性盲点扩大，一般在数日后视乳头水肿可自行消退，预后较好。

(二)糖尿病缺血性视乳头病变(ION)

多为成年糖尿病患者，血糖控制不良，视力减退程度不同。视乳头色淡，水肿明显。单眼或双眼发病(可双眼不同时发病)。视野呈象限性或水平半侧缺损，与生理盲点相连，FFA 视乳头部分充盈迟缓或缺损，预后视功能恢复差。

有学者认为 DP 为缺血性视乳头病变的轻型或临床亚型，两者的区别仅在于缺血性病变累及较多的视神经纤维。

(三)治疗

首先要严格控制血糖。

(1)激素治疗：在病程早期视乳头的水肿是视功能破坏的重要原因，应用糖皮质激素有助于消除水肿，减轻视乳头缺血程度。轻者局部应用(眼球后注射)，重者全身应用(口服)。

(2)降低眼压：可改善视乳头及其附近组织的灌注压，可口服醋氮酰胺加苏打。

(3)血管扩张药物：局部可球后注射妥拉苏林 12.5～25 mg，全身口服血管扩张药，如威氏克0.2 g，每日 3 次，或维脑路通 200 mg 肌注每日 1 次。也可应用活血化瘀中药如葛根、丹参、川芎等。

(4)视神经的支持营养药物，如维生素 B_1、B_2 等。

四、糖尿病性白内障

糖尿病患者常有晶状体变化，主要为晶状体混浊，这种白内障称为糖尿病性白内障，其发病率仅次于糖尿病视网膜病变。糖尿病患者的白内障一般分为两种情况。

(一)真性糖尿病性白内障

此型白内障较少见，主要见于年轻的严重糖尿病患者，也可见于小儿，成年较少见。此病特征为双目同时发病，进展迅速，晶状体很快即完全混浊。有时病例在 48 h 内达到完全成熟，年龄较大的患者，进展比较缓慢。病起时典型表现为晶状体前后囊下出现大小不等的小点、片状混浊，这种混浊迅速向皮质下中层和深层发展，并常在晶状体前极的前囊下局限性冠状混浊，边界不整齐，有细线状混浊向四周放射，其状如星。继续发展，晶状体皮质层见空泡和混浊增多，晶状体高度水肿，终至完全混浊，形成肿胀期白内障。

(二)糖尿病患者的老年性白内障

老年性白内障在糖尿病患者中的发病率高，且发生年龄较早，成熟也比较快。

真正的糖尿病性白内障注意要与老年楔型白内障肿胀期鉴别。前者发病较早，发展较快，初期有大量水泡、水隙和皱褶，以及光辉的结晶小点，早期糖尿病性白内障易侵犯晶状体囊皮，前后囊下分裂带发生弥漫性混浊。而老年性白内障早期多开始于皮质深层，特别在赤道部皮质中发生片状混浊。

(三)治疗

早期糖尿病性白内障有被控制甚至被吸收的可能，但晚期只有手术摘除。晶状体摘除后，可放置人工晶体(增殖期 DR 除外)。手术时易发生出血及感染，所以术前必须控制血糖和尽量清除周边感染灶。

五、眼外肌麻痹

多见于 40 岁左右的糖尿病患者，主要症状为复视，眼球运动受限，多急性发作。以外直肌麻痹最多见，外展神经麻痹可表现为不全性麻痹或完全性麻痹。其次为一侧神经受累，再次为两侧外展神经或动眼神经受累，很少有外展神经、动眼神经和滑车神经同时受累。眼外肌发生麻痹的原因尚不明确，一般认为可能与糖尿病多发性神经炎有关，但血管变化所产生的出血性或血栓性损害可视为神经发生麻痹的病理基础。

眼外肌麻痹的治疗：在控制血糖和给大量维生素等药物治疗下，眼肌运动多恢复正常。本病预后好，很少复发。

其他并发症：糖尿病患者还可发生屈光变化（远视或近视）、结膜动脉瘤、角膜皱裂性纹状混浊。增殖性 DR 可发生前房新生血管、虹膜红变及新生血管性青光眼等。

六、糖尿病眼病的中医中药治疗

（一）病因病机

糖尿病性视网膜病变属于中医“内障”“视物变形”“云雾移睛”“青盲”“暴盲”等范畴。为消渴日久所致的严重并发症之一，精血亏损是其主要原因，《儒门事亲·三消论》载有“夫消渴者多变聋盲、疮癣、痤疿之类。”《证治要诀》则指出“三消久之，精血既亏或目无所见，或手足偏废。”本病有虚实两个方面，属本虚表实之证，并以气阴两虚为本，痰浊瘀血为标。消渴日久，气阴两虚，气血津液化源不足，精亏液少不能上承目络，目睛失养，则视瞻昏渺，视力逐渐下降。病变发展，肝肾阴虚日甚，阴虚阳亢，虚火上炎，灼伤目络，加之情志刺激，肝郁化火，上攻眼目，都可见眼底出血，视物模糊，云雾移睛，甚则青盲、暴盲。日久反复发作，离经之血瘀阻不去，而肝郁气滞，血脉流行不畅，使瘀血著于眼底；脾弱气虚，运化失调，气不化阳，痰浊内生，又可上扰眼目，如是瘀血、痰浊胶结，阻塞目络，而致眼底机化物形成，视力明显下降，视物变形，甚或目无所见。病至后期，阴损及阳，阴阳两虚，目络失于温养，痰浊瘀血更加胶滞难解，视力进一步减退。由于阳虚气弱，脾肾两虚，不能温运水液，又可致水湿泛滥，所以，病久除视力障碍之外，还可见有尿少、浮肿等症。

（二）辨证施治

1.气阴两虚，目睛失养证

证见：视物模糊，两目干涩，劳则加重，倦怠乏力，气短懒言，咽干口燥，形体消瘦，舌淡红，苔薄白而干燥，脉细弱。眼底可见轻度渗出、水肿、出血。

治则：益气养阴，益睛明目。

方药：生脉饮合增液汤加减：黄芪 15 g、麦冬 12 g、太子参 18 g、五味子 6 g、玄参 15 g、生地 30 g、黄精 9 g、谷精草 12 g、花粉 30 g、葛根 30 g、菊花 9 g、白芍 12 g、知母 9 g、丹参 15 g。

2.阴虚火旺，灼伤目络证

证见：眼底有明显出血，视物昏蒙不清，云雾移睛，目睛胀痛，甚则不能视物，腰膝酸软，头晕耳鸣，烦躁易怒，失眠多梦，尿如脂膏，倦怠乏力，舌质红苔少，脉细数。

治则：养阴清热，凉血止血。

方药：二至丸合知柏地黄汤加减：女贞子 30 g、旱莲草 30 g、知母 9 g、黄柏 9 g、熟地 15 g、山药 12 g、山萸肉 9 g、泽泻 9 g、丹皮 10 g、仙鹤草 15 g、白茅根 15 g、制大黄 9 g、三七粉 3 g(冲)、茜草根 9 g。

3.痰浊瘀血、凝结目络证

证见：两目昏花，视物变形，久病不愈，面唇色暗，皮肤瘀斑，肢体困倦，头痛昏蒙，纳呆口黏，舌质紫暗，或有瘀斑，脉弦细涩。眼底有瘀血滞留，血色暗红，或有结缔组织增殖机化。

治则：活血通络，化痰散结。

方药：金水六君煎加减：当归 9 g、生地 15 g、半夏 9 g、陈皮 9 g、茯苓 15 g、浙贝 9 g、生牡蛎 30 g、夏枯草 12 g、海蛤粉 9 g、茜草 9 g、三七粉 3 g(冲)、生蒲黄 9 g、鬼箭羽 9 g。

4.阴阳两虚，血瘀水泛证

证见：视力明显下降，甚则失明，腰膝酸软，倦怠乏力，口干咽燥，肢体麻木冷痛，面足浮肿，舌淡暗，脉沉涩。眼底可见瘀血、水肿、渗出。

治则：调补阴阳，利水活血。

方药：济生肾气丸加减：牛膝 9 g、车前子 15 g(包)、附子 9 g、肉桂 6 g、熟地 9 g、山萸肉 9 g、山药 12 g、玄参 9 g、泽泻 12 g、茯苓 15 g、益母草 15 g、泽兰 9 g、丹参 12 g、决明子 9 g、黄芪 15 g。

(三)局部辨证

在整体辨证的基础上，还应根据眼底情况，加用以下各组药物：

(1)眼底有新鲜出血或新鲜玻璃体积血者，即出血在10天以内者，加用生蒲黄30 g、旱莲草20 g、丹参12 g、仙鹤草20 g。

(2)眼底出血暗红，或伴有渗出物者，加用丹参30 g、赤芍15 g、郁金15 g、牛膝12 g。

(3)眼底见机化物、新生血管或陈旧性玻璃体积血，即出血在4周以上者，可加用丹参30 g、牛膝15 g、穿山甲10 g、浙贝10 g、昆布15 g、海藻15 g。

(4)缺血型黄斑病变者，加用地龙10 g、穿山甲10 g、丹参30 g、石菖蒲6 g、生黄芪60 g。

(5)伴有视网膜水肿者，则在以上基础上，再加茯苓20 g、苡仁30 g以健脾利水。

(马小飞)

第三十章

老年眼病

第一节 概 述

眼为视觉器官，视觉乃人体重要感觉器官之一，视觉健康才能学习、工作和自主的生活，所以人们将眼睛喻为第二生命。为便于了解常见老年眼病，将眼的解剖与生理知识作一介绍。

一、眼的解剖与生理

(一)眼睑(俗称眼皮)

分上睑与下睑，覆盖眼球前面，保护角膜，上下睑的缝隙称睑裂，靠近睑缘皮肤有睫毛。睑内侧称内眦，俗称大眼角，靠内眦部的球结膜有突起的泪阜；其外侧为半月皱裂，靠近内眦部睑缘有小口，称上下泪点，睑外侧称外眦。

(二)结膜

为一层薄而透明的黏膜，覆盖睑内面及前部巩膜，前者称睑结膜，后者称球结膜。结膜光滑湿润，有细微的血管分布，当结膜发炎时，血管扩张充血，因此结膜发红，俗称“红眼病”。

(三)泪器

由产生眼泪的泪腺及排出泪液的泪道组成，前者位于外上方眶缘内的泪腺窝内。泪道由泪点、泪小管、泪囊及鼻泪管组成。鼻泪管下端开口于鼻，泪囊位于内侧附近泪骨的泪囊凹内，正常情况下眼泪通过泪道注入鼻腔，而不溢泪。眼泪的作用是湿润角膜及结膜。缺少泪液则发生干眼症，眼干涩不适且影响视力。

(四)眼外肌

共有 6 条，即 4 条直肌和 2 条斜肌，是司眼球运动的肌肉。某条眼外肌活动失灵则眼球偏斜，并且双眼复视、眩晕。

(五)眼眶

由 6 块颅骨构成，呈四边锥形，眶腔口向前，尖端朝后，眶腔容纳眼球，眼外肌等眶内组织的作用是保护眼球。

(六)眼球

眼球近似球形，前后径平均 24 mm，由球壁和眼内容物构成。

1.球壁

即眼球的外壳，共分 3 层，最外层为一结实的韧壳，前面 1/6 为透明部分称角膜，后部 5/6 为白色的巩膜。球壁的中层为富含血管及黑色素的葡萄膜(又名色素膜),其前部称虹膜,黄种人为棕色,白种人为蓝色,其中央有一圆孔,直径 2～4 mm,称瞳孔,俗称瞳仁,照光时缩小,暗处扩大。中层的中段为较厚的睫状体能产生透明的房水,营养角膜及晶状体,后段称脉络膜,可供给视网膜的营养。球壁的内层为视网膜,菲薄较透明,其外面含有色素上皮,与脉络膜紧密相连。视网膜后极部称黄斑,中心凹为视力最敏锐处。

2.眼球内容物

在角膜与虹膜之间的空隙称前房,充满房水,不断向周围房角(角膜与虹膜的夹角)流出,维持稳定的眼内压。在虹膜、瞳孔之后有透明的晶状体,呈凸透镜,有弹性,其直径约 9.5 mm,厚4 mm。在眼球后部的空腔充满透明的凝胶样物,称玻璃体,支持眼球形态。

3.视神经

视网膜内神经节细胞的轴突,穿出后极部巩膜,组成视神经,通向颅内与大脑相连。

二、老年期视功能变化

1.视力

老年人视力有一定程度的减弱,由于视细胞发生生理性老年变化。视力随年龄的增长在逐渐下降。

2.辨色力

随年龄的增长,晶体核逐渐硬化而呈黄褐色,故 60 岁以上的老人对黄、白色的辨色力差。

3.暗适应力

老年人的暗适应力较弱,与老年人瞳孔缩小、视细胞感光物质的感光性减弱以及视网膜视紫红质的再生能力降低有关。

4.调节力减弱(俗称老花眼)

是有代表性的生理性老化表现,主要原因由于晶体核硬化,弹性降低,可塑性减弱,加之睫状肌老化,因此眼的调节功能衰退而表现老视,平均在 45 岁左右出现。

三、老年期眼部形态变化

(一)眼球内陷

见于瘦弱老人,由于眶内脂肪减少以及眼球筋膜与眶隔松弛,促使眼球内陷,一般双眼程度相同。

(二)眼睑松弛

一般 50 岁左右开始,瘦人表现更早,由于皮肤弹性减弱形成皱纹,上睑皮肤松弛严重时,可呈下垂状,甚至遮挡上方角膜,称老年性睑下垂,可手术修整,下睑皮肤及眶隔松弛严重可形成袋状膨隆,尤其见于肥胖老人。

(三)泪液减少

老年人的泪腺组织及细胞分泌泪液较少,常感眼干涩。

(四)结膜变化

由于结膜有胶原纤维及弹力纤维变性以及色素沉着,故结膜脆弱,污秽,尤以睑裂部球结膜比较明显。睑裂斑发生在 40 岁以上的老人,位于睑裂部近角的球结膜处,呈淡黄色三角形隆起,基底面向角膜,一般不发展,不影响视力,无痛苦,不需治疗。

(五)巩膜改变

老年人的巩膜由于脂肪变性而呈黄褐色,且颜色均匀。

(六)角膜变化

(1)老年人角膜光泽度较差,由于角膜上皮、实质及内皮老化所致。

(2)老年环是眼老化现象之一,发生在角膜周边部,开始在上下角膜内发生半环形白色混浊带,宽约

1 mm,其两端逐渐发展而会合形成环形,其外界清晰,距角膜有一透明窄带,对视力无影响,不需治疗。

(七)虹膜变化

老年人虹膜变薄,纹理欠清,隐窝不明显,主要由于虹膜血管硬化、结缔组织变性所致。老年人瞳孔较青年人小,直径约 2 mm,相当新生儿瞳孔,对光反应时瞳孔活动范围小,由于虹膜血管硬化,管壁增厚,钙质沉积导致扩瞳肌与缩瞳肌之间的结缔组织增生变性,引起老年性缩瞳。

(八)睫状体老化

老年人睫状突增厚变化,使后房变窄,并将虹膜部向前推移,使房角变窄,由此可影响房水排出。

(九)脉络膜老化

主要是脉络膜基底膜增厚和血管硬化。表现眼底后极部呈豹纹状,由于视网膜色素上皮萎缩,可透见硬化的脉络膜血管,因管壁增厚而呈白色,其血柱变窄,如管腔闭塞,则可见血柱,血管呈白色线状。脉络膜玻璃疣,可发生在初期的眼底,多为双侧性,在后极部视网膜出现黄色或白色大小一致,数量不等的圆形小斑,有时其边可见色素沉着,不影响视力。

(十)视网膜老化

1.视网膜色素上皮层改变

眼底黄斑部污暗,中心凹反射消失,周边视网膜可出现色素改变。

2.视网膜动脉硬化

老年人或多或少表现视网膜动脉硬化,血管壁增厚。

3.老年性视网膜变性

(1)黄斑囊样变性,黄斑部可见一个或多个圆形或蜂窝状黄色斑点,视力多无影响。

(2)老年性弧形斑,是老年人常见的变性斑,位于视乳头颞侧,呈弧形色素斑,其间杂有白色斑点,由于血管硬化及脉络膜萎缩所致。

(十一)视神经老化

由于供应视神经及视乳头的血管硬化,导致视神经纤维束间血管周围结缔组织增生,因此视乳头呈蜡黄色。

(十二)晶状体老化

1.形态改变

老年人晶状体前后径增大,因此前房变浅,由于晶状体内黄色素增加及核硬化而晶状体呈黄褐色,故对黄色辨色力差,老年人的晶状体对光线反射增强,故瞳孔呈灰黄色反光,易误诊为白内障。晶状体的湿重亦随年龄而增加。

2.晶状体与年龄的关系

晶状体纤维(晶体细胞)一生中不断增生,新的晶状体纤维组成软性皮质,位于晶状体囊下方与晶状体核之间,而老的晶状体纤维被新的晶状体纤维挤向中心,形成较硬的晶状体核。20 岁以前晶状体的软性皮质占多数,故晶状体可塑性强,30 岁以后开始形成较硬的核。随年龄增长晶状体内几乎被硬化的核占据,使晶状体弹性减低,以致调节力衰退发生老视。

(十三)玻璃体老化的表现

1.玻璃体液化及后脱离

65 岁以上的老人,75%发生玻璃体液化及后脱离。液化现象常自玻璃体中央开始,逐渐向上方及后方发展,玻璃体由正常的凝胶状态转变为溶胶状态,故出现水样物质,同时玻璃体的网状结构亦被破坏,胶原纤维丝凝体收缩,形成混浊物,致眼前有飞蚊感。由于玻璃体基底部(前节)黏着紧密,故水样物常积聚在后部玻璃体,甚至穿入玻璃体后界膜与视网膜之间,造成玻璃体后脱离。脱离部的液体随眼球转动而动荡,牵拉视网膜可发生闪光感,应仔细检查眼底排除视网膜脱离。

2.星状玻璃体

一般发生在60岁左右的老年人,多单眼发生,玻璃体内出现大量闪星状或雪花样白色小体,分布均匀,眼球转动时小体稍移动,然后回至原位,表示玻璃体尚未明显变化,白色小体是钙质皂化物,一般视力不受影响。

(马小飞)

第二节　老年性黄斑变性

老年性黄斑变性是一种随年龄增加而发病率上升并导致中心视力下降的疾病,发病年龄一般在50岁以后,是西方国家老年人最常见的致盲眼病之一。近年来,由于我国人民生活条件改善,平均寿命延长,老龄化人口逐年增加,本病的发病率亦有随之增高的趋势。其发病机制目前仍不清楚,也缺少有效治疗方法。只是在有视网膜下新生血管形成的病例中,可选择性施行激光光凝治疗。老年性黄斑变性分为萎缩性和渗出性两类。萎缩性老年黄斑变性主要为脉络膜毛细血管萎缩、玻璃体增厚等引起的黄斑区萎缩变性。渗出性老年黄斑变性,主要为玻璃体破坏,脉络膜血管侵入视网膜下构成的新生血管,在黄斑区视网膜色素上皮下或神经上皮下发生浆液性或出血性的盘状脱离,最终成为机化瘢痕。

一、病因

病因尚未确定,可能与遗传、慢性光损害、营养障碍、中毒、免疫性疾病、心血管系统及呼吸系统等全身性疾病等有关,也可能是多种因素复合作用的结果。

二、主要症状

早期常无症状,视力大都正常,本病分为萎缩性与渗出性两型,也有人观察到萎缩性可以转化成渗出性,因此认为没有分型的必要。然而就大多数病例来说,二型临床表现轻重与预后优劣是截然不同的。

(一)萎缩性老年性黄斑部变性

萎缩性亦称干性或非渗出性。两眼常同期发病且同步发展,与老年性遗传性黄斑变性的临床经过及表现十分相似。是否系同一个病,由于两者均发生于老年人,家系调查困难,不宜确定。本型的特点为进行性色素上皮萎缩,萎缩性老年性黄斑变性,双眼对称,视力缓慢进行性下降,很少有视物变形或小视症状。临床上分成两期。

1.早期(萎缩前期)

中心视力轻度损害,甚至在相当长时间内保持正常或接近正常。视野可以检出5°～10°中央盘状比较暗点,用青、黄色视标更易检出。180°线静态视野检查0°两侧各5°～10°处视敏度下降,AMSLER氏方格表检查常为阳性。偶有大视或小视。

2.晚期(萎缩期)

中心视力严重损害,有虚性绝对性中央暗点。检验镜下有密集融合的玻璃体疣及大片浅灰色萎缩区。萎缩区境界变得清楚,其内散布有椒盐样斑点,亦可见到金属样反光。

(二)渗出性老年性黄斑部变性

渗出性亦称湿性,即老年性盘状黄斑部变性。本型的特点是色素上皮层下有活跃的新生血管,从而引起一系列渗出、出血、瘢痕改变。渗出性老年性黄斑变性发病年龄较萎缩性大,常为一眼突然发生视力障碍,对侧眼视力正常。临床上分为三期。

1.早期(盘状变性前期)

中心视力明显下降,其程度因中央凹损害轻重而异。Amsler氏方格表阳性。与病灶相应处能检出中央比较暗点。

2.中期(突变期)

此期主要特征为黄斑部视网膜下新生血管渗漏,形成色素上皮层和(或)神经上皮层浆液性和(或)出血性脱离。视力急剧下降。镜检除可见上述早期改变外,加上范围较为广泛、色泽暗污的圆形或类圆形病灶,并微微隆起,整个病变区呈灰暗的斑驳状。有的病例还有暗红色的出血斑。裂隙灯显微镜加前置镜光切面检查,可见色素上皮层下和(或)神经上皮层下的浆液性渗出或出血。病变进一步发展,则在视网膜深层出现黄白色渗出。渗出有的为均匀一致的斑块;有的为淡淡不一的簇状斑点;有的位于病灶内;有的围绕于病灶的边缘,呈不规则环状或眉月状。出血严重时,可导致色素上皮层下或神经上皮层下暗红色乃至灰褐色血肿;有时波及视网膜神经纤维层而见有火焰状出血斑;亦可穿透内界膜进入玻璃体,形成玻璃体积血。

3.晚期(修复期)

渗出和出血逐渐吸收成为瘢痕组织。此时视力进一步损害,眼底检查见有略微隆起的团块状或形态不规则的白色斑块(血肿吸收过程中呈红黄色),斑块位于视网膜血管下方,在斑块表面或其边缘往往可见出血斑及色素斑。

三、防治措施和护理

(1)萎缩性老年性黄斑变性无特殊治疗方法。所幸本病局限于黄斑区而周边视网膜不受损害,因此患者不至于全盲,其日常生活多可自理。可以借助放大镜及低视力望远镜提高其中央视力。

(2)渗出性老年性黄斑变性病程早期,视网膜下新生血管膜尚局限于黄斑中心区者,应及早采用激光光凝破坏新生血管,以争取不使病变扩大而影响中央视力。如果中心区已经受损,则采用任何治疗均无法恢复其中央视力。20 世纪 90 年代以来,国外有报道,开始采用手术摘除视网膜下新生血管膜,虽目前对此术仍有一些争议,然而这种手术的开展,也许会给这类疾病的治疗带来一线曙光。

(马小飞)

第三节　视网膜动脉阻塞

视网膜中央动脉及其分支属于末梢动脉,除了视网膜睫状动脉以外,它是供应视网膜内层营养的唯一血管,血液供给障碍都可导致视网膜缺血缺氧,严重损害视功能。临床上虽不很常见,但其后果极为严重,如果不能及时处理,终将失明。故应早期诊断,立即抢救。视网膜中央动脉的阻塞引起视网膜急性缺血,本病多发生在有高血压、糖尿病、心脏病、颈动脉粥样硬化的老年人身上。导致视网膜血管发生阻塞的直接原因主要为血管栓塞、血管痉挛、血管壁的改变和血栓形成,以及外部压迫血管等。

一、病因

1.血管痉挛

可发生在视网膜中央动脉或分支,是由于血管舒缩神经的兴奋性异常或血管反射性痉挛造成临床上产生典型的一时性黑矇。常见于患高血压和肾脏病的老年人。

2.栓塞

此种病例罕见,栓子的来源多在有损害的心脏及附近的大动脉,如细菌性心内膜炎。

3.动脉内膜炎及动脉内血栓形成

动脉硬化、增殖性动脉内膜炎使视网膜动脉管壁增厚,管腔变窄,当血液流经狭窄的管腔时,受粗糙内膜表面摩擦随时可使纤维蛋白凝集造成血栓。

4.其他

如外伤、手术、寄生虫和肿瘤等,以及眼球后麻醉时,球后出血,可引起视网膜中央动脉阻塞。

二、主要症状

突然发生一眼无痛性视力丧失,甚至降至光感,部分患者(24%)有先兆症状,即曾经有突然单眼出现一过性黑矇,数秒或数分钟后视力恢复的病史。这样反复多次发作,最后视力突然丧失。眼部检查:瞳孔开大,直接对光反射消失或极度迟缓。眼底检查示视网膜乳白色弥漫性水肿混浊,黄斑区全樱桃红点,视乳头色淡,视网膜中央动脉及其分支变细,管径不规则,小动脉几乎不可辨认。数周后视网膜水肿逐渐消退,视网膜内层恢复透明呈暗红色,视网膜中央动脉和静脉均变细,呈银丝状,视神经萎缩,视乳头苍白。

三、诊断

发病急,突然发生一眼无痛性视力丧失,重者甚至无光感,能说出视力丧失的准确时间。眼部不伴有红、痛等不适症状,有时患者疑为高血压引起的视网膜动脉痉挛造成的一过性黑矇,易被忽视。因此,提高对本病的警觉性是自我识别的关键,一旦想到本病,应立即就医。

四、治疗措施

必须争分夺秒地紧急抢救以解除血管痉挛和使动脉内的栓子冲到较小的分支,缩小视网膜受损范围,可用血管扩张剂如吸入亚硝酸异戊酯;含化硝酸甘油片;球后注射普鲁卡因,乙酰胆碱或妥拉苏林;还可反复按摩眼球或行前房穿刺,以期降低眼压促使血管扩张;亦可试用高压氧治疗(5% CO_2、95% O_2,减少组织缺氧);近年来有用链激酶、尿激酶或纤维蛋白溶解酶,以溶解血栓;丹参注射液 2～4 mL,肌内注射,每日一次,有扩张血管、活血化瘀、理气开窍作用;中药治则是活血通络为主,兼以理气化瘀,方用四物汤加减。

五、预防和护理

(1)一旦疑为本病,应争分夺秒抓紧治疗,最好在 48 h 内给予处理,否则治疗效果不佳。眼底及血管造影检查是诊断本病最直接、最可靠的方法。对发病时间较短而就医确诊此病者,应按急症处理。

(2)一旦明确诊断,应立即行按摩眼球,即闭眼后用手指压迫眼球数秒钟,然后立即松开手指数秒钟,重复数次,以突然降低眼压,使栓子被冲到周边小支血管中,以减少功能的受损范围,或吸入亚硝酸异戊酯或硝酸甘油舌下含化并吸氧。还应进行全身检查,特别注意颈动脉及心脏系统,以寻找病因,积极治疗全身疾病。

(3)因一眼突然视力丧失,患者多存在心理障碍,应指导其自我护理,调控情绪,减轻心理负担,以积极的心理状态对待疾病。

(马小飞)

参考文献

[1] (德)弗朗茨·格兰,(德)罗伯特·斯坦铂.眼科精粹系列丛书 青光眼[M].沈阳:辽宁科学技术出版社,2016.
[2] (美)彼得·J·萨维诺,(新西兰)海伦·V·达内什-迈耶.神经眼科[M].天津:天津科技翻译出版有限公司,2015.
[3] (美)克莱恩,(美)法罗赞.神经眼科速查手册[M].北京:人民军医出版社,2015.
[4] (美)雷曼.眼科检查与诊断手册[M].北京:人民军医出版社,2015.
[5] (美)欧弗雷,(美)斯科林,(美)霍尔德曼.眼科治疗手册 临床指南[M].北京:北京大学医学出版社,2013.
[6] (英)斯贝丝.眼科手术学 原理与实践[M].北京:人民卫生出版社,2015.
[7] AdamT.Gerstenblity.WILLS 眼科手册[M].第 6 版.北京:科学出版社,2014.
[8] MARK W.LEITMAN.眼科检查与诊断手册[M].北京:人民军医出版社,2015.
[9] 曾继红.眼科护理手册[M].北京:科学出版社,2010.
[10] 柴金苗.眼科疾病[M].北京:科学出版社,2011.
[11] 陈祖基.眼科临床药理学[M].北京:化学工业出版社,2011.
[12] 葛坚,剖弈志.眼科学术学[M].北京:人民卫生出版社,2015.
[13] 龚向明,钟兴武,杨晓.临床眼科彩色图谱[M].广州:广东科技出版社,2012.
[14] 管怀进.眼科手术操作技术[M].北京:科学出版社,2012.
[15] 贾力蕴.眼科新医师手册[M].北京:化学工业出版社,2009.
[16] 姜发纲.眼科疑难问题解析[M].南京:江苏科学技术出版社,2011.
[17] 蒋沁.眼科主治医师手册[M].南京:江苏科学技术出版社,2011.
[18] 孔冬.实用眼科疾病护理[M].济南:山东科学技术出版社,2010.
[19] 黎介寿,吴孟超.手术学全集·眼科手术学[M].北京:人民军医出版社,2008.
[20] 黎晓新.现代眼科手册[M].北京:人民卫生出版社,2014.
[21] 李秋明,郑光瑛.眼科应用解剖学[M].郑州:郑州大学出版社,2010.
[22] 李上.新编眼科常见病防治学[M].郑州:郑州大学出版社,2012.
[23] 林丁,王丛香.常见眼科疾病防治 365 问[M].长沙:湖南科学技术出版社,2016.
[24] 卢炜.同仁眼科系列图谱 斜视诊疗图谱[M].北京:北京科学技术出版社,2016.
[25] 孟祥伟,徐国成,韩秋生.眼科手术图谱[M].沈阳:辽宁科学技术出版社,2015.
[26] 彭清华,魏湘铭.中西医临床用药手册 眼科分册[M].长沙:湖南科学技术出版社,2010.
[27] 孙兴怀,徐格致.眼科手册[M].上海:上海科学技术出版社,2011.
[28] 唐仕波.眼科药物治疗学[M].北京:人民卫生出版社,2010.
[29] 王洁,张璐,宋昊刚.眼科临床备忘录[M].北京:人民军医出版社,2012.

[30] 王易强.眼科基础医学[M].北京:人民军医出版社,2010.
[31] 魏文斌.同仁眼科诊疗指南[M].北京:人民卫生出版社,2014.
[32] 徐亮,吴晓,魏文斌.同仁眼科手册[M].北京:科学出版社,2011.
[33] 杨朝忠.临床眼科免疫病学[M].北京:人民卫生出版社,2013.
[34] 杨树立.中西医结合眼科临证心悟[M].北京:人民卫生出版社,2011.
[35] 易敬林,廖洪斐,张旭.眼科常见疾病图解[M].北京:人民卫生出版社,2016.
[36] 张大勤,赵牧.眼科诊疗点滴荟萃[M].成都:四川大学出版社,2015.
[37] 张虹,杜蜀华. 眼科疾病诊疗指南[M].北京:科学出版社,2013.
[38] 张仁俊.实用眼科药物学[M].北京:人民军医出版社,2015.
[39] 赵家良.眼科诊疗常规[M].北京:中国医药科技出版社,2012.
[40] 赵堪兴,杨培增.眼科学[M].北京:人民卫生出版社,2013.
[41] 张静女.循证护理在眼科手术患者中的应用体会[J].中国医药指南,2012,10(24):281-282.
[42] 李芸,唐罗生,沈宏伟,等.视网膜母细胞瘤组织中 claudin-1 和 snail 的表达及意义[J].世界最新医学信息文摘(电子版),2012,12(2):44-47.
[43] 孟庆荣,孙慧悦.兄弟同患 Usher 综合征二例[J].中华实验眼科杂志,2012,30(9):784-785.
[44] 李克东.128 例眼科白内障手术临床分析[J].按摩与康复医学,2012,3(26):60-61.
[45] 臧乐红.白内障术后缺血性视神经病变 2 例[J].河北医药,2012,34(11):1755.
[46] 刘燕.抗菌药物在眼科用药中的临床分析[J].亚太传统医药,2012,8(8):182-183.